# 系统中医学之路

## ——祝世讷中医基本理论研究论丛

主　审　祝世讷

主　编　马淑然

副主编　黄海量　陈　云　肖延龄
　　　　祝广钦　薛公佑

编　委　马淑然　黄海量　陈　云
　　　　肖延龄　祝广钦　薛公佑

中国中医药出版社

全国百佳图书出版单位

**图书在版编目（CIP）数据**

系统中医学之路：祝世讷中医基本理论研究论丛/
马淑然主编．—北京：中国中医药出版社，2022.9
ISBN 978－7－5132－6556－0

Ⅰ.①系… Ⅱ.①马… Ⅲ.①中医学－理论研究
Ⅳ.①R2

中国版本图书馆 CIP 数据核字（2020）第 242098 号

**中国中医药出版社出版**

北京经济技术开发区科创十三街 31 号院二区 8 号楼
邮政编码　100176
传真　010－64405721
保定市中画美凯印刷有限公司印刷
各地新华书店经销

开本 787×1092　1/16　印张 79.25　字数 1206 千字
2022 年 9 月第 1 版　2022 年 9 月第 1 次印刷
书号　ISBN 978－7－5132－6556－0

定价　318.00 元
网址　www.cptcm.com

**服 务 热 线　010－64405510**
**购 书 热 线　010－89535836**
**维 权 打 假　010－64405753**

微信服务号　zgzyycbs
微商城网址　https：//kdt.im/LIdUGr
官 方 微 博　http://e.weibo.com/cptcm
天猫旗舰店网址　https://zgzyycbs.tmall.com

如有印装质量问题请与本社出版部联系（010－64405510）

# 主编的话

　　系统中医学是以系统科学主导的中医现代研究，是中医学与系统科学的交叉，是 20 世纪 80 年代兴起的现代中医新学派，其方向是研究和揭示人的复杂性，由此来认识和调理人的生命及其健康与疾病。

　　系统中医学的创始人是我的恩师山东中医药大学祝世讷教授。他于 1980 年开辟系统中医学研究，将中医学与系统科学交叉，呈现出强大魅力，吸引我于 1988 年从张家口医学院中医系投考其名下，研读中医学方法论方向的硕士，主攻中医系统论研究。30 多年后的今天，我有幸主持编纂《系统中医学之路——祝世讷中医基本理论研究论丛》，机会难得，可以全面而系统地重温、总结、继承恩师的研究方向和累累硕果，祈望借以获力攀上更高的学术台阶。

　　《系统中医学之路》是一部论文集性的学术专著。恩师的研究著述丰硕，发表论文 200 余篇，编写个人专著 9 部，教材 3 部，主编著作 4 部，副主编参编著作 20 余部。本书是从先生 1980 至 2020 年发表的文章（报告）中，筛选出关于系统中医学研究的 146 篇成集。全书分为七章，包括总论（8 文）、中医学现代研究（32 文）、中西医比较研究（16 文）、中医系统论研究（32 文）、系统中医学研究（48 文）、系统中医学专著摘要（10 文）、祝世讷生平（2 文），集中地反映先生进行系统中医学研究的历程和成就。

　　恩师的研究博而有约，紧紧地围绕和突出一个方向——系统中医学研究，前后坚持 40 年，独树一帜，终成一派。本书所汇论文涉及先生研究的多个方面，从中可以读出先生几十年苦苦求索的主题，即以系统科学来破解中医现代研究和发展的关键——人的生命及其健康与疾病的复杂性，开辟和发展系统中医学研究。先生沿此方向进行了系列创新研究，提出了系列突破性的新观点、新理论，以下几点特别值得关注。

一是提出中医现代研究需要从人的复杂性进行突破。先生从系统科学对中医学进行现代研究，认定人是世界上最复杂的系统，中医学自古以来一以贯之地研究和调理原生态的人，广泛地接触、大量地认识、紧紧地抓住了人的复杂性，这是中医特色和优势的本质，整个医学迟早都要走向这里。但是，发展到1840年为止的经典中医学，由于当时的科学还没有进步到研究世界的复杂性，中医学找不到破解人的复杂性的科学武器，因而对人的复杂性的认识只能"知其然不知其所以然"，成为经典中医学的发展瓶颈。中医学现代研究的关键，就是要破解人的复杂性，冲破这一瓶颈，发展为现代中医学。

二是指明借助现行西医不能破解人的复杂性。先生系统地进行了中西医比较研究，从中认清了人的复杂性是中西医学的分水岭，是中西医不可通约的根结所在。西方医学虽然在古希腊时期研究过人，但在中世纪"黑暗的一千年"用"上帝造人"解释一切，直到16世纪才重新回到人的研究，却陷入近代西方特有的还原论思维，蜕变为还原论医学，完全背离人的复杂性。通过中西医比较才能更充分地认清，中医学从人的复杂性来认识和调理健康与疾病，完全在西医的视野之外，为中医所独到。中医是中国的第一大科技发现与发明，是世界上第一门复杂性科学。这既是中医的特色，又是中医的优势，中医现代化就是要运用现代条件发挥这一特色和优势，冲破经典中医学的发展瓶颈，从开拓人的复杂性研究发展为现代中医学。这样的发展不能从还原论医学找出路。

三是找到了以系统科学推进中医现代研究和发展的方向和道路。进入20世纪，科学的发展终于进步到研究世界的复杂性，出现了专门研究复杂性的系统论，随后发展为系统科学（复杂性科学），于20世纪70年代末开始传入中国。先生敏锐地认识到，系统科学是迄今唯一能够破解人的复杂性的科学理论和方法，立即抓住并引入中医研究。他于1980年参加全国首届科学方法论学术讨论会，提出把系统科学应用于研究中医的意见，从此开始了对系统中医学40年的艰苦探究。

　　四是开辟中医系统论研究以破解人的复杂性。人有什么复杂性？这是冲破经典中医学的发展瓶颈必须认清和回答的问题，成为先生研究的首要热点。系统科学的一般系统论研究和总结了世界的复杂特性和规律，先生将其引入中医领域来研究中医，开辟了中医系统论研究。首先认定中医通过驾驭人的复杂性而形成系统论思想，然后从系统论揭示的"整体大于部分之和"规律开始，揭示和阐明中医所驾驭的人的健康与疾病的复杂特性和规律。其方法是从中医的理论和实践中找出来的，并从中医的理论和实践来阐明；再进一步从人身上找出来的，并在人身上来阐明。研究的结果从理论上总结为元整体、非加和、有机性、功能性、有序性、自主性等基本原理。基于这些研究，先生于1983年开始为山东中医药大学研究生开设"中医系统论"课，1988年招收培养中医系统论方向的硕士研究生，编写《中医系统论》《中医系统论与系统工程学》等专著，建立中医系统论的理论体系。

　　五是研究和建设现代化的系统中医学。就是在系统科学指导下，揭示和驾驭中医学已经认识的人的复杂性，进而研究和认识现代科学最新揭示的人的复杂性，继承和发展中医学从人的复杂性来认识和调理健康与疾病的原理，建设现代中医的新学派——系统中医学。从1989年《系统中医学导论》出版开始，《山东中医药大学学报》先后4次开辟专栏，发表系统中医学研究的系列论文50余篇，2019年《中医学原理探究》等专著出版，总结了系统中医学的系统思维、以人为本、超解剖、辨证论治、生态调理、中药方剂、阴阳等基本原理。2018年山东中医药大学成立系统中医学研究所，2019年开始在中国系统科学大会开辟系统中医学分会场，标志着系统中医学学派的形成。

　　以系统科学为主导，以研究和破解人的复杂性为方向，这是系统中医学研究的根本性质。这一研究方向，正是系统科学创始人、我国著名科学家钱学森所关注和倡导的。1985年，祝世讷先生就系统中医学研究向钱老请教，得到钱老的高度评价和热情鼓励，曾6次亲笔来信给予指导。本书的一项重要内容，就是收载了钱学森给祝世讷的来信，以及先生与钱老学术交往的相关文献。先生强调，钱老的思想是指引他前进的一座灯塔，没有钱老的指引，就没有系统中医学研究的进步和成就。

　　恩师清醒地认识到并不只一次地强调，人的复杂性特别是其深层内涵，还秘藏在其面纱之后，尚是科学研究的一块处女地，系统中医学研究不过是在这块处女地上翻开了一锹新土，其深层的本质和规律尚未触及。将人的复杂性底牌真正揭开，将带来医学和生命科学的根本性变革。前景十分诱人，迫切需要后续研究，需要成批的垦荒者进行更宽更深的开拓。先生期望，他的研究所吸引的不只是读者，而是更多的有识之士，从这个方向进行新的研究和突破。我们建议读者，不只关注各文所论的亮点，更要关注系统中医学的研究方向和主题，最好从这个方向找到新的课题进行新的突破和创新，以共同推进中医学的伟大复兴。

　　参加本书编纂的，还有我的师弟、师妹及恩师的嫡孙等。我们是祝世讷先生的学生，是恩师所创系统中医学研究的继承者和推进者。通过本书的编纂，使我们再次领悟恩师的思想深度、理论高度，那种"连根拔起"的追究力度，"敢把皇帝拉下马"的突破和创新精神，激励我们在新的条件下进行新一轮努力，把系统中医学研究推进到新阶段。

　　在本书编纂中，我们严格地遵循先生的研究思路，忠于先生的学术思想和理论观点，只是根据现行出版规范，对书稿做了必要的技术处理。如删除了原文发表时的附文（如编者按、内容摘要、关键词等）只录正文，按内容分类编为七章，各文按其主题的逻辑层次和发表时间排序，少数早期文献无电子稿做了补录，老旧的插图重新绘制更换，行文格式按现行出版规范做了处理，每文结尾注明原始发表处，以供读者深研参考。

　　希冀本书的出版能慰藉恩师40年不懈求索的辛劳，为恩师八十寿辰留一份有意义的纪念，能助力中医学在21世纪的复兴和腾飞。

马淑然

2021 年 10 月 10 日

于北京中医药大学

# 目 录
CONTENTS

## 第三章　中西医比较研究

# 第四章　中医系统论研究与探讨

## 第五章　系统中医学研究

## 第六章　系统中医学专著摘要

# 第一章

# 总　论

本章汇集了祝世讷关于系统中医学研究的总体性论述。其内容涉及系统中医学的性质、特点、研究方向和主题，研究的开创、奠基、展开、深入过程，在中医现代研究和发展中的突破和创新，我国著名科学家钱学森对系统中医学研究的战略引领和具体指导，以及祝世讷 40 年来研究的总结。

# 系统中医学创始人

祝世讷（1940年12月1日—），山东青州人，1965年毕业于山东师范学院政治系，分配到山东省教育厅工作。1978年调山东中医学院，任自然辩证法教研室主任，教授，专任硕士学位课"自然辩证法"、博士学位课"现代科学技术革命与马克思主义"等课的教学。从事中医理论与方法的现代研究，主要是现代系统科学与中医的交叉研究，开辟中医系统论与系统中医学研究。2000年退休，继续进行系统中医学研究，为系统中医学奠基。2018年山东中医药大学成立系统中医学研究所，任名誉所长。受学校返聘做史志研究，创办《山东中医药大学年鉴》，任执行主编10年。

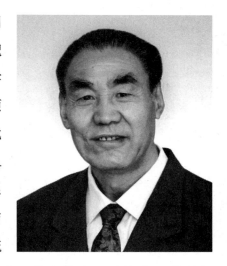

1980年开辟中医系统论研究，提出6条基本原理，创立中医系统论；1983年开辟中医系统论教学，1988年招收硕士研究生；1989年发展为系统中医学研究，从现代系统科学研究、阐明、发展中医原理和临床防治。先后编写研究性学术专著9部：《中医系统论导论》（1985年）、《系统中医学导论》（1989年）、《中医系统论》（1990年）、《中西医学差异与交融》（2000年）、《中医系统论与系统工程学》（2002年）、《中西医结合临床研究思路与方法学》（2002年）、

《系统医学新视野》（2010 年）、《中国智慧的奇葩——中医方剂》（2013 年）、《中医学原理探究》（2019 年）。主编著作 4 部：《中医学方法论研究》（1985年）、《自然辩证法概论》（1990 年）、《中医新知识辞典》（1992）年、《中医文化的复兴》（2013 年）。副主编、参编、参译著作 20 余部。发表论文《中医是中国第一大科学发现与发明》等 150 多篇。

【原载于山东中医药大学学报，2019，43（4）：323】

# 论系统中医学

系统中医学是以系统科学主导的中医现代研究，是 20 世纪 80 年代兴起的中医现代研究的新方向、新学派。其特点是以系统科学（复杂性科学）为主导，以人的生命运动及其健康与疾病的复杂性为研究方向和主题，是中医学与系统科学的交叉研究，可概括为"系统中医学＝中医学×系统科学"。该研究继承和坚持经典中医学研究人的复杂性的方向和成就，着重从人的生命运动及其健康与疾病的复杂性进行突破和创新，开拓和发展遵循人的复杂性进行调理的原则和方法。

## 一、根源和基础

系统中医学研究产生于 20 世纪 80 年代，有其特定的客观基础、历史根源、时代条件，具有深刻的客观必然性和逻辑必由性。

### 1. 客观基础——根于人的复杂性

人的复杂性是系统中医学的立命之根。生命，是宇宙演化至今形成的最复杂运动方式。人类，是地球生命 35 亿年进化而来的最高级生命形态。人的生命运动及其健康与疾病，是摆在科学面前最复杂的难题。医学研究人的健康与疾病已经几千年，遇到了人的复杂性但长期没能破解，更没有将其作为医学的主题来对待。人的生命运动及其健康与疾病的复杂性是客观的"硬存在"，不可回避，更不可消除，医学迟早要将其作为主题来研究。系统中医学就是这种必然性的产物，它明确地将人的生命运动及其健康与疾病的复杂性作为研究方向和主题。可以说，没有人的复杂性就没有系统中医学，有人的复杂性而不研究也就没有系统中医学。

**2. 医学基础——根于经典中医学**

经典中医学是系统中医学的立学之本。经典中医学是指发展到 1840 年为止的中医学[1]，其突出特点是，在中国传统思想文化的孕育下，对世界上最大的临床样本，对原生态的人及其健康与疾病连续探究了几千年，大量地、反复地接触和认识了人的生命运动及其健康与疾病的复杂性，掌握了大量复杂性事实和特性，发明了对其进行调理的原则和方法。问题在于，当时的科学还没有进步到研究复杂性，没有为中医学研究人的复杂性提供科学理论和方法，因此对人的复杂性研究只能达到"知其然不知其所以然"的程度。系统中医学就是继承经典中医学研究人的复杂性的正确方向和已有成就，以其"不知其所以然"的难题作为出发点和突破口，从人的复杂性进行新的研究以实现突破和创新。

**3. 科学基础——根于现代系统科学**

系统科学是系统中医学破解人的复杂性难题的钥匙。系统科学产生于 20 世纪的现代科学革命中，以世界的复杂性为研究对象，研究和揭示了世界的复杂特性和规律（系统特性和规律），总结为系统论、信息论、控制论、耗散结构理论、协同学、超循环理论、系统工程学等。1980 年由中国科学家钱学森倡导，把这些理论统一起来形成系统科学（也称为复杂性科学）。系统论所揭示和总结的复杂特性和规律，在人身上更加典型，有许多早已被中医学所认识和掌握，只是没有揭示清楚，"知其然不知其所以然"。系统科学正是专门研究复杂性，为破解经典中医学那些"不知其所以然"的复杂性难题准备了科学理论和方法，为开拓和深化人的生命运动及其健康与疾病的复杂性研究开辟了道路。以系统科学为主导，以经典中医学已经开始研究但没能破解的人的复杂性为突破口进行突破和创新，以人的复杂性为根本目标发展全新的研究，就形成了系统中医学研究。

总之，系统中医学源于人的复杂性，基于经典中医学研究人的复杂性的正确方向和遇到的难题，以现代系统科学为主导，对人的生命运动及其健康与疾病的复杂性进行突破和创新，以把中医学从经典水平提高到现代水平，推动人类医学向人的复杂性方向开拓和深化。

## 二、中医现代研究和发展的必由之路

中医现代研究和发展的道路有多种探索，实践检验证明，系统中医学是可行的必由之路。因为，系统中医学抓住了中医现代发展的瓶颈——人的复杂性，掌握了破解这一瓶颈的系统科学，因而是真正能够实现中医现代化的发展道路。

### 1. 研究人的复杂性——中医特色和优势的本质

中医的现代研究和发展要从中医的特色和优势进行突破和创新。那么，中医的特色和优势究竟是什么？

中医的特色，是指有别于西医而独具的特点。20 世纪 70 年代曾将中医特色概括为整体观与辨证论治。这样概括没有错，但是没有揭示出本质。从百余年中西医比较研究的结果看，中医特色的本质，是对人的生命运动及其健康与疾病的复杂性的认识和调理，它从根本上超出了西医的还原论视野。

中医的优势，是指掌握着医学未来发展的主导和先机。多年来人们常把中医的优势概括为"简便验廉"，这种概括也没有错，但更没有揭示本质。从人类医学未来发展的方向看，人作为世界上最复杂的系统，西医学虽然可以几百年、几千年地不研究人的复杂性，但总有一天要来研究，这一天已经到来。中医的优势就在这里，在于早就开始并且一直在研究和调理人的复杂性，并且达到了相当深入的程度。科学界强调"复杂性科学是 21 世纪的科学"，中医所研究的正是人的复杂性，所以中医是复杂性科学[2]，中医是第一门复杂性科学[3]。因此，中医优势的本质，是对人的生命运动及其健康与疾病的复杂性的认识和调理。

从本质上来看，中医的特色和优势是统一的——对人的生命运动及其健康与疾病的复杂性的认识和调理。

### 2. 人的复杂性——经典中医学的发展瓶颈

认识和调理人的复杂性，既是中医特色，又是中医优势。然而，在中医学发展的经典阶段，由于科学还没有进步到研究世界的复杂性，中医找不到能够破解复杂性的科学理论和方法，因而虽然抓住了复杂性，却不能破解它，只能"知其然不知其所以然"。"知其然"是认识了人的复杂现象和事实，"不知其所以然"是没能揭示和阐明这些复杂现象和事实的机制和规律。无力破解人的复杂性成为束缚经典中医学发展的瓶颈，由此形成经典中医学的各种局限和缺陷。

中医的现代研究和发展就是要冲破经典中医学的发展瓶颈，就是要揭示和阐明人的复杂性机制和规律。但是，一段时间来流行的就中医论中医的诠释研究，强调中医的特色是整体观和辨证论治，优势是简便验廉，主张从经典理论来阐明，从临床实践来验证，从外延推广来弘扬。这种研究没有认清中医特色和优势的本质都是认识和调理人的复杂性，没有认清这又正是束缚经典中医学发展的瓶颈，没有认清中医的现代研究和发展的关键就是要冲破这一瓶颈，更没有找到和掌握破解这一瓶颈的科学理论和方法。因此，这种研究只能在经典中医学的"天花板"下团团转，无法从人的复杂性进行突破和创新，不是中医现代研究和发展的正确道路。

### 3. 人的复杂性——还原论医学的盲区

什么是复杂？科学研究迄今还没有提出严格统一的定义。美国圣菲研究所关于"复杂"的专门研究认为，它"如此之新，其范围又如此之广，以至于还无人完全知晓如何确切地定义它，甚至还不知道它的边界何在，才是它的全部意义之所在"[4]。现有研究得出的基本认识是，复杂的本质特征是"超还原"，即超出还原论视野，不可还原、反还原。钱学森指出：

"凡现在不能用还原论方法处理的，或不宜用还原论方法处理的问题，而要用或宜用新的科学方法处理的问题，都是复杂性问题，复杂巨系统就是这类问题。"[5]

还原论是以欧洲原子论为基础发展而成的世界观和方法论。原子论认为世界的本原是不可再分的最小物质颗粒——原子（莫破质点），世界万物由它组合而成。组合式发生机制决定了事物的可分解性，分解还原到原子就可找到本原，做出终极解释。还原原理的核心是"组合－分解""原子－本原"。按照这样的世界观和方法论来理解和研究世界万物和人，一律视为原子的组合物，一律进行分解还原，一律将其本质归结为不可再分的原子（或其化身）。而世界的复杂性是不可还原和反还原的，被还原论排斥于视野之外，成为盲区。

西方医学面对人的复杂性，几千年的发展呈现三种状态。一是古代，以古希腊医学为代表，自发地在一定程度上认识了人的复杂性。二是中世纪那"黑暗的一千年"，医学教义化，按"上帝造人"来解释一切，人的复杂性被彻底取消。三是16世纪以来的四百多年，把人从"上帝"手中解放出来，交给了新兴的还原论，对人进行还原研究，发展成为还原论医学。

现有西医是还原论医学，其还原原理把注意的中心放在人体，把人体从整体一层一层地还原到器官、组织、细胞、分子、基因，把健康与疾病的本质归结为微观实体粒子（细胞、分子、基因等）的正常与异常。在这种研究视野中，排除了人的生命运动，排除了相互作用、整体性、有序与无序、熵和信息、自组织等复杂性内容，人的复杂性成为还原论医学的盲区。

这就是说，中医的特色和优势是研究人的复杂性，而人的复杂性却是还原论医学的盲区，因此，人的复杂性成为中医与还原论医学的"分水岭"。正是在这里，形成了中医与现有西医的"不可通约"性。

有人把中医现代化的希望寄托于"以西解中"（用西医的知识和方法来研究和解释中医）。实践结果证明，这种研究的方向是错误的。因为，中医现代化的根本课题，是突破对人的复杂性"不知其所以然"的发展瓶颈，而这正是现有西医的盲区，怎么能从那里来破解复杂性难题呢？

有人把中医现代化的希望寄托于"中西医结合"。但实践证明，这条道路同样走不通。因为，现有西医是还原论医学，它排斥和背离人的复杂性，怎么能把研究人的复杂性的中医与屏蔽人的复杂性的还原论医学相结合呢？事实证明，中医认识的气、生气通天、人天相应、五运六气、阴阳、经络、藏象、病机、病证、脉象、针灸效应、中药性味、方剂功效等，都属于人的生命运动的复杂性内容，都被还原论医学所背离和屏蔽，这里只有"不可通约"，没有可能结合。把希望寄托于中西医结合，是没有认清中医研究的是人的复杂性，而还原论医学正是背离人的复杂性，由此而生的一种盲目幻想。

**4. 人的复杂性——系统中医学的研究方向和主题**

系统中医学作为一种研究方向，不同于就中医论中医的诠释，不同于中西医结合研究，而是以系统科学主导、以人的复杂性为研究方向和主题。其特点有三。

第一，明确地把人的生命运动及其健康与疾病的复杂性作为研究方向和主题。经典中医学自发地走到这一方向，而系统中医学则自觉地把人的复杂性作为研究的方向和主题，这与还原论医学的方向和主题相悖。

第二，对经典中医学的继承和突破。一方面，继承和坚持经典中医学研究人的复杂性的正确方向和已有成就，作为新研究的基础。另一方面，认清并抓住经典中医学对人的复杂性"不知其所以然"的发展瓶颈，作为出发点和突破口，着重于从人的复杂性进行开拓和创新。

第三，以系统科学为主导。以系统科学的理论和方法，以人的复杂性研究为根本方向，首先突破经典中医学遇到的"不知其所以然"瓶颈，继而深化对人的生命运动及其健康与疾病的复杂性研究，把中医对人的复杂性的认识和调理提高到现代阶段和水平，发展成为现代中医学，上升为人类新医学的主旋律。

总之，系统中医学以人的生命运动及其健康与疾病的复杂性为研究方向和主题，从根本上继承和坚持了中医的特色和优势，掌握了破解人的复杂性的系统科学的理论和方法，能够将中医学关于人的复杂性研究从经典水平提高到现代水平。因此，系统中医学是中医现代研究和发展的必由之路。

## 三、钱学森的引领和指导

系统中医学研究是一种历史的必然，之所以产生于20世纪80年代，在于这个时刻出现了三个必不可少的条件。第一，认清人是复杂系统，并提上科学研究的日程。第二，产生了研究世界复杂性的系统科学，并应用于人的复杂性研究和医学研究。第三，认清中医研究的是人的复杂性，形成了系统论思维，但遇到了对复杂"不知其所以然"的难题，破解这一难题需要系统科学。

这三个条件的出现是客观的，但被人们认识到并将其统一起来，认定为中医现代研究和发展的方向和道路，却非常不容易，需要一定的思想高度和战略胆识。

首先做出这种战略思考并指明方向的，是中国伟大的科学家钱学森先生。

### 1. 钱学森的战略引领

钱学森站在时代和科学的前沿，在引领系统科学、人体科学、思维科学的创立和发展中，提出一系列振聋发聩的重大见解。他第一次明确地指出，人是开放的复杂巨系统，人的研究必须有系统观，运用系统科学；第一次明确地指出，中医研究的就是人的复杂性，形成的是系统论思维；第一次明确地指出，中医现代研究要抓系统论，要运用系统科学；第一次明确地指出，人体科学的方向是中医不是西医，西医也要走到中医的道路上来；第一次明确地指出，中医现代化会引起科学革命，甚至东方式文艺复兴。

钱学森以战略家的胆识，高屋建瓴地指明并引领了系统中医学的研究方向。

第一，指出人体科学一定要有系统观，而这就是中医的观点。他说：

"西医起源和发展于科学技术的'分析时代'，也就是为了深入研究事物，把事物分解为其组成部分，一个一个认识。这有好处，便于认识，但也有坏处，把本来整体的东西分割了。西医的毛病也就在于此。然而这一缺点早在100年前恩格斯就指出了。到大约20年前终于被广大科技界所认识到，要恢复'系统观'，有人称为'系统时代'。人体科学一定要有系统观，而这就是中医的观点。"[6]

"中医的优点，它的突出贡献，或者它的成绩，就在于它从一开始就从整体出发，从系统出发。"[7]

第二，指出人体科学和医学的方向是中医，西医也要走到中医的道路上来。他说：

"说透了，医学的前途在于中医现代化，而不在什么其他途径。"

"人体科学的方向是中医，不是西医，西医也要走到中医的道路上来。"[8]

第三，强调中医现代化必须运用系统科学，要抓系统论。他说：

"把系统科学、系统论的方法用于研究我们人体是唯一的，不用这个是不行的……"[9]

"中医现代化要抓什么？你要问我的话，那我就很清楚地说是系统论，系统的观点。"[9]

第四，指出中医的现代化会引起科学革命。他说：

"中医的理论和实践，我们真正理解了、总结了以后，要改造现在的科学技术，要引起科学革命。"[10]

"真正中医现代化的问题，恐怕 21 世纪再说吧！现在不行，办不到。假如 21 世纪办到了，那是天翻地覆的事儿，是科学要整个改变面貌，整个世界也会大大地有所发展。"[10]

第五，认为揭开人的复杂性奥秘将带来东方式文艺复兴。他说：

"以气功为核心的中医理论、气功、人体特异功能是开展人体科学研究的一把钥匙。"[11]

"要是这样做下去，等于第二次文艺复兴。"[8]

### 2. 钱学森的具体指导

在钱学森先生的鼓舞和引领下，我们从 1980 年开始了系统中医学研究，他曾 6 次亲笔来信给予热情的鼓励和指导。

钱老在 1985 年 6 月 25 日的来信讲：

"据我所知，国内外研究中医的工作很多，工作大都是仪器测定，比较定量而严格，您似未引用。当然，这些工作也往往由于不知道系统论而未能解决问题……但这正是您可以大有作为之处。用系统论一点，'点石成金'！"

"您如能把中医固有理论和现代医学研究用系统论结合起来，那么在马克思主义哲学指导下，一定能实现一次扬弃，搞一次科学革命。"

钱老在 1985 年 9 月 23 日的来信讲：

"我并不是个中医，但我认为传统医学是个珍宝，因为它是几千年实践经验的总结，分量很重。更重要的是：中医理论包含了许多系统论的思想，而这是西医的严重缺点。所以中医现代化是医学发展的正道，而且最终会引起科学技术体系的改造——科学革命。"

"中医现代化最终也是医学现代化——科学现代化！"

钱老在 1991 年 3 月 30 日的来信讲：

"我们在北京的同道近年来已明确地认为：①有一类特殊复杂的系统，开放的复杂巨系统；②人体是开放的复杂巨系统；③研究开放的复杂巨系统不能用 Prigogine 的方法，也不能用 Haken 的方法，那些都不行，只能用从定性到定量综合集成法（前曾用"定性与定量相结合"综合集成法一词）。"

"因此中医系统论也必须用这一概念，老的一套是不能解决问题的，我以为中医理论其实已蕴育着我上述现代化的观点。"

钱老的思想是指引我们前进的光辉灯塔，我们认定系统中医学的研究方向和取得的进展，都得力于钱老的引领和指导。

## 四、系统中医学研究进展

系统中医学研究从 1980 年开始，至今已经 40 年，经过了奠基、起步、展开等发展过程，正进入一个新的发展时期。

### 1. 奠基——中医系统论研究

系统中医学研究始于中医系统论研究。中医系统论是系统中医学的理论基础，是中医学关于人的生命运动及其健康与疾病的复杂特性和规律（系统特性和规律）的理论，是对经典中医学的理论和实践所包含的系统论思想的挖掘总结和现代研究，集中地从理论上概括了中医特色和优势的本质。

中医系统论研究并非一般系统论的概念和理论的简单移植和套用，而是从两个层次进行的事实考据和理论总结。一是从经典中医学的理论和实践挖掘总结其系统论思想，这要从中医的理论和实践中找出来，并从中医的理论和实践来阐明。二是以中医的系统论思想为纲要，对人的生命运动及其健康与疾病的复杂特性和规律进行新的深入探究，把人的健康与疾病的各种复杂特性和规律（含于或超出中医视野的）从人身上找出来，并在人身上予以阐明。这样，基于这两个层次的研究所形成的中医系统论，就继承性地总结了经典中医学的系统论思想，又开拓性地提高到现代认识水平。它沿着系统科学研究复杂性的方向，专业性地研究和总结了人及其健康与疾病的复杂特性和规律，因而是系统科学的医学分支，是进行系统中医学研究的理论基础。

1980 年我们参加"全国自然科学方法论第一次学术讨论会"（北京），首次提出"研究和发展中医的系统思想和方法"的问题，从此开始了中医系统论研究。1983 年开始在山东中医药大学为研究生开设公共理论课"中医系统论"。1985 年编印教材《中医系统论导论》，对中医系统论研究进行了首次理论总结。

1990 年中国人体科学学会建立"中医系统理论专业委员会",我们参加成立大会作"论中医系统论"报告,阐明了中医系统论的研究对象、学科性质、学术特点、研究内容、发展趋向,提出了中医系统论的 5 条基本原理。此后,1990 年《中医系统论》出版,2002 年《中医系统论与系统工程学》出版,两书对中医系统论研究做了全面的理论总结,建立起中医系统论的理论体系,总结了中医系统论的 6 条基本原理,即元整体原理、非加和原理、有机性原理、功能性原理、有序性原理、自主性原理。

中医系统论教学从 1983 年开始至 2018 年已达 35 年,教师更替了三代。1988 年首次招收培养了以中医系统论为主攻方向的硕士研究生。

**2. 起步——系统中医学理论研究**

中医系统论研究和总结的是人的健康与疾病的复杂特性和规律(系统特性和规律),那么,这些复杂特性和规律在中医的理论和实践中是怎样认识和驾驭的,又该怎样进行现代研究和发展?这需要进行系统中医学研究来回答。1989 年《系统中医学导论》出版,我们开始了从中医系统论深入到系统中医学的研究。首先需要探讨和回答的,是中医现代研究面临的两个重大矛盾。

第一,中医自身的矛盾。即经典中医学发展遇到的发展瓶颈究竟是什么?中医学的现代研究要解决的根本矛盾是什么?这些问题困扰人们百余年了,从系统科学来看,事情很明白,经典中医学的特色和优势在于认识和调理人的复杂性,发展遇到的瓶颈也是人的复杂性——"知其然不知其所在然"。其原因不在中医学,而在整个科学的发展没有进步到研究世界的复杂性,没有为中医提供破解复杂性的理论和方法。中医学的现代研究和发展就是要从人的复杂性进行突破和创新,只有系统科学为这种突破提供了特有的理论和方法。

第二,中医与西医的矛盾。即中医特色和优势的本质何在,中西医差异的本质何在?经典中医发展遇到的瓶颈能不能靠"以西解中"和"中西医结合"来破解?这些问题争论了几十年没有定论,但只要从系统科学来考察,就十分清楚——中医与西医的"分水岭"是人的复杂性,那是中西医"不可通约"之根。要突破经典中医学的发展瓶颈,实现中医现代化,必须从人的复杂性进行突破和创新,靠还原论医学只能背道而驰。

总之，"人的复杂性"是中医现代研究和发展的根本方向和主题，但已有的多种研究因为不懂得系统科学，看不清甚至背离这一方向，直接或间接地按还原论来研究中医，造成各种异化和西化现象，背离了中医学术的根本方向。故系统中医学研究首先要面对这一现实，从拨乱反正开始，阐明并坚持中医发展的正道——认识和调理人的复杂性。

系统中医学研究不能不从中医学的基本理论问题及其现代研究入手。从1996年至2016年的20年间，我们在《山东中医药大学学报》先后开辟了4个专栏，围绕上述两个基本矛盾进行了专题探究，即"中医学重大理论问题系列研究"（1996—1998年）、"中医药自主创新思路研究"（2007—2008年）、"中医问题访谈"（2009—2010年）、"中医真理探究"（2015—2016年），发表论文近50篇。探究的基本理论问题涉及经络本质、阴阳本质、五藏本质、证候本质、中医治疗原理、中药方剂功效原理等。探究的重点是从系统科学揭示这些基本理论所驾驭的复杂性事实和规律，批判在这些理论问题的研究中存在的还原论观点和思路。

在专题研究的基础上，完成了4部专著。《中西医学差异与交融》（2000年）是从中西医比较的角度，探讨和阐明系统中医学的学术思想和基本原理；《系统医学新视野》（2010年）是面向整个医学，从系统中医学向系统医学拓展的努力；《中国智慧的奇葩——中医方剂》（2013年）是对半个多世纪来中药方剂研究出现的西化偏向进行拨乱反正，从系统中医学角度阐明中药方剂的复杂性原理；《中医学原理探究》（2019年）是从系统中医学来总结中医学驾驭人的健康与疾病的复杂特性和规律，概括为几项基本原理，即系统思维原理、以人为本原理、超解剖原理、辨证论治原理、生态调理原理、中药方剂原理、阴阳原理等。《中医学原理探究》着重阐明，中医学的这些原理所驾驭的是人的健康与疾病的复杂特性和规律，它是还原论医学的盲区，却是人类医学研究和发展的根本方向和领域，因而代表并且引领医学未来发展的战略方向，必将复兴为人类新医学的主旋律。

### 3. 展开——系统中医学的临床研究

从理论研究深入到临床研究是系统中医学发展的必然，几十年来在山东和全国各地都有了重要进展。例如，系统辨证脉学研究、系统针灸学研究、热成像技术支持的能量医学研究、中医系统论指导的经络和五运六气研究、五神辨证研究、中医整体化医疗研究等，都达到了相当的深度和水平。

2018 年 12 月山东中医药大学成立系统中医学研究所，召开了首届系统中医学学术讨论会（济南），2019 年 1 月 24 日在山东中医药大学附属医院脑病二科设立"系统中医学研究所临床基地"。同时，第三届全国系统科学大会设立系统中医学专题，《山东中医药大学学报》开辟"系统中医学研究"专栏。系统中医学研究进入一个新的发展阶段。

总体来说，系统中医学研究虽已 40 年，但还处于起步过程，其进展和成果是阶段性的。相对于人的生命运动及其健康与疾病的复杂性而言，已经研究和认识的只是其中的某些方面和层次，还有更多更深的机制和规律有待去探究和揭示。而要从系统中医学研究发展为整个医学都运用系统科学来研究人的复杂性，还有很长的路要走。

## 参考文献

[1] 祝世讷. 经典中医学与现代中医学 [J]. 中国医药学报，1986，1（3）：6 – 7.

[2] 朱清时. 中医是复杂性科学，哲眼看中医 [M]. 北京：北京科学技术出版社，2005：4 – 14.

[3] 祝世讷. 中医是第一门复杂性科学 [J]. 山东中医药大学学报，2016，40（2）：99 – 101.

[4] 米歇尔·沃尔德罗普. 复杂——诞生于秩序与混沌边缘的科学 [M]. 北京：三联书店，1997：1.

[5] 钱学森. 创建系统学 [M]. 太原：山西科学技术出版社，2001：7.

[6] 吕炳奎. 对当前中医工作中几个问题的看法 [J]. 上海中医药杂志，1981（4）：1.

[7] 钱学森. 人体科学与当代科学技术发展纵横观 [R]. 北京：中国人体科学学会，1994：172.

[8] 钱学森. 论人体科学 [M]. 北京：人民军医出版社，1988：277.

［9］钱学森．人体科学与当代科学技术发展纵横观［R］．中国人体科学学会，1994：263，299．

［10］钱学森．创建人体科学［M］．成都：四川教育出版社，1989：68，73．

［11］钱学森．开展人体科学的基础研究［J］．自然杂志，1981（7）：1．

【原载于山东中医药大学学报，2019，43（4）：234－239】

# 系统中医学奠基研究

自西学东渐始，中医现代的研究已经推进了一个多世纪，但中医现代化的目标依然遥不可及。由此，学术界自 20 世纪 80 年代起进行了多角度的反思，其中又以方法论方面的反思最为深刻。过去的一个多世纪，学术界一直在用还原论的方法研究强调整体性的中医学问题，从方法论的角度看，无疑这是一种倒退。

近三百年来，还原论方法为我们认识大自然提供了有利的方法论武器，但随着认识的深化，还原论方法的局限性也日益凸显。特别是在中医学的现代化研究中，还原论方法完全不符合中医学所强调的"系统论"特征。

祝世讷教授深刻洞悉了中医现代化走入困境的根源，前瞻性、开创性地创立了系统中医学和中医系统工程学，为探索中医现代化的道路开辟了一个崭新的方向。《系统中医学的奠基研究》这个册子较为系统地梳理了祝世讷教授创建系统中医学与中医系统工程学的轨迹，提纲挈领地总结了祝世讷教授有关的研究成果。

山东中医药大学系统中医学研究所

2018 年 12 月

祝世讷的系统中医学研究始于 1980 年，首先是中医系统论研究、中医系统论教学，然后深入发展为系统中医学研究。

## 一、中医系统论研究

### 1. 什么是中医系统论

中医系统论是中医学关于人的生命及其健康与疾病的复杂特性和规律（系统特性和规律）的理论，是系统科学和系统论的医学分支，属于医学哲学和理论医学范畴，是进行系统中医学研究的理论基础。

### 2. 中医系统论研究的基础、路径、方向

中医系统论的现实基础是人的复杂性。人是开放的复杂巨系统，医学必须认识和遵循其系统特性和规律；中医如实地认识了人的健康与疾病的系统特性和规律，反映在其理论和实践中，形成现代系统论的原始雏形；现代系统论和系统科学为研究和发展中医系统论提供了科学基础，可以将中医的朴素系统论发展和提高到现代水平。

中医系统论研究的基本路径是，移植和应用现代系统科学的理论和方法，挖掘中医理论和实践所包含的系统论思想，据以对人的健康与疾病的系统特性和规律进行现代研究，总结为具有现代意义的中医系统论。

中医系统论研究的方向是，研究和建立中医系统论和系统工程，为推动和发展系统中医学研究开辟道路；并进一步发展为医学系统论，促进系统医学研究。

### 3. 研究的起步和进展

从 1980 年开始，到 2002 年完成《中医系统论与系统工程学》，通过 20 多年研究，建立起中医系统论的基本理论体系。

1980 年，参加"全国自然科学方法论第一次学术讨论会"（北京），发表《中医研究中提出的几个方法论问题》，首次提出"研究和发展中医的系统观点和方法"问题，受到大会重视，发言全文刊载于大会《简报》第 11 期（图 1 - 3 - 1）。

1981 年，参加"中国自然辩证法研究会成立大会"（北京），发表《医学的系统时代与中医》，首次提出"中医有深刻的系统论思想，是现代系统论的原始雏形"，"医学的系统时代已经到来，应以总结和发展中医的系统论思想为基础，研究和建立医学系统论和医学系统工程"。该文发表于《医学哲学》1982 年第 3 期（图 1 - 3 - 2）。

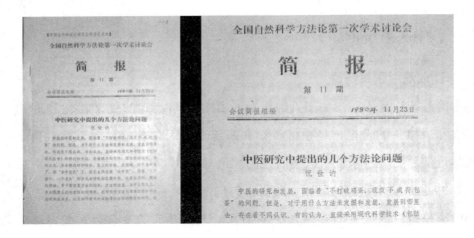

**图 1 - 3 - 1　1980 年全国自然科学方法论第一次学术讨论会简报第 11 期**

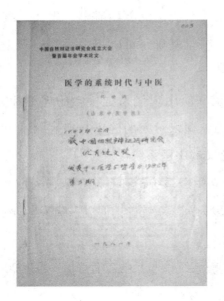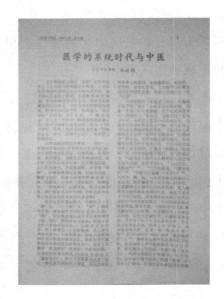

**图 1 - 3 - 2　1981 年参会及后来发表的论文《医学的系统时代与中医》**

从 1982 年起，专门探讨中医的系统思想和方法，至 1990 年发表论文 10 多篇（表 1 - 3 - 1，图 1 - 3 - 3）。

**表 1 - 3 - 1　1982—1990 年发表论文若干**

| | 论文题目 | 期刊名称 | 发表时间 |
|---|---|---|---|
| 1 | 略论中医的系统论思想 | 山东中医学院学报 | 1982 |
| 2 | 中医理论和方法的优势 | 山东中医学院学报 | 1984 |
| 3 | 谈中医学的系统方法 | 山东中医学院学报 | 1985（专） |

续 表

| | 论文题目 | 期刊名称 | 发表时间 |
|---|---|---|---|
| 4 | 发扬中医学系统方法的优势 | 北京中医学院学报 | 1985 |
| 5 | 中医学的黑箱方法 | 北京中医学院学报 | 1984 |
| 6 | 再谈中医学的黑箱方法 | 北京中医学院学报 | 1986 |
| 7 | 系统论与中医学 | 健康报 | 1986 – 07 – 05 |
| 8 | 生命中整体与部分的关系 | 山东医科大学学报（社科版） | 1987 |
| 9 | 五行学说的方法论意义 | 山东中医学院学报 | 1988 |
| 10 | 中药方剂原理的现代认识 | 山东中医学院学报 | 1989 |
| 11 | 阴平阳秘不就是阴阳平衡 | 山东中医学院学报 | 1989 |

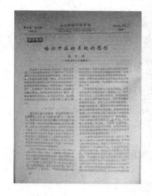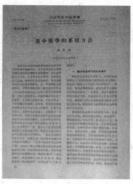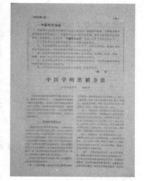

**图 1 – 3 – 3 1982 年研究中医系统思想和方法的论文**

1983 年，参加"首届全国医学方法论学术讨论会"（青岛），作大会发言"医学方法：从还原模式走向系统模式"。在会上提出，中医的方法模式是系统论的，西医的方法模式是还原论的，医学的系统时代已经到来，应研究和发展中医的系统模式，推动医学方法从还原模式向系统模式转变（图 1 – 3 – 4）。

1984 年底，参加"中华全国中医学会'2000 年的中医'论证大会"（北京），讨论中医跨世纪发展的方向与战略。作大会发言"系统论在中医的应用研究"，提出"创立中医系统论与系统工程"的主张（图 1 – 3 – 5）。

会后，《健康报》1985 年 1 月 6 日刊出专版《2000 年中医工作展望》，刊载会上专家提出的代表性见解，发表了祝世讷的《创立中医系统论和系统工程》（图 1 – 3 – 6）。

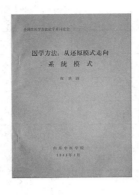
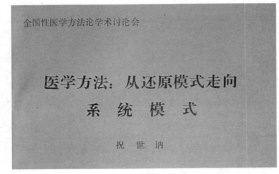

图 1 − 3 − 4　1983 年论文《医学方法：从还原模式走向系统模式》

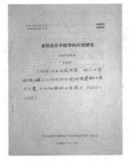
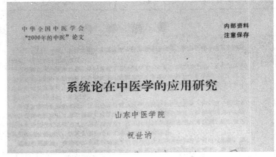

图 1 − 3 − 5　1984 年论文《系统论在中医学的应用研究》

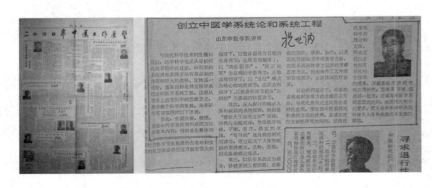

图 1 − 3 − 6　1985 年在《健康报》发表的《创立中医学系统论和系统工程》

### 4. 中医系统论研究的理论总结

从 1983 年开始，总结中医系统论的研究成果，为研究生开设"中医系统论"课程。

1985 年，对中医系统论的研究成果进行系统的理论总结，编写印制了教材《中医系统论导论》（图 1 − 3 − 7）。论证了中医的系统论思想与西医的还原论思想相异相悖，是中医学术思想的本质，是中医特色和优势的精髓和灵魂。对中医传统的系统论思想进行挖掘和现代研究，提升和总结为中医系统论的基本原理，概括为4条：整体性原理、联系性原理、动态性原理、有序性原理。

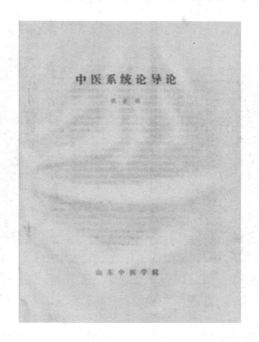

图 1 - 3 - 7　1985 年编印的《中医系统论导论》

　　1985 年暑假，中华全国中医学会举办"中医学方法论学习班"（北京），应邀为学习班专题讲授"中医的系统思想和方法"（讲义用《中医学系统论思想研究进展》，图 1 - 3 - 8）。同年，应邀为卫生部中医司举办的"中医科研学习班"（南京）讲授。

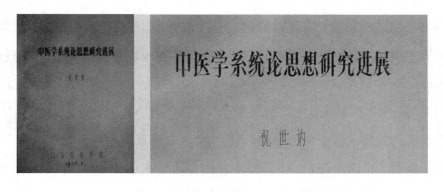

图 1 - 3 - 8　1985 年讲课用《中医学系统论思想研究进展》

1985 年，主编《中医学方法论研究》（图 1－3－9），中医的系统思想和方法是该书的重点内容。

1990 年，《中医系统论》（图 1－3－10）是首部关于中医系统论的专著。

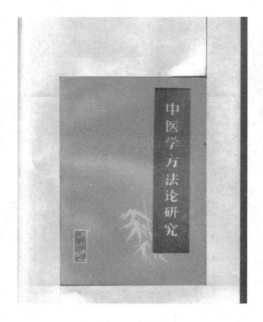

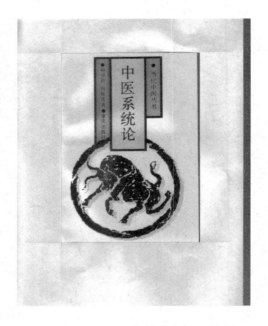

图 1－3－9　1985 年主编的
《中医学方法论研究》

图 1－3－10　1990 年的《中医系统论》

1990 年，中国人体科学学会成立"中医系统理论专业委员会"，10 月出席该专业委员会成立大会暨首届学术讨论会（成都），被选为该专业委员会 5 个委员之一。作大会发言"论中医系统论"，对中医系统论研究作了新的理论总结，阐明了什么是中医系统论，总结了中医系统论的 5 条基本原理：整体性原理、联系性原理、功能性原理、有序性原理、自主性原理。会后在《山东中医学院学报》1990 年第 6 期发表《论中医系统论》（该文被《新华文摘》摘登）（图 1－3－11）。

2002 年，《中医系统论与系统工程学》（祝世讷、陈少宗著）（图 1－3－12）对中医系统论的研究做了全面总结，建立起"中医系统论与系统工程学"的基本体系，阐明了中医系统论的 6 条基本原理：元整体原理、非加和原理、有机性原理、功能性原理、有序性原理、自主性原理。

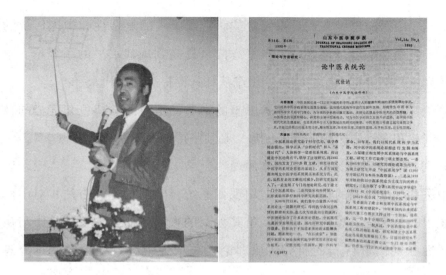

图 1 - 3 - 11　1990 年出席中国人体科学学会中医系统理论专业委员会成立大会
做大会发言"论中医系统论"，会后发表的论文《论中医系统论》

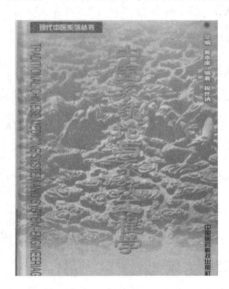

图 1 - 3 - 12　2002 年《中医系统论与系统工程学》

**5. 解决的 4 项基本认识**

第一，医学和科学的思维方式发展的历史逻辑为"古代整体论—近代还原论—现代系统论"螺旋式上升发展。

第二，西医现行思维方式是还原论的。它源于西方传统的原子论，产生于近代科学技术革命中，未来发展方向是转向系统论。

第三，中医的思维方式是系统论的。它源于人的复杂性和中国传统的系统思维，其发展水平还是朴素的，未来方向是提高到现代水平的系统论。中医系统论研究就是努力把中医的系统论思维从朴素性提高到现代水平。

第四，系统论思维是中医学术思想的本质，是中医学特色和优势的精髓和灵魂，继承和发扬中医的特色和优势，必须坚持和发展系统论思想。

### 6. 总结中医系统论的 6 条基本原理

中医系统论研究的核心，是运用现代系统科学的理论和方法，对中医理论和实践中的系统论思想进行挖掘，就其涉及的人的生命运动及其健康与疾病的系统特性和规律进行新的研究，从理论上总结为中医系统论的基本原理，至2002 年总结为 6 条。

第一，元整体原理。世界上有两种整体，即元整体（分化系统）与合整体（组合系统），两种整体的特性和规律截然不同甚至相反。人（及宇宙、银河系、太阳系、地球、生物圈等）是元整体，整体是本原的，由混沌未分的原始整体分化出内部各部分形成系统，整体产生和决定部分，而不是相反；局部性异常（病变）是整体异常的表现或产物，而不是相反；局部性病变须放到整体中认识和对待。中医认识并掌握了这种规律，重点有二：一是认定人是"天"（宇宙）分化出的子系统，认识了生气通天、人天相应、五运六气等；二是认定人的个体是元整体，是整体分化出部分，没有离开整体而独立存在的部分，病变首先发生于"人"，局部性病变要放到整体背景中对待。

第二，非加和原理。人的整体不等于部分之和，整体有不能用各部分或其相加和来解释的"系统质"（整体的属性、功能、行为）。"人"的本质在于系统质，如生生之气、精气神。"人"的病变是系统质异常，不能分解和归结为各部分的病变，辨证论治的"证"就是各具特征的系统质异常。

第三，有机性原理。非加和的根源在于相互作用（系统与环境、系统与要素、要素与要素之间），相互作用产生和维持系统质。影响人的健康与疾病的要素，不仅有物质实体，更有相互作用关系，后者更复杂和基本，实体要素不过是"关系网"上的钮结。形神、正邪、阴阳、气的升降出入等都是影响人的生命运动的基本关系，其失调即为病机，失调的效应表现为病证。

第四，功能性原理。人的本质在生命运动，不在形态结构。人的健康与疾病在本质是生命运动正常与否，其病变主要是"病机－病证－病候"。在结构与功能的关系上，从"气化"看人是"耗散结构"，结构是生命运动的"过程流"，大部分不具备解剖形态，如经络、五藏、六经等；有解剖形态的结构同样是气化产物，是"气化"机制和过程产生和决定结构，故"大凡形质之失宜，莫不由气行之失序"。

第五，有序性原理。健康的本质不仅是稳定，更是有序，是有序稳定（阴平阳秘）；病变不仅是失稳，更是失序，是失序而失稳（阴阳失调）。"生命以负熵为食"，失序为"熵病"，包括热熵病（内热、上火等）与广义病（生物钟失调、基因畸变等）。

第六，自主性原理。人是自组织系统，自组织是人的生命运动的本质特性。自组织机制和过程对于系统内外条件的变化和扰动（营养的、干扰的、致病的、治疗的等），都自主地进行组织，然后做出反应和效应（营养、发病、愈病等），使生命运动呈现"不倒翁"特性。自组织是健康、发病、愈病的枢机，健康与疾病都是系统自组织的自主调理效应，依靠、调动、发挥人的自组织机制进行自主调理，是防治学的第一原理。汉代总结的"八字金丹"（有病不治，常得中医）、张仲景讲的"阴阳自和"、诊治学讲的"求本""治本"等，都是对人的自组织特性和自主调理机制的驾驭。

## 二、钱学森先生的鼓励和指导

研究和发展中医的系统论思想，是我国著名科学家钱学森先生极力倡导与支持的。他在1981年写给卫生部前中医司司长吕炳奎的信中指出："人体科学一定要有系统观，而这就是中医的观点。人体科学的方向是中医，不是西医，西医也要走到中医的道路上来。"此后他多次强调这一观点。正是在钱学森先生思想的指引下，我才找到了中医系统论研究的正确方向，钱学森先生的思想是照亮我前进道路的一座灯塔。

从1985年开始，我把研究的重要进展和思考的问题多次向钱学森先生汇报，钱老于1985年6月25日、9月23日、10月12日，1986年7月7日、1989年9

月 27 日、1991 年 3 月 30 日，先后 6 次亲笔来信，给予热情鼓励和具体指导
（图 1 – 3 – 13）。

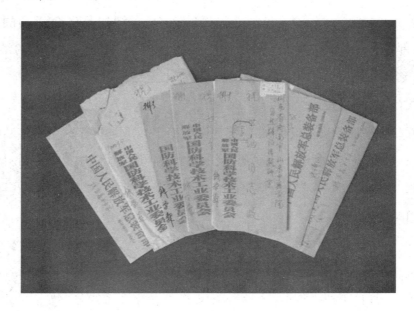

**图 1 – 3 – 13　钱学森先生来信原件**

钱老来信的具体内容，详见本书《钱学森给祝世讷的信》。

## 三、中医系统论教学

1983 年开始，作为全校各专业研究生的公共理论课，开设了"中医系统论"
课（曾一度称"中医系统学"），每年 40 课时，同时为各类进修班讲授。1990
年后拓展为全校本科多个专业的选修课，迄今该课已开设 35 年，教师更替了
三代。

1985 年，总结中医系统论研究的理论成果，正式编写教材《中医系统论导
论》，由学校铅印。

1990 年后，"中医系统论"课的讲授，先后以祝世讷的专著《系统中医学
导论》《中西医学差异与交融》等为教材。

该课的讲稿也根据研究的深入和教学的发展每年进行调整和修订。1995 年
前为手书（图 1 – 3 – 14），1994 年购置个人电脑，改为计算机处理和机打
（图 1 – 3 – 15）。

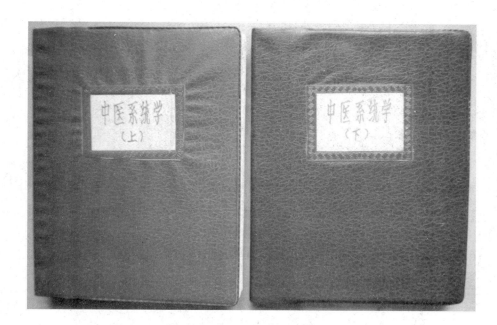

图 1 – 3 – 14　1995 年前祝世讷的"中医系统学"讲稿

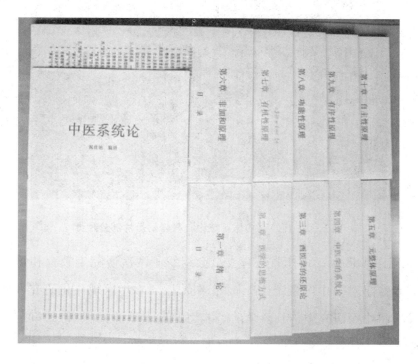

图 1 – 3 – 15　1995 年后祝世讷的"中医系统论"讲稿

1988 年制作"中医系统论"课专用教学幻灯片一部（图 1 – 3 – 16、图 1 – 3 – 17）。

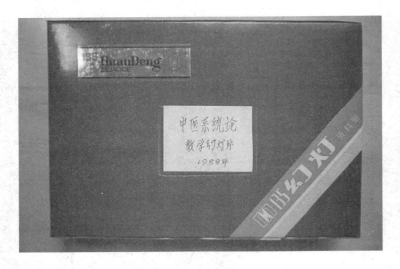

图 1 – 3 – 16  1988 年制作的"中医系统论"教学幻灯片

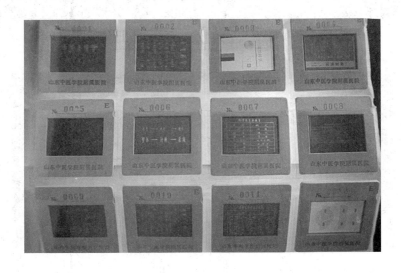

图 1 – 3 – 17  "中医系统论"教学幻灯片部分片页

1987 年、1988 年，山东省教育委员会组织了两次研究生教育和学位课程检查评估。专家组对"中医系统论"课的评价是："在中医现代化研究方面有所突破，是具有将中医研究生带到科学前沿能力的高水平课程。"将其审定为中医基础专业中医学方法论研究方向的学位专业课（120 学时/年）、各专业硕士研究生的指令性选修课（40 学时/年）。

1988 年，总结中医系统论的教学经验，发表《应开辟系统科学的教学》（《中医教育》1988 年第 5 期）。（图 1 – 3 – 18）

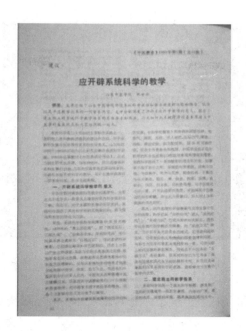

图 1 - 3 - 18　1988 年主张开辟系统科学教学的论文

1988 年，在国内首次招收培养以"中医系统论"为主攻方向的硕士研究生（在中医基础理论硕士点开辟"中医方法论"研究方向），首届招收 3 名。研究课题分别是"'证'是人的疾病功能态"（黄荣国）、"肾藏是人身功能子系统"（马淑然）、"论阴阳自和"（薛雨芳）。（图 1 - 3 - 19）

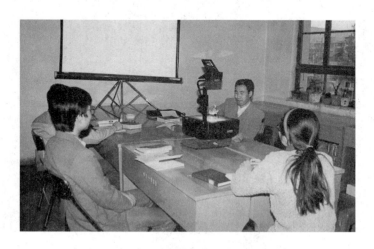

图 1 - 3 - 19　1988 年祝世讷给 3 位研究生讲课

1991 年，"中医系统论"课程建设获"山东省普通高等学校第二届优秀教学成果省级二等奖"。（图 1 - 3 - 20）

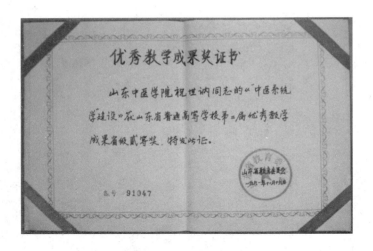

图 1 - 3 - 20  "中医系统论"课程建设获省级二等奖证书

1995 年，山东中医学院教务处孙秀霞总结"中医系统论"课程建设和教学的经验，发表《"中医系统论"课程的建立及进展》（《医学学位与研究生教育》1995 年第 2 期），指出："中医系统论这门课程开辟了向学生传授现代系统科学的知识和方法、推动学生运用系统科学来研究和发展中医的一条有效道路……对于提高学生的现代科学素养、改善知识结构，起着重要作用。"（图 1 - 3 - 21）

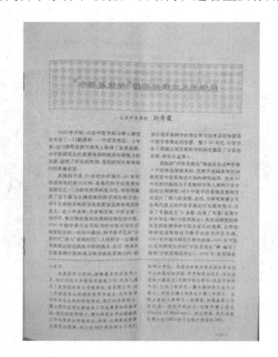

图 1 - 3 - 21  孙秀霞论文《"中医系统论"课程的建立及进展》

### 四、系统中医学研究

#### 1. 什么是系统中医学

系统中医学是 20 世纪 80 年代，在中医现代研究和发展中形成的新的研究方向和学派，其特点是在系统科学主导下，把人作为开放的复杂巨系统，从复杂特性和规律来研究和调理人的生命运动及其健康与疾病。

系统中医学是中医学与现代系统科学（复杂性科学）的交叉学科。中医系统论是系统中医学的理论基础，是系统科学的医学分支。系统中医学是中医学的现代分支，是中医运用现代系统科学（复杂性科学）进行创新发展的新兴学派。

系统中医学作为中医的新兴学派，立足于中医学精髓的根本原理，特别是那些不可还原的复杂性原理，进行现代化继承创新研究。其根本方向是，从经典中医学出发，运用现代系统科学（复杂性科学）的理论和方法及相关知识，向人的生命运动及其健康与疾病的复杂性进军，建立和发展系统中医学。当前的首要课题是，揭示和阐明中医的这些复杂性原理在西医视野之外的独到发现和发明，及其与西医不可通约的本质；突破经典中医学因时代条件限制对这些复杂性原理的认识"知其然不知其所以然"的局限，揭示和阐明这些复杂性原理的科学内涵；研究和阐明系统中医学的基本理论及各科内容，发展系统中医学的临床研究和应用。

#### 2. 系统中医学研究的兴起

系统中医学研究兴起于 20 世纪 80 年代。祝世讷的研究是在中医系统论研究的基础上深入，其方向是如实地把人作为开放的复杂巨系统，从系统特性和规律（特别是中医已经认识和驾驭的）来研究和调理人的生命运动及其健康与疾病。

1989 年，《系统中医学导论》（图 1－3－22）是从中医系统论研究向系统中医学研究的深入。

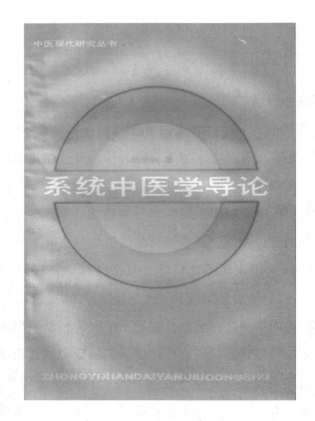

图 1 – 3 – 22 1989 年《系统中医学导论》出版

1991 年,《系统中医学导论》被评为"第五次山东省社会科学优秀成果二等奖"。(图 1 – 3 – 23)

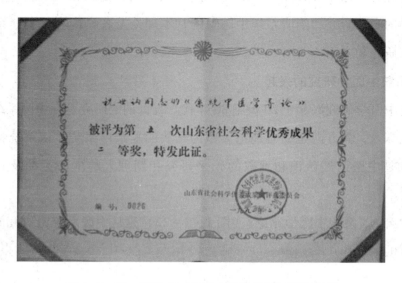

图 1 – 3 – 23 1991 年《系统中医学导论》获奖证书

### 3. 系统中医学的专题研究

系统中医学是个崭新而深刻的研究领域，包括多个层次和方面。祝世讷的研究侧重于理论探讨，以专题研究的方式做了几种努力，从 1996 年到 2019 年，在《山东中医药大学学报》先后开辟了 5 个专栏，发表论文 50 多篇。

（1）"中医学重大理论问题系列研究"（1996—1998 年）

在中医现代研究和中西医结合研究中，发生了一些偏离甚至背离中医学基本原理的倾向，特别是中医学关于人的生命运动及其健康与疾病的复杂性的思想、理论、方法被扭曲、篡改、西化，这些需要拨乱反正，理清中医的复杂性原理，从系统中医学的方向进行创新发展。祝世讷就十几个重大理论问题进行了专题研究，于 1996 年在《山东中医学院学报》（下半年更名为《山东中医药大学学报》）开辟"中医学重大理论问题系列研究"专栏，发表"阴阳的本质究竟是什么""中医学整体观的深层内涵""'五藏'是人体功能子系统"等研究论文 10 多篇。（图 1-3-24，图 1-3-25）

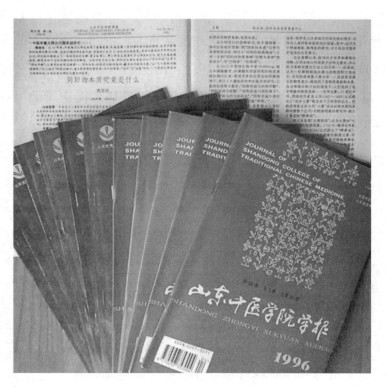

图 1-3-24　在《山东中医学院学报》开辟"中医学重大理论问题系列研究"专栏

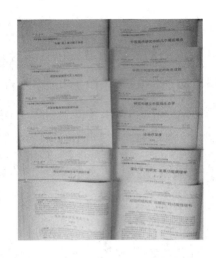

图 1 - 3 - 25 "中医学重大理论问题系列研究"专栏的文章

该专栏文章发表后，在中医界引起广泛关注，激起了新的探讨。许多学者认为文章中许多见解新颖甚至振聋发聩，有些看法为解决某些学术难题提供了思路。

《山东中医学院学报》编辑部决定约请全国著名的中医、中西医结合专家和学者，就该专栏文章论及的重要问题发表意见展开进一步讨论，于1998年第4期至1999年第5期，开辟了"关于'中医学重大理论问题研究'的专栏讨论"，8期共发表讨论文章18篇。

最后，以"开拓中医自主发展的道路——祝世讷教授访谈录"一文作为总结。（图1-3-26）

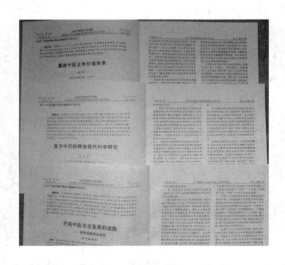

图 1 - 3 - 26 "关于'中医学重大理论问题研究'的专栏讨论"文章

　　1998 年 5 月 20 日，中国中医科学院国医大师陆广莘教授来山东中医药大学讲学，与部分教师、研究生座谈，就祝世讷的"中医学重大理论问题系列研究"12 篇论文所论问题发表系统的意见，整理为《重建中医主体价值体系》在"讨论专栏"发表。（图 1－3－27）

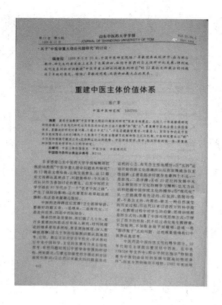

**图 1－3－27　国医大师陆广莘先生参加讨论的《重建中医主体价值体系》**

　　"中医学重大理论问题系列研究"专栏的"研究和发展现代天人相应论"和"经络的结构是'超解剖'的功能性结构"两文，被崔月犁选入其主编的《中医沉思录》（中医古籍出版社，1997）。

　　同时，"经络的结构是'超解剖'的功能性结构"一文，被丛林主编的《中医论文写作》（中国中医药出版社，1998）选为范文编入。

　　（2）"中医药自主创新思路研究"（2007—2008 年）

　　进入新世纪，中医开展了"自主创新"研究，面临许多理论和方法难点和矛盾。如何突破经典中医学诸多"不知其所以然"的局限？如何纠正研究中的异化、西化倾向，将中医的科学内涵揭示清楚？针对几个有代表性的问题进行了系统中医学的探讨，发表如"经络、五藏——揭开人的非解剖结构""再论中医是中国第五大发明""课题设计——谨防正确地解答错误的问题""论中医的核心竞争力"等论文，在《山东中医药大学学报》开辟"中医药自主创新思路

研究"专栏。(图1-3-28)

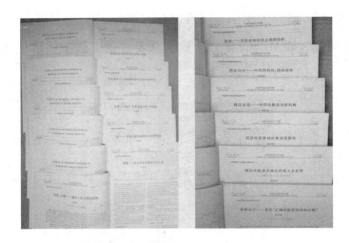

**图1-3-28** "中医药自主创新思路研究"专栏文章

(3)"中医问题访谈"(2009—2010年)

在发表"中医药自主创新思路研究"专栏后,《山东中医药大学学报》编辑部认为,有不少问题还需再研究再讨论。主编皋永利编审提出若干题目,如"怎样科学地看待中医的科学性""中医需要走出哲学的围墙吗""中医'形下'研究需要什么样的方法"等,开"中医问题访谈"专栏进行了研讨。(图1-3-29)

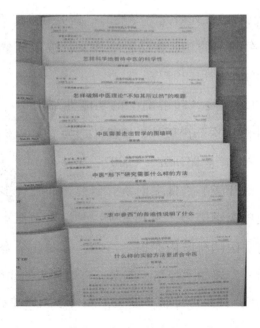

**图1-3-29** "中医问题访谈"专栏文章

（4）"中医真理探究"（2015—2016 年）

2010 年后，祝世讷集中精力于中医学基本原理的系统中医学探究。他认为中医学的基本原理，是中华民族几千年研究和调理人的生命运动及其健康与疾病的智慧，深刻地认识和驾驭了人的复杂特性和规律，其核心和主体内容都远在西医的还原论视野之外，是中医独到的原创性科学发现与发明。这些深刻的原理性内容，是中医掌握的关于复杂性的医学真理。但是，中医的经典学术因受历史条件的限制没能揭示清楚，而西医的还原论思维因与之相悖而不可理解和研究，只有从系统中医学的角度才能看清楚，才能进一步研究和阐释。故开专栏"中医真理探究"，发表"中医是中国第一大科学发现和发明""中医是第一门复杂性科学""中医的原创性医学发现""中医技术的独创技术原理"等论文，探讨和阐明中医关于复杂性的科学真理。（图 1 - 3 - 30，图 1 - 3 - 31，图 1 - 3 - 32）

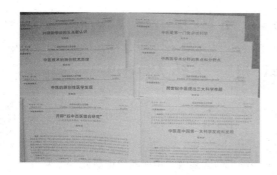

图 1 - 3 - 30　"中医真理探究"专栏文章

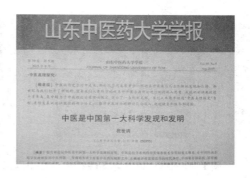

图 1 - 3 - 31　论文"中医是中国第一大科学发现和发明"

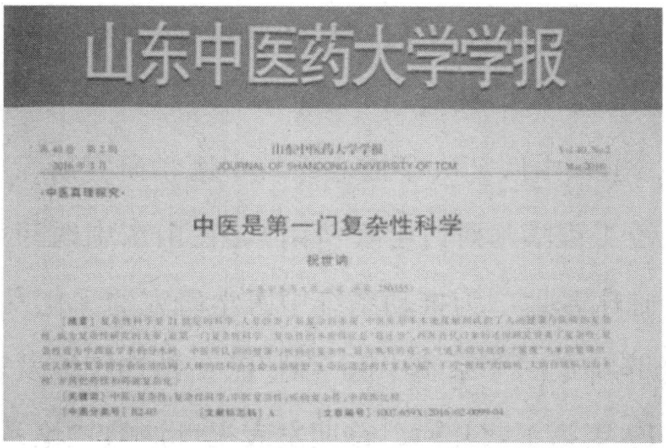

图 1 - 3 - 32　论文"中医是第一门复杂性科学"

（5）"系统中医学研究"专栏（2019—）

从 2017 年开始，中国的系统科学研究进入新的发展阶段，连续每年召开"中国系统科学大会"。2018 年 5 月第二届系统科学大会（北京）把中医系统论研究列为大会的重点内容，特邀祝世讷到会作大会报告。（图 1 - 3 - 33）

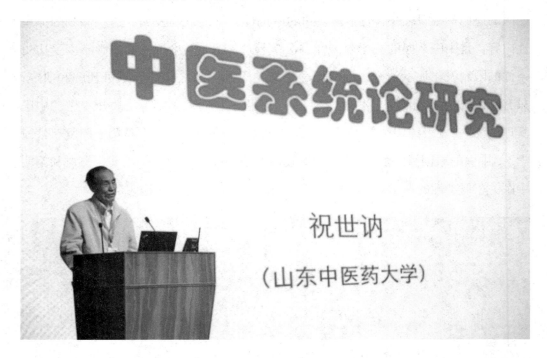

图 1 - 3 - 33　2018 年 5 月祝世讷在中国第二届系统科学大会做"中医系统论研究"报告

2019 年第三届中国系统科学大会（长沙）正式开辟"系统中医学"专题分会，推动系统中医学研究进入新的发展阶段。中国科学院数学与系统科学研究院主编的《系统科学进展》，特邀祝世讷总结"中医系统论研究"入书。

2018 年 12 月，山东中医药大学成立系统中医学研究所，并组织召开首届系统中医学与中医系统工程学术研讨会（济南），在山东中医药大学附属医院设立系统中医学研究所临床基地。为推动系统中医学研究的深化发展，《山东中医药大学学报》决定开辟新专栏"系统中医学研究"，拟连续地发表国内外系统中医学的研究成果。2019 年第 4 期开栏，首期发表祝世讷的"论系统中医学"，和陈少宗、王振国的"系统中医学研究的回顾"。（图 1 - 3 - 34，图 1 - 3 - 35）

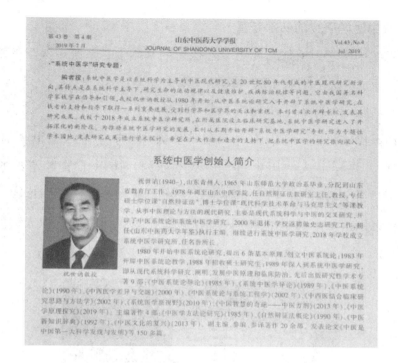

图 1 - 3 - 34 《山东中医药大学学报》开辟"系统中医学研究"专栏

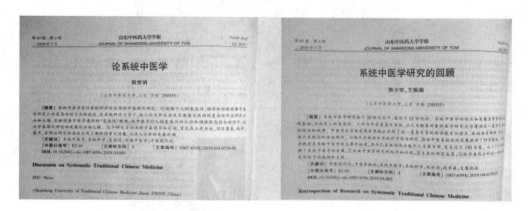

图 1 - 3 - 35 "系统中医学研究"专栏首期发表的两篇论文

（6）非专栏相关论文（表 1 - 3 - 2）

表 1 - 3 - 2 非专栏相关论文

| 对中医整体观的理解需要深化 | 南京中医学院学报 | 1995 年 12 月 |
| --- | --- | --- |
| 论超解剖结构的研究 | 山东中医药大学学报 | 2000 年 6 月 |
| 中医药自主创新的战略优势——复杂性 | 天津中医药 | 2007 年 1 月 |
| 中医的研究对象是人的生命及其健康与疾病 | 世界科学技术——中医药现代化杂志 | 2016 年 6 月 |

**4. 系统中医学研究的四部专著**

在《系统中医学导论》与几组专题探讨的基础上，系统中医学的研究逐步深入，集其所成，先后出版4部专著。

（1）《中西医学差异与交融》（2000年）

从中西医比较研究入手，探讨和阐明系统中医学的学术思想和基本原理。讨论了中西医差异形成的历史过程、基本原因，揭示了学术差异的内在本质——中医是系统论思维，西医是还原论思维。从系统中医学角度探讨和阐明了中医那些区别于西医的学术原理，即从系统论思维研究和认识人的生命运动及其健康与疾病的复杂特性和规律。（图1-3-36）

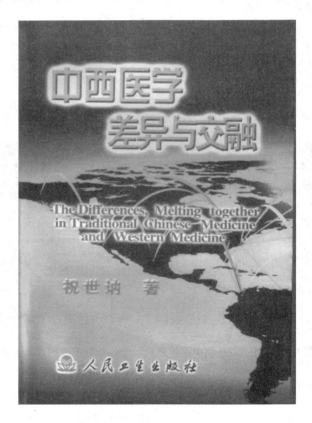

图1-3-36　2000年出版的《中西医学差异与交融》

（2）《系统医学新视野》（2010年）

系统中医学的发展方向是拓展为系统医学。本书是向系统医学拓展的一种努力，把中医系统论发展为医学系统论，面向整个医学（特别是西医）阐明系

统中医学的思想和原理，及其对于整个医学的普遍意义。（图 1 - 3 - 37）

（3）《中国智慧的奇葩——中医方剂》（2013 年）

中药和方剂是中医系统论原理的典型体现，半个多世纪来的"现代研究"出现了被严重扭曲和西化的偏向，需要强力拨乱反正。因此，作为系统中医学研究的一个突破口，正本清源，阐明中医在中药方剂方面的复杂性科学原理。书中强调，中药是中医化的自然药物，方剂是药性的组织化和复杂化，其科学原理就在中药方剂功效的复杂化，从系统中医学总结和阐明了其 5 条基本原理。（图 1 - 3 - 38）

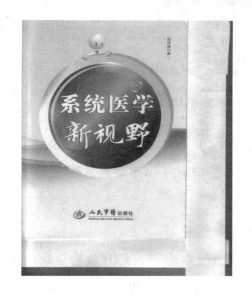
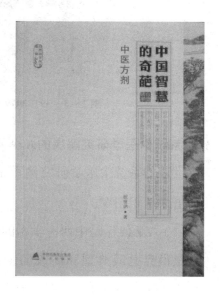

图 1 - 3 - 37　2010 年出版的《系统　　　图 1 - 3 - 38　2013 年出版的《中国智慧的奇葩
　　　　　　医学新视野》　　　　　　　　　　　　　　　——中医方剂》

（4）《中医学原理探究》（2019 年）

从系统中医学的角度，研究和阐明中医学基本原理。这些基本原理是中医学的，着重认识和驾驭了人的生命运动及其健康与疾病的复杂特性和规律，是中医在西医还原论视野之外独到的科学发现与发明，是中医的特色和优势的深层本质所在，是中医的科学原理所在，驾驭着医学未来发展的战略方向，必将复兴为人类新医学的主旋律。问题在于，经典中医学未能将其揭示和阐释清楚，需要从系统中医学进行新的现代研究和阐释。（图 1 - 3 - 39）

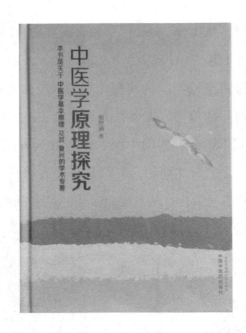

**图 1 – 3 – 39　2019 年出版的《中医学原理探究》**

**5. 系统中医学研究解决的几个问题**

祝世讷的系统中医学研究侧重于理论层次。1989 年以来着重从理论上解决了几个重大认识问题。

第一，"复杂"是中西医学术的"分水岭"。

人是世界上最典型和高级的复杂系统（钱学森："人是开放的复杂巨系统"）。"复杂"的本质特性是"超还原"。西医遵循还原论思维，背离和远离人的复杂性。中医遵循系统论思维，如实地认识和掌握了人的生命运动及其健康与疾病的复杂特性和规律。中医是复杂性研究的先驱，是第一门研究复杂性的科学。因此，中西医学术差异的焦点是"复杂"，两个学术体系是"局部相交、主体相异、核心并立、方向相悖"。

第二，中医的基本原理"超还原"。

中医是中国第一大科技发现与发明，五千年创造了四大奇迹（多元起源的医学中唯一不中断地连续发展至今，中国多门自然科学中唯一不与西学融合，两千年前确立的理法方药体系至今有效主导临床，是第一门系统地研究和调理人的生命及其健康与疾病的复杂性的科学），20 世纪的三大实践（中西医结合、中医现代化、中医国际化）检验了中医基本原理的真理性，将其"超还原"本质充分揭示出来。中西医结合研究证明中医基本原理与西医不可通约，其本质是中医基本原理与西医的还原原理不通约；中医现代化研究证明中医的理论和实践现有科学（除了系统科学和复杂性科学）解释不了，其本质是中医基本原理驾驭的是复杂性，超出了现有科学的研究范围；中医国际化遭遇"西进无轨可接"，其本质是中医原理的复杂性内容及其贯彻的中华文明，与西方现有的思想和科学模式无轨可接。

第三，从系统中医学揭示和阐明中医学的基本原理。

中医在西医视野之外，独到地研究和认识了人的生命运动及其健康与疾病的复杂性，形成贯彻于其理论和实践中的基本原理。但因历史条件的限制，经典中医学没能将这些基本原理的复杂特性揭示和阐明，大多处于"知其然不知其所以然"的状态，从系统科学（复杂性科学）的理论和方法可以揭示和阐明其所以然。初步研究，中医关于人的生命运动及其健康与疾病的复杂性的基本原理，首先是以下几条。

一是系统思维原理。由中医系统论专门研究。

二是超解剖原理。人有解剖特性和内容，更有非解剖特性和内容，复杂性主要在后者。中医有解剖研究，更有超解剖研究，独到地研究发现了人的非解剖结构与功能，如经络、五藏、六经、精气神、气机、证候等，张仲景创立的辨证论治把超解剖研究发展到临床实用。

三是生命为本原理。人的复杂特性主要不在"人体"（形态结构），而在生命运动。在太平间里，人死了，人体还在。中医着重研究了"永不进太平间"的生命运动及其健康与疾病，认识了生气、生生之气、气化，以及生命运动的寒热虚实阴阳表里之变。

四是人的生态原理。人是宇宙的生态产物，其生命运动比解剖形态更基本、更复杂。人的生命运动有其"态"，其正常与失常是"人"（不是人体）的健康与疾病，其失常为病就是中医认识的"病机－病证－证候"系统；对人的生命运动进行调理是医学的本质，养生、治未病、辨证论治是对生命运动的不同性质的调理。病是生态的，治也是生态的，中医的治疗法则是生态调理的原则和方法；药与非药治疗手段都源于生态发挥、生态调理功效。

五是中药方剂原理。中药是中医化的自然药物，按"药证对应"选用药性，以治疗法则把药性转化为功效，以方剂形式把药性组织化、复杂化，以整体的复杂功效适应复杂的病证。中药方剂原理主要是药证对应、整体功效、方从法出、转化生效、知常达变。

第四，中医基本原理将复兴为人类新医学的主旋律。

人类医学未来走向何方？有三个选项：按现行西医发展；中西医结合；中医复兴。现实是，西医原理的局限日益暴露，正面临转变和革命；中西医结合研究 60 多年证明，现有的中西医无法结合，基本原理不可通约，只能各自进一步发展，将来以不同的医学原理统一于新的医学体系；中医的基本原理指向人的复杂性，代表了医学未来发展的战略方向，占据了医学必将研究的重大领域，未来医学的发展势必有几个重大的革命性转变：思维方式从还原论转向系统论；从研究"人体"转向研究人的生命运动；从解剖研究转向超解剖研究；从研究器质性病变转向研究生命运动的功能性病变；从对抗治疗转向生态调理；从特异性药性和药效转向非特异的组织化复杂化药性和药效；等等。

事实将反复并最终证明，迫使人们不得不承认，中医学的基本原理代表和引领医学未来发展的战略方向，其复兴必将发展为人类未来新医学的主旋律。

【2018 年 12 月 22 日，在第一届系统中医学与中医系统工程学学术研讨会（济南）上的主题报告，原题《祝世讷的系统中医学研究》，编入本书时进行整理，改为现题，并做了局部修改】

# 系统中医学——中医现代化的必由之路

系统中医学是以系统科学主导的中医现代研究，是 20 世纪 80 年代兴起的中医现代研究的新方向、新学派。其特点是以系统科学（复杂性科学）为主导，以人的生命及其健康与疾病的复杂性（下文简称"人的复杂性"）为研究方向和主题，是中医学与系统科学的交叉研究，可概括为"系统中医学＝中医学×系统科学"。该研究植根于人的复杂性，继承和坚持经典中医学研究人的复杂性的正确方向，运用系统科学的理论和方法，着力突破经典中医学中"人的复杂性"这一瓶颈，实现中医学在现代条件下的突破和创新。在中医现代化的各种探索中，系统中医学是真正可以突破和创新的研究和发展之路。

## 一、经典中医学的正确方向和发展瓶颈

中医学是中华民族关于人的生命及其健康与疾病的智慧，经过几千年的发展，可分为经典中医学与现代中医学[1]。经典中医学是从远古发展至 1840 年的中医学；现代中医学是在现代条件下实现突破和创新，发展而成的现代化中医学，是比经典中医学更高级的发展阶段。中医现代化的根本课题，是突破经典中医学的发展瓶颈，在人的复杂性研究上实现突破和创新，建立现代中医学的全新学术体系。

从现代科学来看，人是世界上最复杂的系统，研究和调理人的复杂性是医学的根本方向和课题，所有医学迟早都要走到这个方向上来。但是，在迄今的

医学中，只有中医学认定并紧紧地抓住了这一方向，成为整个科学中研究人的复杂性的代表和先驱，这一方向成为中医学的根本特色和优势。这一点已被科学界广泛地认识到，认为"中医是复杂性科学"[2]，"中西医差异的焦点在于如何对待人的复杂性，中医是关于人的健康与疾病的复杂性的科学，可称为'医学复杂性科学'"[3]。"中医是第一门复杂性科学。"[4]因此，中医现代化必须认清并沿着这一正确方向开拓前进。

什么是复杂？最简明的定义是"超还原"，即不可还原、反还原。钱学森讲："凡现在不能用还原论方法处理的，或不宜用还原论方法处理的问题，而要用或宜用新的科学方法处理的问题，都是复杂性问题，复杂巨系统就是这类问题。"[5]还原论视野与复杂性相悖，人的复杂性是还原论的盲区。

西方医学的发展道路与中医学非常不同。其古代的希腊医学是自然医学，在中世纪那"黑暗的一千年"变成宗教医学，1543年开始的医学革命虽然把人从上帝手中解放出来，但却走上还原论的道路，把人进行分解还原，认为"人是机器""人是细胞联邦""人是原子堆"，背离人的复杂性，演变成还原论医学。是否研究人的复杂性，成为中医学与西医学的分水岭，成为中西医不可通约的"硬核"。

然而，中医学虽然正确地抓住了人的复杂性，但在其经典发展阶段，人的复杂性又成为其难以突破的发展瓶颈。因为人的复杂性、世界的复杂性需要专门的科学研究来破解，而到1840年为止的整个科学，还没有进步到研究人和世界的复杂性，不能为中医学破解人的复杂性提供科学理论和方法。这样，经典中医学只能在大样本的临床实践中，广泛地接触、大量地认识、紧紧地抓住人的复杂性，却不能揭示和阐明其复杂特性和规律，其认识往往是现象的描述、经验的总结、猜测性的思辨，其理论总结大多处于"知其然不知其所以然"的水平。因此，经典中医学的研究和发展存在严重的历史局限，人的复杂性是其难以突破的"瓶颈"，理论总结的"知其然不知其所以然"就成为学术发展的"天花板"。而攻克经典中医学的发展"瓶颈"，突破其学术"天花板"，就成为中医现代发展的根本课题。

## 二、系统科学为揭示人的复杂性开辟道路

科学的发展终于进步到了研究人和世界的复杂性，于 20 世纪后半叶产生了系统论和系统科学（复杂性科学）。

系统论是系统科学的基础理论，专门研究世界的复杂特性和规律。它包括众多学科，于 20 世纪 70 年代末开始传入中国，被称为"老三论"（系统论、控制论、信息论）、"新三论"（耗散结构理论、协同学、超循环理论）。到 1980年，研究世界复杂性的理论和方法出现了众多新成就，由我国著名科学家钱学森倡导，将其综合起来发展为系统科学。

贝塔郎菲创立的一般系统论是系统论研究的代表，它以生物学研究为基础，突破传统还原论思维的局限，从其视野的盲区，研究和揭示世界万物的复杂特性和规律，总结为全新理论——系统论。他提出，"系统"是事物存在的复杂方式，是由要素通过相互作用形成的有特定功能的整体。其复杂特性和规律是什么？他主要总结了 4 条基本原理。第一，整体性原理，即"整体大于部分之和"，系统的整体产生了不能从各要素及其相加和来解释的"系统质"。第二，联系性原理，即系统的"系统质"，是由系统的要素与要素、要素与系统、系统与环境的相互作用所产生的。第三，有序性原理，即系统质的形成及其特定"态"，是由这些相互作用关系的特定秩序决定的。第四，动态性原理，系统的要素、所包含的相互作用、系统质的性态都是随内外条件的变化而变化的，自然系统有自组织机制和过程，会自我地、"有目的"地走向和维持有序稳定。

系统论的系统概念和提出的基本原理，从根本上冲破了还原论，在还原论视野的盲区，专门地研究和揭示了"不可还原、反还原"的复杂特性和规律，为研究各种复杂性开辟了道路。整个系统科学的发展，从多学科角度广泛而深刻地揭示了世界的复杂特性和规律，为研究包含人的复杂性在内的多种复杂性，提供了科学理论和方法。

人是世界上最复杂的系统，经典中医学从一开始就原原本本地、如实地在研究和调理人，形成了与这种复杂性相表里的系统论思想，一般系统论的那些基本原理，在中医的理论实践中都可找到其雏形。这既是中医特色的本质，又

是中医现代发展的优势，理应紧紧抓住人的复杂性这一主题，掌握和运用新兴的系统科学，来冲破经典中医学的"瓶颈"和"天花板"，推进和实现中医现代化。

但是，1980年提出"中医现代化"时，系统科学刚刚兴起，还没有被医学界特别是中医界所认识和掌握，中医现代化研究在指导思想和总体思路上，存在两个"没有认清"。第一，没有认清中医现代化的根本方向和主题，是从人的复杂性进行突破和创新，以冲破经典中医学的"瓶颈"和"天花板"，发展为现代中医学。第二，没有认清要破解人的复杂性，必须掌握和运用专门研究复杂性的科学武器，而这种武器迄今只有系统科学（复杂性科学）。

由于两个"没有认清"，中医现代化研究虽然付出了大量的艰苦努力，但没有找到真正实现突破和创新的道路，无法冲破经典中医学的"瓶颈"和"天花板"。最具代表性的研究有两种。一种是"就中医论中医"研究，其特点是正本溯源、理论诠释、临床验证，是对经典中医学的继承、解释、再证明，既没有抓住"人的复杂性"这一关键，也没有掌握系统科学这一武器，因而不能冲破经典中医学的发展"瓶颈"，只能在其"天花板"下团团转，无力解决中医的现代化课题。另一种是"以西解中"研究，1956年国家提出"中西医结合"方针，后来有些人将其篡改为中医现代化研究方式，即以西医的理论和方法来研究和阐明中医，认为这是实现中医现代化的道路。由于现行西医是还原论医学，在原理上背离人的复杂性，与中医学需要冲破的"瓶颈"和"天花板"方向相悖，这种研究除了把中医西化，根本解决不了中医现代化的任何问题。

在中医现代化的多种探索中，20世纪80年代兴起了"中医多学科研究"。其特点是运用以现代科学为主的多学科知识和方法来研究和发展中医，包括哲学、数学，特别是系统科学的各学科，出现了中医学的系统论研究、控制论研究、信息论研究等。我们倡导了系统论与系统科学在中医的研究，从1980年至今坚持了40年，着重解决了4个问题。第一，认清了中医特色和优势的本质，是紧紧抓住了人的复杂性，形成中医特有的系统论思维，但在经典阶段没有条件破解人的复杂性，成为发展瓶颈。第二，认清了中医现代化的根本方向和主题，是从人的复杂性来研究和破解经典中医学的"瓶颈"和"天花板"，为此必须以系统科学为主导，开辟和发展系统中医学研究。第三，要破解人的复杂性，首先要研究和认清人有什么复杂性，中医认识了人的哪些复杂性，需要从系统论来研究和阐明，开辟了中医系统论研究，建立中医学关于人的复杂特性和规律的中医系统论。第四，中医学怎样在还原论视野之外，发现、研究、调理人的复杂性？这需要研究和总结渗透在中医的思想、理论、方法中的"超还原"原理，从系统科学予以阐明，发展为系统中医学的基本原理，为发展现代中医学奠定基础，并努力推动其复兴为人类新医学的主旋律。

### 三、钱学森的战略引领

经典中医学的局限和现代化的难题是时代性的，20 世纪后半叶为破解中医现代化难题提供了系统科学武器，要认清中医难题的本质并掌握系统科学这一武器，将两者统一起来认清中医现代研究和发展的方向和道路，非常不容易，需要高屋建瓴的深刻洞察力和战略胆识。首先做出这种战略思考并指明方向的，是中国伟大的科学家钱学森先生。他站在时代和科学的前沿，在引领系统科学、人体科学、思维科学的创立和发展中，提出一系列振聋发聩的重大见解。他第一次明确地指出，人是开放的复杂巨系统，人的研究必须有系统观，运用系统科学；第一次明确地指出，中医研究的就是人的复杂性，形成的是系统论思维；第一次明确地指出，中医现代研究要抓系统论，要运用系统科学；第一次明确地指出，人体科学的方向是中医不是西医，西医也要走到中医的道路上来；第一次明确地指出，中医现代化会引起科学革命，甚至东方式文艺复兴。钱学森先生以战略家的胆识指明并引领了系统中医学研究。

首先，钱学森先生指出，系统论思想是中医学的根本特色和优势。

"人体科学一定要有系统观，而这就是中医的观点。"[6]

"中医的优点，它的突出贡献，或者它的成绩，就在于它从一开始就从整体出发，从系统出发。所以，它的成就，它的正确就恰恰是西医的缺点和错误。"[7]

"我们那些正统派的西医不重视的东西，甚至不知道的东西，在现代科学里已上升到非常重要的位置，这就是系统科学。系统的理论是现代科学理论里的一个非常重要的组成部分……中医的看法又跟现代科学中最先进的、最尖端的系统科学的看法是一致的。"[8]

"中医理论包含了许多系统论的思想，而这是西医的严重缺点。所以中医现代化是医学发展的正道，而且最终会引起科学技术体系的改造——科学革命。"[9]

其次，钱学森先生指出，中医现代化要抓系统论。

"据我所知，国内外研究中医的工作很多，工作大都是仪器测定，比较定量而严格……这些工作也往往由于不知道系统论而未能解决问题，但这正是您可以大有作为之处。用系统论一点，'点石成金'！"[10]

"把系统科学、系统论的方法用于研究我们人体是唯一的，不用这个是不行的……"

"系统观点是必需的，只有用系统的观点才能逐渐使人体科学建立在一个科学的基础上。"

"中医现代化要抓什么？你要问我的话，那我就很清楚地说是系统论，系统的观点。"[11]

再次，钱学森先生指出，医学的前途在于中医现代化，且会引起科学革命。

"说透了，医学的前途在于中医现代化，而不在什么其他途径。"[12]

"人体科学的方向是中医，不是西医，西医也要走到中医的道路上来。"[13]

"中医的理论和实践，我们真正理解了、总结了以后，要改造现在的科学技术，要引起科学革命。"[14]

"真正中医现代化的问题，恐怕21世纪再说吧！现在不行，办不到。假如21世纪办到了，那是天翻地覆的事儿，是科学要整个改变面貌，整个世界也会大大的有所发展。"[15]

在钱学森思想的鼓舞和引领下，我们从1980年开始进行系统中医学研究。钱学森先生曾6次亲笔来信给予热情的鼓励和指导，信中讲：

"您如能把中医固有理论和现代医学研究用系统论结合起来，那么在马克思主义哲学指导下，一定能实现一次扬弃，搞一次科学革命。"

"我并不是个中医，但我认为传统医学是个珍宝，因为它是几千年实践经验的总结，分量很重。更重要的是：中医理论包含了许多系统论的思想，而这是西医的严重缺点。所以中医现代化是医学发展的正道，而且最终会引起科学技术体系的改造——科学革命。"

"中医现代化最终也是医学现代化——科学现代化！"

正是在钱学森先生思想的指导下，我们认定系统中医学是中医现代化的必由之路，坚持不懈地进行了 40 年探究。

## 四、中医系统论研究破解人的复杂性

人有什么复杂性？

回答这个问题，是冲破经典中医学的"瓶颈"和"天花板"的突破口，是中医现代化的理论关键。

系统科学的系统论专门研究和阐明世界的复杂性，为研究人的复杂性开辟了道路。我们把系统论运用于中医研究，开辟了中医系统论研究，以研究和揭示人的复杂性。

首先，考察一般系统论所研究和揭示的复杂特性和规律，在人身上有什么，经典中医学认识和掌握了哪些？研究发现，一般系统论所总结的那 4 条基本原理，在人身上广泛地存在，并且更加典型和深刻，大都已被经典中医学紧紧地抓住，反映在其理论和实践中，成为中医系统论思维的主体内容。对于中医已经认识的人的复杂特性和规律进行理论挖掘和总结，是中医系统论研究的首要任务，是从理论上总结为中医系统论的首要原理。

其次，人作为世界上最复杂的系统，其复杂特性和规律绝非只有一般系统论所总结的那 4 条原理，本应更多、更深。研究发现，就中医认识所及，既有比那 4 条基本原理有更深的内容，更有比那 4 条基本原理还要复杂的内容。我们以中医的理论和实践为据，对人的复杂性进行系统科学研究，发现和总结了比一般系统论的 4 条基本原理更深、更复杂的特性和规律，大大深化了已有的 4 条基本原理的内涵，又据人所特有的复杂性另外总结出 3 条新的原理。这样，中医系统论所研究和总结的基本原理，就由 4 条（整体性原理、联系性原理、有序性原理、动态性原理）发展为 7 条（非加和原理、元整体原理、天生人原理、有机性原理、功能性原理、有序性原理、自主性原理）。

例如，中医的突出特色是整体观，是对人的生命及其健康与疾病的整体性的自觉驾驭。那么，什么是"整体性"，人的"整体性"何在，经典中医学没能破解。一般系统论的整体性原理揭示了，"整体性"的本质是"整体大于部分之和"。我们研究发现，人的整体性比非生命的整体性复杂多了，有更深的特性和规律，迄今为止，我们认为至少需要从三个层次总结三条基本原理。

第一，非加和原理。一般系统论的整体性原理揭示了"整体大于部分之和"，而在人身上，整体性更加复杂，除了整体大于部分之和，还有整体小于、等于部分之和，及整体近似地等于部分（全息）等情况，其总结特点是"整体不等于部分之和"，可简称为"非加和"。非加和的本质，是在系统的整体层次"突现"系统整体的属性、功能、行为，称为"系统质"。系统质是整体性的本质，它不能从部分（或其相加和）来解释。人有人的系统质（及其异常为病），它不能从器官、细胞、分子来解释。中医认识的精气神、元气等，就是人的系统质。

第二，元整体原理。按发生机制，系统分为两类，一类是组合系统、合整体，如积木、机器等。是先有部分，后组合成整体，由各部分相互作用产生出整体的系统质。另一类是分化系统、元整体，如地球、生物。是先有整体，后由整体内部分化出各部分形成系统。元整体的特性和规律，与合整体非常不同甚至截然相反。人是最典型的分化系统、元整体，每一个个体都是从一个受精卵分化发育而来，而人类又是天地母系统分化而生的子系统。这里的关键是整体与部分的关系，在两种系统中是截然相反的，不可混淆。需要强调，人是元整体，不是合整体；人是整体产生和支配部分，部分的正常与否是整体正常与否的产物或表现；健康与疾病首先是整体的，应当把部分放到整体中进行考察和调理；中医的整体观，就是如实地把人作为元整体来理解和对待。那种认为"人是'机器'"或"人是'原子堆'"的观点，从根本上违背了人的实质，是错误的。

第三，天生人原理。中医不仅认为人是元整体，而且认为人是由更大的元整体——宇宙分化而生的，是"天生人"。这是人更根本的复杂特性和规律，即人的生命源于天地，受控于天地，其变化（健康与疾病）是天地运行之变的产物，是人的生命运动与天地变化适应与否的表现。对此中医有深刻的认识，强调"人生于地，悬命于天""生气通天""人天相应"。现代科学关于宇宙演化、天体演化、太阳系演化、生命演化、人类演化的研究，充分地揭示了"天生人"的事实和规律，证明了中医把人作为天地之子来认识和调理，不但完全正确，而且根本性地超越了还原论医学的视野局限，具有战略先驱性。

再如，中医的阴阳、经络、辨证、病机、调理等理论，都是从人的复杂特性和规律来认识和驾驭的。阴阳首先是宇宙的复杂特性和规律，天生人而现于人，需要从宇宙演化的"对称破缺"来理解；经络是人的结构与功能的复杂性内容，不是形态结构，需要从超解剖视野来研究和理解；辨证论治的"证"，是人的生命运动之"态"的失常，远非解剖形态的异常，需要从人的生命、生命运动之态，来理解这种"态"的失常与调理；病机是引起生命运动之态失常的枢机，是生命运动所含矛盾关系的失调，无法还原为什么物质成分或理化指标；人是高级自组织系统，病变是自组织失调的表现，中医对此认识深刻而明确，提出了"阴阳自和"理论，总结了"八字金丹"，防治学的基本原理是依靠、调动、发挥人的自组织机制进行自主调理。上述这些，都是中医对人的更深复杂特性和规律的认识和驾驭，中医系统论就此总结了"有机性、功能性、有序性、自主性"等原理。

## 五、系统中医学的基本原理探究

认识到人的复杂性，从人的复杂性来研究和调理健康与疾病，是中医学的根本特色，代表着人类医学发展的根本方向，因而是中医学的根本优势。以经典中医学的成就为基础，运用系统科学提供的理论和方法，从中医系统论研究入手，深化对人的生命及其健康与疾病的复杂性的研究，发展从人的复杂性对健康与疾病的研究和调理，就形成系统中医学。

破解人的生命及其健康与疾病的复杂性，是系统中医学的主攻方向和主题。问题在于，这一方向和主题，完全在还原论医学的视野之外，与还原论医学的基本原理相悖，那么，经典中医学是怎样从这个方向来研究和认识的，怎样将其发展为现代化的中医原理，这是系统中医学研究的首要课题。我们以系统科学为主导，进行了两个层次的研究。

第一，从与还原论视野相悖的方向，考察经典中医学怎样研究和调理人的复杂性，认清其从复杂性认识和调理人的健康与疾病的原理性内核，及其发展"瓶颈"和学术"天花板"。

第二，以研究和认清人的复杂性为基础，运用系统科学的理论和方法，找到冲破经典中医学的"瓶颈"和"天花板"的突破口，从人的复杂性研究进行突破和创新，总结和发展中医学从人的复杂性认识和调理健康与疾病的基本原理。它既是系统中医学的基本原理，又是现代中医学的基本原理。

迄今为止，所作研究总结在《中医学基本原理探究》（中国中医药出版社，2019年版）中，主要有7条。

第一，系统思维原理。系统思维是中医特色和优势的本质，是能够认识和调理人的复杂性的内在根据，必须坚持和发展，坚决抵制和批判还原论。要遵循中医系统论所揭示的人的复杂特性和规律来认识和调理健康与疾病，主要是非加和原理、元整体原理、天生人原理、有机性原理、功能性原理、有序性原理、自主性原理。

第二，以人为本原理。中医关注的焦点是人、人的生命，不是病。关键词是"人、人病、病人"，人的本质是生命（不是人体），健康与疾病是生命的正常与失常，防治的焦点是对人的生命进行调理。精气神、生生之气、气机、和调、自和是健康与疾病的根本规律，是防治的基本点。

第三，超解剖原理。中医有相当水平的解剖研究，更有发达的超解剖研究。中医所关注的是人的生命的正常与否，不是人体有没有器质性改变。在太平间里，人死了，人体还在。中医所研究的精气神、经络、阴阳、气机、病证、病机等，永不进太平间，这是人的生命的复杂性内容，张仲景创立辨证论治是超解剖研究的杰出代表。

第四，辨证论治原理。西医所辨之病是人体解剖形态发生的可局部定位的病变，中医所辨之证，是人的生命发生的异常，是"病机-病证-病候"病变系统。这一病变系统是中医独到的发现，进到了人的病变的深层复杂领域。辨证论治更是中医所独创，开辟了从复杂性考察和调理人的健康与疾病的道路。

第五，生态调理原理。人是宇宙之子，是宇宙、银河系、太阳系、地球之生态系统的一环，人的健康与疾病是这个大生态系的变化效应。而人的生命也有其"态"，健与病是这种态的变化，生态性是人的生命及其健康与疾病的根本特性，从生态进行调理应是医学防治的根本原理。中医的防治正是遵循生态原理，驾驭了人天相应、五运六气等规律，创立了以自主调理为核心的防治原理，发明了中药方剂和针灸等生态调理手段。

第六，中药方剂原理。中药是中医化的自然药物，方剂把药性组织化、复杂化，中药方剂是以复杂化药性药效进行复杂化调理的药治方式。中药方剂的复杂化调理原理包括，整体性味与整体功效、药证对应与方证对应、方从法出与以法奏效、生气内应与转化生效、知常达变与圆机活法。中药方剂代表了药物开发和药治方式的复杂化方向。

第七，阴阳原理。阴阳是宇宙演化发生的对称破缺，人是宇宙阴阳运化的产物，宇宙阴阳演化为人身阴阳。中医认识到"自古通天者，生之本，本于阴阳"，阴阳学说是关于人的生命深层复杂特性和规律的基本原理。生有阴阳，病有阴阳，治有阴阳，药有阴阳，在现代科学的推动下，应发展为现代阴阳学说。

当然，系统中医学的基本原理不仅仅这几条。随着系统科学的发展，随着对人的复杂性研究的深入，随着对中医学探究的深化，系统中医学研究必将有新的突破和创新，必将揭示和总结出新的原理。

从现有的研究我们已经清楚地看到，系统中医学的这些基本原理，无可争辩地表现出中医学对于人的复杂性认识和调理的先驱性、深刻性、科学性。这七条基本原理，是冲破经典中医学发展"瓶颈"的七个突破口，是在经典中医学的学术"天花板"上打开的七个窗口，为破解其各种"不知其所以然"开辟了道路。沿此方向前进，我们看到两种诱人的前景。

第一，可突破经典中医学的历史局限，发展为现代中医学。

第二，可突破还原论医学的局限，推进正在孕育并必将到来的医学革命。人类医学的根本原理，必将从还原论思维转向系统论思维，从以病为本转向以人为本，从解剖研究转向超解剖研究，从关注躯体之"病"转向生命之"证"，从对抗治疗转向生态调理，从药物特异功效转向复杂性方药和复杂性功效，从注重物质成分转向阴阳矛盾。

总之，沿此方向的发展，是要在人的生命及其健康与疾病的复杂性研究上进行突破和创新，既是中医学的复兴和现代化，也是对还原论医学的突破和革命。这些原理将发展为人类新医学的主旋律，并会引起与人的研究相关的科学革命，导致钱学森所称的"东方式文艺复兴"。

## 参考文献

［1］祝世讷．经典中医学与现代中医学［J］．中国医药学报，1986，1（3）：6－7.

［2］朱清时．中医是复杂性科学//哲眼看中医［M］．北京：北京科学技术出版社，2005：4－14.

［3］侯灿．后基因组时代的统一医药学——展望21世纪复杂性科学的一个新前沿［J］．中国中西医结合杂志，2002，22（2）：84－87.

［4］祝世讷．中医是第一门复杂性科学［J］．山东中医药大学学报，2016，40（2）：99－101.

［5］钱学森．创建系统学［M］．太原：山西科学技术出版社，2001：7.

［6］吕炳奎．对当前中医工作中几个问题的看法［J］．上海中医药杂志，1981（4）：1.

［7］钱学森．人体科学与当代科学技术发展纵横观［M］．北京：中国人体科学学会，1994：172.

［8］钱学森．人体科学与当代科学技术发展纵横观［M］．北京：中国人体科学学会，1994：301.

［9］钱学森给祝世讷的信，1985年9月23日.

［10］钱学森给祝世讷的信，1985年6月25日.

［11］钱学森．人体科学与当代科学技术发展纵横观［M］．北京：中国人体科学学会，1994：263，265，299.

［12］吕炳奎．对当前中医工作中几个问题的看法［J］．上海中医药杂志，1981（4）：1.

［13］钱学森．人体科学与当代科学技术发展纵横观［M］．北京：中国人体科学学

会，1994：277.

［14］钱学森. 创建人体科学［M］. 成都：四川教育出版社，1989：68.

［15］钱学森. 创建人体科学［M］. 成都：四川教育出版社，1989：73.

【原载于 2019 年 10 月 26 日，"首届中医药与系统科学研讨会"（北京）的大会报告】

# 钱学森给祝世讷的六封信

　　研究和发展中医的系统论思想，是由我国著名科学家钱学森先生极力倡导的。他在 1981 年写给卫生部前中医司司长吕炳奎的信中指出："人体科学一定要有系统观，而这就是中医的观点。人体科学的方向是中医，不是西医，西医也要走到中医的道路上来。"此后他多次强调这一观点。正是在钱学森先生思想的指引下，我才找到了中医系统论研究的正确方向，钱学森先生的思想是照亮我前进道路的一座灯塔。

　　从 1985 年开始，我把研究的重要进展和思考的问题多次向钱学森先生汇报，钱学森先生先后 6 次亲笔来信（图 1 – 5 – 1），给予鼓励和指导。

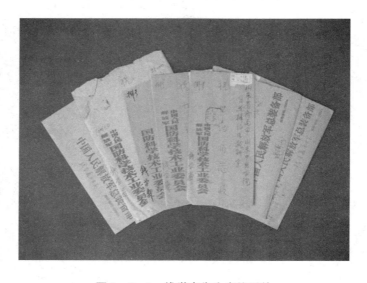

图 1 – 5 – 1　钱学森先生来信原件

# 一、1985 年 6 月 25 日来信

【说明】我于 1980 年开始致力于系统科学在中医的应用研究，方向是研究和创立中医系统论，开辟系统中医学研究。于 1983 年秋季开始，为山东中医学院硕士研究生开设"中医系统论"课。1985 年编印了校内教材《中医系统论导论》。于 6 月 20 日请湖南医科大学黄建平教授转呈钱老请求指教，钱老 6 月 25 日亲笔来信。（图 1 - 5 - 2）

**山东省济南市山东中医学院自然辩证法教研室**

祝世讷同志：

您五月二十日来信及大作《中医系统论导论》已由黄建平同志转来收到。

我只是翻看了一下尊作，是一个外行者看看而已，不敢冒然对您的辛勤劳动成果进行评价。您何不送给这方面的热心人而又比较在行的人看看？如江苏江浦县人民医院邹伟俊同志，或成都中医学院的匡调元同志。

据我所知，国内外研究中医的工作很多，工作大都是仪器测定，比较定量而严格，您似未引用。当然，这些工作也往往由于不知道系统论而未能解决问题（如王本显：《国外对经络问题的研究》，人民卫生出版社，1984 年），但这正是您可以大有作为之处。用系统论一点，"点石成金"！

您如能把中医固有理论和现代医学研究用系统论结合起来，那么在马克思主义哲学指导下，一定能实现一次扬弃，搞一次科学革命。

以上供参考。

此致

敬礼！

钱学森

1985 - 06 - 25

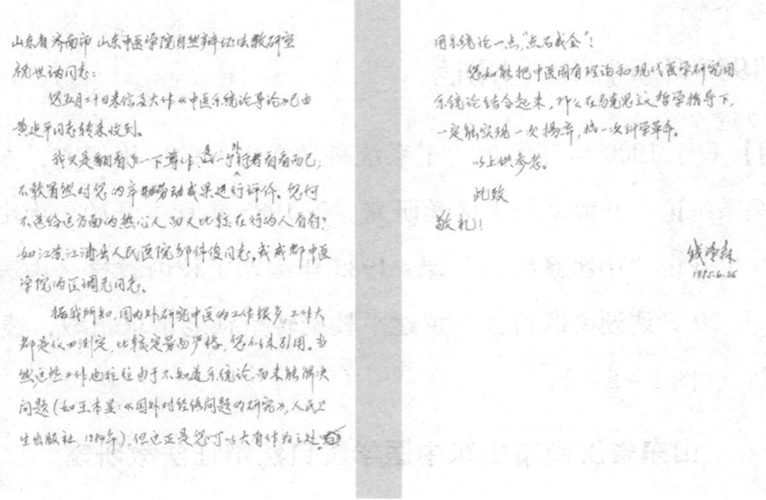

图 1 − 5 − 2 　钱老 1985 − 06 − 25 来信原件

## 二、1985 年 9 月 23 日来信

【说明】我于 1985 年 9 月 15 日给钱老回信，汇报中医系统论研究和教学的进展情况，提出中医研究的两个理论问题，建议钱老在适当的机会以适当的方式谈谈自己的看法。第一，关于中医是经验科学还是理论科学问题。关于经验科学与理论科学的划分，哲学上有明确论述，最经典的是恩格斯在《路德维希·费尔巴哈和德国古典哲学的终结》及《自然辩证法》两书中的三段话，但学术界迄今在认识上存在分歧甚至混乱。第二，关于中医发展阶段的"断代"问题。自然科学各个学科的发展史都有古代、近代、现代的断代划分，是否可把中医的发展，划分为"经典中医学"与"现代中医学"。钱老于 9 月 23 日回信，系统地谈了自己的看法。2000 年，《中西医学差异与交融》出版时，经请示钱老同意，我将这封来信影印刊于书首。（图 1 − 5 − 3）

### 山东省济南市经十路 23 号山东中医学院 6 号信箱

祝世讷同志：

　　九月十五日来信收到。恩格斯在《路德维希·费尔巴哈和德国古典哲学的终结》（《马恩选集》第四卷，第 241—242 页）中讲："由于这三大发现和自然科学的其他巨大进步，我们现在不仅能够指出自然

界中各个领域内的过程之间的联系，而且总的说来也能指出各个领域之间的联系了，这样，我们就能够依靠经验自然科学本身所提供的事实，以近乎系统的形式描绘出一幅自然界联系的清晰图画。"现在离恩格斯讲这个话的时候已将一百年，不但自然科学，而且包括社会科学等已构成一个一体化的现代科学技术体系。这也就是我讲的九大部门、九架桥梁和一个马克思主义哲学最高概括。这就是现代科学技术。一切不能纳入这个体系的知识就不能算是现代意义上的科学。

我们也要清楚地认识到：不能纳入现代科学技术体系的知识是很多很多的，一切从实践总结出来的经验，即经过整理的材料，都属于这一大类。我称之为"前科学"，即待进入科学技术体系的知识。您说的"经验科学"也属前科学。

科学技术的体系决不是一成不变的，马克思主义哲学也在不断充实、发展和深化。这个发展过程就是前科学不断进入科学技术体系的过程，也就是人认识客观世界的过程：实践→前科学→科学技术体系。所以我们决不能轻视前科学（经验科学），没有它就没有科学的进步；但也决不能满足于经验总结出来的前科学，而沾沾自喜，看不到科学技术体系还要改造与深化，因此，要研究如何使前科学进入科学技术体系。

我并不是个中医，但我认为传统医学是个珍宝，因为它是几千年实践经验的总结，分量很重。更重要的是：中医理论包含了许多系统论的思想，而这是西医的严重缺点。所以中医现代化是医学发展的正道，而且最终会引起科学技术体系的改造——科学革命。

非欧几何的出现显示了欧几里得几何的局限性，引起几何学的发展；现在的几何学就把非欧几何和欧几里得几何统一了。中医现代化最终也是医学现代化——科学现代化！

以上供参考。此致

敬礼

钱学森

1985－09－23

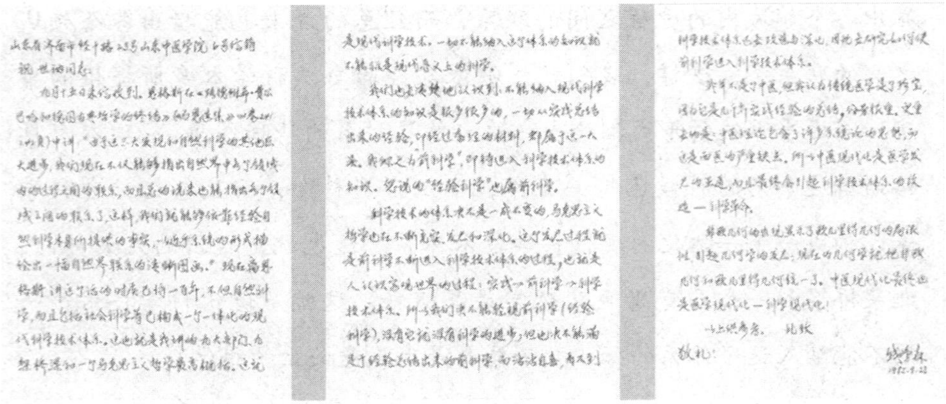

**图 1 – 5 – 3　钱老 1985 – 09 – 23 来信原件**

## 三、1985 年 10 月 12 日来信

【说明】《山东中医学院学报》拟正式发表钱老 1985 年 9 月 23 日的来信，我于 10 月 6 日给钱老写信请示，并附《学报》编辑部起草的"编者按"。钱老于 12 日回信，同意发表，加了注释，并嘱不要以"教授"称呼他（《学报》的"编者按"中，有两处称"钱学森教授"）。《山东中医学院学报》于 1986 年第 1 期以题《钱学森同志谈中医的科学水平及其发展》全文发表该信（图 1 – 5 – 4，图 1 – 5 – 5）。

**山东省济南市经十路 23 号山东中医学院 6 号信箱**

祝世讷同志：

　　十月六日信收到。

　　来稿没有什么要更动的，只去了不必要的信址，加了注释②。现附还。

　　此致

敬礼

钱学森

1985 – 10 – 12

　　我没有在祖国的大学教过书，不是教授，请不以此称呼我。

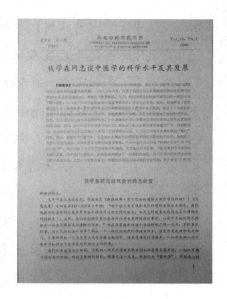

图 1 - 5 - 4　钱老 1985 - 10 - 12 来信原件　　图 1 - 5 - 5　在《山东中医学院学报》发表的
钱老 1985 年 9 月 23 日来信

　　钱老 9 月 23 日的来信正式发表时，加了注释②：钱学森信中所说的"九大部门、九架桥梁"，后来发展为"十一大部门、十一架桥梁"，即自然科学 – 自然辩证法，社会科学 – 历史唯物主义，数学科学 – 数学哲学，系统科学 – 系统论，思维科学 – 认识论，人体科学 – 人天观，军事科学 – 军事哲学，文艺理论 – 马克思主义美学，行为科学 – 社会论，地理科学 – 地理哲学，建筑科学 – 建筑哲学。

## 四、1986 年 7 月 7 日来信

　　【说明】1986 年 3 月，在北京的一次关于中医现代化座谈会上，钱老发表了系统的战略性意见，《健康报》有简短报道。后获钱老讲话的记录稿，读后深感意义重大，《山东中医学院学报》有意正式发表。我于 6 月 25 日致信钱老请示，同时寄去我刚出版的《中医学方法论研究》一书和发表的《经典中医学与现代中医学》一文。钱老回信，不同意全文发表他的讲话，谈了一些更深的考虑。（图 1 - 5 - 6）

　　祝世讷同志：

　　　　六月二十五日信，《中医学方法论研究》及尊作论"经典中医学"

与“现代中医学”都收到，十分感谢！

关于传统医药今后发展的战略众说纷纭，我看一时还难有定论。我们的意见尚是一家言，别人接受不了，也不能强求。《健康报》上的措词比较涵蓄，很好；而我今年三月的发言太露骨了，所以暂不宜正式发表，请您院学报不要登（不论邹伟俊的稿子还是我这里整理的稿子都不要登）。让它冷一冷，以后再说。我看这样更有利于团结。请谅解。

团结自己人非常重要。您以为如何？

您来信中说中医现代化攻关是国防科工委提出的，这不准确，中医现代化的建议是由国防科工委科技委原主任张震寰同志牵头，有国防科工委航天医学工程研究所的另两位同志参加签名，还有好几位其他几个单位（不是国防科工委下属单位）的同志签名。而且事情的起因是在1985年初中华全国中医学会上卫生部胡熙明副部长当面授意的。所以还是应该说是中央卫生部的，不是国防科工委的。这一点请注意！

此致

敬礼！

钱学森

1986－07－07

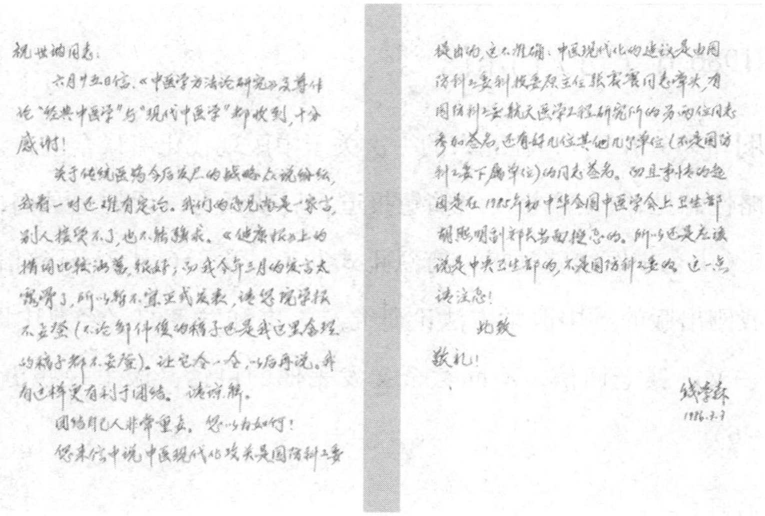

祝世讷同志：

六月廿五日信、《中医学方法论研究》及尊作论“经典中医学”与“现代中医学”都收到，十分感谢！

关于传统医药今后发展的战略众说纷纭，我看一时还难有定论。我们的意见尚是一家言，别人接受不了，也不能强求。《健康报》上的措词比较涵蓄，很好；而我今年三月的发言太露骨了，所以暂不宜正式发表，请您院学报不要登（不论邹伟俊的稿子还是我这里整理的稿子都不要登）。让它冷一冷，以后再说。我看这样更有利于团结。请谅解。

团结自己人非常重要。您以为如何？

您来信中说中医现代化攻关是国防科工委提出的，这不准确，中医现代化的建议是由国防科工委科技委原主任张震寰同志牵头，有国防科工委航天医学工程研究所的另两位同志参加签名，还有好几位其他几个单位（不是国防科工委下属单位）的同志签名。而且事情的起因是在1985年初中华全国中医学会上卫生部胡熙明副部长当面授意的。所以还是应该说是中央卫生部的，不是国防科工委的。这一点请注意！

此致

敬礼！

钱学森

1986.7.7

**图1－5－6　钱老1986－07－07来信原件**

## 五、1989 年 9 月 27 日来信

【说明】我关于中医系统论研究的第一部专著《系统中医学导论》于 1989年出版，收到样书后于 8 月寄呈钱老请求批评指正。钱老于 9 月 27 日此回信，赠送其新著《论人体科学》，在扉页题字"请祝世讷教授指正。钱学森　1989 -9 - 27"。（图 1 - 5 - 7，图 1 - 5 - 8）

### 山东省济南市经十路 23 号

祝世讷教授：

8 月 30 日信及尊作《系统中医学导论》都收到，十分感谢。

我对中医现代化只提过一个总的设想，至于具体怎么实现，我也说不出什么了，因我毕竟对中医既未研究，又无实践。但从您来信看，您对中医现代化是有实施方案的，而且已集合同道，在《中医现代研究丛书》中出了五本专著。我祝您成功，那将是件大事。

我唯一的建议是，在中医现代化过程中，可能要参考人体科学其他方面的工作。为此奉上我们集体写文集一本，请您指教。

此致

敬礼！

钱学森

1989 - 09 - 27

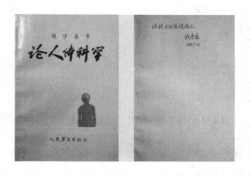

图 1 - 5 - 7　钱老 1989 - 09 - 27 来信原件　　图 1 - 5 - 8　1989 年钱老签名寄来的《论人体科学》

## 六、1991 年 3 月 30 日来信

【说明】我关于中医系统论的第二本专著《中医系统论》于 1990 年出版，寄给钱老请求批评指正。钱老于 1991 年 3 月 30 日回此信，指出我的研究"似尚未'现代化'"，敦促我学习和研究钱老新提出的"开放复杂巨系统理论"和"从定性到定量综合集成法"。（图 1－5－9）

**250014　山东省济南市经十路 23 号山东中医学院社科部**

祝世讷教授：

近接到所赠尊作《中医系统论》，十分感谢！不久前还读到您在《山东中医学院学报》1990 年第 6 期的文章。（按：指《论中医系统论》）

这使我感到您对系统学及系统论的认识似尚未"现代化"：我们在北京的同道近年来已明确地认为：①有一类特殊复杂的系统，开放的复杂巨系统；②人体是开放的复杂巨系统；③研究开放的复杂巨系统不能用 prigogine 的方法，也不能用 haken 的方法，那些都不行，只能用从定性到定量综合集成法（前曾用"定性与定量相结合"综合集成法一词）。见《自然杂志》1990 年 1 期及《自然杂志》1991 年 1 期。请您找来看看。

因此中医系统论也必须用这一概念，老的一套是不能解决问题的，我以为中医理论其实已蕴育着我上述现代化的观点。

以上当否？请教。

此致

敬礼！

钱学森

1991－03－30

2009 年钱老逝世，痛失大师。他的思想至今是指引我前进方向的灯塔，无可替代。深切感念钱老的关怀、鼓励、指导，特撰《钱学森与中医系统论研究》，发表于《山东中医药大学学报》2010 年第 1 期（图 1－5－10）。

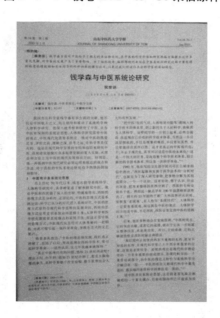

图 1 – 5 – 9 钱老 1991 – 03 – 30 来信原件

图 1 – 5 – 10 2010 年发表的《钱学森与中医系统论研究》

2015 年，上海交通大学《钱学森研究》编辑部数次来电来函，约写关于钱老与中医系统论研究的文章。再撰《钱学森与中医系统论研究》于 2017 年 2 月寄《钱学森研究》编辑部。主要内容：钱老首先指明中医有系统论思想；鼓励和指导中医系统论研究；提出迎接东方式文艺复兴。我认为，钱老的深远洞察和战略思考不但正确，而且正在成为现实。进入新世纪，世界范围内对旧文明的反思，对新文明的探求，向东方寻找智慧，已经成为一种时代潮流。中国的崛起，中华文明的复兴，在这一世界潮流中日渐成为主流。认清中医是复兴中华文明的钥匙，中国把中医摆上应有的发展位置，出现日益广泛和深入的世界性中医热，成为这一潮流涌来的潮头波。整个局势的发展，正像钱老所预言，在一步一步地向东方式文艺复兴迈进。

【2018 年 12 月 22 日，在第一届系统中医学与中医系统工程学学术研讨会（济南）上正式发表】

# 钱学森与中医系统论研究

我国杰出科学家钱学森有多方面的贡献，他不仅是中国航天之父，而且倡导和推动系统科学和人体科学研究。他深入地考察和研究了中医，认为中医有深刻的系统论思想，人体科学研究需要中医的观点，中医现代化需要系统论。他对中医的热爱之至、评价之高、理解之深、思考之远，在科学界是仅有的。他站在现代科学发展的全局和前沿来研究中医，高屋建瓴地提出众多振聋发聩的重大见解，从理论和方法上为中医的现代发展指出方向。特别是，他一再强调中医现代研究必须运用系统论的观点和方法，对于我校的中医系统论研究给予热情的鼓励和指导。

## 一、中医有许多系统论思想

从 20 世纪 70 年代以来，钱老在倡导系统科学、人体科学的研究中，从多种渠道了解和研究中医。他对中医和西医进行了深入比较，明确指出，西医的思维方式是分析的、还原论的，中医的思维方式是系统论的；科学已从分析时代进入系统时代，中医的思维方式更符合现代科学思维的发展方向，西医的思维方式也要走到系统论的道路上来；人体科学和医学研究都需要系统观点和系统方法，而这正是中医的思维方式；中医现代化是打开人体奥秘的一把钥匙，由此可能引起一场科学革命，导致东方式的文艺复兴。

1981 年他在写给卫生部中医司司长吕炳奎的信中指出："西医起源和发展于

科学技术的'分析时代'，也就是为了深入研究事物，把事物分解为其组成部分，一个一个认识。这有好处，便于认识，但也有坏处，把本来整体的东西分割了。西医的毛病也就在于此。然而这一缺点早在100年前恩格斯就指出了。到大约20年前终于被广大科技界所认识到，要恢复'系统观'，有人称为'系统时代'。人体科学一定要有系统观，而这就是中医的观点。人体科学的方向是中医，不是西医，西医也要走到中医的道路上来。"[1]

后来，他在多种场合反复地强调："中医的优点，它的突出贡献，或者它的成绩，就在于它从一开始就从整体出发，从系统出发。所以，它的成就，它的正确就恰恰是西医的缺点和错误。"

"我们那些正统派的西医不重视的东西，甚至不知道的东西，在现代科学里已上升到非常重要的位置，这就是系统科学。系统的理论是现代科学理论里的一个非常重要的组成部分，是现代科学的一个重要组成部分，而中医的理论又恰恰与系统科学完全融合在一起……中医的看法又跟现代科学中最先进的、最尖端的系统科学的看法是一致的。"[2]

说中医具有系统论思想，这是钱老首先提出和阐明的一个重大观点，目前在国内外已日益成为共识。

## 二、中医现代化要抓系统论

从20世纪80年代以来，钱老密切关注和积极推动中医现代化研究，多次就中医现代化的方向和思路提出战略性见解，1986年3月在"中医现代化科学讨论会"上作长篇发言。他认为，中医与西医不能"做加法"，必须通过新的发展和扬弃，在更高水平上才能融合；中医现代化不能用西医来解释，而要用马克思主义哲学来解决中医的自然哲学问题，用系统论的观点和方法来研究和发展中医的学术；人是开放复杂巨系统，研究人体及其功能，研究人的健康与疾病，必须用系统的观点；中医现代化的核心是系统科学，要抓系统论。他强调：

"把系统科学、系统论的方法用于研究我们人体是唯一的，不用这个是不行的……"

"系统观点是必需的，只有用系统的观点才能逐渐使人体科学建立在一个科学的基础上。"

"中医现代化要抓什么？你要问我的话，那我就很清楚地说是系统论，系统的观点。"[3]

钱老不仅从战略上强调中医现代化要坚持和贯彻系统论，而且从系统科学和人体科学的角度，对中医的一些重要理论进行了新的探讨。他说，要用系统观研究人体经络，经络不是实体，"经络是一个功能系统"[4]。他提出人体功能态学说，并从这一学说来研究中医的"证"，指出人的功能态有健康与非健康之分，健康态是"亚稳态"，可以在一定范围内波动或转换，一旦超出正常范围，就进入疾病功能态，疾病功能态有多种，中医所辨的各种"证"，就是一些不同的疾病功能态。他说："我说中医的'证'从系统论的观点来看，是完全科学的，是人体功能态嘛。"[5]

为了促进系统科学在中医的应用研究，在钱老的推动下，中国人体科学学会于 1990 年成立了中医系统理论专业委员会，形成一个新的专门研究领域。

## 三、鼓励和指导中医系统论研究

在钱老的倡导下，我从 1980 年开始致力于把系统科学应用于中医，总结中医的系统论思想，将其提高到现代水平，发展中医系统论研究。从 1983 年开始为全校硕士研究生开设公共理论课"中医系统论"，1985 年编出教材《中医系统论导论》，友人将其送给钱老，钱老看后立即来信，给予热情的鼓励，他说：

"据我所知，国内外研究中医的工作很多，工作大都是仪器测定，比较定量而严格……当然，这些工作也往往由于不知道系统论而未能解决问题，但这正是您可以大有作为之处。用系统论一点，'点石成金'！"

"您如能把中医固有理论和现代医学研究用系统论结合起来，那么，在马克思主义哲学指导下，一定能实现一次扬弃，搞一次科学革命。"

在钱老的鼓励和支持下，我研究中医系统论的努力至今已持续 30 年，遇到问题就向钱老请教，有所进展就向钱老汇报，先后把出版的《系统中医学导论》《中医系统论》《中医系统论与系统工程学》等呈钱老指教。他年事已高，但每次都亲笔回信，先后给我写过 6 封信，信中既有热情的鼓励，又提出具体的观点和指导意见。

他在 1985 年 9 月 23 日的来信中说："我并不是个中医，但我认为传统医学是个珍宝，因为它是几千年实践经验的总结，分量很重。更重要的是中医理论包含了许多系统论的思想，而这是西医的严重缺点。所以，中医现代化是医学发展的正道，而且最终会引起科学技术体系的改造——科学革命。"这封信长达3 页，着重论述了经验科学及对中医科学水平的评价，经钱老同意，发表于《山东中医学院学报》1986 年第 1 期。

他在 1989 年 9 月 27 日的来信说："我对中医现代化只提过一个总的设想，至于具体怎么实现，我也说不出什么了，因为我毕竟对中医既无研究，又无实践。但从您来信看，您对中医现代化是有实施方案的，而且已集合同道，在《中医现代化研究丛书》中出了五本专著。我祝您成功，那将是一件大事！"他说中医系统论研究应吸收人体科学研究的新成果，寄来了他新出版的《论人体科学》。

在 1991 年 3 月 30 日的来信中，他指出中医系统论研究要跟上系统科学和人体科学的最新发展，采纳最新提出的"人体是开放的复杂巨系统"观点，和"从定性到定量综合集成"方法。他说："我感到您对系统学及系统论的认识似尚未'现代化'：我们在北京的同道近年来已明确地认为：①有一类特殊复杂的系统，开放的复杂巨系统；②人体是开放的复杂巨系统；③研究开放的复杂巨系统不能用 Prigogine 的方法，也不能用 Haken 方法，那些都不行，只能用从定性到定量综合集成法……中医系统论也必须用这一概念，老的一套是不能解决问题的，我以为中医理论其实已蕴育着我上述现代化的观点。"钱老的诱掖促使我不断地向新目标努力。

几十年来，钱老的思想一直是我头脑中的一盏明灯，每当遇到难题、困惑时，常从他的思想中找到方向和启迪，我的每一次进步，都与他的鼓励和引导分不开。大师仙逝去，魂魄留山河，钱老的指教是激励我进步的永恒动力。

## 参考文献

[1] 吕炳奎. 对当前中医工作中几个问题的看法 [J]. 上海中医药杂志，1981

（4）：1.

［2］钱学森. 人体科学与当代科学技术发展纵横观［M］. 北京：中国人体科学学会，1994：172，301.

［3］钱学森. 人体科学与当代科学技术发展纵横观［M］. 北京：中国人体科学学会，1994：263，265，299.

［4］钱学森. 人体科学与当代科学技术发展纵横观［M］. 北京：中国人体科学学会，1994：241.

［5］钱学森，等. 论人体科学［M］. 北京：人民军医出版社，1988：302.

【原载于山东中医药大学学报，2010，34（1）：3】

# 钱学森引领中医系统论研究

中医系统论研究兴起于 20 世纪 80 年代，是系统科学与中医学的交叉研究，其成果是中医系统论的建立。中医系统论是系统科学在医学领域的分支，是中医现代发展的新兴学科，其研究对象是人的健康与疾病的系统特性和规律，即系统科学所研究的系统特性和规律在医学领域的特有内容。中医系统论从现代系统科学的高度，总结了中医所认识的人的健康与疾病的系统特性和规律，及中医特有的系统论思维方式，概括为中医系统论的基本原理。它是中医学术的思想精华，是实现中医现代化的原理性观点和方法，代表着医学思维方式的未来发展方向。

中医系统论研究由钱学森倡导，并在他的关怀、鼓励、指导下进行。我以身在中医行列的条件，做了一些具体的研究工作，主要是提出了 6 条基本原理，建立起中医系统论的理论框架，开辟了中医系统论教学，有了较广泛地传播和应用。30 多年来，钱学森的思想像一座高高的灯塔，指引着我们努力的方向。没有钱学森的倡导，就没有中医系统论研究；没有钱学森的热情鼓励和具体指导，就没有研究的进展和成效。

## 一、指明中医有系统论思想

中医有系统论思想，并像一条红线贯彻于中医发展的五千多年，但中医界一直没有认清这一点，没有觉悟到有系统论思想。西医东渐以来，特别是通过中西医结合研究，中医与西医在学术上的"不可通约"突现出来，"不可通约"显然根于相悖的两种思维方式，即"仁者见仁不见智，智者见智不见仁"。学界已经认定，西医的思维方式是还原论的，那么，中医的思维方式是什么？曾有多种观点，如认为是朴素辩证法的，或整体论的等，这样概括没有抓住要害，不合实际，不够准确。是钱学森，于 1981 年第一次振聋发聩地指出，中医的思维方式是系统论的。

钱学森在 1987 年写给卫生部中医司司长吕炳奎的信中指出：

"西医起源和发展于科学技术的'分析时代'，也就是为了深入研究事物，把事物分解为其组成部分，一个一个认识。这有好处，便于认识，但也有坏处，把本来整体的东西分割了。西医的毛病也就在于此。然而这一缺点早在 100 年前恩格斯就指出了。到大约 20 年前终于被广大科技界所认识到，要恢复'系统观'，有人称为'系统时代'。人体科学一定要有系统观，而这就是中医的观点。人体科学的方向是中医，不是西医，西医也要走到中医的道路上来。"[1]

此后，钱学森在多种场合反复地强调：

"中医的优点，它的突出贡献，或者它的成绩，就在于它从一开始就从整体出发，从系统出发。所以，它的成就，它的正确就恰恰是西医的缺点和错误。"

"我们那些正统派的西医不重视的东西，甚至不知道的东西，在现代科学里已上升到非常重要的位置，这就是系统科学。系统的理论是现代科学理论里的一个非常重要的组成部分，是现代科学的一个重要组成部分，而中医的理论又恰恰与系统科学完全融合在一起……中医的看法又跟现代科学中最先进的、最尖端的系统科学的看法是一致的。"[2]

他指明中医的思维方式是系统论的，这是一个重大的认识和理论突破。第一，正确地揭示了中医思维方式的根本性质。此后学界的大量研究证实，中国传统思想的主干是系统论思维，中医思维是中国传统的系统论思维的典范；人是世界上最复杂的系统，其系统特性和规律必然地反映在健康与疾病中，中医学正是遵循中国传统的系统论思维，如实地研究和认识了健康与疾病的系统特征和规律，发展为中医特有的系统论思维，现代系统科学的各项基本原理在中医那里都有原始思想或雏形。第二，准确地阐明了中医与西医两种思维方式的相悖性。系统论是在批判还原论的基础上建立和发展的，着重研究了不可还原和反还原的特性和规律，即系统特性和规律，后来的研究称其为复杂性，强调复杂即超还原。西医遵循的是还原论思维，研究了健康与疾病中可还原的特性和规律；中医相反，遵循的是系统论思维，研究了人的健康与疾病中不可还原和反还原的特性和规律。因此，中医与西医在学术上不可通约，其本质是还原与反还原相悖，还原论与系统论相悖。第三，明确指出医学思维方式的发展方向是中医的系统论不是西医的还原论。医学和科学的思维方式的发展有其历史逻辑，即古代整体论、近代还原论、现代系统论，是一种螺旋式的上升和前进。从古代整体论转向近代还原论，发展西医的还原论思维，是历史必然；从近代还原论转向现代系统论，发展系统科学和医学系统论思维，同样是历史必然。当前，医学思维方式的发展方向，是从还原论转向系统论，西医要从还原论转变为系统论，中医要坚持系统论思维，并提高和发展到现代水平。所以钱学森讲，"西医也要走到中医的道路上来"。

钱学森密切关注和积极推动中医的现代化研究，强调中医现代化必须坚持和发展系统论思维。他认为，中医不能用西医来解释，这涉及如何研究人体这个开放的复杂巨系统，必须用系统论的观点和方法，中医现代化的关键是系统科学，要抓系统论。他强调：

"把系统科学、系统论的方法用于研究我们人体是唯一的，不用这个是不行的……"

"系统观点是必需的，只有用系统的观点才能逐渐使人体科学建立在一个科学的基础上。"

"中医现代化要抓什么？你要问我的话，那我就很清楚地说是系统论，系统的观点。"[3]

钱学森对中医的一些重要原理问题高屋建瓴地作了剖析。他强调要用系统观研究人体经络，经络不是实体，"经络是一个功能系统"[4]；他提出人体功能态学说，从这一学说来看中医的"证"，认为人的功能态有健康与非健康之分，健康态是"亚稳态"，可以在一定范围内波动或转换，一旦超出正常范围，就进入疾病功能态，疾病功能态有多种，中医所辨的各种"证"，就是一些不同的疾病功能态。他说："我说中医的'证'从系统论的观点来看，是完全科学的，是人体功能态嘛。"[5]

为了促进系统科学在中医的应用研究，深化中医系统论研究，在钱学森的推动下，中国人体科学学会于 1990 年成立了中医系统理论专业委员会，中医系统论成为一个专门研究领域。

## 二、鼓励中医系统论研究

遵照钱学森的倡导，我从 1980 年开始致力于中医系统论研究。基本方法是运用系统科学的理论和方法，来研究中医的理论和实践，揭示其驾驭的健康与疾病的系统特性和规律，进行新的理论总结。这是在系统科学与中医学的交叉上进行的研究，一方面要学习和掌握系统科学的基本理论和方法，特别是其对医学意义更大的内容，用以研究中医的相关问题；另一方面要了解和研究中医的理论和实践，从中找出那些具有系统论性质的内容，主要是健康与疾病的系统特性和规律；然后，把这两个方面的研究统一起来，提高到现代系统科学的高度，进行新的理论总结，提出作为中医系统论的新的概念、观点、理论、方法，其基本性质是系统科学的，具体内容是中医学的。

中医系统论研究的核心是提出基本原理。1985 年总结为 4 条，1990 年拓展为 5 条，1998 年又拓展为 6 条，即元整体原理、非加和原理、有机性原理、功能性原理、有序性原理、自主性原理，构成中医系统论的理论体系。我先后发表近百篇文章对这些理论进行讨论和阐述，《系统中医学导论》（1989）、《中医系统论》（1990）、《中西医学差异与交融》（2000）、《中医系统论与系统工程学》（2002）等专著，对这些理论做了全面的总结和论述。后来又面向整个医学，把中医系统论发展为医学系统论，总结提出了既适于中医又适于西医的系统论基本原理，主编了《系统医学新视野》（2010）。

中医系统论研究的交叉性质决定着，理论总结也必须从两者的交叉上进行，不能不创用新的概念和论点，先后提出了大大小小 100 多项。例如，分化系统、元整体、组合系统、合整体、非加和、系统质、非解剖结构、功能子系统、关系网与网上钮结、功能 A 与功能 B、疾病在本质上首先是功能性的、自主调理是防治学第一原理等。

这种研究对于我来说有相当的困难，因我是学哲学出身，系统科学和中医学都需要从头学起，其交叉研究又有更大的深度，没有前车可鉴。非常幸运地是，我得到了钱学森的关怀、鼓励、指导，是钱学森的倡导为我指明了方向，是钱学森的鼓励给了我克服困难的力量，是钱学森的指导启迪了我开拓前进的思路。我的每一进步，都与钱学森的指引和提携分不开，没有他引领，就没有我的中医系统论研究。我把研究的进展和成果向钱学森汇报求教，他每次都给予具体的教导和指引，不顾年事已高，曾6次亲笔回信。

我1983年开始为全校硕士研究生开设公共理论课"中医系统论"，1985年编出教材《中医系统论导论》，友人将其呈送钱学森，钱学森看后于6月25日直接给我来信，热情地鼓励说：

"据我所知，国内外研究中医的工作很多，工作大都是仪器测定，比较定量而严格……当然，这些工作也往往由于不知道系统论而未能解决问题，但这正是您可以大有作为之处。用系统论一点，'点石成金'！

"您如能把中医固有理论和现代医学研究用系统论结合起来，那么，在马克思主义哲学指导下，一定能实现一次扬弃，搞一次科学革命。"

9月15日我给钱学森复信，提出人们对于中医是不是经验科学在认识上有较大分歧，建议钱学森在适当时机和场合就此系统地谈点意见。钱学森于9月23日回了一封写满3页纸的长信，详细摘引恩格斯的原话，论述了经验科学及对中医科学水平的评价。信中还是强调中医的系统论思想，说：

"我并不是个中医，但我认为传统医学是个珍宝，因为它是几千年实践经验的总结，分量很重。更重要的是中医理论包含了许多系统论的思想，而这是西医的严重缺点。所以，中医现代化是医学发展的正道，而且最终会引起科学技术体系的改造——科学革命。"

经请示钱学森同意，该信发表于《山东中医学院学报》1986年第1期，后又刊于我的《中西医学差异与交融》书首。

1989年8月，我把刚的《系统中医学导论》呈寄钱学森，并就中医现代化的问题求教。钱学森9月27日回信说：

"我对中医现代化只提过一个总的设想，至于具体怎么实现，我也说不出什么了，因为我毕竟对中医既无研究，又无实践。但从您来信看，您对中医现代化是有实施方案的，而且已集合同道，在《中医现代化研究丛书》中出了五本专著。我祝您成功，那将是一件大事！"

"我的唯一建议是，在中医现代化过程中，可能要参考人体科学其他方面的工作。为此奉上我们集体写的文集一本，请您指教。"

随信收到钱学森寄来的《论人体科学》，在扉页上有工整的题词："请祝世讷教授指正。钱学森 1989－9－27"钱学森的这部著作成了我的案头经典，其思想指引了我后来的研究。

1991 年 3 月，我将新出版的《中医系统论》一书呈寄钱学森，他已从《山东中医学院学报》看过我的《论中医系统论》一文，他回信讲：

"近接到所赠尊作《中医系统论》，十分感谢！不久前还读到您在《山东中医学院学报》1990 年 6 期的文章。"

"这使我感到您对系统学及系统论的认识似尚未'现代化'，我们在北京的同道近年来已明确地认为：①有一类特殊复杂的系统，开放的复杂巨系统；②人体是开放的复杂巨系统；③研究开放的复杂巨系统不能用 Prigogine 的方法，也不能用 Haken 的方法，那些都不行，只能用从定性到定量综合集成法（前曾用'定性与定量相结合'综合集成法一词）。见《自然杂志》1990 年 1 期及《自然杂志》1991 年 1 期。请您找来看看。"

"因此中医系统论也必须用这一概念，老的一套是不能解决问题的。我以为中医理论其实已蕴育着我上述现代化的观点。"

钱学森指出了我的研究的局限性，讲了他的新思想，指引我向新的方向和高度努力。经反复思考，我给钱学森回信致谢，并分析了我的差距和定位。我说自己的岗位是教学，任务是把系统科学和中医系统论的研究成果向学生们传授，推动他们运用于中医的临床和研究，不是也不可能带领他们进到系统科学的研究前沿，我自己也没有条件和能力直接站到研究的最前沿去进行开拓，但一定会努力学习，紧紧跟上钱学森引领的前沿研究。

我的研究是在教学中进行的，研究的成果直接地转化到教学中，目的是帮助学生理解和掌握中医的系统论思想，用于中医研究和临床防治。从 1983 年开始在山东中医学院为硕士研究生开设了公共理论课"中医系统论"，每年 40 课时，后又拓展为本科生的选修课。至 2018 年，教材更新了三版，教师更替了三代。1988 年在国内首次招收了以中医系统论为主攻方向的硕士研究生，研究的课题有"阴阳自和是人的自组织规律""五藏是人体功能子系统""证是各具特征的疾病功能态"等。同时，把中医系统论的研究成果贯彻到主讲的硕士学位课"自然辩证法"、博士学位课"现代科学技术革命与马克思主义"中。钱学森讲的"把系统科学、系统论的方法用于研究我们人体是唯一的，不用这个是不行的"，在我的研究和教学中得到充分验证。一些研究生的毕业论文以中医系统论的课题为题，或者用中医系统论的理论和方法进行研究。毕业的学生们反映，上学期间所学的各门课程多数淡忘了，只有中医系统论的那些理论和方法，越来越有生命力，越来越管用，有的还创立了"系统辨证脉学"等新理论。

## 三、迎接东方式文艺复兴

钱学森倡导和推动中医系统论研究，用意并不局限于该项理论本身的研究和建立，而是有更深远的战略思考。我的理解，最少包括以下三个层次。

第一，遵循系统论思维实现中医的现代化，是医学发展的正道。

医学的研究对象是人的健康与疾病，而人是世界上最复杂的系统，即钱学森讲的"人是开放的复杂巨系统"，研究这样的对象，必须运用系统论的观点和从定性到定量综合集成方法。这是一种客观规律，医学的未来发展、人体科学的突破，都不以人的意志为转移，必将遵循这一规律前行。已有的医学和关于人的研究，只有中医有系统论思想，西医遵循的是还原论。因此，无论就医学发展而言，还是就人体科学研究而言，都需要研究和发展中医的系统论思维。钱学森讲：

"说透了，医学的前途在于中医现代化，而不在什么其他途径。"

"人体科学的方向是中医，不是西医，西医也要走到中医的道路上来。"[6]

"中医的现代化是医学发展的正道，而且最终会引起科学技术体系的改造——科学革命。"[7]

指明中医现代化是医学发展的正道，西医也要走到中医的道路上来，是钱学森提出的一项重大的战略远见。它揭示了以人为研究对象的医学和人体科学，都必须遵循系统论思维；中医已是系统论思维，符合或代表这一方向；西医的还原论思维必将转变为系统论思维，走到中医的道路上来。事实已经证明，钱学森的这一远见非常正确。从 20 世纪末开始，国内外的西医研究已出现了向系统论思维转变的动向，如医学模式从"生物医学"向"生物－心理－社会医学"转变，发展"系统生物医学""系统医学"等。世界卫生组织在《迎接 21 世纪的挑战》中提出，21 世纪的医学发展方向，是从疾病医学向健康医学发展，从重治疗向重预防发展，从针对病灶的对抗治疗向整体治疗发展，从重视对病灶的改善向重视人的生态环境的改善发展，从群体治疗向个体治疗发展，从生物治疗向心身综合治疗发展，从强调医生的作用向重视患者的自我保健作用发展，从以疾病为中心向以病人为中心发展。上述这 8 个"发展"，也就是一系列转折，概括为一句话，就是西医要走到中医的道路上来。

第二，中医现代化将引起新的科学革命。

中医现代化不仅会引起医学革命，而且会导致新的科学革命，这是钱学森从科学发展的内在规律看破的一个大局。

钱学森在给我的信中说：

"中医现代化是医学发展的正道，而且最终会引起科学技术体系的改造——科学革命。"

"您如能把中医固有理论和现代医学研究用系统论结合起来，那么，在马克思主义哲学指导下，一定能实现一次扬弃，搞一次科学革命。"

钱学森的这一思想，在多种场合曾反复强调过：

"中医的理论和实践，我们真正理解了、总结了以后，要改造现在的科学技术，要引起科学革命。"

"真正中医现代化的问题，恐怕 21 世纪再说吧！现在不行，办不到。假如 21 世纪办到了，那是天翻地覆的事儿，是科学要整个改变面貌，整个世界也会大大的有所发展。"[8]

"把中医（包括气功，人体特异功能等）都纳入到科学技术的体系里，创立新的关于人的科学，我称其为人体科学。这样的学科一旦创立起来，必然会提高、改造现在已经有的科学技术体系，当然这一步应该是彻底的，不仅是现象的概括，不仅要知其然，而且要能讲出其所以然。这才是真正的中医现代化；不，不止于现代化，甚至可以说是中医的未来化！这是一个伟大的任务，是改造整个科学技术体系，创立新的科学技术体系，所以是一次科学革命。"[9]

"人体功能态的提出，正是打破了人们传统的'常规认识'，它的最后确立终将引起一场新的科学革命，而现在正是这场新的科学革命的孕育阶段。可以预料，这场革命是比相对论和量子场论更伟大的一场革命。"[10]

中医现代化之所以会引起科学革命，是由科学发展的内在规律决定的。16世纪以来的科学革命以还原论为主导，已经发展到一个转折点。美国的约翰·霍根等在《科学的终结》中提出："科学（尤其是纯科学）已经终结，伟大而又激动人心的科学发现时代已一去不复返了。""五彩的灯光已经熄去，晚会已曲终人散，回家去吧！"[11]这种观点如实地反映了一种客观现实，即以还原论思维对世界的非复杂性的研究正在终结，摆在面前需要攻克的问题是世界的复杂性，而复杂性是超还原的，要发展复杂性研究，思维方式必须从还原论转向系统论。以系统论思维方式研究复杂性，是一场新的更加深刻的科学革命。中医现代化，正是实现这一转折的一个可靠支点。

一方面，从研究对象来看，中医研究的是人及其健康与疾病的复杂性，这正是新的科学革命的方向。科学家们强调"复杂性科学是 21 世纪的科学"，同时发现，中医是研究复杂性的先驱，在复杂性研究的道路上已经等候了上千年。已有科学家明确提出，"中医是复杂性科学"[12]"中医是第一门复杂性科学"[13]"中医是关于人的健康与疾病的复杂性的科学，可称为'医学复杂性科学'"[14]。中医从未像西医那样对人进行分解和还原，而是原原本本地研究了人的复杂性，所接触、认识、掌握的复杂性，在深度和广度上达到了其他学科尚未达到的程度。因此，中医的现代化发展，必将是复杂性研究的深化，会引导和推动关于世界复杂性研究的突破。

另一方面，从思维方式来看，中医之所以能够研究复杂性，在于其系统论思维。系统论思维是研究复杂性所必须具备的思维方式，中医的现代化必然同时是中医系统论思维的现代发展，可以为研究世界的复杂性提供更直接有效的系统论思维。

特别是，中医对人的复杂性的研究，已经认识了大量的复杂性事实、机制、规律，总结了大量关于如何研究和调理复杂性的经验、原则、方法、手段，不但为进一步研究人的复杂性奠定了重要基础，而且为研究整个世界的复杂性提供了重要的线索和突破口，循此进行新开拓，必将带来对世界复杂性研究的重大突破，发展成为一场以复杂性为主题的科学革命。

第三，揭开人体奥秘将带来东方式文艺复兴。

钱学森多次明确指出，以中医现代化为主干，加上中国传统的气功、人体特异功能等研究，将揭开人的复杂性奥秘，由此不仅会引起科学革命，而且会引起文化革命，将发展成为东方式文艺复兴。钱学森讲：

"以气功为核心的中医理论、气功、人体特异功能是开展人体科学研究的一把钥匙。"[15]

"在进行我们这项研究的过程当中，是一场科学革命，但还有一场我们思想意识的革命。现在进行的不只是一场科学革命，还有一场真正的文化革命。"

"结果就是新的科学革命和新的文化革命。那是不是又一次的文艺复兴？这不是简单的问题，这是人类历史上的再一次的出现跟文艺复兴一样的大事。我们不要简单地看问题，情况是很复杂的。但是前景又那么诱人，现在的确有一个人体科学的幽灵在我们之中徘徊。"

"要是这样做下去，等于第二次文艺复兴。第一次文艺复兴是在十五世纪的下半叶，1450 年以后，到现在已有五百年了，它那一套已经不行了，应该再来一套新的，就是第二次文艺复兴。"[16]

在钱学森看来，在中医现代化的带动下，加上气功、人的特异功能等研究，以人的功能态为突破口，可以打开人体生命的奥秘，由此可进一步揭示整个世界的复杂性，再一次彻底改变人类对世界的认识，改变人类的思想文化，改造社会的生产方式和生活方式，形成全新的人类文明。这是 500 年前欧洲文艺复兴之后的又一次文艺复兴式的划时代变革。

美国社会学家托夫勒曾从社会学角度提出和论证过人类文明发展的"三次

浪潮"，钱学森的预见，则是从科学发展的内在规律揭示了新的科学革命必将导致人类文明再一次划时代转变。上次的欧洲文艺复兴，是以复兴古希腊文明为基础，兴起向大自然索取，以开发自然资源为轴，发展成为工业文明。而这一次是以复兴中华文明为基础，以中医现代化为杠杆打开人体奥秘，以开发人类自己、人的潜能、人的智慧为主轴，发展工业文明之后的新文明。

事实已经证明，钱学森的深远洞察和战略思考不但正确，而且正在成为现实。进入新世纪，世界范围内对旧文明的反思，对新文明的探求，向东方寻找智慧，已经成为一种时代潮流。中国的崛起，中华文明的复兴，在这一世界潮流中日渐成为主流。认清中医是复兴中华文明的钥匙，把中医摆上应有的发展位置，出现日益广泛和深入的世界性中医热，成为这一潮流涌来的潮头波。整个局势的发展正如钱学森所预言，在一步一步地向东方式文艺复兴迈进。

## 参考文献

[1] 吕炳奎. 对当前中医工作中几个问题的看法 [J]. 上海中医药杂志，1981（4）：1.

[2] 钱学森. 人体科学与当代科学技术发展纵横观 [M]. 北京：中国人体科学学会，1994：172，301.

[3] 钱学森. 人体科学与当代科学技术发展纵横观 [M]. 北京：中国人体科学学会，1994：263，265，299.

[4] 钱学森. 人体科学与当代科学技术发展纵横观 [M]. 北京：中国人体科学学会，1994：241.

[5] 钱学森，等. 论人体科学 [M]. 北京：人民军医出版社，1988：302.

[6] 钱学森，等. 论人体科学 [M]. 北京：人民军医出版社，1988：277.

[7] 祝世讷. 系统中医学导论 [M]. 武汉：湖北科学技术出版社，1989：5.

[8] 钱学森，等. 创建人体科学 [M]. 成都：四川教育出版社，1989：68，73.

[9] 钱学森，等. 论人体科学 [M]. 北京：人民军医出版社，1988：301.

[10] 钱学森，等. 创建人体科学 [M]. 成都：四川教育出版社，1989：98.

[11] 约翰·霍根. 科学的终结 [M]. 呼和浩特：远方出版社，1997：4.

［12］朱清时.中医是复杂性科学//哲眼看中医［M］.北京：北京科学技术出版社，2005：4－14.

［13］祝世讷.中医是第一门复杂性科学［J］.山东中医药大学学报，2016，40（2）：99－101.

［14］侯灿.后基因组时代的统一医药学——展望21世纪复杂性科学的一个新前沿［J］.中国中西医结合杂志，2002，22（2）：84－87.

［15］钱学森.开展人体科学的基础研究［J］.自然杂志，1981（7）：1.

［16］钱学森，等.论人体科学［M］.北京：人民军医出版社，1988：93，97，117.

【原载于2017年2月，上海交通大学《钱学森研究》约稿】

# 钱学森对中医的科学洞察和战略远见

## ——缅怀伟大科学家钱学森

　　科学巨匠钱学森是中国的航天之父，对中国和世界的科学发展做出了不朽的贡献，同时也是中医的科学挚友和导师。他对中医的热爱之至，评价之高，理解之深，思考之远，在科学界是唯一的。他站在现代科学发展的全局和前沿，从战略上考察和研究中医，高屋建瓴地提出众多振聋发聩的重大见解，从理论和方法上为中医的现代发展指出方向，特别是提出把系统科学应用于中医，倡导和推动中医系统论研究，为中医的现代研究和发展做出了特殊的贡献。钱学森先生仙逝，悄然离开了他牵挂一生的祖国和人民，他的精神永远活在我们心中。

### 一、中医是打开人体奥秘的钥匙

　　钱学森先生学识渊博，视野深远，在致力于航天事业的同时，也倡导和推动思维科学、人体科学研究，从 20 世纪 70 年代末开始了解和研究中医。他提出"人是开放的复杂巨系统"理论，认为人是世界上最为复杂的系统，而中医的理论和实践，正驾驭着人的深层复杂机制和规律，因此，中医的研究和发展（包括气功等）是打开人体奥秘的一把钥匙，其结果，将有力地推动人体研究和现代科学的发展，可能会导致东方式的文艺复兴。他多次指出：

　　"以气功为核心的中医理论、气功、人体特异功能是开展人体科学研究的一把钥匙。"[1]

"中医的理论和实践，我们真正理解了、总结了以后，要改造现在的科学技术，要引起科学革命……这些认识，这几年我越来越深刻。"

"真正中医现代化的问题，恐怕 21 世纪再说吧！现在不行，办不到。假如 21 世纪办到了，那是天翻地覆的事儿，是科学要整个改变面貌，整个世界也会大大的有所发展。"[2]

"把中医（包括气功，人体特异功能等）都纳入到科学技术的体系里，创立新的关于人的科学，我称其为人体科学。这样的学科一旦创立起来，必然会提高、改造现在已经有的科学技术体系，当然这一步应该是彻底的，不仅是现象的概括，不仅要知其然，而且要能讲出其所以然。这才是真正的中医现代化；不，不止于现代化，甚至可以说是中医的未来化！这是一个伟大的任务，是改造整个科学技术体系，创立新的科学技术体系，所以是一次科学革命。"

"要是这样做下去，等于第二次文艺复兴。第一次文艺复兴是在十五世纪的下半叶，1450 年以后，到现在已有五百年了，它那一套已经不行了，应该再来一套新的，就是第二次文艺复兴。"[3]

## 二、中医现代化要抓系统论

钱学森先生对科学的重大贡献之一，是研究工程系统论，倡导建立系统科学体系。他提出，在人体科学研究中，不能用还原论，要运用系统论的观点和方法。他指出，西医的思维方式是分析的、还原论的，中医的思维方式是系统论的；科学已从分析时代进入系统时代，中医的思维方式更符合现代科学思维的发展方向，西医的思维方式也要走到系统论的道路上来；人体科学和医学研究都需要系统观点和系统方法，而这正是中医的思维方式。

1981 年他在写给卫生部中医司司长吕炳奎的信中指出："西医起源和发展于科学技术的'分析时代'，也就是为了深入研究事物，把事物分解为其组成部分，一个一个认识。这有好处，便于认识，但也有坏处，把本来整体的东西分割了。西医的毛病也就在于此。然而这一缺点早在 100 年前恩格斯就指出了。到大约 20 年前终于被广大科技界所认识到，要恢复'系统观'，有人称为'系统时代'。人体科学一定要有系统观，而这就是中医的观点。人体科学的方向是中医，不是西医，西医也要走到中医的道路上来。"[4]

钱学森先生认为，中医现代化将引起科学技术的革命，但这种现代化不能走西医分解、还原的路子，必须坚持中医固有的系统论思想，运用现代系统论的观点和方法。他说：

"中医的优点，它的突出贡献，或者它的成绩，就在于它从一开始就从整体出发，从系统出发。所以，它的成就，它的正确就恰恰是西医的缺点和错误。"

"我们那些正统派的西医不重视的东西，甚至不知道的东西，在现代科学里已上升到非常重要的位置，这就是系统科学。系统的理论是现代科学理论里的一个非常重要的组成部分，是现代科学的一个重要组成部分，而中医的理论又恰恰与系统科学完全融合在一起……中医的看法又跟现代科学中最先进的、最尖端的系统科学的看法是一致的。"

"中医现代化要抓什么？你要问我的话，那我就很清楚地说是系统论，系统的观点。"[5]

钱学森先生从系统科学和人体科学的角度，来研究和理解中医的理论和实践，提出许多突破性的深刻见解。例如，他提出人体功能态学说，并从这一学说来研究中医的"证"，指出人的功能态有健康与非健康之分，健康态是"亚稳态"，可以在一定范围内波动或转换，一旦超出正常范围，就进入疾病功能态，疾病功能态有多种，中医所辨的各种"证"，就是一些不同的疾病功能态。他说：

"我说中医的'证'从系统论的观点来看，是完全科学的，是人体功能态嘛。"

"中医辨证论治的'证'，要用系统科学的语言来说，就是功能状态。辨证是指辨别病人的功能状态，然后开药，用药物使病人从不正常的病态调整到正常的功能状态，也就是健康的功能状态。"[6]

## 三、热情鼓励我校的中医系统论研究

钱学森先生积极地倡导用系统科学来研究和发展中医，在他的建议和推动下，中国人体科学学会于 1990 年建立中医系统理论专业委员会，我被荣幸地推选为该专业委员会的委员。我是在钱学森先生的鼓励下，从 1980 年开始致力于把系统科学应用于中医，进行中医系统论研究。1983 年开始为我校（山东中医学院）硕士研究生开设公共理论课"中医系统论"，1985 年编出教材《中医系统论导论》，友人将其送给钱学森先生，他看后立即来信，给予热情的鼓励，他在信中说：

"据我所知，国内外研究中医的工作很多，工作大都是仪器测定，比较定量而严格……当然，这些工作也往往由于不知道系统论而未能解决问题，但这正是您可以大有作为之处。用系统论一点，'点石成金'！"

我后来研究和教学的进展都陆续地向钱学森先生汇报，把出版的《系统中医学导论》《中医系统论》《中医系统论与系统工程学》等呈钱学森先生指教，并就一些重大的理论和方法问题向他请教，他年事已高，仍亲笔回信作答，先后给我写过 6 封信，每次都是热情的鼓励和明确的指导。他在多次信中反复地强调：

"传统医学是个珍宝，因为它是几千年实践经验的总结，分量很重。更重要的是：中医理论包含了许多系统论的思想，而这是西医的严重缺点。所以，中医现代化是医学发展的正道，而且最终会引起科学技术体系的改造——科学革命。"

"您如能把中医固有理论和现代医学研究用系统论结合起来，那么，在马克思主义哲学指导下，一定能实现一次扬弃，搞一次科学革命。"

钱学森先生 1985 年 9 月写的一封信共 3 页，信中一字不差地引述了恩格斯在一本非常专业的哲学著作中的论断。1989 年 9 月，他给我寄来新著《论人体科学》，在扉页上工整地题有"请祝世讷教授指正。钱学森"。2000 年我在出版《中西医学差异与交融》时，希望将钱学森先生 1985 年 9 月的那封信印在书首，他立即应允，并让秘书涂元季少将复信嘱咐，原信中所讲"九大部门、九架桥梁"的观点，后来已发展为"十一大部门、十一架桥梁"，请加注说明。在与钱学森先生的交往中，切身体会到他的平易、谦虚、严谨、睿智，体会到他对中医的洞察之深，对后学的诱掖之情。30 年来，他的思想一直是我头脑中的一盏明灯，每当遇到难题、困惑时，常常从他的思想中找到方向和启迪。先师已逝去，山河留魂魄，钱学森先生永远是我们学习的光辉楷模。

## 参考文献

[1] 钱学森. 开展人体科学的基础研究 [J]. 自然杂志, 1981 (7): 1.

[2] 钱学森, 等. 创建人体科学 [M]. 成都: 四川教育出版社, 1989: 68, 73.

[3] 钱学森, 等. 论人体科学 [M]. 北京: 人民军医出版社, 1988: 301, 117.

[4] 吕炳奎. 对当前中医工作中几个问题的看法 [J]. 上海中医药杂志, 1981 (4): 1.

[5] 钱学森. 人体科学与当代科学技术发展纵横观 [M]. 北京: 中国人体科学学会, 1994: 172, 263, 299.

[6] 钱学森, 等. 论人体科学 [M]. 北京: 人民军医出版社, 1988: 150, 302.

【原载于山东中医药大学报, 2009 - 11 - 06】

# 第二章

# 中医学现代研究

本章汇集祝世讷关于中医学现代研究的论文、报告。系统中医学研究源于中医学的现代研究，祝世讷认为，中医学是起源和发展于中国的医学，是中华民族关于人的生命及其健康与疾病的智慧，是中国的第一大科学发现和发明。中医特色和优势的核心和本质，是对人的复杂性的认识和调理，就此进行现代研究必然发展为中医系统论和系统中医学研究。祝世讷的中医学现代研究不是就中医论中医，而是从哲学、科学、思想、文化、科学史和医学史的多学科角度，特别是用现代系统科学的理论和方法，从整体上来研究、理解、评价中医学，正本清源地认清和阐明其科学原理，揭露和批判各种庸俗的、异化的、扭曲和背叛中医学的倾向。

# 中医现代化刍议

中医现代化，是实现我国医学科学现代化过程中必然提出的课题，也是我国医学科学现代化的组成部分。

中医现代化的基本涵义，从广义来说，就是整个中医事业从组织领导、机构设置、物质技术条件、中医队伍的技术构成、中医药人员的知识构成，到教学、科研、医疗等各个方面和环节，都达到现代科学的水准。从狭义来讲，主要指中医在学术上要达到现代科学的水准。本文谨从辩证唯物主义科学观的角度，就中医学术的现代化问题谈一点粗浅看法。

## 一、中医现代化的基本要求

中医现代化，就是要在继承的基础上，充分运用现代科学技术（包括西医学），发掘中医传统理论和方法的科学原理，发展和创立新的理论和方法，使对生命、疾病过程的认识和诊断治疗技术，都达到现代科学水准，逐步与现代医学和世界医学融会贯通。

在这里，继承传统理论和方法的精华是基础，充分运用现代科学技术（包括西医学）的理论和方法是根本手段，使中医的理论和方法达到现代科学水准是基本要求，达到中医与西医统一、中国医学与世界医学统一是必然归宿。

传统的中医理论和方法，包含极其丰富深刻的科学精华，已为国际、国内所公认。但在学术内容上，还应扩大研究的领域和层次，对人体生理、病理过程认识的深度、广度和精度，都达到与现代科学相适应的程度。在科学水平上，应由经验科学上升到现代实验科学。经验科学与实验科学，是自然科学经历的两个大的发展阶段。17 世纪以前，整个自然科学都处于经验科学阶段，其特点在于没有实验，是在自然发生的条件下，以直观观察为手段，以经验材料的积累为基础，形成对事物的直观、笼统、整体性的认识。恩格斯指出："这种观点虽然正确地把握了现象的总画面的一般性质，却不足以说明构成这幅总画面的各个细节；而我们要是不知道这些细节，就看不清总画面。"[1]从 17 世纪开始，自然科学各学科逐步应用了实验方法。到 19 世纪，整个自然科学发展到实验科学阶段。其特点在于，充分运用科学仪器、设备等技术手段，通过实验，人为地控制和变革研究对象，深入揭示各种现象和过程的内部联系与内在规律，对事物的认识是深入、精确和严格的。进入 20 世纪，医学科学才开始重视并逐步广泛应用实验方法，发展到实验科学阶段。从中医的基本特点和所处的历史年代看，中医无疑还处于经验科学发展阶段上。由经验科学上升到实验科学，是中医现代化必须经历的重要步骤。

要使中医学从学术内容和科学水平上都达到现代水准，应从几个基本方面着手。在指导思想上，把自发唯物主义和朴素辩证法思想，提高到马克思主义唯物辩证法的高度；在基础理论上，充分运用现代科学技术（包括西医学）的理论和方法，在阐明传统理论的科学原理的基础上，向生命和疾病过程的深度、广度开拓，对各种医学课题提出中医的现代解释，创立新理论、新学说；在技术手段上，采用现代化仪器、设备，充实和加强临床检验与研究，健全和发展实验研究，使对生理、病理的认识精确和严格，诊断、治疗、护理手段客观化、标准化、自动化；在中药方面，探明理、法、方、药等传统理论的科学原理，全面弄清单味药的药性、药理，着重研究和揭示复方原理，使其理论更加完备和严格，中药剂型达到高效、快速、方便。

## 二、以继承为基础

继承和突破，是自然科学发展的两个基本环节。中医现代化，是一场重大的革命性突破，必须以继承为基础。只有完整地而不是片面地、系统地而不是零碎地发掘出中医的精华，才能以此作为立足点和出发点，实现整个中医学的现代化。在中医队伍后继乏人的情况下，搞好继承具有特别紧迫的现实意义，它直接关系到几千年的中医学会不会失传的问题。对这一点估计不足，掉以轻心，后果将是严重的。

首先搞好继承，是中医现代化的第一步。中医典籍浩如烟海，还有大量分散的和不成文的理论、经验，近代以来较少整理。搜集、整理、注释、出版中医文献，是搞好继承的基础工作。加强中医队伍建设，解决后继乏人问题，提高整个中医队伍的中医水平和科学技术水平，是搞好继承的关键。

继承的根本要求是"取其精华，去其糟粕"。要分清精华与糟粕，就要用现代科学技术来研究，这也就是逐步现代化的过程。在继承的基础上发展，在发展中继承，这是实际过程中的辩证统一。没有离开继承的发展，也没有离开发展的继承。我们强调继承的重要性和紧迫性，并不是把它当作唯一的和可以代替一切的东西，它只是中医现代化的重大环节之一，而整个继承的任务只有在现代化发展过程中才能真正实现。在继承与发展的关系问题上，否定继承的重要性，认为"现在是分子生物学时代，再研究古老中医，是向负二千年倒退"的观点，是错误的；不愿在继承上下苦功，或者一知半解就动手做改造工夫的想法，也不是严肃和郑重的科学态度。当然，认为"继承就是一切""越古越好，以经为准"的倾向，同样有碍于中医的发掘和发展。

## 三、以现代科学技术为手段

医学是一门应用科学。它所研究的对象——人体，是在各种较低级的（如物理的、化学的、生物的等）物质运动形态基础上形成的最高级的物质运动形态。我们绝不能把生命现象归结为这些低级运动形态，但如果不从物理、化学、生物、数学等方面和层次及其相互联系和发展上去揭示生命过程的细节和内在联系，就不可能精准地认识生命现象。正如恩格斯所说："只有在这些关于统治着非生物界的运动形式的不同的知识部门达到高度的发展以后，才能有效地阐明各种显示生命过程的运动进程。对这些运动进程的阐明，是随着力学、物理学和化学的进步而前进的。"[2] 因此，医学科学的理论和方法，从本质上来说，是生物、物理、化学、数学等理论和方法的具体应用。特别是在现代社会历史条件下，这种应用，已成为医学发展的最有效的手段和最简捷的途径，应用的程度，直接影响甚至决定着医学发展的速度。西方医学经历了这样一段成功的发展道路。它在中世纪以前远没有中医发达，在 16 到 19 世纪的三百多年间，有了一定发展，但水平仍很有限。进入 20 世纪以后，特别是第二次世界大战以来的 50 年间，广泛地应用现代科学技术，形成了一场"医学革命"，使其面貌发生了根本变化。在理论方面，由细胞层次深入到分子和亚分子层次，正走向高层次的辩证综合；在诊断治疗技术方面，从 X 射线、同位素、全息照相、电子显微镜、电子计算机，到人工脏器和基因工程，每一项成就，都是运用现代科学技术的结果。

中医与西医刚好形成鲜明对照。中医在历史上长期居于世界医学的前列，而近代以来的百余年间，正当西方医学借助科学技术飞速发展的时候，中医却长期受到歧视、排斥和破坏，出现了停滞和落后的趋势，学术的发展与时代的步伐拉开了距离。这是中医现存各种问题的根本原因，而问题的症结在于与现代科学技术脱节。

近年来，国内运用现代科学技术对阴阳实质、经络实质、气功实质、运气学说和子午流注原理的研究，"四诊"客观化的研究，肝炎辨证机和数字辨证机的研制，用控制论对中医方法论的研究，都取得重要进展。国际上，用现代科学技术研究中医，成为一股"中医热"。日、美、德、罗等国对阴阳实质、经络实质、针刺麻醉原理、"四诊"客观化、中药药性药理的研究，也都取得一些可喜的成果。有的甚至主张以中医基础理论为指导，以现代科学技术为手段，创造新的人类医学。事实证明，只要充分运用现代科学技术，中医就可以焕发出强大的生命力，迎头赶上时代的步伐，加快我国医学科学的现代化，达到甚至超过世界先进水平。

有人担心应用现代科学技术会"西医化"，主张发展"纯中医"。中西医之间，除了发源地不同，没有什么不可逾越的鸿沟。把用不用科学技术当作中、西医之间的分水岭，是十分荒谬的。吸收外来理论和技术，是岐黄之学的历史传统，现有理论和方药中，就包含着大量的舶来品。毛泽东同志指出："基本原理，西洋的也要学。解剖刀一定要用中国式的，讲不通。就医学来说，要以西方的近代科学来研究中国的传统医学的规律，发展中国的新医学。"[3] 我们的目的是发展中医，只要能把中医的精华继承下来，并且向前发展，不管是现代科学技术的东西，还是现代医学的东西，都应该统统拿来。如果培养少数"纯中医"是为了文献研究的需要，或者作为探讨传统理论的原始思想和各家学说之精义的特定手段，那当然是可以的。如果将培养"纯中医"作为中医的发展方向，那是违背时代潮流的，在临床上也是行不通的。可以说，在现代社会历史条件下，除了充分运用现代科学技术，没有其他更好的选择。

## 四、以中西医统一为归宿

中医和西医是在不同的历史条件下发展起来的，各自形成了一定的体系，但都不是完整的体系，而是处在不同的发展阶段上的未来医学的不同组成部分。由于中西医研究的对象是同一的，人的生理、病理规律是一元的，从根本上来说，医学科学也只能是一元的。随着对生命现象研究的发展，中医和西医最终要统一到比较完备的医学体系中去，是不以人们意志为转移的客观规律。新中国成立以来，中西医结合工作取得了一系列重大成果，已从临床各科、各个病种在诊断、治疗上的结合，发展到某些基础理论的结合。这些实践，提供了两条重要经验。第一，中西医结合是一条必由之路，应当坚持到底。第二，中西医不能在现有水平上完全统一，要有两个发展阶段：一是初级阶段，在现有水平上，主要是在诊断和治疗上的技术性结合；二是高级阶段，在已发展的水平上，以基本理论的统一为基础达到全面的结合。中西医之所以不能在现有水平上完全统一，是因为人体是复杂的，中西医在各自的研究中，使用的方法不同，认识的侧面不同，达到的深度不同，造成学术内容和科学水平的重大差别。要使两者统一，就必须使两者对人体认识的完备程度趋于一致，认识的深度趋于一致。这就要求中西两医都必须充分地发展。因此，在发展与结合的关系上，发展是基础，是条件；结合是过程，是结果。发展的程度决定着结合的程度。

中医现代化与中西医结合，是同一个过程的两个方面。中医现代化，为中西医结合奠定基础；中西医统一，是中医现代化的必然归宿，两者是辩证统一的。如果把两者对立起来，要么单纯强调中西医结合，认为中医只能"在结合中发展"，不能相对独立地发展，更不能实现现代化；要么单纯强调中医的独立发展和现代化，认为中西医不能结合，讲结合就束缚、阻碍了中医的发展，都是片面的。三十年的实践证明，中医、西医、中西医结合三个学派既要长期并存，各自相对独立地发展，又要在发展中逐步达到中医与西医统一、中国医学与世界医学的统一，是发展我国医学科学唯一正确的道路。

## 五、现实的课题

中医现代化实际上是已经开始的过程。现在的问题是，要充分认识中医现代化的客观必然性，坚定中医现代化的方向，自觉地按照现代化的要求规划和发展中医事业。根据现有条件，有许多事是应该办、也完全可以办到的，应从现在开始，首先抓紧解决这些现实课题。

第一，开展百家争鸣，进一步解放思想。应在中医学术领域深入开展真理标准问题的讨论，就中医发展的方向道路问题，实事求是地总结经验教训，继续批判歧视和排斥中医的错误倾向，进一步克服学术思想上的僵化、半僵化状态，冲破某些传统观念和习惯势力的束缚，活跃学术空气，鼓励新生力量和新思想、新观点，团结一致向前看，同心同德为发展中医事业贡献力量。

第二，建设适应现代化需要的中医队伍。解决中医队伍后继乏人问题，不仅要有量，更要保证质。要充分重视和发挥老中医的作用，坚定不移地提高整个中医队伍的中医理论水平和业务水平，努力接近或达到历史较好水平。要改善和提高中医人员的知识构成。除专门从事继承性研究者外，应普遍要求学一点现代科学和现代医学知识，可依不同情况，达到不同水平。有的了解一点常识，以看懂有关情报资料；有的粗懂一两门基本知识，能参加现代化协作研究；有的深入钻研一两门，达到能独立进行现代化研究的程度。还应进一步改善和提高中医队伍的技术构成，增加中西医结合人员和有关自然科学学科的专业技术人员，以保证中医现代化研究有比较齐全的技术力量，使整个中医队伍的科学水平与医学现代化相适应。

第三，改进和提高中医教育质量。首先是进一步提高中医基本理论的教学水平，同时应增加现代科学技术（如现代物理学、分子生物学、电子技术、控制论等）的教学，用现代科学技术充实研究中医内容和中西医结合研究方法与研究成果的教学，使学生不仅具有牢固的中医基础，而且整个知识水平能与现代生命科学和医学科学发展水平相适应。应加强专业分工，在继续搞好中医医疗专业的同时，考虑分设古典医学专业、中西医结合专业和中医现代化专业。

第四，用现代化仪器、设备武装中医院和教学、科研部门。党中央已明确提出："要为中医创造良好的发展与提高的物质基础。"现在的问题是落实，切实按现代化的要求，给予必要的物质技术装备，尽快改变设备简陋、技术落后的状况。对已有设备，要挖掘潜力，充分发挥作用。要加强技术队伍建设，提高对仪器设备的使用效率和维护水平。加强中医传统方法与现代技术手段相结合的研究，逐步制定和健全充分体现中医特点的各种规范、标准、指标和参数。要通过引进、改造、创新等途径，努力研制体现中医特点的中医医疗器械，加强配套研究，逐步实现系列化。

第五，深入开展两种研究——继承性研究和现代化研究。现有大量课题和任务，建议领导部门做好组织工作，科学地提出课题和规划，安排好分工与协作，搞好情报交流与技术鉴定等工作。

第六，发展两个联盟，加强组织领导。中医现代化要依靠中医、西医、中西医结合和相关自然科学学科几方面力量的共同努力。应当进一步巩固和发展中医和西医的联盟，不但要西学中，也要中学西，积极扶植中西医结合队伍；要重视加强医学与自然科学的联盟，主动争取相关自然学科的支持，努力向他们学习。中医现代化，是一项前无古人的伟大事业，有大量的思想工作和组织工作要做，有大量的实际问题要解决，加强组织领导，是实现这一目标的关键。只要认真落实党的各项政策，用科学的态度搞科学，就一定能够把各方面的积极性调动和组织起来，实现中医的复兴和现代化，为中国医学和世界医学做出新的贡献。

### 参考文献

[1] 恩格斯. 反杜林论 [M]. 北京：人民出版社，1970：18.

[2] 恩格斯. 自然辩证法 [M]. 北京：人民出版社，1971：53.

[3] 毛泽东. 同音乐工作者的谈话 [N]. 光明日报，1979 - 09 - 09.

【原载于山东中医学院学报，1980，4（2）：22 - 25】

# "经典中医学"与"现代中医学"

有必要提出和讨论"经典中医学"与"现代中医学"这两个概念及其划分问题。其原因包括以下两方面。

第一，科学技术作为一个整体，经历了古代、近代、现代三个发展时期。从 19 世纪末、20 世纪初以来，各个学科大都出现了由"经典科学"向"现代科学"的转变。各门学科在古代、近代形成的经典理论，其真理性已被证实，其内容、形式、适用范围已大体固定，成为比较稳定的规范，它不仅在科学史上，而且在各学科的整个理论体系中，都保持着特定的地位、作用。各门学科在现代条件下所形成的新认识，达到新的深度、广度、精度，把握了新的规律，形成新的理论和理论体系，从根本上冲破了经典理论的框架，往往由于发现了与经典理论相悖的规律而不得不用"非××学""反××学"来命名。它不是经典理论的直线延续，而是在"螺旋式"发展中进到了上一层"螺旋圈"。现代科学是对经典科学的辩证否定。例如，在数学领域，有从以欧氏几何、解析几何、微积分为代表的经典数学向以非欧几何、群论、泛函分析等为主要代表的现代数学的转变；在物理学领域，有从以牛顿力学为主要代表的经典物理学向以相对论、量子力学为主要代表的现代物理学的转变；在生物学领域，有从以细胞学说和达尔文进化论为主要代表的经典理论向以分子生物学、"新达尔文主义"、"现代达尔文主义"、"非达尔文主义"等为主要代表的现代理论的转变等。中医学作为科学技术整体中的一个组成部分，不可避免受到科学技术这种划时代转变所造成的巨大影响，也不可能违背科学技术发展的这种历史规律。

第二，近百年来，中医学实际上已面临并提出了这一问题，从中西汇通，到中西医结合，到新兴的多学科研究，实质是一脉相承——围绕着一个共同问题，即在新的社会历史条件下，中医学应开拓新的发展道路。这条新的发展道路目前被许多人称为中医现代化，而对中医现代化的理解，主要是指用现代科学技术来研究和阐明中医学。问题恰在这里。应用现代科学技术来研究和阐明中医学，一方面可以充分揭示中医学的科学真理，使已有认识提高到现代水准；另一方面，则会在传统理论虽已提到但认识尚不充分的地方，和传统理论尚未涉及的一些地方，发现并揭示出新的规律，形成新的理论。正是这"另一方面"可能带来"麻烦"，它是中医学的内容，但内容和形式与传统理论不协调，如果硬塞进传统理论的框架，必然有"面目全非"之虑。而这，正是发展全新的"现代中医学"的胚芽。在科学史上，各门学科的现代理论，正是从这"另一方面"由经典理论中脱胎出来的。真正的中医现代化，应当以建立"现代中医学"为核心。近些年来，关于气、脏腑、经络、阴阳、五行等理论的研究，正越来越深刻地显示出这样的客观趋势。

所谓"经典中医学"，是指到 19 世纪末叶为止的中国医学，即通常所称"传统中医学"（TRADIT1ONAL CHINESE MEDICINE）。它以中国古代社会为背景，以中国古代哲学、古代科学技术为理论和方法武器，以《黄帝内经》《伤寒论》《金匮要略》和温病学说为核心形成基本的理论体系，以辨证论治为基本的诊断、治疗体系，以中药、方剂、针灸、气功等为主要治疗手段，并包括以两千多年临床实践为基础形成的各家学说和名家经验。"经典中医学"是中国医学发展的古典时期，以未与近代和现代的科学技术相结合为突出特征，在中国特定的社会历史条件下，以特定的内容和形式建立了自己的理论体系，其发展水平在同时代的世界各国中居于前列，其科学性与真理性是肯定的；不但过去和现在，而且在将来，都按其特有的方式为人类的防病治病发挥作用。

所谓"现代中医学"，是指在继承"经典中医学"的基础上，应用现代科学技术来研究人体和疾病，主要揭示未被认识或未被充分认识的新规律而建立的新的理论和理论体系；它以中国（和世界）的现代社会为背景，以辩证唯物主义哲学和现代科学技术作为理论和方法武器；其理论体系的内容和形式都具有崭新的性质，既不同于"经典中医学"，也不同于西医学和中西医结合；其实质，是在人体和疾病的现代研究中，把"经典中医学"与现代（和未来）科学技术相结合的结晶。"现代中医学"是中国医学发展的现代时期，以与现代（和未来）科学技术相结合为基本特征，因而成为整个现代科学技术体系的有机组成部分，将比"经典中医学"更加深刻而全面地认识人的健康和疾病的规律，更加有效地发挥防病、治病的作用。

划分"经典中医学"与"现代中医学"的实质，是中国医学发展的"断代"问题。任何一门学科的发展史，都不可能只是单纯量的积累，它们在量的积累的基础上，必然要发生质的飞跃，即具有划时代意义的科学革命。用库恩的话来讲，"科学革命在这里指的是那些非累积性的科学发展事件，在这些突出的事件中，一个旧规范全部地或部分地为一个与其相对立的新规范所取代"[1]。非积累性，以新规范取代旧规范，是每门学科都已经发生和正在发生着的质的飞跃。今天，中医学面临的最根本的学术问题，正是这一点。

"经典中医学"与"现代中医学"之间存在着内在联系。两者的研究对象是统一的，基本思路是一致的，"现代中医学"是从"经典中医学"中脱胎出来的，因而具有"母子"关系。"经典中医学"与"现代中医学"之间又存在原则性差别。由于时代条件不同，使两者在对同一对象的认识中，分别达到了不同的层次、领域，发现并把握了不同的规律，概括为不同的理论，因而在学说的内容和形式上，就具有不同的性质。"经典中医学"与"现代中医学"是中医学螺旋式发展中的两个"螺旋圈"，两者之间的差别是两个"螺旋圈"之间的"螺距"，也就是中医学发展中的两级大"台阶"。

"经典中医学"与"现代中医学"是中医学辩证发展中的两个环节，因而，"现代中医学"就是对"经典中医学"的一种辩证否定，但这是就其历史关系而言。从其科学内容来讲，这种划分，绝不意味着对"经典中医学"的否定，恰恰相反，正是为了肯定，为了完整地、纯粹地保持"经典中医学"的学术内容。因为，用现代科学技术（包括西医学）研究中医的结果，已经产生并将更大量地产生气不是气、藏象不是藏象、经络不是经络、阴阳不是阴阳、五行不是五行等新的认识、解释、理论、学说。如果硬将这些塞进传统理论，甚或代替传统理论，轻者使传统理论面目非然，重者使传统理论被肢解、破坏，这样做有害而无益。气就是气，藏象就是藏象，经络就是经络、阴阳就是阴阳，五行就是五行，传统的理论及其体系，应当完整地、纯粹地保存下来。新的研究发现，凡符合传统理论并能有机地融合于传统体系的内容，都应归入"经典中医学"；凡与传统理论有异、不能融于传统体系的内容，应作为"非传统"的新理论，建立"非传统"的新体系，逐步发展为"现代中医学"。

"现代中医学"源于而且高于"经典中医学"，但并不能完全取代"经典中医学"。"经典中医学"不仅在医学史上保留其相应的地位，而且在理论上、实践上、在它所占有的特定领域发挥作用。量子力学比牛顿力学高，但各有各的适用领域，不学牛顿力学就不好学量子力学；同样，"现代中医学"比"经典中医学"高，但各有各的适用领域，不学"经典中医学"就学不好"现代中医学"。

"现代中医学"的基本内容及其体系是什么？现在还难以断言，恐怕需要30年、50年甚至更长时期的现代研究，然后由能够集大成的中医学家从理论上做出总结。这，也许就是现代仲景出世。

"现代中医学"与"经典中医学"划分的时间界限在哪里？这需要中医学本身的发展实践来铸就，在恰当的时候由清醒的史学家把它指明。但是，今天我们可以看到一些具有"划界"意义的重要史实，突出者如19世纪末中西汇通派的出现，20世纪50年代中西医结合研究的开展、80年代"中医现代化"的提出[2]，以及中医电子计算机的研究成就等等，把这些联系起来，从历史的观点来看，"近百年"这段历史是特殊的，以存废之争为核心的大吵大嚷似乎是一种"阵疼"，现代科学技术的强大冲击可能是"催产婆"，21世纪应该是"新生儿"的天地。

## 参考文献

[1] 库恩．科学革命的结构．载：科学学译文集［M］．北京：科学出版社，1980：81．

[2] 人民日报．社论：坚定不移地贯彻执行党的中医政策［N］，1980-03-27．

【原载于中国医药学报，1986，1（3）：6-7】

# 中医，亟须关注的事业

中医在我国已有两千多年的历史，今天它正被作为科学上的一种奇迹，引起全世界医学界和科学界的关注。这是因为，中医学能够解决当代医学面临的一些难题，把握着人体和疾病的一些深层规律，与医学和科学发展的最新触角相吻合。

目前，世界上已有一百多个国家和地区开展了中医、针灸研究和临床应用，有几十个国家成立了中医、针灸研究和教学机构。有的国家在中央级政府或州级政府分设了东医部，美、日、法、德等国还建立了中医学院、针灸学院、中医专科学校等。研究的"热点"始于中药，已从单味药有效成分的研究发展到复方的研究，注重剂型改革和成药制备的现代化。中国被公认为"植物药王国"，有丰富的药物资源，又有几十种炮制工艺，但这一优势已遇到严重的挑战。继中药之后的又一"热点"是针灸，其流传速度比中药还快，已有一百多个国家和地区派学者来我国学习针灸术。世界卫生组织承认，针灸对几十种疾病有效。目前，"热点"出现深化趋势，注重对中医理论的研究。国外不少学者已明确提出，学习中医的关键是掌握其基础理论，"证"是中医理论的核心，"子午流注"是"中国钟"，经络的本质是若干个诺贝尔奖级的问题。有的国家的权威学者提出，要中国十年后向他们学习中医。

值得注意的是，对中医学发生兴趣的不仅是医学界，而且包括科学技术界，特别是处于现代科学前沿的科学家们。他们注意到，东方和西方有两种不同的科学传统，近代科学与西方传统一致，而现代科学与东方传统更合拍。中医学正是东方科学传统的产儿和代表。许多现代科学的最新发展，都从中国文明中受到启发。莱布尼茨研究二进制数学，受到中国八卦的启迪；现代数学家对易图进行组合、几何、群论等解释，发现它包含着严密的数学逻辑，对应着一至六维空间；分子生物学的研究则发现，若以四象分别代表四种不同的核苷酸，则六十四卦恰好对应着现代分子生物学的遗传密码表。量子力学的创始人之一玻尔提出并协原理，发现中国的太极图是最好表达式，用阴阳关系表达并协关系，他因这一成就被丹麦封为爵士，在其亲自设计的家族族徽上把太极图作为核心。现代宇宙学的最新课题是宇宙创生问题。英国剑桥大学霍金教授提出的宇宙自足理论，证明宇宙创生于"无"，并给出了第一个数值解；美国物理学家惠勒提出的质朴性原理，认为物理世界是从几乎一无所有达到几乎所有一切，而这正是道家的思想，"有生于无""道生一，一生二，二生三，三生万物"，中国古老的创世理论正受到现代科学严密的定量证明。

中医学的科学价值和科学地位需要重新估价。20 世纪 80 年代以来，我国关于医学模式的讨论已经公认，中医学是"生物 - 心理 - 社会医学"，在医学模式从"生物医学"向"生物 - 心理 - 社会医学"转变过程中，中医学是桥梁，这是中国的优势。许多学者从现代科学的研究指出，中医学的理论和方法与系统论、控制论、信息论、耗散结构理论、协同学等十分接近，与现代科学和现代医学的最新发展趋势一致。我国著名科学家钱学森一再指出，人体科学一定要有系统观，而这就是中医的观点，科学已从"分析时代"跨入"系统时代"，中医现代化是医学发展的正道，而且把中医学、气功学、人体特异功能研究结合起来，可发展为人体科学，最终会引起科学革命。

值得深思的是，国外出现"中医热"绝非出自政府的法令，而作为中医故乡的中国，中医政策制定已三十多年，中医的困难局面部未能根本扭转，原因何在？中医的国际化已是不可抗拒的潮流，我们仍有抉择主动权的是，中医学这个伟大宝库，是我们自己来挖掘，还是让外人来挖掘？是输出"成品"，还是输出"原料"？如果说近代以来在中医事业上的某些失误是历史造成的，那么今天是否需要警惕发生新的失误的可能？客观形势提醒我们，对中医事业再不能漠然置之，需要关注。需要采取"治本"的措施。振兴中医是振兴中华的要素之一，应当使中华民族的这一瑰宝在现代条件下为中国和全人类健康做出新的贡献。

【原载于大众日报，1988 - 01 - 12】

# 科学界重新发现中医

德国著名学者 H·拜因豪尔和 E·施马克在《展望公元 2000 年的世界》一书中，讲了一段发人深思的话："引人瞩目的是，几乎所有关于医学方面的预测，都是非医生的科学家们提出来的。医生本身在这方面由于可以理解的原因而持极为审慎的态度。"

只要不囿于职业偏见，不难认为这一观点反映了某种规律性。科学史表明，对于任何一门具体学科的评价和展望，只有站到科学技术发展的全局，才能做出深刻的理解，提出战略性的远见。对中医学的认识是一个极好的例证。在医学界，中医存废之争持续了近百年，今天，"非医生的"科学家们却提出了一些全新的见解。他们对中医学科学内涵的分析，在医学界几乎闻所未闻；他们对中医学的科学价值及其前景的估价之高，甚至连大多数中医学者也还难以接受和理解。中医学存在了两千多年，今天好像被科学界重新发现，听听科学家们怎样认识中医，不能不使人有振聋发聩之感。而要理解这些，必须从较深的背景上做些考察。

## 一、两种不同的科学传统

中医和西医之间在学术上的争鸣，就其内容来看是医学的具体问题，但就其思想渊源来看，却不能不追溯到东西方两种不同的科学传统。

发源于希腊的西方文明，受德谟克利特等先哲的"原子论"的深刻影响，把"粒子"作为思考的中心。按照"原子论","原子"是不可再分的"宇宙之砖",它构成了世上一切事物,一切事物的性质及其变化,都是由"原子"决定的。19世纪初道尔顿的原子论从化学上证实了原子是构成分子的"不可破的最后质点",19世纪末发现原子是由原子核与电子构成的,因而发生了一场"物理学危机"。原子被科学攻破了,但"原子论"的思路却作为一种传统延续着,有的科学家把这种思路称为"实物中心论",其基本特点是,对于一个研究对象的考察,撇开它所处的广泛联系网,从其既定的实物形态着眼,把它一步一步分解为其组成部分,用各组成部分的状态来解释整体的状态。这种思路,法国数学家笛卡尔在《方法论》一书中做了如下概括:

"把我所考察的每一个难题,都尽可能地分成细小的部分,直到可以而且适于加以圆满解决的程度为止。"

由此我们不难看出,这种传统给西医学打上了怎样的烙印。以解剖学为基础,把器官、组织、细胞、分子等形态结构上的"实物粒子"作为病理思考的基本环节,把重点放在可以明确定位的器质性病变,强调致病的特异性因素等。这些都是西方科学传统在医学领域的具体体现。

东方特别是中国的科学思想与此不同,它源于《易经》和后来的"道""气"学说,是一种"系统中心论",即认识的中心不是既定实物,而是作为过程而存在的现实,自发地趋向于今天的"场"的观念和"场"与"粒子"相统一的观念。按照《易经》的思想,世界上一切事物的整体是基本实在,分割开来的各个部分与整体之间存在原则性差别,各部分不能真正说明整体。按照气–元论来理解世界,一切事物都是形气转化的过程,一切既定实物不过是形气转化的瞬时表现,气化活动是事物的本质。按照阴阳学说,一切既定实物和一切气化过程,都是阴阳二气运动矛盾的表现或结果,因而是一种自我完成的自组织现象。

由此也可看出,东方科学传统给中医学打上了怎样的烙印。对于人和疾病的考察,十分明确地强调广泛的联系、整体性、动态过程、功能活动、自组织机制等,这正是东方科学传统在医学领域的体现。

值得注意的是,一种科学传统形成之后,不仅有它特定的思路,而且有它特定的价值标准。当用一种科学传统的思路和价值标准来评价另一种科学传统时，难免产生种种"误解"。这，正是导致中医存废之争的思想根源。西方科学和西方医学传入中国，本是一件好事，但把它作为唯一的科学和唯一的标准，就酿成一场历史性误解。按照西方科学传统难以理解中医，因而宣布它为"非科学"，直至演出 1929 年"废止旧医"闹剧，其思想影响迄今未消。然而，富有戏剧性的是，恰恰是西方人，看到并指出了中国近代的这场"误解"是不该发生的。联邦德国慕尼黑大学东亚问题研究所所长 M·波克特教授在谈到中医问题时多次阐明他的如下观点：

"目前中国的传统科学所面临的困境是某种'误解'的结果。这种'误解'是由于现代西方科学固有的错误而产生的。""是两个医学体系之间在方法论上固有的差异所引起的直接的必然的结果。""中国的学者和科研人员应该觉醒，认识到他们不应不加批判地接受和使用西方殖民主义者和传教士等塞给他们的方法学，而要努力把传统的中医提到世界医学的水平。世界医学几乎在各个方面都同中医不同，而在某些方面不如中医。随便地不加批判地把据认为是科学的方法接受过来，是难以完成这一任务的。"[1]

西方学者所强调的不仅是东西方两种科学传统之间的"不可通约性"，而且是东方科学传统在当今科学发展中的越来越高的价值。美国学者 R·A·尤利坦于 1975 年在《美国物理学杂志》上著文说：

"现代的自然科学思想大厦不是西方的私产，也不只是亚里士多德、欧几里得、哥白尼和牛顿的领地，这座盛誉的建筑物也属于老子、邹衍、沈括和朱熹。我们不能说中国本土的科学倘若独立发展下来将会演化成什么样子。但是，我们可以说，当今科学发展的某些方向所显露出来的统一整体的世界观的特征并非同中国传统无关。完整地理解宇宙有机体的统一性、自然性、有序性、和谐性和相关性是中国自然哲学和科学千年探索的目标。"

这，绝不是某个人的一时感触，而是一种正在发生的真实过程的思想反映。

## 二、科学家的兴趣移向东方

1878 年恩格斯在总结近代自然科学思想的发展时指出，人们常常不得不一再回到希腊人那里去。就是说，到 19 世纪末为止的自然科学，是继承着西方科学传统的，因而常常向希腊人那里追根溯源。但是，20 世纪以来的现代自然科学，以相对论、量子力学、分子生物学、系统论、信息论、控制论、电子计算机等为其主要成就，所揭示的世界图景越来越与西方科学传统相悖，而与东方特别是中国的传统思想相通，在现代科学的许多最新发展中，科学家们常常直接从中国的科学传统中受到启发，因而把越来越大的兴趣移向东方。李约瑟博士在 1964 年指出：

"中国人的思想和哲学传统在许多方面都比基督教徒的世界观更和现代科学合拍。""在近数十年中，人们对欧洲以外的伟大文明古国，尤其是中国和印度的科学和技术史，产生了极大的兴趣。"[2]

值得注意的是，对东方和中国科学传统发生兴趣的主要不是科学史专家，而是在现代科学的几个主要领域中，在前沿研究中做出开拓性贡献的科学家。

首先是对《易经》的再发现。早在 18 世纪，德国数学家莱布尼茨在研究二进制时，发现易图和他的二进制表高度一致。他把阴爻（－－）代之以 0，把阳爻（一）代之以 1，证明了北宋邵雍按易卦生成次序所绘的六十四卦方图，就是由六位二进制数表示的 0—63 这六十四个数的自然序列。因此，莱布尼茨写道：

"易图是留传于宇宙间科学之中最古纪念物。""我之不可思议的发现，即对于理解三千余年前中国最初的君主且为唯一的哲学家伏羲的古文字秘密的发现，对于中国人来说实在是深可庆幸的事情，应该允许我加入中国籍吧！"[3]

晚近的数学家们从现代数学的不同侧面来研究易图，有的用二项式展开和代数矩阵解释八卦及六十四卦的演成，有的对邵雍的易图做出组合解释、几何解释、群论解释，证明易图的符号系统包含完备的数学逻辑，六十四卦分别对应着一维空间、二维空间、三维空间、四维空间、五维空间、六维空间[4]。

在分子生物学的研究中则发现，如果以四象分别代表四种不同的核苷酸，即以太阴（－－）代表胞嘧啶核苷酸（C），以少阳（－－）代表腺嘌呤核苷酸（A），以少阴（二）代表尿嘧啶核苷酸（U），以太阳（二）代表鸟嘌呤核苷酸（G），则六十四卦方图恰好对应着现代分子生物学的遗传密码表[5]。

量子力学是现代科学的主要支柱之一，其创始人之一、哥本哈根学派的尊师——玻尔提出了著名的并协原理，但按西方科举观念对此难以做出确切的表述，他在访问中国时惊奇地发现了阴阳学说和太极图，认为阴阳之间的对立统一关系是对并协原理的最好说明。玻尔由此深受震惊，作为现代科学最新观念的并协原理竟然在中国古代文明中早有它的先河。他指出，中国圣贤用阴和阳来表示对立面的互补性，并且把它们之间的相互作用看成是所有自然现象和人类情况的本质。中国古今伟大思想家的真知灼见令人倾倒，并协观念在东方是一种自然的思想方法，它是如此之重要，以至于每个小学生都应当学习它。由于玻尔的科学成就，丹麦王国封他为爵士，他在亲自为其家族设计族徽时，把中国的太极图作为图案的核心，象征"互补"（图2-4-1）。

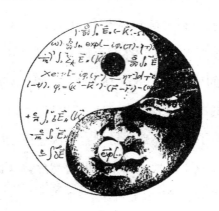

图2-4-1 玻尔设计的家族族徽

宇宙学和天体物理学是现代科学的另一前沿，目前从量子理论探讨宇宙创生问题，对于宇宙起源的回答，越来越接近中国道家的思想。英国剑桥大学霍金教授提出的宇宙自足理论，根据量子论证明宇宙是从"无"创生出来的，并且给出了第一个宇宙创生于"无"的数值解。"有生于无""道生一，一生二，二生三，三生万物"，中国古老的创世哲理，正在接受现代物理学的严密的定量研究，以准确地规定出它们的含义。

美国物理学家惠勒于1981年来中国讲学，介绍他所倡导的"质朴性原理"，该原理指出，物理世界是从几乎一无所有达到几乎所有一切。他发现，这一观点竟在中国古代思想中早有它的前驱。他在观赏舞剧《凤鸣岐山》时，看到姜子牙的旗帜上写着"无"字，兴奋极了，这是对他的思想的极好表达。他说，他早就为中国的文明所倾倒，这次亲自体验到了。

耗散结构理论是现代物理学的最新成就，其创始人比利时物理学家普利高津因此荣获 1977 年度诺贝尔奖。他在总结其科学成就时指出，当代科学正经历着一场革命，注意的焦点正从"实体"转移到"关系""信息""时间"上来。传统的科学观念是"现实世界简单性"，它甚至成为生命科学的信条，只要懂得了大分子、核酸、蛋白质，就可以理解生命。而当前科学正处于结束"现实世界简单性"信念的转变中，要求从各个单元的相互作用中去认识整体，而这正是中国人的传统思想。他说：

"中国传统的学术思想是着重于研究整体性和自发性，研究协调与协同。现代科学的发展，更符合中国的哲学思想。"

"我们正站在一个新的综合、新的自然观念的起点上。也许我们最终有可能把强调定量描述的西方传统和着眼于自发自组织世界描述的中国传统结合起来。"[6]

没有必要列举更多事实，这些著名科学家们的见解已经说明了问题。现代科学正在发生着一场深刻革命，有人把它称为从"分析时代"向"系统时代"的转变。对于这一点，苏联哲学博士、全苏系统研究所高级研究员萨多夫斯基的观点很有代表性，他说：

"现在已经有充分的根据可以说：现代科学和技术所完成的转变，即把自己的客体当作是一种系统来进行分析，实质上意味着科学知识和我们对世界的理解的重大变革……系统方式是 20 世纪下半叶科学和技术的基本特点之一。"[7]

"分析方式"是与西方科学传统相一致的，"系统方式"是与东方科学传统相一致的，科学从"分析时代"向"系统时代"的转变，是科学家们的兴趣移向东方的根本原因。毫无疑问，这种转变将深刻地影响到医学。

## 三、真理需要重新刻勒

科学家们的兴趣东移，重新认识光辉灿烂的东方文化，也重新发现了由东方文化所孕育的绚丽宝珠——中医学。

李约瑟指出：

"中国人以他们的特殊天才发展起了中国的医学，这种发展所循的道路和欧洲的迥然不同，其差别之大可能超过了任何其他领域。"[8]

美国宾夕法尼亚大学中国文化和科学史教授席文博士指出：简单地把一种文明与另一种文明相比较，与其说给人以启示，不如说反而模糊了人们的视线[9]。

通盘了解各种不同的科学传统，改变被单一传统所禁锢的价值观念，站到新的高度，会重新发现被历史遗忘的真理。

著名科学家爱因斯坦曾讲：

"真理必须一次又一次地为强有力的性格的人重新刻勒，而且总是使之适应于雕塑家为之工作的那个时表的需要；如果这种真理不总是不断地重新创造出来，它就会完全被我们遗忘掉。"[10]

历史的时刻表，是个极重要的因素。恩格斯说，我们只能在我们时代的条件下进行认识，这种条件达到什么程度，我们便认识到什么程度。科学的划时代转变，改变了科学家们的兴趣中心，也改变着价值标准，从而也改变着我们的认识。在"分析时代"，中医学的理论、方法，与分析、还原的价值标准确是格格不入的，因而不被理解甚至宣布为"不科学"，可以说是非常自然的。当进入"系统时代"后，换一个角度和标准来看，中医学过去被否定的那些内容，却恰恰包含着极其深刻的科学真理。首先明确指出这一点的，又是"非医学"的科学家。

1980 年钱学森指出：

"西医起源和发展于科学技术的'分析时代'，也就是为了深入研究事物，把事物分解为其组成部分，一个一个认识，这有好处，便于认识。但也有坏处，把本来整体的东西分割了，西医的毛病也就在于此。然而这一缺点早在一百年前，恩格斯就指出了，到大约二十年前终于被广大科技界所认识到，要恢复'系统观'，有人称为'系统时代'。人体科学一定要有系统观，而这就是中医的观点。"[11]

中国社会科学院研究员陈步在评价美国生理学家坎农的名著《躯体的智慧》

时指出，坎农的稳态学说与中医学更加接近，应重新认识中医：

"第一，它是古医学，广泛使用古思维，而且和医学、哲学密切结合；第二，它是'新'医学，它的方法论在中国虽然很古，但在外国很新，新到尚未被人们广泛接受的地步，所以，它的科学性有待于进一步鉴定。"[12]

华国凡、金观涛在《中医：科学史上的一个奇迹》一文中称：

"经验的自然科学由于自身的局限性，在近代相继被实验科学淘汰了。唯有我们的祖国医学，不但把一个完整的理论体系保留到今天，而且还处处爆发出夺目的为光彩。这是科学史上的一个奇迹。"[13]

20世纪70年代以来，现代科学的划时代转变开始在医学领域反映出来，上述"非医学"的科学家们的见解，也开始在医学家特别是西医学专家们中产生出来。一个有历史意义的转变，是关于医学模式的讨论，以及由此带来的一系列新认识。

美国医学教授、理论医学家恩格尔首先提出了由"生物医学"转向"生物－心理－社会医学"的问题。生物医学是近代以来西方医学的发展模式，它以分析、还原为方法论基础，认为疾病完全可以用偏离正常值的生物学变量来说明，它没有给社会、心理方面的因素留下余地。但现代社会的疾病谱和死亡谱已与近代有了重大差别，在病因和死因谱中，心理和社会因素差不多占三分之二的比重，需要发展新型的"生物－心理－社会医学"，而这种新医学是以系统论作为方法论基础的。

生物医学依靠基础实验研究，目前已发展到分子甚至亚分子水平。但许多实验医学家发现，在分子水平的一系列重大成就面前仍感失望，分解得越细、了解得越多，反而懂得更少了，失去了全貌，对生命的理解仍很渺茫。匈牙利著名生物物理、生物化学家圣·乔其在《电子生物学与癌》一书中警告说：

"我们的基础知识有很大的空白，我们的整个生命观可能是有缺陷的。我们过去可能是'网外捕鱼'，生物大分子在生命之剧中，更像是舞台而不是演员。"

医学家们深切地感受到，需要一种从还原研究中"回过头来"的思考。

进入20世纪80年代，中国的医学界开展了医学模式问题的讨论。富有趣味的是，凡对医学的宏观发展有研究的学者，无不推崇中医学本来就是一种"生物－心理－社会医学"，发掘和发展中医学，是在中国实现医学模式转变的巨大优势。最有代表性的，是北京医科大学（现北京大学医学部）彭瑞骢等学者的观点：

"中医学在它的原始模型中包含生物－心理－社会医学模型的种种特点，使它在医学模型的转变过程中，必然发挥其桥梁作用。"[14]

医学界对中医学的重新发现和重新认识，国外甚至比国内走得还快。20 世纪 70 年代以来世界上出现的"针灸热""中药热""中医热"，酿成一股使中医国际化、全球化的潮流，迫使一切有战略头脑的医学家不得不作更深远的考虑。

问题在于，在现代条件下，中医学的价值和前景究竟应当怎样估价？这是需要眼力和天才般的头脑才能回答的。中医学的许多内容，现有的科学理论和手段还难以阐明，有待于未来的科学来开发，因此，这些内容的底蕴是什么，它会给科学带来什么？这些，只有在对中医学进行"重新刻勒"之后，才可能昭示于我们。钱学森教授在给我的一封信中讲：

"中医理论包含了许多系统论的思想，而这是西医的严重缺点。所以中医现代化是医学发展的正道，而且最终会引起科学技术体系的改造——科学革命。"

这一观点所达到的高度，可能超出了一般的接受和理解能力，让实践和历史来做结论吧。然而，有一点已经十分清楚，中医学，特别是它的现代化，在医学和科学的未来发展中，将发挥大于人们已经所承认的作用。

## 参考文献

[1] 国外医学·中医中药分册 [J]，1980（4）.

[2] 戈德史密斯，等. 科学的科学 [M]. 北京：科学出版社，1986：149，164.

[3] 莱布尼茨. 中国哲学史研究 [J]，1982（2）.

[4] 董光璧. 自然辩证法通讯 [M]，1985（3）.

[5] 肖景霖. 百科知识 [M]，1985（2）.

[6] 湛垦华，等. 普利高津与耗散结构理论 [M]. 西安：陕西科学技术出版社，1982：Ⅵ.

[7] 萨多夫斯基. 一般系统论原理 [M]. 北京：人民出版社，1984：13.

［8］李约瑟．科学与哲学［J］，1982（1）．

［9］席文．科学与哲学［M］，1984（1）．

［10］爱因斯坦文集（1）［M］．北京：商务印书馆，1984：84.

［11］吕炳奎．上海中医药杂志［J］，1981（4）：1.

［12］陈步．自然辩证法通讯［J］，1982（4）．

［13］华国凡，等．自然辩证法通讯［J］，1979（2）．

［14］常青．医学与哲学［J］，1982，3（11）：20.

【原载于山东中医学院学报，1987，11（1）：18－23】

# 国外兴起"中医热"   科学界主张发展中医

近十多年来，在世界范围内，医学界和科学界越来越认识到中医的可靠疗效和科学价值，出现了日益广泛的"中医热"，主张中国发展中医，并使中医国际化。

一

20 世纪 70 年代以来，已有一百多个国家和地区开展了中医、针灸的研究和临床应用，用十几种文字出版中医、针灸杂志六十余种，有二十多个国家成立了中医、针灸的教学、科研机构，有三十多个国家派留学生来我国学习中医，在我国接受的自然科学各学科的留学生中，学习中医的人数占第一位。我国已举办八十多个国际针灸班，为一百多个国家和地区培训了近千名针灸专门人才。据统计平均每年约有两千名专业医务人员来我国考察学习中医。

日本研究中医的历史很久，发展了"汉方医学"。日本已有汉医和针灸机构百余个，从事汉医工作的 1.5 万人；有二十所大学设立了汉医研究组织，有针灸专科学校三十多所，成立了明治针灸大学和一所短期针灸大学，针灸、按摩医师已达十八九万。中医、中药、针灸、气功等专业学会三十多个，杂志几十种。有 40% 的医师在平时处方中运用中药及其制剂。1983 年，日本召开"汉医学的进展"国际讨论会，到会 1600 多人，由前首相铃木善幸担任顾问，皇室成员、厚生省大臣、大藏省大臣等政府要员和医学界权威均出席，表明了大力发展汉医和加强中医理论研究的新战略。日本已把研究和发展中医纳入国家计划，每年拨出巨款，仅一所针灸大学，建筑基金达 23 亿日元。日本汉方医学家们雄心勃勃，大冢敬节临终时嘱咐鼓励他的学生说："今后十年你们向中国学习中医，十年之后，一定要中国向日本学习中医。"

韩国的卫生部分设东医部、西医部；有东医大学，培养出了第一代东医博士研究生；中医院（所）2700 多处，中药店 3500 处。马来西亚办了 5 所中医学院和 1 所中药学院，全国有中药店 2000 多家。新加坡也办了中医学院和中医研究院，全国有中药店 700 余家。菲律宾办了中医研究所、中医研究社，建立了华佗中医药治疗中心，仅首都马尼拉就有中药店 20 余家，常用饮片不下 500 余种。

中美建交后，中医传入美国并迅速推广，至今已成立 40 多个中医、针灸会或基金会，规模较大的中医学院已有 15 家，有 26 个医疗中心从事针灸研究和治疗，有一万多人从事针灸医疗工作，创办近十种中医、针灸杂志，设立了中医教育委员会和中药研究中心。

德国成立了国际中医学会，附设中医门诊部、讲堂、图书馆，有五千人从事中医和针灸的学习、医疗、研究，出版了中医杂志。法国建立了中医学院，成立十几个针灸组织，出版五种针灸刊物。英国也办起了中医学院、针灸学院，组织了英国针灸学会。其他如俄罗斯、加拿大、捷克、波兰等国家，也都开展了中医和针灸的研究、医疗。

各国十分重视对中医原理的研究，采用先进的科学技术手段，投入大量的资金，在许多方面正出现要超越我国研究水平的发展趋势。例如，日本已经从对单味药的研究发展到复方的原理研究；法国用放射性同位素锝研究经络现象的成果有较高水平；日本抓住由我国提出的活血化瘀研究课题，投入三亿五千多万日元的巨资进行研究。日本试图集中力量，汇合东西医学以"日本化"，创立"第三医学"。各国都争先恐后地吸收和应用中医和针灸的新成就，有人把这种形势概括为"生长在中国，开花在韩国，结果在日本，收获在美国"。此话未必妥当，但确实，国外兴起的"中医热"已构成对我国中医工作的严峻挑战。中医国际化已是定势，问题只在于，我们是向外国直接提供祖先留下的遗产，还是出口经我们重新研究过的新成果。

二

国外的"中医热"是在西方医学"一统天下"的背景中，冲破各国政府现行法令的种种束缚而出现的，原因是多方面的，但主要的是以下两条。

第一，医学发展的需要。西方医学的现代实践遇到新的矛盾，一是对现代疾病谱适应不全，功能性、慢性、老年性疾病，各种文明病，发病率日增但无理想疗法；二是西药毒副作用大，产生药害（近年美国废除药品 300 多种，日本废除 100 多种，我国废除 100 多种），人们追求"无伤害治疗"；三是造成上述困难的重要原因是西医学在认识论和方法论上的局限性。而中医学的理论、方法、疗效，能恰到好处地解决这些矛盾。包括对于目前世界上谈虎色变的艾滋病的防治，许多人把希望都寄托在中医药方面，美国、法国等国家已开始了此项研究，取得初步成果。

第二，现代科学的支持。中医学把握的人的健康和疾病的深层规律，正成为现代医学新的研究目标，同时也成为现代科学的研究课题。中医学的许多基本理论，包括孕育了它的中国科学传统，正与现代科学的许多前沿领域重合，中医的许多古老课题被重新提到现代日程上。下面列举几个比较突出的例子。

阴阳学说是中医学的主要理论之一，"阴阳自和"论和"阴平阳秘"论表达了人体自组织和有序稳定的原理。获 1977 年度诺贝尔奖的耗散结构论，从热力学角度证明了人体系统的自组织和有序稳定机制，其创始人普利高津认为，强调定量的西方科学正在同强调自发自组织的东方传统结合起来。作为现代科学主要标志之一的量子力学，发现微观粒子具有波粒二象性和测不准关系，其创始人之一玻尔提出并协原理，他见到中国的太极图如获至宝，认为太极图是对他的并协原理的最好表达，他因此成就荣获爵位，由他亲自设计的族徽把太极图放在核心，以标志他的最高科学成就"并协"。

医易相通，周易的理论和方法贯串于中医学。西医学是在古希腊"原子论"的影响下，从各种"粒子"（器官、组织、细胞、分子）入手认识疾病；而中医学是在"易"的影响下，从各种"关系"（阴阳、五行、正邪、寒热、虚实）入手认识疾病。"易"以"--"和"—"两个简单符号，通过不同的组合关系表达了变化万千的世界。作为计算机软件工具的二进制数学，也只有 0 和 1 两个符号，二进制数学创始人之一莱布尼茨早就发现，周易的六十四卦与二进制对应十分吻合，他因此而感慨希望加入中国国籍。作为现代科学之骄子的分子生物学，证明亿万种生物之间的差别，不过仅仅由 4 种核苷酸通过排列组合形成遗传密码，载于 DNA 分子上，而全部遗传密码只有 64 个，如果以周易的四象（少阳、太阳、少阴、太阴）分别代表四种核苷酸，则六十四卦能好地表达整个遗传密码表。现代系统科学的研究证实，周易是一种朴素的系统论原理，中医学是一种系统论雏形，因而与系统科学不谋而合。

道家的"道生一，一生二，二生三，三生万物"的创世哲理，和气学理论关于形气转化的原理，深深渗透于中医理论中。作为现代科学前沿的宇宙学，关于宇宙创生的许多最新理论都与道家和气学理论相通。英国剑桥大学霍金等人的"宇宙自足"理论，给出了宇宙创生于"无"的数值解；美国的惠勒提出的"质朴性原理"，认为物理世界是从几乎一无所有达到了几乎所有一切；大爆炸宇宙论则具体说明了，宇宙怎样从一个奇点开始，膨胀、演化到今天的状态。正在兴起的人体科学，把"气"作为突出课题，认为中医理论、气功、特异功能是解开人体之谜的一把钥匙。

总之，这些情况说明，中医学不仅可以解决当代医学面临的一些矛盾，而且包含着现代科学的一些前沿课题，因而，被医学和科学同时提到了现代日程，这是近十年来才显示出来的发展趋势，如果对这一形势认识不足，有可能造成被动和失误。

## 三

近十多年来，因内外许多著名科学家一再强调，要充分认识中医的价值，重视中医，发展中医，他们站在科学技术全局提出的一些战略性观点，许多是振聋发聩的。

联邦德国慕尼黑大学东亚问题研究所所长波克特于 1980 年前后连续发表文章和演讲指出，中医学不同于西方医学，是一种内容最丰富、最有条理、最有效的医学，到目前为止，只有很小一部分潜力被挖掘出来，19 世纪以来对中医的轻视和摧残，使它以令人惊异的速度从内部腐蚀下来，出现遍及全中国的中、西医之间的令人十分痛心的不平衡，使毛泽东所说的"中国医药学是一个伟大的宝库"成为空谈。中国的学者和科研人员应该觉醒，做出决定性努力，按照中医学的本来面貌，把它提高到世界医学水平。

英国著名科学史专家李约瑟博士指出，中医药是非常精炼的、水平极高的医学。中医学的思想在许多方面都比基督教徒的世界观更和现代科学合拍，西方医学决定性地超过中国医学只是在公元1900年前不久。权威的《英国医学杂志》呼吁："如果不对中医加以研究将是非常可惜的。"

美国宾夕法尼亚大学中国文化和科学史教授席文博士指出，大约在公元1850年前，在医学上中国与欧洲也难分轩轾。近代以来中国传统医学的悲剧是把西方文明作为唯一正确标准的误解所导致的，中国在近代以前很少受西方影响，为什么他的知识分子却会接受这种偏见？美国的《美洲中医杂态》指出：被众人所注目的针灸，只不过是"中国医学冰山的一个顶峰"；其主编高逢田撰文说："应使土生土长的中国医学变成真正的世界医学。"

日本有人提出，"中医学的经络问题可能包括若干个诺贝尔奖级的新问题"（注：全世界十几个国家的几百名学者研究了近30年，迄今没有解开经络之谜）。日本的西医权威学者士武见太朗称："医学的发展是中医。"

联合国的世界卫生组织几年前已正式宣布，针灸对43种疾病有可靠疗效。世界卫生组织十分重视传统医学特别是中医学的发展，在西太平洋地区设立的6个传统医学研究中心都设在中国（北京3个，上海2个，南京1个）。

我国国家科协主席、著名科学家钱学森，1980年以来多次强调："为什么在中国长达两千年的实践中的气功、中医、特异功能，却断断续续，得而复失，道路那样曲折？是什么缘故？是人们的偏见吗？是的，偏见令我们失去真理，我们警惕啊！""人体科学一定要有系统观，而这就是中医的观点。""中医现代化是医学发展的道路"，"说透了，医学的前途在于中医现代化，而不在什么其他途径"，"中医现代化是医学发展的正道，而且最终会引起科学技术体系的改造——科学革命"，"这是人类历史上的再一次的出现跟文艺复兴一样的大事"。

国家科学技术委员会的负责同志最近提出："中医事业是关系国计民生的大

事，绝不能再重复五十年代对中医的政策，中医再不能萎缩了，再继续萎缩下去，恐怕要全盘输了。现在欧洲、日本都在研究。它可以给人类科研开辟一个新的领域。要从系统科学的研究上找答案，用综合高技术，站得高了，成果也大。"

国家科学基金会负责同志指出，我国得诺贝尔奖最有希望的是中医。

著名美籍华裔科学家杨振宁认为，中国搞中医上得快，是能得到诺贝尔奖的项目，不要只盯着高能加速器。

【1988 年 1 月 12 日，在山东省振兴中医大会的书面发言，载于《山东省振兴中医大会文件汇编》，52 – 55】

# 中医 2000 年展望

世界正在兴起的新的技术革命，对我们既是机会，也是挑战。全国各行各业都在为迎接新技术革命研究并采取对策，中医怎么办？最近，全国中医学界的几十位学者、专家就这个问题进行了讨论，分别从总体发展、基础理论、临床（各科）、针灸、中药、民族医药、人才和教育、多学科研究等方面，分析了现状、前景、主攻方向、战略重点、面临的问题及长远的和近期的对策。他们认为，中华要振兴，中医也要振兴，要自立自强，开创新局面，迎头赶上新技术革命的浪潮，为人类健康做出新贡献。

中医有巨大优势。许多学者指出，20 世纪 60 年代以来，世界医学出现了新的发展趋势。首先，理论思想发生变化，提出由"生物医学"向"生物－心理－社会医学"转变，出现了气象医学、时间医学、身心医学、整体医学、社会医学等新学科，开展了系统论、控制论、信息论在医学中的应用研究。而在这些方面，中医学恰有十分丰富的内容，如形神、脏腑、经络、五运六气、子午流注以及阴阳、五行等学说，中医学许多传统理论的内容，纷纷成为现代医学重视的新课题。其次，在治疗学上，为避免"技术至上主义"和药物的毒副作用带来的不良后果，现代医学正寻求"无伤害"治疗，向天然药物和非药物性治疗方向发展，而这正是中医的特色。中国是"植物药王国"，中药资源丰富，有传统的炮制工艺，有科学的组方配伍理论，更有针灸、推拿、按摩、气功、正骨等非药物疗法，国外出现的"针灸热""中药热"，表明了中医这方面优势的巨大潜力。再者，在方法上，世界医学正从"还原论"向"系统论"过渡，而中医学的观点和方法，正是一种系统论雏形。正如钱学森教授言："人体科学一定要有系统观，而这就是中医的观点。"总之，要从科学技术全局和世界医学全局来看中医的未来，充分认识中医的优势，树立中医须振兴、中医必振兴的信心和决心。

战略目标和战役任务。许多学者认为，不仅要看2000年，要看得更远些。中医的根本目标是现代化。中医现代化不是西医化，也不是中西医结合，而是中医沿着独立发展的道路，提高到现代科学的水平。其确切含义有待进一步阐明，但基本要求应包括：与现代科学技术相结合，理论水平和技术手段达到现代水准，迎头赶上"第三次浪潮"。这是一个过程，至少要经历三个发展阶段：第一步是准备，完成传统医学的整理发掘，探索性地开展一些现代化研究；第二步是初步现代化，即运用现代科学技术全面地阐发中医传统理论的实质和各方面内容；第三步是全面现代化，在已有学说的基础上，开拓新的研究领域，发现新规律，建立新学说，形成新的理论体系，使对人体和疾病的认识和控制，无论在广度和深度上，还是在精确和严格程度上，都达到与现代科学相一致的水平。到2000年，可望实现第一步，向第二步过渡；第三步的完成可能要半个世纪甚至更长的时间。当前，应着重组织好第一步的战役任务。

正确处理继承与发展的关系。许多学者强调，中华人民共和国成立以来，可以说中医事业上有过两次失误。一次是20世纪50年代，要把中医作为"封建主义的封建医"予以批判和消灭。毛泽东同志尖锐指出："全国各行各业都解放了，唯有中医还没有解放。"批评了上述错误倾向，制定了党的中医政策。第二次是十年动乱，把中医局限于"中西医结合"框子之内，简化为"一把草药一根针"，阻碍了中医的发展。党的十一届三中全会后，重申了党的中医政策，确定了三支力量长期并存、共同发展的方针，为中医独立发展开辟了道路。今天，我们须注意避免在新的历史条件下发生新的失误，其潜在的危险性，主要在继承与发展的关系上。如果不首先强调搞好发掘和整理，大大提高中医队伍对传统医学掌握的水平，发展就没有基础；如果在强调首先搞好继承的时候，忽视对现代科学技术（包括现代医学）的掌握，不在人才、知识、经验等方面为将来的长远发展做必要准备，到 20 世纪末、21 世纪初，中医在学术上可能会因缺乏活力而陷入新的困难，与科学技术的发展拉开新的距离。因此，必须按照辩证的观点认识和处理继承与发展的关系，坚持继承是手段，发展是目的，把目前紧迫的继承任务放到整个战略部署之中，作为第一战役来组织，把眼前任务与长远目标统一起来。在这个问题上存在一些不同认识，认识不统一的实质，是思想解放不够，在学术思想上，还应进一步"松绑"。

提高疗效。中医作为三支力量之一，面临着竞争的客观局势，能否"长期并存"，独立发展，首先取决于疗效。许多学者提出，提高特效的途径在于发扬优势，突出特色。西医没有而中医有的，要抢先发展；西医中医都有而中医疗效好的，要加强发展；西医中医都有而疗效近似的，力争发展；西医有而中医无的，可以避开。目前，应狠攻常见病、多发病、急症、难症。内科应进一步分化，培养多种专家，进一步在急性感染病、心血管病、脑血管病、肿瘤、消化道病、自体免疫性疾病、呼吸系统疾病、老年病等方面，找出更加可靠稳定的治疗方法。各小科是短线，急需加强，是发扬优势的主阵地之一，外科、骨科、儿科、妇科、针灸、推拿、按摩、康复等，都要把传统的有效疗法充分地发挥出来。中药是保证疗效的重要基础，要合理开发，保护资源，大力发展道地药材。要坚持以中医药理论为指导，充分运用现代科学（包括现代医学）的知识和手段，加快中药研究的速度，特别注意复方、古方研究，揭示机理，改革剂型，向剂量小、浓度高、见效快方向努力，适应现代生活需要，取得国际市场优势。进一步改进诊断、治疗手段，要在客观化、规范化上取得突破性进展。

发展学术。许多学者强调，从根本上来说，疗效的提高，取决于学术的发展；中医能否"长期并存"，独立发展，决定因素不在外援，而在中医自身学术能否发展；振兴中医，关键是发展学术。从目前的自然状态看，中医的未来有三种可能：一是事业、学术双发展，较难；二是事业、学术双衰落（或停滞），可能性不太大；三是事业发展、学术停滞，可能性最大，如果出现这种状况，是治标未治本。我们应避免第三种可能，争取实现第一种可能。关键是要提高两个水平，一是传统学术的水平，要完整地、系统地、准确地掌握，使中医队伍的传统医学素质达到历史最好水平，这是立学之本，没有这个水平，就不是中医的水平，可能是其他的什么水平。二是现代科学技术水平，要根据发掘和发展中医的需要，掌握多学科的知识和手段，有机地结合中医的研究，独立地进行现代研究，推动开拓和创新。没有这个水平，中医的许多宝藏可能被新的医学学说"挖走"，如子午流注被吸收到时间医学中、五运六气被归纳到气象医学中，中医所有科学的内容，可能被一点一滴地逐步吸收融化到新的医学科学中，就很难谈"独立"发展了。因此，必须争取和掌握发展新的医学学说的主动权，这就应提高两个水平，并把两者有机地统一起来。当前，应首先强调和加强继承性研究，切实搞好古典文献和名老中医经验的整理，进一步发展临床研究。同时，要充分认识基础实验研究的战略意义，加强规划和组织，逐步扩大。

建设队伍。许多学者指出，现有中医队伍无论在量上还是在质上，都不太适应中医未来发展的需要，后继乏人、乏术的问题仍未从根本上解决，关键是乏有术之人。知识、人才是全部战略的重点。到 2000 年，中医队伍的人数可望增加 1～2 倍，但关键是提高素质。一要提高整个队伍的平均水平，二要出一大批新的名中医，三要出具有划时代水平的现代张仲景、现代李时珍那样的大家。第一条是基础，后两条是水平和时代的标志。当前，应从两方面入手。第一，现有队伍的培养提高。关键是在职教育，知识更新。要加强专业分化，培养各类专家；根据专业、基础、发展方向等不同情况，提出不同要求，达到不同水平；大力发展进修、电大、函授等教育形式，为在职学习创造条件；要请进一批多学科人才，补充中医队伍群体结构上的空白点；特别注意发现和培养开拓型、创造型人才。第二，发展和改革中医教育。现在校和今后进校的学生，20世纪末、21 世纪初将成为中医队伍的中坚，其素质如何，直接影响和决定着2000 年中医的状况，因此，必须按面向现代化、面向未来、面向世界的要求改革中医教育。在规格上，应按研究生、本科、大专、中专等水平拉开档次，发展合理的梯队。在专业上，应打破单一模式，加以分化，建立立体结构。一方面，按内、外、妇、儿、针、推、药等医学学科分设专业，"大内科"要分解，各小科要填补空白。另一方面，按临床中医、经典中医、现代中医分开专业；

大头是临床中医，可按县、市级中医院临床需要为基准考虑培养目标和课程；经典中医是继承性研究的专门人才，是中医独立发展的"种子"，应有深厚坚实的经典理论和丰富的"纯中医"临床经验；现代中医是现代化研究的专门人才，是未来发展的开拓者，应具备系统坚实的中医知识，掌握较多的现代科学的知识和手段。

要走在前面。中医不仅面对三支力量的竞争，而且面对国际上的挑战。日本、美国、韩国、德国等越来越多的国家出现"中医热"，他们拥有较强大的现代化手段和经济实力，他们利用自己优势正从研究中药向研究中医理论和方法发展，甚至有的扬言，十年后要向他们学习中医。要认清中医在世界医学中的地位和作用，注意国外研究和竞争的动态，增强紧迫感。应在十二届三中全会精神指引下，进一步解放思想，以改革的精神解决面临的问题，以轻快的步伐赶上科学和医学发展的整个潮流，在中医的研究和发展上，真正走在世界的前面。

【原载于山东中医学院学报，1985，9（2）：13－15】

# 中医新名词术语发展趋势

## ——《中医新知识辞典》编后记

　　最近，我们约请国内 40 多位专家、学者，对 1840 年以来，特别是 1919 年以来，中医药研究和发展中形成、吸收、应用的新名词术语进行了普查、筛选、审定，选其中知识性强的词汇近 2000 条做了解释，编成一部《中医新知识辞典》，将由中国医药科技出版社出版。这项工作是对中医药在中国近、现代历史上的发展中所取得的理论和技术成果进行的一次再研究，是对中医新概念进行整理和规范的一次尝试。医学和其他科学一样，在理论和技术上具有新内容的进展，都要以新的名词术语进行概括和表达，进而以这些新名词术语为细胞建立起新的学说和学术体系。对中医药新名词术语的研究，是对这一时期中医药学术成就的"细胞水平"的分析，从中不仅可以发现新名词术语发展的规律，而且可以了解中医药学术发展的特点和趋势，而实际上这两者是完全一致的。这次研究所考察到的事实证明，中医药新名词术语的发展有着鲜明的特点和规律性，正确地加以认识和总结，有助于更加自觉地推进中医药学术的发展。

## 一、时代变迁铭刻出时代特色

　　从 1840 年到 1990 年这一个半世纪，相对于几千年中国文明史和中医发展史来说是短暂的，但它却经历了中国的近代和现代两个历史时代，发生了从封建社会到半封建半殖民地社会、又到社会主义社会两次划时代的社会变革，使中医学术发展所处的政治、经济、科学、技术、思想、文化等客观环境发生了天翻地覆的变化，为中医学的新发展提供了全新的时代条件。这些条件对中医学的推动和渗透，中医学对这些条件的吸收和运用，其效应都在新名词术语的内容和形式上表现出来，形成鲜明的时代特点。

百多年来由于新旧社会对发展中医的方针政策多次变化，中医学的发展走着曲折的道路，这在新名词术语发生和发展的统计学特征上留下深深的历史烙印，在速度上前慢后快，在数量上前少后多，在总体上呈现为"四波一峰"特征。"四波"是这150年可明显地区分为4个发展阶段。1840年至1929年可视为第一阶段，以中西汇通派为代表，开始了发展新学术、创造新名词术语的探索，但数量不多；1929年至1949年，由于国民政府实行以"废止旧医案"为代表的歧视中医政策，中医学术和新名词术语的发展走向低谷；20世纪50至60年代，国家提出中医政策和中西医结合方针，中医学术和新名词术语的发展一步步回升，数量明显增多；20世纪70到80年代，国家做出振兴中医的决策，中医走上中医现代化和中医多学科研究的道路，中医学术和新名词术语高速发展，这时期新创和形成的新名词术语，占普查所得新名词术语的60%以上，成为"四波"当中陡直上升的"高峰"。

西医东渐，中西医的并存、争鸣、相互渗透，中西汇通的尝试，中西医结合研究的深入，成为中医学术和新名词术语发展的又一时代特征。西医学术的存在为中医学提供了前所未有的"他山之石"，运用西医的知识和方法来研究和解决中医学的问题，成为形成新名词术语的一条重要渠道。例如，运用西医学的解剖学、组织学、生理学、病理学、药理学等知识研究中医学，衍生出一系列新概念，它在形式上带有西医术语的特征，但在内容上表达的是中医学的知识。同时，用中医学的知识和方法研究和解决西医的问题，也衍生出一系列新概念。

直接吸收和应用科学技术知识和方法研究和解决中医学的问题，是形成新名词术语的更宽广的途径，使中医药新名词术语具有更鲜明的时代特征。近代科学的物理学、化学、生物学，现代科学的分子生物学、系统科学、人体科学、电子计算机等，都有了不同程度的应用，衍生出大量的新概念。仅物理学的力、声、光、电、磁、热知识的应用，形成的新词汇就数以百计。移植新兴技术研制的新型诊疗仪器、新剂型、新成药及相应的技术术语，数量更加庞大。

从哲学、象数学、方法学、心理学、伦理学等角度开展的多学科研究，使整个中医学术的各个层面都出现新名词术语增生的趋势，显示出中医学术正走向全面复兴的动向，使中医药新名词术语的形成和发展呈现为多方面、多层次相统一的立体状态，这成为新名词术语的又一时代特征。这种多学科研究多头并进，涉及范围广，虽然各科研究之间发展不平衡，但所形成的新词汇的总量是庞大的，并主要集中在最近20年，单位时间发生率高，这在历史上是罕见的。

## 二、继承中移植揭开创新之路

这项新名词术语的研究涉及中医药学术的各个方面，包括基础理论、临床各科、针灸推拿、中药方剂、中西医结合、医疗技术等，各个领域新名词术语的具体情况不尽相同，但有着共同的基本特征，即在内容和形式上具有不同于传统的名词术语的性质和特征，不同程度地带有创新的意义。大体来说，可以分为三大类：

**1. 由经典词汇分化、转化、衍化而发展出来的新词汇**

这类词汇所表达的学术内容在本质上仍是传统的，但在认识水平、理论水平、实践水平上都有了现代的新发展，标志着传统学术在内容上的分化、在认识上的深化、在理论上的提高。例如，由"中医学"分化出的"中医病理学""中医诊断学""中医防治学""中医养生学""中医护理学""中医文献学"以及"经典中医学""现代中医学""唯象中医学""时间中医学"；由"中药学"分化出的"中药药材学""中药鉴定学""中药药理学""中药药剂学""中药制剂学"；由"不孕"分化出的"男性不育""女性不孕""肾虚不孕""肝郁不孕""痰湿不孕""血瘀不孕"；由"推拿"衍化出的"推拿学""小儿推拿""正骨推拿""运动推拿""保健推拿""指压推拿""经穴推拿""内功推拿""推拿麻醉""推拿原理"等。这类词汇在所考察的新名词术语中，占1/3

左右。

**2. 运用现代科学（包括西医学）的知识和方法，研究和发展中医传统学术而形成的新词汇**

这类词汇可以说是新的科学知识与传统的中医学术相交叉的产物，它在语言形式上大都包含了新的科学词汇的成分，而在内容上是对传统中医学术的挖掘、阐发、延伸、提高。例如，在脏腑实质研究中提出的"功能轴""功能子系统"；在经络实质研究中提出的"循经感传""循经发声""循经发光""循经低阻抗"以及"良导络""低阻抗""类传导""二重反射"等二十多种假说；在辨证论治研究中提出的"证实质""证模型""证型分类""证型规范化""辨证与辨病相结合"；在脉诊研究中出现的"脉象描记""脉象模拟""脉象机理""脉图""脉图曲线""脉图分析"；在基础研究、临床研究、中药方剂研究中，采用的新的研究方法、诊治方法以及中药方剂研究取得的新成果形成的新名词术语达到数百项。这类词汇在所考察的新名词术语中，占 1/3 还要多。

**3. 将现代技术手段应用于临床、科研而形成的新词汇**

其中大量的是临床诊断、治疗中的新型技术术语。这类词汇是现代技术与中医学术相结合的产物，它在构词形式上大都直接体现现代技术的成分，而在内容上既包含现代技术的技术原理，也包含传统的中医学术，其创新性更加鲜明。例如，在实验研究和临床研究中形成的各种新技术术语，像"经络线同位素示踪""计量辨证""舌印""舌活体显微镜观察""中药鉴定""拆方实验"；临床诊治中形成和应用的各种新型技术手段，像"辨证论治计算机""中医专家系统""电脑多功能诊疗仪""生物全息诊疗仪""脉象仪""舌色仪""超声针""光针""电针仪""电灸仪""经络经穴测定仪""自动煎药系统"；临床诊治中形成和应用的各种新型技术方法，像"中医影像诊断""中医超声诊断""中医介入放射治疗""平衡固定牵引""药物电离子穴位透入""穴位照射""腧穴磁疗法""鍉针疗法"等。这类词汇的数量差不多也占所考察新名词术语的 1/3。

从这几种类型的新名词术语的基本特征及其形成和发展的过程可以看出一

条明显的发展规律,这就是"继承、移植、创新相统一"。创新是方向和目的,所有新名词术语在内容和形式上都不同程度地具有不同于传统名词术语的性质和特征,因此才是"新"的。但它不是凭空产生的,而是植根于两方面的基础和条件。第一是继承,以继承传统学术为立足点和出发点,是所有新名词术语的共同的本质特征。无论是由经典词汇分化而成的,还是由运用新型科学技术研究而成的,都是对传统中医学术的直接延伸和发挥。第二是移植,即移植近代和现代科学技术的知识和方法,这是推动新名词术语发生发展的有力杠杆,是使植根于传统学术的名词术语具有新内容的决定性条件。这不仅表现在上述第二、三类词汇的情况下。虽然第一类由经典词汇分化出来的新词汇的形式和内容不直接包含新的科学技术成分,但只要考察这些词汇发生的实际过程和背景,就会发现大多是直接或间接地受新的科学思想、科学知识、科学方法影响而出现的。因此,可以认为,在今后相当长的一个时期,继承、移植、创新相统一仍是中医药新名词术语发生发展的基本机制。

## 三、已有成果提出的未了课题

医学的名词术语是医学研究所取得的理论的和技术的成果,一个时代所形成的名词术语,是这个时代所取得的研究成就的记录,它显示出医学研究在这个时代取得的进展,也反映着医学研究发展的趋势和动向。从 1840 年至 1992 年的这一个半世纪,在中医学发展史上具有相当特殊的意义,它已经开始并将完成一次巨大的变革,对这个时期新名词术语的考察使人深深地感受到这一点。这些新名词术语似乎在形成一个孕育中的胚胎,它充满活力,细胞在迅速分化,各方面在加速生长,但又很幼稚,细胞发育不成熟,系统发育不完善,胚胎的整体还没有真正形成,似乎离分娩还有一段距离。这些新名词术语实实在在地反映着中医学术现实的发展动向,有些情况值得注意和研究。

**1. 中医学术正势不可挡地走向现代化,但与真正的现代化尚有相当距离**

所考察的各类新名词术语之"新",其指向都集中趋于现代化,只要将词目列出来一看,就一目了然。无论是构词形式还是概念内容,都闪现出强烈的现代化的时代气息。但从总体上来分析,在现代化方向上的进步,尚未达到明确地上升到一个新台阶或完成一种转折的程度，也就是说，其现代化的发育远不成熟。其明显表现包括两方面。①新名词术语的发生量，临床各科多于基础理论，方法、技术多于学说、理论。关于中医学基础理论，特别是其核心理论的新词汇数量不多，反映出现代研究还处在"由浅入深"的前期阶段。②新名词术语分化、发育的水平不高，尚未出现能作为一种新学说的逻辑起点的核心概念，和能构成一种新学说的逻辑体系的基本概念群。中医学在《黄帝内经》之后的发展，"六经辨证""辨证论治""温病"等概念，都具有里程碑式的意义，而现有新词汇中尚未出现这类具有划界价值的词汇（也许已经形成但尚未发育到或显示出应有的价值），它可能就在前进道路的正前方。

**2. 中西医结合研究形成的专门词汇数量不多，尚未建立起独立的理论体系**

中西医结合研究的课题多，工作量大，成果丰硕，有些已产生国际影响。我们花了较大精力来考察中西医结合研究产生的新名词术语，结果发现，中西医结合研究有力地推动着中医药新名词术语的形成和发展，有些研究成果直接或间接地产生出中医药新词汇。但是，作为中西医结合流派的专门词汇，数量不多，在基础理论方面数量更少，提示中西医在理论上的融合程度极其有限。中西医结合研究的方向是统一中西医建立新医学，这种新医学应在更高的水平上形成自己的理论体系，而这样的理论体系应由自己专门的名词术语作为砖瓦来砌成，就目前考察的情况来看，这种砖瓦的数量还太少，尚不足以构成一种独立的理论体系。

**3. 实际应用的新名词术语数量庞大，真正成熟、稳定的词汇所占比重尚不高**

据考察，百余年来在中医书籍、报刊等各类文献和信息资料中出现的新名词术语数以万计，而真正比较成熟的有 2000 个左右。这些成熟的词汇，一般语言形式与概念内容相一致，含义清楚、确定、被公认，流通广泛，成为新的学术内容的稳定成分。许多新词汇不够成熟或很不成熟，有的只在文献中偶尔出现，有的流行一下又被淘汰，有的虽被较多使用但含义不确切难被公认。其中包含相当多富有生命力的新词汇，但其成熟化还要有一个发展过程。有许多新名词术语带有"边缘"的性质，很难划清"是中医的"还是"非中医的"界限，这类情况较多地出现在由中医多学科研究和中西医结合研究形成和应用的新词汇中，它是吸收外部语言营养的最活跃的增生层，这类"边缘"性新词汇的进一步分化和成熟，会发育成新意更浓的中医新词汇。

### 4. 使用中存在着混乱现象，亟须加强规范化研究

目前新名词术语使用中存在的混乱现象较多：有的轻率地创用、搬用新名词；有的不顾修辞方法和逻辑规则随便为词汇赋以新义；有的词汇的语言形式与其概念内容不一致，或其含义（或定义）不确切、不统一，使用者所要表达的意义与接受者实际领会的意义之间存在分歧，往往在此造成认识差异和学术争论（而有的是由概念不统一造成的误会）。有些流行较广的新词汇，往往语言形式与其概念内容的统一性不一致，影响使用。如"针刺麻醉"与"针刺镇痛"的含义并不相同，但有时两词被混用甚至等同。有的新词汇流行很广，但尚无确切公认的定义，在使用和理解上带有多义性、随意性，如"阴阳平衡""阴阳动态平衡"等。目前，新名词术语的规范化研究最迫切的任务是加强修辞研究，使词汇的字、词准确无误地表达该词汇所要表达的学术概念的内容；克服词不达意、词不切意等不规范现象；加强逻辑研究，给每个词汇所含的学术概念确切定义，揭示其内涵，即确切阐明每个词汇的含义，克服概念不清、概念混淆等混乱现象；加强系统研究，将各个学说、学科的新词汇群内部的母子关系、并列关系、交叉关系、正反关系等分理清楚，删重复，补缺如，形成严整的词汇体系。

### 5. 中外翻译有一定困难，特别须要注意外译的准确性

我们收入《中医新知识辞典》的新词汇都是汉英对照，在翻译过程中遇到了一些困难。一方面，有些不够成熟的新词汇的中文含义尚不确切，译为英文也难以准确。另一方面，许多新词汇在英文中没有同义对应词。有的只能音译，变成英语的"外来词"，而其词义则须另外做出解释和翻译，遇到更多是否确切的问题；有的可以（或勉强）意译，但往往一个词译成一个词组或一个句子，而其含义有时仍不确切。在这里，不仅仅是语言问题，更重要的是学术问题，即中医学术的向外传播能否准确无误？弄得不好，会因翻译上的不准确造成学术上以讹传讹的不良后果，以后某个时候需要"王清任第二"出来做翻译上的

"医林改错"。因此，新名词术语的中外翻译也应进行规范化研究，在汉语词汇规范化的基础上，逐步实现外译的规范化。

【原载于山东中医学院学报，1992，16（3）：2-6】

# 中医学术发展与中医教育改革的思考

中医学术与中医教育相互依赖，相互促进，教育是这一矛盾的主导方面。学术的发展不断为教育提供新的教学内容，提出新的人才需求，推动教育发展；而学术发展的程度也影响和制约着教育的质量和水平。教育的发展本身就推动和实现着学术的发展；更重要的是，学校培养出的人才是学术研究和发展的主力军，直接影响和决定着学术研究和发展的能力、速度和水平，学术的进步实质是人才水准的进步。教育发展对于学术发展具有先导作用，学术要振兴，教育须先行。

中华人民共和国成立以来，中医学术出现了空前的繁荣，也面临着严峻的挑战，这与人才、教育都直接地联系着。为迎接 21 世纪中医学术的大发展，需要总结成功的经验，分析面临的矛盾，认清学术发展对人才的新需求，启动通过教育改革推动学术发展的机制，制定并实施中医教育跨世纪改革与发展的战略。

**思考之一：中华人民共和国成立后，现代中医教育的兴办具有划时代意义，为中医学术发展提供了一代新型人才，有力地推动了当代中医学术的振兴**

从 1956 年创办中医学院以来，高等中医教育有了长足的发展，近 40 年培养的新型中医人才，大体分为三类：第一，本专科毕业生；第二，中西医结合人才；第三，硕士、博士研究生。

20 世纪下半叶，中医学术发展面临着新的时代条件，这一代新人能够较好地运用这些条件，有效地推动了中医学术的振兴；《建国40年中医药科技成就》一书对他们的成就做了全面总结。

**思考之二：中医学术研究要走向现代化，现有中医教育培养的继承型人才不适应这种新发展，需要造就一代具有21世纪水准的现代型人才**

十多年来，中医学术的现代化研究已经起步，"七五""八五"计划的实施取得重要进展和成果，学术研究的主攻方向，开始从继承性研究向现代化研究转化，因此，特别需要提高现代科学技术素养和现代化研究能力，需要从事现代化研究的专门人才和能够赢得科技竞争的攻关人才。

现有中医教育新培养的人才，基本上是继承型的，对于现代化研究来讲，其知识和能力难以适应，在已经开展的研究中显得力不从心，在新的发展中面临日益深刻的困难。

**1. 现代化研究能力差，基础研究薄弱**

据统计，1978—1989年科研课题获部局级以上奖励的共322项，而基础理论研究只有22项，占6.8%，另有著作20项，占6.2%[1]。从根本上讲，是由队伍和人才的素质特征对课题的选择所造成的。困难在于，能够承担基础理论现代化研究的人才太少，开展这类研究的能力不足。

**2. 缺乏攻关能力，重点课题胶着不前**

20世纪70年代以来陆续立项的一些攻关性课题，如经络实质、脏腑实质、阴阳实质、"证"实质、证型规范化等，其价值重大，但几乎都久攻不下，有的起步之后很难深入。这里不能排除客观条件的限制所造成的困难，但从根本上来讲，是科研队伍的基本素养与这些高难课题的客观需要之间存在着较大差距。

**3. 学术研究的国际应战能力虚弱**

目前中医已传及130多个国家和地区，中医的国际化已是定势。迄今的所谓"热"，主要还在于传播和医疗服务，今后将转向运用现代科学技术进行的中医学术研究。在少数国家现已起步，发展潜力甚大，许多国家具有优越的经济和科技条件，其研究的速度和水平在某些方面将赶上或超越我国。来自国际上的挑战，决定输赢的关键不在于经典学术，而在于对现代科学技术的掌握和运用，我们迄今尚未培养出能够赢得这场挑战的人才。

**4. 在多学科研究中未掌握主动权**

中医的理论与实践被国内外一些权威科学家视为诺贝尔奖级的课题，视为打开人体奥秘的钥匙，其研究和突破将引起整个科学技术的革命，形成东方式的文艺复兴。中医学术越来越成为科学界关注和研究的一个热点，以现代科学技术为核心的多学科研究将充分运用一切先进的知识和方法，有可能在某些问题上先于中医队伍取得突破。这种形势与国际上的挑战联系起来，使人很难不产生一种担心——如果未来中医学术研究真的荣获诺贝尔奖，大有金牌旁落的可能。

要适应中医学术的现代化研究，迎接 21 世纪中医学术的大发展，整个中医队伍的基本素质需要做大的调整。应当在目前培养以临床为主的通用型人才的基础上，分化出从事研究和开发的各种专门人才；在培养继承型研究人才的基础上，分化出现代型研究人才；在培养一般研究人才的基础上，培养出高层次攻关人才，造就另一批具有 21 世纪水准的现代化人才。

**思考之三：应根据新的人才需求调整培养目标，其根本方向是现代化，逐步实现由培养继承型人才向培养现代型人才的转变**

**1. 贯彻"三个面向"，确立现代化目标**

调整培养目标的根本方向是"三个面向"，关键是面向现代化。专业结构、课程设置、教学内容要做出具体调整。在培养继承型人才的基础上，开始着手现代型人才的培养，逐步实现人才培养目标的全面现代化。在目前阶段，可以提出三个要求：第一，继续培养继承型人才，着重提高其经典学术"深加工"的程度；第二，普遍加强现代科学技术和现代科研能力的教育，使受教育者适应中医学术现代化发展的一般需求；第三，培养一批既懂中医、又懂现代科学技术的现代化高级专门人才，以承担中医学术现代化研究的主攻任务。

**2. 优化专业结构，增设现代化专业**

应进一步打破"各校一貌，众生一面"的格局，对现有专业进行深度分化，提高各专业的特色强度，使学生对经典学术的掌握更深、更准、更精，在继承性研究的更深层次上与现代化研究相适应。同时，着力进行现代化新型专业的开拓和建设，目前可考虑的有中医现代化专业、中西医结合专业、国际中医专业、中医管理专业、中医外语专业，以及各种双学位专业（如中医/西医双学位、中医/现代科技双学位、中医/外语双学位等）。

**3. 拉开档次，强化高层次人才培养**

迫切的问题是拉开硕士与本科的档次、博士与硕士的档次，鼓励高层次人才再深造。这是为中医学术现代化研究提供骨干队伍和攻关人才的基本渠道，其学术水平和现代化程度具有战略性意义。

第一，研究生教育要上档次。要继续扩大规模，但改革的重点应放在切实提高培养质量上，着重解决课程建设、教材建设、师资水平的先天不足的困难和学生理论基础深度与广度不够、专业知识高度不够、对现代科技掌握不够、科研能力培养不够，难以进入科研前沿等问题。

第二，重点学科和重点实验室建设要上水平。应高度重视"两重"的战略意义，进一步争取扩大国、省两级布点，采取倾斜政策予以支持和保证，特别要在"上水平"方面加强建设。建设要出效益，要能占据和开拓学术的前沿，拿出国内领先、国际先进的成果，培养出拔尖人才，为学术现代化做出开创性贡献。

第三，举办高级研修班，培养科研攻关人才。全国统筹布点，设立数个高级人才研修基地，组织高职人员，以攻克中医学术现代化面临的难题为目标，总结现状和问题，学习新理论、新技术，研究攻关的新思路、新方向。时间、规模、专题可以灵活安排。

**思考之四：确立"目标驱动"原则，按新的培养目标改革教学内容和课程设置，重点是加强中医学术现代研究进展的教学、现代科学技术的教学和现代化研究能力的培养**

采取"目标驱动"的原则，按照新型人才培养目标的要求，对课程体系、教学内容、教学方法进行调整，重点是开辟现代化新课，并在一般课程中充实现代化的内容。

**1. 深化经典学术教学，与现代发展接轨**

要进一步加强已有经典学术课程教学的"加工深度"，要充实中医学术现代研究进展的内容，各专业现有的课程可根据实际情况酌予补充。要开设关于中医学术现代研究的专门课程（或讲座），如"中医现代化研究（思路、方法、进展、问题、趋势）""中西医结合研究（思路、方法、进展、问题、趋势）"等。

**2. 增开现代科学技术及其在中医应用的课程**

现代科学技术是指 20 世纪以来新兴的科学和技术，其主要成就是相对论、量子力学、分子生物学、系统科学、人体科学、现代宇宙学，以及核技术、信息技术、微电子技术、生物技术等[2][3]。这是中医现代化研究最有力的武器，但现行中学教育没有这些内容，高等中医教育课程也极少涉及，迫切需要进行补充和加强。

**3. 拓宽能力培养的教学内容**

重点加强思维能力、研究能力、动手能力的培养。可扩大"自然辩证法""中医学方法论"的开课范围，选择增开"中医科研思路与方法""中医学术思想研究""中西医比较研究""科学思想史""中国哲学思想研究""中医实验技术"（或"实验中医学"）等。

**4. 增强计划的弹性，宏观控制，微观放活**

应给各院校、系科更多的自主权，在专业方向、教学内容、课程设置上，提出宏观控制的质量、数量指标，提倡办出特色。各专业、各学历层次的学生，特别是本科阶段，可采用学分制，区分必修课与选修课，给学生更多的个性发展空间。

**思考之五：制定和实施"中医教育 21 工程"，作为中医教育跨世纪发展的战略，推动中医教育和中医学术在 21 世纪并驾腾飞**

党中央、国务院颁布的《中国教育改革和发展纲要》为中医教育改革指明了方向，可参照国家教委"211 工程"的经验，制定和实施"中医教育走向 21 世纪改革与发展工程"，实现中医教育跨世纪的改革与发展。该"工程"是中医教育全面改革和发展的战略。从学术发展的角度来看，至少需要从以下几个方面做出规划：

**1. 战略目标**

明确 21 世纪中医教育发展的方向，提出 21 世纪初达到的目标，确定跨世纪发展的任务及各项任务的内容、重点、水准；可制定"21 发展规划"，提出 21

世纪初的远景规划，以此为驱动，制定"95 发展计划"，对世纪之末的改革与发展做出具体部署。

**2. 教学改革**

制定培养 21 世纪新型中医人才的目标及数量、质量的达标要求。对教学思想、教学内容、课程设置、教材建设提出具体改革方案。

**3. 师资队伍**

提出跨世纪建设的任务和目标；对现有师资队伍的知识更新做出规划和安排；提出优化结构的要求和措施，提高师资队伍的学历档次，着重加强高层次建设，补充中医现代教育需要的相关学科师资。

**4. 学科建设**

对硕士点、博士点、重点学科和实验室、高级专门人才研修基地等，做出布点、质量达标等规划。

**5. 院校建设**

在进一步扩大规模、普遍提高办学质量的基础上，重点建设一批 21 世纪新型中医药大学，在师资水平、教学水平、科研水平、设施水平、管理水平上，都达到现代化水准。

## 参考文献

[1] 中华人民共和国卫生部中医司. 中医工作文件汇编（1949—1983）[G]. 北京，1985：304.

[2] 祝世讷，丛林主编. 中医新知识辞典 [M]. 北京：中国医药科技出版社，1992：626-656.

[3] 钱学森，等. 论人体科学 [M]. 北京：人民军医出版社，1988：19，93，97.

【原载于中医教育，1995，14（1）：1-3】

# 中医学术发展要求培养新型中医人才

**本刊讯（驻山东记者范有德）**　山东中医学院教授祝世讷最近在对记者谈到中医教育改革时说，我国自 1956 年创办 4 所中医学院至今，高等中医院校已发展到 30 所，共培养大专水平以上的中医人才 10 万余人，并贡献了一大批中医药科研成果，对中医事业的发展发挥着决定性的作用。但是，随着中医临床和科研的不断发展，高等中医院校培养的继承型人才，越来越不适应中医药学术研究、特别是基础理论的现代化研究的需要，主要表现是：

第一，中医事业发展快，学术发展慢。40 年来，中医机构的牌子越挂越多，房子越盖越大，中医队伍人数从 23 万发展到 54 万，但学术素质提高的速度却相对滞后，在与西医的竞争中，迟迟拿不出能决定性提高中医疗效的研究成果。

第二，现代化研究水平低，基础研究薄弱。全国每年完成的中医药研究课题多达数百项，但大多档次偏低或低水平重复，且多为一方－药的项目，基础理论研究的项目少、水平低；据统计，1978—1992 年的 15 年间，中医药科研成果获部级以上奖励的共 538 项，其中方药研究 284 项，占 52.8%；基础理论研究 45 项，占 8.4%。这些项目中获国家级奖励的 96 项，其中方药研究 75 项，占 78.1%；基础理论研究 3 项，占 3.1%。

第三，缺乏攻关能力，重点课题胶着不前。20 世纪 70 年代以来陆续立项的一些攻关性课题，如经络实质、脏腑实质、阴阳实质、"证"实质、证型规范化等，其价值重大，但几乎都久攻不下，有的起步之后很难深入。其根本原因是科研队伍的基本素养（特别是知识结构、思维方式）与这些高难课题的实际需要存在较大差距。

第四，在多学科研究中上不了主阵地。中医的理论和实践反映着人的深层本质和规律，要研究和揭示它，需要深邃的哲学头脑、现代科学的理论知识、现代化研究的技术和能力，开展以现代科学为核心的多学科研究。近20年来，这类研究发展很快，但主力是非中医药专业的专家，他们认定中医药包含诺贝尔奖级的研究课题，是打开人体奥秘的钥匙，其突破可导致东方式的文艺复兴。许多中医人员积极关心和投入这类研究，但因知识结构中缺乏现代科学知识，大都心有余而力不足，无法进入前沿。

第五，中医现代研究的国际应战能力虚弱。目前，中医药已传至130多个国家，除了医疗服务，许多国家已开始应用现代科学技术来研究，其势头在有些领域已经构成了对我们的挑战。这不仅是经济实力、科技实力的竞争，更重要的是中医药现代化研究能力和水平的竞争，我们至今未培养出能够迎接这场挑战的中医人才。这种中医人才应是能掌握和应用现代科学技术的人才。

现代科学是指20世纪以来形成和发展的科学体系，其代表学科有相对论、宇宙学、量子力学、粒子物理学、系统科学、分子生物学、人体科学及模糊数学、突变论等。在现有中医教育中，除了涉及部分分子生物学知识外，其他现代科学知识没有纳入教学体系，所培养的学生的知识结构，医学之外的自然科学知识仍停留在高中水平，其知识内容基本上都是19世纪以前的，所以不能适应中医学术研究的需要。

面对中医学术发展对人才的新需求，极需培养新型的中医人才，他们既牢固地掌握中医学术，又能掌握现代科学技术用于中医研究，实现中医现代化研究的突破。为此，高等中医教育应在世纪之交做出有战略远见的调整和部署，制定和实施"中医教育21工程"。目前，迫切需要在如下方面进行改革。首先，中医教育培养目标要多元化，开辟现代型中医人才培养渠道。要克服"各校同貌、众生一面"的格局，对培养目标进行深度分化。应在优化医学学科专业分化及专科、本科、研究生层次分化的基础上，强化传统型专业与现代型专业的分化，着力于创办新的现代中医专业，如中医现代化专业、中医国际化专业、中西医结合专业、中医/现代科学双学位等。其次，要强化高层次中医人才的培养。要培养现代化科研攻关人才，关键在于研究生以上的高层次教学，切实提高硕士、博士生的培养水平；同时应以较大的投入办好博士后流动站、重点学科和重点实验室、高级研修班，重点培养高级科研人员。第三，改革课程体系，充实现代化教学内容。在提高中医经典学术教学质量的同时，开辟中医现代化课程，把中医现代化的研究方法和成果纳入教学体系。可开设"中医现代化研究方法""中医现代化"等课。还要开设与中医相关的现代科学课程，如"现代科学技术概论""现代科学技术与中医""系统科学""生命与人体科学""现代医用数学""信息技术""生物技术"等。第四，增加医学人文学课程，如扩大"自然辩证法""中医学方法论"的开课范围，增开"科学思想史""中西医比较研究""逻辑学""中医文化研究"等课。

　　为搞好中医教育改革，还必须对现有教师队伍进行知识更新，组织中青年教师学习现代科学技术和中医现代化知识，有计划地补充担任现代科学技术教学的师资，使教师队伍在结构和水平上都能适应跨世纪的要求。

【原载于光明日报总编室 . 情况反映汇编，1995，12：27 - 30】

# 从现代科学技术看中医学 21 世纪的发展

## ——与 1996 级博士笔谈（上）

【**编者按**】最近，我校部分博士研究生就"从现代科学技术革命看中医学 21 世纪的发展"进行了几次研讨。这是祝世讷教授在讲授"现代科学技术革命与马克思主义"课程中，用半年时间组织的专题研讨，对现代科学技术革命的成就及其对中医学的影响，特别是中医学 21 世纪的发展问题，进行了系统的研究，然后分专题做了讨论，涉及中医学未来发展的各个方面，发表了一些颇有见地的观点，也提出了一些值得思考的问题。现以祝世讷教授的谈话为主，摘要发表，以期引起更广泛深入的研究和讨论。

祝世讷（教授）：

新的 21 世纪即将到来，国家已提出了跨世纪的发展纲要，各行各业都在考虑 21 世纪的发展战略，中医药怎么办？这个题目很大，既要有总体考虑，又要从各个方面做出具体研究。

20 世纪在中医学的两千多年发展史上是非常特殊的，上半叶多灾多难，下半叶改天换地，在全面继承的基础上，走上现代化发展道路，迎来了中医国际化时代。20 世纪取得的进展具有重大历史意义，为 21 世纪的新发展奠定了坚实的基础；在发展中遇到的问题和矛盾也十分突出和尖锐，是我们考虑 21 世纪新发展的首要线索和课题。

当我们面对跨世纪的转折向深处思考时，在面临的各种问题中，最令人焦虑的是中医发展中的"阴虚阳亢"倾向——中医的事业日益兴旺，牌子越挂越多，房子越盖越大，而学术的发展跟不上。一方面是经典学术继承研究的深刻性、准确性不够，存在着简单化、表面化，甚至"西医化"的现象；另一方面是现代化研究特别是攻关研究的能力较弱，水平偏低，严重地受中西医结合研究思路的影响和束缚，已立项的几个重大课题几乎都处于胶着不前的状态，经济大潮又把许多人的头脑冲向经济实惠，难度较大又需要高投入的基础性研究在本已滞后的情况下正进一步滞后，这将从根本上制约中医临床疗效的提高，最终成为束缚学术和事业未来发展的内在阻力。

造成这种状况的原因是多方面的，而最根本的一条是，对于现代社会提供的以现代科学技术为核心的新的研究条件没有真正掌握起来，实际能够掌握和运用的只是西医的知识和方法，许多人甚至误以为这就是现代科学技术，用西医的知识和方法研究中医成为 20 世纪后半叶的时髦，这使中医学术研究在力图冲破传统体系的束缚时，又不自觉地陷入了西医知识和方法的局限。随着 21 世纪的到来，需要结束这种研究方式，再向前迈一大步，直接地、广泛地采用现代科学技术。

早在 1962 年，卫生部《关于改进祖国医学研究方法的意见》提出四条意见，第一条就是采用现代科学技术的知识和方法。此后国家又多次强调这一点。30 多年来，这一方向已为大家所肯定，开始向这个目标努力，但实际达到的水平相差还太远，除了分子生物学、电子计算机等部分知识和技术有所了解和应用以外，整个现代科学技术中与中医有关的大多数内容尚未被中医队伍了解和掌握，更未进入实际应用。因此，中医学在 21 世纪的发展问题，首先是如何在掌握和应用现代科学技术上取得划时代的突破。

现代科学技术是指 20 世纪以来形成和发展的科学和技术，其主要成就包括：相对论、宇宙学及对宇观认识的发展；量子力学、粒子物理学及对微观认识的发展；分子生物学、人体科学及对生命认识的发展；系统科学及对世界复杂性认识的发展；以及信息技术，生物技术，能源技术，空间技术，新材料技术，海洋开发技术等的发展。在这些成就中，相当多的内容对于中医的研究和发展的作用是根本性的，为理解和阐明中医学的科学内涵，开辟独立发展的道路，克服单纯运用西医的知识和方法所带来的局限，解决现代研究的各项难题，都提供了最新的真正有开拓作用的武器。

（学生发言略）

【原载于山东中医学院学报，1996，20（3）：152】

# 从现代科学技术看中医学 21 世纪的发展

## ——与 1996 级博士笔谈（下）

祝世讷（教授）：

一些权威专家从不同的学科领域预言，21 世纪在经济上将是亚太地区的世纪，在文化上将是东方文化的世纪，在科学上将是生命科学的世纪。地球在向东方转动。作为东方文明精华的中医，将进入一个新生的世纪——中医驾驭着人这种高级生命的复杂内容和深层规律，不仅为 21 世纪的科学准备了课题，而且也准备了符合这种实际的思维方式，整个现代科学的理论知识和思维方式也正向这里走来。中医学正被现代科学重新发现，正被全世界重新发现。中医学在 21 世纪的大发展，不仅是中医学本身的要求，而且是世界医学及整个现代科学发展的需要。

国外一些权威学者多次指出，中国要获诺贝尔奖，最有希望的是中医药。现在摆在面前的一个问题是，中医药现代研究通向诺贝尔奖的道路在哪里？谁来开辟这条道路？谁走上领奖台？是中医学家，还是非中医的，甚或非中国的医学家或科学家？这在 21 世纪可能要见分晓。对中医学的发展来说，既是一个千载难逢的机遇，也是一种严峻的挑战，要看我们有没有胆识、能力、措施。

为迎接和实现 21 世纪的新发展，急需从更深层次上认识和解决中医队伍后继"乏术"的问题。其关键还是要掌握和运用现代科学技术。因为只有这样，才能冲破中医和西医的局限，站到科学技术现代发展的全局和高度来认识中医，发现和理解其深层的科学本质，使继承研究走向深、准、真；才能有高屋建瓴的头脑和眼光，找到和打开在21世纪独立发展的道路；才能吸收现代科学的学术思想，建立起更加符合人的高复杂性的研究思路和方法；才能冲破现有中医和西医的知识局限，掌握全新的知识和理论，以解决20世纪没有解决的及21世纪将要提出的科研难题。

这样，就需要造就一支全新的中医队伍，其基本素质要比20世纪下半叶培养的这一代有划时代意义的提高。经典学术的继承达到有史以来最高水平，熟练地掌握和运用现代科学技术，是这支队伍的两项基本的时代性要求。就现代科学技术的掌握和运用来说，不同的发展阶段、不同的专业、不同的层次，可分别达到不同的水平，这就要对人才模式和教育模式分阶段地进行有决定意义的调整。面对跨世纪的发展，第一步最迫切的是下面两个问题：一是处于学术发展前沿的高层次人才特别是科研攻关队伍，要做"跨世纪"的调整和提高，智能结构按21世纪新发展的需求进行更新，使之有能力开辟新的发展道路和解决面临的难题；二是高等教育的培养目标、教学内容按21世纪新发展的要求进行改革，使今后入校的学生毕业后，不仅在时间上进入了21世纪，而且在智能结构和学术水平上适应21世纪新发展的需要。

（学生发言，略）

【原载于山东中医学院学报，1996，20（4）：253】

# 中医怎样走向 21 世纪

人们预言，21 世纪在经济上将是亚太地区的世纪，在文化上将是东方文化的世纪，在科学上将是生命科学的世纪，一场东方式的方艺复兴正在孕育中，这是又一次划时代的转折，中医学正被卷入这场转折的主流。像上一个世纪之交一样，它又一次向中医提出了何去何从的问题。所不同的是，中医的命运在 20 世纪是从"汇通"转向"废止"，进入历史低谷，而这次是走出历史低谷，实现全面振兴。放眼望去，不仅在中国，而且在整个世界范围内，对中医寄予从未有过的高期望，同时又为中医准备了从未有过的良好发展条件，这在中医全部发展史上，是百年、千年没有过的机遇，需要百年、千年没有过的胆略，迎接新时代的到来，实现一次划时代的飞跃。

## 一、站在新的起跑线上

对于 21 世纪的新发展，20 世纪为我们准备了什么？

奠定了基础，也准备了矛盾和问题。

在中医药两千多年发展史上，20 世纪的地位是特殊的。这一百年，中国社会剧烈变迁，中医发展先遭厄运，又呈中兴。这是崎岖的一百年，壮丽的一百年，艰难的一百年，胜利的一百年。构成中医这百年史的，是两次深刻的历史性转折，演绎成一个反差巨大的"马鞍形"。

第一次转折，从"中西汇通"到"废止旧医"，跌入历史低谷。

19 世纪、20 世纪之交，西医东渐在中国形成中西两医并存的局面，中西汇通派卓有胆识地提出了在新的历史条件下中国医学如何发展的问题，高扬起"衷中参西""中西汇通"的旗帜，付出了艰苦的努力。中西汇通派是要前进、要发展的，他们积极地吸收新的时代条件，力图将传统的发展道路与新的时代潮流接轨。由于历史条件的限制，他们汇而未通。

接踵而来的"废止旧医"是一股污浊的历史逆流，荒谬地以当时的西方医学为标准来评价中医，从误解中医走向全盘否定中医，演出 1929 年"废止旧医案"闹剧，中医的发展逐步跌入历史的低谷，造成极其严重的恶劣后果。当年余云岫提出用 50 年时间消灭中医，48 年后，中医人数从 1947 年的 50 万锐减为 1977 年的 24 万，而同期西医人数由 23 万剧增为 74 万，中共中央不得不于 1978 年发出 56 号文件，提出解决中医队伍后继乏人的问题。

第二次转折，从"排斥中医"到"振兴中医"，开辟现代化道路。

20 世纪 50 年代，毛主席、党中央提出"团结中医"的政策，对拒不执行党的中医政策、顽固地坚持歧视和排斥中医的宗派主义进行了严厉的批判，废除了限制和排斥中医的法规，撤销了个别领导人的职务，充分肯定"中国医药学是一个伟大的宝库"，实施了发展中医的具体措施。史无前例，第一批中医医院建立起来，第一批中医学院建立起来，第一批中医研究机构建立起来，中西医结合研究也轰轰烈烈地开展起来，第一次历史性地扭转了歧视和否定中医的局面。

20 世纪 70 年代以来，贯彻中央 56 号文件和党的十一届三中全会精神，解放思想，拨乱反正，提出了"中医、西医、中西医结合三支力量长期并存、共同发展"的原则，《宪法》规定"发展现代医药和我国传统医药"，党和国家反复强调"要把中医和西医摆在同等重要的地位"，正式把"中西医并重"确定为卫生工作的指导方针之一，指出中医的发展方向和道路是实现现代化。全国成立各级中医药管理局，各省、市召开振兴中医大会，制定实施了中医药发展的"七五""八五""九五"计划，中医、中药队伍壮大为"百万大军"，中医的发展蒸蒸日上。与此同时，又迎来了国际化的新时代，已广泛地传播到 130 多个国家和地区，1991 年世界传统医学大会在北京召开，中国人民有史以来第一次自豪地在地球上宣布：中医药的科学价值和卓越疗效已经为世界医药学界所公认，一个学习、应用和研究中医药的热潮正在世界范围内兴起。

一个世纪，两个180度，沿着螺旋的轨迹，历史的波涛正把中医推向高一层螺旋圈。

20世纪经历了一个低谷，一个"马鞍形"。当我们翘首展望21世纪时，双脚刚刚从低谷的泥泞中拔出来，已经登上"马鞍"的前上沿，正站在一条新的起跑线上。中医处于百年来的最好时期，又处于未来百年的最困难时期。要新的一跃，需要发挥由历史的曲折所磨砺出的奋发力量，需要克服历史的曲折所造成的特有局限，开拓新的视野，探索新的道路，踏着新的时代节奏向更高层次的新目标攀登。

## 二、全面推进中医现代化

实现现代化是中医在现代条件下发展的必由之路，1980年召开的全国中医和中西医结合工作会议正式提出了"中医要逐步实行现代化"的方针，确立了中医现代化的战略[1]。近20年来，中医现代化发展在科研、临床、教学等各个方面都取得了重要进展，为21世纪的新发展奠定了基础。21世纪中医发展的总目标，是全面推进中医现代化。

中医现代化就是实现中医在现代条件下的新发展。充分运用21世纪提供的新的时代条件，研究和解决21世纪的医学问题，把中医发展到一个新的历史阶段，提高到一个新的时代水平，是中医现代化的根本方向。

### 1. 要充分运用新的时代条件

新的时代条件的出现是提出中医现代化的历史根据，是中医实现现代化的客观基础。充分运用21世纪新的时代条件，是全面推进中医现代化的根本道路。研究和理解21世纪新的时代条件，是确定21世纪现代化战略的前提。对21世纪新的时代条件掌握和运用的能力和水平，决定着中医现代化的能力和水平，将最终决定着整个中医现代化的进程。

从现在已经显示的趋势来看，特别需要注意的新的时代条件有：

第一，医学条件。主要是人类疾病谱的改变和医学模式的转变，越来越强烈地呼唤着中医特色。新一轮大病难病日益显露出西医的局限,全世界都把希望寄托于中医,迫切需要中医对当代医学难题做出新的解答;医学模式从"生物医学"向"生物 – 心理 – 社会医学"的转变,从理论观点到思维方式都需要发挥中医模式的优势,在 21 世纪水平上建立起更完备的医学模式;世界性的中医热和中医的国际化,为在世界范围内实现中医的新发展开辟了道路,需要中医提高到世界医学的新水平以与世界接轨。充分发挥中医的特色、实现新的发展成为全人类的需要和整个医学发展的需要,这是在全部中医发展史上从来没有过的新机遇。

第二,科学技术条件。移植和应用现代科学技术是中医现代化的基本途径,没有现代科学技术的支持,单靠中医的和西医的知识和方法,根本无法实现现代化。近 20 年来已经开始向这条道路迈进,但是,由于迄今为止所提供的相关科学技术还有限,中医队伍所掌握和运用的更有限,致使现代化研究中许多问题还难以解决。科学技术在 21 世纪的新发展,必将为中医现代化发展提供更充分的知识和方法,积极地掌握和运用它,是全面推进中医现代化的决定性环节。

第三,思想文化条件。中医和西医是东方和西方两种思想文化体系孕育的产物,20 世纪中叶以来,现代科学的思维方式发生了划时代转折,从"机械时代"转向"有机时代",从"分析时代"转向"系统时代",世界范围内兴起了东方文化热,复兴中国文化、中国系统思维正在成为新的时代潮流,有人预言将要发生新的东方式的文艺复兴。站在 21 世纪的高度,积极吸收全人类思想文化的精华,充分发扬中国传统思想文化的优势,发展为新时代的思想文化,不但将为理解和发展中医提供思想文化基础,而且将为全人类理解和掌握中医敞开大门。

第四,社会条件。新中国成立后,已经从根本上扭转了旧中国否定、消灭中医的那种历史形势,国家在政治上、经济上积极地支持和推进中医的振兴和发展,在国家的现代化建设全面推向 21 世纪的进程中,必将为中医的现代化开辟更宽广的道路。中医的国际化在 21 世纪将更加广泛和深入,这将使中医的研究和发展能更充分地利用世界各国的各种有利条件,使中医现代化日益成为世界性的和全人类的共同事业。

要理解和占有这些条件，需要有洞察世纪风云的眼光，气吞寰球潮流的胸怀。

**2. 研究和解决新的问题**

掌握和运用新的时代条件的目的，是要解决医学和中医学现代研究和发展中面临的新问题。只有解决了新问题，才有新的进步和发展。21 世纪摆在中医面前的新问题很多，最为迫切的是：

第一，临床诊治的现代化。要以提高临床疗效为目标，全面推进临床诊治的现代化，在常见病、多发病，特别是危害人民健康的重大疾病的防治上，达到现代水准。临床诊断和治疗的理论、方法、技术的现代研究要突破，以支持临床疗效的提高；中药、方剂的现代研究要突破，药物的生产、加工、制备要实现现代化，充分发挥中药和方剂的特色，发展新药、新方、新剂，达到与广大群众日益现代化的生活方式相适应的程度。

第二，回答中医学"未知其所以然"的问题。研究和解决中医的一系列"未知其所以然"的问题，是中医理论现代化的首要任务。这类问题不仅是中医的未知问题，而且也是整个医学的未知问题，有些甚至是重大的科学问题，其解决不仅对中医、对医学，而且对人体科学、生命科学乃至整个现代科学都是重要贡献。阴阳、藏象、经络等已有多项课题开展研究，但遇到的困难很大，一方面显示出这些问题的深刻、重大，另一方面也暴露出现有研究思路方法和知识上的局限，需要大幅度地提高研究能力的水平，进行攻关。

第三，当代医学难题的中医解。中医的现代化必须面对当代社会，解决当代医学面临的新的难题，如疾病谱的改变，艾滋病等新病、难病的出现，危害人类健康的重大疾病的基础研究和临床诊治都亟待突破，中医的现代化必须在解决这些问题上做出自己的贡献。要像张仲景解决伤寒病、温病派解决温病的问题一样，实现"今医"解决"今病"的新发展。这就要以当代医学难题为线索，开辟新的研究领域，深入新的层次，发现新的规律，总结新的理论，这将实现中医学划时代的新突破。

第四，怎样走向现代世界。中医的国际化已是不可逆转的历史趋势，问题在于怎样走向世界？是按西方的观点和方法，把中医学改造成"西式"的学术，以便让世界各国接受，还是保持中医的特色，实现现代化，让现代化的各国人民在现代化的水平上按中国的方式接受和掌握中医？当然是后者，而不是前者。中医学要真正地被世界人民所理解和掌握，绝不是把古典语言变成现代语言或翻译成西方语言能够办到的，根本道路在于中医学术的现代化，在于用中医的方式从现代科学的一般水准上来回答世界性的医学问题，中医国际化的进程最终将取决于中医现代化的进程。

**3. 建立和发展现代中医学**

中医现代化的根本要求是"新发展"，不是"新解释"。有人把中医现代化理解为用现代语言对中医学已有的理论和实践做出现代解释，这是不准确或不对的。这样的理解，只是强调了语言或表述的现代化，并不是学术内容的现代化。实践已经证明，只有少数内容能够找到相应的现代语言来阐述，在大多数情况下难以找到相应的现代语言来阐述；特别是，由于许多现象的本质和内在的规律还没有被揭示出来，单纯从语言上进行新阐述不但不能解决任何问题，反而会造成误解和混乱；中医那些未知其所以然问题，根本不是靠从语言、概念上进行替换能够解决的。归根到底，中医现代化是学术上的新发展，而不是把古典语言换成现代语言的新解释。

中医现代化的本质是个发展阶段问题，就是中医学的发展要从经典阶段发展到现代阶段。现代阶段与经典阶段的区别，是发展史上的断代关系，要有"划时代"的发展和转折，才能实现现代化。

科学的各个学科在发展中大多发生了从经典阶段到现代阶段的转折和发展，学术内容形成了经典阶段与现代阶段的分化。如数学上的欧氏几何与非欧几何、分形几何，物理学上的经典力学与现代量子力学，生物学上的达尔文主义与现代达尔文主义、非达尔文主义等。中医的现代化，从根本上来说，就是要实现这样的划时代性飞跃，飞跃的结果，是建立和发展现代中医学。

中医学经典体系的形成，是由其特定的历史条件所决定的，在那样的历史条件下，对问题的研究和解决，只能达到那种时代条件所能支持的程度。在那种支持程度之内，有些问题解决了，有些问题还解决不了。没有解决的问题有两类：一是的理论和实践已经遇到并提出，但没能解决，即现有的各种"知其然未知其所以然"的问题；二是中医的理论和实践还没有遇到也没有提出来，其中有些已被西医提出来并有所解决，有些西医至今也还没有提出更没有解决。这些没有解决的问题，不可能排斥于中医的大门之外，但又是已有体系所解决不了也容纳不下的，研究和解决这些问题的结果，必然是建立全新的理论和体系，对于中医学来说，就是建立和发展为现代中医学。库恩的"科学革命的结构"所提出的"范式"概念及相关理论，较好地阐明了科学发展的这种规律性。

在中医现代研究的发展中，有些研究正在为现代中医学的建立和发展开辟道路。

例如回答中医学各种"未知其所以然"问题的研究。现在已经开辟的阴阳本质、藏象本质、经络本质、"证"本质等课题，在 21 世纪会进一步发展并有望取得突破；其他一些类似的问题将会逐步提上日程，分别得到解决或一定程度地解决；这些问题的解决，将会冲破经典中医学的理论框架，形成新的概念、观点、学说，其成果将会成为现代中医学的奠基性内容。

再如回答当代医学难题的中医现代研究。攻克癌症、心脑血管病、艾滋病等当代大病难病，单靠现有的中医理论和方法是无法解决这类问题的，必须充分发挥中医的特色和优势，全面地采用现代科学技术，从更深层次揭示疾病的本质和规律，提出新的防治原理和方法，这必将形成全新的概念、观点、理论，成为现代中医学更具划时代意义的内容。

还有中医系统论与中医系统工程的研究。中医不同于西医的特色和优势，本质在于其系统思维，反映并驾驭了人的系统特性和系统规律，而这正是人的健康与疾病的更深层次的本质和规律。当代医学难题之难，一个突出原因就在于还原论思维的影响，没有形成与这类医学难题相适应的系统思维方式。中医学的系统思维在这里有着很强的优势，现代系统科学又提供了新的理论和方法，发展现代水平的中医系统思维是中医现代化研究的一个重要方向。目前已经开始的中医系统论研究，在 21 世纪会进一步发展并广泛应用，将成为现代中医学具有方法论性质的组成部分。

总之，中医的现代化发展，绝不能限制在已有框架之内，也不可能限制在已有框架之内，新的实践与原有理论的矛盾必将推动中医学向前开拓，只要研究和解决新问题，认识和总结新规律，建立和发展新学说、新理论，就必将冲破已有理论框架，分化出新的理论体系来。

## 三、把学术现代化摆在战略关键地位

中医现代化包括学术、事业、医疗、科研、教学、管理等多个方面，其中，学术的现代化是核心。只有学术现代化了，才有真正的中医现代化，没有学术的现代化，其他方面的现代化就失去意义。21世纪全面推进中医现代化，应当把学术的现代化摆在战略关键地位。

强调把学术现代化摆在战略关键地位，一是因为它在整个中医现代化格局中的战略性意义；二是因为目前学术研究和发展的滞后，出现了学术和事业发展极不平衡的"阴虚阳亢"状态，已经成为束缚整个中医现代化发展的"瓶颈"。

事业"阳亢"，特别是近20年发展迅速，队伍增加1倍多，医疗机构增加13倍，科研机构增加3倍，牌子越挂越多，房子越盖越大，凡是靠政策保证和资金投入能够办到的各项事业，差不多都达到了整个中医发展史上从未有过的最高峰。到21世纪，随着国力的增强，对中医的投入会进一步加大，只要有资金就可办到的各项事业，必将得到更快的发展。

学术"阴虚"，与事业兴旺相比，学术发展明显滞后。学术的研究和突破没有投入不行，但这不是靠政策保证和资金投入能够解决的，需要有学术思想、科研队伍、研究能力等多方面、大幅度地提高。学术"阴虚"目前突出地表现在以下几个方面。

### 1. 对经典学术的继承性研究欠深、欠准

中华人民共和国成立以来为中医经典学术的继承研究提供了从未有过的良好环境和条件，古籍整理达到了有史以来最高水平，2000年可望基本完成；对经典学术进行整理和规范的各种教材、专著如雨后春笋，数以千计；发表的各种继承性研究论文更难计数。20世纪下半叶继承研究之活跃，在单位时间取得的有文字可考的研究成果之多，在中医发展的全部历史上是绝无仅有的。

但是，经典学术继承研究所达到的水平还不能适应跨世纪发展的新要求，

主要是在一般性继承研究上有了较大发展，而在继承研究的深刻性、准确性上还有相当差距，一些有深度、有难度、涉及复杂机制的内容研究不够，各家学说中颇具特色且有深度的内容被忽略，许多精华性内容远远没有充分地发掘和发扬出来；经典文献的整理成果显著，但对经典文献的学术内容的深度研究不够，其临床应用和教学越来越薄弱，经典理论与临床的脱节现象日益严重；在经典理论的现代研究方式上，往往套用西医的知识和方法来解释，使许多经典理论特别是一些重要的基本概念、观点的解释"浅化""西化"，严重"失真"，在教学和对外交流中造成以讹传讹的不良后果。

**2. 挂着中医院的牌子，走"中不中、西不西"的路子**

中医院的建设于 20 世纪 50 年代从零开始，至今已达 2400 多所，许多省达到了县县都有中医院。但现实的情况是，除了底子薄、力量弱、功能差等基础条件困难以外，更重要的是在学术内涵上方向不正确，不能紧紧地依靠和发挥中医的特色，实际走着"中不中、西不西"的路子，相当多的临床医生舍弃辨证论治，搞"西医诊断，中西医结合治疗""被抗菌消炎牵着鼻子走"。中医药治疗率在许多中医院达不到 50%，在有的中医药大学的附属中医院也仅达 20% 左右。国外来研读中医的学者反映，国内"中医水平越来越差"，要找到高水平的、真正辨证论治的"纯中医"越来越难，中青年中医"真"的不多。有识之士早就提醒："中医院再过几年就全变成西医院了，因为学术内容和治疗思路、方法变了，只会剩下一块空牌子。"[2]

**3. 理论研究没有突破，不能有力地支持临床疗效的提高**

几十年来中医学术研究出现了从未有过的活跃局面，立项课题每年都以百计，但发展极不平衡。据统计，1978—1995 年获部级以上奖励的成果 724 项，其中，中药方剂研究占 52%，基础理论研究只占 8%；而在获国家级奖的 104 项中，中药方剂研究占 75%，基础理论研究只占 5%，反映出一种"兴药荒医"的危险倾向。有些基础理论课题早已列入部级或国家级重点或攻关计划，如心、肝、脾、肺、肾五藏实质，经络实质，证实质等研究，但大多久攻不下，长期处于胶着不前的状态，反映出基础研究的能力低下、水平落后。许多课题背离中医思路，许多课题在低水平重复，有些课题实际是"垃圾项目"，经几十年的努力完成了成千上万项各级各类研究课题，其成果却没有对中医的临床疗效和理论发展产生突破性作用，更没有形成可称为"20世纪的中医学"的新的学术内容和学术体系。

总之，从20世纪的实践来看21世纪的新发展，盖房子、挂牌子、买仪器一类的事不会是难题，真正困难的是房子里坐什么大夫、开什么方，牌子下卖什么药，仪器上测什么指标。弄得不好，会出现"道观里供佛像念圣经"的混乱局面。因此，实现跨世纪发展，首要的问题是要正视和克服"阴虚阳亢"的不平衡现象，真正地、切实地把发展学术研究、推进学术水平的现代化摆在战略关键地位，从战略上集力量实现中医学术研究的突破。这个环节掌握得如何，将决定中医在21世纪的命运。

## 四、移植和应用现代科学技术

中医学术研究没有突破的一个根本原因，是进行研究的知识、观点、方法没有冲破经典中医和现有西医的局限。无论是突破性地提高临床疗效，还是回答中医那些未知其所以然的问题和当代医学面临的难题，其答案都是超出中医和西医现有视野的，如果仍限于以现有的中西医知识和方法来回答，必然会陷入"从网内求网外之鱼"的困境。克服这种局限的根本出路在于移植和应用现代科学技术。

### 1. 移植和应用现代科学技术是必由之路

早在1962年，卫生部在《关于改进祖国医学遗产的研究和继承工作的意见》中，提出的第一条意见就是"用现代科学的方法研究整理我国的医药学遗产，把它提高到现代科学的水平，并对现代医学做出新的贡献"。20世纪80年代以来，国家关于中医现代化的战略也反复强调，要用现代科学技术来研究，这已日益成为大家的共识。

但是，在这个问题的认识上，至今并没有解决透彻。问题在于，移植和应用现代科学技术究竟是一种研究方法，还是中医现代化的基本途径？答案只能是后者，不是前者。之所以这样讲，是由医学发展的客观规律决定的，特别是在现代条件下，无论西医还是中医，要向前开拓发展，要打破已有知识和方法的局限，就必须移植和应用现代科学技术，舍此没有别的途径。

在医学的发展过程中，学术的研究和发展已经先后走过两种不同的途径。

第一，临床经验的总结和自然哲学的思辨。在古代条件下，无论中国还是西方，走的都是这条道路，那时的自然科学发展水平不高，还不能直接解决医学的问题，医学的发展主要靠临床实践经验的总结，临床实践回答不了的，靠类推、猜测、想象来填补，这当然不能解决所有的问题，于是有的成了"知其然不知其所以然"的问题，有的成为落在视野之外的"盲题"，这是古代发展阶段所特有的局限性。

第二，医学实验的验证和科学技术的应用。要克服古代阶段的那种局限，一要采用实验研究来打破临床实践的局限，二要移植应用科学技术来打破临床经验和医学知识上的局限。从 16 世纪开始，西方医学在近代科学技术革命的推动下，移植和应用物理学的、化学的、生物学的知识和方法，以及相关的技术手段，来研究和解决医学问题的，实现了一场医学革命，建立了全新的理论体系。西医学在近代以来的成功，就在于其走上了移植和应用科学技术解决医学问题的发展道路。今天的医学研究和发展，离开移植和应用科学技术已寸步难行。

在现代条件下，医学之所以必须走移植和应用科学技术的道路，是由医学的研究对象的复杂性决定的。人是世界上最复杂的系统，人的健康与疾病的内容和规律也是复杂的，有些较为简单和表浅的内容和规律可以通过临床实践经验来认识和说明，而有些深刻、复杂的内容和规律靠临床实践经验难以认识和说明，必须通过相应的技术手段才能进行研究，必须靠相应的科学理论才能理解和说明。在医学发展的古代阶段，科学技术的发展还没有达到能够直接解决医学问题的水平，医学也不可能走上那样的道路；但到了近代和现代，科学技术的发展已经达到了能够直接解决医学问题的水平，医学有条件走上那样的道路，来克服单纯依靠临床实践的局限。移植和应用科学技术，是近代以来，特别是在现代条件下，医学研究和发展的一条客观规律。

中医在历史条件下，没有可能走上移植和应用科学技术的道路，主要依靠临床实践经验的总结，造成了其特有的局限性。近代以来之所以没有取得突破性进展，根本原因仍在于没有走上移植和应用科学技术的道路，没有冲破原有的局限。在古代条件下没有这样做，是由于科学技术的发展还没有达到直接解决医学问题的水平，而在今天，现代科学技术已经发展到了能够直接解决医学问题的水平，但仍然没有走上这条道路，这就不是客观条件问题，而是指导思想问题，主观能动性问题。

**2. 走出"以西解中"的误区**

自 20 世纪七八十年代以来，许多人都在讲用现代科学技术研究中医，但实际情况却相当混乱，除了某些多学科研究项目中较多地应用了现代科学的知识和方法以外，整个中医研究实际上还没有走上这条道路，相当多的人打着"现代科技"的旗帜实际走着用西医的知识和方法研究和解释中医的道路。

所谓现代科学技术，是指 20 世纪以来新兴的科学和技术，其主要成就是相对论、宇宙学及对宇观认识的发展，量子力学、粒子物理学及对微观认识的发展，分子生物学、人体科学及对生命认识的发展，系统科学、非线性科学及对世界复杂性认识的发展，以及信息技术、生物技术、空间技术、新能源技术、新材料技术等，这些科学技术还在迅速地发展着。

之所以强调要采用现代科学技术，是因为，对于研究和解决中医现代化研究所面临的各种问题来说，19 世纪以前的近代和古代科学技术是无力或无能为力的，只有 20 世纪以来新兴的这些学科才开始提供真正相应的和有效的知识和方法，并且还有待其进一步发展。就是说，对于中医的现代研究来说，并非医学之外的任何"新"的科学技术都是有效的，只有 20 世纪以来的和未来发展的，才是更有效或真正有效的。

然而，对于这一点，许多人往往并不清楚，有些人并不了解什么是现代科学技术，更没有掌握现代科学技术，错误地把应用西医的知识和方法研究中医解释成就是用现代科学技术研究中医，甚至说这就是中医现代化研究，有些人盲目地亦步亦趋跟着跑，成为 20 世纪末叶的一种时髦。

西医的知识和方法对于中医研究具有积极意义，可以从一定角度或层次部分性地解释某些细节，但实践已经证明，中医学的大部分问题特别是基本理论问题，靠现有西医的知识和方法解决不了。因为，中、西医之间的差异表现为知识的不同，根源在于研究思路的原则性差别，中医在本质上是系统论的，西医在本质上是还原论的，分别认识了生理、病理、药理的不同层次、不同规律，造成"仁者见仁"（不见智）、"智者见智"（不见仁），不可能以仁者之见释智，或以智者之见释仁。中医学那些未知其所以然的问题，本来远在西医学的视野之外，试图靠西医的现有知识和方法来解决，显然是不可能的。例如，把阴阳的本质设想为某种特定的物质成分，把五藏的本质设想为解剖器官，把经络的本质设想为解剖结构，拆方解释方剂功效，提纯有效成分解释中药的气、味、归经，甚至把中药研究变成自然药物研究等，这些思路都不符合中医学的基本原理，其结果不是改变研究的性质，就是把研究引入死胡同。目前中医学术研究上面临的困难，中西医结合研究在理论上遇到的困难，在很大程度上是由于研究思路的混乱和错误造成的。

用西医的知识和方法来研究和解释中医，必然在力图冲破中医传统框架的束缚时，又陷入西医现有框架的束缚。这是一个误区，如果不走出这个误区，中医的现代化就没有指望。要走出这个误区，必须真正走上移植和应用现代科学技术的道路，如果这条道路打不通，全面推进中医现代化就没有指望。

## 五、造就一支 21 世纪型的学术队伍

中医学术"阴虚"的实质是中医队伍的"乏术"，要发挥学术现代化的战略关键作用，必须有一支 21 世纪水平的学术队伍。

20 世纪 50 年代以来，特别是 70 年代以来，中医队伍日益壮大，结构上发生了根本性变化，形成了以本科生、专科生、硕士和博士研究生、西学中人才为主体的新型中医队伍。相对于老一代中医学家来说，这支队伍是具有现代意义的，他们接受了规范的中医教育，较多地具备了新的时代条件和新的时代风貌，其中不乏佼佼者。

但是，从整体上来看，中医队伍的基本素质与中医现代化的客观要求还很不适应，特别是学术思想、知识结构、科研能力，与跨世纪、划时代发展的要求存在相当差距。21 世纪中医队伍的建设和发展，重点不在量，而在质，应在继续扩大数量的同时，着重于队伍素质的提高，真正达到 21 世纪的新水平。从

目前的情况来看，迫切需要从以下几个方面加强建设和提高。

**1. 要有21世纪水平的学术思想**

学术要现代化，首先要学术思想现代化。目前在领导思想、学术思想和学术观点上存在相当多的模糊和混乱，受各种"时髦"的影响，对中医发展的前途和方向存在多种争论，"以其昏昏，使人昭昭"是实现不了现代化的。

需要对中医发展所面临的历史性、时代性、世界性背景进行深入研究，从中认识和理解中医在21世纪的前途和命运。要对中医未来发展的主观和客观条件进行深入研究，从中认识和理解中医未来的前景和必须走的道路。要对中医现代化的方向和要求进行深入研究，设计出保持和发扬中医特色的现代研究的具体途径和方法。要对中医现代化研究与中西医结合研究进行比较研究，划清两者的界限，克服"中不中、西不西"的倾向。

**2. 要提高经典和现代两种学术水平**

要解决中医队伍"乏术"的问题，必须提高两个方面的学术水平。

第一，要把对经典学术的继承提高到历史最高水平。要克服一般化和某些"浅化""西化"现象，着重在深刻、准确上下功夫，在充分发挥中医特色上下功夫，使中医经典学术的精华深入、准确、充分地得到继承和发扬，为中医学术的现代研究奠定可靠基础。

第二，提高运用现代科学技术进行现代研究的水平。应当从整体素质上进行结构性调整和提高，对专业结构、知识结构、能力结构进行更新，以适应现代化研究的需要。要提倡和推动现有中医队伍积极地学习和掌握现代科学技术，通过教育改革使新培养的中医人才普遍地掌握现代科学技术，有计划地吸收和引进中医现代研究所需要的相关专业的现代科学技术人才，使整个队伍的专业结构、知识结构、能力结构与21世纪的新发展相适应。

**3. 强化传统与现代两种专业人才的分化**

目前的中医队伍虽然有一定的专业分化，但从大的方面来看，人才特征基本上属于"继承型"这一种模式，有些正在异化为"中不中、西不西"型。为适应21世纪的发展需要，必须加强深层次的专业分化，最为迫切的是：

一要把中医人才与中西医结合人才明确地区别开来。中西医结合人才要突出其"结合"特色，中医人才要突出其中医的特色，这里的关键是要克服中医人才"不中不西"的倾向。中医人才不是不要学习掌握相关的西医知识，而是要从中医的角度来掌握运用西医的知识和方法，用来为发挥中医特色服务，能在同时掌握中西医的基础上，充分发挥中医的特色和优势。

二要造就一代高水平的经典中医学家。为保持和发扬中医特色，为解决中医学术"失真"的问题，必须培养一批能够深刻、准确地掌握和运用经典中医学术的临床家和理论家，即在学术上真正保持中医特色而没有"变样、变味"的所谓"纯中医"人才。这种人才不是不要学习和掌握西医的或现代科学技术的新东西，关键是他们的中医学术要高、要精、要真、要纯，能够准确地体现和发挥中医特色。

三要培养一批进行现代化研究的新型人才。他们要有扎实的中医基础，又要掌握现代科学技术，可专门从事中医现代化研究。他们与传统型人才的区别，主要在于较多地学习和掌握现代科学技术，能够承担和完成中医现代化研究的任务。

**4. 培养一支高层次科研攻关队伍**

全面推进中医现代化不能要求人人都搞现代研究，整个队伍要有分工，要有梯次，中医现代化迫切需要建设一支高层次的科研攻关队伍，以承担并完成跨世纪发展的科研攻关任务。

现有的高级带徒，硕士、博士、博士后教育，重点学科和重点实验室建设，各级各类学科带头人的选拔培养等，目的是向这个方向努力的，但实际效果并不理想，还受传统模式束缚，科研能力和水平达不到现代化研究攻关所需要的程度，难以完成攻关性的课题。

这种高层次攻关人才的培养必须加大改革的力度和速度，按照跨世纪科研攻关的需要，特别是攻克中医现代研究所面临的各种难题的需要来培养和提高。学术思想要提高到整个科学和医学 21 世纪新发展的时代高度上来，能够了解西医学和中医学研究和发展的全局，站到本学科的前沿，洞察研究的方向和突破点，课题攻关有胆识、有方法、有组织实施的能力；知识结构要调整到与现代化研究相适应的程度，特别是加强现代科学技术的掌握和运用，提高哲学等相关多学科知识的水平，使攻关课题的答案能够包含在知识视野之内；科研能力要提高到能进行攻关研究的水平，要加强科研思路和方法的学习和训练，有能力提出和贯彻能够体现中医特色的研究思路，熟练地掌握和运用现代科学的研究方法、手段、设备。

21 世纪的发展需要巨人，并将产生巨人。应当积极地推动这类高层次攻关人才充分发展，希望在他们中间能够涌现出"现代张仲景""现代李时珍"那样站在新的时代高峰的巨人。

## 六、加速教育改革发挥先导作用

要全面推进中医现代化，中医教育必须先行，要加深、加速中医教育的改革，建设 21 世纪的中医教育，其基本方向是从传统型转变为现代型。

中医教育的历史很久，但现代化规范教育只有半个世纪的实践。从 20 世纪 50 年代以来，中医的中等、高等教育前无古人地建立起来，又破天荒地开创了硕士、博士、博士后教育，从根本上打破了"家传、师承、自学"的传统模式，形成具有现代意义的规范化教育体系。40 多年时间培养出了一代新型的中医人才，具有了老一代中医所没有的许多新的时代特征，已经成为中医队伍的主体和骨干，肩负着跨世纪发展的历史使命。

中医教育 40 年来的成就是卓著的，但其困难也是突出的。它毕竟只有不到半个世纪的历史，初级阶段的幼稚和学术发展的困难交织在一起，形成 20 世纪后半叶所特有的时代性局限。现有的中医教育虽然在许多方面具有了现代规范教育的特征，但其教育思想、培养目标、教学内容、教学方法等，却基本上是传统型的，远远不能适应跨世纪发展的需要，所培养的人才不能真正承担全面推进中医现代化的历史使命，现有的中医队伍的局限，不过是中医教育的这种局限的一种产物或表现。

按照 21 世纪全面推进中医现代化的客观需要，中医教育的改革须做"大手术"，加速进行深度改革。

### 1. 确立 21 世纪的教育思想

教育思想要进一步解放。要对中医教育的传统思想进行系统的总结和分析，在 21 世纪要坚持和发扬自己的特色和优势，批判和抛弃那些陈旧落后的东西。要对 20 世纪 50 年代以来当代中医教育思想进行总结，在 21 世纪坚持和发扬成功的经验，克服和超越 20 世纪所特有的局限。墨守成规、怕离经叛道的思想，片面强调继承、害怕创新发展的思想，重知识传授、轻能力培养的思想，重传统知识、轻现代知识的思想等，都需要调整和改革。

中医教育思想改革和发展的根本方向，是由传统型教育转变为现代型教育。要对中国的和国际的发展形势进行分析，认识 21 世纪对中医教育提出的新要求和新条件，以这样的大背景来思考中医教育改革与发展的总方向。要对 21 世纪中医学术和事业全面推进现代化的局势进行分析，来回答中医教育如何在这种发展中发挥先导作用的问题。

要结合中医的实际，明确地提出贯彻"三个面向"的具体要求。要面向"四个现代化"和中医现代化，来设计中医教育的现代化；要面向世界医学发展的新趋势和中医国际化的新局势，来提出中医教育面向世界的具体要求；要面向 21 世纪中国和世界的社会、科技、医学发展的大趋势及其对中医发展提出的要求，来考虑中医教育如何为中医在 21 世纪的新发展发挥先导作用。

**2. 建立充分体现中医特色的教育模式**

现行的中医教育体制基本上是参照西医模式建立的，未能充分体现中医的特色，打着浓厚的"生物医学"烙印，理论教学与临床实践脱节，开设的西医课程与中医学术缺乏内在联系，教学的结果容易形成用西医研究中医的思路。教育模式的改革要充分体现中医学以"人"为核心的多学科交叉的特点，按中医的"生命－心神－环境医学"模式设计和安排教学体系和教学内容，按中医理论与临床的密切关系来设计和安排教育过程和教学环节。

**3. 加强和加深经典学术的教学**

经典学术的教学虽然比较系统，但许多深层次的内容挖掘不够，有些内容解释欠深、欠准，有的内容甚至被扭曲，出现理论混乱、理论教学与临床脱节，课程几经改革，教材几经修订，但教学水平和效果难以提高。21 世纪的中医教育不但不能削弱而是必须进一步加强经典学术的教学，重点不在量上的扩大，而是质上的提高，特别是要在对经典学术掌握的深入、准确上，在理论教学与临床的有机结合上，达到一个新的水平。

**4. 充实和扩大现代科学技术的教学**

中医现代研究急需的现代科学技术至今没有列入教学计划，学生对医学之外的科学技术知识的了解大都停留在高中水平，必然缺乏从事现代研究的能力。这种状况需要立即着手改变，根据中医现代化发展的需要，按不同的培养对象逐步地开设和增加相关的现代科学技术课程，以及相关的多学科知识课程和关于中医现代化研究的课程，以改善和提高学生的知识结构，达到适应中医现代化所需要的水平。

**5. 着力提高高层次教学水平**

要为中医现代化培养科研人才，特别是培养科研攻关人才，必须大力加强和提高高层次教学的水平。要把高层次教育与一般教育的档次拉开，关键是要提高硕士、博士的教育水平，在培养目标、课程安排、教学水平、研究能力等基本培养环节上，要提出更高要求，达到更高水准，使他们在知识结构与能力水平上，都能站到中医现代化研究和发展的前沿，为中医21世纪的新发展发挥攻关和开拓作用。

我们是20世纪最后一代人，又是进入21世纪的第一代人，旧时代的惯性和新纪元的呼唤在我们身上引起越来越深刻的矛盾，动荡、困惑、思考、奋起，跨世纪的飞跃需要跨世纪的头脑和跨世纪的决断，一场大喊大叫伴随一场阵痛，迎来中医新生的不是计时器，而是行动。

## 参考文献

[1] 人民日报社论. 坚定不移地贯彻执行党的中医政策 [N]. 人民日报，1980 - 03 - 27.

[2] 崔月犁. 中医沉思录 [M]. 北京：中医古籍出版社，1997：233.

【2001年10月为博士研究生做的专题学术报告】

# 历史性转折　时代性局限

## ——中医药在 20 世纪的命运

在中医药两千多年发展史上，20 世纪的地位是特殊的。这一百年，中国社会剧烈变迁，中医发展先遭厄运，又起中兴。这是崎岖的一百年，壮丽的一百年，艰难的一百年，胜利的一百年。当我们就要跨入 21 世纪的时候，有必要郑重地进行铁面反思，以为新的发展准备头脑。

### 一、改变命运的两次转折

进入 20 世纪的中医面对着崭新而复杂的社会条件，面临着中西两医并存的局面，何去何从？中医思考了，回答了。整个社会也思考了，也回答了。然而，思考是那样的不同，回答更是那样的不同，以至于出现两次大转折，一百年时间形成一个反差巨大的"马鞍形"。

第一次转折，从"中西汇通"到"废止旧医"，跌入历史低谷。

中西汇通派卓有胆识，提出了在新的历史条件下如何发展的问题，肯定西方医学的传入是促进中医发展的积极因素，高扬起"衷中参西""中西汇通"的旗帜，进行了艰苦地奋斗。中西汇通派是要前进、要发展的，他们积极地吸收新的时代条件，力图将传统的发展道路与 20 世纪接轨，适应了社会的划时代转折，符合历史发展的潮流。中西汇通派汇而未通，原因不在唐容川、张锡纯们无能，而在于历史条件的局限，中、西两医的发展当时根本没有达到能够相互汇通的水平。

废止旧医派是一股污浊的历史逆流。他们荒谬地把西方医学视为唯一科学的医学，以其为标准来评价中医，误解中医，否定中医，必欲打倒而后快，直至演出1929年"废止旧医案"闹剧，中医的发展跌入了历史的低谷。

"废止旧医案"没能颁行，但否定和排斥中医的思想却没有消亡，它影响我国医学发展的指导思想几十年，产生相关学术争鸣几十年，造成极其严重的恶劣后果。当年余云岫提出用50年时间消灭中医，48年后的1977年，中医人数从1947年的50万锐减为24万，而同期西医人数由23万剧增为74万，党中央不得不于1978年发出56号文件，提出解决中医队伍后继乏人的问题。这不是简单的巧合，而是历史铸定的事实。这50年，尽管后30年已进入新中国，尽管党和国家制定了中医政策，但否定和排斥中医的思想还是在顽固地坚持着、作用着，几经争论，中医仍然在低谷中徘徊。

第二次转折，从"排斥中医"到"振兴中医"，开辟现代化道路。

新中国建立后，党和国家做出了保护和发展中医的战略决策，中医界为发展中医进行了卓绝的努力，结束徘徊，走出低谷，历史性地迈出两大步，开创了全面振兴的新局面。

20世纪50年代，扭转厄运的第一次冲击波。毛主席、党中央提出"团结中医"的政策，对拒不执行党的中医政策、顽固地坚持歧视和排斥中医的宗派主义进行了严厉的批判，废除了限制和排斥中医的四项法规，撤销了个别人的职务，充分肯定"中国医药学是一个伟大的宝库"，制定和实施了发展中医的具体措施。史无前例，第一批中医医院建立起来，第一批中医学院建立起来，第一批中医研究机构建立起来，中西医结合研究也轰轰烈烈地开展起来，第一次扭转了歧视和否定中医的局面，迎来了中医在20世纪的第一个春天。

20世纪70年代末到90年代，扭转厄运的第二次冲击波。贯彻中央56号文件和党的十一届三中全会精神，解放思想，拨乱反正，把中医从"中西医结合"的枷锁中解放出来，提出"中医、西医、中西医结合三支力量长期并存、共同发展"的原则，强调中医是区别于西医和中西医结合的独立的学术体系，指出中医的发展方向和道路是实现现代化。1982年修订的《宪法》规定"发展现代医药和我国传统医药"，专门的中医工作条例也在制定中，中医的学术地位、社会地位得到法律保障。80 年代中期以后，党和国家反复强调"要把中医和西医摆在同等重要的地位"，国家成立中医药管理局，全国各省、市召开振兴中医大会，制定实施了中医药发展的七五、八五、九五计划，中医、中药队伍壮大为"百万大军"。进入 90 年代，国家正式把"中西医并重"确定为卫生工作的指导方针之一，中医的发展蒸蒸日上。与此同时，中医的科学价值在世界范围内得到越来越高的评价和重视，迎来了中医国际化的新时代，广泛地传播到 130 多个国家和地区。1991 年世界传统医学大会在北京召开，中国人民有史以来第一次自豪地在地球上宣布：中医药的科学价值和卓越疗效已经为世界医药学界所公认，一个学习、应用和研究中医药的热潮正在世界范围内兴起。

一个世纪，两个 180 度，中医沿着螺旋的轨迹发展。历史的惊涛骇浪把中医推向一个新纪元。

## 二、束缚手脚的时代性局限

中医处于百年来的最好时期，又处于未来百年的最困难时期。面对跨世纪的飞跃，中医发展的内在性矛盾和困难日益显露出来，中医发展被它束手缚脚，认识和解决这些矛盾是实现新的腾飞的出发点和突破点。

第一，开创了全面振兴的新局面，但学术、事业的发展极不平衡。

事业以展过快，特别是近 20 年发展迅速，队伍增加一倍多，医疗机构增加 13 倍，科研机构增加 3 倍，与事业兴旺相比，学术发展明显滞后。理论研究没有突破，不能有力地支持临床疗效的提高，在与西医、中西医结合的竞争中，中医的特色和优势不能充分发挥，许多临床诊治打着中医的旗帜走着中西医结合的路子，一些中医院医生在处方中使用中药方剂达不到 50%，处方越来越偏离辨证论治原理，更没有形成可称为"20 世纪的中医学"的新的学术内容和学术体系。

几十年来，对中医学术研究的政策和投入并不比事业方面差，立项课题每年都以百计，学术研究出现了从未有过的活跃局面。然而，真正达到了有史以来最高水平的是古籍整理，其他研究或者偏离中医轨道，或者在低水平重复。

中医现代研究的课题数量庞大，但发展极不平衡。据统计，1978—1995 年获部级以上奖励的 724 项成果中，中药方剂研究占 52%，基础理论研究只占 8%；而在获国家级奖的 104 项中，中药方剂研究占 75%，基础理论研究只占 5%。有些基础理论课题早已列入部级或国家级重点或攻关计划，如心、肝、脾、肺、肾五藏实质，经络实质，证实质等研究，大都久攻不下，长期处于胶着不前的状态。事实证明，学术的发展和突破没有政策和投入不行，却不是单靠政策和投入能够办到的。

第二，确立了中医现代化战略，但陷入了用西医解释中医的误区。

中医学术现代研究的人力、财力投入迅速增加，但许多课题花钱再多也解决不了，往往以无效劳动交学费。这里的一个根本性问题，是研究队伍的知识结构和研究思路不对头，突出地表现在用西医的知识和方法来研究和解释中医的未知问题，这成为 20 世纪后半叶的一种时髦。

西医的知识和方法对于中医研究具有积极意义，可以从一定角度或层次部分性地解释某些细节，但基本理论解释不了。因为，中西医之间的差异表现为知识的不同，根源在于研究思路的原则性差别，中医在本质上是系统论的，西医在本质上是还原论的，中西医分别认识了生理、病理、药理的不同层次、不同规律，造成"仁者见仁"（不见智）、"智者见智"（不见仁），不可能以仁者之见释智，或以智者之见释仁。中医学那些未知所以然的问题，本来远在西医学的视野之外，试图靠西医的现有知识和方法来解决，显然是从网内求网外之鱼。例如，把阴阳的本质设想为某种特定的物质成分，把五藏的本质设想为解剖器官，把经络的本质设想为解剖结构，拆方解释方剂功效，提纯有效成分解释中药的气、味、归经，甚至把中药研究变成自然药物研究等，这些思路都不符合中医学的基本原理，其结果不是改变研究的性质，就是把研究引入死胡同。

20 世纪后半叶的中医学术研究，在努力冲破传统框架的束缚时，又陷入了西医学的局限。

第三，造就了一支新型的中医队伍，但其素质与中医现代化的要求不相适应。

中医学术的未决问题不仅超出了现有中医、西医的视野，而且整个现代科学也还不能完全回答，掌握和运用迅速发展着的现代科学是解决这些问题的根本出路。

现代科学是指 20 世纪以来发展的科学，主要成就是相对论、宇宙学及对宇宙观认识的发展，量子力学、粒子物理学及对微观认识的发展，分子生物学、人体科学及对生命认识的发展，系统科学、非线性科学及对世界复杂性认识的发展等，这些成就真正为研究和解决中医所反映的那些复杂机制和深层规律提供了相应的知识和方法。1962 年党中央转发的卫生部《关于改进祖国医学遗产的研究和继承工作的意见》，第一条就提出"用现代科学方法研究祖国医学遗产"，此后国家和中医界多次强调，但这一要求至今没有能够完美地实现，原因在于学术队伍对于现代科学技术的掌握和运用十分有限，更深层次的原因是中医学之系统性、非线性、复杂性之特点使然。

20 世纪 50 年代以来，特别是 70 年代以来，中医队伍日益壮大，结构上发生了根本性变化，形成了以本科生、专科生、硕士研究生和博士研究生、西学中人才为主体的新型中医队伍。相对于老一代中医学家来说，这支队伍是具有现代意义的，他们接受了规范的中医教育，较多地具备了新的时代条件和新的时代风貌，其中不乏佼佼者。但是，其基本素质与中医学现代化的客观要求不相适应。一方面，对经典学术的继承虽较系统，但理解的深刻、准确程度不够，更没有集大成，因受某些时髦的影响，在学术思想和学术观点上存在一定的混乱或动摇，现代研究的经典根基不牢。另一方面，知识结构单一，没有接受深入的现代科学教育，在学术研究中不能完善运用现代科学的知识和方法，能够办到的只是部分地应用西医的知识和方法，许多人甚至错误地把这宣称为就是用现代科学研究中医。

第四，建立了规范化教育体系，但培养的现代型人才有一定局限性。

学术研究的困难在队伍，队伍的困难在教育。现有的中医队伍是由 20 世纪下半叶的中医教育造就的，队伍的局限实质上是这半个世纪中医教育的局限。

20 世纪 50 年代以来，中医的中等、高等教育前无古人地建立起来，又破天荒地开创了硕士、博士、博士后教育，从根本上打破了"家传、师承、自学"传统模式，形成具有现代意义的规范化教育体系。然而，它毕竟只有半个世纪的历史，初级阶段的幼稚和学术发展的困难交织在一起，形成 20 世纪后半叶中医教育特有的局限性。

教育体制基本上是参照西医的教育体制建立的，未能充分体现中医的特色。教学计划统得过死，"各校一貌，众生一面"；中医理论与临床的直接而密切的关系被削弱，毕业学生要经过较长时间的实践才能适应临床；西医课程与中医学术缺乏内在联系，教学的结果容易形成用西医研究中医的思路。

教育思想在本质上是传统的，培养目标是继承型的。

重知识传授，轻能力培养。因学术研究没有突破，虽课程几经改革，教材几经修订，但教学内容更新缓慢，有的教学内容被某些时髦所扭曲，甚至出现理论混乱。

重传统学术，轻现代知识。中医现代研究急需的现代科学相关知识没有充分列入教学计划，很多学生对医学之外的科学知识的了解仍停留在高中水平，必然缺乏从事现代研究的能力。

教育层次的分化还没有真正完成，某些硕士、博士教育的水平没有达到应有的高度，知识结构单一，学术思想狭窄，特别是缺乏现代科学知识和开创能力。

总之，中医在 20 世纪的道路是曲折的，成就是伟大的，面临的困难和矛盾更是深刻、尖锐的。这是前进遇到的困难，发展产生的矛盾，是中医的发展与 20 世纪特定历史条件相交叉的产物，归根到底是一种时代性局限。克服这种局限需要新的时代条件，更需要对新的时代条件的自觉运用。

## 三、大转折必将带来大变革

人们预言，21 世纪在经济上将是亚太地区的世纪，在文化上将是东方的世纪，在科学上将是生命的世纪，一场东方式的方艺复兴正在孕育中。这是一次划时代的转折，中医学正被卷进这场转折的主流。像上一次世纪之交一样，它又一次向中医提出了何去何从的问题。所不同的是，这次不是否定中医，而是把中医提到了从未有过的高度，科学家们期望中医药获诺贝尔奖，奖牌将落入谁的手中？这是给中医的机遇，更是对中医的挑战。中医学的科学问题已引起全世界的关注，中医不研究，科学界要研究；中国不研究，外国要研究，中医能否决定性地赢得竞争？

时代的大转折必将带来中医的大变革，是被动地适应，还是主动地迎接？需要胆识，需要抉择，需要比 20 世纪扭转中医厄运的那两次冲击波更大的决心、力量。

要把学术研究摆在战略关键地位，全面推进中医现代化。学术"阴虚"已成为束缚整个中医现代化发展的"瓶颈"，它将最终决定中医的命运，要作为跨世纪发展的核心问题。在学术研究和发展上要警惕和克服两种倾向：一是兴药荒医。受经济大潮的驱使和国际竞争的压力，急功近利，忽视甚至背离中医理论，热衷于药物和技术开发，酿成升虚火式的表面繁荣，走上新的弯路。二是以西释中。不能掌握和应用现代科学，不能开拓独立发展的道路，继续以西医的知识和方法研究和解释中医，中医学术的现代化就没有希望。

要建立和发展现代中医学。中医学术的现代化并不是要对经典理论做出现代解释，其根本任务有三：一是对已经提出但未知其所以然的问题做出现代研究和回答；二是对整个医学面临的现代问题给出中医的解；三是超越现有的中西医范围，进入新的研究领域，揭示新的规律，总结新的理论。这三者的发展将建立起现代中医学，其实质是中医学的发展从经典阶段跨入现代阶段，这是一种划时代转折。科学的各个学科大都实现了从经典阶段向现代阶段的飞跃，如欧氏几何与非欧几何，经典力学与相对论、量子力学，达尔文主义与现代达尔文主义、非达尔文主义等，经典与现代是两个台阶，现代阶段的认识进到更深层次，理论进到更高层次。

决定性环节在人才培养和队伍建设。在整体上，需要对中医教育进行"移筋易骨"的改革，培养的人才从继承型转变为现代型。最迫切的，是要建设一支确有 21 世纪水平的科研攻关队伍，可从科研骨干和毕业研究生中进行再培养。培养的关键是使队伍掌握与中医学关系密切的现代科学的思想、知识、方法，建立起与科研攻关相适应的知识结构和研究思路。

首要的问题是进一步解放思想。要创出 21 世纪的水平，先要有 21 世纪的头脑，"以其昏昏，使人昭昭"必然误事。目前突出的是要更深入地解决好继承与发展的关系，要在发展中继承。发展是硬道理，发展带头，继承在其中。发展要以继承为基础，但没有发展的继承没有生命力，没有发展就没有真正意义上的继承。20世纪下半叶是以继承为主导的，21世纪应转向以现代化发展为主导。

我们是20世纪最后一代人，又是进入21世纪的第一代人，旧时代的惯性和新纪元的呼唤形成尖锐矛盾，正在引起动荡、思考、奋起，一场大喊大叫伴随一场阵痛，将迎来中医的新生。

【原载于北京中医药大学学报，1998，21（1）：17－19】

# 亚健康状态及其中医干预的优势

医学的研究对象是人的健康与疾病，所关注的主要是"健康"与"疾病"，而实际上，机体在许多情况下处于既不十分健康但也不患病的中间状态。这种状态存在的历史与健康、疾病的历史一样长，中医已经研究和调理它几千年，称之为"未病"态。西方医学由于受其医学模式的束缚，在"宗教医学""机器医学""生物医学"模式中，没有给研究和调理这种状态留下余地，从20世纪80年代以来，苏联等国的医学家才开始注意和研究这种状态，把它与健康（称为"第一状态"）、患病（称为"第二状态"）相并列，称为"第三状态"，在国内把它称为"亚健康状态"。

近些年来"亚健康"成为一个研究热点，但在理论、观点、方法上存在一些这样那样的片面甚至混乱，在防治实践上面临着一些困难。中医对"亚健康"的研究和调理有着系统的理论和丰富的临床经验，具有强大的优势，应当高高地扬起中医的旗帜，在继承的基础上进行创新，为调理"亚健康状态"、促进人类的健康做出新的贡献。

## 一、"亚健康状态"的模糊性

目前一般认为，处于"亚健康"者达不到健康的标准，表现为一定时间内的活力降低、功能和适应能力减退，在躯体上或心理上出现种种不适的感觉或症状，但不符合西医学关于疾病的临床诊断标准，检查不出明显的疾病。

关于"亚健康"的界定多种多样，存在着一些差异、争论甚至混乱，临床医家们希望找到判断某个人是否处于亚健康状态的诊断标准，但实际上十分困难。原因在于"什么是健康""什么是疾病"的界定是模糊的，因而，介于两者之间的"第三状态"也必然是模糊的，在健康与亚健康、亚健康与疾病之间不可能找到非此即彼的严格界限。

由于健康与疾病的界限的模糊性，医学为健康和疾病所下的定义只能是原则或模糊的。1948年世界卫生组织成立时，在宪章中对健康下的定义是："健康是一种身体上、精神上和社会上的完满状态，而不只是没有疾病和虚弱现象。"许多医学家批评这个定义过于宽泛和模糊，不易操作。1997年完成的"医学的目的国际研究计划"（GOM）给健康下的新定义是："安康和身心完整统一的体验。其特点是没有显著的疾病，能让人去寻求他或她的基本目标，并执行寻常的社会活动和工作职责。"实际上，这个定义仍然具有模糊性，什么是"安康和身心完整统一的体验"？什么是"没有显著的疾病"？具体的判断和操作仍然十分困难。

就疾病来说，病变是一个发生、发展、恶化的过程，究竟"患病"是从什么时刻开始的，很难严格划清界限。同时，病变一般来说是在健康的机体上发生的局部性、阶段性异常过程，患病并不完全等于不健康或失去健康。一个非常健康的人因患牙病到医院求治，他算健康人还是病人？许多到医院就诊的病人，你可以确诊他患了什么病，但不能确定他因此就"不健康"或"失去了健康"。

实际上，"亚健康状态"的模糊性所带来的主要是理论上界定的困难，并不影响临床上对"亚健康状态"的具体认识和调理，只要如实地诊察清楚每个就诊者的实际情况，因是证，用是方，即便不能严格划清其是"病"还是"亚健康"，也能恰如其分地进行调理。

## 二、"亚健康状态"的过渡性

系统科学研究认为，人的健康是一种有序稳态，但这种稳态不是刚性的，而是有"弹性"的，是亚稳态。稳态是指系统的状态不随时间的延续而改变，而亚稳态是具有可变性、可调性的稳态。

人的健康作为一种亚稳态，是指生命运动在一定范围内变化、波动，只要不超出一定的范围，都属于正常（健康）范畴。例如，人的醒觉态、睡眠态、警觉态、应激态、气功功能态等，都是生命活动的不同态，都是在一个正常范围内波动和变化，都属于健康态。医学检查的各种生理常数，如身高、体重、视力、听力、心律、血压、血脂、血糖等，标志"正常"的指标一般不是单值，而是一个"正常范围"，只要在这个范围内波动而不超出，就属于健康。

由于内外环境条件变动的干扰和冲击，机体状态并不能总是保持在亚稳态范围之内，常常会发生不同方面和不同程度偏离亚稳态范围的现象。例如在 50 项可测指标中，可能有 20 项偏离了亚稳态范围，其中有的稍微偏离一点，有的偏离较多但还没有达到患病的程度，这种已非健康但并不患病的状态，就是"第三状态"，它是健康与疾病之间的过渡状态。

这种状态不是介于健康与疾病之间的一个"边缘"，而是一个很宽的"过渡带"，所占据的空间和时间比"第一状态"和"第二状态"还要宽、还要广。许多研究都援引据称是 WHO 的一项全球调查结果，说真正健康的人仅占 5%，诊断为患病的人占 20%，处于"亚健康状态"的人占 75%。国内的一些调查显示，处于亚健康的人占 70% 左右，见到的最低数据是占 58.18%。

从 70%～75% 这一数据来看，反映了两个重要情况：①在整个人群中，处于"亚健康状态"的人所占比重 70%～75%。②同时也反映出，在人的一生中，就平均情况而言（假设这些调查在不同年龄组的抽样分布是均衡的），处于"亚健康状态"的时间占 70%～75%（连续更替是同时并存的逻辑补充）。因此，无论是从群体来说，还是从个体的一生来说，处于亚健康状态的比重为 70%～75%，这个过渡带是非常宽广的。

不同个体或同一个体在不同条件下，所出现的"第三状态"往往偏离健康的程度非常不同，有的刚刚偏离一点，有的偏离得很远甚至接近患病，因此，亚健康所"亚"的程度存在着许多梯度或层次，应当注意区别。例如，设健康为"0"，患病为"1"，那么，在 0 与 1 之间，过渡带有许多层次，简单地说可有：

0—0.1—0.2—0.3—0.4—0.5—0.6—0.7—0.8—0.9—1

在上述这些过渡层次中，可把"0.1～0.5"视为"亚健康"，把"0.6～0.9"视为"亚疾病"；或者分得再细一些，把"0.1～0.3"视为"亚健康"，把"0.4～0.6"视为"中间状态"，把"0.7～0.9"视为"亚疾病"（从这个角度来看，用"第三状态"来表述比用的"亚健康状态"更符合实际）。当然，层次还可以划分得更细，但最少可分为"亚健康"与"亚疾病"两个基本层次。可以把健康、亚健康、亚疾病与患病之间的关系，简要地表示如下：

| 健康 | 亚健康 | 亚疾病 | 患病 |
| --- | --- | --- | --- |

在临床处理上要注意"亚健康"所"亚"不同程度，不可简单化或一概而论。同时，要注意"亚健康"的过渡方向是双向的，可以从健康态向疾病态过渡，是病前的"亚健康"；也可以从疾病态向健康态过渡，即患病经过治疗从向愈、痊愈到恢复健康的过渡带，是病后的"亚健康"，有的甚至病后一直处于"亚健康状态"。

有些观点对于"亚健康状态"的认识不全面或过于狭窄，如认为"亚健康状态是介于健康与疾病之间的边缘状态"；"犹如身处悬崖边，拉一把就可回到安全的健康地带，推一把则掉入疾病深渊"；"是病前状态、亚临床期、临床前期、潜病期""慢性疲劳综合征""不定陈述综合征"，"是一种时髦病""世纪病"，"是一种不是病的病"等。这样的概括显然指的只是偏离健康状态较远的"亚疾病"状态，并非整个的"第三状态"；或者把某些综合征一类的"病"与"亚健康状态"相混淆，特别是把一些功能性病变说成是"亚健康状态"，显然欠妥。

需要注意的是，近几十年来，由于社会生活状况的改变，在整个"第三状态"中，处于"亚疾病状态"的比重明显增大，这是一种新情况，引起重视是必要的。但是，由此而把"亚健康状态"称为"21世纪的头号杀手""时髦病""世纪病"等，显然不确切。

## 三、"亚健康状态"的医学干预

"亚健康状态"属于健康学、养生学、保健学、预防医学的研究领域，对于

"亚健康"的医学干预，主要是养生、保健、预防的任务，属于中医讲的"治未病"范畴。它不是疾病，不能按临床防治的原理和方法来处理。

"亚健康状态"主要表现为功能性异常，需要的主要是功能调理。但它不是功能性疾病，不能把它与功能性疾病相混淆。有些研究把临床上检查不出器质性病变的功能性病变，如内分泌失调综合征、慢性疲劳综合征、神经衰弱综合征、更年期综合征、不明原因综合征、精神心理障碍性疾病等，称之为典型的亚健康状态，把对这些疾病的治疗说成就是对"亚健康状态"的治疗，显然不妥。

不包含器质性病变或者并非由器质性病变引起的功能异常，最少要分为三种情况：①刚刚偏离"亚稳态"的"亚健康状态"；②接近于发病的"亚疾病状态"；③进入患病阶段的单纯功能性病变。在这三种情况中，只有前两种属于"第三状态"，第三种情况不属于"第三状态"，而是疾病状态。在"生物医学模式"中，不但没有"第三状态"的地位，而且也没有功能性病变的地位，把单纯功能性病变混同为"亚健康状态"，是这种医学模式局限的一种表现。

形成"亚健康状态"的原因也就是影响人的健康的原因。最新的研究显示，在影响健康的多种因素中，生活方式占60%左右，其次是环境、心理精神、生物等因素。不可能按照特异病因学说找到或归结为特异性的病因。有人说造成"亚健康"的是饮食不当、睡眠不足、过度紧张、不良情绪这四大原因，显然过于简单。国外有的研究想从病毒和细菌感染、免疫系统抑制、内分泌失调等寻找特异性原因，没有什么肯定的结果。

"亚健康状态"需要进行调理，其性质应当是养生、调理、保健、预防的范畴，不能照搬特异治疗的模式。应当注意和强调主要依靠、增强、调动、发挥机体自我调节能力为基础，适当运用有分寸的外来干预，把外调与内调有机地统一起来，不应像治疗疾病那样追求特异治疗。

## 四、发扬中医调理"亚健康状态"的优势

中医关于"亚健康状态"的研究和调理，有系统的理论、方法和手段，有极其丰富的实践经验，具有无与伦比的强大优势，应当在继承的基础上发扬和

创新，把中医的这一优势充分地发挥出来。

中医关于"治未病"的理论是对"亚健康状态"的科学认识。在《黄帝内经》《难经》《金匮要略》等大量著作中有专门论述，把"治未病"思想贯穿于防病治病的全过程，历代医家有多种经验总结。对于"亚健康状态"的认识非常明确地从程度上区分为若干层次，即"治其未生、治其未成、治其未发、治其未传、愈后防复"，强调"上工治未病"。主张"圣人不治已病治未病，不治已乱治未乱"（《素问·四气调神大论》），"上工救其萌芽，下工救其已成"（《素问·八正神明论》），"上医医未病之病，中医医欲病之病，下医医已病之病"（孙思邈）。

关于如何"治未病"，主张根据不同程度进行不同调理。"善调尺者，不待于寸，善调脉者，不待于色。能参合而行之者，可以为上工。"（《灵枢·邪气脏腑病形》）"善治者治皮毛，其次治肌肤，其次治筋脉，其次治六府，其次治五藏。治五藏者，半死半生也。"（《素问·阴阳应象大论》）

中医的养生学是关于"亚健康状态"的预防和早期调理的学说。对于"亚健康状态"的预防和早期调理，基本方法首先是养生，即"灌其根，养其本"，防"亚健康"于未然。养生学有非常丰富的内容和非常实用的方法，人人可用，随时随地可用，简便易行，也最易收效。

对于亚健康状态的调理方法，中医在秦汉时期就发明了"八字金丹"——"有病不治，常得中医"。"中医"者，不药而机体自愈也，就是不用药治，依靠和调动机体自身的调节能力进行调理。历代许多医家熟谙此法，清代徐大椿在《医学源流论》中就有"病有不必服药论"等篇专论此道，称："外感内伤，皆有现症。约略治之，自能向愈。况病情轻者，虽不服药，亦能渐痊。""其自愈之疾，诚不必服药；若难愈及不愈之疾，固当服药。"

对于"阴阳失调"的"亚健康状态"，中医提出了"调其阴阳之所自，阴阳自和必自愈"之法。"亚健康状态"作为阴阳失调的初期阶段，机体的阴阳自和机制仍然有较强的能力，只要对阴阳自和的机制和能力进行适当调理，可以助其自和，回到阴平阳秘。仲景在《伤寒论》中提出"凡病，阴阳自和者，必自愈"；清代柯琴在《伤寒来苏集》中提出"欲其阴阳自和，必先调其阴阳之所自"，倡导"调阴阳自和"的治法。"顺阴阳自和之势而用"是调理"亚健康状态"的重要法则，可有"待自和""助自和""调自和"等法。

"亚健康状态"主要是功能性异常，没有特异性病因、特异性病理，没有器质性病变，也没有特异性防治方法，中医的"调理原理"却十分有效。"调理者，调其不调之谓也"，哪里有不调，就可以调哪里；有什么性质和程度的不调，就可以进行什么性质和程度的调理；健康态可以调理，亚健康态、亚疾病态都可以调理，疾病态更可以调理。临床上有许多所谓的"调理病"，就是一些亚健康或亚疾病状态，不用攻补之法，只给约略调理，即可奏效。中医对于调理的轻重缓急有很高的艺术，是调理"亚健康状态"的最好方法。

中医调理"亚健康状态"的方法和手段丰富多样，为大家所熟悉。修身、养性、针灸、推拿、按摩、气功、食疗、药疗等，都是调理"亚健康状态"的有效方法。

总起来看，"亚健康状态"已经引起全世界越来越高的重视，我国医药卫生事业的发展正在"重心前移"，调理"亚健康状态"正被提到越来越重要的地位，这与中医历来强调"治未病"的主张完全一致，中医"治未病"的优势正在显示出来。应当抓住这一新的发展机遇，通过继承和创新，把中医"治未病"的理论、方法、手段提高到一个新水平，为中医的现代发展和人类的健康做出新贡献。

【2006年4月1日在山东中医学会亚健康专业委员会成立暨第一届亚健康学术会议（济南）的大会报告，原载于山东中医杂志，2006，25（10）：658 - 660.】

# 中医与科学的不解缘

## ——访山东中医药大学自然辩证法教授祝世讷

在近期有关中医科学性的讨论中，很多学者从哲学的角度出发，让我们认识了中医的真面目。长期从事医学哲学、中西医比较、中医学方法论研究的著名学者祝世讷教授针对中医的诸多争论，从不同角度阐述了不同的看法。

**记者：**可能再不会有一种学科像中医这样备受争议。尤其是把"中医"与"科学"联系起来时，它的风风雨雨是是非非就变得更明显而复杂了。在学术界有学者指出，中医不属于"严格意义上的科学"。在探讨中医科学性之时，我们很想知道，什么是科学？区分科学与不科学的根据或标准是什么？

**祝世讷：**在中国的传统词汇中有"学问"，没有"科学"。现有的"科学"一词系从日语汉译而来，意为分科的学问。英语"science"来源于拉丁语"scientia"，意为"知识""学问"。科学界和哲学界目前对于"科学"并无严格统一的定义，常见的定义多样，但大同小异，有代表性的有以下几点。

《辞海》："关于自然、社会和思维的知识体系。"

《中国大百科全书·哲学》："以范畴、定理、定律形式反映现实世界多种现象的本质和运动规律的知识体系。"

《自然辩证法百科全书》："反映客观世界（自然、社会和思维）的本质联系及其运动规律的知识体系，组织科学活动的社会建制。"

《简明不列颠百科全书》未释"科学"，只释"科学理论"："由人类的想象力构想出的广阔领域的系统性概念化结构，它包括关于物体和事件内在规律性的经验定律的体系；这些物体和事件既可以是观察到的，也可以是假定的；由这些定律所提出的结构并设计用科学的合乎理性的方式来解释这些事物。"

"科学"的概念中有几个要点：①知识体系。严格意义上的科学主要是指理论，由概念、定理、学说等组成；感性认识是科学知识的重要组成部分。②反映客观规律。科学知识是对客观规律的正确反映，尊重科学就是尊重客观规律。③具有真理性。科学知识是对客观事物的本质和规律的正确反映，具有客观真理性。严格意义上的科学理论，其真理性得到了充分证明；许多科学知识以假说的形式存在，其真理性有待验证。真理性是科学与非科学、伪科学的根本界限。④以实践为标准。科学知识来源于实践，又回到实践去指导实践，实践是检验科学真理的唯一标准。实践性是科学与非科学的最后界限，只要信仰不要实践检验的"知识"，是不科学或反科学的。

知识性、规律性、真理性、实践性是科学的本质特征，也是区分科学与不科学的基本根据或标准。

**记者：**刚才提到中医不属于"严格意义上的科学"。甚至有学者认为目前接受"宽泛"的科学定义会给当代的伪科学活动开启方便之门，那么怎样评判像中医这样一门学科是否科学，或具有多高的科学性呢？

**祝世讷：**评判要依据标准，但只有标准不行，还要有正确的观点和方法。实际情况是复杂的，要具体问题具体分析，实事求是，不能简单地搞"是科学的还是不科学的"这种二元判断。

第一，要有发展的观点。任何严格的科学理论都是从不太严格的理论发展而来的，有些理论已经成熟为严格的科学理论，有些理论往往正处于向严格的科学理论进化的过程中。不太严格就是不太严格，不能判为不科学。

第二，要有全面的观点。一门学科往往包含多项理论，如果所有的理论都成熟为严格的科学理论，那么这个学科的科学性是充分的。而实际上，一个学科的多项理论往往发展水平参差不齐，有的可能成熟、严格了，有的可能只有50%或70%地达到了成熟、严格。对于这样的学科就不能从总体上作"科学还是不科学"的简单判断。

第三，要有历史的观点。科学有几千年的发展史，分为古代科学、近代科学、现代科学三个发展阶段，不同的发展阶段之间在科学水平上存在着时代性差距。古代科学的突出特点是经验的总结、现象的描述、猜测性的思辨，与现代科学之间存在着明显的差距，那是科学水平的差异，不是科学与不科学的区别。只能说古代科学"没有达到现代科学水准"，不能说古代科学"不科学"。

我还要强调的是，中医学是典型的古代科学，不是现代科学，理论有相当的科学性，但不太严格，需要提高到现代科学理论的严格程度。中医学的气、阴阳、脏腑、经络、辨证论治等基本理论，如实地反映着人的健康与疾病的客观现象和规律，经过两千多年临床检验，证明它基本"符合事实"，理论的预见大多能够得到证实，临床防治"应用成功"。近几十年来对中医进行了多种实验验证，得到大量实验事实的支持，至今还没有一项被证否。可以说，中医理论原则上符合科学理论的基本特征，其真理性还没有得到充分的证明，许多理论带有科学假说的性质，还没有达到现代科学理论的严格程度，需要进一步验证和修正。

对于中医学不能简单化地作"是科学的还是不科学的"这种二择一判断。评价中医学的基本问题是"科学水平"，不是"是否科学"，不应把"没有达到现代科学水准"误判为"不科学"。评判的根据应当是科学界公认的标准，不能把西医的特征当作评判的标准，把不符合西医的特征就判为"不科学"；更不能以个人的某种理解为据来评判，如胡适当年所说："西医，能说清楚他得的是什么病，虽然治不好，但是西医是科学的；中医，能治好他的病，就是说不清楚得的什么病，所以中医不科学。"

**记者：**圈外的人曾指责，中医理论是个怪圈，绕来绕去总能自圆其说。中医看病，看好后，总能从理论上得到解释，但却无法验证该解释的正确性。同一种疾病，同样的症状，不同的中医方法都可治好，这如何使人相信？所以，在有些人的印象里，存在着"中医远离人类的理性"的误解。这也是他们怀疑中医的另一个原因。对于这样的问题，我们该怎样理解？

**祝世讷：**这里的情况很复杂。只要治好病，就说明诊断、治疗是符合或基本符合发病和治疗的客观规律的。但是，目前这些客观规律还没有揭示清楚，又要对治疗效果做出总结或解释，因而只能按照中医学的现有理论来说明。对于人们质疑解释与实际治疗机制及过程是否完全符合，现在的条件还难以做出严格的实验性检验。

现在为什么无法验证这种解释的正确性？这是现有的验证能力和水平的局限，还没有能力对其进行证实或证伪。例如，用交泰丸治疗心肾不交之不寐证，说可以"沟通心肾于顷刻"，果真如此吗？要验证是否"沟通心肾"，就要先验证什么是"心""肾"、什么是"心肾不交""心肾不交"发生了什么变化、怎样导致了"不寐"；就要验证交泰丸的什么成分、什么作用，通过什么途径来"沟通心肾"的；是"沟通心肾"而治的"不寐"，还是越过"心肾"直接作用于中枢神经系统而治的"不寐"等。只有把这些问题回答清楚了，才能验证中医对交泰丸治疗心肾不交之不寐证的解释是否正确。但是，现有的验证条件和能力，对于上述这些问题几乎一个都不能验证和回答。

因此，真正需要责问的，不是中医学的解释，而是验证能力。不是不可验证，而是想验证但迄今无法验证，这一矛盾的实质是现有的实验验证能力落后于中医学的临床实践。当然，有时候个别医生故弄玄虚，瞎说一气，应另当别论。

这种"绕来绕去总能解释得通"有时是指不同理论之间的相互贯通、相互解释，有时是指同病异治的不同解释，也有的"绕来绕去"可能带有穿凿附会的成分。从根本上来说，凡是临床防治有效的，应该也能够进行检验和验证，首先是对中医学的各项理论进行验证，在此基础上再来验证"绕来绕去"的相互解释是否正确。在中医学的发展条件下，有许多"不知其所以然"的问题没有条件去揭示，没有能够做出验证，需要依靠新发展的医学和科学的知识和方法来验证。近几十年来用西医学和现代科学的有关知识和方法做过一些验证，有所进展但几乎都没有结果，既不能证实，也不能证否，原因在于验证的条件和能力达不到所需要的水平。中医学在几千年临床实践中所接触和认识到的许多复杂现象和深层规律，不但超出了西医学的视野，也超出了现代科学的已有视野，中医学"知其然而不知其所以然"的问题，在西医学和现代科学却是"未知其然也不知其所以然"，用现有的知识和方法来验证，确实还有困难。对中医学的严格验证，还有待医学和整个科学特别是人体科学的进一步发展。

**记者：** 也许中医不应总生活在古老的年代里，不能总用过去的、模糊的语言存在于现在的社会中。可是有人说中医理论框架在两千年前的《黄帝内经》时代就已臻完善，没有发展的余地了，您怎样看这个问题？

**祝世讷：** 说中医理论框架在两千年前的《黄帝内经》时代就已臻完善不符合实际。《黄帝内经》的理论自成一个框架，有人称为"岐黄之学"，是中医理论的主要基础。但是，一就内经时代而言，《黄帝内经》不过是当时流行的主要医学文献之一，此外还有多种其他医籍，仅《汉书·艺文志》就记载医经、经方等书籍计 9 种，例如《黄帝外经》37 卷（比《黄帝内经》的 18 卷多 1 倍）、《秦始黄帝扁鹊俞拊方》23 卷，可惜大都失传，《黄帝内经》并不是当时医学理论的全部。二就中医理论体系而言，不仅有《黄帝内经》，还有《黄帝内经》之后的长足发展，《伤寒杂病论》、金元四大家、温病学派，以及辨证论治、脉学、针灸学、本草学、方剂学等，有些是全新的，有些是在《黄帝内经》的基础上有了重大突破。不能说中医理论框架在《黄帝内经》时代已臻完善。

中医理论不是"没有发展余地了"，而是远远没有完善。现代科学对人的研究刚刚开始，整个医学现在还处于幼年时期，未解决的问题比已有的答案多得多，已经认识清楚和能够控制的疾病还非常有限，中医学不但有大量"不知其所以然"的问题有待解决，而且有大量的难病、新病和各种医学难题需要中医给出自己的"解"，中医理论发展的前景不可限量。

**记者：** 中医的发展是一个让人困惑的大问题，那么中医理论研究和发展的"点"在哪里？怎样找到一个合适的切入点，能够使中医的发展牵一发而动全身，从而把中医的发展带入一个清新、明朗的境地？

**祝世讷：** 中医理论研究和发展的"点"多得难以胜数，关键在于要有正确的立场、观点、方法，才能看到它、理解它、抓住它。我说"中医是中国古代第 5 大发明"，中医的发明和创造在许多方面应该也可以发挥出来。从大的方面来看，至少有 3 个重大突破方向。

第一，防治当代大病、难病、新病的理论突破。要像当年张仲景攻克伤寒、温病学派攻克温病一样，攻克当代危害人类健康的大病、难病、新病。例如癌症、心脑血管疾病、艾滋病、重症急性呼吸综合征（SARS）等，中医学在这些领域有自己巨大的优势和潜力。这方面的工作已经在做，但是力度还不够，还停留在筛选有效方剂、寻找防治方法的初级水平，应当深入到揭示内在机制和规律，发挥中医的优势和潜力，独立思考，独辟蹊径，提出新观点、新学说，才能实现理论的突破和创新。如果甘于亦步亦趋地跟着别人走，就难有突破可言。

第二，超出西医学视野理论内容的研究。只要临床有效，越是西医解释不了的内容，就越有创造价值，只要验证清楚，就是突破、创新，甚至是变革。例如，五藏、经络提示人的非解剖结构的存在，研究清楚了，会揭开人体结构的另一面，认识人的非解剖结构，把医学推向"解剖学之外"和"解剖学之后"，为研究和防治人的非解剖结构病变，全面认识功能性病变与器质性病变的关系开辟全新的道路，带来医学的深刻变革。其他如气、气化、气机、失调、证、治本等，都具有理论突破和引发医学变革的巨大潜力。有事实根据而为西医不能解释的那些理论的突破，有可能蕴酿出一场新的医学革命。

第三，"知其然不知其所以然"理论问题的破解。各种"不知其所以然"是向当代医学提出的科学问题，对于科学的研究和突破来讲，问题比答案更有价值。"不知其所以然"的问题多是好事，说明中医学踏进了医学处女地的纵深地带，遇到了没能解答的问题，但别的医学连一只脚都还没有踏进来。这些问题只要解答清楚了，就一定是突破。近几十年来开始做这方面的工作，由于受时代条件的制约，受"以西解中"研究方式的局限，还不能真正解决问题，应当在总结经验和教训的基础上，进行新的开拓。

**记者**：人们会担心，中医是深深根植于中国传统文化中的，随着西方文化和科技的冲击，我们的传统文化正一点一点地远离我们。适合中医生存的土壤越来越少，中医将来是不是只能进博物馆了？

**祝世讷**：关于"土壤"，要看3点。①中医的"土壤"在人体，只要人身上有经络，有阴阳失调、气机失常，有寒热虚实之变，就需要中医来调理，短期内没有别的医学能够替代。防治艾滋和SARS需要中医，西医的诸多"软肋"也需要中医，中医的用武之地多得很，有待中医的优势去开拓、占领。②中医的"土壤"没有减少而是在扩大，不但13亿中国人需要中医，全世界人民也在认识中医、使用中医药，中医药已经传播至140多个国家和地区。③中医的"土壤"正在向现代科学领域拓展。中医认识到的人体的许多复杂现象和深层规律是现代科学都还没有涉及的，对这些内容的研究和突破将有助于推动现代科学的研究，中医将与现代科学融为一体。

当前令人焦虑的不是中医生存的"土壤"减少，而是在这片"土壤"上生根、开花的"生命力"在削弱，甚至从内部腐蚀。鄙薄传统文明，玩忽学术精华，背离辨证论治，忙于"以西解中"，思想浮躁、混乱，学术失真、异化，土厚而种杂，耕忙而苗病，在自己的土壤上开变异的花、结变质的果，如不从弯路走向不归，也必令岐伯和黄帝责问："我下的龙种，生出的却是跳蚤。"这需要中医自己来解决。

关于中医是否会消亡的争论已有多时，从根本上消亡是不可能的，但学术可能被异化，发展可能走弯路，甚至在相当长的时间被压制、埋没。可以"焚书"，可以"坑儒"，可以把古今人们对这些现象和规律的认识全部泯灭，只要人身上的阴阳、藏象、经络、证等客观现象和规律不消失，再过千年、万年，还会被重新发现，还会重建阴阳、藏象、经络、证的理论，还会重建辨证论治体系。中医理论只要正确地反映着健康与疾病的客观规律，必将是"万岁"的。

但是，目前的确存在着另外一种"消亡"的趋势，即理论被异化，辨证论治被淡化甚至丢弃，临床防治弄得亦中亦西、半中半西、不中不西。中医人才应该多才多艺，知识越多越好，但不能丢掉中医之"本"，不会辨证论治还叫什么中医？在理论上要正本清源，临床防治应当以纯正的辨证论治为纲，发展多种防治。

【中国中医药报记者常宇访谈，发表于2004年11月8日中国中医药报，原载于中国中医药报社.哲眼看中医.北京科学技术出版社，2005：167－176.】

# 评价中医的科学性 需要划清几个界限

正确地评价中医的科学性需要两个前提：一，要了解中医学，如果不了解物理学而评价其是否科学，只能是妄论，如果不了解中医学而评价其是否科学，同样是妄论；二，要有正确的立场、观点、方法，否则，必然会发生偏差或错误。从目前的一些争论来看，评价中医学的科学性需要划清几个界限。

## 一、划清"科学水平"与"是否科学"的界限

关于中医学的科学性的评价，是"科学水平"问题，而不是"是否科学"的问题。前者是根据科学在不同的发展阶段所达到的不同水平，对其发展水平做出评价；后者是对科学与非科学的区分，要么是科学，要么不是科学。不能把这两个不同性质的问题相混淆。

科学的起源和发展有悠久的历史，与社会发展史分为古代、近代、现代相对应，分为古代科学、近代科学、现代科学三个发展阶段，在不同的发展阶段达到了不同的水平。科学史如果按 5000 年计算，古代科学占了 4000 多年，近代科学只有 300 多年，现代科学是 20 世纪以来才形成和发展的。古代科学的基本特征是"经验的总结、现象的描述、猜测性的思辨"，与现代科学的基本特征有着巨大的差异，必须历史地评价古代科学的发展水平，如果以现代科学为标准来衡量古代科学，由此得出古代科学不科学的判断，在观点和方法上是荒谬的。

中国的古代史止于 1840 年，此前的社会、文化、科学都属于古代范畴。我

们今天所论的中医学，实际是指从远古到 1840 年为止形成的经典学术体系，属于古代科学的范畴，是中国古代科学的杰出代表。应当说中医学的发展水平属于古代科学，没有达到现代科学的水平，不是现代科学，但如果说它不科学，则不合事实、不合历史、不合逻辑。

## 二、划清"实践检验"与"实验检验"的界限

科学理论具有真理性，检验真理的唯一标准是实践。评价中医的科学性只能以实践为标准，不能以某种定义或什么人的观点为标准，胡适当年说："西医，能说清楚他得的是什么病，虽然治不好，但是西医是科学的；中医，能治好他的病，就是说不清楚得的什么病，所以中医不科学。"这种"说清楚"标准显然是错误的。

什么是检验医学真理的实践？目前主要有三种，即实验、临床防治、群体调查。这三种实践各有特定作用，不能互相取代。实验研究能够揭示现象的内在机制和规律，而临床疗效只能由临床实践来检验，疾病谱、死因谱、发病率、死亡率等只有靠群体调查来证明。把实验检验绝对化，变成唯一标准，排斥和否定临床防治和群体调查，是错误的。

医学的实验研究兴起不过 200 年，在医学发展的 5000 年历史上，医学知识绝大多数时间是靠临床实践和群体调查来检验的，如果认为未经实验检验的医学知识都不科学，也就否定了整个医学史。在医学实验兴起之前，世界各国的医学都是依靠临床防治和群体调查来发展和检验医学的，欧洲医学如此，中医学更是如此。中医学掌握着几亿人口的特大临床样本长达两千多年，这种大规模长时间的临床实践，在世界上独一无二，临床检验的效果为其他医学所望尘莫及。中医学反映的许多客观规律，经过了临床实践亿万次反复检验，尽管没有把内在机制揭示清楚，"知其然不知其所以然"，却是真实的，因而有效。正如毛泽东主席 50 年前所讲，真理的标准是实践，中医尽管有些道理说得不明白，欠妥当，但行之有效，这就是真理。

有人认为，中医理论得不到现代医学实验的验证，因而不科学。这种观点混淆了事实，颠倒了是非。实际情况是，现有实验研究的能力和水平还太低，

不能有效地验证中医在临床上早已掌握的机制和规律，无法验证中医理论是否科学。必须看到，医学实验还非常年轻，面对人的复杂性的许多现象和规律还没有能力进行实验研究，中医理论所反映的大都是复杂现象和深层规律，现有的医学实验对它还无能为力。近几十年来，对阴阳、经络、五藏、证候等一些有代表性的问题，已经进行了大量实验研究。研究结果肯定了其客观实在性，却揭示不出其内在机制和规律，并且没有一项理论被证否。这种实践所说明的，是现有的实验能力和水平不足以解决这些问题，而不是中医学的那些理论不科学。中医理论的实验检验还要走很长的路，就目前的实验结果下的结论根本站不住脚。人类掌握"鸡鸣天亮"的规律已有几千年，直到 20 世纪才揭示出其内在机制，但不能说此前它就不具有真理性。

## 三、划清"九个指头"与"一个指头"的界限

中医学界历来认为，在中医学的庞大体系中，既有精华，也有糟粕，要经过检验和鉴别，发扬精华，抛弃糟粕。必须指出，在精华与糟粕的基本估价上，精华是"九个指头"，糟粕是"一个指头"。对于中医学科学性的评价，既要看到其精华，又要看到其糟粕，划清"九个指头"与"一个指头"的界限，不能把两者的关系弄颠倒，攻其一点不及其余的观点和做法是拙劣的。

中医的学术发展是一条历史长河，难免泥沙俱下，鱼龙混杂，但深流毕竟是深流，泡沫只能是泡沫。在中医的各项理论中，也有糟粕掺杂或附着于精华。有些理论所反映的客观规律是真实的，内容在本质上是正确的，但表达形式却是笼统、模糊、抽象甚至扭曲的；有些理论需要用严格的事实来证明，但因掌握的事实不足而用类比、想象、猜测和思辨来弥补；许多理论是通过众医家的临床经验总结而来，有的医家把一些不准确、不科学甚至荒诞的东西带了进来，等等。这种糟粕附着于精华上的现象，是理论不够成熟、没有达到现代水平的一种表现，应当仔细地鉴别和区分，剔除糟粕，发展精华，使之成熟并达到现代水平。不区分精华与糟粕，见糟粕而否定精华，因有糟粕而否定精华的科学性，不是科学的态度。

怎样检验和鉴别精华与糟粕？唯一的标准还是实践，要通过医学实践来检

验和区分精华与糟粕，来批判和淘汰糟粕。对于哪些是精华、哪些是糟粕，可以进行研讨、争论，但离开实践标准，以"我认为"为标准，用表态、签名等办法来否定中医学，只能显示自己的肤浅和无知，造成新的混乱。不要说"我认为"，就是曾被"公认"是科学真理的东西，被实践否定的例子也屡见不鲜。古希腊的"原子论"和"以太说"在科学界长期坚信不疑，但19世纪末的物理学三大发现否定了"原子是世界的物质本原"的信念；1887年的"迈克尔逊－莫雷"实验本为证实"以太"，却证实了"以太"根本不存在，彻底否定了科学界长期认为"以太是绝对静止的介质"的信念。"我认为"是靠不住的，实践才战无不胜。

【原载于中国中医药报，2007年3月1日】

# 怎样科学地看待中医的科学性

## ——中医问题访谈（一）

【编者按】关于中医问题的争论，一直没有停止过，近三五年又达到了一个新的高潮。思考中医争论不断的原因，除了中医自身的特殊性之外，还在于我们对一些问题的基本点缺乏科学而清晰的把握，致使认识始终处在模糊状态。本应当能够理清楚的问题而长期纠缠不清，势必影响中医发展的步伐。为了澄清认识，统一思想，本刊主编皋永利就学界普遍关心的几个重要问题采访了知名学者祝世讷教授，希望他的回答能起到答疑解惑的作用。本刊为此开辟"中医问题访谈"专栏，敬请读者关注。

皋问：中医的科学性，本不应该成为一个争论的问题，但从新文化运动以来争论就时断时续，欲罢不能。您能否从历史的角度谈一谈争论的症结在哪里？随时代发展有无变化？

祝答：争论的症结可概括为以错误的立场和观点对待"不可通约"。不可通约首先存在于中医与西医之间，而在其背后是更深刻的两种不可通约，一是东方文化与西方文化之间的不可通约，二是"第一次浪潮文明"与"第二次浪潮文明"之间的不可通约。

中医是中国传统文化的结晶，彻头彻尾地贯穿和体现着中国传统文化；西医也是西方文化的结晶，尽管其学术已系统地传入中国100多年，但其学术思想、理论观点、思路方法仍然是西方的，与中国传统文化格格不入。按照西方的原子论就必然不解和反对中医的元气论，遵守西方的构成论和分解论就必然不解和反对中医的生成论和整体论，遵守西方的还原论就必然不解和反对中医的系统论。否定中医者对中医的批判，主要不是具体学术问题的学术争鸣，而是从学术思想、理论观点、思路方法上对中医不理解、不容忍，从整体上否定中医。

"浪潮文明"是托夫勒《第三次浪潮》使用的概念。"第一次浪潮"指人类古代社会创立的文明（也称为农业文明），"第二次浪潮"指近代社会创立的文明（也称为工业文明），"第三次浪潮"指20世纪后半叶兴起的信息文明。这三种浪潮之间存在更深刻的不可通约性，其依次更替是人类文明的划时代革命。中医是第一次浪潮的产物，现有西医是第二次浪潮的产物。按第二次浪潮的分解还原、机械化、标准化等来衡量中医，必然处处不合要求。

在19世纪与20世纪之交，由列强的船坚炮利开路，西方文化和西方医学随着第二次浪潮文明涌进中国，两种浪潮、两种文化、两种医学之间的不可通约性交织在一起，客观存在，至今仍在，如何认识和对待？不同的立场、观点、方法给出了不同的回答。对中医的争论不过是整个争论的一部分，否定中医不过是否定中国传统文明的一部分；参与争论的不只是医学界，还有政界、思想文化界；不但出现了"反传统"的潮流，而且形成了"反传统的传统"。把中医视为"封建主义的封建医""伪科学"等，不过是站在否定中国传统文明的立场和观点，以西医、西方文化、工业文明为标准进行评判的结果，是"全盘西化"的翻版或变种。100年了，不同时期反对中医的声音不同，但其本质没有改变，他们都站在"不可通约"的西边，而中医是在东边。

**皋问：**有人提出，事物的科学性即科学不科学，不应当用一个标准来衡量；您也赞同按时代不同将科学划分为古代科学、近代科学和现代科学，并认为中医属于古代科学。您能否谈谈用怎样的标准来看待中医才是最科学的？

**祝答：**需要划清两个界限。第一，判断某事物是否具有科学性，与判断某项理论是否为科学理论，是完全不同的两回事，需要两种不同的标准来判断。前者是一般的泛化判断，指某事物是否合乎科学原理，要用特定的科学原理来检验。例如某项工程组织施工是否科学，可用系统工程学原理来检验。后者是对科学理论的检验，指某项理论是否为科学理论，检验的标准是实践，因为科学理论是对客观规律的正确反映，具有客观真理性，只有实践才能来检验。对于中医是否科学的争论，不是前者，而是后者，即中医的理论是否为科学理论。不能把前后两种不同性质的问题弄混。

第二，判断某项理论是否为科学理论，与科学发展的历史分期，是完全不同的两回事，其判断的标准当然不同。判断某项理论是否为科学理论，只有一个标准，即实践。而科学发展之历史分期，是根据社会历史的分期来划分的，社会史分为古代、近代、现代，科学史也分为古代科学、近代科学、现代科学。具体的断代时间，古代与近代之分是 16 世纪（中国是 1840 年），近代与现代之分是 1900 年（中国是 1919 年）。科学已有几千年历史，古代科学、近代科学、现代科学都是科学，其差异是发展阶段的差异，因而其发展水平不同，但不是科学与不科学的差异。在现有的科学体系中，许多学科都经历了这三个历史阶段，如数学、物理学、医学等，都分为古代、近代、现代这三个阶段。古代科学没有达到现代科学的发展水平，但并非不科学，许多理论都正确地反映了客观规律，与现代科学一样具有客观真理性，如西方的欧氏几何，中国的九章算术、勾股定律、圆周率等。

总之，不同性质的问题要用不同的标准来衡量，同一个问题的判断只能用一个标准，多重标准或多标准论是错误的。中医是不是"伪科学"，其本质是中医的理论是不是科学理论，判断的标准只有一个，即实践，没有别的标准。离开实践，用表态、签名、大批判的方式来判断，倒是真正非科学或伪科学的。

如何以实践为标准来检验中医理论？要有科学的态度、规则、方法，特别要注意以下两点：

第一，要逐项理论分别地进行，不能囫囵吞枣。中医是一个庞大的学术体系，有理论，有技术，有经验，需要分别地检验。中医的理论众多，各项理论的真理性程度不尽相同，需要用不同的实践分别进行检验。中医有许多技术（如针灸推拿术、中药加工炮制术等），其技术原理不同，需要分别地进行检验和判断。中医有许多经验，其中有的包含着客观真理，但没有理论化；有的可能既包含真理颗粒又夹带谬误泥沙，需要鉴别和检验。总之，要从整体上否定中医，必须对中医的每一项理论和技术逐一地进行实践检验，逐一地否定，才能做出整体否定的判断，如果有一项或几项理论不能否定，就不能做出从整体上全盘否定的结论。这是逻辑学的常识。

第二，检验医学理论的实践有三项，即临床防治、医学实验、群体调查，不是只有实验。检验中医理论是否为科学理论，必须同时运用这三项实践，并将其统一起来。由于受历史条件的限制，加上所涉及的疾病问题的复杂性，中医的发展没有靠实验研究，主要靠临床实践。真正规范化的医学实验不过一二百年，现有实验水平还相当有限，中医的多数问题现在还无法纳入实验研究。如果以现有的有限的甚至是低水平实验为标准，抹杀中医几千年的和当代国内外更广泛的临床实践，搞"患者说了不算老鼠说了才算"，在方法上和逻辑上都是讲不通的。

**皋问**：中医的科学性与科学水平虽然有联系，但还是属于两个不同的概念，所以，在认定中医是科学的同时，还要不断提高其科学水平。请您扼要谈谈中医与现代科学存在怎样的差距？

**祝答**：对中医的科学水平的判断，首先要有正确的观点。第一，要有历史的和发展的观点。争论所讲的"中医"，是指到1840年为止形成的中医学术体系，它属于古代科学的范畴，把中医放到其历史背景中，会发现在相同的历史条件下，中医是世界上达到最高水平的医学；同时，它又没有进步到近代和现代水平，不属于近代科学、现代科学的范畴。第二，要有辩证的观点，要一分为二，分清九个指头与一个指头。无论中医的整个学术体系，还是各项理论，往往既包含真理，也存在某些谬误，要予以区分和鉴别，不可一概而论；同时，各项理论的真理性程度也不相同，有的可能已经是客观真理，有的可能不同程度地包含谬误，要分清主流与支流，不可一概而论，更不可用一个指头否定九个指头。

中医与现代科学的差异，是科学发展水平的差异，不是科学与不科学的差异。这种差异主要表现在两个方面：

第一，认识领域的广度和深度上的差距。现代科学的认识达到150亿光年的空间范围，追溯到 150 亿年前的历史，深入到基本粒子及其内部结构，而中医的视野基本上停留在裸眼观察所及的范围。中医的天人相应、五运六气等理论实际上涉及人与太阳系及更高宇宙空间的关系，但没有条件进行具体的观察和研究，没有揭示出其机制和规律。而对于细胞及以下的微观领域，在认识上几乎还是空白。

第二，认识的精确和严格程度上的差距。现代科学有别于古代科学的主要是：①有强大技术手段的支持，研究达到全新的广度和深度；②发展分解还原研究，充分认识细节；③以实验为基础，揭示在自然条件下无法认识的机制和规律；④运用数学手段，认识精确而定量；⑤通过逻辑论证，理论严格准确。中医理论在建立和发展过程中，缺乏现代技术手段的支持，没有发展分解还原研究和实验研究，没有现代数学手段的量化处理和严格的逻辑论证，因而就不具备现代科学的精确和严格性，而是保持着古代科学的基本特征，即"现象的描述，经验的总结，猜测性的思辨"。最突出的表现是，中医的许多理论反映或驾驭着客观规律，但"知其然不知其所以然"。现代科学必须"知其所以然"，中医的"不知其所以然"是本质性差距。

【原载于山东中医药大学学报，2009，33（1）：3】

# 怎样破解中医理论"不知其所以然"的难题
## ——中医问题访谈（二）

**皋永利问**：中医在很多问题上确实是"知其然不知其所以然"的，"不知其所以然"是否就意味着理论尚不成熟？您以为破解中医"不知其所以然"难题的钥匙是什么？

**祝世讷答**：一项理论如果是"知其然不知其所以然"，当然算不上成熟，严格地说还不是科学理论，只能是假说。严格意义上的科学理论不能包含"不知其所以然"。不仅是中医，就是西医，对许多疾病的认识也处于这种状态，认清了病变的临床表现（包括大量精确的病理指标），但其内在发病机制并不清楚。

"知其然"是认识和掌握了表现或结果，"不知其所以然"是不了解这种表现的内在本质和产生结果的机制。所谓解决"不知其所以然"的问题，就是要揭示清楚外在表现的内在本质和产生结果的机制。从方法论上来讲，能够解决这一问题的途径和方法，主要是科学实验。因为病变的本质和内在机制深藏于体内，涉及的因素多而过程复杂，并不呈现在外，无法直接观察到，只有用特定的方法和手段才能使其显现出来，被测定到或观察到，这种特定的方法和手段就是实验。"不知其所以然"的方法论根源，就是缺乏实验或实验水平达不到需要的程度。解决"不知其所以然"的问题，关键是要发展医学实验。

例如针灸，已知"得气"才有效，"得气"的临床表现也知道，这是"知其然"；但"气"是什么，"气至病所"是怎么"至"的，"得气"的临床表现是怎样产生出来的，这些都"不知其所以然"。要"知其所以然"，就要弄清什么是"气"，在针灸作用下"气"是怎样循经感传的，又是怎样有方向地"至病所"的，然后又怎样转化为临床的"得气"效应。而要弄清这些，又需要弄清穴位的结构与功能、经络的结构与功能等，这些都要从人身上找出具体的事实，从人身上加以阐明，只有科学实验才有这样的途径和方法，才能完成这种任务，此外没有别的办法。

中医的发展没有以实验研究为基础，是造成许多理论"不知其所以然"的方法论根源。近几十年来开始做实验研究，但总体来说还处于起步阶段，水平还很低，远未达到解决这类"不知其所以然"问题所需要的水平，所以这些问题中稍有分量的一个也还没有解决。

换个角度来看，中医对这些问题之所以"不知其所以然"，是因为这些问题涉及人的健康与疾病的深层次复杂机制，中医已"知其然"两千多年，但其他医学，包括整个现代科学，至今连"知其然"都还没有。中医早已把各种"不知其所以然"问题公之于天下，而至今没有一个学者、一个学派、一门学科能够解决其中的任何一个问题。这是一项重大的科学事实，它说明，中医所提出的"不知其所以然"问题，不只是中医的，也不只是医学的，而是整个自然科学的。

因此，"不知其所以然"问题的解决，不但要依靠中医和整个医学的进步，更要依靠整个科学的进步，特别是生命科学和人体科学的进步，以提供相关的知识支持；要依靠科学实验特别是关于人的科学实验的进步，达到能够解决这类复杂性难题的水平。这种发展需要时间，不能性急，不能因为一时解决不了而否定中医，也不能因目前的实验水平低下而否定实验方法是打开这把锁的钥匙。

**皋问：**"象思维"和"阴阳思辨"能解决中医理论的"不知其所以然"问题吗？也就是说，解释事物普遍现象的哲学方法可能对中医具体原理的科学内涵做出阐释吗？

**祝答：**"象思维"和"阴阳思辨"不是打开"不知其所以然"这把锁的

钥匙。

首先，解决"不知其所以然"的问题，关键是要拿出"所以然"的事实来，据事实而"知"，没有事实，就不能由"不知"走向"知"。获取"所以然"的事实的途径只能是实践，在实践获得事实的基础上，才进入思维过程。思维本身不能获得事实，不能提供解决"不知其所以然"的事实证明。

其次，"象思维"属于思维方法，它不是获取事实的方法，而是在占有事实的基础上，在头脑中如何进行思维的方法。思维方法有象思维、逻辑思维、灵感思维等多种，中国传统的象思维特别发达，对中医的思维有很大影响，可以对"不知其所以然"的问题进行象思维的描述和解释，但它不能获取和提供客观事实以解决"不知其所以然"的问题。

再次，"思辨"是一种哲学方法，同样不是获取事实的方法，不能解决"不知其所以然"的问题。"思辨"这一概念有特定的哲学和方法论含义，并形成了专门的"思辨哲学"，德国著名哲学家费尔巴哈总结其特征："他们不是拿自己的概念去符合事物，而是相反地拿事物去附会自己的概念。""思辨"作为一种方法，其特点是把人在思维中构造出来的概念、原则套到客观世界，让客观事物服从这些原则。对"思辨"的广义理解，还包括用猜测和想象来填补事实的不足。不管怎样，"思辨"只能进行某种描述和解释，不能获得变"不知"为"知"的事实。"阴阳思辨"这一提法似不多见，如果要用，应先严格界定其含义，不然易生歧义。

关于哲学方法能不能"对中医具体原理的科学内涵做出阐释"，可以说，靠哲学方法解决不了，因为它是医学的专业内容。例如，阴虚、阳虚在人身上的病理改变究竟是什么，滋阴、壮阳的方药在体内究竟怎样产生功效，需要具体的医学研究来揭示，靠哲学的阴阳理论和方法解决不了。

**皋问**：承认中医具有人文科学与自然科学的双重性，是不是意味着中医科学理论的阐释不能单纯用人文科学或者单纯用自然科学的方法来进行？

**祝答**：中医属于自然科学，不能说"中医具有人文科学与自然科学的双重性"。近些年来在这个问题的认识上存在许多混乱，需要澄清。

首先，要掌握学科划分的原则。"科学"一词汉译时的本义，是指"分科的学问"，分科的依据是研究对象，研究同一对象属于同一学科，研究不同的对象属于不同学科。现代科学把整个世界分为三个大的领域，形成自然科学、社会科学、思维科学三大门类，每一门类分为若干学科，每一学科又分出许多分支学科。医学的研究对象是人的健康与疾病，在现代科学体系中，医学属于自然科学。

其次，学科之间有交叉，但学科的研究对象不交叉，学科之间的界限是清楚的。世界是一个整体，并不因为科学研究的分科被分割零碎；同时，客观事物的内在统一性也不会模糊学科划分的界限，在学科之间的交叉带上，不同的内容各归属于不同的学科。例如，在人的健康与疾病中有心理因素的作用、研究心理性疾病的是心理医学，是医学的分支学科；而研究影响健康与疾病的心理因素和作用的，是医学心理学，是心理学的分支学科；同样，在人的健康与疾病中有社会因素的作用、研究由社会因素引起的疾病的，是社会医学，它是医学的分支学科；研究医学所涉及的社会因素的，是医学社会学，它是社会学的分支学科。像艾滋病的防治，医学可以研究清楚其传播途径（如吸毒、性传播等），指出阻断传播的环节和方法，但如何去解决制毒、贩毒、吸毒、性乱问题，那不是医学的任务，而是社会管理的任务。不能因为健康与疾病涉及心理、社会因素，就认为医学兼有心理学和社会科学的属性。

再次，西医学和中医学的研究对象是"人的健康与疾病"，这是决定西医学和中医学的自然科学性质的依据。在"健康与疾病"之外，关于人的其他问题由其他学科来研究，如人类学、人体科学、脑科学、心理学、思维科学、社会学、行为科学等，这都不属于医学的范围。但是，人的健康与疾病既与上述这些关于人的非医学内容有关，也与生物学、化学、物理学、气象学、宇宙学等内容有关，绝不能因此而说，中医学具有与这些学科相交叉的多重属性，更不能将这些广泛的联系和交叉省略掉，说中医学只与人文科学相交叉因而具有"双重属性"。

最后，关于中医与人文学科的关系，主要体现在学术思想、理论观点和思维方式等方面，与"健康与疾病"的具体内容的关系并不直接。例如，中医学与哲学关系密切，有专门的"医学哲学"来研究，它是哲学的分支学科；但是，人没有"哲学性疾病",不存在"哲学医学"这一学科,绝不能因为中医理论与哲学的关系密切,就说中医有医学和哲学的双重属性。实际上任何学科都离不开哲学思考,哲学思想渗透在所有学科中,不能因此而认为都具有"双重属性"。

至于中医科学理论的阐释能不能单纯用人文科学或自然科学的方法来进行,要看理论问题的具体性质和内容,"一把钥匙开一把锁",什么性质的问题,就要用什么性质的方法来解决。解决"不知其所以然"的问题,本质上是医学专业问题,要用医学专业方法和相关的自然科学方法,只有涉及人文科学的问题时才能用人文科学的方法。

【原载于山东中医药大学学报,2009,33(2):91】

# 中医需要走出哲学的围墙吗

## ——中医问题访谈（三）

**皋永利问：**中医是在古代哲学思想的孕育中成长起来的，阴阳、气、五行学说是中医理论的基本骨架。但是作为具体科学，中医在接受这些一般哲学原理指导的同时，是否应当有自己的医学专业理论内容？

**祝世讷答：**当然要有医学专业理论。"中医学"的根本内容就是这样的医学专业理论，虽然打着较重的哲学烙印，但其性质是医学专业的，不是哲学的。有几个界限需要划清：

第一，不能把《黄帝内经》的特征等同于整个中医理论体系的特征。《黄帝内经》和秦汉时期其他"黄帝书"一样，是一部自然哲学著作，把哲学思想与医学知识融为一体，这与那个时代自然哲学的普遍特点相一致。《黄帝内经》既是中国哲学的经典著作，也是中医的经典著作，它为中医的发展奠定了重要基础。但是，中医在《黄帝内经》之后的发展，形成越来越专门化的医学专业理论，如腑脏学说、经络学说、病因病机学、辨证论治、脉学、针灸学、本草学、方剂学，以及内科、外科、妇科、儿科等。这些学说贯彻着中国哲学思想，但其理论内容不是哲学的，而是医学专业的。可以说《黄帝内经》是一部自然哲学著作，但不能说整个中医学是自然哲学。

第二，要把阴阳、五行、气等理论的哲学内容与医学内容区分开来。在《黄帝内经》中，这两种内容是融合在一起的，既有哲学的论断，也有医学的阐述，但在后来的发展中，阴阳、五行、气等理论被医学化，用以研究和阐明生理、病理、药理等内容，转化为医学专业理论。以阴阳学说为例，《黄帝内经》所论"阴阳者，天地之道也……"是哲学论断，但在整个中医理论体系中，用"阴阳"概念来表述的内容绝大多数属于医学专业的，不属于哲学。如经络的三阴经、三阳经等，辨证论治的阴虚、阳虚、肾阴虚、肾阳虚等，六经辨证的"太阳证""太阴证"等，中药和方剂功效的滋阴、壮阳等，所讲的都是特定的生理、病理、药理内容，属于医学专业的，不属于哲学。不能因为使用了源于哲学的"阴阳"概念，就说这些理论属于哲学性质。

第三，用"阴阳""五行""气"等概念表述的一些理论内容，在人身上究竟是什么东西迄今难以揭示清楚，并非因为其理论是哲学的，而是相关的"形下"研究不足。例如，阴虚、阳虚是常见证候，这是人身上什么东西发生了什么异常？用滋阴、壮阳的法则和方药能够纠正这样的异常，是什么因素通过什么途径和机制发生的作用？这些都需要在人身上进行医药学的专门研究，从人身上加以揭示和阐明。这些问题现在没有回答清楚，不在于其哲学性质，而是科学还没有提供与之相适应的知识和方法，中医在人身上进行的这方面研究还没有达到必要的水平，要解决这类难题，只能求助于发展医学的专业研究。

**皋问：**有人说中医走不出哲学的围墙，就不可能有突破性的发展。中医需要不需要"形下"研究？您怎么看这个问题？

**祝答：**中医没有什么"哲学的围墙"。对于中医学来说，哲学是基石，不是围墙。目前中医面临的哲学问题，不是错误的哲学思想在束缚和阻碍中医发展，需要冲破；而是原有的哲学思想原则上合理或正确，但是朴素，需要提高和发展。这与西医的情况非常不同，西医在"中世纪"那"黑暗的一千年"受制于宗教神学，因而16世纪以来通过医学革命冲破了这一枷锁；但此后西医又接受了机械论和还原论，是形成其现有各种局限的思想根源，需要冲破这种思想枷锁。

中医许多理论的阐述运用了哲学思辨的方式，用哲学的语言和方法来论证应该用事实来说明的机制和规律，像在医学专业内容上包了一层厚厚的哲学外壳，想打破这层外壳剥取其具体的可操作的医学专业内涵很难。其症结并不在于哲学外壳，而在于这种外壳所包含的医学专业内涵本来就没有被揭示清楚，在那种历史条件下没有条件和手段来揭示清楚，事实不足，细节不清，但又需要做必要的说明，不得不用哲学思辨的方式解释。这种方式不是中医的专利，古代在东方和西方的各个学科大都如此。

如何揭示哲学外壳所包含的医学专业内涵？出路不在冲破哲学围墙，而在发展"形下"研究，要通过实践性研究（临床观察、医学实验、群体调查），用具体的事实来说明，中医目前最缺的，是能够真正解决这类问题的实验研究。"形上"研究和"形下"研究是中医发展的两条腿，但"形下"研究这条腿偏短，在现代发展中显得特别不够得力，成为一个瓶颈，需要大力开拓。

近半个世纪来中医在"形下"研究上做了巨大的努力，但没有取得突破性进展，这绝不是"哲学围墙"的障碍，而是由于"形下"研究的局限。一方面，在客观上，中医理论和实践所涉及的基本问题，大都属于人的健康与疾病的复杂性内容，现代科学所提供的与之相应的必要知识和方法还不足，中医队伍的科研能力和水平还没有达到与之相应的程度，因而难于突破。另一方面，在主观上，几十年来中医现代研究的主导性思路，是用西医的知识和方法来验证和解释，这陷入一个误区，为中医设了一堵新"围墙"。因为，中医需要突破的那些"形下"问题，本来远在西医的视野之外，用西医的知识和方法无法破解。几十年"以西解中"的实践证明这条路走不通，只有走出这堵"围墙"，到西医视野之外进行开拓，中医的"形下"研究才可能有突破和创新。

**皋问：**"科学多元化"的提出，在中医学术界影响较大，观点不一。多元是否就意味着中医与现代（自然）科学的差异具有不可调和性？

**祝答：**什么是"科学多元化"？这个提法至今没有严格统一的定义，各说各的，造成许多混乱，我不赞成使用这种含混不清的概念。

"元"者，"原"也，物之由始。在哲学上，一元论认为世界的本原只有一个（唯物论认为是物质，唯心论认为是精神）；二元论认为世界的本原有二，即物质和精神；多元论认为有多种本原。在科学领域，有一种情况可用"元"来表述，即科学起源的多元性，在世界 5 大文明发源地（中国、印度、巴比伦、埃及、希腊），分别孕育和产生了自己的早期科学。但是，随着科学的发展，多元起源的科学在内容上走向一元化，在体系上也一元化，形成一个统一的体系，今天的科学不存在"多元化"。

科学不存在"多元化"的原因，在于科学理论是对客观规律的真理性认识，而真理是一元的。对于同一规律，只有一种真理性认识，绝不存在两种或多种完全不同但又都是真理的认识。例如，圆周率在东西方曾有多种不同认识，但结果是一元化为 3.1415……；历法在世界各国曾有多种，后来太阳历都一元化为每年 365.25 天；水的液态、气态、固态变化，无论谁做实验，在标准大气压下，其相变的临界温度都是 100℃和 0℃。

不能把不同学科或不同理论、学说之间的差异说成是"科学多元化"。科学的分科越来越多，是"一树多枝"，不是什么"多元化"。不同学科或理论的差异是研究对象不同，反映的规律不同，不是对同一规律形成多种不同但又都是真理的认识，不是多元性。例如几何学，有平面几何、立体几何、球面几何等，分别研究和反映了不同空间的几何特性；欧氏几何证明了在曲率等于 0 的空间，三角形的三内角之和等于 180°；而非欧几何证明了在曲率大于 0 和小于 0 的空间，三角形的三内角之和小于 180°和大于 180°。这些不同的理论反映的是不同的规律，但对于同一规律的真理性认识只有一条。

中医与西医的差异不是"科学多元化"的表现，两者的"不可通约性"不是医学的二元化，而是分别认识了人的健康与疾病的不同机制和规律。"不可通约"的是被分别认识的不同机制和规律，不是对同一规律的两种认识都是真理性的认识。

中医与现代科学的差异更不是什么"科学多元化"。科学的发展分为古代、近代、现代三个大的历史阶段，有具体的断代时间，现代科学是指 20 世纪以来建立和发展的科学体系。医学是科学体系中的一个学科，中医是医学的一个学派，都同样分为古代、近代、现代三个历史阶段。中医与整个科学体系的关系，是子与母的关系，不是什么"科学多元化"。中医与现代科学的差异，是中医作为科学体系的一部分，中医与这个体系的现代发展阶段之间的差异，在本质上是发展水平的差异。把这种差异说成是"科学多元化"，因而"不可调和"，歪曲了事情的性质，是错误的。恰恰相反，中医驾驭的复杂现象和深层规律，正是现代科学研究的前沿领域，中医和现代科学正日益深刻地走到一起，只是有些人看不到、看不懂这一趋势，提出一些不着边际的说法。

【原载于山东中医药大学学报，2009，33（3）：179】

# 中医"形下"研究需要什么样的方法

## ——中医问题访谈(四)

**皋永利问:**"形下"研究不足,是中医发展的"短腿"。"形下"研究需要对中医具体原理进行科学阐释,其中不仅要回答关系结构方面的问题,也要回答相关实体结构方面的问题,因为中医对生理病理的认识毕竟是建立在人体这一活的实体结构之上。就实体结构研究而言,您认为具体的思路和方法是怎样的?具有哪些特点?

**祝世讷答:**"形下"包括但不只是实体结构。实体结构是指解剖形态,中医早就有这方面的研究,《难经》等的记载并不比同期的西医落后。问题在于,这种研究出现在病理、解剖之前,难以直接为临床防治服务,西医也是到17世纪建立器官病理学后,才真正走上病理、解剖研究之路,逐步把生理、病理定位于器官、组织、细胞等解剖结构。经典中医的发展主要在17世纪之前,没有病理、解剖的支持,走的是以临床防治为基础认识生理、病理的道路。

中医需要发展解剖研究和以解剖研究为基础的生理、病理研究,以弥补中医在这方面认识的不足。但需要恰当地认识和处理好两个问题:

第一,解剖研究和以其为基础的生理、病理研究是西医的长项,已经较为发达。解剖研究方法是通用的,中医可以移植和应用西医的方法和成果,认识西医没有认识的内容,不可能在西医之外创立另外的解剖研究方法。

第二,中医面临的迫切难题是,大量的生理、病理内容不能从解剖结构及其功能找到根据和说明。这不是由解剖结构研究不足造成的，而是中医认识的这些生理、病理内容本来就不是直接建立在解剖结构上的，有的与解剖结构有复杂的间接关系，有的则深藏于解剖结构之前、之外，不可能通过发展解剖研究。把本来不属于解剖结构的生理、病理内容"研究"到解剖结构上去，从解剖结构做说明，需要开辟另外的研究道路。

50多年来，中西医结合研究和中医现代研究的大量事实，显示中医认识的生理、病理内容的大部分或主要部分不能从特定的解剖结构找到根据和说明。例如，阴阳的虚实变化是整体性的，在器官、组织、细胞、分子等水平找到了一些具体表现，但不能从这些解剖结构找到根据和说明，更无法提纯为"阴物质""阳物质"那样的实体。经络的生理、病理变化从穴位、神经、循环等解剖结构分别发现了一些具体机制，但无法从任何已知解剖结构来做适当说明，也无法找到经络所特有的解剖结构，其生理、病理远在解剖结构研究的视野之外。关于腑脏的研究，中医既认识了解剖器官"五脏"，又在"五脏"之外认识了非解剖的"五藏"，同名而其生理、病理远不相同。如肾藏不是肾脏，已发现其虚实变化主要与下丘脑－垂体－肾上腺（及性腺、甲状腺）"功能轴"的正常与异常有关，但又不等同于这个"功能轴"；而肝藏更不是解剖器官肝，其生理基础与全身的平滑肌系统有关，但又不等同于平滑肌系统。关于气、寒热、虚实、表里、气血、正邪、六经、证候等的研究，也显示出类似的情况。

总之，目前面临困难的症结，不是解剖结构研究方法的创新问题，而是学术观点和研究思路的调整问题。需要冲破认为生理、病理都是建立在解剖结构上的狭隘观点的桎梏，认清人的结构是多样的，既有解剖结构，也有非解剖结构；认清生理、病理既与解剖结构相关，也与非解剖结构相关；生理、病理既有建立在解剖或非解剖结构之上的，也有存在于解剖结构或非解剖结构之前、之外的。上述这些都是"形下"内容，中医认识的生理、病理包含着这些复杂情况，需要创立和发展适合于这种内容的研究思路和方法。中医现代发展和创新的战略方向，应从中医的实际出发，在西医解剖结构研究的基础上再向前推进，从更宽更深的视野，着重研究中医的生理、病理与解剖结构、非解剖结构的复杂关系，以及在解剖结构之前、之外的生理、病理内容和机制。这条道路是整个医学迟早要走的，从这个领域将揭开生理、病理的复杂性面纱，经典中医为我们准备了创新的战略先机，从这个方向的开拓将实现革命性突破和贡献。

**皋问：**现在有一种现象，中医研究中只要借用了西医的研究成果往往被认为是"西化"。中医研究不能走西医研究之路，但并不意味着西医现有的研究成果对中医毫无意义。学科之间的交流和相互借鉴是科学发展的规律。您认为在系统论思想的指导下，中医应当如何来借鉴西医的研究成果为我所用？

**祝答：**不能认为凡是借用西医的知识和方法研究中医就是"中医西医化"，关键在于研究的结果是否"西化"。"中医西医化"的本质，在于背离或抛弃中医的原旨，把中医的东西异化为西医的东西。例如把中医理论改造成为西医理论，把中医的"证"改造成为西医的"病"，把中药和方剂改造成为西药不能再为辨证论治所用，日本发生的"小柴胡汤事件"是个典型。

我曾主张用西医的知识和方法来研究和解释中医，但近十多年来认识发生了重大变化。主要是对半个世纪来中西医结合研究和中医现代研究的总结反思，特别是对于中西医"不可通约性"的剖析，发现用西医的知识和方法来研究中医，只能部分地在一些较为表浅和简单的地方发挥作用，在涉及中医的基本原理和核心理论的地方，这条路走不通。原因有二：一是中医的理论和实践所反映的人的健康与疾病的机制和规律，大部分存在于西医的研究视野之外，西医的体系不包括这方面的研究和认识，所能提供的知识与这方面的内容无关。二是西医的方法模式是还原论，研究的是人的健康与疾病中那些可还原的内容，所获得的是还原性知识；但中医所认识的那些内容，大部分是不可还原的，例如"气"不能还原为"气素"，气的虚实变化不能还原为"气素"的增减等。各种不可还原的内容与西医的还原论观点和方法格格不入，用西医的还原论思路和还原性知识无法理解和阐释。上述两点是中西医之间"不可通约性"所在，中医作为中国古代第五大发明的发明点，正在于西医无法理解和研究的东西。因此，"用西医的知识和方法来研究和解释中医"不是中医现代化之路，更不是中医自主创新之路。

如何在系统论思想指导下借鉴西医的成果？既不能一概排斥，也不能盲目搬用，需要注意两个界限：一是中医视野与西医视野的界限，在两种视野相交叉的地方，可以用西医的知识和方法；在中医超出西医视野的地方，就无法用西医的知识和方法。二是还原性内容与不可还原性内容的界限，中医的某些可还原性内容可以用西医的知识和方法，但那些不可还原的内容就无法用。

**皋问**：中医科研特别强调要在中医理论指导下进行，请您结合当下国家立项的中医重要课题的研究，谈谈理论指导与现代科学方法的结合问题。

**祝答**：强调"中医理论指导"针对的是中医科研，是对几十年来中医科研的经验和教训的总结，是保证中医科研的正确方向，防止走向非中医化的起码要求和前提。

要正确地理解"中医理论指导"的精神实质。一是强调指导科研的是中医理论，不是西医理论，不能含混。二是强调"指导"作用，要管方向、管思路，起导向作用，但不是框框，不是教条，在"指导"下有充分的创新空间。三是能起指导作用的主要是理论思想、基本原理、核心观点，并不是每一个具体观点、具体论述，有些传统的东西需要突破、创新。

中医理论指导与现代科学方法如何结合，首先要弄清"现代科学方法"不就是西医方法。现代科学是指20世纪以来自然科学各学科（包括医学）的新发展、新成就，最有代表性的是相对论、量子力学、量子场论、宇宙学、系统科学、分子生物学与基因组学等。现代科学革命的主要方向是复杂性的突破，目前提出了一系列新理论、新方法，系统科学及其方法是突出代表。中医所认识的健康与疾病的层次之深、复杂度之高，正好与现代科学的最新视野相兼容，因而现代科学的新理论、新方法是中医自主创新的最有效武器。

中医理论指导与现代科学方法相结合不能只注意操作性方法，目前更为迫切和关键的，是要解决好思路。思路是理论观点在研究中的贯彻，按特定观点来理解问题、提出问题、设想答案、提出假说，决定着研究的方向和道路，也决定研究的成败。如果思路有误，操作性方法再先进也无法改变"正确地解答错误的问题"的败局。在思路上要注意把握两点：一要把中医理论的原旨理解准，不走样；二要从现代科学的新理论来深化理解。把这两点统一起来，把问题提准，把问题的应答域找准。例如中药研究，要准确理解中医关于药性、药效的基本原理（如以证论效、整体功效、转化生效等），用现代科学的知识和方法来研究和阐明，不能简单地套用西药药理。中药的化学研究和药理研究是必要的，但这只是最为简单的基础研究，真正需要的是在此之上的研究，去研究中药的性味、"合群之妙"、煎煮和服用过程的物质转化、作用于机体产生二次或多次效应的机制等，这些复杂性内容才是中医在药学上的真学问，才是中医在药学上的发明和创造。

【原载于山东中医药大学学报，2009，33（4）：267】

# "衷中参西"的普遍性说明了什么

## ——中医问题访谈（五）

**皋永利问**："衷中参西"的普遍性已是中医临床不容回避的事实，尽管这种技术层面的结合是初步的，还不能算是真正意义上的中西医结合。有人认为这是中医西化的表现，其普遍性正说明了严重性。您怎么看？

**祝世讷答**："衷中参西"是张锡纯提出的，是中西汇通研究的一种原则和思路，不是研究和发展中医的原则和思路，这个界限必须划清。

"衷中参西"在临床带有普遍性如何看待，需要区分两种情况：

第一，对于中西医结合临床来讲，是正常的或必然的。这是中西医结合研究由易到难、由浅入深的一种途径。但是，这的确不是真正意义上的中西医结合。中西医结合的目标是促进中西医的统一，创建中西医结合医学，"衷中参西"还只是"皮里春秋"，远远达不到真正的统一、融合。临床上的"衷中参西"不过是中西医两种理论对照、两种诊断互参、两种疗法同用、两种药物并投，这不过是中西医的"综合治疗"，中医和西医并未由此融合到一起。在基础理论上，中西医之间的"不可通约性"那样深刻，靠"衷中参西"当然不能解决什么问题。

第二，对于中医临床来讲，是不正常、不健康的。"衷中参西"是中西医结合的原则和思路，不是中医发展的原则和思路，中医临床搞"衷中参西"，是把方向和道路扭转到中西医结合上去了，是中医临床的中西医结合化，还不能说就是中医西医化，但其普遍性说明了这种不健康态势的严重性。

**皋问：**有人认为"衷中参西"是现代社会对中医临床的一种需求，是中西医"优势互补"使然，是中医临床在一定阶段不可逆转的发展趋势。您怎么看这种现象？"衷中参西"深层的动因何在？

**祝答：**现代社会对医疗有多种需求，有对中医的，有对西医的，有对中西医结合的。中西医"优势互补"是大众对中西医结合医疗的需求，不是对中医或者西医的需求。有些人志愿搞中西医结合研究，应当支持。但是，有些人打的是中医旗号，却不搞真正的中医医疗，而是热于"衷中参西"，务中西医结合之实，说当代中医就是要这个搞法，这就把事情搞乱了，把思想搞乱了，把方向和道路搞乱了。中医就是中医，不是中西医结合，这个界限必须划清。

造成这种局面的原因有多种。但最根本的，是近50年来关于中医在当代条件下如何发展的指导思想、学术思想，存在着严重的浮躁和混乱，发生了带有方向性和战略性的偏差或失误——模糊甚至背离了中医的自主发展之路。把中医的发展合并到中西医结合的道路上去，形成了两种时髦。一是学术研究搞"以西解中"——用西医的知识和方法来验证和解释中医。有些较为表浅的内容被西医化，而那些基本的核心性内容根本不能做这样的验证和解释，立项的几个重大课题几乎都无果而终。事实证明了中西医"不可通约"，由此引起新的思想混乱。二是临床防治搞"衷中参西"——中医辨证与西医辨病互参，中医治疗与西医治疗并用。许多中医师不以中医特色为本，反以"中医不丢，西医不低"为豪，搞亦中亦西、半中半西，实则不中不西；有些人打着中医的旗号搞西医辨病中药治疗，西医之病以中医辨证分型治疗，中西医诊断互参、中西药并用治疗；有些中医专科把中西医结合作为特色，专攻某某病的中西医结合治疗；有些中医院把"中西医并重，中西医结合"列为办院宗旨，甚至加挂中西医结合医院的牌子。这两种"时髦"给中医造成严重内伤，其危害绝不亚于"废止旧医"和"远离中医"等鼓噪，内在性地削弱甚至瓦解了中医特色和临床疗效。

德国中医学会会长、慕尼黑大学东亚研究所所长波克特20世纪末在中国考察多年，对中医的这种状况十分不满和惋惜。他认为，中医超越西医范围，是内容丰富而最有条理、最有成效的医学科学，但迄今只有一部分治疗潜力被发掘；从 19 世纪以来，没有做出决定性的努力，按照中医的本来面目评价并确立中医的价值；由于缺乏相应的方法学概念，中医学以令人惊异的速度从内部腐蚀下来，犯下这种罪行的不是外人，而是中国的医务人员。我很赞同波克特的分析，他讲得有点尖锐，但切中要害，解决中医"从内部腐蚀"的问题仍然是今后的一项战略性任务。

中医临床搞"衷中参西"是一种病态，不是什么不可逆转的发展趋势，而是必须纠正的偏差。目前的态势尽管有增无减，许多人乐此不疲，但从历史的角度看，这不过是 20 世纪末叶出现的一种浮躁。

**皋问：**有人提出要"回归中医"，呼吁走"纯中医"发展之路，远离西医的渗透与影响，认为这是中医自主发展、避免西化的根本途径；也有人认为这是违背时代发展的"复古"行为，是自我封闭，这样做只能使中医陷入更深的发展危机。您怎么看这一问题？应怎样界定"回归中医""纯中医"的含义？

**祝答：**提出坚持和发展"纯中医"，是针对上述两种偏差或失误而来的，是为了纠偏。对于什么是"纯中医"，要有明确、准确、统一的界定，不然仍会争论不休。我理解，所谓"纯中医"，就是不掺杂西医、未与西医混合的中医，就是原汁原味、不掺杂、不变质、不异化的"纯正""纯真"的中医。

"纯中医"的关键，是要处理好与西医、中西医结合的关系，特别是要划清与中西医结合的界限。所谓"纯"，不是拒绝非中医的东西，而是拒绝把中医搞得非中医化，拒绝搞成亦中亦西、半中半西、不中不西，拒绝搞成中西医混杂。

在西医东渐之前，中医"纯"了几千年，只是近百年来因西医进到中国才在形成了中医、西医、中西医结合"三支力量"，形成了三条不同的发展道路。西医自然要发展"纯西医"，中西医结合则要把中医和西医统一起来，那么，中医要不要像西医发展"纯西医"那样，坚持和发展"纯中医"？这本来不是什么问题，现在却成了问题。社会上有些人否定中医的自主发展，反对发展"纯中医"，拿着"复古""自我封闭"的帽子乱扣，不足为奇。奇怪的是，中医界有些人也持这种观点，倒是值得问一问：难道糊涂得迷失了自我？

"纯中医"之"纯"，有两个关键点：

第一，经典学术要纯真。原版的、本义的中医学术要原原本本地、不走样地保持，可称之为经典中医学。不能用西医的知识和方法，把经典中医学验证、诠释得掺杂、变质、异化，要把纯真的经典中医学千秋万代地传下去，让子孙后代都能学到原版的、本义的经典中医学，而不是把掺了杂、变了质的东西当作中医学传给后代，以讹传讹。"纯中医"要现代化和国际化，当然不排斥外来的东西，关键是要为中医所用，推动纯正中医的突破和创新。这种发展不是中医被多元知识所分化、杂化、非中医化，而是多元知识的中医化，纯正中医的深化和现代化，建立和发展纯正的现代中医学，是纯正中医发展的现代阶段。

第二，辨证论治要纯真。辨证论治不纯、不真、不准，是临床搞"衷中参西"的恶果，是目前严重束缚中医临床疗效的一大瓶颈。有些中医师学识很多，但不善辨证论治，或虽讲辨证但是不纯、不真、不准，嘴上千百良方，手下辨证茫茫，举方难应其证，效如隔靴搔痒，病人欲求纯真准的辨证论治常像大海捞针一样困难。当非典流行、甲型 H1N1 流感到来时，人们特别怀念 50 年前的"蒲辅周们"，最近北京、广州等地以纯中医药治疗甲型 H1N1 流感取得重要进展，整个世界都期望中医拿出过人的杀手锏。对于中医师而言，"纯中医"并非要只懂中医，其他的一概不要学。不，中医历来讲究多才多艺、学识渊博，当代的中医师需要或应当懂得西医、中西医结合，但要分清主次，摆正位置，纯正的辨证论治才是第一的、核心的、立身看家的，西医、中西医结合的知识和方法要服从和服务于辨证论治，通过比较研究使辨证论治更纯、更真、更准，特别要靠纯、真、准的辨证论治解决医疗难题。

坚持和发展"纯中医"与"复古""封闭"毫不相干，它是一种客观规律。因为，中医是中国古代第 5 大发明，其发现和发明都远远地落在西医视野之外，西医迄今无法企及、无法理解、无法研究，中西医汇通"汇而不通"，中西医结合"结而难合"，实践证明中西医"不可通约"。"不可通约"就是"纯"，中医无法不纯，不能不纯。坚持和发展"纯中医"是不以人的意志为转移的客观必然之路，不论绕多少弯，都要走上这条必由之路。

【原载于山东中医药大学学报，2009，33（5）：355】

# 什么样的实验方法更适合中医

## ——中医问题访谈（六）

**皋永利问：**在中医现代研究中，实验方法已经成为主要研究手段之一。有人认为这是中医创新和突破的必由之路；有人则质疑，认为这是对中医的异化。您怎么看？

**祝世讷答：**医学研究在不同的阶段需要不同的方法，实验方法和临床观察、群体调查都是为揭示机制和规律而获取科学事实的方法。临床观察和群体调查是在自然状态下进行的，而实验则不同，它是在人工控制的条件下，把要研究的对象（因素、指标等）予以"纯化"，令其在特定条件下单独地、纯粹地表现和变化，并加以测定和记录，研究和揭示其变化的机制和规律。因此，实验方法能够解决临床观察和群体调查所解决不了的问题——认识在自然条件下无法认识的特征性状态、变化及其内在本质和变化机制，并可运用数学手段使认识达到精确和严格。

中医、西医和自然科学的各学科在历史上都有不少原始实验，但真正成为"科学方法"的实验，是16世纪以来在欧洲近代科学技术革命中才发展起来的。自然科学从18世纪走向"实验科学"阶段。西医的规范性实验研究不过一百多年，伯尔纳于1865年出版的《实验医学研究导论》可视为进入实验医学阶段的标志之一。经典中医学没有发展规范的实验研究，不是中医不需要，而是由特定历史条件决定的，即中国没有欧洲那样的近代科学技术革命，没有在这种革命中兴起和普及的实验方法。事实上，在欧洲之外的其他地方和其他医学，实验方法的应用和普及也不比中医早。

经典中医学的发展没有进行必要的实验研究，主要靠临床观察和群体调查获取科学事实，从自然状态来认识和掌握各种现象，没能通过实验来揭示其机制和规律。因而各种认识往往整体上大致正确而细节不清楚，知其然而不知其所以然。要克服这种局限，就必须发展实验研究。

近几十年来，中医现代研究和中西医结合研究广泛地采用了实验方法，已经能够做一些重要的实验，但从总体来看，中医的实验还处于起步阶段。过去做的实验有些并不理想或不成功，有的实验的确把中医的内容实验成了西医的结果，例如把某证候转化为西医的某病症，再把病症设计为某组病理指标进行实验，结果把该证候实验成为某"指标组合"。造成这种异化的，不是"实验"这种方法，而是课题设计和实验设计发生了偏差。方法只是工具，用工具来做什么，是由手和头脑支配的，没有异化的头脑和手，实验方法本身不可能把中医异化。

**皋问**：中医的现代实验研究面临许多困难，也有许多争论，您看束缚中医实验研究发展的瓶颈是什么？

**祝答**：瓶颈在于中医需要做实验研究的内容太复杂，现有实验研究的水平还较低，低水平的实验研究解决不了高复杂度的中医问题。

首先，对于实验方法的作用和现有发展水平要有一个客观的基本估价。一方面，实验方法的作用是特定的，有其适用范围，超出范围就不再适用；另一方面，实验方法的发展水平还不高，在整个自然科学中仍处于初级阶段，在"复杂性"面前还软弱无力。实验研究在化学和物理学领域较为发达，但仍有许多难以实验的内容；在生物学领域就较为困难，许多生物学内容需要还原为化学或物理学内容才能实验，大批的纯生物学内容难以实验。在有些领域，像农学、地学、水文、气象、天文、宇宙等研究领域，主要还是靠观察，能做的实验研究是少数。

其次，在医学领域，西医的实验研究发展较快，但现有水平仍然有限。一方面，西医的实验方法是从物理学、化学、生物学移植过来的，可实验的内容在性质上主要是物理学（声、光、电、磁、热等）、化学（物质成分、化学指标等）、生物学（细胞、分子、微生物、病毒等）的。医学中的哪些物理学、化学、生物学内容可进行实验，受这些学科的研究视野和实验水平的局限，医学实验的发展受这些学科的实验发展水平的限制。另一方面，现有的实验方法兴起于西方，贯彻着西方传统的还原原理。西医学又把其还原原理贯彻到医学实验中，其实验方法的还原原理更加典型，必须把整体分解为部分进行实验，把宏观现象降解为微观现象进行实验，把健康与疾病的内容还原为物理学、化学、生物学的内容进行实验；不能还原的，就无法进行实验。医学上稍微复杂一点的内容，难以做这种还原，目前仍不能进行这样的实验，不能实验的内容恐怕要比能够实验的内容还要多。

再次，中医的实验研究还处于起步阶段，水平更加有限。一方面，经典中医学没有发展自己的实验研究。近半个世纪以来逐步开展的实验研究可以说是白手起家，主要是从西医移植的实验方法，至今实验设备数量少、水平差，实验人才缺乏，实验能力和实验水平较低，实验研究的整体水平与中医学需要实验研究的问题之复杂性相比，差距实在太大。另一方面，中医现行的实验研究，其原理和方法都是从西医移植过来的，因循着西医知识和方法的架构，所做的实验要符合西医知识和方法的要求；同时又受还原原理的支配，只有能够还原为物理、化学、生物学内容的东西才能实验，否则就无法进行实验。但中医的主体内容，如气、阴阳、藏象、经络、六经、证候、寒热、虚实、表里等，都不符合这种要求，无法纳入从西医移植过来的这类实验。

20 世纪 80 年代以来，差不多每年都有研究生来征求我的意见："导师让做实验研究，做不做？"我的答复一直是："让做就做，做也白做，白做也做。"中医（特别是学校的）的现有实验设备和条件较差，靠研究生的有限实验解决中医的什么问题很难，但培养中医的实验人才和实验能力是当务之急。当时掌握实验资源的主要不是中医专业人员，许多人不懂中医。建设和发展中医的实验研究队伍，提高中医队伍的实验研究能力，这需要相当长时间的积累和提高，不可能一步登天。我带过的一位研究生现在北京主持"实验中医学"的研究和教学，几年前来征求我的意见，我提了两点，一是中医的实验研究一定要搞，

"实验中医学"一定要建立和发展，只是早点与晚点、快点与慢点的问题；二是这项研究和发展面临巨大困难，起步阶段特别难，但意义重大，再难也要开垦这块处女地，恐怕要付出几代人甚至十几代人的努力。

**皋问**：实验方法有多种，应当如何根据不同的研究思路、研究层面和研究对象来正确地选择实验方法？中医的实验有什么特殊性，需要掌握一个怎样的原则？

**祝答**：不同的实验方法有不同的用途，但多数实验方法的设备、技术、试剂、模型动物等有一定通用性，西医可用，中医也可用，问题在实验设计。只要按不同的思路，遵循不同的原理，实验不同的内容，就可取得不同的结果，达到不同的目的。要保证中医的实验确实是中医的内容和目的，关键在于实验设计，要在中医理论指导下，按中医的思路，实验中医的内容。

例如中药方剂的实验研究，过去忽视甚至背离中医理论的指导，按西医药的原理进行拆方、提纯有效成分，研究有效成分的药化和药理，结果很多，但已不是中医的药理、方理和功效原理。现在的研究思路开始转变，在实验设计中贯彻中医药原理，研究方剂的君臣佐使、七情合和、整体功效。许多实验研究了方剂在煎煮过程中的物理和化学变化、新成分的产生及其对药效的影响，研究了方药进入体内经过消化道、微生物、生化作用等所产生的二次产物和二次效应，研究了血液中出现的原药没有的新成分，研究了这些复杂变化在方剂的临床功效中的作用，开始阐明方剂的药物间相互作用、非特异作用机制、整体功效机制等，这是中医实验研究的正确思路和方向。这里的关键不在实验方法本身，而在实验设计中贯彻了中医原理，遵循中医思路。

有一种观点认为，西医的或源于西方的实验方法贯彻着还原原理，从根本上不适合中医，中医要搞实验研究，必须另辟蹊径，发展东方式的实验方法。这种东方式的实验方法是什么，现在还没人说清楚。我的理解，源于西方的实验方法有一定的通用性，对于中医还是有用的，不应拒绝，但不能局限于这一条路，需要有更宽的思考。

第一，要移植和改造西医的实验方法。原版的西医实验不完全适合研究中医的内容，但中医实验可从移植西医的实验方法起步，在此基础上进行改造和创新，发展真正符合中医需要的实验研究，关键是要在课题设计和实验设计中遵循中医原理，贯彻中医思路。

第二，要探索东方式的实验方法。所谓东方式的实验方法，其本质特征应当是脱离还原原理，能够甚至专门用于研究不可还原的东西。中医学的主体内容不具有还原性，更需要用这种方法进行实验。这要从现代科学的相关学科，特别是关于复杂性的科学中寻找、借鉴、移植，通过创新发展新型的实验方法。

第三，中医学的有些内容，将长期甚至永远不能做实验研究。这种情况在别的学科也有，研究对象越复杂的学科越是这样。认为所有学术问题都必须经过实验研究的观点不合实际。

【原载于山东中医药大学学报，2009，33（6）：443】

# 课题设计
## ——谨防"正确地解答错误的问题"

　　课题研究是目前自主创新的主要方式，选择一个可资研究的问题并不难，难的是把课题设计好，把假说提正确，把预设的答案找准，不然很容易陷入"正确地解答错误的问题"的尴尬。

　　所谓正确地解答错误的问题，是指在课题研究中，虽然选择的课题很有价值，但对课题的理解不准确或有错误，把需要解决的问题提错，特别是把假说提错，把预设的答案设错，却运用规范的、正确的研究操作（观察、实验、群体调查等）进行解答和求证，最终得不到预期的结果，或得不到任何结果。

　　这种情况在科学研究中不少见，在近几十年的中医现代研究和中西医结合研究中显得特别突出，不少课题对问题的理解存在偏差，答案的探求偏离目标，常常不了了之。在当前的中医药自主创新研究中，有些课题仍然显露出这样的苗头和隐患，值得警惕。

## 一、几个案例分析

　　为便于理解和说明，兹就几个有代表性的案例做简要分析。

### 1. 关于"经络结构"的研究

　　自1961年以来，先后有十几个国家的几十个课题组参与经络问题的研究，成为国内外最热的中医基础课题，其主要目标是揭示经络的结构。中医讲经络

"决死生，处百病，调虚实"，必有其结构，各课题组先后提出了"经络特殊结构说""经络内脏皮层相关说""经络植物神经说""经络中枢神经说""经络分肉间隙说"等近20种假说。这些假说的共同特点，是把经络的结构理解为解剖形态，希望在神经、血管、内分泌等已知解剖系统之外，找到经络独立的解剖形态。

专家们采用解剖学、组织学等多种方法进行层次解剖、断面解剖，从器官、组织、细胞一直深入到亚细胞和分子水平，探寻穴位、经络线路的物质基础和形态结构，工作十分艰辛，但是没有得到预期的结果。权威专家们在20世纪90年代初正式得出结论："用现代解剖学、组织学及化学示综等先进方法，均未在穴区、穴间、经络循行部位以及经间地区找到任何作为经络穴位的特殊结构。""长期以来，一些学者一直寄希望于在神经血管之外，能找到经络独特的形态学基础，结果是一无所获。"[1] "要想发现特殊的经络形态结构，迄今均告失败。"[2]

事实证明，这是一次"正确地解答错误的问题"，其症结在于把问题提错——本义是寻找"经络的结构"，却把"结构"仅仅理解为"解剖形态"，把问题改变成寻找"经络的解剖形态"。之所以把"结构"仅仅理解为"解剖形态"，在于医学中流行的一种观点——所谓人的结构，就是解剖形态；不懂得结构有多种，在解剖形态之外还有另外的结构。经络的结构为什么一定是解剖形态？这是关于"结构"的理论观点有差错，把寻找"经络结构"的方向指向寻找"经络的解剖形态"，导致"均告失败"。

**2. 关于"阴阳本质"的研究**

阴阳的本质是什么？1973年美国生物学家Goldbergr首先提出，环磷酸腺苷（cAMP）、环磷酸鸟苷（cGMP）是阴阳的物质基础，此后，众多学者们沿此思路进行"阴阳学说与环核苷酸""阴阳学说与核酸""阴阳学说与阴阳离子""阴阳学说与内分泌"等研究，力图找到作为阴阳本质的特定物质成分。有学者精辟地概括道："要探讨中医的阴阳本质和阴阳的物质基础，必须满足以下两个条件：①这种物质的生理作用应能解释阴、阳的主要表现，包括主要的临床证候及实验室指标，该种物质的代谢变化应与临床阴证阳证（或阳虚、阴虚）的外观表现相对应，甚至这种物质的变化出现在前，虚证的症状表现在后，与中医关于阴阳对立统一的规律基本相符；② 临床上出现阴证、阳证（或阳虚、阴虚）的动态变化时，这种物质也要有相应的动态变化。"[3]

这项研究"热"了大约 20 年，发表的研究资料以百计，不能说所有研究在操作上都无懈可击，但已经运用了当时最新或最高的研究方法和手段，大多研究在临床观察、实验设计、指标测定、统计学处理等方面是严谨的。但是，没有任何一项研究提纯出或探索到作为"阴阳本质"的物质成分。

这同样是一次"正确地解答错误的问题"，其症结也是把问题提错——先把"阴阳的本质"理解成就是"阴阳的物质基础"，又把"阴阳的物质基础"归结为"阴物质""阳物质"，即分别具有阴属性和阳属性的特异性的物质成分（或称为"阴素""阳素"）。这样，就把揭示"阴阳的本质"的研究导向分离和提纯"阴物质""阳物质"。

之所以把阴阳的本质归结为阴物质、阳物质，是在对"阴阳"的理解上存在观点性错误。中国哲学和医学历来讲"气分阴阳""阴阳二气"，不懂得"气"，就无法理解阴阳。但研究者却按欧洲的原子论和机械论，把"气""阴阳"的本质理解为实体粒子、物质成分，是理论观点的错误导致把"阴阳""阴阳的本质"理解错，把问题提错。

### 3. 关于"血瘀本质"的研究

血瘀证曾是辨证与辨病相结合研究的一大热门，力图用西医的血液流变学来研究和阐明"血瘀的本质"，于 1988 年制定出血瘀证诊断的 12 项参考指标。但随着研究的深入却发现，凡被观察的病证均有制定的血瘀证理化指标的一项或几项的改变，而具有活血化瘀功效的和许多不具有活血化瘀功效的中药和方剂，都可改善血瘀证的理化指标，出现了"无证不血瘀""无病不血瘀""无药不活血化瘀"的结果，指标的特异性被证否，血瘀的本质没能揭示出来。

这也带有"正确地解答错误的问题"的性质，其症结同样是把问题提错——把"血瘀证"理解和提问成西医的血液流变学的改变。以血瘀证诊断的 12 项参考指标为代表，许多研究不但把"血瘀证"的本质定格在血液流变学的范围，而且进一步从"血液黏滞度""高黏状态"的理化指标来界定，有的甚至认为"高黏状态即血瘀证",把"血瘀证"简化或扭曲成血液流变学的特定指标的异常。

血瘀证的确有不少内容可从血液流变学来研究,但有不少内容也超出了血液流变学的视野。特别是血瘀证的整体性、形成血瘀的病因和病机的复杂性,超出了血液流变学从生物物理学、流体力学的角度对血液黏度及其流变状态的认识。

其他还有许多案例,如把"神"降低为"心理"过程,又进一步简化为在现有实验上能够操作的心理学指标;把"证"理解成能用西医病理学解释东西,进而简化成"指标组合";把中药"四气""五味"的本质理解成可提纯的有特异药理作用的有效成分或化学物质;把中药的"归经"理解为有效成分沿经输布等,在这些课题设计中都存在"把问题提错"的情况,照此研究无论操作多么认真,都难免是南辕北辙或隔靴搔痒。

## 二、思路和方法讨论

问题之所以提错,假说和预设答案之所以设错,主要有以下两个方面的原因。要防止陷入"正确地解答错误的问题",应从这两个方面注意。

**1. 在方法上,要把问题的"应答域"找准**

"应答域"是方法论的一个专用名词,指对于所要解决的问题能够给出答案的领域,即问题的答案所在地。答案和应答域是圆心和圆的关系,准确的应答域必须包含完整的答案,应答域找准了,再以正确的研究操作去探寻,得到答案就像囊中取物。课题研究如果不设计应答域,研究会漫无方向;如果把应答域设得过宽,探寻的范围太大,必难找准答案,往往要浓缩应答域之后重做探寻;如果把应答域设错,就把研究引导到不含答案的领域,必不成功。

上述几个案例之把问题提错,都是把"应答域"设错了。把"经络结构"的应答域设定为"解剖形态",把"阴阳本质"的应答域设定为"物质成分",把"血瘀本质"的应答域设定在"血液流变学异常",这些应答域都不包含所求解问题的答案,使研究无的放矢。

## 2. 在理论上，要把问题所问理解准

问题的应答域是应问题所问而出，是问题所问的映射区，有何所问就有何应答域，分析透彻问题所问，认清问题的焦点，是找准应答域的关键。

上述案例发生的把问题提错、把应答域找错，都存在没有把问题分析透彻、焦点模糊的情况。"阴阳的本质是什么"与"阴阳的虚实变化是由什么物质成分引起的"，"经络的结构是什么"与"经络有什么解剖形态"，"血瘀证的本质是什么"与"血瘀证有什么血液流变学的表现"，前后两问的焦点截然不同，应答域不同，但研究中几乎都把前一问误解为后一问，从后一问的应答域解答前一问，必然失误。

要把问题的所问和焦点看准，需要研究者的功底，其中最重要也是最容易发生偏差的，是理论功底。不但理论性课题涉及理论问题，实验性课题如动物模型的设计、理化指标的设计等，同样贯穿着理论原理，需要理论思考。从中医药课题研究来看，特别需要注意以下几点：

第一，准确理解中医药问题的中医内涵。中医药问题都有中医药特有专门内涵，蕴含着中医药特有的理论原理。要提出和解决这样的问题，既要准确理解中医的基本理论，又要准确理解所选课题特有的中医内涵，特别是所问、所答的中医原理。一些研究之所以把问题提错，很重要的原因是对问题的中医原理的把握不准或错误，以错解所问而致错找答案。有的甚至为迁就实验条件或动物模型，把中医问题进行扭曲或阉割，使研究脱离问题本义、背离中医原理。

第二，研究者的理论视野要能覆盖问题的答案。课题的所问及其应答域和答案，应该在研究者的视野之内，否则会勉为其难而失败。因此，积极地扩大视野是课题研究成功的重要一环。在一些中医药研究中，研究者视野的最大外延往往就是西医框架，形成用西医的观点和知识来解答中医药问题的模式。中医药的大多数问题特别是涉及理论的问题，本来就远在西医视野之外，却要按西医的观点提问，在西医的视野之内寻找答案，必然一无所获。在上述案例中几乎都可看到这种影子。

第三，要有正确的哲学观点。课题所问所答的焦点往往集中于一两个核心概念，如"本质""结构""物质基础"等，这是在医学专业研究中使用的哲学

性概念，这类概念的理解和使用不准，是把问题理解错、提错的重要原因。例如把"结构"混同于"解剖形态"，把"本质"混同于"物质基础"，又把"物质基础"混同于"物质成分"等，这是机械唯物论观点在作怪。机械唯物论把物质与实体混为一谈，认为事物的物质性就在于其实体性，在于由"原子"（及其化身"物质成分"）构成，因而认识事物的结构就是认识其实体形态，只要分离提纯到特定的物质成分，就找到了其特定的物质基础，也就揭示了其特定的本质。要认识和批判这类错误观点，警惕和抵制其对中医药现代研究的影响。

有些人重视技术厌倦理论，但课题研究只要涉及理论问题，不论自觉还是不自觉，要么遵循正确的观点，要么遵循错误的观点，都要做理论的思考和回答。理论上发生的偏差，从技术上弥补不了，纠正不了。

**参考文献**

[1] 季钟朴. 现代中医生理学基础 [M]. 北京：学苑出版社，1991：390，434.

[2] 胡翔龙，包景珍，马廷芳. 中医经络现代研究 [M]. 北京：人民卫生出版社，1990：256.

[3] 沈自尹. 中医理论现代研究 [M]. 南京：江苏科学技术出版社，1988：43.

【原载于山东中医药大学学报，2008，32（6）：443】

# 中医现代研究中的几个理论难点

中医现代研究所面临的困难，有理论上的，也有方法上的、技术上的，以及物质条件等方面的，其中，理论困难最为深刻。所谓理论困难，是所要解决的问题的复杂性与所运用的理论的局限性之间的矛盾，问题的答案落在理论视野之外。

在科研中，理论知识和理论观点是研究思路的基础和核心，支配对问题的理解、对答案的设想，以及解决问题的方向、途径，从根本上决定研究的成败。只要是科研，自觉地或不自觉地，都有一定的理论作为指导，这些理论本身往往没有错误，有的甚至是先进的，问题在于这些理论是不是符合问题的性质和答案的内容。用四则运算的理论无法解答微积分问题，用细胞病理学的理论无法解答分子病理学问题。

目前指导中医研究的理论，主要是经典中医理论，和部分西医理论。用这些理论来指导不是不对，而是不够。中医的那些未知其所以然的问题的答案，本来就在经典中医理论的认知范围之外，更在西医理论的视野之外，如果仍限于以这些理论来解答那些问题，显然是"从网内求网外之鱼"。

中医现代研究所提出的那些难题，不但现有中医和西医的理论回答不了，就是整个现代科学的理论也难以真正回答。对于有些问题虽然已经提供了一些相关理论，但由于指导思想的偏向和已有知识的过滤作用，这些相关理论也未被重视，更难掌握和运用。要克服中医现代研究的理论困难，必须下决心既要超出中医理论，又要超出西医理论，学习和掌握现代科学和哲学的最新理论。

本系列研究前十一篇文章已经提出和分析了一些理论难点，现就几个迫切的带有共性的问题再作一讨论。

**1. 物质现象与物质实体**

在医学研究中，往往只要讲某种现象是物质的，就一定要找到这种现象的物质实体，或通过实验检测到决定这种现象的特异性的物质成分。例如，讲阴阳是物质的，就要找到阴物质、阳物质，人身阴阳的虚实变化，就要从阴物质和阳物质数量上的改变来说明；讲六经是物质的，如果找不到六经的解剖形态，也应找到太阳物质、少阳物质、阳明物质等；讲外感六淫是物质的，就要找到风物质、寒物质、暑物质、湿物质、燥物质、火物质等。

这种观点和思路对不对？中医现代研究的事实已经证明并将进一步证明，这种观点和思路与客观实际不符。

问题发生在哪里？在于对物质概念、现象的物质性的理解不准确，在理论上存在混乱甚至错误。这里需要注意划清两个理论界限。

第一，对"物质性"的理解要划清辩证物质观与机械物质观的界限。

机械物质观形成和流行于 19 世纪之前，它把物质理解成一种实体，认为物质具有质量、不可入性、可展延性等属性，"原子"是世界的物质本原，所谓物质就是"原子"。因此，当认为某种现象具有物质性时，就要找到其具体的物质实体，测定其具体属性，并能分离提纯到其"原子"（或作为"原子"化身的"物质成分"）。

这种观点从 19 世纪开始被自然科学的发展所推翻，辩证唯物论提出了更严格的物质概念，列宁的经典定义是："物质是标志客观实在的哲学范畴，这种客观实在是人感觉到的，它不依赖于我们的感觉而存在，为我们的感觉所复写、摄影、反映。"[1]辩证物质观强调，物质和意识是认识论（也是哲学）上的两个最根本的、最后的范畴，除了指出它们之中哪一个是第一性的之外，不能再下别的定义。就是说，当我们认定某现象是物质现象或具有物质性时，所强调的只能是它的客观实在性，除此之外不能再有别的具体规定。

因此，当讲某现象具有物质性时，要把"实在性"与"实体性"区别开来。

我们讲阴阳、六经、六淫等是物质性的，是强调它的"客观实在"性，"不依赖于我们的感觉而存在"，是"非意识"的。如果把"物质性"理解为"实体性"，去寻找阴阳、六经、六淫等的物质实体或物质成分，就滑向了机械唯物论，必然把思考和研究引入死胡同。

第二，物质现象的具体存在方式有实体性的，也有非实体性的。

运动是物质的存在方式，由于运动的时间、空间的具体特征不同，所以物质现象的具体存在方式多种多样，有实体性的，也有非实体性的。实体形态一般在特定的空间范围内稳定的积聚物质能量，有静止质量和可测半径，如地球、泰山、人体、器官、细胞、分子等，可以用解剖的或其他实验的方法检测到其实体形态。而非实体形态则不具有上述这类特性，具有更活的运动性，没有稳定的静止质量和可测半径，没有实体形态，如人身的寒、热、虚、实，环境的风、寒、暑、湿、燥、火等，这些都是物质现象，但无法用解剖的或其他实验的方法检测到其实体形态。这种非实体性的物质现象是一种普遍的存在，如果一讲其物质性就要求找到其物质实体，找不到物质实体就怀疑甚至否定其物质性，同样是陷入机械唯物论的泥潭。

在人身上，实体性的与非实体性的物质现象同时存在，而中医与西医在认识上却各有侧重。西医以解剖学为基础，较多地研究了各结构层次上的实体性物质现象，如器官、组织、细胞、分子等，一些非解剖的生理、病理内容也极力找到其特定的物质成分。中医刚好相反，虽然对某些实体性物质现象有一定程度的认识，但更多研究的则是非实体性的物质现象，如精气神、阴阳、藏象、六经、五运六气、七情六淫、"证"等。在这一点上，中医与西医的差别是深刻的，如果不区分物质现象的实体性与非实体性，简单地沿用西医研究实体性物质现象的思路来研究中医所认识的非实体性物质现象，不可避免地要遇到困难。

**2. 现象的本质与现象的物质基础**

既然阴阳、藏象、六经、"证"等具有物质性，只是不具有实体形态，那么，第一，它有没有特定的物质基础，或特定的物质内容？第二，如果弄清了其物质基础或物质内容，是不是就揭示了其本质？

从哲学观点和科学事实来看，第一个问题的答案是肯定的，每种具体的物质现象都有其特定的物质基础，和特定的物质内容。第二个问题的答案是不肯定的，现象的物质基础或物质内容与现象的本质是性质不同的两个问题，各有不同有答案。这需要从理论上明确几个基本观点。

第一，现象的本质是抽象的，不具有可实证的具体形态。哲学上讲得很清楚，现象外露于事物的表面，人们的感官可以直接感知；本质是事物的根本性质、内在联系，是抽象的而不是具象地存在的，抽象的东西不能被人们的感官直接感知，也不能通过实验或别的手段实证，只有通过抽象思维才能掌握。把事物或现象的本质设想为某种具象的、可以直接观察或用实验测定的物质实体或物质成分，不符合客观规律。

第二，现象的本质与现象的物质基础是两回事。现象的物质基础一般是指产生这种物质现象的物质载体或物质条件，没有这种物质基础就不能产生这种现象，物质载体或物质条件是具象地存在的，可运用一定的方法观察或测定到其具体的物质形态。现象的本质与现象的物质基础不是一个问题，有着性质不同的答案。找到现象的物质基础，可为揭示现象的本质打开道路，在科学史上许多发现都是通过研究现象的物质基础进而揭示其本质的；也有些时候掌握了现象的物质基础但一时却揭示不出其本质，不能因为认识现象的物质基础对于揭示其本质非常重要而把两者混为一谈。例如：

燃烧现象，化学家们曾把其本质归结为"燃素"，失败了。现知，燃烧现象的物质基础是可燃元素和氧，燃烧的本质是"氧化反应"。

热现象，科学家们也曾把热现象的本质归结为"热素"，也失败了。现知，热现象的物质基础是分子，热的本质是"分子的混乱运动"。

生命现象，人们曾把生命现象的本质设想为"灵气""隐得莱希"等，没有成功。现知，生命现象的物质基础是蛋白质、核酸两类生物大分子，但蛋白质或核酸都不具有生命属性，只有在蛋白质与核酸形成统一体的整体水平上，才产生生命现象，生命的本质是"自我更新、自我复制、自我调节"。

第三，现象的物质内容也不就是现象的本质。特定的物质现象包含特定的物质内容。研究这些物质内容，特别是起主要作用的物质内容或物质成分，对于深入认识该物质现象和揭示其本质十分重要，但这与揭示该物质现象的本质也是两回事。

在许多中医问题的研究中，有些人习惯于把现象的本质设想为"××成分""××子""××素"等，似乎只要找到了这种东西，就揭示了该现象的本质。例如，关于阴阳本质的研究，20 世纪 70 年代以来，国内外不少人把希望寄予 cAMP、cGMP，同时又探讨了核酸、阴阳离子、内分泌物质、免疫功能等多种物质内容，能不能把这类或其中的某一种物质内容归结为阴阳的本质？事实已经作了否定的回答。六淫也是物质现象，当然也各有其特定的物质内容，能不能把其本质也归结为某些特定的物质成分，如"风物质""寒物质""暑物质"等？人的七情是心理、精神变化现象，按照唯物论，本质上也是物质的，其变化的物质基础和物质内容已经有了一定认识，能不能也将喜、怒、忧等的本质归结为特定的物质成分？前几年国外有人宣布提纯到"害羞素"，称人的害羞程度由其害羞素的含量高低所决定，似此，当然应当也必能从人身上提纯到"喜、怒、忧、思、悲、恐、惊"这七种"素"，这是真实可行的吗？

### 3. 结构与功能的关系

结构与功能及其相互关系也是中医现代研究遇到的比较突出的理论问题。现有研究已经证实，五脏不是同名的解剖器官，也找不到其独立的解剖结构，那么五藏有没有自己的结构？如果有，是什么性质的？经络也是，它客观存在，却至今没有发现其特定的解剖结构，难道在解剖形态之外还有另一种结构？"证"的病变内容主要是功能性的，又与某些器质性（结构性）病变有联系，却又与器质性病变所引起的功能异常不同，功能性病变与器质性病变究竟是什么关系？

这些问题反映出人的结构与功能的复杂性，也反映出我们对结构与功能问题现有认识的局限性。这些问题的研究要突破，需要进一步研究结构与功能问题，解决好基本的理论观点。

第一，要冲破解剖学的局限，深化对"结构"的理解。

在现代科学看来，结构是指系统内诸要素之间相互联系的组织形式。事物的复杂性之一就在于其结构的复杂性，这种复杂性主要表现在两个方面：

一是系统内的要素是多样的、复杂的，有实体性要素，如砖、瓦、沙子等，形成实体性结构，如房屋的结构；也有非实体性要素，如音符、音节等，形成非实体性结构，如语言、音乐的结构。

二是要素之间相互联系的性质是多样的、复杂的，有空间的、时间的、功能的等，由此形成多种不同性质的结构。例如空间型结构——以空间关系为基础形成的结构，如太阳系的结构、机器的结构、积木的结构、原子的结构等；时间型结构——以时间关系为基础形成的结构，如化学钟的结构、生物钟的结构、音乐的结构、生物进化史的结构等；功能型结构——以功能关系为基础形成的结构，如分子的化学结构、文章的结构、方剂的结构、夫妻结构、社团组织的结构等。

在现实情况下，由于任何结构都有发生和变化过程，所以单纯的空间型、时间型或功能型的结构是不多见的，往往是以运动变化的功能过程为内容或基础，形成具有空间、时间形式的"功能－时间－空间"结构，如战场的局面、球队的阵势、植物的年轮、交响乐的声学结构等。

由于同一结构往往包含不同的结构因素，因而，可以分别从实体的、非实体的、从空间的、时间的或功能的角度，有所侧重地认识结构的某一方面的内容或特性。如人的结构，可以从实体的和空间的角度认识其解剖结构，也可以从非实体的和时间的角度认识其生物钟结构，还可以从功能的角度认识其功能轴一类的功能型结构。

人是世界上最复杂的物质系统，上述这些结构的复杂情况在人身上更加典型。也就是说，人的结构有实体性、空间性的解剖结构，也有"超解剖"或"非解剖"的时间性结构、空间性结构和以功能为基础的"功能－时间－空间"结构。但是，医学特别是西方医学迄今所认识的，主要是解剖结构。中医对五脏、经络的认识，既不是从解剖入手，也不是按其实体性空间结构作论的；理论和实践所反映的实际内容，更多的是功能性的，是以功能为内容或基础，表现出一定的时间和空间形式，更像是"功能－时间－空间"型结构，具有"超解剖"或"非解剖"的性质，如果沿用解剖的观点和方法，把五藏、经络的结构理解为解剖结构，当然与事实不符。

第二，冲破"结构决定功能"的狭隘观点，全面理解结构与功能的关系。

关于结与功能的关系，近代以来流行的观点认为，"结构产生功能，功能反作用于结构"。也就是说，结构是"原生的""第一性的"，功能是"次生的""第二性的"，功能的异常源于结构的异常，而结构的异常则从外因或功能的反作用来解释。与此相适应，西方医学认为，疾病在根本上是结构异常的器质性疾病，功能性疾病源于器质性病变。但是，许多功能性疾病，特别是中医的"证"，难以从器质性病变找到根据，上述观点显然存在严重的差错。

20世纪以来现代科学革命的主要进展之一，是把发生学的观点和时间因素带进了对现实事物的研究，对世界的认识发生了"从存在到演化"的转变，即从研究事物的既定形态转变到研究其起源和演化，如生命的起源与演化、化学元素的起源与演化、地球的起源与演化、天体的起源与演化、宇宙的起源与演化等。研究发现，任何事物都是"生成着又消逝着"的，任何事物的结构也都是"生成着又消逝着"的，结构是作为一种过程而存在的；结构不是"原生的""第一性的"，而是"次生的""第二性的"，是特定的物质能量运动（即广义的功能）形成并维持着特定的结构。这就从更深的层次上揭示了结构与功能的关系，无论在时间上还是在逻辑上，首先是"功能产生并决定结构"，然后才是"结构产生并决定其机能"。

首先对结构与功能的这种深层关系做出理论概括的是系统论。一般系统论创始人贝塔朗菲提出了结构的发生学观点，认为"结构与功能完全是一回事"，"结构就是过程流的表现"。他说："归根到底，结构（即部分的秩序）和功能（过程的秩序）完全是一回事：在物理世界中物质分解为能量的活动，而在生物世界里结构就是过程流的表现。"[2]

60年代兴起的耗散结构理论则对结构的发生学机制作了具体的揭示，从物理学的角度阐明了"结构就是过程流"的本质。指出，像激光、贝纳德花纹、生命、人体等有序稳定结构，是在特定的热力学条件下，依靠耗散物质能量建立和维持的，故称为耗散结构，这是一种"活结构"。耗散结构理论把认识推进到"结构之前"，揭示出物质能量耗散的功能过程是形成结构的前提和基础，这种功能过程的状态和水平，决定能不能形成、能不能维持特定的结构，科学地阐明了"功能产生并决定结构"的客观规律。

现代科学对结构与功能的这些新认识，从根本上改变了"结构产生功能，功能反作用于结构"的传统观点，从事物内在的矛盾运动回答了结构如何建立、如何维持的问题，全面而深刻地阐明了"功能产生结构，结构反作用于功能；结构产生机能，机能反作用于结构"的辩证关系，把人类对结构与功能关系的认识提高到一个新的高度。

现代科学对结构与功能关系的研究进展，为医学解决关于人的结构与功能的问题，为阐明中医之"证"与西医之"病"的关系，打开了崭新的思路。要研究人的"超解剖"或"非解剖"结构，要把解剖形态理解为"过程流"，要研究"前解剖"的问题，即解剖结构的发生机制和过程，阐明那种更基本的功能过程是如何产生和维持解剖形态，并决定和影响解剖形态的正常与否的。由此可以建立和发展发生解剖学、发生解剖生理学、发生解剖病理学等新理论。

从这些新的理论来看"辨证与辨病"相结合的研究，就不难发现，西医之"病"主要反映解剖形态的器质性病变及其机能的异常，而中医之"证"则还反映（甚至主要反映）"非解剖"结构的异常和"前解剖"功能过程的异常。因此，只有冲破从解剖学的角度来理解结构与功能的那种局限，把"非解剖"和"前解剖"的结构与功能收入视野之内，把"解剖的""非解剖的""前解剖的"结构与功能的各种情况的内在关系揭示清楚并做出统一的说明，才可能填平中医之"证"与西医之"病"之间的鸿沟。

### 4. 整体与部分的关系

中医学与所有古代科学一样，由于历史条件的限制，对人和疾病的研究主要在整体水平上，没有能够把整体打开，没有一部分一部分地把细节弄清楚。只有 16 世纪以来的近代科学才走上了分析还原的道路，把整体打开一步步地深入到事物的内部和细节，近代西方医学正是沿着这条道路取得了划时代的发展。

今天，当我们有条件着手把整体打开，试图把中医的整体性问题的细节一个个弄清楚时，却遇到了麻烦。例如，阴阳、经络、证以及寒热、虚实、表里等整体水平的东西，虽然可以在细胞或分子水平上找到某些相关有变化因素，但却无法把这些整体水平的东西归结为器官、组织、细胞、分子的行为或状态的组合；对方剂可以进行拆方研究，但拆开的各药却不能说明方的整体功效；

中药可以提纯到有效成分，但有效成分却不能说明中药的四气、五味、归经。西医得心应手的分析还原方法在中医药现代研究中却屡屡不效。

这里遇到的麻烦，是如何理解和处理整体与部分关系的理论观点问题。

整体与部分是什么关系？古代没有条件展开研究，近代科学从分解还原的途径认识了整体与部分之间存在着"加和"关系，即整体等于部分之和，可以把整体分解为各部分，把对各部分的认识综合起来，就能说明整体。

但是，当现代科学研究深入到一些复杂现象时，就遇到了"整体不等于部分之和"的麻烦，即一些整体性的东西无法用各部分或其相加和来说明。例如，能溶化黄金的王水，是由浓硝酸和浓盐酸混合而成的，把王水分解开来，浓硝酸和浓盐酸都不具有溶化黄金的性能。研究发现，这种"整体不等于部分之和"的现象甚至比"整体等于部分之和"的现象还要普遍，是世界复杂性的一种表现；事物越复杂，这种特性越突出，在生命现象中，可以说占着统治地位。

对这种复杂现象研究的结果，产生了系统论，系统论的第一条原理就是整体性原则，即"整体大于部分之和"，揭示出这是一条普遍的规律。系统论的研究进一步发现，造成整体不等于部分之和的根源，不在整体，也不在各部分，而在于各部分之间及各部分与整体之间存在着的交互作用。这些交互作用的结果形成只存在于整体水平的特有的性能，由此又提出了联系性原理，揭示出交互作用是整体不等于部分之和的根源。

现有研究证实，整体与部分之间存在着整体"等于部分之和""大于部分之和""小于部分之和""近似等于部分"等多种情况[3]；而各部分之间及各部分与整体之间的交互作用，有线性的（具有叠加性、均匀性、对称性），也有非线性的（具有非叠加性、不均匀性、不对称性），非线性关系是造成更深的复杂性的一种根源。

现代科学的这些进展告诉我们，对事物进行分解还原研究的可行性需要特定条件，即整体中不存在交互作用，或者有也是线性的，并且弱到可以忽略不计。除此之外，只要存在交互作用，分解还原研究就不可避免地要遇到麻烦。因为，对整体进行分解就必须割断联系，不割断联系就不能还原到各部分。这样一来，那种由交互作用所造成的、只存在于整体水平的特有性能也就被分解掉了，不但在各部分上找不到，而且从整个视野中消失了。

大量的科学事实证明，事物的复杂性不在于整体所包含的部分的量上的多少，而在于整体中交互作用的性质和程度，交互作用是造成复杂的真正根源。例如，在原子中，核和电子是简单的，造成原子多样性的是核与电子的复杂关系；在分子中，原子是简单的，造成分子多样性的是原子之间的复杂结构关系；在生命中，构成蛋白质的氨基酸只有 20 种，构成核酸的核苷酸只有 4 种，但这 4 种核苷酸的不同组合形成 64 个遗传密码，其进一步组合形成 DNA 双螺旋结构，决定蛋白质的复制形成极其复杂的生物性状。

现代科学的这些成就向我们提示，研究人的整体与部分的关系，需要特别注意情况的复杂性。

第一，要注意有一种只存在于整体水平的特有的属性、功能、行为，系统论把它称为系统质，它是不能用各部分或其相加和来解释的。

第二，造成这种复杂性的根源，不在整体内的各部分，而在于交互作用；研究整体与部分的关系，必须研究这些交互作用；研究事物的复杂性，主要研究这些交互作用。

第三，分解还原研究的困难或局限，在于它忽视和割断了交互作用，新兴的系统辨识方法要求把交互作用放在研究的视野之内，认为整体的"细节"既有"部分"也有"关系"，既要认识整体包含着哪些部分，更要认识整体包含着哪些交互作用，从各部分及其交互作用的统一上来认识整体及其细节。

这样一来，研究阴阳、经络、"证"等的细节，就要考虑哪些内容是可用分解还原方法认识的"部分"，哪些是会被分解还原方法破坏掉的"关系"，哪些是无法从各部分来说明的系统质等。在中药方剂研究中，其实经典理论讲得明白，"药有个性之特长，方有合群之妙用"，没有君臣佐使、七情合和这些交互作用就没有方剂，拆方把它们拆掉，怎么能找到由这些交互作用所产生的整体功效呢？

中医现代研究之难，难在这些问题所反映的人身上的现象的复杂性，没有与这些复杂性相适应的理论作为指导，不可能真正取得突破。但这一点往往不被人们注意，近些年在医学研究中不强调辩证法，不批判机械论，许多人忙于赶时髦，忙于"以西解中"，把中医传统的辩证思维淡化甚至丢弃了；人云亦云，亦步亦趋，不讲究理论观点，片面地追求高技术、新指标；甚至打着各种"现代"的幌子，把自称为"科学""先进"实则是机械论、还原论的思想观点塞到中医现代研究中。这些是造成中医现代研究面临困难的人为原因，要克服现代研究的理论困难，需要有相应的理论研究。

## 参考文献

［1］列宁．唯物主义和经验批判主义［M］．北京：人民出版社，1960：120-121.

［2］贝塔朗菲．一般系统论［M］．北京：清华大学出版社，1987：25.

［3］祝世讷，孙桂莲．中医系统论［M］．重庆：重庆出版社，1990：56.

【原载于山东中医药大学学报，1997，21（6）：402-407】

# 以其头脑昏昏，何来理论昭昭

近50年来，特别是近20年来，国家对于中医基础理论的现代研究是重视的，先后有多项课题列为部级和国家级科研项目，经费支持达到从未有过的力度，取得一些重要进展，不能全盘否定。但是，基础理论研究的确没有突破性进展和成果，经络本质、阴阳本质、五藏本质、证候本质等重点课题，都没有达到预期目标，面临的困难至今没有找到明确的出路。

中医基础理论现代研究只有几十年时间，还处在探索和起步阶段，面临的困难是历史性的。许多研究实际上是"以正确的操作来解答错误的问题"，观察和实验等研究方法和操作过程可能没有差错，但从一开始就把理论问题理解错、提问错了，因而难结其果。究其主观原因，关键是理论研究"头脑昏昏"，主要表现如下。

**1. 指导思想混乱**

当代的中医基础理论究竟要研究和解决什么问题？现代化成什么样子？指导思想和学术思想都缺乏正确而坚定的主导意见，一些混乱甚至错误的主张众说纷纭，搅得人们不知所以。

有"用现代语言来解释"的"诠释论"，有"破解结构予以重建"的"解构论"，有"与西医理论合并"的"结合论"，有转变到西医那种以解剖为基础说明一切的"变亦变，不变亦变"论，实践证明这些主张行不通。有的提出必须遵循中医理论固有的发展规律，但这种规律是什么，至今也没有揭示清楚，让人无所适从。

**2. 研究思路失误**

中医基础理论现代研究的基本思路，50 年来占统治地位的是"以西医的观点和方法来验证和解释中医理论"，这种研究思路是战略性失误。

中医基础理论反映人的健康与疾病的深层次、复杂性现象和规律，它本来就落在西医的视野之外，与西医理论"不可通约"。但是，研究者们却像赶潮一样热衷于用西医的观点和方法来验证、解释。其结果，要么隔靴搔痒，要么南辕北辙，迄今为止，没有一项理论用此法成功地验证或阐明。这种失误就像用四则运算来求解非欧几何或拓扑学的问题，将成为历史上的学术笑谈。

**3. 理论观点僵化**

基础理论研究的突破和创新，就是要根据新事实提出新概念、新观点、新理论，其"突破"性就在于它是中医或西医的理论中从未有过的，不是对已有理论的重复或诠释。

50 年来的研究积累了大量的科学事实，许多事实已经显露出新现象、新规律，从中可以得出新认识、新理论。但是，研究者们却习惯于套用旧有的理论，"非礼勿视，非礼勿听"，对于旧理论不能解释的事实感到茫然，更不敢据此提出新的观点和理论，在临近突破的地方停下来或退下来。

例如，关于经络结构的现代研究提供了极其丰富的事实，证明经络有结构但没有解剖结构，显示经络的结构是"非解剖结构"，但是在理论上就不敢向前迈出这一步，因为中医和西医的传统理论都没有这种概念和观点。1996 年我提出经络结构是"非解剖结构"，有人说这是"玄学"。

关于五藏的现代研究证明，藏象学说的五藏在生理、病理上与同名的五个解剖器官相去甚远，也不是另外的解剖结构，而是五个"功能单元"或"功能子系统"，是又一类非解剖结构。但是，研究者们僵化地认为人的结构就是解剖形态，不相信也不敢想解剖形态之外还有另外的更复杂的结构，因而关于五藏本质的研究也停留在解剖学的大门之内。

我看，关于经络和五藏的结构的研究，迟早会开辟"后解剖学"研究和

"非解剖学"研究，将揭开人体结构的另一面，即人的非解剖结构。在那里将破解当代一些医学难题的谜团，导致医学的一次重大变革。这样的突破是那些赶潮者们不可企及的，需要的是革命的理论研究和革命的医学家。

关于阴阳本质的研究总想提纯出特异性的物质成分，这是典型的机械唯物论和还原论，早已走进死胡同，但舍此不知何去何从。关于证候本质的研究总想从器质性病变及其引起的功能异常和理化指标改变来解剖，事实证明证候比那些要宽得多、深得多、复杂得多。除器质性病变之外，之前的功能性病变，同样因为超出了"器质性病变及其引起的功能异常"这个框框而不知所以。

**4. 研究队伍的理论素养与课题的需要不相称**

承担中医理论现代研究特别是重大课题研究的研究队伍，态度十分认真，研究十分艰苦，所做的工作是历史性的。但实践证明，其思维方式、理论水平、创新意识与所承担课题的客观需要不相适应，课题的答案远在其视野之外，其素养水平决定了找不到答案。

首先是理论思想狭隘，常常局限于西医的理论观点，对中医理论的科学内涵理解不深、不准，往往把问题提错，或把理论扭曲、阉割，把研究方向引导错。把经络和五藏的结构理解为解剖形态，把阴阳的本质归结为特异性物质成分，把证候本质归结为器质性病变或指标组合等，都是理论思想狭隘的产物。

其次是缺乏现代科学的理论素养。理论问题需要理论武器来解决，中医的理论问题西医理论解决不了，必须运用现代科学的理论，例如关于整体不等于部分之和、相互作用、结构与功能、有序与无序、信息与熵、自组织与他组织、分形与混沌等理论，都是中医理论现代研究迫切需要的。但是，现有的研究队伍除了懂得西医和分子生物学的一些知识以外，对现代科学的绝大多数理论几乎一无所知。有的甚至不懂得理论武器的重要性，只热衷于新技术的引进，忽视甚至拒绝现代科学理论。

总之，中医基础理论现代研究要突破，首先要有思想上的突破，从"以西解中"的研究方式中摆脱出来，端正自主研究和发展的方向，开拓以现代科学为核心的多学科研究的道路，把研究队伍的中医理论水平和现代科学理论素养提高到课题所需要的程度，抓住已有研究提供的可望突破的线索进行新开拓。

【原载于山东中医药大学学报，2006，30（2）：91-92】

# 李约瑟难题之医学版及其解

需要提出"李约瑟难题"的医学版，并求其解。有人把中国科学技术及中医在近代相对落后的原因归结为"周易的影响和束缚"，是错误的。"李约瑟难题"的本质，是一个国家或民族的科学技术在某一时期的发展速度和水平究竟是由什么因素决定？这是一个科学技术发展规律问题，需要从科学技术哲学来研究和回答。

## 一、李约瑟难题的医学版

李约瑟难题："为什么近代科学技术兴起于欧洲而不是在中国?"

需要提出"李约瑟难题"的医学之问：中国医学长期领先于欧洲，为什么16世纪以后的医学革命发生在欧洲而不是中国？

对李约瑟难题之医学版的简明解析：

（1）公元15世纪之前中国医学长期遥遥领先于欧洲（欧洲医学赶上和超过中国医学的时间，是在1850年后、1900年前）。（李约瑟等有考证）

（2）16世纪后欧洲为什么发生了医学革命，其原因、动力、机制、规律是什么？（一系列的革命）

（3）16世纪以后的中国是明清时期，医学在完成古典阶段的完善之后，没有出现突破和革命。

## 二、李约瑟自己对难题的解答

李约瑟不但提出了问题，而且也解答了问题，从李约瑟自己对难题的解答中，可以找到李约瑟难题之医学版的答案。

**1. 李约瑟难题是个比较社会史问题**

李约瑟对难题的解答，首先是对这个问题的性质的界定。他明确提出："这个问题是整个比较社会史研究中最重大的问题之一。"[1] 这为我们解答李约瑟难题及其医学版指明了方向。就是说，这个问题的性质不是单纯的科学技术史问题，而是社会发展史问题，要从社会发展的整个背景来回答。或者说，中国与欧洲在科学技术和医学的发展上出现的差异，是整个社会发展的差异的表现或产物。因为，科学技术和医学不是孤立形成和发展的，其发展速度和水平是由整个社会的发展状况决定，要问为什么近代科学技术革命和医学革命发生在欧洲而没有发生在中国，就等于问为什么欧洲社会具备了发生科学技术革命和医学革命的条件而中国没有，这是回答为什么中国近代医学的发展落后于欧洲的根本方向。

比较社会史研究有横向比较，如中国与欧洲的比较；也有纵向比较，如欧洲不同历史时代的比较、中国不同历史时代的比较等。在这两类比较中，都有科学技术和医学发展的重大差异现象，因而，值得研究的"李约瑟难题"不只李约瑟提出的那一个，类似的问题还有许多，例如：

"李约瑟难题2"：中国古代的三大发明为什么没有发生在同时代的欧洲？

"李约瑟难题3"：近代科学技术革命为什么没有发生在欧洲的中世纪？

"李约瑟难题4"：中国古代的三大发明为什么产生于宋元时期而不是明清时期？

"李约瑟难题之医学版1"：16世纪以后的医学革命为什么发生在欧洲而没有发生在中国？

"李约瑟难题之医学版2"：近代医学革命为什么发生在16世纪以后的欧洲而不是"中世纪"的欧洲？

"李约瑟难题之医学版3"：在欧洲的"中世纪"时期，为什么中国医学高度发展长期遥遥领先于世界，而欧洲医学却衰弱、凋敝？

"李约瑟难题之医学版4"：中国医学发展的高峰为什么出现在秦汉至明代（中国封建社会的鼎盛时期），而不是清代（中国封建社会的末期）？

这些问题与"李约瑟难题"在性质上是相同的，是"李约瑟难题"的另外一些方面。造成这种发展差异的原因的性质是相同的，是同一种规律所产生的类似现象，回答了"李约瑟难题"也就回答了这些问题，回答了这些问题也就回答了"李约瑟难题"。

**2. 问题的本质是什么因素影响科学技术的发展**

"李约瑟难题"的本质是，一个民族或国家的科学技术在某个历史时期的发展速度、水平、方向，或是否发生突破和革命，是由什么因素决定的？

这是个科学技术哲学问题，不是纯科学技术史问题。

科学技术哲学的科学技术观对此有明确而系统的回答，认为影响一个民族或国家的科学技术在某个历史时期的发展速度、水平、方向或是否发生突破和革命的基本因素，有以下四个方面。

（1）社会制度。如奴隶制度、封建制度、资本主义制度等不同的发展阶段，它决定科学技术发展的划时代水平。奴隶制社会产生不出封建社会的科学技术，封建制社会产生不出资本主义社会的科学技术。

（2）经济、政治。生产水平决定着对科学技术发展的支持力度、需求程度，决定着科学技术发展的能力、速度、水平，一个生产力低下的国家或时期，不可能有高速度和高水平的科学技术发展；政治制度和政策起支持、推动或压制的作用，也直接或间接地影响着科学技术发展的速度和水平。

（3）思想、文化。它通过教育转化为科学家们的学术思想，形成如何理解、研究事物的思维方式和研究方法，支配或影响科学技术研究的主攻方向。如欧洲近代占统治地位的思想文化是机械论和还原论，因而近代科学技术革命主攻机械性和微观性的内容。

（4）科学技术自身的内在矛盾运动。如继承与突破、分化与综合、争鸣与统一等，它作为内在力量，在上述三种因素的作用下，支配和影响科学技术自身的内容、体系的发展方向和变革程度。

上述这些作用因素的地位并不是均衡的，有主次之分，最根本的是生产力的发展水平及由此决定的社会制度、经济和政治等条件。

### 3. 根本原因是中国没有产生资本主义生产方式

影响科学技术发展的因素是多方面的，但生产是根本的、决定性的因素。

恩格斯指出："科学的发生和发展一开始早就被生产所决定。""如果说，在中世纪的黑夜之后，科学以预料不到的力量一下子重新兴起，并且以神奇的高速发展起来，那么，我们要再次把这个奇迹归功于生产。"[2]恩格斯的这些论断从根本上回答了"李约瑟难题"。

李约瑟也正是这样回答的。他说：

"要问为什么近代科学和技术兴起于欧洲社会而不是在中国，也就等于问为什么资本主义没有在中国兴起，为什么在那里没有文艺复兴和宗教改革，为什么那里没有十五世纪到十八世纪的伟大过渡时期的划时代的现象。"

"直截了当地说，无论谁要阐明中国社会未能发展近代科学，最好是从说明中国社会未能发展商业和工业资本主义的原因着手。"

"在这里，答案只能是整个观察结果的一部分：欧洲有一场资本主义革命（或者确切地说是一连串革命），而中国没有。"[3]

李约瑟的这些回答是明确的，符合历史事实的。社会生产的发展在历史上出现了几次划时代的飞跃，形成了不同的社会生产方式，出现奴隶社会、封建社会、资本主义社会的分期，或托夫勒"三次浪潮"论的分期。在不同的生产方式下或不同的"浪潮"中，科学技术的发展速度和水平必然是不同的。欧洲的近代科学技术是资本主义生产方式和"第二次浪潮"的产物，还处于封建主义生产方式和"第一次浪潮"中的中国当然不会产生。

欧洲近代的科学技术之所以没有产生在欧洲的中世纪，以及没有产生在中国，其共同的根本原因在于那里没有发生资本主义生产方式。欧洲近代的科学技术是资本主义生产方式的需要和产物。对此，马克思曾一口气总结了七个"第一次"：

"大生产——应用机器的大规模协作——第一次使自然力，风、水、蒸汽、电大规模地应用于直接的生产过程，使自然力变成社会劳动的因素……只有资本主义生产方式才第一次使自然科学为直接的生产过程服务。同时，生产的发展反过来又为从理论上征服自然提供了手段……只有在这种生产方式下，才第一次产生了只用科学方法才能解决的实际问题……才第一次达到使科学的应用成为可能和必要的那样一种规模……自然科学本身的发展，也像与生产过程有关的一切知识的发展一样，它本身仍然是在资本主义生产的基础上进行的，这种资本主义生产第一次在相当大的程度上为自然科学创造了进行研究、观察、实验的物质手段……随着资本主义生产的扩展，科学因素第一次被有意识地和广泛地加以发展、应用，并体现在生活中，其规模是以往的时代根本想象不到的……只有资本主义生产才第一次把物质生产过程变成科学在生产中的应用——变成运用于实践的科学。"[4]

总之，没有资本主义生产方式，就没有欧洲近代的科学技术革命，李约瑟本人对此讲得非常清楚，应当认真地听听李约瑟自己怎样解答的。只有抓住社会生产这一根本，才可能正确地理解和回答"李约瑟难题"，不应当否定或无视这一根本因素，仅仅就一些非根本性的因素作论。

**4. 如果中国发生科技革命，也不会是欧洲式的**

由于中国与欧洲在思想、文化上的巨大差异，如果中国当时具备了发生科学技术革命的社、经济、政治条件，发生的革命也不会是欧洲式的，而只能是在中国传统基础上的突破和革命。对此，李约瑟明确地指出：

"假如在中国社会已经发生了类似欧洲的社会变化和经济变化，那么某种形式的近代科学就会在中国产生。如果是这样的话，我认为这种近代科学从一开始就会是有机论的，而不是机械论的。"[5]

为什么会如此？李约瑟有明确而系统的分析，他说：

"首先，中国的'持久哲学'（philosophia perennis）是有机唯物论，按照等级顺序，各种现象之间都互相联系。只是在中国思想中并未产生关于世界的机械论观点。"

"其次，中国人的数学思想与实践一贯是代数学的，而不是几何学的。"

"第三，就是波与粒子的对立问题。从秦汉起，中国人就同所关注的原始波动论与阴阳永恒升降这两种基本自然要素有密切的关系。自从二世纪后，特别是通过佛教与印度的联系，原子理论就不断地流传到中国来，但并未在中国科学文化中扎根。中国人虽然缺乏粒子理论，但仍然也没有阻碍他们取得各种使人难以相信的成果……"[6]

"对于那时中国可能发展出来的自然科学，我们所能说的一切就只是：它必然是深刻的有机的而非机械的。"[7]

## 三、"李约瑟难题"之医学版的解答

**1. 要从影响医学发展的基本因素来解答**

**2. 根本原因是中国没有产生资本主义生产方式**

李约瑟对于其难题的答案，同样是对于难题之医学版的答案，根本之点是："在这里，答案只能是整个观察结果的一部分：欧洲有一场资本主义革命（或者确切地说是一连串革命），而中国没有。"

离开这了一根本点，就无从回答，或者找不到正确答案。离开这一根本点的各种回答，要么是颠倒主次、舍本逐末，要么是盲人摸象、挂一漏万。

**3. 要正确地总结经验和教训**

研究这个问题的目的，在于回答中医今天和未来怎么发展，要从历史现象中得到规律性启示。

要从社会、经济、政治的角度来总结中国近代落后的原因，研究今天和未来发展的道路。（这是基本的原因分析，应作重点讨论，不从这里分析，就找不到真正的原因，也就总结不出正确的经验和教训。）

要从西医近代革命中学习经验。最为重要的是，移植和运用科学技术革命的成果，来研究和解决医学面临的问题，这是西医近代革命的成功之路，也是中医现代发展的必由之路，需要从历史经验中唤醒自觉。（没有这一条，西医就不会有革命的胜利，这是中医最值得借鉴的正面经验。）

要从中国与欧洲的思想文化差异，来思考中医现代发展的方向。（这是被弄得最为混乱的一个问题。许多人要求把中医改造到西医的道路上去，就是不懂得其中的不可违背的客观规律。）要认清中国以元气论为代表的思想文化，与欧洲以原子论为代表的思想文化的深刻差异，它已经在两千多年历史中造成了中西医现有的差异，在对人的健康与疾病研究中走上了两条完全不同的道路，发现了不同的现象和规律。新的发展不可能把人身上被中医所发现的现象和规律改造成被西医所发现的现象和规律，中医必须沿着传统的方向前进，像李约瑟所说，去发展"有机的而不是机械的"新研究和新学说。当然，不但要向前开拓，也要向左右开拓，去发现和认识漏在自己视野之外的东西，使自己更加完备起来。

## 参考文献

［1］潘吉星. 李约瑟文集 ［M］. 沈阳：辽宁科学技术出版社，1986：111.

［2］恩格斯. 自然辩证法 ［M］. 北京：人民出版社，1984：27.

［3］潘吉星. 李约瑟文集 ［M］. 沈阳：辽宁科学技术出版社，1986：53，84，252.

［4］马克思. 机器，自然力和科学的应用 ［M］. 北京：人民出版社，1978：205－212.

［5］潘吉星. 李约瑟文集 ［M］. 沈阳：辽宁科学技术出版社，1986：85.

［6］潘吉星. 李约瑟文集 ［M］. 沈阳：辽宁科学技术出版社，1986：70－72.

［7］李约瑟. 中国科学技术史：第 2 卷 ［M］. 北京：科学出版社，1990：619.

【1999 年 10 月，对所教博士研究生关于"李约瑟难题"争论的解答】

# 坚持和发展"纯中医"

一些年来，关于要不要发展"纯中医"的问题争论激烈。缘于中医的掺杂、异化、西化等"不纯"现象日益严重，许多学者提出要保持中医的纯正，发展"纯中医"。有些人则反对，认为这是违背时代潮流的"复古"行为，是自我封闭，这样做只能使中医陷入更深的发展危机。笔者认为，不论从哪个角度来讲，必须坚持和发展"纯中医"，问题在于，需要澄清什么是"纯中医"，怎样发展"纯中医"。

## 一、发展"纯中医"是一个特定的时代性课题

进入 21 世纪来讨论发展纯中医的问题，有其特定的背景，需要注意以下四项基本事实。

第一，西医始终是"纯"的。不但在国外，就是进入中国的，由中国人掌握和享用的西医，其学术思想、理论观点、技术方法，都彻头彻尾是"西式"的，从教科书到临床规范，都不含任何"中式"的杂质，并未因为在中国，因为有中西医结合研究，而使其异化。

第二，在西医东渐之前，中医"纯"了几千年。中医的发展是各家学说式的，百花齐放而不离其宗，其学术思想、理论观点、技术方法形成"中国式"特质，对于从外域传入的东西，也吸收而消化、同化，从未出现什么"不纯"，也未提出发展"纯中医"的问题。

第三，"不纯"是近百年来的特有现象。西医东渐，在中国一国之内形成了中医、西医、中西医结合"三支力量"同时并存，"三种学术"相互争鸣的状态。是三支力量还是两支力量？是三种学术还是两种学术？本来不是什么问题，但在有些人那里，特别是在中医界的有些人那里，却成了问题。他们自我菲薄，自我否定，不承认中医是三支力量、三种学术之一，把中医合并到中西医结合中，认为中医的现代发展只能走中西医结合的路子；他们用西医的知识和方法来研究和解释中医，有些从表面上作了某种说明，但在更深的本质上，是把中医的学术精髓阉割和否定了，造成中医学术的内在危机，这是中医"不纯"的本质所在。

第四，中西医"不可通约"，不纯也得纯。半个多世纪的中西医结合研究的事实证明，中医和西医在现有发展水平上，能够做到的还只是临床上中西医综合治疗，两种观点并论，两种诊断相参，两种治疗互补，而在基本理论上则是"不可通约"的。因为，中西医两套理论分别反映着两套机制和规律，机制和规律客观存在，不能人为地合并，不能用一种机制和规律来解释或代替另一种机制和规律。中医理论所反映的那些机制和规律存在于西医视野之外，阴阳、藏象、经络、证、脉象等，都是如此，不能把它解释成现有西医所认识的机制和规律。因此，就中西医结合研究而言，中医的这些理论必须"纯"，以其纯正的内容所反映的那些机制和规律，来与西医所认识的机制和规律进行比较研究，探索不同的机制和规律如何统一到一个医学体系中的道路。如果无视中医理论所反映的机制和规律在西医视野之外，把中医所认识的机制和规律盲目地、随便地解释成西医的什么东西，说这就是中西医结合，或用这样的解释来与西医结合，这不过是对中医和中西医结合的阉割。要实现真正意义的中西医结合，必须保持中医的纯正，是"纯中医"与"纯西医"的统一，没有"纯中医"，就没有真正的中西医结合。

中医学术的异化、非中医化，是近百年来出现的一种思想混乱和学术混乱，是中医队伍在时代转变过程中，对形势、方向、道路把握不准的一种表现。特别是近50年来，关于中医在当代条件下如何发展，在指导思想、学术思想上，存在着严重的浮躁和混乱，发生了带有方向性和战略性的偏差或失误，模糊甚至背离了中医的自主发展之路，把中医的发展合并到中西医结合的道路上去。有人主张，中医现代化就是要中西医结合；有人认为，中医现代化就是用西医研究和解释中医；有人认为，不要分三支力量，只要提高临床疗效就行；其结果造成了中医学术的泛化、异化、非中医化。在这一过程中，发挥关键性作用的是两个环节：一是学术研究搞"以西解中"，即用西医的知识和方法来验证和解释中医。有些较为表浅的内容被西医化，那些基本的核心性内容根本不能做这样的验证和解释，立项的几个重大课题几乎都无果而终，事实证明了中西医"不可通约"，由此引起新的思想混乱。二是临床医疗搞"又中又西"，中医辨证与西医辨病互参，中医治疗与西医治疗并用。许多中医师不以中医特色为本，而讲"中医不丢，西医不低"，亦中亦西、半中半西，实则不中不西；有些人打着中医的旗号，搞西医辨病中药治疗、西医之病中医辨证分型治疗、中西医诊断互参中西药并用治疗；有些中医专科把中西医结合治疗作为特色，专攻某病的中西医结合治疗；有些中医院把"中西医并重，中西医结合"列为办院宗旨，甚至加挂中西医结合医院的牌子。几十年来这成为一种"时髦"，不只是医师这样想、这样做，许多专家、学者、教授、导师、科主任、院长也持这样的观点，说当代中医就是要这个搞法。

这种失误给中医造成严重的内伤，其危害要深于"废止旧医"和"远离中医"等鼓噪，内在性地削弱甚至瓦解了中医特色和临床疗效。30 年前德国中医学会会长波克特访华时，就看到这种现象并提出了尖锐的批评，认为中医正在以令人惊异的速度从内部腐蚀下来，犯下这种罪行的不是外人，而是中国的医务人员，他们为了追求时髦，用西方的术语胡乱消灭和模糊中医的信息。[1] 30 年了，"中医从内部腐蚀下来"的局势并没有扭转，反而有进一步恶化的趋势，提出发展"纯中医"，就是为了解决"从内部腐蚀下来"的问题。

## 二、准确界定什么是"纯中医"

对发展"纯中医"之所以存在争论，重要原因之一是对"纯中医"的理解存在分歧。因此，要阐明为什么必须发展"纯中医"，首先要准确地界定什么是"纯中医"。

中医之纯与不纯，指的是学术。所谓纯中医，是指原汁原味、不掺杂、不变质、不异化的中医学术，即"纯正""纯真"的中医学术。或者可以说，所谓纯中医，就是"真中医""真中医学术"。

所谓发展"纯中医"，是强调中医的学术要坚持和恢复"纯""真"，防止和消除学术上"不纯""失真"的问题。目前的关键，是要处理好与西医学术的关系，不能搞以西解中、半中半西、中西混杂，纠正把中医学术非中医化的倾向。

为要正确地理解什么是"纯中医"，需要划清几个界限。

第一，"纯中医"是学术上要"纯真"，不是"单一化""单质化"，更不是拒绝"他山之石"。中医学术是个开放体系，是在吸收和运用外来的学术营养的过程中发展的，"纯真"是指中医学术所反映的那些机制和规律不能模糊、不能扭曲、不能放弃、不能抹杀，要抓住不放，但要用新的知识和方法来进一步研究和阐明。对于各种有用的知识和方法都要吸收和同化，但不能被其分解和异化。

第二，"纯中医"要求中医师的中医学术要"纯真"，并不是只懂中医不懂其他。中医历来主张多才多艺，现代中医师更要有足够丰富的知识，但要有专有博，以专率博，以博攻专；要以中医为本、为业；要靠纯真的中医防治出疗效，提水平。发展"纯中医"并不反对中医师掌握必要的西医，但要划清"中医师"与"中西医结合医师"的界限。有人愿意做中西医结合医师，应当支持，反对的是打着"中医师"的幌子搞亦中亦西、半中半西、不中不西。

第三，"纯中医"要求临床防治坚持以辨证论治为轴心，并不是排斥非中医的防治。中医院就是中医院，中医科就是中医科，不能混为中西医结合医院和中西医结合科，必须靠中医防治保疗效，提水平。不反对采用必要的非中医防治，但必须分清主次；反对的是挂着中医院、中医科的牌子，实际搞中西医综合治疗甚至以西医药为主的防治。可以搞专门的中西医结合医院、专科，不应名为中医、实为中西医结合。

第四，"纯中医"要求中医人才的培养要以学好纯正的中医为本，并不是排斥非中医的教学内容。现代的中医人才有多种发展方向，不同类型的人才要有不同的知识结构，并非只懂中医就行。但是，各种人才的知识结构要以中医学术为核心，而所学的中医学术要纯真，既不能排斥中医学术的核心地位，也不能误将异化、变质的中医学术充当核心。

## 三、发展"纯中医"的两个关键点

怎样坚持和发展纯中医？要抓两个关键点，一个是经典学术要纯真，二是辨证论治要纯真。

首先，经典中医学术要纯真。经典中医学术是指从古代到1840年为止所形成的学术体系，可称为经典中医学。所谓经典学术要纯真，就是原版的、本义的中医经典学术要原原本本地、不走样地保持，不能用西医的知识和方法，把经典中医学验证、诠释得掺杂、变质、异化。要把纯真的经典中医学千秋万代地传下去，让子孙后代都能学到原版的、本义的经典中医学，而不是把掺了杂、变了质的东西当作中医学传给后代，以讹传讹。

保持经典中医学术的纯真，是实现中西医统一的前提。中西医结合或统一，是纯真的中医与纯真的西医的结合或统一，如果先把经典中医学术扭曲、掺杂、异化，再用以与西医结合，得到的并非真正的中西医统一。如果把用西医的知识和方法来研究和解释中医当成是中西医结合，是把中西医结合研究简单化、泡沫化。50多年的实践已经证明，无论对于中西医结合来讲，还是对于中医现代研究来讲，都是一个误区。

纯正的中医学术要现代化。中医的现代化是有几千年发展史的中医学术，要在现代条件下进入现代发展阶段，实现新突破，解决经典中医学提出而没有解决的问题，及当代医学面临的新问题，认识新规律，建立新理论，形成和发展现代中医学。中医的现代研究和发展当然要大力运用非中医的知识和方法，但它是为坚持和发展纯真的中医学术而用，是多元知识和方法的中医化，绝不是用这些多元的知识和方法对中医学术进行分化、杂化、非中医化。经典中医学与现代中医学是中医学术的两大发展阶段，具有不同的发展水平。现代中医学并不是对经典中医学的诠释，或用现代理论和技术验证或说明，更不是用西医的知识和方法研究和解释。打着中医现代化的旗号，对经典中医学术进行非本义的解释、扭曲，甚至背离本义地掺杂、异化，不但阉割中医学术，而且贻害子孙后代。

纯正的中医学术要国际化。这种国际化是让地道的、本义的中医学术走出国门，要按中医学术的纯真规范向国外铺轨，让世界人民认识和接受纯真的中医学术，把纯真的中医学术贡献给人类医学，为世界人民的健康服务。但不能先把中医学术改造得符合西方文化和医学的规范，再以这种扭曲、变质、非中医化了的学术，去与西方文化和医学接轨。

其次，辨证论治要纯真。辨证论治的纯真，关键在四个具体环节：一是对于证、证候、病机的理解要深入，二是临床辨证要准确，三是治法要准确印证，四是方药要准确印证。提出辨证论治要纯真，针对的是这四个环节上的失准、失真。有些中医师学识很多，但对于证、病机的理解不正、不准，临床不善辨证论治；或虽讲辨证但是不纯、不准，嘴上良方千百，手下辨证茫茫，病机把握不透，因识靶不准而箭难中的；有的搞中医辨证与西医辨病相结合，把辨证论治变成西医的对症治疗，把方从法出、方因证立变成方因抗菌、消炎而立。

强调辨证论治要纯真，并不排斥临床防治用非中医的东西，但要分清主次。作为中医师，过硬的本领应当是纯正的、真而准的辨证论治，中医师要以纯真的辨证论治"看家"、取效、上水平，不然就不能称其为中医师。这并不是反对临床防治中用非中医的东西，或进行中西医结合研究，但要划清界限，摆正位置，纯正的辨证论治是第一的、核心的、立身看家的，其他的防治要服从和服务于辨证论治。运用非中医的防治不是为了代替或削弱辨证论治，而是进行比较研究，使辨证论治更纯、更真、更准。

有人怀疑靠纯真的辨证论治能不能保证和提高疗效？要以事实来回答，两千多年的辨证论治都的纯真的，其疗效早已得到证实和考验，在今天的条件下，只要是纯真的辨证论治，其疗效同样可靠。2003 年非典流行时，广州用纯真的辨证论治取得了无一例死亡、无一例医护人员感染、无一例院内交叉感染的杰出疗效。各种临床诊治效差或无效的，往往是辨证论治不纯、不准造成的。

## 参考文献

[1] 黄建平，等 . 中西医比较研究 [M]，长沙：湖南科学技术出版社，1993：59.

【2007 年 10 月，为博士研究生做的专题报告（提纲）】

# 《我是铁杆中医》序

　　读着彭坚的《我是铁杆中医》，有一种期盼多年而难得的欣喜——终于看到一位现代式铁杆"纯中医"的范例。从 30 年前起，对于教过的每一届硕士、博士研究生，我都郑重地提出一项建议和希望——博学多才，做个"纯中医"，"纯中医"在未来世纪将是"国宝"。但是，各种潮流和时髦在冲击，各种条件在诱惑和制约，在今天要做一个"纯中医"越来越难。

　　中医传统的成才之路是家传、师承、自学、临证，彭坚从这种传统道路上走来，又接受了现代式的中医规范化教育，但其传统的根底没有被"现代规范"所扭曲，没有被各种潮流和时髦所动摇。相反，他用西医的和科学技术的多种新知，来灌中医之根，固中医之本，从比较中认清中西医之别，领悟中医之"纯"的价值、优势、必由，炼得中医之心铁、道铁、术铁。彭坚以亲身实践证明，在现代条件下，可以培养和成长为"纯中医"，并且可以用各种现代条件把"纯中医"锻造得更铁。

　　在西医东渐之前，中医"纯"了几千年，只是近百年来，因为西医进到中国，才在中国形成了中医、西医、中西医结合"三支力量"，形成了三条不同的发展道路。西医自然要发展"纯西医"，中西医结合则要把中医和西医统一起来，那么，中医要不要像西医发展"纯西医"那样，坚持和发展"纯中医"？这本来不是什么问题，现在却成了问题。有些人否定中医的自主发展，反对发展"纯中医"，这不像"废止旧医""远离中医"那样公开地取消中医，而是在从内部瓦解中医。奇怪的是，中医界的有些人也持这种观点，使人不能不问，这些人是不是真正的中医，难道糊涂得迷失了自我？

近50年来，关于中医在当代条件下如何发展，其指导思想、学术思想发生了战略性的偏差或失误——模糊甚至背离了中医的自主发展之路，自觉不自觉地把中医的发展合并到中西医结合的道路上去，出现了两种时髦。一是学术研究搞"以西解中"——用西医的知识和方法来验证和解释中医。有些较为表浅的内容被西医化，而那些基本的核心性内容根本不能做这样的验证和解释，立项的几个重大课题几乎都无果而终，事实证明了中西医"不可通约"，证明了向中医掺杂但掺不进去，不能掺杂的就必然是纯的。二是临床防治搞"衷中参西"——中医辨证与西医辨病互参，中医治疗与西医治疗并用。许多中医师不以中医特色为本，反以"中医不丢，西医不低"为豪，搞亦中亦西、半中半西，实则不中不西；有些人打着中医的旗号搞西医辨病中药治疗、西医之病中医辨证分型治疗、中西医诊断互参中西药并用治疗；有些中医专科把中西医结合治疗作为特色，专攻某病的中西医结合治疗；有些中医院把"中西医并重，中西医结合"列为办院宗旨，甚至加挂中西医结合医院的牌子。有人立志要搞中西医结合，应当支持。但是，有些人却在以中医之名，务中西医结合之实，说当代中医就是这个搞法，这就把事情搞乱了，把思想搞乱了，把方向和道路搞乱了。这种做法至今有增无减，许多人乐此不疲，但从历史的角度看，这不过是20世纪末叶出现的一种浮躁，是在历史洪流的潮头上翻滚的泡沫和垃圾。决定历史进程的不是这些漂浮物，而在沉在潮头之下的深流。

为了纠正这种不健康的混乱态势，人们才提出要坚持和发展"纯中医"。所谓"纯中医"，就是不掺杂西医、未与西医混合的中医，就是原汁原味、不掺杂、不变质、不异化的"纯正""纯真"的中医。"纯中医"之"纯"有两个重点：

第一，经典学术要纯真。原版的、本义的中医学术要原原本本地、不走样地保持，可称之为经典中医学。不能用西医的知识和方法，把经典中医学术验证诠释得掺杂、变质、异化，更不能"解构""重建"。要把纯真的经典中医学术千秋万代地传下去，让子孙后代都能学到原版的、本义的经典中医学，而不是把掺了杂、变了质东西当作中医学传给后代，以讹传讹。中医历来主张博采众方，现代发展更要借他山之石，中医学术的纯真并不排斥外来的东西，而是要吸收、同化，为中医所用，推动中医的突破和创造，建立和发展现代中医学。现代中医学是中医学的现代发展阶段，它以经典中医学为基础，掌握和运用现代条件，研究和揭示新规律，创立新理论，形成新体系。现代中医学是中医独立自主地创新和发展的成就，绝不是对经典中医学进行的西医式验证和诠释，绝不是中西医两种理论的混杂。

第二，辨证论治要纯真。辨证论治不纯、不真、不准，是目前严重束缚中医临床疗效的一大瓶颈，限制着中医特色和优势的发挥。有些中医师学识很多，但不善辨证论治，或虽讲辨证但是不纯、不真、不准，嘴上千百良方，手下辨证茫茫，举方难应其证，效如隔靴搔痒。病人们日益厌倦了那种亦中亦西、半中半西、不中不西的把式，欲求纯正的辨证论治常像大海捞针一样困难。当非典流行、甲型 H1N1 流感到来时，人们特别怀念 50 年前的"蒲辅周们"，希望中医拿出过人的杀手锏。"纯中医"并非要中医师只懂中医，其他的一概不要学。不，中医历来讲究多才多艺、学识渊博，当代的中医师需要或应当懂得西医、中西医结合。但是，纯正的辨证论治是第一的、核心的，是立身看家的本事，要将西医、中西医结合的知识和方法服从和服务于辨证论治，通过比较研究使辨证论治更纯、更真、更准，特别要靠纯、真、准的辨证论治解决医疗难题。

坚持和发展"纯中医"不是什么门派之争，而是一种客观规律。因为，中医是中国古代第 5 大发明，其基本理论和实践包含着一系列重大发现和发明，但都远在西医的视野之外，西医迄今无法企及、无法理解、无法研究。人们用了一个世纪的努力，希望将中西医汇通、结合，结果是"汇"而不"通"，"结"而难"合"，实践证明中西医"不可通约"。"不可通约"就是"纯"，中医无法不纯，不能不纯，不纯也得纯。坚持和发展"纯中医"是不以人的意志为转移的客观必然，不论绕多少弯，都要走上这条必由之路。

弗·培根当年曾说："若期待用在旧事物上加添和移接一些新事物的做法来在科学中取得什么巨大的进步，这是无聊的空想。我们若是不愿意老兜圈子而仅有极微小可鄙的进步，我们就必须从基础上重新开始。"不要再枉费劳动去兜圈子了，中医的自主创新和现代发展，应当从坚持和发展"纯中医"这个基础上开拓。

憾于未曾与彭坚谋面，但读其书深于见其面，趁大作再版，应约坦言为之序，以寄所望。江山代有人才出，一批又一批有胆有识的纯正中医，一定会冲破各种羁绊成长起来，把纯正的中医学术、纯正的辨证论治坚持和发展下去，使之走向现代化、国际化，把纯正、纯真的中医贡献给人类健康。

祝世讷

2009 年 6 月 16 日　于山东中医药大学

【应湖南中医药大学教授彭坚之约，为其《我是铁杆中医》作序，该书于人民卫生出版社 2009 年出版】

# 中国传统文化与中医

研究中国传统文化与科学的关系，是弘扬中国传统文化，复兴中华文明的重大课题。中医是中国传统文化的科学结晶，是认识中国传统文化与科学关系的活标本，从中医的发展和当代面临的问题，可以清晰地看到中国传统文化与科学的规律性关系。

## 一、中医是自然国学的最高精华

国学有两大系统，一是人文国学，二是自然国学。自然国学是中国几千年形成的关于自然的学问，即科学技术成就。包括数学、天文学、地学、物理学、化学、生物学，以及工学、农学、医学等，其体量之大不亚于人文国学，其水平之高，在公元后的十多个世纪长期在世界上遥遥领先，李约瑟经长期系统的研究反复强调，中国封建社会的长期繁荣与欧洲中世纪的黑暗形成强烈的对比。李约瑟曾经总结道："在过去的两千年里，除了有希腊成就的高峰之外，中国的科学技术水平一直高于欧洲，而且常常要高得多。"[1]许多学科的成就比西方早一千多年，"四大发明"（造纸、火药、指南针、活字印刷）是杰出代表。2001年北京的一批学者联名发表《自然国学宣言》，主张研究和弘扬中国自然国学，开始组织编撰出版自然国学丛书；2013年1月起《大众日报》开辟了"自然国学"专栏，6月在青岛召开了首届全国自然国学研讨会。

问题在于，从15世纪开始，欧洲发生了文艺复兴、资产阶级革命、科学技术革命，建立起资本主义社会、近代和现代科学技术体系、工业文明，而这些都没有发生在中国。中国社会则进入封建社会、半封建半殖民地社会，人文国学和自然国学都失去了创新和发展的条件，而且在西学东渐的冲击下，要么被当作封建主义的文化被批判或打倒，要么陷入存废之争。自然国学如实地反映着自然规律，其客观真理性不可否定，数、理、化、天、地、生等学科的知识先后与西方相关学科的知识相融合，不再独立存在和发展，只有中医是个例外。百年来，中医经历了中西汇通研究、中西医结合研究，至今不能与西医融合；同时数次被批判、否定、废止，但废而不止。中医成为硕果仅存的自然国学，至今昂首挺立于世界的科学之林。

历史和当代的事实证明，中医是中国自然国学的最高精华，发展到今天，其辉煌突出地从以下三个方面展现出来。

**1. 中医有三个"第一"**

（1）中医是中国对世界第一大贡献

毛泽东主席高度评价中医，多次论述中医是伟大宝库，中医是中国对世界有大贡献的一项。最有代表性的是 1953 年他指出："中国对世界有三大贡献，第一是中医。"[2]

（2）中医是中国第一大发明

这是本人研究中医几十年而得出的一个基本结论。中国的世界级发现和发明众多，已知的"四大发明"是其代表，但中医的发现和发明要大得多、高得多。那四大发明都是单项技术，而中医不但有技术发明，更有科学发现，是包含系列发现和系列发明的庞大体系。就技术发明而言，单就针灸一项，就不亚于四大发明中的任何一项。而更有价值的，是中医对健康与疾病深层复杂规律的科学发现。中医这些发现和发明的发明度和贡献度，远远地超过已知的四大发明，不能不列第一位，只是其贡献还没有充分地实现。

（3）中医是世界上第一门复杂性科学

复杂性科学兴起于 20 世纪中叶，是现代科学研究的最新前沿，是新的科学革命的方向。上次科学技术革命始于 16 世纪的欧洲，方向是按还原论向微观深入。还原论是世界观和方法论的统一，其思想基础是原子论，认为世界的本原是不可再分的最小物质颗粒——原子（莫破质点），世界万物都是由原子组合而成，因而可以分解，只要把事物（包括人）一层一层地进行分解，还原到最小的物质颗粒（西医先后把人分解到系统、器官、组织、细胞、分子、基因），就找到了本原，就能够揭示根源和本质。但从上个世纪之交开始，科学事实证明真实的世界并非如此，世界的本原不是原子，而是"原始火球"，世界的多样复杂并不基于原子的多少，而是相互作用关系的复杂。从微观方向调回头来，从横向研究世界的复杂性，成为20世纪科学革命的新方向。40年代出现了系统论研究，后发展为庞大的系统科学，80年代又出现了复杂性科学。科学界（以霍金为代表）认为复杂性研究是科学的最新方向，复杂性科学是21世纪的科学。

就在这种发展中，钱学森提出，人是开放的复杂巨系统，是世界上最复杂的系统，而中医正是关于这一复杂系统的科学。中国科技大学前校长朱清时于2004年明确地提出"中医是复杂性科学"，此后这类认识日益增多。

本人研究认为，人是宇宙演化至今的最高产物，是世界上最复杂的系统，中医不加任何取舍地考察和研究人的健康与疾病，如实地接触、认识、掌握了其复杂特性、机制、规律，进行了理论总结。中医对人的复杂性的研究和认识，迄今在医学和科学界都是唯一的，是接触和研究复杂性的先驱，是第一门关于复杂性的科学，也只有从复杂性科学才能真正理解中医的科学原理。

问题在于，复杂性科学刚刚兴起，许多人（包括科学界的）还不了解，而中医的研究和认识又没有达到现代水平，许多认识"知其然不知其所以然"，因而被误解、怀疑、否定是难免的。可以说，不懂复杂性科学，就难懂中医。

**2. 五千年创造三大奇迹**

（1）世界多元医学中唯一不中断地发展至今

人类文明有5个主要发源地（中国、印度、巴比伦、埃及、希腊），都孕育产生了自己的医学，但其后来的发展命运非常不同。古埃及先后被波斯帝国和希腊吞占，其医学过早地衰落了；古巴比伦也被波斯帝国吞并，其医学也过早地中落；古印度先后被波斯帝国、马其顿一度占领，其医学到12世纪以后也衰落了；古希腊到古罗马的医学是一个高峰，但到中世纪那"黑暗的一千年"中断了。16世纪开始的医学革命，从宗教神学中解放出来，但没有复兴和发展古希腊医学，而是转向了还原论，发展成为今天所见的西方医学体系，在现有的西方医学理论和教科书中，找不到古希腊医学的一个字。

只有中国医学是个例外，从起源到今天，五千多年从未中断，一脉相承地发展至今。

（2）中国多门自然科学中唯一不与西学融合

医学属于自然科学，自然科学的理论具有客观真理性，不具有民族性和国别性，不同民族对于自然规律的认识达到真理水平时，必然会统一。中国的自然科学与西方的自然科学就有一个这样的统一过程，李约瑟对此做了专门的研究，发现在公元后的十个多世纪，中国的科学技术在世界上长期遥遥领先；16世纪开始的欧洲科学技术革命，逐步赶上和超过中国，各个学科逐步走向融合，找到了各学科实现融合的具体时间；到19世纪末，中国的数学、天文学、地学、物理学、化学、生物学已经与西方这些学科的成就全部融合，只剩下一个例外——医学，中医学与西医学至今仍然格格不入，找不到可融合的基本点。

李约瑟于1967年总结称："东西方物理学，早在耶稣会士活动时期终结时融为一体了。中国人和西方人在数学、天文学和物理学方面，很容易有共同语言。在植物学和化学方面，过程就要长一些，一直要到19世纪才达到融合。而医学方面却至今还没有达到。中国医学上有很多事情，西方医学解释不了。""我们发现，东西方的医学理论和医学实践至今还未融合。"[3]

值得注意的是，1956年由毛泽东主席倡导和推动，由各级党委和政府组织和领导，有目的、有计划地进行的中西医结合研究。经过60年的实践，不但没有实现中西医统一，反而证明其基本原理"不可通约"。这在医学和科学发展史上，都是独一无二的奇特现象。

（3）两千年前确立的理法方药体系至今仍主导临床

中医现行的理、法、方、药体系，确立于秦汉时期，《黄帝内经》《难经》《神农本草经》《伤寒杂病论》是其经典。这个体系包括运气、养生、阴阳、藏象、经络、病因、病机、辨证论治等学说，以及中药学、方剂学、针灸学等，至今是中医学术的主干和核心，可靠而有效地主导着临床防治。其可靠性和有效性证明它掌握着客观规律。2000年前确立的理法方药体系至今仍主导临床，在世界上独一无二，这又是一项奇迹。

### 3. 跨世纪提出三大难题

中医的研究和发展没有停滞，在20世纪进行了三项伟大实践，即中西医结合研究、中医现代化研究、中医走向现代世界。实践的结果，都基本或完全出乎预期，到世纪之交，成为医学和科学的三大难题。

（1）中医基本原理与西医不可通约

中西医结合研究由毛泽东主席倡导，他讲："'学'是指基本理论，这是中外一致的，不应该分中西。"[4] 提出："把中医中药的知识和西医西药的知识结合起来，创造中国统一的新医学新药学。"[5] 国家将中西医结合确定为卫生工作的一项基本方针，曾经希望到20世纪末实现中西医统一，但到了世纪之交，研究的结果是发现中西医的基本原理"不可通约"。

中西医不可通约表现在医学学术上，但其根源在思想文化。不可通约的本质，是进行医学研究的立场、观点、方法不同，对于同一研究对象，分别从不同的立场、观点、方法，研究和发现了不同的现象和规律，总结为不同的理论。西医是西方思想文化的产物，遵循的是还原论，注意的焦点是组合、分解、还原、原子（或其化身"粒子""成分"）；而中医是中国思想文化的产物，遵循的是朴素系统论，注意的焦点是整体、分化、关系、"和"与失和、失调等。

中西医的这种差异，正是复杂论与还原论的分野，复杂性科学给"复杂"下的简明定义是"超还原"，即复杂是不可还原或反还原的，"复杂"是中西医的分水岭。由于中西医在基本原理上不可通约，目前临床诊疗的所谓中西医结合，不过是一种"AA制"，即"两种诊断互参，两种治法兼用，两种药物并投，两种理论双解"。

（2）中医的理论和实践现代科学解释不了

从1980年开始，国家提出了中医现代化方针，开始了中医的现代化研究。它与中西医结合研究不同，关键是要用现代科学技术来研究和发展中医。先后制定和实施了中医现代化的发展纲要和计划，从基础理论、临床防治、中药方剂等方面展开，其目标是运用现代科学技术对中医的理论和实践进行验证、阐明、发展。阴阳、藏象、经络、辨证等基本理论，都先后被列为部级和国家级课题，组织全国的力量进行攻关，有些课题成为世界性热点。但研究的结果，没有一项能够明确地验证和解释；得到的基本事实是，中医的基本理论和临床实践，运用现有的科学技术还难以研究和解释。四川大学的一位物理学教授总结称："从根本上看，与其说中医落后于现代科学的发展，不如说现代科学落后于中医的实践。"[6]

以经络为例，中医发现和驾驭它已几千年，针灸治疗循经取效，现在全世界都知道。国家两次列为基础研究攻关课题，国外学者提出，经络研究包含若干诺贝尔奖级的课题。能用的研究手段国内外都用了，得到的是两个基本结果：第一，经络客观存在，不但中国人有，世界上各肤色的人都有；发现了一批经络敏感人，用现代手段检测的经络循行路线，与中医的经典描述（如针灸铜人）绝大部分相同。第二，经络就在人身上，但找不到。解剖研究到了分子水平，寻找经络形态结构的各种努力均告失败。能驾驭其功能但找不到其结构，成为科学上的一个谜，经络的本质究竟是什么？迄今无解。

中医是以人为样本进行的研究，人身上有什么，就研究、认识、总结什么，探索进行调理的方法和途径。许多现象和规律超出了中医那个时代的研究和解释能力，因而大都"知其然不知其所以然"。问题在于，中医所接触和认识到的人身上的那些现象和规律客观存在，但现有的科学技术至今却还没有接触、没有研究。现有科学技术所研究的，主要是各种可还原的东西，远未达到人的生命运动的复杂度。从整体上来说，现有的科学技术是 16 世纪以来形成的体系，它以西方思想文化为基础，特别是贯穿着还原论，存在着明显的历史的和时代的局限。

（3）中医走向西方世界无轨可接

1972 年美国总结尼克松访华带动了"针麻热"，开始了中医走向现代世界的进程，出现了世界性的"针灸热""中药热""中医热"。"中医西进"40 年，遍及 160 多个国家和地区，目前世界上有 40 亿人在使用中医药治病。

中医走向西方世界，一开始是希望与西方"接轨"。实践的结果却发现，西方人对中医药治疗的自然、无伤害、价格低廉非常欢迎，但要理解和接受中医的理论和思想却非常困难。中医的概念在西方没有对应的语言可翻译，只能音译加解释，很难原原本本地表达中医的原义。特别是中医的思想观点，如整体观、元气论、气分阴阳、藏象、经络、辨证等，与西方思想文化格格不入。中国的元气论与西方的原子论对世界和人的理解完全不同，甚至截然相反。

因此，中医医疗可为西方人接受和欢迎，但中医的基本原理与西方无轨可接，要走向世界只能"铺轨"。这种"无轨可接"的本质，是思想文化不同轨，是内化在中医和西医的思想文化基因截然不同。

## 二、从中医看传统文化与科学的关系

中医五千年创造的三大奇迹，从历史长河上，纵向展现出中医是中华文明的世界级辉煌成就；中医跨世纪提出的三大难题，从现时代的横断面上，展现出中医这三大奇迹的内在本质——其研究内容超出了西方医学和现有科学的视野，之所以超出，在于中医是遵循中国传统文化所进行的研究和认识。中医是中国传统文化科学化、医学化的产物。可以说，没有中国传统文化，就没有中医；不懂中国传统文化，就不能理解和掌握中医；不发展中国传统文化，就不能真正地发展中医。

**1. 中医是中国传统文化科学化的标本**

科学哲学研究指出，影响和决定科学发展的因素和条件，包括内外两个方面。社会的政治、经济是外部条件，影响和决定科学的发展速度和水平，中医和西医在发展水平上的差异，是由这些条件及其差异造成的。而思想、文化是内在条件，它影响和决定研究的方向和焦点，支配研究什么、不研究什么，突出什么、忽略什么，不但形成"仁者见仁，智者见智"，而且造成"仁者见仁不见智，智者见智不见仁"。中西医在研究方向和研究内容上的差异，正是由此造成的。中医是中国传统文化的产物，西医是西方传统文化的产物。

中医之所以能够创造"三大奇迹"、提出"三大难题"，决定性因素有以下两条。

（1）实践基础

中医在世界上占据两个"独有"：一是世界上最大的临床样本。中国历来人口众多，长期占世界人口的1/4，人多病多，为中医的研究提供了独一无二的临床条件。二是5000年连续不断。中国社会长期统一稳定，为医学提供的最大临床样本也长期稳定，使中医在这个世界最大临床样本连续不断地研究了几千年。

（2）文化基因

中医与西医的研究对象都是人的健康与疾病，但怎样研究、研究什么，中医与西医在此非常不同，甚至截然相反。

西医遵循的是西方传统的原子论、实体论、构成论、机械论、还原论，一方面把"人"简化为"人体"，对人体进行分解还原，从器官一直分解到分子甚至纳米层次；另一方面发展了"机器医学""生物医学"等模式，竭力寻找可用机器原理和现有生物知识能够研究和解释的东西，或在现有的实验条件下能够用特异性指标检测的东西；不能这样研究的，就被忽略和排除。

中医则不同，遵循的是中国传统的元气论、矛盾论、生成论、有机论、系统论，建立的是以人为本的"人医学"模式，原原本本地不加任何取舍地研究和认识人的健康与疾病，更没有用有限的实验条件来扭曲。这样，人身上有什么，就接触、研究、认识什么；不知其所以然的，只要有临床表现，也去接触和研究，寻找调理的方法和途径。特别是，中国传统文化中的"天人相应""道法自然""以和为贵""矛盾运动"等思想，是中医研究和理解人的健康与疾病的基本原理，转化成为中医基本理论的思想精髓，是原则区别于西方医学的文化根蒂，而区别的焦点，是元气论与原子论的对立。

**2. 中医与中国传统文化的基本关系**

文化作为人类物质文明和精神文明的总和，医学是其中的一部分。从人类文明史和医学的发生和发展史来看，文化与医学是母子关系，中国传统文化与中医同样是这样的关系。中国传统文化是中医学术的思想母体、文化基础，其关系可从以下几方面看出。

（1）"易肇医之端，医蕴易之秘"

《周易》的世界观和方法论，是中医学术的理论基础。《周易》的六十四卦中有三十九卦论及医药。周易的基本原理，特别是太极、变易、矛盾、相互作用、阴阳合德、阴阳交而生物等思想，被中医接受成为其学术思想，指导着研究和认识，转化成为中医理论。

（2）"道家与医家自古不分""十道九医"

道家的思想、理论、实践都系统地影响和推动了中医的研究和发展。《黄帝内经》是道家"黄老之学"的代表作之一，是中医的主要经典，大量引用或阐述《老子》的章句或观点。历代有许多医家都是深有造诣的道学家，如东晋的葛洪、南朝的陶弘景、唐代的孙思邈等。道家的修炼、养生、气功、炼丹、方术等，都直接地丰富和推动了中医的发展。

（3）儒家的"仁者爱人"内化为"医乃仁术"

儒家思想深化了中医对"人"的理解和研究，提高了"医"的境界。"贵和""中和"的思想深入到医理；"仁者爱人"思想发展为"医乃仁术"观，强调"大医精诚""德术并重"；出现了一大批由儒而医、亦儒亦医的"儒医"，讲究"不为良相，愿为良医"；主张"为人子不可不知医""以医药事君孝亲"，把知医事医视为忠君孝亲所必须。

**3. 从阴阳学说看文化与科学的关系**

阴阳学说源于周易，发于道家、儒家，中医将其医学化，用以研究和解决健康与疾病问题，成为中医最重要的基本理论之一。

（1）哲学的阴阳

阴阳是一条客观规律，是对立统一规律的特化。对立统一是最高的、最普遍的辩证规律，它揭示了统一物之分为两个方面。在对立统一规律中，"两个方面"的规定性只是"对立"，不规定其他具体属性。阴阳则不同，"两个方面"不但对立，而且规定了具体属性——阴和阳。阴就是阴，阳就是阳，不可更易。阴阳是有具体属性的对立统一，是对立统一规律的特化。

阴阳学说是中国对于有阴阳属性的对立统一现象的规律性总结，是对立统一规律的一定程度的具象化，而且是从中国传统文化进行的研究和总结，突出地展现出中国传统文化的两个原理性特点。

第一，是"一分为二"。阴阳学说基于元气论，是"气分阴阳"，其经典表达式是太极图。"一分为二"是中国传统的宇宙观，认为世界万物是由元气分化生成的。周易的"易有太极，是生两仪"，道家的"道生一，一生二"，儒家的

"礼必本于太一，分而为天地，转而为阴阳"，讲的都是"一分为二"，是从一个原始整体分化出内部各部分，不是相反。太极图是一分为二的，不是合二而一的。欧洲的原子论是"合二而一"的，认为世界的本原是原子，世界万物都由原子组合而成，从19世纪末以来，现代科学的发展，已经三次否定了原子论的这种世界观。

第二，非对称，对立统一的复杂层次。阴与阳属性相反，不对称，相互作用而产生新事物——"一阴一阳之谓道""阴阳交而生物""二生三"。"和实生物，同则不继"，相同的属性相互作用不能产生新事物，只有不同甚至相反的属性相互作用，才产生新事物，这是世界变化发展的内在动力和根据，是世界复杂化的内在动力和根据。在欧洲原子论的世界观里，没有内源相互作用，是靠外力进行组合；没有相反属性的"阴阳交而生物"，没有新事物的内在发生根据。

（2）医学的阴阳

阴阳作为对立统一规律的特化，在世界上有普遍性，人更如此。中医研究了人及其健康与疾病的阴阳，将阴阳学说医学化为中医理论，实现了从哲学到科学的转化。

第一，研究和认识了人的健康与疾病的阴阳内容。这种阴阳属性是具体的，包括生理的、病理的、药理的；认识到"生之本，本于阴阳""阴平阳秘，精神乃治；阴阳离决，精气乃绝"；研究了阴经、阳经、心阴、心阳、肾阴、肾阳、阴虚、阳虚、滋阴、壮阳等具体的生理、病理内容。这里的概念和理论已经完全是医学的，是人的健康与疾病中的阴阳矛盾运动。

第二，医化为可操作的临床诊治法则。因为认识了健康与疾病中阴阳变化的具体内容和机制，运用这些具体内容和机制可在临床上进行诊察和调治，由此转化成为临床诊治的操作法则。病机论阴阳，证候论阴阳，药性论阴阳；辨证"察色按脉，先别阴阳"；病机有"阴阳失调""阴虚阳亢""阴阳两虚"等；治疗有"调理阴阳""阴病治阳、阳病治阴""阴阳自和必自愈"等。

阴阳学说的医学化，表面上看是中医移植和运用了哲学的阴阳理论，内在本质是人的健康与疾病客观上存在阴阳规律，中医的阴阳学说是对此规律的认识和驾驭。哲学阴阳与科学阴阳所认识的，都是阴阳规律，只是该规律的表现层次不同。

西方的原子论和机械论不但没有阴阳概念，而且没有"一生二""事物是相反相成的统一体"的世界观，因而中国的和中医的阴阳学说与西方医学和科学格格不入。反对中医的各种声音几乎都把阴阳学说列在批判的首位，认为"阴阳五行、三部九候之谬，足以废中医理论而有余""阴阳是伪科学"等。

（3）现代科学对阴阳的新认识

现代宇宙学研究宇宙的起源和演化证明，宇宙的本原是温度无限高、密度无限大的"原始火球"，演化始于爆炸，最早的物理量是能量，然后对称破缺，分化为能量和质量，出现最早的粒子，进而分化出属性相反的粒子（质子与电子等），继而相互作用而形成原子，再往后逐步生成多种类型的原子（化学元素，不是原子论设想的"莫破质点"），出现了化学反应并逐步生成更复杂的化合物及星云、星体、星系的演化，这个过程至今一百多亿年。宇宙起源的研究彻底否定了欧洲的原子论，以科学事实证明并表达了中国的阴阳学说，宇宙是"气分阴阳""太极生两仪、两仪生四象""一生二、二生三""太一分天地，转而为阴阳"地演化和发展的。

爱因斯坦的相对论揭示了质量与能量之间的阴阳矛盾，质能关系式 $E=mc^2$ 做了定量的表达，质量以光速的平方为系数转化为能量，质量与能量是内在统一的两种属性。

普朗克等的量子力学揭示了微观粒子的阴阳属性——波粒二象性，既是波，又是粒子。波动性与粒子性是内在统一的，对其波动性测定得越准确，其粒子性就越测不准确，反过来测定亦然，存在测不准规律。为此，玻尔提出互补原理，要把"互斥"的两个方面"互补"起来，才能全面地、完备地理解和表达微观现象。波动性和粒子性在经典物理学和西方文化中，是不能相容的"互斥"概念，提出"互斥互补"违背西方传统思想，是非常革命的。玻尔于1932年访问中国，震惊地发现，中国的阴阳学说已经研究"互斥互补"几千年，在中国是一种普遍的世界观，并创造了"太极图"，他如获至宝，将太极图作为其互补原理的最好表达式。由于玻尔的卓越贡献，1947年丹麦政府封他为爵士，可家族世袭，玻尔亲自设计了一个象征荣誉的盾形族徽，把太极图放在核心，并铭刻上"互斥互补"。见图 2 - 28 - 1。

2009 年 12 月，美国雕刻家波特·赫克曼，用 500 万伏的粒子加速器，对着玻璃板轰出了完美的太极图。它不是人工绘制的，而是在粒子加速器作用下自然发生的。见图 2 - 28 - 2。

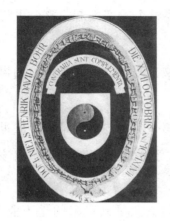
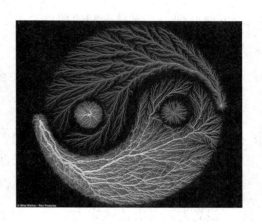

图 2 - 28 - 1　玻尔亲自设计的族徽　　　　图 2 - 28 - 2　用粒子加速器轰出的太极图

事实证明，阴阳是世界的客观规律，也是人的健康与疾病的客观规律，并非只存在于中国领土和中国人身上。哲学的阴阳学说和中医的阴阳学说，是从不同层次对阴阳规律的不同认识和总结。问题在于，人们的认识是否达到那样的深度和复杂度。

## 三、迎接东方式文艺复兴

中医是中华文明的骄子，中医的复兴是中华文明复兴的重要组成部分，必须在中华文明的复兴中才能实现，并在中华文明的复兴中发挥其特有的活力。

### 1. 钱学森论东方式文艺复兴

20 世纪 80 年代，钱学森倡导的人体科学研究，把中医和气功作为研究基础，认为人是开放的复杂巨系统，人体科学一定要有系统观，而这就是中医的观点。中医现代化是发展人体科学研究的重要方向，不但会引起医学的突破，而且会导致科学的新革命，发展为东方式文艺复兴。钱老提出了一系列振聋发聩的见解：

"中医的现代化是医学发展的正道，而且最终会引起科学技术体系的改造——科学革命。"[7]

"中医的理论和实践，我们真正理解了、总结了以后，要改造现在的科学技术，要引起科学革命。"

"真正中医现代化的问题，恐怕21世纪再说吧！现在不行，办不到。假如21世纪办到了，那是天翻地覆的事儿，是科学要整个改变面貌，整个世界也会大大的有所发展。"

"我们干的这些事情一定会招来一个第二次文艺复兴，是人类历史的再一次飞跃。"[8]

"要是这样做下去，等于第二次文艺复兴。第一次文艺复兴是在十五世纪的下半叶，1450年以后，到现在已有五百年了，它那一套已经不行了，应该再来一套新的，就是第二次文艺复兴。"[9]

钱老先后多次论述东方式文艺复兴。欧洲的文艺复兴带来的是工业文明，现在已经发展到了极限或转折点，新世纪新千年迎来的，将是一次新的、以复兴东方文明为方向的"文艺复兴"。

**2. 复兴中华文明的时代潮流**

复兴中华文明，不仅是中华民族的伟大使命，而且已经是世界的时代性潮流，科学界和医学界的呼声极具代表性。

1988年，在巴黎召开的第一届诺贝尔奖获得者国际大会，就"面向21世纪"讨论了4天，得出的结论之一："人类要生存下去，就必须回到25个世纪以前，去汲取孔子的智慧。"有人称之为"巴黎宣言"。

1996年，以美国的约翰·霍根为代表的一批科学家，研究了当代科学发展的趋势，出版了《科学的终结》，指出："科学（尤其是纯科学）已经终结，伟大而又激动人心的科学发现时代已一去不复返了。""将来的研究已不会产生多少重大的或革命性的新发现了，而只有渐增的收益递减。""五彩的灯光已经熄去，晚会已曲终人散，回家去吧！"[10]他们所看到的，是16世纪以来的还原论研究所面临的困境和终结，这是事实。但事情还有另一面，另外的科学家们看到了，指出霍根等人总结的是还原研究"极限"和"终结"，而非科学的"极限"

和"终结",科学面临的是转折,转向"超还原"的复杂性研究,那是一场新的科学革命。

也是在 1996 年,世界卫生组织发表《迎接 21 世纪的挑战》,分析了医学面临的困难和矛盾,提出了新的方向性战略主张,包括 8 项"发展":21 世纪医学发展的定位,是从疾病医学向健康医学发展,从重治疗向重预防发展,从针对病源的对抗治疗向整体治疗发展,从重视对病灶的改善向重视人的生态环境的改善发展,从群体治疗向个体治疗发展,从生物治疗向心身综合治疗发展,从强调医生的作用向重视病人的自我保健作用发展,从以疾病为中心向以病人为中心发展。这 8 项"发展"明白无误地是 8 项转折,而转折的方向,是走向中医,走向东方。

总之,中医所代表的东方生命文化,中国传统文化所代表的东方文明,代表了人类文明在新时代发展的新方向,中华文明的复兴必将在人类文明的新发展中发挥引领和推动作用。

**3. 需要一次新的思想解放**

中国传统文化的复兴,不但要认清为什么复兴,还要解决怎样复兴、复兴成什么的问题,这需要高远的战略思考。目前在认识上还有不少局限甚至错乱,需要一次思想解放。

要打破新、旧两种传统。旧传统是几千年文化研究和发展的传统,已经打破了,需要进一步打破,跟上时代的最新步伐。新传统是五四运动以来,包括中华人民共和国成立以来,在文化研究和发展上形成的定势,其局限明显,需要研究和打破。要从世界全局,从新世纪新千年的时代性,从哲学、思想、文化、科学等各个基本方面,重新评价中国传统文化,解决对中国传统文化的基本态度和基本认识问题及未来研究和发展的基本方向和道路问题。五四运动一百周年即将到来,我们需要反思和研究,理清周、老、孔三先生与马、德、赛三先生的关系,明确新世纪新千年在世界上(不限于中国)复兴中华文明的战略思想和发展方向。

要从思想文化上,对鸦片战争以来的 170 年进行反思、清理,拨乱反正。需要彻底铲除半封建半殖民地社会对文化的余影响,纠正各种以"国际化""世界一体化"而"去中国化"的心灵迷失，医治那种"贾桂式"伸不直腰的精神软骨病。

要突破和创新。传统文化的复兴不是复原和诠释，而是要"兴"，关键在"兴"。以兴为复，复在兴中。要运用新时代的新条件，按照新时代的新要求，一分为二，批判地继承。中国传统文化是宝藏，但"黄金真理沉于河底"，需要有眼力洞察，有智慧理解，有能力挖掘、发扬、突破、创新，将其兴出新内容，兴到新水平，兴为中华民族的新时代的新文化，兴为人类的新时代的新文化。不打破鸡蛋，就煎不成荷包蛋。

## 参考文献

[1] 潘吉兴. 李约瑟文集 [M]. 沈阳：辽宁科学技术出版社，1986：292.

[2] 游和平. 毛泽东的中医情结：称其为中国对世界贡献之首 [EB/OL]. 中国共产党新闻网，（2008-01-24）[2020-05-06]. http：//cpc. people. com. cn/GB/64162/64172/85037/85038/6814218. html？kgr.

[3] 潘吉兴. 李约瑟文集 [M]. 沈阳：辽宁科学技术出版社，1986：21，200.

[4] 毛泽东. 同音乐工作者的谈话 [N]. 光明日报，1979-09-09（1）.

[5] 人民日报社论. 大力加快发展中医中药事业 [N]. 人民日报，1978-11-02.

[6] 吴邦惠. 中医应得到现代科学的有效支持 [N]. 光明日报，1987-02-17（3）.

[7] 祝世讷. 系统中医学导论 [M]. 武汉：湖北科学技术出版社，1989：5.

[8] 钱学森，等. 创建人体科学 [M]. 成都：四川教育出版社，1989：68，73，280.

[9] 钱学森，等. 论人体科学 [M]. 北京：人民军医出版社，1988：117.

[10] 约翰·霍根. 科学的终结 [M]. 呼和浩特：远方出版社，1997：4，9.

【2015年1月31日，在山东省文化厅与山东大学儒学高等研究院联合召开的"中国传统文化与科学"座谈会上的发言。原载于人文天下，2015，2（总41）：32-41】

# 中医文化的复兴

在 20 世纪后半叶，特别是最后 30 年，首先在中国，同时在世界上，出现了复兴中医文化的潮流。

中医文化是以中医学术为轴心形成的文化体系，是中国传统文化的重要组成部分和优秀代表。随着中国社会历史的演变，中医文化的五千年发展史大体可分为三个大的历史阶段：从远古至鸦片战争，创造了繁荣的医学文化体系，长期居于世界领先地位；从鸦片战争至新中国建立，中西两种医学文化并存、争鸣，由"中西汇通"而至"废止旧医"，中医文化被排斥、否定，走入历史低谷；新中国建立后，由低谷回升，结束徘徊，开创振兴新局面，重新走向现代世界。

历史是螺旋式上升的。近代，发展的箭头指向西方；20 世纪以来，发展的箭头又旋向东方。中医文化的复兴，是中华民族的历史在 20 世纪下半叶发生的伟大变革的一个组成部分，是中华民族重新站起来走向世界的文化产物，是世界医学文化在现代发展中向东方寻找智慧的结果，是人类的科学、文化螺旋式上升的一种表现。

## 一、中医文化的新纪元

1929 年，南京国民政府卫生委员会通过了"废止旧医案"，标志着排斥和否定中国传统医药学的潮流占了上风。废止旧医派代表余云岫在其《医学革命论》

中，对中医学术及其学术思想进行了全面批判，谓"都属反动，宜明令禁止"，提出用50年时间消灭中医。50年之后发生了什么？1987年，中国共产党中央委员会向全党转发了卫生部党组报告，指示各级党组织落实中央提出的各项要求，切实解决中医队伍后继乏人问题，为中医的提高和发展创造良好的物质条件。这是一个历史性标志——50年，180°转折。而实际上，这个转折的实现前后经历了40年时间。

首先是思想上的转变，即对中医及其文化的认识，由"都属反动，宜明令禁止"转变为"是伟大宝库，应发掘提高"。推动实现这场思想转变的，不能不首肯毛泽东。他从中华人民共和国成立开始，一再地、坚决地批评歧视和排斥中医的宗派主义，强调团结、研究、发展中医，不然，"我国这一部分文化遗产就有散失的危险，这是绝对不能容许的"。1958年又明确提出："中国医药学是一个伟大的宝库，应当努力发掘，加以提高。"这一论断符合客观事实，不仅为中国的医学界所深刻理解，而且成为世界卫生界的共识。

其次是政策上的转变，即对中医及其文化的政策由歧视、排斥，转变为中西医并存、并重、并举。1956年通令废除了《中医师暂行条例》等4项限制、排斥中医的政策，强调并贯彻了团结中西医、继承和发展中医的政策。1978年以后，清理了极"左"路线对中医事业的干扰，制定了发展中医的新战略。1980年确定了中医、西医、中西医结合三支力量都要大力发展、长期并存的方针，更加明确地重申了中医政策："继承遗产，发掘宝库，努力提高祖国医药水平；团结和依靠中医，发展和提高中医；坚持中西医结合，组织西医学习和研究中医；中医要逐步实行现代化；有计划按比例地发展中医和中西医结合事业，并为其发展提高创造良好的物质条件；保护和利用中药资源，发展中药事业。"1982年将"发展我国传统医药"列入《宪法》。1985年中共中央书记处又提出："要把中医和西医摆在同等重要的地位。"1991年制定的《国民经济和社会发展的十年规划和第八个五年计划纲要》中，将"中西医并重"列为卫生工作的基本方针之一。专门的中医法《中华人民共和国中医药振兴条例》正在修改、审议中，它将是推动和保障中医及其文化全面振兴的国家法令。

再次是工作上的转变，即对于中医及其文化的发展在工作实践中由限制、损害，转变为支持、推动、振兴。1954 年卫生部提出了《加强中医工作方案》，1955 年开始，建立中国中医研究院，吸收中医参加大医院工作，开办中医医院，举办西医离职学习中医班，成立中医学院。1978 年以后更深入地落实政策，加大措施，形成全新的振兴局面。国家于 1986 年设立中医管理局，1988 年改建为中医药管理局，全国各省市也相继建立起中医管理局。1990 年，全国县以上中医院由 1977 年的 184 所增加到 2141 所，床位由 1977 年的 1.66 万张增加到 18.2 万张，有 20 个省实现了县县都有中医院，在 95% 以上的综合医院设立了中医科；中医药学院由 1956 年的 4 所发展到 32 所，已有硕士学位点 353 个、博士学位点 66 个；中医药科研机构由 1977 年的 15 个发展到 170 个，学术刊物由 50 年代的 11 家发展到 86 家；已有药材生产基地 561 个，中药饮片厂 1500 个，中药厂 684 个；中医队伍由 1977 年的 24 万发展到 54.3 万，加上中药系统的 46 万，形成"百万大军"。

## 二、全面复兴的潮流

孕育于 20 世纪五六十年代、起步于七八十年代的中医文化复兴的浪潮，已在各个方面显示出强大的发展态势。它在短短 40 年，特别是最近 20 年所创造的成就，远远超过整整一个近代。

1984 年首先在四川，随后在全国各省市先后召开了振兴中医大会，各省市制定并实施了在人、财、物方面支持和振兴中医的具体措施。1985 年国家制定并实施了"中医事业'七五'发展规划"，1990 年又制定并开始实施"中医事业'八五'计划及十年规划设想"。这些计划的实施，使中医及其文化向着跨世纪的长远目标展开了全方位的、规模化的发展。

中医学术的现代化是中医文化复兴的核心。1962 年国家就提出了"用现代科学的方法研究整理我国的医药学遗产，把它提高到现代科学水平"的要求。1980 年又把"中医要逐步实行现代化"作为中医政策的基本点之一规定下来。中医现代化研究在基础理论（如气、阴阳、藏象、经络的实质等）、临床诊治（如辨证客观化、"证"实质、四诊客观化、急症诊治等）、防治手段（如中药、方剂、针灸、辨证论治计算机、中医专家系统等）各方面，都已取得重要进展。

仅 1979—1989 年，即完成科研任务数千项，获部级以上奖励 300 多项，获各类国际奖 29 项。

中西医结合研究是中医文化复兴的重要方面。30 多年来，充分运用现代社会历史条件，开辟了完全不同于"中西汇通"派的发展道路。从辨证与辨病相结合研究入手，逐步深入到基本的生理、病理、药理内容的结合研究，并发展到中西两种医学的思路、方法、哲学基础、文化背景的比较与交融，这可以看作是统一的新医药学与新医药文化的滥觞。

多学科研究开辟出更加广阔的复兴之路。从哲学（如医学物质观、人体观、疾病观、方法论）、自然科学（如医学中的数学、物理学、化学、天文学、地学、生理学问题）、思维科学（如医学中的心理、意识、逻辑思维、非逻辑思维）、社会科学（如医学社会学与社会医学、医学伦理学、医学经济学）等领域，对中医有关传统内容进行深入系统地挖掘、整理、提高，为当代医学文化的发展提供了异常宝贵和丰富的新内容。

中医文化中一些一般的文化内容出现前所未有的繁荣。中医教育打破自学、家传、师承传统模式，建立和发展了现代的规范化教育体制和体系，教育内容科学化，形成了师带徒、中专、大专、本科、硕士、博士、博士后等全层次的人才培养模式。学术语言走上现代化道路，传统学术词汇（如病名、证名、药名、方名、穴位名等）进行了规范化研究，制定并开始实施规范化方案。新兴的名词术语也进行了规范化研究。随着电子计算机的应用，中医专有的数理语言、计算机语言等问世并迅速发展；中医文献研究迅速发展，国家有计划地对古典医籍进行大规模的整理、校勘、注释、出版；中医现代文献迅速增长，出版物每年数以百计，杂志、报刊发展到近百家，中医文献的馆藏、著录、检索逐步采用电子计算机等现代手段。

中医文化的优秀传统与世界医学文化革命的潮流相吻合，呈现出特别具有生命力的复兴势头。当代医学乃至整个世界"重新回到自然中去"的强烈要求，与中医"天人合一"思想汇流，使"人和自然统一观的复归"成为当代文化的一大主题。医学模式由"生物医学"向"生物－心理－社会医学"的转变，证实中医的生命精神环境医学（或称人医学）模式不仅与新的发展潮流一致，而且具有更加深刻、丰富的内涵，正被日益广泛地接受。随着医学模式的转变，医学思维方式正从还原论走向系统论，而中医的思维方式正是朴素的系统论，它的现代化与当代科学思维方式的发展方向一致，出现了中医系统论这一新兴学科，并开辟着医学系统论研究。

现代科学技术是中医文化复兴的强大杠杆，而中医文化也给现代科学技术提出一系列难题。例如，人身客观存在的气、阴阳、经络、证的物质内容与运动过程，藏于内的藏变与现于外的象变之间的联系机制与规律，中药、方剂、针灸的取效原理及其具体作用机制等，都涉及人的深层次生命活动过程，整个现代科学对此还难以做出回答。对这些问题的研究和解决，会推动人体科学、生命科学乃至整个现代科学的革命性发展。钱学森认为，中医、气功和人体特异功能是打开人体奥秘的钥匙，由此会发生新的科学革命和文化革命，形成东方式的文艺复兴。

## 三、走向世界的远征

中医及其文化在历史上曾经走向世界并产生过重大影响。今天，随着中国的改革开放，中医重新走向现代世界，中医文化的复兴成为世界性潮流。

1971 年中国向世界公布针麻研究成果，引起世界震动。1972 年尼克松访华，推动了针灸在美国的传播。由此形成针灸冲击波，迄今已传播至 120 多个国家和地区，有 55 个国家建立起针灸学会，并建立起 10 多个国际针灸组织。WHO 肯定针灸医学正式成为世界医学的重要组成部分，列出了第一批适应证 43 种，敦促各国把针灸引入医疗卫生系统，并作为实现 2000 年人人享受卫生保健的重要手段。

中医药的传播更为广泛，已遍及 130 多个国家和地区，有 100 多个国家派留学生来华学习中医，在我国接受的自然科学留学生人数中名列第一，出现世界性中医热。中医药的疗效弥补了西医的局限，更加适应当代疾病谱和无伤害治疗的需要。各国把当代疑难病防治的希望寄托于中医药，艾滋病的中医药防治已引起高度重视。中医药的科学原理迥异于西医，引起对中医药理论的研究，目前对阴阳、经络、证、中药方剂等的现代研究，都投入较大的力量，取得可喜进展。

随针灸热、中医热而来的是中医文化热。从中医学术思想，特别是中医对于世界、人及其健康和疾病的理解，来认识中西医的差异及中医的特色。在中西医两种思维方式的比较中，日益广泛地肯定中医系统思维的科学性及其在当代的发展价值。食药同源、保健食品、保健用品、药语、气功、太极拳乃至武术等，日益深入地渗透到各国人民生活之中。对于孕育了中医的整个文化母体的探讨，出现了对于周易、道家、儒家、佛家等的专门研究。

1991年10月，国际传统医学大会在北京召开，它是标志着中医和中医文化走向世界和走向复兴的一个里程碑。开幕时《中国中医药报》发表社论，历史性地在地球上宣布："当前，中医药已传播到世界上130多个国家和地区，中医药的科学价值和卓越疗效已经为世界医药学界所公认，一个学习、应用和研究中医药的热潮正在世界范围内兴起。"这股热潮正向着21世纪冲去，在那里，将决定性地实现中医文化的潜在价值。

1946年，英国哲学家伯特兰·罗素说："我认为，假如我们打算在世界上生活得更安适，那么我们就必须在思想中不仅承认亚洲在政治方面的平等，也要承认亚洲在文化方面的平等。我不知道，这种事情要引起什么变化，但是我确信，这些变化将具有极其深刻和极其重要的意义。"现在，罗素认为的文化平等正在成为现实，他不知道要引起的变化正在发生，而他确信的那种极其深刻和极其重要的意义已经开始显示出来。

【原载于山东中医学院学报，1993，17（5）：2-5】

# 中医，中国古代第五大发明

## ——纪念毛主席"10.11 批示"发表 45 周年

1958 年 10 月 11 日，毛泽东主席对卫生部关于组织西医离职学习中医班的总结报告所做的批示中，提出了"中国医药学是一个伟大的宝库"的著名论断。45 年过去了，关于"伟大宝库"的论断已经被医学和科学的理论和实践所证明。当年毛主席曾讲："针灸不是土东西。针灸是科学的，将来全世界各国劳动人民都会要用它。"这一预言今天已经成为现实。毛主席还讲："中国对世界有大贡献的，我看中医是一项。""对中医加以研究，并发扬光大，这将是我们祖国对全人类贡献中的伟大事业之一。"这一预言也正在变成现实。中医学之所以对世界会有大贡献，在于它不是一般意义上的传统医学，而是包含着一系列重大发明和创造的医学体系，是中国古代的第五大发明。中医学的现代化和国际化，将为人类健康和文明进步发挥历史性推动作用。

## 一、中医学是中国的大发明

中国古代的四大发明是众所周知的。造纸术发明于汉代，火药、指南针、活字印刷术发明于宋元时期，其对人类文明和社会发展所起的重大推动作用，已为全世界所公认。特别是后三大发明，于 13 ~ 14 世纪传至欧洲，成为推动欧洲资本主义兴起的强大杠杆。世界著名的哲学家、史学家、政治家对此都有明确的论断。

英国著名哲学家培根在 17 世纪指出："这三种发明已经在世界范围内把事物的全部面貌和情况都改变了……竟至任何帝国、任何教派、任何星辰对人类事务的力量和影响都仿佛无过于这些机械性的发现了。"

德国的马克思在 19 世纪指出："火药、指南针、印刷术——这是预告资产阶级社会到来的三大发明。火药把骑士阶层炸得粉碎，指南针打开了世界市场并建立了殖民地，而印刷术则变成新教的工具，总的说来变成科学复兴的手段，变成对精神发展创造必要前提的最强大的杠杆。"

英国著名科学技术史专家李约瑟在 20 世纪指出："要是没有这种贡献，就不可能有我们西方文明的整个发展历程。因为如果没有火药、纸、印刷术和磁针，欧洲封建主义的消失就是一件难以想象的事。"

中国古代的"大发明"不只这四项，还有中医学。中医学不是一般的发明，而是"大发明"，是比造纸术、火药、指南针、活字印刷术更杰出的发明和创造，可称为"中国古代第五大发明"。这主要表现在：第一，它由中国首创，是中国古代科学技术的杰出成就。这里所称之中医学，是指从远古到 1840 年所形成的经典中医药学术体系，它由中国独创，产生于中国古代社会，是中国古代科学技术的杰出代表。第二，它传播至全世界并被广泛地接受和应用。中医学早已开始走出国门，20 世纪 70 年代以来，又进入国际化的新阶段，现已传至140 多个国家和地区，其科学价值和卓越疗效已经为世界医学界所公认，中医学正在被地球村的居民们日益广泛地接受。第三，对人类文明和社会进步产生了重大推动作用，作为"大发明"的价值和意义已得到世界公认。中医学对人类文明和社会进步的重大推动作用正在显示出来。首先是在医学方面，中医学有别于西医学的思维方式、理论内容、防治原理、治疗方法，可补西医学之不足，发挥其特有的优势，推动医学发展和变革，为人类健康做出特有的贡献。其次是在科学发展和文明进步方面，中医学关于人的生命运动的复杂现象和深层规律的认识，有力地推动着生命科学的研究，将为人类的文明进步做出重大贡献。国外著名医学家和科学家们一再指出，"经络"问题可能包含着若干项诺贝尔奖级的课题，中国要拿诺贝尔奖，最有希望的是中医药。我国著名科学家钱学森院士一再指出，中医现代化将推动人体科学的突破，形成一场科学革命，引起一次东方式的文艺复兴。"中医的理论和实践，我们真正理解了、总结了以后，要改造现在的科学技术，要引起科学革命。""这不是简单的问题，这是人类历史上再一次出现的跟文艺复兴一样的大事。"

中医学不仅是"大发明"，而且其发明和创造的程度都大大地超出了其他四大发明，具有博大精深的特质。首先，中医学既有技术的发明，更有科学的发现。造纸术、火药、指南针、活字印刷术这四大发明都是单项技术，而中医学则不同，是包含一系列发明的学术体系，其中不仅有技术成果，而且有科学成果。中医学在科学上的发现和贡献是超过其他四大发明的，其中最为重要的，是关于人的健康与疾病的思维方式、理论体系、防治原理、治疗方法，特别是对于人的生命的复杂现象和深层规律的认识和驾驭。其次，中医学对世界的贡献，既有医学的，更有中国传统文明的。造纸术、火药、指南针、活字印刷术是在一个朝代或由一个人物为代表发明的技术，而中医学则是在几千年历史上，由世世代代医药学家们共同创造的综合学术体系。特别是，中医学是中国传统文明长期孕育的产物，富含哲理和人文精神，从学术思想、理论观点到临床应用，都贯穿着中国传统文明的精髓，是中国传统文明的结晶。因此，中医学贡献给世界的，不只是一种独创的医学体系，而且是中国传统文明的精华。再次，中医学实现其世界性贡献的过程要长一些。造纸术、火药、指南针、活字印刷术从定型到传至世界实现其贡献，大都经过了几百年时间。中医学走向世界的步伐虽然早已启动，但真正的国际化时代刚刚开始。由于东西方传统文明的差异，中医学的基础理论和学术思想深刻地贯穿着中国传统文明，因此其传播和发扬还要走较长的一段路。所以，中医学实现对世界的贡献所需要的时间，要比其他四大发明更长，如果从19世纪开始算起，恐怕要几个世纪的时间。

## 二、中医学的重大发明和创造

中医学有哪些对世界有贡献的发明和创造？一般地说，在中医学的整个学术体系中，从基础理论、临床防治，到药物的和非药物的防治手段，到处都充满着首创或独创的发明，其中的精华部分，大都是对世界的贡献。

中医学的发明和创造，主要在于超出西医学的视野的那些内容。与西医学相通的、能够用西医学来解释的内容，很难称为中医学的发明和创造，更难称为中医学的首创或独创。只有那些超出西医学的视野的内容，才是中医学的首创或独创的发明。然而，由于这些内容不能用西医学来解释，一段时间以来，常常被人斥为不科学，这是必须划清的一个重大是非界限。

中医学的发明和创造，既包括"知其然"的内容，也包括"不知其所以然"的内容。"知其然"是发现和掌握了规律，这是发明和创造；"不知其所以然"是没有把规律揭示和阐释清楚，但发现和提出了科学问题，同样是发明和创造。当年发明指南针的人们并没有揭示指南针与地球磁场的关系，发明火药的人们并没有揭示火药爆炸的化学和物理学原理，发明蒸汽机的人们并没有揭示蒸汽机的热学和力学原理，这些发明都包含着"不知其所以然"的科学问题，正是对这些科学问题的新探索，导致了科学技术的新突破。从发明和创造的角度来讲，提出问题比解决问题更重要，问题比答案更有价值。中医学的各种"不知其所以然"包含着大量的科学问题，是引起医学和科学实现突破和变革的导火索。

在中医学的多种发明和创造中，最为重要和需要强调的，至少有以下几项。

### 1. 元气论与气化学说

元气论是中医学的思想基础，其思想观点与西方传统的原子论截然相反。原子论注重粒子性、实体性、组合性、分解性、还原性，而元气论注重整体性、分化性、联系性、功能性、系统性（非还原性）。中医学把元气论医学化为气化学说，深刻地认识了气与形的关系，发现了宗气、营气、卫气及经络之气、脏腑之气，掌握了气、气化、气机在健康与疾病相互转化中的机制和规律。现代科学证明，元气论比原子论更符合人的实际，气化学说比结构主义更符合人的健康与疾病的复杂性。

### 2. 人与天相应的理论

人是宇宙演化的产物，人的健康与疾病必然地与宇宙（天）密切地联系在一起，这是医学必须认识和掌握的一种客观规律。西方医学虽然讲到"大宇宙""小宇宙"，但远不能与中医学相提并论，只有中医学对于人与天的相应关系达到了系统研究、自觉应用的程度。"五运六气""天人相应"等学说总结了人与天相应的客观规律，提出了调理人与天的相应关系以防治疾病的法则，并把它贯彻到养生、病因病机、辨证论治等各个环节，成为中医理论与实践的不可分割的重要部分。现代科学揭示了人（及其健康与疾病）与天（宇宙）相应的根源和规律，充分证明了中医学的天人相应学说的科学性，进一步揭示、掌握人与天的相应关系，将在防治疾病上实现重大突破。

**3. 对人的非解剖结构的认识**

中医学研究了人的解剖形态，其认识与西医学是相通的。而中医学的独创性发现则是认识和掌握了人的一系列非解剖结构。如经络的结构，现代研究证实经络客观存在，但其结构不具有解剖形态，而是非解剖性的。再如"五藏"的结构，现代研究证实，心、肝、脾、肺、肾"五藏"不是同名的解剖器官，也找不到其独特的解剖结构，而是"功能轴""综合功能单元"一类的非解剖结构。现代科学证明，人有解剖结构，更有时间的、功能的等多种非解剖结构，中医学对人的非解剖结构认识，将导致关于人的结构与功能研究的重大突破和变革。

**4. 以"失调"为核心的病机理论**

中医学认识了一些特异性病因和病理，这与西医学所注重的特异性病因、病理是相通的。而中医学的独创性发明则是对病机的认识，如"阴阳失调""气机失常""正不胜邪"等病机理论，如实地把病变理解为生命运动的一种变化过程，从影响这种变化的阴阳、气机、正邪等相互作用关系（不是实体粒子）来掌握病变的机制和规律，发现"失调""失和"是病变的基本机制，揭示了"正气"在这种变化中的枢机地位，找到了对这些相互作用关系进行调理的规律和方法。唯物辩证法和现代科学都强调"交互作用是事物的真正的终极原因"，相互作用关系失调是比特异性实体粒子更基本、更深刻的病变机制，中医学贡献的病机学说将引起病变机制和规律研究的重大突破。

**5. 辨证论治及对功能性病变的驾驭**

中医学研究了器质性病变，这与西医学所注重的器质性病变是相通的。而中医学的独创性发明则是着重研究和掌握了功能性病变，建立起了辨证论治体系。"证"是人体功能疾病态，其病变过程比西医之"病"更加广泛和更加深刻，既有器质性病变和由器质性病变引起的功能异常，也有引起器质性病变的功能异常；既有非解剖结构的病变及其功能异常，也有非结构性病变的功能异常。现代科学证明，人是典型的功能系统，生命运动的功能性变化比结构性变化更基本，功能性病变比结构性病变更基本，中医学关于功能性病变的理论和实践，必将导致疾病研究的重大突破。

### 6. 以"治本"为核心的防治原理

中医学有特异治疗方法，这与西医学注重的特异治疗是相通的。而中医学的独创性发明则是着重研究和掌握了非特异性防治原理，其核心是依靠和调动机体的自我调节能力进行自主调理。西医学也认识到了机体的"自愈"，但远未提到应有的高度，只有中医学深刻地认识到并把它摆在了中枢的地位，建立起以"治病求本"为核心的防治原理，在"阴阳自和""五行自稳""区分标本""重在治本"等理论的指导下，形成了"养生知本、诊病求本、祛病治本、愈病固本"的防治体系，这种防治原理被医学家们称为治疗学的第一原理。现代科学证明，人是典型的自组织系统，依靠和调动人的自组织能力进行自主调理，是防治疾病的根本原理，中医学的防治原理正是遵循了这种深层规律，为防治学的发展开辟了新的道路。

### 7. 中药、方剂及其功效原理

中医学关于中药和方剂的发明和创造有两大方面。一是发明了一个庞大的药物体系，包括几千种中药和几万首方剂。与西药的化学纯品不同，中药是在中医理论指导下，把天然药物经过炮制加工组方使用。中药和方剂既为临床防治提供了不同于西药的药物，也为开发新药开辟了丰富的资源和广阔的道路。二是创造了中药和方剂特有的功效原理，它是中药区别于西药的内在本质，其意义比中药和方剂本身更重要。中药有特异性功效，这与西药是相通的，而中医学的发明和创造则是中药的非特异性功效原理。其主要之点是注重中药和方剂的整体（不等于部分之和）功效，以"证"为方药的调理目标和功效标准，通过机体的自我调节机制等中介环节发挥非特异治疗作用。现代科学证明，人是开放的复杂巨系统，病变机制和调理机制是多样和复杂的，通过多种机制进行多样化的调理，才更加符合人的复杂性。中药方剂的功效原理的发扬，将导致药物防治原理的革命。

### 8. 以针灸为代表的非药物疗法及其作用原理

针灸、推拿、导引等非药物防治手段，是不同于西医学的非药物疗法的一种发明，它以气、阴阳、经络等为基础，依靠和调动机体的自我调节能力进行调理。其临床疗效已经得到世界性公认，1989年世界卫生组织已把针灸列为世界医学的一个重要组成部分。这些防治手段大大深化了对人体功能的认识，拓宽了防治疾病的途径，提供了对人体功能进行调理的新方法，其理论和方法将引起医学和人体科学的突破和变革。

### 9. 朴素的"人医学"模式

与西医学经历的"宗教医学""机器医学""生物医学""生物－心理－社会医学"等模式不同，中医学自古以来遵循的就是朴素的"人医学"模式。这种模式以"人"为核心，从人的生命、心神（包括心理和思维）、环境（包括自然、社会、精神环境）相统一上来认识和调理人的健康与疾病。这种模式在发展水平上虽然还是朴素的，但在性质上比其他的医学模式更加符合人的实际，为医学的未来发展提供了一个更加合理的模式雏形。医学模式的未来发展将是更完备的"人医学"，中医学将为这种新模式的建设做出特有的贡献。

### 10. 系统论思维方式

中医学对人的健康与疾病的认识之所以超出西医学的视野，在于中医学的思维方式是系统论的，而西医学的思维方式是还原论的。还原论思维注重粒子性、组合性、可还原性，系统论思维注重整体性、相互作用、不可还原性。中医学的系统论思维是对人的系统特性和规律的如实反映，掌握了人及其健康与疾病的元整体性、非加和性、有机性、功能性、有序性、自主性等基本原理。20世纪以来，科学的思维方式从还原论转向系统论，医学的思维方式也正在发生这种转变。中医系统论思维的发展水平虽然还是朴素的，但在性质上与现代系统科学完全一致，符合医学思维方式的最新发展方向。特别是中医学所认识的人的系统特性和规律，是现代系统科学到目前还研究不足的，因此中医系统论思维的现代发展，不仅会为建设医学系统论思维奠定基础，而且会对现代系统科学做出重要贡献。

当然，中医学的重大发明和创造不只以上十个方面，可能还有一些更重要的发明未列其内，这只是认识中医学的重大发明和创造的一些基本线索，中医学作为"大发明"的认定，要由实践和历史做出结论。

## 三、把中医学作为"大发明"来开发

在医学发展史上，中医学是唯一没有间断地连续发展至今的医学体系。中医学一直掌握着世界上最大的临床样本，经过长达几千年的临床实践检验，为占世界1/5人口的中华民族的健康和繁衍做出了举世公认的贡献，中医学的发明和创造及其科学性和有效性毋庸置疑。然而，近一百多年来，却为如何评价中医学发生了争论，甚至出现了"宝库论"与"废止论"的尖锐对立，意见分歧的背后是立场、观点、方法的差异。

中医学究竟有没有发明和创造？检验的标准只能是实践。但一个时期以来，有些人往往以西方文明和西方医学为标准来判断，把不符合西医学标准的或不能用西医学进行解释的，一概斥为"不科学"，而中医学的发明和创造恰恰是有别于西医学、超出西医学的，这样的评价结果恰恰是抹杀和否定了中医学的发明和创造。近几十年流行的用西医学的知识和方法来验证和解释中医学的研究方式，对于提高临床防治效果虽有一定的积极意义，但中医学的发明和创造不可能用这种研究方式做出验证和解释，这种研究方式目前遇到的困难和矛盾暴露了其内在的局限性。

评价中医学的发明和创造需要划清几个是非界限。一要分清精华与糟粕。中医学的庞大体系中有精华也有糟粕，要区别开来。中医学的发明和创造是其精华的主体，提出开发中医学的发明和创造，就是要高扬主旋律，扬其精华，弃其糟粕。二要区分"科学水平"与"科学价值"。经典中医学属于古代科学范畴，它与所有古代科学一样，当然没有达到现代科学水平，有些人因此而批评它"不科学"，这种批评不合逻辑。"没有达到现代水平"与"不科学"是两回事。中医学的发明和创造关键不在"科学水平"，而在"科学价值"，没有科学价值的东西谈不上发明和创造，没有达到现代科学水平的发明和创造需要通过现代化来提高和发扬。三要区分"不知其所以然"与"不科学"。中医学的理论和实践所反映的一些机制和规律没有揭示清楚，有人据此而说"中医学不科学"，这同样是不合逻辑的。许多科学认识都经过了"唯象"的阶段，发现并掌握了规律但一时不能揭示清楚，这是科学认识的发展在时代条件的制约下形成的阶段性。中医学对许多规律的认识还处于"唯象"阶段，"不知其所以然"的根源在于相关现象的复杂性和规律的深刻性，在现有条件下还无法揭示清楚。近几十年来，运用现代科学对中医学的一些"不知其所以然"的问题进行了大量研究，但仍然没有揭示清楚，不能因此而说现代科学都不科学。对中医学的许多"不知其所以然"问题的现代研究证明，这些问题所反映的规律是客观真实的，不但超出了中医学的回答能力，也超出了现代科学的回答能力，是一些重大的发明和发现，一旦攻克，必将导致医学和科学的重大突破。

要把中医学提到"大发明"的高度来对待。中医学的发明和创造是超出西医学的，研究和发扬这些发明和创造会做出不同于西医学的巨大贡献，防治非典型性肺炎的实践再一次证明了这一点。要充分认识中医学的发明和创造的重大意义，真正地把中医学摆在与西医学"并存、并重、并举"的地位，克服中西医发展的失衡现象，认真解决"不能把中医只当成西医的从属"的问题，防止在中医学的发展上出现新的战略性失误，避免出现中医学的发明和创造在其祖国被埋没和扼杀的危险，切实把中医学作为"大发明"来进行研究和开发。

要把研究和开发的注意力集中到中医学的发明和创造上来。已有的中医现代研究把注意力集中在能够用西医学的知识和方法进行验证和解释的内容，这种研究有一定的必要性，但它不能真正地研究和开发中医学的发明和创造。中医现代研究的战略应当进行调整，把重点转移到中医学的发明和创造上，着力去研究和解决不能用西医学的知识和方法来验证和解释的内容，可以直接采用现代科学的最新理论和方法。

要深化中医学国际化的战略思考。中医学只有走出国门才能实现对世界的贡献，但是把什么国际化，怎样国际化，需要做更深入的战略思考和布局。有两个方面迫切需要注意：一是把中医学的什么内容推向世界？只是那些能够被现行的国际规范接受的，或者可以扭曲和改造成这种规范能够接受的内容，还是中医学的发明和创造？当然是后者，中医学的国际化从根本上来说就是这些发明和创造的国际化，把中医学的发明和创造贡献给世界是中医学国际化的战略目标。二是按什么规范与世界"接轨"？现行的一些"国际规范"实际上是西医学规范，它并不兼容中医学，中医学某些与西医学相通的东西可以按这样的规范去接轨，但是，中医学的发明和创造超出了西医学的规范，不可能与这样的规范接轨，必须按中医学的规范向世界"铺轨"，让世界接受中医学的规范，按中医学规范接受中医学。因此，中医学与世界"接轨"应当是双向的，不能是单向的。要警惕中医学国际化过程中的盲目性和全盘西化倾向，不能把某些国家市场准入的技术壁垒当作中医科研的目标和方向。要赢得国际竞争，不仅要看眼前的市场得失，更要考虑战略得失，需要强调如何保持和发挥战略优势，不能牺牲战略优势来换取眼前利益。

【原载于中国中医药报，2003 - 10 - 13】

# 再论中医是中国古代第 5 大发明

## ——纪念毛主席"10.11"批示 50 周年

1958 年 10 月 11 日，毛泽东主席对卫生部"关于组织西医离职学习中医班的总结报告"所做的批示指出："中国医药学是一个伟大的宝库，应当努力发掘，加以提高。"强调组织西医离职学习中医是一件大事，不可等闲视之，要求各省、市、自治区党委领导负责办理。从此，中西医结合学习和研究在全国形成了轰轰烈烈的局面。经过 50 年的实践，中西医结合研究提供了两项重大的基本事实：一是证明中医的确是一个伟大宝库，二是证明中医与西医基本内容"不可通约"。把这两项事实统一起来看，与西医"不可通约"的，正是中医"伟大宝库"的精华，是中医在西医之外的独立的原始发现和发明。

2003 年为纪念毛主席"10.11"批示 45 周年，我写了《中医，中国古代第 5 大发明》，探讨和论证了为什么说中医是中国古代第 5 大发明、中医有哪些大发明、如何把中医作为大发明来开发[1]。今天，在纪念毛主席这一光辉批示 50 周年时，有必要就"中医是中国古代第 5 大发明"做进一步阐明，特别是从中西医结合 50 年实践所提供的新事实进行再认识。

## 一、"不可通约"彰显中医的大发明

中西医结合研究的初衷是"把中医中药的知识和西医西药的知识结合起来，创造中国统一的新医学新药学"[2]。半个世纪的研究艰苦卓绝，付出了整整一代人的努力，已经发展成为一项世界性的宏大事业，取得的进展有目共睹，面临的困难也远远超出了预想，事实证明中西医之间在基本理论上具有"不可通约"性。

中西医之间有可以通约的内容，例如关于人体解剖、一些疾病及其防治原则和方法、外科手术、疾病预防等。但是，现有基本理论的通约性很差，有的甚至完全不可通约，中医的基本理论内容及其蕴含的思想、文化，与西医的基本理论内容及其蕴含的思想、文化，不能相互兼容、解释、融合。50 年来，曾花费巨大的人力物力，运用西医的知识和方法对中医的各项基本理论进行验证和解释，大都不成功。例如，寻找阴阳的物质本质，被 cAMP、cGMP 引进死胡同；寻找经络的解剖结构，各种研究"均告失败"；验证"五藏"的本质，证明不是同名的五个解剖器官；揭示"证候"的本质，找不到"金指标"；"辨证"与"辨病"相结合，没有一个"证"与一个"病"真正同一；拆方研究，从拆开的单味药不能解释方剂整体功效；提纯中药有效成分，成分的西药药理作用不等于中药的整体功效等。

怎样看待"不可通约"？应从认识上解决两点：

第一，"不可通约"好得很。它说明，中医的基本理论所反映的那些现象和规律，远在西医的视野之外，中医驾驭了几千年，早已公之于世，西医至今还没有研究和企及，无法理解和解释。因此，中医对那些现象和规律的认识和概括，是在西医之前、之外的独立研究、独立发现、独立总结，是原始的创新和发明。

必须强调，凡是能够与西医通约的，就称不上是中医的发明，或不是中医的独立发明，不具有独立的知识产权。只有不能与西医通约的，才是中医独立的发明，才是中医的首创，才具有独立的知识产权。不可通约性越强，其独创性和首创性就越强，发明度和贡献度就越高，越是大发明。

第二，"不可通约"照样可统一。有人认为，中西医既然"不可通约"，也就无须再搞中西医结合研究了。其实不然，中西医的统一包括两个层次：一是微观层次，有些理论说法不同，但反映的是同一现象和规律，可以通约，应统一为反映同一现象和规律的一元化理论；二是宏观层次，两种或几种理论分别反映不同现象和规律，不可通约，应各自进一步发展和成熟，以多种不同理论统一为一元化的理论体系。现代科学的许多学科都是由不可通约的不同理论形成的统一体系，如几何学的欧氏几何与非欧几何、化学的无机化学与有机化学、生物学的达尔文主义与非达尔文主义等。中医和西医最终实现统一的模式可能是"A + B + ab + C"（A = 中医独立的贡献；B = 西医独立的贡献；ab = 中西医通约和融合的内容；C = 其他医学和未来医学的贡献）[3]。

## 二、中医的发明主要在健康与疾病的复杂性

中医与西医的研究对象是同一的，即人的健康与疾病，中西医之所以不可通约，不在于使用的概念、术语不同，而在于这些不同的概念、术语背后，反映着不同的现象和规律，即中医理论所反映的那些现象和规律，西医没有认识到也没有相应的理论。不同理论分别反映着不同的现象和规律，是中西医理论之不可通约的本质。

现在可以看清，中医那些与西医不可通约的理论，反映的主要是人的健康与疾病的深层复杂机制和规律，它客观存在，是中医先于和超出西医的发现和发明。中医的发明不是单项理论或技术，而是包括众多理论和技术的一个体系，从这里进行研究和突破，将揭开人的健康与疾病的复杂性面纱。

现有研究提供的事实显示，经络不具有解剖形态，从这里将揭开人的结构的另一面——非解剖结构，建立起关于人的解剖结构与非解剖结构相统一的图景；五藏是同名的五个解剖器官之外的另一种功能子系统，从这里将开辟不具有独立解剖形态但具有独立功能的非实体系统（网络）的生理、病理研究；气化学说从发生学角度理解的人的结构、功能及其病变，由此可开辟发生解剖学、发生生理学、发生病理学、发生病理解剖学研究；"失调"驾驭着生命中多种相互作用关系、关系网及其有序、失序为病，是比实体粒子更深刻、更复杂的病因、病机，可打开复杂性疾病之锁的一把钥匙；"证"作为病变的整体性功能异常，不但包括器质性病变引起的功能异常，更包括引起器质性病变的功能异常、器质性病变之外的功能子系统的异常，将把对功能性病变及其与器质性病变关系的认识和防治推进到一个全新的领域；"治本"是深于特异治疗的高级治疗艺术，它遵循人的自组织特性，依靠、调动、发挥机体的自我调节能力进行自主

调理，是治疗学的第一原理，可彻底克服特异治疗的局限，开辟"以人为本"的防治道路；中药和方剂发明不只是几千种中药和几万首方剂，更重要的是其功效原理，特别是以证论效、整体用效、转化生效，以其功效机制的复杂性应对病变的复杂性，将导致药物治疗学的革命；针灸以机体的自我调节为枢机，已带动并将实现非药物疗法的革命——运用非药物手段调动机体的自主调理功能防治疾病。

中医的这些基本理论大都处于"知其然不知其所以然"的状态。"不知其所以然"也算发明吗？当然算，需要看两点：

第一，在科学发展到实验科学之前（大体以近代科学技术革命为界），各种发明大都是"知其然不知其所以然"。"知其然"是发现了、掌握了、运用了；"不知其所以然"是没有揭示清楚其内在机制和规律。古代的科学发现和技术发明大都"不知其所以然"，中国古代的四大发明就是如此。指南针的磁学原理、火药的化学原理当时并不清楚，是后来逐步阐明的；近代的蒸汽机，从巴本到瓦特，也只是发明和改进机器，而其机械原理、热学原理、分子运动原理是后来才揭示清楚的。

第二，中医理论的"不知其所以然"是复杂性的产物。中医理论所反映的那些深层复杂机制和规律，在中医发展的历史条件下，没有手段把它们揭示清楚。就是在现代条件下，运用现有的医学和科学的知识和方法，也还不能揭示其机制和规律，仍"不知其所以然"。这不是中医理论落后或"玄"，而是整个医学和科学（包括中医）的发展，还没有达到能够揭示这些深层复杂机制和规律的水平。这个问题的解决，需要现代科学对复杂性研究的新发展，特别是对于人的健康与疾病的复杂性研究的突破。需要看到，在整个科学的发展中，对于人的研究因依赖其他学科进展的支持而处于滞后状态，而关于人的复杂性的研究更为薄弱，中医对那些复杂机制和规律的认识，迄今仍然是唯一的、独创的，甚至是超前的。

## 三、从"发明点"突破是自主创新的战略方向

自主创新的"自主性"，关键在于选题和研究成果的知识产权的自主性，不

包含他人的知识产权，不受他人知识产权的制约。从中医的"发明点"入手，可从源头上掌握知识产权的自主性，其成果既具有继承创新（相对于传统理论而言）的性质，更具有自主创新（相对于西医而言）、原始创新（从整个医学来讲）的性质。

中西医结合研究从中西医的"结合点"入手，是合理和可取的，因为其目标是中西医的结合，不是中医的自主创新。从"结合点"进行的研究，可在某个角度上具有一定的创新性，但"结合点"的可通约性决定知识产权的共有性，因而它不是中医的自主创新。这种思路从源头上避开了中西医的"差异点"，排斥中医的"发明点"，主要是以西医的知识和方法验证和解释中医，往往把中医的内容研究成用西医解释的东西，它不是中医的自主创新之路。

必须强调，中医真正的、独立的发现和发明，必然与西医的知识体系和思路方法格格不入，不可能从西医得到验证和解释。从中医的"发明点"进行自主创新，就必须避开"结合点"，不可"以西解中"，而应按照深层复杂机制和规律的本来面貌，开辟独立自主的研究道路。目前真正有效的杠杆和武器，主要是现代科学关于复杂性研究的最新理论和方法。

对于世界复杂性的研究是现代科学发展的前沿，由系统论开拓已发展为一个庞大的系统科学体系，也称复杂性科学，被视为"21世纪的科学"，正在揭开复杂性的机制、规律。目前认识的主要之点有：①系统包含数量众多的要素，形成复杂的层次，层次往往有分叉或交叉。②要素之间存在着复杂的相互作用，使整体不等于部分之和，从要素无法解释系统整体。③相互作用具有非线性特征，由相互作用形成复杂的网络，网络决定系统的整体性状。④系统是开放的，与环境有物质、能量、信息交换，系统在交换中能够自适应。⑤系统具有自组织性，在一定条件下会自我走向并保持在特定目标状态，能够积累信息，进行自我调节。⑥系统是动态的，随着条件的变化可从一种状态变为另一种状态，以稳定为目标，在波动、不平衡、矛盾中存在。⑦系统的变化具有随机性，微小的初始条件经过随机作用的放大，往往导致非常重大的后果，即"蝴蝶效应"，系统的行为特别是远期后果难以预测。

人是世界上最复杂的系统，现代科学所认识的复杂系统的上述基本特性，都典型地存在于人的健康与疾病中。中医认识和驾驭了其中的一些基本的复杂性机制和规律，涉及结构和功能的多样性、非加和性、开放与非平衡、相互作用关系与网络、非线性、随机性、有序与无序、自组织等，这是中医的发现和发明的本质内容。抓住这些机制和规律进行创新研究，是在西医视野之外的新开拓，将把解剖学、生理学、病理学、病因病机学、治疗学等推进到一个全新的领域，把医学提升到驾驭人的健康与疾病的复杂性科学水平，这将是医学的一场新的划时代转变或革命，将对复杂性科学的发展做出重大贡献。

## 参考文献

[1] 祝世讷. 中医，中国古代第 5 大发明 [N]. 中国中医药报，2003 – 10 – 13 (5).

[2] 人民日报社论. 大力加快发展中医中药事业 [N]. 人民日报，1978 – 11 – 02.

[3] 祝世讷. 开创中西医结合研究的新阶段 [J]. 山东中医药大学学报，2006，30 (4)：349.

【原载于山东中医药大学学报，2008，32 (5)：355】

# 中医是中国第一大科学发现和发明

2001 年开始的，不仅是一个新世纪，更是一个新千年，是个千年一遇的划时代转折。这一转折在改变什么，在带来什么，身处转折潮头的我们还难以看清，但转折所开辟的全新视野，使我们对中医能有更高更深的理解和探究。首先让人刮目看清的，是人类历史上的一项重大事实——中医历经五千年沧桑，像喜马拉雅山一样昂然耸立于地球东方，中医是中国的第一大科学发现和发明。

## 一、对中医的科学发现和发明的基本估价

中医有没有科学发现和技术发明？如何评价？探讨和回答这个问题，不只关系到如何正确认识中医，更关系到如何正确阐明中医的科学原理，需要强调以下几点。

第一，中医是包含系列科学发现和技术发明的庞大体系。中医既有科学发现，又有技术发明，而且都不是单项，是成系列的，是个包含系列发现和系列发明的科学体系。首先是科学发现，独创地研究和认识了众多的医学事实和规律，总结为理论体系。其重大和典型者，有"人应于天"的医学规律、人的结构复杂性与非解剖结构、人的功能复杂性与功能态病变、证候病变系统、病因转化为病变的病机、推动机体自主调理的防治规律等。其次是技术发明，是由所发现的医学规律转化而来，是中医原理的技术化。其重大和典型者有四诊、中药、方剂、针灸等（中医的各项科学发现和技术发明，将另文专论）。需要强

调，中医的发现和发明是个内在统一的整体，特别是各项技术的原理都根于中医理论。把发现和发明分割开来，单方面评论技术，或孤立地评价单项技术，都易"去中医化"，既不能如实地阐明其技术原理，更不能如实阐明科学原理与技术发明之间的关系，特别是不能从整体上来认识和评估中医的发现和发明。必须把中医作为一个整体，综合考察其发现和发明及两者之间的关系，做出整体性的基本评估。

第二，中医在中国的众多科学发现和发明中位列第一。十年前本人曾发表两文，一论和再论"中医是中国第五大发明"[1,2]，实际上称中医为"第五大发明"不确切。当时作论有两个特定背景：一是批"中医是伪科学"论，首先要回答"是与非"的问题，立论的方向是强调中医的科学性，论证中医是包括系列科学发现和技术发明的学术体系；二是学界在讨论"中国的第五大发明是什么"，作为参与讨论之一见，强调能称得上"第五大发明"的，首推中医。十年后的今天再来论证，需要对所提"第五大发明"做两项原则性改正。首先，把"发明"改为"发现和发明"。因为发明是指技术发明，但中医不只有技术发明，更有科学发现，中医的科学发现比技术发明更多、更重。中医是一个以科学发现为核心，包括技术发明的体系。其次，把"第五"改为"第一"。提"第五"是以"四大发明"在先为基础，按照认定发明的时间先后来排序。但是，那四大发明都是单项技术，中医不是单项技术，而是系列，特别是有系列科学发现，在整体上中医的发现度、发明度、贡献度远远超过那四大发明，无疑位列第一。

第三，中医的发现和发明主要集中于西医视野之外。这是一项重大基本事实，但不懂和罔顾这一事实时日已久。违背这一事实而以西医标准来评判中医，百多年来造成种种谬误。20世纪中医的三项重大实践——中西医结合、中医现代化、中医走向世界，把这一事实深刻地揭示出来，中医的学术视野与西医不仅相异而且存在方向性相悖。中医的主要发现和发明，都是在西医的视野之外研究和认识的医学事实和规律，迄今只有中医独立地掌握并用于临床，与西医不可通约，因而具有首创性、独创性、原创性。

第四，正确地评价需要适当的时代条件。恩格斯讲："我们只能在我们时代的条件下进行认识，而且这些条件达到什么程度，我们便认识到什么程度。"[3]

时代条件决定认识水平，这是一条客观规律，由此可看清中医的四种情况：一是中医学术发展的时代条件（远古至 1840 年），决定了中医学术的发展只能达到那种条件所能支持和允许的水平；二是 1840 年以来"西风烈"的时代条件，造成对中医的错解和否定；三是新世纪新千年提供的全新时代条件，在重新认识和揭示中医被掩盖和否定的科学发现和发明；四是近代工业文明在欧洲兴起，需要也发现和发挥的只是中国的三大机械性发明，而不是中医等非工业文明所需的发明，但新世纪新千年兴起的新文明需要也将发现和发挥中医的科学发现和发明。

第五，中国要有自己的话语权做出更正确的评判。中国众多科学发现和技术发明的重要性并不相同，如何排列？作为发现和发明者的中国人理应有自己的评判。遗憾的是，中华民族搞科学发现和发明五千年，向来没有自我评价和标榜宣传，更缺乏总结评价的专门研究，甚至直到 20 世纪中叶学界还流行荒诞的"中国无科学"论。相反，对中国的发现和发明的总结和评价是西方人首先开辟的。第一部《中国科学技术史》由英国人李约瑟主笔，于 20 世纪后半叶组织研究和编纂；关于中国的"三大发明"（火药、指南针、活字印刷术），由意大利人卡丹于 1550 年首先提出，后由英国人培根于 1620 年、德国人马克思于 1861 年、英国人李约瑟于 1946 年进一步强调和论证；中国的"四大发明"（三大发明加造纸术）则由英国人艾约瑟首先提出，经李约瑟进一步论述，渐成世界共识。中国的大发明首先由外国人评价和论证，客观地显现了这些发明的重大和世界级贡献，但是，中华民族难道就没有评价的话语权吗？难道只有这四大发明吗？没有比这四大发明更重大的吗？当然不是。中国科学院自然科学史研究所的学者们主张发中国的声音，于 2013 年启动"中国古代重要科技发明创造评选"，遴选出中国古代的"重大创造发明" 113 项（其中属于中医的 15 项），提出标准和方法进行评选，于 2015 年公布评出的"中国古代重要科技发明创造" 85 项[4]（按性质分为三类，每类内以发明时间为序排列，未评名次），"四大发明"只是其中的 4 项，而属于中医的有 8 项。华觉明总结的"中国二十四大发明"[5]，从原创性、重要性、功效性进行评价，把中医作为一个整体，与"汉语"一起并列第一位。需要指出，这项研究意义重大，较如实地反映了中国古代技术发明的基本面貌。但是，就中医而言，该研究存在两种明显不足。一是只限于技术发明，不包括科学发现，没有如实地反映中医是以科学发现为核心、包括技术发明的体系，对中医评价很不完整。二是把中医的技术发明分列为若干项，没有反映这些发明的内在统一性和技术原理根于中医理论的本质，对中医技术发明的评价不够深入和系统。只要在该研究的基础上再进一步，把中医的科学发现和技术发明统一起来作整体评价，毫无疑问中医当列第一。

## 二、中医五千年创造三大奇迹

中医作为中国的第一大科学发现和发明，其成就和贡献已用铁的事实铸锭，在医学史、科学技术史、人类文明史上，五千年创造了三项伟大奇迹，无可争辩地显示和证明了其"第一"性。

### 1. 世界多元医学中唯一不中断地发展至今

人类文明有 5 个主要发源地，即古中国、古印度、古巴比伦、古埃及、古希腊，这 5 个文明发源地都孕育产生了自己的医学。但是，诞生于不同文明母体的多元医学，后来的发展非常不同。

古埃及早在公元前 525 年就被波斯帝国吞并，后又为希腊人所统治，其早期文明连同其医学过早地衰落了。古巴比伦也于公元前 6 世纪被波斯帝国吞并，其古代文明连同其医学也过早地中落。古印度于公元前 6—4 世纪先后被波斯帝国、马其顿一度占领，其后虽然继续发展了自己的文明和医学，但是到 12—14 世纪以后也相对落伍了。

古希腊的医学是欧洲的一个高峰，并延续到罗马时期，但后来发生了一次断裂、一次转折。断裂发生在"中世纪"（476—1640）那"黑暗的一千年"，"医学真正成了神学的婢女"，形成"宗教医学"，医学神学化，学术凋敝。转折从 1543 年维萨里出版《人体的构造》开始，在欧洲发生医学革命，医学挣脱宗教的桎梏，用科学技术革命的新成果和还原论方法来研究和解决医学问题，重新建立崭新的"机器医学""生物医学"，经过 400 多年，发展成为今天所见的西方医学体系。在现行的西方医学体系中，不但清除了宗教神学的影响，而且也不包含古希腊医学的一个字，是 16 世纪以后重新建立和发展起来的。

只有中国医学是个例外，从起源到今天，5000 多年的发展从未中断。发展过程有起伏性和阶段性，但从未发生断裂；学术研究有突破有创新，但从无基本模式的转换；学术思想、理论观点、临床防治一脉相承地发展至今，形成一个历史与逻辑高度统一的学术体系，这在世界医学史上是个奇迹。

**2. 中国多门自然科学中唯一不与西学融合**

医学属于自然科学，自然科学的理论是对客观规律的正确反映，具有客观真理性，源于不同地域或民族的科学，对于同一规律的认识只要达到真理水平，必然会走向统一，真理是一元的。中国和欧洲是自然科学的两大主要发源地，在历史上创造了各自的辉煌。在公元后的十个多世纪，中国的科学技术在世界上长期遥遥领先；但在 16 世纪以后，欧洲发生科学技术革命，逐步赶上和超过中国，开始了中西科学相融合的过程；到 19 世纪末，中国的数学、天文学、地学、物理学、化学、生物学成就，已经与西方相关学科的成就全部融合，只剩下一个例外——医学。中医学的基本原理与西方医学至今不能融合，这是中医创造的又一奇迹。

李约瑟博士专门研究了中西科学相融合的历史进程，分别找到了各个学科欧洲赶上和超过中国的时间点（"超越点"），以及每个学科实现中西融合的时间点（"融合点"），计算出了从"超越点"到"融合点"之间的时间间隔，考证的结果如表 2-32-1 所示。

表 2-32-1　中西科学相融合的时间进程

| 学科 | 超越点（年） | 融合点（年） | 时间间隔（年） |
|---|---|---|---|
| 数学、天文学、物理学 | 1610 | 1640 | 30 |
| 化学 | 1780 | 1880 | 100 |
| 植物学 | 1700 或 1780 | 1880 | 180 或 100 |
| 医学 | 1870、1900 | 未至 | X |

李约瑟于 1967 年总结称："东西方物理学，早在耶稣会士活动时期终结时融为一体了。中国人和西方人在数学、天文学和物理学方面，很容易有共同语言。在植物学和化学方面，过程就要长一些，一直要到十九世纪才达到融合。而医学方面却至今还没有达到。中国医学上有很多事情，西方医学解释不了。"

"我们发现，东西方的医学理论和医学实践至今还未融合。"[6]

值得注意的是，李约瑟所考察的，是17—19世纪中西科学的自然融合过程，而20世纪以来的新实践，把这种矛盾更加深刻地显现出来。一方面，有领导、有组织地开展了中西医结合研究，目的就是把中医与西医结合起来，但半个多世纪的实践却证明中医的基本原理与西医"不可通约"。另一方面，开始了中医走向现代世界的进程，几十年的实践也证明"中医西进"在基本原理上"无轨可接"。

从中国和西方分别起源的自然科学的各个学科的成就，几乎全部融合了，只剩下中医一个例外，至今不能与西方医学相融合，这在医学史和科学史上都是一个奇迹。

### 3. 两千年前确立的理法方药体系至今主导临床

中医持续发展五千年没有中断的是什么？中医与西医不可融合的基本原理是什么？是理法方药体系。它确立于秦汉时期，两千年一脉相承地发展，至今主导临床，可靠有效，并已传至世界上160多个国家和地区，这是中医创造的又一奇迹。

中医的理法方药体系渊源久远，以秦汉时期的《黄帝内经》《难经》《神农本草经》《伤寒杂病论》为标志而确立。它不是单项理论或单项技术，而是包括基础理论、防治法则、中药方剂、针灸推拿等相当完整的学术体系，是现有中医经典学术的主干和核心。

实践是检验真理的唯一标准。两千年前确立的理法方药体系之所以一直有效地主导临床防治至今，在于它如实地认识和掌握了健康与疾病的客观规律，如实地认识和掌握了有效调理病变的机制和规律。在世界各种医学中，多数学说是"短命"的，有的早夭，有的晚成，"长命"达千年以上者鲜，更无成体系者。像中医的理法方药这样，作为主导临床的基本原理的成套学术体系"两千年一贯"，真正独一无二。

## 三、中医成为第一大科学发现和发明有四个条件

中医之所以成为中国第一大发现和发明，创造三大奇迹，主要基于其他医

学或学科所不具备的四个基本条件。

第一，研究人的健康与疾病。中医之所以有比其他学科更多、更深的发现和发明，在于所研究的是世界上最复杂的对象——人的健康与疾病，机制多，规律多，而且深刻和复杂，因而中医的发现和发明多，深度和难度大，从整体上超过其他学科的发现和发明。

第二，拥有世界上最大的临床样本。作为医学研究，临床防治是最基本的实践基础，在医学实验兴起之前主要靠临床。中国历来人口众多，长期占世界人口的1/4，人多病多，有世界上最大的临床样本，为世界各国的医学望尘莫及，为中医提供了独一无二的临床研究条件。

第三，中国社会长期统一稳定。社会政治经济的稳定和繁荣是医学发展的社会基础，在中医发展史上虽然有战乱和朝代更替，但社会的基调是统一和稳定。就连美国智囊前国务卿基辛格，也于2015年3月在北京强调，过去的1800多年中国都是世界上最富有的国家，也是世界上最有组织的一个国家。中国的这种社会环境既保障了中医所掌握的特大临床样本长期稳定，也支持中医以其为基础连续不断地研究了几千年，这在世界上也独一无二。

第四，中国思想文化的孕育。中医由中国思想文化母体孕育而生，周易、道家、儒家等的思想系统地融入中医，遵循其思想和方法对人的健康与疾病进行中国式的研究，形成中医特有的学术视野。它原则性地区别于西方医学遵循西方思想文化所形成的学术视野，在认识的深度、广度、高度上都超出了西方医学和科学，特别是对人的健康与疾病的复杂性的认识达到第一的程度。

总之，中医的科学发现和技术发明，不仅铸锭于历史，更贡献给现在和未来。中医的发现和发明远在西医视野之外，代表着医学发展的另一方向；中医的发现和发明集中于健康与疾病的深层复杂机制和规律，正是新世纪新千年医学突破的新方向；从这些发现和发明进行新的开拓，可开辟中医创新发展的新纪元，引领医学的新革命。随着中华文明的伟大复兴，中医将迎来第六个辉煌千年。

## 参考文献

[1] 祝世讷. 中医，中国古代第五大发明 [N]. 中国中医药报，2003 – 10 – 13

（5）．

[2] 祝世讷．再论中医是中国古代第 5 大发明 [J]．山东中医药大学学报，2008，32（5）：355．

[3] 恩格斯．自然辩证法 [M]．北京：人民出版社，1984：118．

[4] 朱江，齐芳．85 项中国古代重要科技发明创造 [N]．光明日报，2015 - 01 - 28（6）．

[5] 华觉明．中国四大发明和中国二十四大发明述评 [EB/OL]．（2009 - 09 - 16）[2020 - 05 - 06] http：//www. ihns. cas. cn/kxcb_ new/kpwz_ new/201602/t20160229_ 4538223. html．

[6] 潘吉兴．李约瑟文集 [M]．沈阳：辽宁科学技术出版社，1986：21，200．

【原载于山东中医药大学学报，2015，39（5）：395 - 397】

# 第三章

# 中西医比较研究

本章汇集祝世讷关于中西医比较研究的论文和报告。要进行系统中医学研究，理解和阐明中医学的系统论思想，必须进行中西医比较。人的复杂性是中医学与西医学的分水岭，因为复杂性是超还原的，而现行西医是 16 世纪以来形成的还原论医学，故中医学的基本原理与西医不可通约。研究和发展系统中医学，必须进行中西医比较研究，从中认清系统论与还原论的相悖性，以及由此造成两种医学视野的方向性差异，特别是人的复杂性是还原论视野的盲区，只有中医学特别是系统中医学才能正确地从人的复杂性来认识和调理健康与疾病。

# 中西医学术分野的焦点和分野点

中医在 20 世纪的三大实践（中西医结合、中医现代化、中医国际化），把中医与西医之间的学术分野深刻地显现出来，如何理解和处理中西医的不可通约性，成为医学面临的一个时代性课题。

**1. 中西医学术差异的两个层次**

关于中西医的学术差异，多年来较多地注意一些具体学术内容的分析，缺乏系统的整体性剖析。中西医"不可通约"的事实，显示出中西医的学术差异，发生在两个层次。

第一层次，可称微观差异。是研究同一现象（或规律），得出了不同认识。例如，中医和西医都研究了人的解剖形态、器质性病变、手术治疗等，但研究的深度和精确性不同，所得的认识不同。这是认识的真理性程度的差异，只要认识进一步发展，达到与客观实际完全相符，必然统一于一元化的真理。

第二层次，可称宏观差异。是视野不同，分别研究了不同的现象（或规律），得出了关于不同现象和规律的认识。中医认识的经络、阴阳等西医没有认识，西医认识的细胞、分子等微观内容中医没有认识。这是研究视野的差异，不同现象不可同一，不同规律不可同一，这是中西医不可通约的差异处。

中西医这两个层次的差异同时存在，且宏观差异更大、更深，带有整体性和根本性。但多年来，对于中西医学术差异的理解，存在两个误区。第一，没有意识到、更没有明确地区分中西医学术差异的两个层次，误将所有差异都归结为第一个层次。第二，对于中西医的学术视野及其差异没有进行深入的剖析研究，误以为是"两圆内含"关系，认为中医视野包含于西医视野之内，因而中医学术可以从西医学术进行研究和解释。但实践证明事实并非如此，中医学术的主体远在西医视野之外，中医与西医的学术视野不是"两圆内含"，而是"两圆相交"（图3-1-1）。中西医学术视野的真正关系是局部相交，主体相异，核心并立，方向相悖。

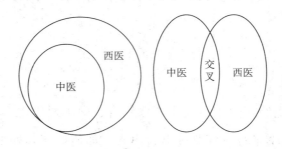

图3-1-1 中西医学术视野的关系

### 2. 中西医学术分野的焦点

中西医的学术差异主要在宏观层次，即学术视野的差异。学术视野的差异包含多个方面，但有一个分野的焦点。学术分野的焦点可以欧氏几何与非欧几何为例来看。几何学研究世界的空间特性和规律，欧氏几何与非欧几何是从学术视野的一个焦点分化出的两个学派。

欧氏几何由欧几里得于公元前3世纪创立，其第五公设谓："过直线外一点有且仅有一条直线与已知直线平行。"由此得出的推论之一是，三角形的三内角之和等于180°。非欧几何产生于19世纪，罗氏几何的第五公设谓："过直线外一点至少可以做两条直线与已知直线平行。"其推论谓三角形的三内角之和小于180°。黎曼几何的第五公设谓："过直线外一点不能做任何直线与已知直线平行。"其推论谓三角形的三内角之和大于180°。（表3-1-1）

经过检验，这三种几何的三种公设和推论都成立。三种几何是从三种不同的视野，分别认识了三种不同的空间特性和规律，而其分野的焦点，是空间曲率。欧氏几何研究的空间曲率为0，罗氏几何研究的空间曲率小于0，黎曼几何研究的空间曲率大于0。

表 3 – 1 – 1　欧氏几何与非欧几何之比较

| 三种几何 | 空间曲率 | 第 5 公设 | 推论 |
|---|---|---|---|
| 欧氏几何 | 等于 0 | 过直线外一点有且仅有一条直线与已知直线平行 | 三角形的三内角之和等于 180° |
| 罗氏几何 | 小于 0 | 过直线外一点至少可以做两条直线与已知直线平行 | 三角形的三内角之和小于 180° |
| 黎曼几何 | 大于 0 | 过直线外一点不能做任何直线与已知直线平行 | 三角形的三内角之和大于 180° |

像三种几何学的差异一样，中医与西医是在对人的健康与疾病的研究中，分别认识了不同的特性和规律。那么，这里有没有几何学的空间曲率那样的分野焦点？

只要透过中西医的那些具体学术差异，追溯到医学的原点，立足于医学的研究对象——人的健康与疾病，就可以清楚地看到，中西医的学术分野有一个焦点——"以人为本"。

研究人的健康与疾病当然要"以人为本"，研究"人""人病""病人"。中医几千年一以贯之，秉持以人为本，形成"人医学"模式。

问题在西医，先在"中世纪"畸变为以上帝为本，后于 16 世纪开始医学革命，把人从宗教神学中解放出来，但没有回到以人为本，而是对人进行分解还原，发展为"机器医学""生物医学"，有人说演变成"以病为本"，无论怎样概括，总之是不再以人为本。

**3. 中西医学术的四个分野点**

从是否以人为本这一焦点开始，中西医的学术视野在多个方面和层次发生了分异，其中有决定意义的，有四个分野点。

（1）"人"与"人体"之分

中医一直原原本本地研究原生态的"人""人病""病人"，从未把人进行分解和降级，其整体观就是强调以人为本来认识和防治疾病。

西方医学在古希腊时期也是以人为本，希波克拉底也注重人的本性，注重患者。但是，中世纪"黑暗的一千年"从以人为本转变成为以上帝为本；从 16 世纪开始的医学革命，把人从上帝手中解放出来，却没有回到以人为本，而是转向研究"人体""人体病"。1543 年维萨里的《人体的构造》，开辟了解剖研究的新阶段，西医以解剖研究为基础，着重认识人的形态结构，从人体解剖进步到病理解剖，建立起局部定位原理，对疾病的认识聚焦于人体的可解剖定位的器质性病变。[1]

西医的这种进展，有两种效应。第一，对人体和人体病的研究取得重大突破，解剖认识日益精细，各种器质性病变的解剖学、生理学、病理学研究快速发展，临床诊治水平有效提高。第二，人体并非就是人，在太平间里，人死了，人体还在。人体病只是人病的一部分，片面地强调人体和人体病，忽略甚至背弃人和人病，陷入一种局限。人与人体有什么区别？这个重大的原则性问题被忽略或抹杀了。

中医有解剖研究但不发达，因此常被批评。但是，从解剖所能研究的只是人体和人体病，研究不了人的生命运动及其正常与否。中医正是没有依赖和局限于解剖研究，才不仅研究了人体病，更在解剖视野之外，着重研究了气、阴阳、经络、藏象、证候、脉象、舌象等。

（2）还原与非还原之分

西医近代革命的一个重要突破，是把近代在西方兴起的还原论引入医学，对人体和人体病进行分解还原研究。其要点有三：一是分解，把人体按解剖形态进行分解，逐层认识了器官、组织、细胞、分子等微观层次的形态结构和病变。二是还原，把人体病还原为生物学过程，进而还原为物理、化学过程，从物理或化学的异常来解释病变。三是实体，按原子论观点，割断相互作用关系，追寻作为病变物质基础和病因、病理本质的微观物质粒子。

这样做的结果也有两种效应。第一，揭示了病变的众多微观机制，掌握了生理、病理、药理的大量微观指标，认识精确严格，临床诊治可定量和规范。第二，陷入"拆零"的局限，人的整体与部分的关系被混淆甚至颠倒，整体性病变和病变的整体背景被忽略，相互作用关系被割断和抹杀，复杂的不可还原和反还原的内容被排除，各种复杂性疾病成为难题。

中国没有欧洲那样的还原论，有的却是系统论，因而中医没有走西医那样的还原研究道路，特别是所研究的人和人病，其本性是不可还原和反还原的。中医是遵循着反还原的系统论思维，如实地认识了人和人病的非还原和反还原的特性和规律。人的精气神、元气、气化、病机、证候，以及中药的性味、方剂的整体功效等，都是不可还原和反还原的。

（3）"生态"与"理化"之分

人体比人少了什么？少了生命运动。生命运动的本质是自我更新、自我复制、自我调节的统一，在具体条件下形成一种生命运动的态，即生命态或生态。人的生命运动建立和维持形态，但生命态比形态更深刻、更基本，其正常与否是人的健康与疾病的更本质内容。

中医着重研究和认识了人的生命态的健康与疾病。首先如实地认识到人是开放系统，"生气通天"，认识了天人相应、五运六气、正邪交争等特性和规律。在此基础上研究了的生命态的健康与疾病，认识了气机失常、阴阳失调、阴阳自和、五藏生克、证候、未病等特性和规律。这其中，当然包含着物理的、化学的、生物的等具体内容，但它们毕竟只是生命态的部分内容，远不是生命态。

西医在对人体进行分解还原的过程中，又进一步用近代科学革命的新成果，主要是力学、物理学、化学、生物学的知识和方法，来解释分解还原所见的东西。先是用机器原理来解释疾病，认为"人是机器"，疾病是机器的故障，治疗就是修理机器。后又有医理学派致力于物理地研究和解决医学问题，医化学派致力于化学地研究和解决医学问题，医学生物学派致力于生物地研究和解决医学问题。这样，生理学、病理学、药理学研究都取得新突破，形成生物医学模式。这种模式的特点是把人降解为生物学客体，进而把病变降解为物理、化学过程，力图从物理和化学语言解释一切疾病问题。

西医的这种研究同样产生两种效应。第一，开辟了用生物学、物理学、化学来研究和解决医学问题的道路，有力地推进了医学的进步。第二，由于受还原论视野的束缚，所移植和应用的自然科学，只限于符合还原原理的，这样，虽然找到了支持医学发展的科学杠杆，但又局限在还原论视野之内，所能解决的问题有限。

（4）临床研究与实验研究之分

医学研究获取科学事实的实践主要有三，即临床观察、医学实验、群体调查。临床观察古老而基本，中医的形成和发展主要依靠临床研究。

中医的临床研究有两大特点。一是病人是原生态的，可原原本本地研究"人病"和"病人"。二是中国人口众多，有世界上最大的临床样本，且连续观察研究几千年，对"人病"和"病人"的接触和研究的范围之广、数量之多，其他医学不可比。

西医虽然也离不开临床，但从19世纪以来走上实验研究的道路，1865年贝尔纳的《实验医学导论》是个里程碑。实验可克服单靠临床观察的局限，在人工控制的条件下变革研究对象，以揭示其本质和规律。可以先于临床进行实验研究，创新理论再指导和推动临床。

西医依靠实验研究实现的突破和发展，也有两种效应。第一，克服临床研究的局限，用实验来揭示现象的内在本质和微观机制，有力地推进了生理、病理、药理的研究。西医学术的各项现代化内容，大都是靠实验研究建立和发展的。第二，陷入实验的局限。医学实验的历史不到200年，水平有限，能够纳入现有实验的医学内容还十分有限。特别是，现有实验遵循的是还原原理，不可还原的内容不能进行实验[2]。这样，西医的研究视野就在还原、理化的基础上进一步缩减，仅限于那些能够纳入现有实验研究的可还原的内容。

中医受历史条件的限制没有发展实验研究，因此多受诟病，但也正因如此，才认识了那些现有实验无法研究的复杂性内容。当代有多种努力尝试对中医学术内容进行的实验研究，但结果是，只有少数简单内容可直接做实验，那些基本的学术内容都无法直接进行实验，必须简化和改造成符合现有的实验原理的内容才可纳入实验，而那样实验的已不再是中医原本的学术内容。

总之，中西医学术的现有分野，主要源于近400多年来西医的研究视野发生的4种选择性缩减：从人和人病缩减为人体和人体病；在其中又缩减为可还原的；在其中又缩减为可用生物学、物理学、化学来研究和解释的；在其中又缩减为可实验研究的。这种聚焦于人体的、可还原的、可做生物（物理、化学）解释的、可做实验研究的学术视野，与中医的以人为本的学术视野形成根本性分异。

需要强调，两种学术视野不是"两圆内含"而是"两圆相交"，其关系不是平面的，而是立体的，在整体上有两个特征。第一，就视野的广度而言，中医的视野宽广，差不多涉及人和人病的各个基本方面，在广度上远超西医；西医的视野仅限于上述4个分野点所聚焦的范围，只是人和人病的一部分。第二，就视野的深度而言，西医在有限范围向微观探究了众多内在本质和机制，认识精确、严格，在精细程度上远超中医；中医对微观细节和内在机制认识不足，涉及的大量复杂性内容未能揭示其内在本质和规律，许多认识知其然不知其所以然。

从发展的观点来看，中西医的这种学术分野，是医学发展不充分的产物，为医学的发展提出了新课题。这一矛盾的解决，必将导致医学发展的新的战略性变革。

## 参考文献

[1] 文士麦. 世界医学五千年史 [M]. 北京：人民卫生出版社，1984：29，57，73，109.

[2] 斯蒂芬. 罗思曼. 还原论的局限 [M]. 上海：上海世纪出版集团，2006：81－87.

【原载于山东中医药大学学报，2016，40（1）：3－5】

# 中西医学的早期差异

## 一、影响中西医差异的基本因素

### 1. 政治、经济

社会的政治制度和经济水平是医学发展的社会基础，它在一定程度上影响着医学发展的方向，从根本上决定着医学发展的速度和水平。五千年来中国和欧洲的政治、经济发展都不平衡，其高峰期和低谷期分别出现于不同的时间坐标点，形成了两条不同的发展曲线，这两条曲线是不平行的，甚至出现强烈的反差，反映出中医与西医发展的社会基础不但有东西方之间的地域性差异，而且有发展阶段的时代性差异，这两方面的差异交织在一起，形成了中西医差异中与社会历史密切相关的那些特点。

人类社会历史迄今经历的基本阶段有原始社会、奴隶社会、封建社会、资本主义社会、社会主义社会，中国和欧洲在这些社会形态的断代时间上差别很大，存在着明显的时间"错位"。从奴隶制向封建制的转变，中国是在春秋战国之交（前475），欧洲则是以西罗马帝国灭亡（476）为标志，东西方前后相差近千年。封建社会在中国长达2300多年（前475—1840），而在欧洲只有"中世纪"1100多年（476—1640）。1640年以来的360年时间，欧洲建立了典型的资本主义制度，中国则经历了200年的封建社会、100多年的半殖民地半封建社会、50年的社会主义社会。如果以欧洲历史断代时间为坐标，可以清楚地看到，公元 476 年之前的几千年，中医与西医的发展水平大体相当，但各自的特色已经显露；中世纪时期在欧洲称为"黑暗的 1000 年"，医学发展进入历史低谷，却是中医学发展的高峰时期，建立起其经典的理论体系；16 世纪以后，西方医学随着资产阶级革命、科学技术革命也发生革命，建立起崭新的近、现代体系，中医学则随着社会发展的"马鞍形"经历了"缓慢发展－废止旧医－振兴中医"的历史低谷期。今天我们所处的时间坐标，是西医现代发展的高峰期、中医开始走出历史低谷的回升期，现有中西医学术差异是这两个学术体系的两条发展曲线的不平行性在今天这个时间坐标点上所表现出来的特征。

**2. 思想、文化**

医学发展的内在动力是理论与实践的矛盾，为了理解和解决这些矛盾，医学需要从其文化母体中学习智慧，从哲学思想中寻找观点和方法，转化为医学的学术思想和思维方式。医学的学术思想和思维方式决定着如何理解和解答医学面临的学术问题，也就决定着学术研究和发展的基本方向，形成"仁者见仁（不见智），智者见智（不见仁）"。中国和欧洲在哲学思想、社会文化方面各有自己鲜明的特点，许多方面存在着原则性的差异，中医和西医各在自己的思想文化母体的孕育中发展，形成了非常不同的学术思想和思维方式，这是中西医学术差异的思想基础和内在根据。

中国传统的唯物主义哲学特别是其元气论对医学影响深远，这种思想注重整体、分化、相互作用、内在矛盾，形成有机性观点和朴素系统论思维，中医吸收这些思想贯彻到医学研究和理论中，形成中医学的基本观点和朴素系统论思维方式。

欧洲传统的唯物主义哲学特别是其原子论和元素论对医学影响深远，这种思想注重粒子、实体、组合、可分解性、外部作用，在近代形成机械论观点和还原论思维，这种观点和思维方式渗透到近代自然科学中，进而转化到医学中形成西医学的还原论思维方式。

东西方两种思想文化母体分别孕育了两种医学的学术思想和思维方式，中医是朴素系统论的，西医是还原论的，这是中西医学术差异的思想基础和方法论根源。

### 3. 科学、技术

医学要解答理论与实践的矛盾时，不仅需要观点和方法，而且需要从科学技术那里寻找具体的知识和可操作的技术手段，由此构成医学的科学技术内涵。中医和西医在不同的历史条件下分别吸收运用了不同的科学技术成果，造成了中西医学术的科学技术内涵的差异。

在16世纪以前，无论东方还是西方的科学技术发展水平都不高，还没有从自然哲学的母体中分化出来，为医学解答学术问题所提供的知识和手段很有限，在那个时代，中医和西医吸收了一定的自然哲学形态的知识，开始出现科技内涵的差异，但真正有决定意义的差异主要是16世纪以后形成的。

1543年以来，一系列的科学技术革命主要发生在西方，建立起近代和现代科学技术体系。也从这一年开始，西医学在革命中成功地走上了运用科学技术革命成果来解决医学问题的道路，直接地吸收和运用了物理学、化学、生物学等学科的知识和相关技术，形成西医学所特有的科学技术内涵。

然而，中国没有西方那样的科学技术革命，中医学没能走上直接运用近、现代科学技术解答医学问题的发展道路，其学术体系的科学技术内涵基本保留着古代阶段的特征。

中西医之间在科学技术内涵上的差异，既包含着东方和西方不同科学传统的差异，又包含着古代科学和近、现代科学的时代性差异。

总的来看，政治经济、思想文化、科学技术这三个方面是理解中西医学术差异的基本线索，而要理清这些因素怎样造成了中西医的学术差异，还需要从历史发展过程作发生学分析。

## 二、古代，差异的萌发

### 1. 医学发展的不同背景

考察中西医学术形式和发展的差异，分为古代（5世纪之前）、中世纪（5—17世纪）、近现代（17世纪至今）这三个阶段较易看清面貌，这里着重分析5世纪之前的古代阶段。这个时期东西方都创造了辉煌的古代文明，这些文明所达到的水平和对后世的影响，从整体上来讲，在东西方之间很难分出高低。

就某些具体领域来讲，有的中国领先一些，有的欧洲领先一些；而在这些文明的具体内容和具体特征上，东西方之间则存在着明显的差异。

（1）古代文明东西辉映

中国社会这个时期从奴隶制转向封建制，秦代建立了中央集权的统一国家，社会生产迅速发展，出现了中国古代社会的早期繁荣，特别是秦代和汉代创造的文明，在世界封建社会史上占有突出的地位。中国医学在这个时期出现了第一个发展高峰。

欧洲的古希腊特别是公元前334年开始的"希腊化时代"，创造了奴隶制社会的高度文明，公元前30年罗马吞并希腊开创了古罗马时期的繁荣，至476年西罗马的灭亡结束了奴隶社会。欧洲医学在这个时期出现了早期繁荣。

（2）哲学思想各执一端

这个时期中国和欧洲的哲学思想有着非常一致的地方，那就是朴素唯物主义和辩证法思想长期占统治地位。但是，唯物主义的具体观点却非常不同甚至有着原则性分歧。

中国哲学这个时期的主要代表是周易、道家、儒家，其唯物主义思想认为世界的物质本原是元气。气是从整体的、连续的、运动的角度对世界的物质性的把握，这种思想始于春秋战国时期，到秦汉有了系统的发展，一直到明清时期，持续发展近3000年。与古希腊哲学相比较，元气论有两个突出的特点：第一，分化观。元气是混沌未分的整体，气分阴阳而化生万物，是分化发生机制产生了整体内的各个部分，事物的整体是本原性的，因而具有不可分解性，这是中医的整体观的思想渊源。第二，有机论。元气包含着内在的矛盾，气分阴阳，阴阳互根、互生、互化、互用，事物运动变化的动力源泉在自身内部，是自生白化。这些思想是中医学理论和方法的思想基础。

古希腊哲学对世界物质本原的回答有两种：一种是原子论，认为世界的物质本原是原子，原子是最小的不可再分的物质颗粒，即"莫破质点"，世界和万事万物都是由原子组合而成的；另一种是元素论，认为世界的物质本原是水、火、土、气4种元素，世界及万事万物都是由这4种元素组合而成。这两种理论对世界物质本原的回答不同，但是对世界的理解却有着十分一致的思想，与中国古代哲学相比较，也有两点特别突出：第一，组合性。无论元素还是原子，都是分散存在的粒子、实体，事物是由这些粒子组合而成的，本原的粒子性和整体的组合性很自然地转化为思维方式的"分解－还原"原理。第二，机械论。元素或原子都是不可分割的最小质点，没有内在矛盾，组合成事物依赖于外部力量，很自然形成注重外力、外因的机械观点。这些思想对西医学的影响是深远的。

东西方哲学思想的这种差异是原则性的，它不仅直接影响了当时的医学，而且一直影响到今天的医学，是造成中西医现有差异的思想根源，它对中医和西医的影响之深重，人们至今仍然估计不足。

（3）认识自然同工异曲

中国和欧洲在两种哲学思想的影响下，对自然的研究形成了两种不同的认识角度，对于同一领域或同一对象往往形成两种不同的观点或理论。

在数学上，中国古代侧重于数量关系的研究，代数学较为发达；欧洲则侧重于空间形式的研究，几何学较为发达。对"天"和宇宙的研究，中国的认识贯穿着元气论思想，出现了盖天说、浑天说、宣夜说，影响最大的是浑天说，东汉张衡以元气论对浑天说作了集大成性地发展。而欧洲的认识明显地带有组合式和几何型的特征，托勒密根据地心说构筑了他的宇宙层次体系。在物理学领域，东西方同样各有偏重。在光学、声学研究上东西方不相上下，但中国发现了磁石的指南性，在磁学方面有较高成就；而欧洲的突出贡献是力学，最有名的是阿基米德的浮体定律和杠杆原理。

中国和欧洲研究自然界所形成的观点和理论的差异是深刻而典型的，李约瑟博士经过系统比较研究归结了三点：有机论与机械论的差异、代数学与几何学的差异、波与粒子的差异。这些差异都直接、间接地渗透到医学中。

**2. 宝贵的内在一致性**

医学研究都是以临床实践为基础，还没有发展到实验研究。临床经验是医学知识的主要来源，虽然间或有些原始实验，但远没有把实验方法上升为常规，带有明显的经验医学的特点。

研究的重点放在人的整体层次，还没有把人体打开去了解人体内部的细节，东西方医学都提出了自己的整体观点。中医的整体观已为大家所熟悉，古希腊时期的医学同样注重人的整体性，希波克拉底强调患者比疾病更重要，疾病首先而且总是全身性的，如果不认识整体，就无法认识局部。

在疾病的治疗上，都注重人的机体对疾病的自然抗御，推崇自然疗法，强调医生的治疗不过是为这种"自然本性"服务。中国的张仲景提出了著名的"阴阳自和"论，希波克拉底的箴言称"并不是医生治愈了疾病，而是人体本身战胜了疾病"。

**3. 学术差异开始萌发**

中医与西医的学术差异在古代便已开始萌发出来，并显示出其深刻的性质。

（1）学术思想各有偏执

中医学吸收了周易的、道家的、儒家的哲学思想，特别是把元气论及阴阳学说、五行学说等吸收转化为医学理论，用以理解和阐明人的健康与疾病的现象和规律。《黄帝内经》是秦汉之际新道家的"黄帝书"之一，以道家思想为基础，融合了周易、儒家的有关思想，开始形成有机论的、朴素系统论的思维方式。而欧洲医学则吸收了古希腊的元素论、原子论，并把它转化为医学理论，用以理解和阐明人的健康与疾病的现象和规律。古希腊的医学家几乎都是元素论或原子论者，阿尔克玛翁认为构成人体的元素处于和谐状态就是健康，和谐被破坏就是疾病；恩培多克勒把四元素说发展为著名的四体液说，认为血液、黏液、黄胆汁、黑胆汁四种体液关系和谐就健康，否则就发生疾病；希波克拉底按照元素论进一步发挥了四体液说，论述了四种体液与人的生理、病理、心理的基本关系。

（2）整体观的内涵不同

中国和古希腊医学都注重人的整体性，但由于哲学观点不同，对于人的整体性的理解有着本质的不同。中国是以元气论观点来理解人的整体性，一方面强调人与客观环境的统一性，把人看作自然之气演化的产物，以母子关系与自然环境不可分割地联系在一起，提出了天人相应、五运六气、外邪六淫等理论；另一方面强调人体自身的整体性，把人的整体理解为本原性的、先天的，整体内的诸部分是由整体分化出来的，因而受控于整体，从这种理解提出了气形、形神、藏象、经络等理论。西方则以元素论和原子论观点来理解人的整体性，所理解的整体是由原子或元素组合而成的，因而是可分解的，从逻辑上讲，只要把整体分解、还原到作为其本原的原子或元素，就可得到最终的解释，由此发展了四体液理论并强调解剖研究。

（3）诊治疾病仁智迥异

中医注重功能性病变，发展了辨证论治。中医的解剖研究这时有相当的发展，《黄帝内经》《难经》具体而明确地记载了其成就。但那个时代的解剖还没有发展到病理解剖，不能直接为临床诊治服务，中医学没有受它的限制，以临床为基础走上了功能病理的研究道路，着重研究了气机失常病机和调理气机治则、阴阳失调病机和调理阴阳治则、正邪交争病机和扶正祛邪治则等。西医注重解剖研究的传统这时开始形成，四体液学说包含着深刻的结构性病理思想，亚里士多德已有了较多的解剖研究；盖仑达到了那个时代解剖研究的高峰，他一生没有亲自解剖过人体，努力把动物解剖的知识用于对人的研究，使大家对于人体的解剖结构和神经系统、心血管系统、消化系统等的解剖形态和生理功能有了较为系统的认识。

【原载于中国中医药报，2005 - 08 - 03】

# 从中西医比较看中医的文化特质

什么是文化？国内外的定义已有 250 多种，大体来说不外"广义"和"狭义"两种，如《辞海》所概括的："广义指人类社会历史实践过程中所创造的物质财富和精神财富的总和。狭义指社会的意识形态，以及与之相适应的制度和组织机构。"[1]广义的定义是把人类创造的一切称为文化，以与自然天生的东西相区别；狭义的定义仅指精神文明，包括哲学、宗教、科学、技术、文学、艺术、教育、风俗等观念形态的东西。

医学是科学技术的一个门类，无论从广义的还是狭义的文化定义来看，都是文化的重要组成部分。通常所讨论的医学与文化的关系，实际上有两个基本问题：①医学作为文化的重要组成部分，其文化的本质和特点是什么？即医学是观念形态的东西，是人类对于自己的健康与疾病的现象和规律的认识产物，并把对规律的认识转化成为防治疾病的方法和手段。②医学与文化的其他组成部分之间的相互关系，是医学接受哲学、宗教、科学、技术、文学、艺术、教育、风俗等文化成分的营养和影响，及由此而形成的医学特点。

人类文化有 5 个发源地（古中国、古印度、古埃及、古巴比伦、古希腊），这 5 个文化发源地分别孕育了自己的医学，源于古印度、古埃及、古巴比伦的医学已经中落或早衰，只有源于古中国的中医和源于古希腊的西医持续发展到今天。中医与西医是两个不同文化母体的产物，也集中地反映着两个文化母体的基本特征，要深入准确地理解中医与西医的差异，并从这样的差异来理解中医的特色及发展规律，就要把它放到其文化母体中来看。

从中西医比较的角度来看，中医的文化特质有许多具体内容，而其中最为重要、最具本质性的，是以下三个方面。

## 一、文化母体决定着医学的特色

孕育中医的文化母体是从商、周一直延续至 1840 年的中国传统文化。它以农耕文化为主体，以奴隶制特别是封建制为主要社会形态，以周易、道家、儒家为主要思想代表，连续稳定地发展了几千年，在托夫勒的"浪潮文明"中属于"第一次浪潮"，孕育了中医学的朴素"人医学"模式。1840 年之后，中国社会和文化发生了重大变革，开始影响和改变中医队伍和中医研究，但至今没有引起中医经典学术的任何改变。

孕育西医的文化母体则不同。古希腊、罗马时期的文化虽与中国有较多的差异，但当时的医学与中医尚有较多相同之处，如注重人和整体性；但在"中世纪"（476—1640）那"黑暗的一千年"，欧洲政教合一，哲学和科学都成为宗教的婢女，医学宗教化，形成背离科学的"宗教医学"模式；随着文艺复兴、资产阶级革命、科学技术革命，西方医学从 16 世纪开始了革命，冲破教会的束缚，移植科学技术革命成果，研究和建立起全新的医学体系，从"宗教医学"转向"机器医学"再转向"生物医学"，形成今天所见的西医体系。它保持着欧洲文化的传统，在本质上是欧洲近代文化的产物，属于"浪潮文明"的"第二次浪潮"，虽然正在向"第三次浪潮"迈步，但其文化特质仍然保持着欧洲近代文化的主要特征。

文化史和医学史清楚地显示，西医是西方文化特别是其近代体系的产物，而中医是中国几千年传统文化的产物。中国文化的现代发展只能"古为今用，洋为中用"，必须也正在吸收西方文化的积极因素，但不可能脱离传统轨道另起炉灶而西化。没有中国传统文化的复兴与发展就不可能有中医的复兴与发展，必须将中医的现代发展融于中国传统文化的现代复兴和发展中。中医的现代发展应当也正在吸收西方文化的积极因素，但不可能脱离中国文化母体而另投胎于西方文化母体。把中医发展从中国文化母体中剥离出来的做法，是战略性的失误，注定不能成功。

## 二、思想文化决定着医学的思维方式

中医与西医的研究对象是同一的，都是人的健康与疾病，为什么会分别研究不同的现象和规律，形成不同的理论，至今不能统一？其根源在于中西医分别接受了两种不同的思想文化，形成了两种不同的思维方式。思维方式决定着医学研究的立场、观点、方法，决定着如何理解和研究人的健康与疾病，决定着研究什么和不研究什么，不同的思维方式会从不同的角度研究不同的现象，发现不同的规律，形成不同的学术内容，结果是"仁者见仁（不见智），智者见智（不见仁）"。

中医接受的是中国传统的思想文化，形成朴素的系统论思维。中医所接受的周易、道家、儒家等思想以及元气论，认为世界的本原是一种混沌未分的原始整体，通过分化产生出各部分而形成万物。周易讲"易有太极，是生两仪，两仪生四象，四象生八卦"，道家讲"道生一，一生二，二生三，三生万物"，儒家讲"礼必本于太一，分而为天地，转而为阴阳"，元气论讲气聚而成形、形散而归之太虚、气分阴阳、阴阳交而生物等，都认为世界万物的整体是本原的、先天的、不可分解的，由整体分化出的部分是后天的、继生的，是整体产生和决定着部分，而不是相反；是内部矛盾的相互作用产生新事物，不是外力的创造；是气的运化过程产生出形态结构；宇宙如此，人更是如此。中医接受这样的思想来理解和研究人的健康与疾病，必然注重人的整体的本原性、不可分解性，以"气化""气机"的功能过程为主线来研究生理病理，以相互作用（阴与阳、正与邪、气的升降出入）为主线来研究病因病机，形成朴素的系统论思维。

西医接受的是欧洲传统的思想文化，形成还原论思维方式。西方传统的思想文化以原子论和还原论为代表，原子论始于古希腊复兴于近代，认为"原子"是世界万物的本原，它是分散存在的不可再分的最小物质颗粒，世界万物都是由"原子"组合而成的，因而是可分解的，把事物分解、还原到"原子"，就找到了事物的本质和终极原因。西医接受这样的思想发展为医学还原论，遵循

"原子－组合"观把人理解为由"原子"（或其化身细胞、分子、物质成分等）组合而成，因而可以分解；遵循"分解－还原"观认为整体的基础和根源在部分，宏观的基础和根源在微观，只要把整体、宏观向下分解，还原到部分、微观，就能阐明整体、宏观；遵循"本原－本质"观认为人的健康与疾病的最深本质和终极原因在于本原粒子，只有分解、还原到微观的物质颗粒，才能说明健康与疾病的本质和终极原因。

思想文化对医学的影响最深和最为典型的，是中国的元气论对中医的影响、西方的原子论对西医的影响。这两种思想文化对于世界的理解非常不同甚至截然相反，是造成中西医对人的健康与疾病的理解和研究走上不同道路的思想根源。要理解中西医之间的学术差异，必须从元气论与原子论的差异入手；要坚持和发展中医的学术特色，必须坚持和发展元气论的基本思想，抵制和克服原子论的思想影响；中医的现代研究必须坚持和发展系统论思维，不应也不可能用还原论来改造和代替中医的系统论思维；元气论提供的是如何理解世界和人的思维方式，不能按照机械论和原子论把元气归结为某种物质成分。

## 三、科学文化决定着医学的学术内涵

人的生理、病理、病因、病机等涉及物理、化学、生物、数学等多学科的具体内容，需要应用相关学科的知识和方法来研究和阐明，移植和应用相关学科的知识和方法是医学研究和发展的杠杆和桥梁。中西医的现有差异在这个方面也深刻地显示出来。

在中医发展的历史条件下，中医所吸收的主要是中国古代的科学文化，包括中国传统的科学思想和数学、天文、历法、地学、物理、化学、动物、植物等方面的知识和方法。受发展水平的限制，中医不能有效地解答医学的各种具体问题，不得不在总结临床经验的基础上，进行必要的哲学的思辨，尽管掌握了许多深刻的客观规律，并在临床应用有效，但大都"知其然不知其所以然"。从整体来看，中医学术的科学技术内涵还属于古代科学技术的水平。

西医学术的科学技术内涵在 16 世纪之前不比中医高，但从 16 世纪以来走上移植和应用近代科学技术革命成果的发展道路，把物理学、化学、生物学的知识直接应用于解答医学问题，把这些学科的分解还原方法、实验方法、定量方法等应用于医学研究，对于生理、病理等能够以实验为依据，定量地作出物理的、化学的或生物学的解释，由此被人们称为医学的科学化和技术化。西医学术的科学内涵的提高主要是近代以来的事情。

用科学技术来解答医学问题是医学发展的必由之路，越是现代发展越是必须走这样的道路。中医之所以没有吸收近代科学技术革命的成果，一方面是中国的环境没有提供那样的条件，另一方面是中医所要解答的那些问题远远超出近代科学能够回答的范围和能力，百余年来许多人试图用近代科学技术的东西来解答中医的问题而屡试不爽。中医的现代研究和发展必须迎头赶上，可以直接移植和应用 20 世纪以来发展的现代科学技术。实践已经证明，单靠临床实践不靠科学技术的道路已经走到尽头，单靠应用西医和近代科学技术同样不能解决中医的发展问题，只有移植和应用 20 世纪以来发展的现代科学技术才能真正解决中医发展的学术难题，提高中医学术的科学内涵。国家在 1985 年指出"中医不能丢，要用现代科学来研究"，应当坚定不移地走应用现代科学技术来研究和发展中医的道路。

【原载于山东中医药大学学报，2006（4）：267 - 269】

# 中西医哲学背景的异同

中医学是起源和形成于中国的医学体系，西医学是起源和形成于西方的医学体系。这两种医学体系在学术思想、学术内容、学术风格上存在着深刻的差异，造成这种差异的原因是多方面的，东西方哲学思想的差异是一个重要的方面。正确地认识中西医学所接受的不同哲学影响，是准确地理解中西医之间的学术差异和中医特色的重要前提。

## 一、中西医学术差异的思想基础

中西两医之间的现有学术差异是在 2000 多年发展史上形成的，中国和西方的不同哲学思想对医学的不同影响，是造成这种差异的思想基础。

### 1. 中西医学术差异的历史起点

医学起源的多元性是中西医差异的历史起点。在人类文明的 5 个主要发源地（古中国、古印度、古巴比伦、古埃及、古希腊），都孕育了自己的医学。这些医学的研究对象是同一的，但孕育它们的母体却各有特色，这使医学从起源开始就各有自己的风格，形成了医学起源的多元性，因而也造成了不同医学之间的差异的多元性。起源中的 5 种医学之间都存在着差异，每一种医学与其他 4 种医学之间都存在着差异，古中国医学与古希腊医学之间的差异不过是这多元差异中的一元。

起源时期有 5 种医学，发展到今天，是什么使中医学、西医学之间的差异日益突出？这是人类文明及其医学在不同时期、不同地域发展的不平衡造成的。古埃及和古巴比伦的早期文明及其医学在公元前就过早地衰落了，古印度的文明及其医学到 14 世纪也相对落伍了。古希腊的医学经过"中世纪"的衰落，16 世纪开始发生革命，重新建立和发展成为现有的西医学体系。中国的医学在几千年历史上没有中断地连续发展至今，形成现有的中医学体系。这样，起源时期的 5 种医学经过几千年的兴衰演变，把中医学、西医学之间的差异突显出来。

**2. 造成中西医学术差异的基本原因**

起源时期的古中国医学与古希腊医学的差异还只是一种原始的"胚芽"，后来怎样扩大、加深到现有的这种深刻程度？这要从中医学和西医学所具有的不同发展条件来分析。医学发展的基本规律显示，影响医学发展的基本条件是历史和时代的推动，经济和政治的支持，科学和技术的应用，思想和文化的熏陶等。2000 多年来，中国与西方在这些基本条件上一直存在着深刻的差异，使中医学与西医学之间的差异扩大、加深到现有的程度。

历史和时代条件的差异是造成中西医学术差异的历史基础。中国与欧洲在历史时代的划分和转变上存在着明显的"错位"现象。从奴隶制向封建制的转变，中国是在春秋战国之交（前 476），欧洲则是以西罗马帝国灭亡（476）为标志，东西方前后相差近千年。封建社会在中国长达 2300 多年（前 475—1840），而在欧洲只有"中世纪"1100 多年（476—1640）。从 1640 年到 20 世纪末的 300 多年时间，欧洲建立了典型的资本主义制度，中国则经历了 200 年的封建社会、100 多年的半封建半殖民地社会、50 年的社会主义社会。历史演变的这种"错位"为中医学和西医学分别提供了不同的时代条件。

经济和政治条件的差异是造成中西医学术差异的社会基础。中国的封建社会统一而繁荣，长期处于世界的领先地位，促使中医学实现 2000 多年的持续发展；近代以来的半封建半殖民地社会使中医学陷入衰微和徘徊。欧洲在古希腊和古罗马时期的繁荣促使西医学发展到一个高峰；"中世纪"1000 多年的黑暗使西医学处于凋敝之中；16 世纪开始的文艺复兴和资本主义制度的建立促使西医学发生革命建立起全新的学术体系。中国和欧洲社会发展的两条不同曲线，造成了中医学和西医学发展的两条不同曲线，中西医的现有差异是这两条不同发展曲线的差异。

科学技术条件的差异是造成中西医学术差异的科学基础。运用科学技术的知识和方法来解答医学问题是医学发展的杠杆，是医学的科学技术内涵。公元476 年之前，中国与欧洲的科学技术发展水平不相上下，中西医在科学技术内涵上的差异还不太突出。"中世纪"时期，中国古代科学技术发展到了鼎盛水平，其成就被中医学吸收而形成中医学所特有的科学技术内涵；这时欧洲的科学技术和医学一起沦为宗教神学的"婢女"，西医学背离科学变为宗教医学。16 世纪开始的欧洲科学技术革命，促进了西医学的革命并为西医学提供全新的科学技术支持；中国没有那样的科学技术革命，也没有发生医学革命，随着西学东渐，中医学陷入了存废之争。这 400 多年决定性地加深了中西医之间科学技术内涵的差异。

思想和文化条件的差异是造成中西医学术差异的文化基础。哲学思想、文化传统影响着医学如何理解和研究人的健康与疾病，转化为医学的学术思想、思维方式，内在性地支配着医学的研究方向，造成"仁者见仁，智者见智"的效应，对于同一对象研究了不同的现象和规律，形成不同的学术内容和学术特色。

**3. 哲学背景的差异是学术差异的思想基础**

中国和西方在哲学思想方面的差异，是造成中西医学术差异的思想基础。哲学是关于世界观和方法论的学问，医学接受哲学的影响，发展了医学的学术思想和思维方式。哲学的世界观转化为医学的生命观、人体观、疾病观，指导甚至支配着医学怎样理解人及其健康与疾病。哲学的方法论转化到医学中，形成医学的方法论，决定着医学研究的立足点、着眼点、着重点，支配着解答医学问题的方向和途径。

中医学与西医学的研究对象同是人的健康与疾病，由于所接受的哲学思想不同，形成的生命观、人体观、疾病观不同，思维方式和研究方法不同，因而按不同的观点、以不同的思维方式、用不同的方法研究了人的健康与疾病的不同方面和层次，发现了不同的现象和规律，总结为不同的理论，形成了学术上的差异。

在中国几千年历史上，哲学思想丰富多彩，长期占统治地位的是朴素唯物主义和自发辩证法思想，其中对医学影响较大的主要是元气论、阴阳学说、五行学说等。这些思想注重整体、分化、相互作用、内在矛盾，中医学吸收这些思想并把它贯彻到医学研究中，形成中医学特有的学术思想和思维方式。

在欧洲几千年历史上，哲学思想同样丰富多彩，但其主导性哲学思想发生过几次重大转变。在古希腊时期，占统治地位的是机械唯物主义的原子论和元素论；"中世纪"时期宗教神学压倒了一切；近代以来则出现了机械唯物主义、唯心辩证法、辩证唯物主义等多种思想。西医学在早期接受了原子论和元素论思想，在"中世纪"被宗教神学统治，在近代较多地受到机械唯物主义的影响。西方的思想传统注重粒子、实体、组合、可分解性、外部作用，西医学吸收这些思想并把它贯彻到医学研究中，形成西医学所特有的学术思想和思维方式。

## 二、古代早期的哲学对中西医学的影响

根据社会发展史、哲学史和医学史的一般分期方法，根据中医学与西医学的可比性特征，可将哲学思想对中西医学的不同影响分为 3 个阶段进行讨论，即公元 5 世纪之前的古代早期阶段、公元 5 世纪至 17 世纪的"中世纪"阶段、公元 17 世纪以后的近代和现代阶段。

### 1. 古代早期中国和欧洲哲学思想的异同

从医学起源到公元 476 年（欧洲西罗马帝国灭亡，中国北魏延兴六年），是医学发展的古代早期阶段，在欧洲是奴隶制社会，在中国则经历了奴隶制社会和封建社会的早期。这个时期，东西方都创造了辉煌的古代文明，其整体发展水平很难分出高低。这时中国医学出现了以《黄帝内经》和《伤寒论》为代表的发展高峰，欧洲医学出现了以希波克拉底（前460—377）和盖仑（129—200）为代表的发展高峰，两者的发展速度和水平难分轩轾；但就两个医学体系的学术思想、学术内容和学术风格而言，两者之间已经出现明显的差异，这种差异在很大程度上取决于所受哲学思想的影响。

中国哲学这个时期的主要代表是周易、道家、儒家，这些理论把世界的本

原理解为混沌未分的整体，认为"易有太极，是生两仪""道生一，一生二""礼必本于太一，分而为天地"，世界万物都是由混沌未分的整体分化出内部各部分而形成的分化系统。这个时期关于世界本原的理论曾出现过类似欧洲原子论的思想（如五材说、墨家的"端"概念等），但没有延续和发展，长期占统治地位的是元气论。元气论认为世界万物的本原是元气，气是从整体的、连续的、运动的角度对世界的物质性的把握；认为"元气未分，混沌为一""气分阴阳""阴阳交而生物"。元气论与周易、道家、儒家的共同思想特点包括：①分化观。世界的本原是混沌未分的整体，由整体分化出内部各部分，事物的整体是本原性的，是元整体，具有不可分解性。②有机论。元整体"一分为二"的分化过程产生出相互作用关系，气分阴阳，阴阳互根、互生、互化、互用，事物运动变化的动力源泉在自身内部，是自我生化。

古希腊哲学对医学影响较大的是两种理论：一种是元素论，认为世界的本原是水、火、土、气这4种"元素"，世界万物都是由这4种元素组合而成。另一种是原子论，认为世界的本原是"原子"，原子是最小的不可再分的物质颗粒，即"莫破质点"，世界万物都是由原子组合而成的。这两种理论对世界的本原的回答不同，但对世界的理解有着十分一致的思想，其特点包括：①组合观。无论"元素"还是"原子"，都是分散存在的实体粒子，世界万物都是由这些本原性的物质粒子组合而成的组合系统，其整体是合整体，因而是可分解的。②机械论。元素或原子都是不可分割的最小质点，没有内在矛盾，其运动或组合都依赖外力，其运动或组合的基本方式是"碰撞"这种最简单的机械运动。

**2. 古希腊哲学对西医学的影响**

古希腊时期对西医学影响较大的哲学思想主要是元素论和原子论。

元素论认为世界的物质本原是"元素"，世界万物是由元素构成的。泰勒斯（约前624—547）认为世界的本原是水，阿那克西米尼（约前585—525）认为世界的本原是气，赫拉克利特（约前530—470）认为世界的本原是火，亚里士多德（前384—322）认为世界的本原是土、水、气、火4种元素。

。原子论认为世界的物质本原只有一种，即原子。原子论的杰出代表是德谟克利特（前460—370），他认为原子是最小的物质粒子，不可分、不可入，它没有前因，是永恒的、不生不灭的，数量无限多；原子与原子之间没有性质上的差别，只有形状、大小、排列、状态上的不同；原子组合起来就形成物体，分散开来物体就消失。伊壁鸠鲁（前341—270）继承和发展了德谟克利特的思想，认为原子之间还有重量上的差别，原子自上而下地做直线降落运动，降落过程中也产生偏斜运动，原子之间发生碰撞，相互结合而成为万物。

西医学在古希腊时代系统地接受了元素论和原子论思想，把元素或原子理解为人的健康与疾病的本质和根源。著名原子论者德谟克利特和元素论者亚里士多德都是医生，而那时的著名医学家几乎都是元素论或原子论者。例如，阿尔克马翁（约前535—？）认为，构成人体的元素处于和谐状态就是健康，和谐遭到破坏就是疾病；恩培多克勒（前493—433）认为人体由水、火、土、气4种元素组成，这4种元素和谐就健康，不和谐就会发生疾病，他把哲学的四元素理论发展为医学的四体液（血液、黏液、黄胆汁、黑胆汁）理论。

希波克拉底更具体地把元素论引入医学，认为气、土、水、火4种元素组成机体，形成人体的血液、黏液、黄胆汁、黑胆汁，构成人的体质，这些元素的比例、能量和体积配合得当人就健康，否则人便生疾病。[1]希氏学派提出了著名的"四元素－四体液"理论，其核心观点是火（热）——血液（来自心）——热湿——多血质，水（冷）——黏液（来自脑）——冷湿——黏液质，土（干）——黄胆汁（来自肝）——热干——急躁质，气（湿）——黑胆汁（来自脾）——冷干——忧郁质。

古罗马的盖仑也秉承了"四元素－四体液"理论，贯彻到他的解剖学、生理学等理论中。

**3. 元气论与原子论对中西医学的不同影响**

中国的元气论从先秦一直发展到清代，古希腊的原子论经过近代的复兴一直延续到19世纪。元气论与原子论的思想观点都是唯物的，但元气论属于有机论，原子论属于机械论，对世界万物的本原、发生机制、整体性等的理解存在着原则性差异甚至截然相反，其差异可用表3－5－1来概括。

表 3 - 5 - 1　元气论与原子论的区别

| 比较项 | 元气论 | 原子论 |
|---|---|---|
| 自然观 | 有机论 | 机械论 |
| 世界本原 | 元气 | 原子 |
| 矛盾形式 | 阴与阳 | 原子与虚空 |
| 动力源泉 | 内在矛盾 | 外力 |
| 发生机制 | 分化 | 组合 |
| 注意中心 | 关系 | 实体 |
| 整体观 | 元整体 | 合整体 |

中医学系统地接受了元气论思想，西医学系统地接受了原子论思想，在这两种不同的哲学思想指导下，中医学与西医学对于人及其健康与疾病的理解形成了两种非常不同甚至截然相反的观点，其差异主要表现在以下几点。

（1）对于人的健康与疾病的本原的不同理解

中医学在元气论的影响下，把健康与疾病的本质和根源的理解指向元气，从元气化生万物的生成论来理解疾病的本质。西医学在原子论的影响下，把对健康与疾病的本质和根源的理解指向元素或原子，从原子组成万物的构成论来理解疾病的本质。

（2）对于人的整体性的不同理解

中医学在元气论的影响下形成元整体观，把人理解为分化系统、元整体。中医学认为人类是宇宙分化出的一个子系统，因而与宇宙具有不可分解的统一性；人的个体本原是混沌未分的元整体，人的整体是本原的、不可分解的，由整体分化出内部各部分，整体产生着也支配着部分，部分的状态和变化最终要从整体来说明。西医学在原子论的影响下形成合整体观，把人理解为组合系统、合整体。西医学认为人是由各部分组合而成的整体，部分是本原，整体由部分组合而成，整体是可分解的，部分产生着也决定着整体，整体的状态和变化最终要从部分来说明。元整体观与合整体观的差别可用图 3 - 5 - 1 表示。

（3）对于病因病机的不同理解

中医学在元气论的影响下，以正气虚为核心，从阴阳、气机、正邪等矛盾运动的"调"与"失调"来认识病因病机，强调"以和为贵"，注重依靠和调

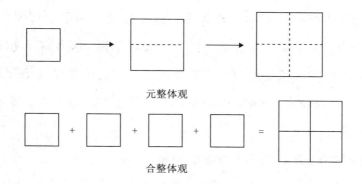

**图 3 - 5 - 1　元整体观与合整体观的差别**

动机体自身"阴阳自和"的机制和能力来防治疾病。西医学在原子论的影响下，以"四元素 - 四体液"理论为核心来认识病因病机，注重实体粒子性的致病因子，从"四体液"及其比例关系来防治疾病。

## 三、"中世纪"哲学对中西医学的影响

"中世纪"是欧洲封建社会的专有称谓，即从 476 年西罗马帝国灭亡到 1640 年英国资产阶级革命这 1100 多年时间。这段历史把中西医之间业已存在的差异扩大到了难以沟通的程度，东西方之间在哲学思想上的差异在其中起了重大作用。

**1. 中国古代哲学的发展与中医学的繁荣**

欧洲的"中世纪"在中国是从北魏经过隋、唐、宋、元到明朝灭亡（1644），这是中国封建社会的鼎盛时期，国家统一，经济繁荣，科学技术发展到了高峰，出现了古代三大发明（火药、指南针、活字印刷术），有 1000 多年时间遥遥领先于欧洲。

中国传统的哲学思想在这个时期得到了长足的发展，元气论进一步丰富，阴阳学说进一步深化，主导性地影响着中医学并更具体地贯彻到医学中；道教的理论和实践有力地推动了中医学的发展；儒学及后来的理学的有机论思想积极地影响着中医学；佛教的传入为中医学带来一些有益的营养。

中医学在传统的元气论、阴阳学说、五行学说等哲学思想的引导下，进入了持续发展的繁荣时期。其主要成就是，进一步丰富发展了以阴阳、五行、脏

腑、经络等学说为核心的基本理论体系；建立健全了脉学、病因学、病机学、证候学、针灸学、本草学、方剂学，创立了温病学说，发明了人痘接种术；辨证论治体系走向成熟，系统地总结了临床经验，把临床医学理论和临床疗效推进到古代医学的最高峰；中医学的经典理论体系逐步建立起来，理论和实践长期处于世界的先进地位。

**2. 欧洲宗教神学的桎梏与西医学的凋敝**

欧洲的"中世纪"在历史上被称为"黑暗的一千年"。基督教于公元 1 世纪兴起，4 世纪被罗马帝国定为国教，中世纪上升到控制国家政权的高度，政教合一，教会有独立的宗教法庭，《圣经》的词句在法庭中具有法律效力。

欧洲的哲学此时成为宗教神学的"婢女"，元素论和原子论被彻底否定（直到 1626 年法国国会还以死刑来禁止原子论思想），为宗教服务的经院哲学处于统治地位。它按照《圣经》的教条来解释世界，强调世界万物都是上帝按一定目的创造出来的，人类和其他事物一样都是上帝的创造物，人类受上帝意志的支配，没有上帝就是一根头发也不会从头上掉下来；认为上帝创造太阳是为了给人光和热，创造老鼠是为了给猫吃，地上的秩序服从天上的秩序，现世服从来世；它要求人们盲目地信仰宗教，理性服从信仰，知识服从教义，甚至鼓吹"正因为它荒谬，所以我才相信"。[1]

这时的科学也成为宗教神学的"婢女"，一切知识都必须服从宗教教义，任何观点被发现违背教义，提出它的人都要受到制裁。中世纪，欧洲各国被判刑烧死的约有 500 万人，仅西班牙就有 1 万多人被烧死，有 20 多万人被处徒刑。[2]

这时的欧洲医学也陷入宗教神学的桎梏中，医学转入僧侣手中，他们信奉的不再是元素论或原子论，而是《圣经》的教义，疾病被理解为上帝的惩罚，有病求医或吃药被视为异教徒的行为，治疗疾病的手段只有祷告、鞭笞或朝圣。这个时期没有新的医学研究和新的学说，医学本身似乎也成了奄奄一息的患者，处于停滞、衰落、凋敝之中，患者的境遇非常困难，欧洲的人均寿命当时只有 25 岁。[3] 史学家们指出，"这一时期所有医生都是牧师""疾病被认为是上天对于犯罪的惩罚""解剖学、生理学和医学的进步被遗忘""医学真正成了神学的婢女"。[4] 据记载，1347 年发生的大规模"黑死病"夺去欧洲 1/4 的人口，聚集于罗马的 120 万朝圣者幸存的不到 1/10。严重的疾病缺乏医疗，人们用"自相鞭笞"和"疯狂跳舞"来摆脱，为免除灾难，甚至把数以万计无罪的孩子组织成"儿童十字军"东征耶路撒冷，1212 年法国和德国的 2 支"儿童十字军"各有 2 万多人，生还者只有 2 名。

**3. 中西医学术差异的扩大**

"中世纪"的这 1000 多年，中医学和西医学分别走上了两条非常不同的发展道路，出现了"东高西低"的巨大反差，决定性地扩大了中西医之间的差异，特别突出地表现在：①在学术思想上，中医学进一步吸收了元气论、阴阳学说等哲学思想，并转化为医学的基本观点，形成了朴素系统论思维；而西医学却背弃了元素论、原子论的唯物主义传统，走上了宗教神学道路，遵循的是神创论思维。②在学术水平上，中医学的临床防治、理论体系都有了长足的发展，保持至今的经典学术体系主要是在这个时期形成和发展的；而西医学在这个时期受到教会的压制，没有出现可称道的成果，更谈不上什么理论体系，无法与同时期的中医学相比。③在学术特色上，中医学以整体观和辨证论治为核心的基本特色正式形成，并一直发扬至今；而西医学这时的特色是为宗教神学服务，以宗教教义来解释和治疗疾病，被扭曲到反科学的道路上去。

## 四、近代哲学对中西医学的影响

从 16 世纪到 19 世纪是形成中西医学现有差异的决定性时期。中国从封建社会沦为半封建半殖民地社会，中医学完成经典体系的完善后，陷入了徘徊和衰微；欧洲则发生了文艺复兴、资产阶级革命和两次科学革命、两次技术革命，医学也发生了划时代的革命，建立起全新的医学体系，将中西医学的差异加深到现有的程度。

**1. 欧洲哲学的变革**

在欧洲近代的一系列革命中，哲学思想的变革是一个重要方面。批判宗教神学，恢复唯物主义传统，并以近代科学革命的成果为基础，发展为欧洲近代特有的机械唯物论，成为西方医学革命的思想基础，决定性地影响了西医学的学术思想。

在文艺复兴和科学革命中复兴古希腊的原子论。冲破宗教神学的统治，复兴唯物主义的原子论思想，是文艺复兴的一项重要内容，是欧洲近代科学技术革命的思想基础。布鲁诺（1548—1600）、伽利略（1564—1642）、伽桑狄（1592—1655）等科学家和科学哲学家们不但复兴了原子论，还把它植入自然科学领域。他们认为世界是物质的，万物由最小的物质粒子原子构成，这种原子不可再分，万物的各种特性是由原子的排列或运动决定的；并认为原子具有惯性质量，原子可用力学描述的机械方式组合成万物。牛顿（1642—1727）则提出了机械原子论观点，以力学原理建立起原子论世界模式，认为原子之间有吸引、排斥两种作用力，吸引使原子结合，排斥使原子分离；物体的粒子按大小分为几个等级，大粒子中包含着小粒子，小粒子中包含着更小的粒子，最小的粒子是原子。

原子论的复兴在科学革命中发展为化学原子论。原子论的复兴在化学的研究和发展中取得革命性突破，建立起化学原子论和"原子–分子论"。波义耳（1627—1691）在17世纪提出了"化学元素"概念，指出元素是某些不由任何其他物体所构成的原始和简单的物质微粒。道尔顿（1766—1844）于19世纪初提出了化学原子概念，认为原子是"终极质点""莫破质点"，一切物质皆由原子组成，在一切化学变化中，原子的属性不变，化合和分解只是原子的组合方式不同，并提出了原子量概念。此后阿伏加德罗（1778—1850）提出了"原子–分子论"，认为原子是参加化学反应的最小质点，分子是游离状态下的单质或化合物能独立存在的最小质点，分子由原子组成。这样，经过一系列的发展，原子不再是哲学的抽象概念，而是在科学实验中被证实的物质实体，它作为构成世界万物的"宇宙之砖"已在掌握之中。原子就是物质，原子的属性就是物质的属性，以对原子的认识为基础，形成了欧洲近代特有的机械物质观。同时，科学家们已经能够自由地把原子组合成分子或把分子分解为原子，证实了事物的组合性和可分解性、可还原性，并把"组合–分解–还原"理解为世界的普遍规律，很自然地形成了还原论思维。

以牛顿力学为基础形成欧洲近代特有的机械唯物论。在批判经院哲学、恢复唯物主义传统的斗争中，吸收近代科学技术革命的理论成果和思想营养，逐步建立起机械唯物主义哲学，其杰出代表是法国 18 世纪的机械唯物论和 19 世纪德国费尔巴哈（1804—1872）的机械唯物论。欧洲近代机械唯物论的主要特点是吸收近代科学技术革命的成就，特别是原子论观点、牛顿力学原理、机器模式，来理解和解释世界的物质性。它认为物质就是原子，由原子构成的事物没有外力不会改变；物种永世不变，"动者恒动，静者恒静"，有改变也只是位移式机械运动；世界是一架机器，人也是一架机器。这种思想深深地植根和贯彻在自然科学领域，成为当时占统治地位的自然观。恩格斯（1820—1895）曾对这种思想的基本特点做过如下概括："把自然界的事物和过程孤立起来，撇开广泛的总的联系去进行考察，因此就不是把它们看作运动的东西，而是看作静止的东西；不是看作本质上变化着的东西，而是看作永恒不变的东西；不是看作活的东西，而是看作死的东西。"[5]

### 2. 西医学的革命

医学革命是欧洲近代一系列革命运动的重要组成部分，医学家们冲破宗教神学的桎梏，接受复兴的原子论和新兴的机械唯物论，接受还原论思维方式，按机器模式来理解人，对人进行分解、还原研究，沿着向微观深入的方向大踏步前进，建立起完全不同于古希腊和"中世纪"的近代医学体系。

1543 年比利时的维萨里（1515—1564）发表了《人体的构造》，开辟了解剖学的新纪元，吹响了医学革命的号角。1553 年西班牙的塞尔维特（1511—1553）发现了小循环，提出了血液循环理论，因违背教义而触犯教会，被宗教法庭处以火刑。1628 年英国的哈维（1578—1657）出版《心血运动论》，提出了系统的血液循环理论，标志着近代生理科学的诞生。随后病理学突破了 3 个层次：意大利的莫干尼（1682—1771）于 1761 年创立器官病理学，第一次将病理变化与解剖形态联系起来；法国的比沙（1771—1802）创立综合解剖学、组织病理学，把对疾病的认识深入到组织水平；德国的微尔肖（1821—1902）于 1858 年创立细胞病理学，把对疾病的认识推进到细胞水平。病因学发现了病原微生物，德国的科赫（1843—1910）创立细菌学说，传染病之谜被揭开。治疗学开辟了化学治疗时代，德国的艾利希（1854—1915）发明砷凡纳明（606），随后发现了磺胺、青霉素等。显微镜、听诊器、血压计、X 射线等，都是这个时期发明和应用的。医学革命的一个总结果是生物医学模式的形成。

西医学的革命性发展史无前例，逐步地赶上和超过中医学，形成"西高东低"的发展反差，决定性地加深了中西医之间的差异。

### 3. 中医学的衰微

在欧洲发生一系列革命的时候，中国社会发生了与欧洲完全不同的变革，中医学在完成经典体系的最后完善之后，陷入了曲折、徘徊的局面。

从明清之际到 1840 年鸦片战争，中国封建社会进入没落阶段，中国传统哲学思想完成了最后的补充。与其相一致，中医学循着 2000 多年的传统实现了最后阶段的发展，建立起温病学说，并对经典学术体系进行了整理和总结，使几千年发展而来的中医学术体系完整系统地继承下来。中医学的历史之悠久、思想之深刻、理论之系统、经验之丰富、应用之有效，在世界上绝无仅有，使之卓然自立于世界医学之林。

从 1840 年鸦片战争到 1949 年新中国建立，中国陷入半封建半殖民地社会，社会的巨大变革带来了哲学思想的动荡。随着列强的入侵，西方哲学思想逐步传入中国，形成中国传统哲学思想与西方哲学思想的撞击和争鸣，革新与守旧、西化与国粹的思想斗争此起彼伏。在医学领域，随着西医学的传入，在中国形成了中西两医同时并存的局面。如何认识中西医之间的差异，如何处理中西医之间的关系，成为这个时期的一个突出的学术问题和政策问题。中医学家们提出了"衷中参西""中西汇通"的主张。但是，废止旧医派以西方的思想和观点为唯一标准，认为中医学不符合那种标准，要求消灭中医，南京伪国民政府于 1929 年通过了"废止旧医案"。因此，从 19 世纪下半叶到 20 世纪上半叶，中医学面临的不再是发展问题，而是存废问题，中医学术陷入停滞、衰微的困难境地。

### 4. 中西医学术差异的加深

从 16 世纪到 19 世纪，中医学在完成经典体系的完善之后陷入了曲折和衰微的局面，而西医学在革命中建立和发展了一个全新的学术体系，赶上并超过中医学，决定性地加深了中西医之间的差异。20 世纪以来，新中国虽然制定了保护和发展中医的政策，提出了中西医结合和中医现代化的战略，但还没有实现学术上的新突破，到 20 世纪末叶的仍然是几千年形成的经典学术体系。西医学则沿着其已有的发展道路进一步开拓，积极吸收 20 世纪的科学技术新成果，出现了许多新的理论和技术，发展到现代阶段。

到 20 世纪末叶为止，摆在我们面前的，一个是几千年发展而来的中医学的经典学术体系，一个是西医学在 16 世纪以后发展而来的近、现代学术体系。这两个医学体系的差异是多方面的，最为突出的差异：①在学术思想上，中医学接受的是中国几千年传统哲学思想的影响，西医学接受的主要是欧洲近、现代哲学思想的影响。②在思维方式上，中医学遵循的是源于中国的元气论、生成论的朴素系统论思维，西医学遵循的是源于欧洲的原子论、构成论的还原论思维。③在科学技术内涵上，中医学吸收的主要是中国古代科学技术的知识和方法，西医学吸收的主要是近代、现代科学技术的知识和方法。④在学术内容上，中医学以注重宏观、整体、功能、关系为突出特色，西医学以注重微观、部分、结构、实体为突出特色。

## 参考文献

[1] 卡斯蒂格略尼 . 世界医学史 . 1 卷 [M]. 北京：商务印书馆，1986：137，139.

[2] 自然辩证法讲义编写组 . 自然辩证法讲义 [M]. 北京：人民教育出版社，1979：11.

[3] 林德宏 . 科学思想史 [M]. 南京：江苏科学技术出版社，1985：84.

[4] 文士麦 . 世界医学五千年史 [M]. 北京：人民卫生出版社，1985：51，57，58.

[5] 恩格斯 . 反杜林论 [M]. 北京：人民出版社，1970：18.

【原载于张其成主编《中医哲学基础》之祝世讷执笔"第十一章　中西医学哲学比较"，中国中医药出版社，2004 年版】

# 中西医思维方式的异同

中医学与西医学在同一对象的研究中分别发现不同的现象和规律，造成这种差异的内在根源是思维方式的不同。中医学的思维方式属于朴素系统论，西医学的思维方式属于还原论。

## 一、思维方式在医学研究中的作用

### 1. 什么是思维方式

思维方式是在科学研究活动中关于如何理解、研究、解决科学问题的立场、观点、方法的思维体系。所谓立场，是指观察对象和研究问题的立足点、着眼点，它决定着从什么角度提出问题，提出什么问题，把注意的中心放在哪里。所谓观点，是指理解和解答问题所持的哲学观点、学术观点，它决定着怎样理解问题，从什么方向去寻找答案，把答案预想为什么。所谓方法，是指解答问题、获得答案的途径、法则、手段，它在立场和观点的指导下，开辟解答问题的道路，求得答案。思维方式是立场、观点、方法的统一体。

思维方式在科学研究中具有导向作用，它决定着提问题的角度和性质，决定着求解问题的方向和道路，决定着研究什么、不研究什么、突出什么、忽略什么，决定着用什么知识和方法来解答问题，因而也就决定着研究的结果和成败。思维方式如果与所要研究的未知现象的特性和规律相一致，必然把研究导向成功；如果不一致，则必然遇到困难或导致失败。

例如，对于疾病的诊断和治疗，正确的思维方式会导向高效地诊治，不正确的思维方式容易导致误诊、误治。患者到了医院，中医问阴阳、寒热、虚实、表里，西医问感染、发炎、占位性病变，不同的思维方式会形成不同的诊治方案，产生不同的诊治效果。

再如，在医学研究中，思维方式具体化为科研的思路和方法，正确与否直接决定着科研的成败。如经络的研究曾按西医学的还原论思维提出"经络的结构是什么解剖形态"的问题，用研究解剖形态的各种方法去寻找，结果所有努力均告失败。原因就在于经络的结构不是解剖形态，还原论思维的这种理解、提问、探讨背离了经络的实际。

对于同一个研究对象，不同的思维方式会从不同的角度提出不同的问题，认识不同的内容，得出不同的结论。鲁迅在《集外集拾遗》一文中，曾就《红楼梦》的研究因思维方式不同得出不同认识而论道："经学家看见《易》，道学家看见淫，才子看见缠绵，革命家看见排满，流言家看见宫闱秘事……"

无论是临床诊治还是医学科研，确立正确的、符合客观实际的思维方式至关重要。

**2. 思维方式的差异是学术差异的内在根源**

思维方式的差异是形成中西医学术差异的内在根源，可概括为"仁者见仁，智者见智"。所谓"仁者""智者"，是立场、观点、方法的统一体的拟人化称谓，"仁者"与"智者"的差异，就是思维方式的差异。《周易·系辞上》曰："仁者见之谓之仁，知者见之谓之知。"（知，同智）就是说，对于同一个研究对象，"仁者"把它理解和解释为"仁"，"智者"把它理解和解释为"智"，其结果是"仁者见仁不见智，智者见智不见仁"。

同样是人的健康与疾病，为什么中医学认识了气、阴阳、藏象、经络、辨证论治等内容，而西医学对此却没有认识也无法解释；西医学认识了器官、细胞、分子等水平的生理、病理、器质性病变、特异性治疗等内容，而中医学对此却没有认识也无法解释，这正是思维方式的差异造成的，中医学和西医学各自从特定的立场、观点、方法出发，在对人的健康与疾病的研究中，分别选定了不同的角度、重点，提出了不同性质的问题和解决问题的不同思路，认识了不同层次和侧面的不同内容，形成了不同的学术体系。学术的差异不是本原的，它是一种产物，在它的背后还有"生产者"，即思维方式的差异。

**3. 中西医思维方式的基本差异**

人们早已注意到中医学与西医学在思维方式上的差异。但是，中医学的思维方式是什么性质的，西医学的思维方式是什么性质的，两种思维方式之间的差异是什么性质的，却长期没有界定清楚。20 世纪以来，特别是近几十年来，人们越来越清楚地认识到，在现有发展阶段，中医学的思维方式属于朴素系统论，西医学的思维方式属于还原论。

医学的思维方式在历史上经历了 3 个大的发展阶段，出现过三种有代表性的思维方式，即古代的整体论、近代的还原论、现代的系统论。中医学与西医学在古代阶段的思维方式都是整体论的，当时还没有条件和手段把人体打开去认识其部分和细节，不得不就整体论整体。但是，16 世纪以来在欧洲发生的科学技术革命和医学革命，具备了对人体进行分解还原研究的条件和手段，逐步走上还原研究的道路，形成了还原论思维。而在中国没有欧洲那样的条件和手段，中医学没有走还原研究的道路，而是在古代整体论思维的基础上，发展成为朴素的系统论思维。

学术界对于中医学与西医学在思维方式上的差异有了明确的认识。医学家们就西医学的还原论思维指出："这种把较高（较复杂）层次分解为较低（较简单）层次的研究方法，在西方哲学家和科学家中被称为还原论的方法。""这种方法作为一种传统的科学研究方法在西医研究中仍占主导地位。"[1]我国著名科学家钱学森院士就中西医思维方式的差异指出："西医起源和发展于科学技术的'分析时代'，也就是为了深入研究事物，把事物分解为其组成部分，一个一个认识。这有好处，便于认识，但也有坏处，把本来整体的东西分割了。西医的毛病也就在于此。然而这一缺点早在 100 年前恩格斯就指出了。到大约 20 年前终于被广大科技界所认识到，要恢复'系统观'，有人称为'系统时代'。人体科学一定要有系统观，而这就是中医的观点。"[2]

## 二、西医学的还原论思维

还原论思维是形成西医学术特色的内在根据，要正确地认识西医学的特色及其与中医学的差异，需要深入地理解还原论思维的性质和特点。

**1. 什么是还原论思维**

"还原"（reduction）的本义是简化、缩减、降级、归并。"还原论"（reductionism）作为一种思维方式，是认为复杂事物是一些更为简单、更为基本的成分的组合物，主张把复杂事物分解为较为简单的成分来研究，从低层次规律来解释高层次现象。

还原论思维的思想基础是原子论，原子论的基本观点转化成为还原论思维的基本原理。还原论思维的主要原理：①"组合-分解"原理。认为世界万物是由分散存在的"原子"组合而成的，因而可以分解，可以把整体分解为部分，再把部分分解为更小的部分直到认为适宜的程度。②"原子-还原"原理。认为构成世界万物的本原是"原子"，只要一层一层地降解，"还"到其本原——"原子"，就可找到事物或现象的终极原因和解释。③"粒子-实体"原理。原子论设想的"原子"是不可再分的实体粒子，因此还原的目标是要寻找到作为事物本原的实体粒子（"原子"或其化身）。

把这样的原理贯彻到科学研究中，就是把整体分解为部分来研究，从部分来解释整体；把高层次降解为低层次来研究，从低层次来解释高层次；把宏观现象降解为微观现象，从微观现象来解释宏观现象。

**2. 西医学还原论思维的形成**

还原论思维是16世纪后在欧洲的特定条件下形成的。①它是思维方式发展的历史逻辑的产物。古代的整体论没有打开整体，不能了解各种细节，存在直观、模糊、思辨的局限。为了克服这种局限，就必须打开整体去了解部分和细节，16世纪以后的欧洲具备了这样的条件。从"整体论"走向"分解-还原"，这是思维方式"否定之否定"辩证发展的必然。②它是欧洲原子论思想复兴的产物。没有原子论就没有还原论，还原论思维是原子论思想的必然产物，古希腊原子论在近代的复兴是形成还原论思维的理论基础。③它是欧洲近代科学技术革命的产物。欧洲近代发生的科学革命和技术革命，在思维方式上打破了古代整体论的局限，把原子论的观点运用于自然科学研究中，发展了"分解-还原"研究，在实践中逐步形成了还原论思维方式。④它是对世界的可还原性内容进行研究的产物。世界的许多方面具有可还原性，对于这些内容可以也应该进行还原研究，还原论思维在其适用的范围内具有合理性和必然性。总之，16 世纪以来的 400 年，还原研究在各个适用的领域获得了巨大成功，这使还原论思维一步一步地上升到主导地位，科学界甚至把这 400 年称为"分析－还原时代"。

西医学的思维方式在古代是整体论的，在"中世纪"是宗教神学的，16 世纪开始的医学革命也是思维方式的革命，它冲破神学的禁锢，移植自然科学的还原论思维和相关的知识、方法，发展了对人的还原研究，形成了医学还原论思维。

西医学的还原论思维是在继承古希腊医学思想传统的基础上，移植近代科学的还原论思维方式和还原性知识、方法，通过医学还原研究的实践而逐步形成的。①继承和发扬古希腊、古罗马时期医学自身的原子论和元素论思想传统，接受近代科学的原子论思想和还原论思维，按照"人是机器"的模式，把人理解为组合系统，发展了对人的分解性研究。②移植自然科学的还原性知识来解答医学问题。医理学派主张用物理学知识来物理地解答医学问题，医化学派主张用化学知识来化学地解答医学问题，生物医学学派主张用生物学知识来生物地解答医学问题，发展了对人的还原研究。③移植自然科学"分解－还原"研究的方法来解决医学问题。如从自然科学移植的分析方法、实验方法、数学方法、归纳方法等，成为发展医学还原研究的得力武器。④医学的还原研究在实践中取得成功。把人的整体分解开，向部分、微观深入，建立起器官病理学、组织病理学、细胞病理学；把人还原为生物学客体，把疾病还原为物理学、化学现象，用生物学的、化学的、物理学的知识来解释生理、病理、药理的现象和规律取得巨大进展；病因学把病因还原到病原微生物，治疗学和药理学把药效还原到具有抗菌消炎作用的"素"及其特异作用。

西医学的还原论思维既遵循着还原论思维的一般原理，又具有医学专业的特征，其基本特点可概括为：①遵循还原论的"组合－分解"原理。认为人的整体由部分组合而成，复杂的高层次由简单的低层次组合而成，因而具有可分解性，可以解剖研究为基础，把人的整体分解为各部分，再把各部分分解为更加细小的部分，从部分、微观来解释整体、宏观。②遵循还原论的"原子－还原"原理。把作为生物属性、社会属性、思维属性高度统一的人还原为生物学客体，再把人的生理、病理内容还原为物理、化学过程，最终目标是寻找作为疾病本质的微观实体和作为病原本质的微观粒子。

**3. 还原论思维的价值和局限**

还原论思维有其合理性，这主要在于：①还原论思维在历史上是一种巨大的进步，它克服了整体论思维的局限，开辟了打开整体向部分、微观深入的道路，使科学认识第一次达到了精确、严格的程度。这是近代400年来自然科学获得巨大进展的一个基本条件。②客观事物存在着具有"组合－分解"特性的方面和内容，这些方面和内容需要进行还原研究。③人的整体包含着部分，人的高级运动包含着生物、化学、物理等低级运动，因而可以在一定范围内和一定程度上进行还原研究，以便深入认识部分、微观、细节。

还原论思维又有其局限性，主要表现在以下几方面。

第一，"组合－分解"原理的适用范围是有限的世界和事物不仅有可分解、还原的一面，更有不可分解、不可还原的一面。还原论思维无法理解和研究不可分解、不可还原的对象和内容。一方面，世界上有组合系统，而更多或更基本的是分化系统，还原论思维更适合于研究组合系统，对于分化系统来说原则上是不适用的。宇宙、太阳系、地球等分化系统不能分解，人也是分化系统，虽然可以把人体分解为器官、组织、细胞，但这些部分离开人体就不能单独存在。另一方面，无论是组合系统还是分化系统，都具有"整体大于部分之和"的性质，整体的性能不能分解为部分的性能，不能把"人"的整体属性、功能、行为分解为器官、组织、细胞的属性、功能、行为。100多年前恩格斯就指出："终有一天我们会用实验的方法把思维'归结'为脑子中的分子的和化学的运动；但是难道因此就把思维的本质包括无遗了吗？"[3]

第二，"原子－还原"原理的适用范围是有限的。一方面，还原论思维的理论基础原子论早已被现代科学否定，作为世界本原的"原子"不存在，世界的本原不是最小的、不可再分的实体粒子。现代科学认为，"能量实际上是构成所有基本粒子、所有原子，从而也是万物的实体"[4]。力图把事物的本质和根源还原为特定的实体粒子的思想不合实际。另一方面，已知的各种实体粒子都是

"关系网"的"网上钮结"，它自身由特定的关系构成，又处于多种关系的网状结构中，结构有层次性，现象和规律也有层次性。不能把高层次的现象和规律还原为低层次的现象和规律，例如不能把气体的现象和规律还原为分子的现象和规律，不能把分子的现象和规律还原为原子的现象和规律。在事物的层次结构中，不可能在下一层次找到上一层次的性能及其本质。

第三，还原论思维在医学领域的适用范围是有限的。人是最典型最高级的分化系统，虽然从特定的角度可以进行一定的分解、还原研究，但人在本质上是不可分解、不可还原的。人的不可分解、不可还原的特性更基本，内容更多样，但都落在还原论思维的视野之外。还原论思维在医学领域的局限早已被医学家们注意到，1865 年伯尔纳在《实验医学研究引论》一书中就明确提出："我认为生命现象不可能全部用无生命世界中所阐明的物理 – 化学现象来说明。"中医学的大多数理论所反映的，正是人的健康与疾病的不可还原性内容。

第四，还原论思维不适合研究复杂性现象和规律。还原论思维通过还原、降解，把复杂的事物简单化，但复杂现象的复杂性内容和机制是不可简化的。例如，对于元整体的整体性，"整体大于部分之和"的整体特性、功能性结构、有序性、自组织、信息和熵等，还原论思维无法企及这些内容的研究。

还原论思维是近代哲学和科学的产物，当时代把世界的复杂性提到现代哲学和科学的日程时，必然地产生新的与其相适应的系统论思维，代替还原论思维上升到主导地位。

## 三、中医学的朴素系统论思维

朴素系统论思维是形成中医学术特色的内在根据，要正确地认识中医学的特色及其与西医学的差异，需要深入地理解中医学的朴素系统论思维的性质和特点。

### 1. 什么是系统论思维

所谓系统论思维，是把研究对象如实地理解为一个系统，认识和掌握其系统特性和系统规律，并遵循其系统特性和系统规律进行调节。

所谓系统，是包含相互作用的若干要素并有确定性能的整体。一般系统论的创始人贝塔朗菲（1901—1972）认为："系统可以定义为相互作用着的若干要素的复合体。"[5]例如，水分子（$H_2O$）是一个系统，它包含 2 个氢原子和 1 个氧原子，氢原子与氧原子之间相互作用形成水分子的结构，水分子具有分子水平所特有的整体性能。方剂是一个系统，绝大多数方剂包含两味以上中药，方内各药物间有相互作用，方剂具有特定的整体功效。以系统方式存在是世界万物的普遍属性，在现实世界中万物皆系统。

系统论是关于事物的系统特性和系统规律的科学理论。它以系统为研究对象，研究和揭示事物的系统特性和系统规律。系统论是现代科学革命的主要成就之一，创始人是美籍奥地利生物学家贝塔朗菲。他在生物学研究中发现，还原论思维歪曲了生命的复杂特性和深层本质，"还原"取决于两个条件：一是各部分之间不存在相互作用，或者弱到可以忽略不计；二是诸部分之间的关系是线性的，因而整体等于诸部分的累加和；但符合上述条件的情况是非常特殊的，由"相互作用"的部分组成的、被称为系统的整体不能满足这些条件。他认为，系统是"有组织的复合体"，组织是"强相互作用"，是非线性的，以系统方式存在的事物不能满足还原论的要求。他于 20 世纪 20 年代提出了"有机论"，于 40 年代建立起一般系统论，提出了现代科学的"系统"概念，论证了系统的普遍性，总结了一般系统论的基本理论，阐明了各种系统所共有的、一般的系统特性和系统规律。与一般系统论同时建立的还有控制论、信息论，后来又出现了耗散结构理论、协同学、超循环理论等新理论，形成一个学科群。1980 年，我国著名科学家钱学森院士倡导建立起了系统科学体系。

事物的系统特性和系统规律落在还原论的视野之外，却正是系统论的研究对象。所谓系统特性，就是以系统方式存在的事物的本质特征和属性，它的形成、变化、调节遵循着特定的规律，即系统规律。系统论对这些系统特性和系统规律的理论总结，形成系统论的基本原理。系统论的基本原理主要有整体性、联系性、动态性、有序性、等级秩序等原理。

系统论的基本原理也就是系统论思维遵循的基本原理，它要求按照客观事物固有的系统特性和系统规律来理解它、研究它、调节它。

（1）整体性原理

可表述为"整体大于部分之和"。该原理指明了系统的整体性的本质，即系统质（系统整体的属性、功能、行为）"大于"（"高于""超于"）要素质（即要素的属性、功能、行为）及其相加和，强调系统质不能还原为要素质，对系统质的考察和调节，必须遵循系统质的这种特性。例如，王水具有溶化黄金的性能，但把王水还原为浓硝酸和浓盐酸，就不再具有溶化黄金的性能。

（2）联系性原理

可表述为相互作用是系统的整体性的根源。系统之所以"整体大于部分之和"，在于系统处于要素与要素、要素与系统、系统与环境的相互作用中，是这些相互作用形成并调节着系统质。该原理强调，相互作用是系统质的根源，要从相互作用上来考察和调节系统质，割断或破坏了这些相互作用就破坏了系统质，也不能把相互作用还原、提纯为什么物质成分。

（3）动态性原理

可表述为系统在内外条件的作用下自主地趋向并保持在一个目标值上。这是开放系统特别是生命这类有机系统所特有的一种特性和规律，它不被外部条件所瓦解，而是利用外部条件把自己组织到一个目标值上，建立和保持特定的稳态。该原理强调，自然开放系统的本质特性和规律是自组织性和具有内源性的自组织机制，研究这类系统的结构、性能及其变化，要以发生学观点把它如实地理解为一种过程流，注意的中心应放在其内在的自组织机制。

（4）有序性原理

可表述为有序化是系统自组织的内在本质。该原理指出，组织就是建立秩序，就是提高有序度，系统自组织的本质是有序化。系统的根本性质和状态并不仅仅取决于构成系统的要素的性状以及相互作用的多少，更取决于系统的有序度，要研究和掌握有序与无序的变化及其调节机制，把自组织的有序化与外力的控制机制区别开来，把有序稳定与无序稳定区别开来，以信息、负熵等进行评价和调节。

**2. 中医学朴素系统论思维的形成**

中医学之所以形成朴素的系统论思维，有两个基本条件：①在客观上，中国没有西方那样的原子论、还原论思想，虽然早期曾出现过类似的思想观点，但没有得到发展。在中国长期占统治地位的是元气论、朴素系统论思想，中医学是在这样的思想母体中孕育成长起来的。②在主观上，中医学具有其他医学所没有的特殊条件，即几千年的发展没有间断过，并且一直掌握着世界上最大的临床样本，在临床实践中长期地、大量地、反复地接触和认识世界上最典型的系统——人，人的健康与疾病的系统特性和系统规律作为一种客观存在，必然地反映到中医学的认识中，形成其系统论思维。

作为中医学思想母体的中国哲学的内容十分丰富，中国传统思维方式是中国哲学的重要方面，朴素的系统论思维是其基本特征。系统论和系统科学是20世纪中后期建立和发展起来的，为什么在中国古代就有了这种思想？这是因为，世界的系统特性和系统规律是一种比人类还要古老的客观存在，人类诞生后在认识和改造客观世界的过程中，不可避免地要接触它、认识它，逐步积累了有关的知识，形成了相应的思想，只是没有发展到现代系统论这样的认识程度和理论水平。古希腊的亚里士多德就提出了"整体大于它的各部分的总和"的著名论断；中国古代的系统论思想更加丰富和深刻，在《周易》、道家、儒家、《孙子兵法》等理论中，在农业、水利、建筑工程等实践中，都有着充分的体现，现代系统论的基本原理在中国早有了其原始思想和实践形式。近几十年来，哲学界、科学界和史学界的研究越来越明确地肯定，"系统思维乃是中国传统思维方式的主干"[6]。

中国传统系统论思维的主要思想基础是元气论。元气论对世界的理解与西方的原子论非常不同甚至截然相反，其基本思想形成中国传统的系统论思维的主要内容。中国传统的系统论思维的主要特点体现在：①世界的本原。认为世界的物质本原不是分散存在的原子或元素，而是混沌未分的统一体，世界和万物是由这个混沌未分的统一体产生出来的。②发生机制。认为世界万物不是"组合"成的，而是"分化"发生的，如"太极生两仪""一生二""气分阴阳"等。③事物的整体性。认为世界万物的本原是混沌未分的统一体，整体具有"元整体性"，不可分解性是事物的整体性的本质。④运动的源泉。认为事物运动变化的动力源泉在内部，是"刚柔相摩，八卦相荡""阴阳交而生物"等内在矛盾运动构成了事物的千变万化。

中医学接受了中国传统的系统论思维方式，把它贯彻到临床实践中，很自然地侧重于研究和掌握人的健康与疾病的系统特性和系统规律，形成了中医学的朴素系统论思维。这主要体现在：①在学术思想上，所持的观点与还原论思维相反，不是"组合－分解""原子－还原"观，而是"分化－整体""元气－系统"观，如实地把人理解为分化系统，强调其整体性、不可分解性、不可还原性，如实地理解和调节其"整体大于部分之和"的特性和内容。②在学术内容上，气化、阴阳、藏象、经络、辨证论治等理论及其在临床的应用，所反映和调节的，主要是人的健康与疾病的系统特性和系统规律，人的整体性、联系性、动态性、有序性等特性和规律，都得到深刻的反映和有效的调节。③在防治方法上，是遵循着人的系统特性和规律进行考察和调节，形成了朴素的系统方法。总之，中医学的思想、理论、方法已经包含着现代系统论的基本原理的原始思想，中医学堪称系统论的一种雏形。

近几十年来，对于中医学思维方式的性质进行了大量的讨论和研究，所取得的基本认识是朴素系统论思维是中医学思维方式的本质，是形成中医学术特色的内在根据，是中医学在未来发展中具有的一种优势；中西医之间学术争鸣的内在本质是系统论与还原论两种思维方式之间的差异。[7]

中医学的朴素系统论思维具有科学性，又有其局限性，在认识上需要掌握两个基本估价：①就中医学思维方式的基本性质而言，是系统论的，不是还原论的，由此划清与还原论思维的界限。不能把中医学的系统论思维与西医学的还原论思维相混淆。②就中医学系统论思维的发展水平而言，是朴素的，还没有发展到现代水平，由此划清与现代系统论思维的界限。不能把中医学的朴素系统论思维与现代科学的系统论思维相混淆。

### 3. 中医学系统论思维的基本原理

为了把中医学的系统论思维从朴素水平提高到现代水平，20世纪80年代以来，学界开展了现代中医系统论的研究。中医系统论研究在继承中医学传统的系统论思维的基础上，移植现代系统科学的理论和方法，对人的健康与疾病的系统特性和规律进行了新的开拓性研究，提出了现代中医系统论的基本理论，逐步建立起现代中医学的新兴分支学科——中医系统论，祝世讷的《系统中医学导论》《中医系统论》《中医系统论与系统工程学》等著作是其代表。中医系统论研究提出的6条基本原理[8]，是中医学系统论思维的主要内容和发展方向。

（1）元整体原理

可表述为人是分化系统，具有元整体性，对人的健康与疾病的考察和调节必须遵循人的分化发生机制和元整体特性。

该原理指出，人是世界上最典型的分化系统。一方面，人类是由宇宙、太阳系、地球、生物圈等母系统在演化过程中分化出的一个子系统；另一方面，人类的每一个个体都是通过分化形成和发展的，例如，新个体由母体分化（孕育、分娩）产生，胚胎从一个受精卵通过细胞分裂发育而成，人的后天发育以细胞分裂为基础，分子的复制以DNA解链复制为基础。

该原理指出，医学必须确立和遵循元整体观；人是分化系统，其整体是本原的，是不可分解的；人的整体分化出其部分，整体是部分的前提和基础，整体产生着、支配着部分，整体对部分的下向性因果关系是基本的，整体性变化是局部性变化的基础，局部性病变是整体性异常的表现或产物，局部性病变的治疗要以整体调理为基础。

（2）非加和原理

可表述为人的整体不等于部分之和，系统的系统质不能分解、还原为要素质或其相加和，系统质的病变也不能归结为要素病或其相加和。

该原理指出，在人体和各种现实系统中，整体与部分的关系存在着4种基本情况：①整体等于部分之和（整体＝部分之和）。如王水的总重量等于构成王水的浓硝酸和浓盐酸的重量之和。②整体大于部分之和（整体＞部分之和）。如王水具有了浓硝酸和浓盐酸所不具有的溶化黄金的性能。③整体小于部分之和（整体＜部分之和）。如3个和尚没有水吃。④整体近似地等于部分（整体≈部分）。如全息照片的某一部分包含着整体图像的全部信息。

该原理指出，系统的"非加和"性产生出系统质，系统的整体性和不可分解性是就系统质而言的，系统质是只存在于系统整体水平的属性、功能、行为，一旦把整体分解开，系统质就被分解掉，无法把系统质分解、还原为要素质或其相加和。中医学所认识和掌握的人的生理、病理内容，大都属于人的系统质，如精、气、神、阴阳、藏象、证等。

（3）有机性原理

可表述为相互作用是人的健康与疾病的真正的终极原因，和为健，失和为病。

该原理指出，影响系统质的形成和状态（健康与疾病）的因素有两种：一是系统内的要素；二是要素与要素、要素与系统、系统与环境的相互作用。在这两种因素中，相互作用是基本的、关键性的，"交互作用是事物的真正的终极原因"[9]。在要素已定的情况下，是要素之间的相互作用的不同或改变，造成了系统质的不同或改变。相互作用是有机性的本质，系统的"非加和"性的根源在于要素间的相互作用，相互作用及其形成的结构是系统质的载体。系统的结构的本质是关系，关系的建立、维持、变化决定着结构的形成、维持、变化，因而也决定着系统质的形成和状态。

该原理指出，在病因病机中，实体因素与关系因素同时存在，关系因素更基本。中医学所注重的正是各种基本关系的"调"与"失调"，认为失调为病；提出了正不胜邪、阴阳失调、气机失常三大病机；提出了扶正祛邪、调整阴阳、调理气机三大治则，所调理的主要是关系，"以和为贵"。

（4）功能性原理

可表述为人的疾病在本质上首先是功能性的。

该原理指出，人的结构是复杂的，不但有解剖形态的结构，而且有非解剖形态的结构，如时间结构（如生物钟）、功能结构（如功能轴）、以功能为基础的"功能 – 时间 – 空间"结构（如功能子系统）等。中医学所掌握的人的结构，许多属于非解剖的功能性结构，如五藏、经络、六经、三焦等。不能把解剖结构当成唯一的标准，不能把非解剖结构归结为解剖结构。

该原理指出，任何结构都有建立和维持的发生学过程，"结构就是过程流"，结构的正常与否由建立和维持该结构的功能过程决定。这种关系决定着功能的变化是结构性变化的基础，疾病在本质上首先是功能性的，要调节和控制结构的病变就要调节和控制建立、维持该结构的功能过程。中医学从气化的角度把人的结构理解为一种气化结构，认为气化的功能过程建立和维持着人的结构，强调"大凡形质之失宜，莫不由气行之失序"[10]，因而注重功能性病变和功能性调理。

（5）有序性原理

可表述为人的健康是有序稳定的，疾病不仅是"失稳"，更是"失序"。

该原理指出，有序性是系统的相互关系的规则性和确定性的统一，系统的有序度随着条件的变化而变化，有序度升高对应着进化，有序度降低对应着退化。稳定是系统的状态，不随时间的延续而改变，有无序的稳定，也有建立在不同有序度上的稳定。有序稳定是系统的最佳状态。

该原理指出，"生命以负熵为食"，有序性是人的生命的深层本质，健康的本质不是"平衡""稳定"，而是"有序稳定"；疾病的本质不仅是"失稳"，更是"失序""失序而失稳"。中医学的"阴平阳秘"等理论深刻地反映着健康的有序稳定的内容和机制，"阴阳失调"等病机反映着"失序""失序而失稳"的深层规律，"调整阴阳"等治则包含着信息和负熵的调理。对于"失序"的治疗不能用物质、能量来填平补齐，而是要用信息、负熵来调理。

（6）自主性原理

可表述为发病和愈病都是机体的自主性反应过程。

该原理指出，自组织是动力、指令、调节都来自系统自身内部的组织机制和过程。系统的自组织机制是"一只看不见的手"，外来的各种作用因素（如致病的、祛病的等）都要纳入其自组织过程，通过排斥、吸收、转化、效应、滞留、积累等组织作用，产生病、不病、何病，或效、不效、何效等不同效应，这是一种自主性反应和调理。

该原理指出，人是最典型的自组织系统，DNA的自我复制、细胞的分裂繁殖、胚胎的发育、个体的成长、伤口的愈合等，都是自组织过程。机体的自组织机制对于外来的致病的或祛病的作用都能自主地做出反应，人的自组织机制是御病、发病、愈病的枢机。中医防治学的突出特色就是依靠、调动人的自组织机制，发挥其御病、祛病、愈病的自主调理作用，是一种自主调理原理，"阴阳自和""五藏生克"等法则，典型地体现着这种防治原理。依靠和调动机体的自组织机制在疾病防治中发挥自主调理作用，应是防治学的第一原理。

## 四、医学思维方式的发展方向

医学思维方式的发展，遵循着科学思维发展的一般规律，其历史逻辑或趋势是从古代的整体论到近代的还原论，再到现代的系统论。医学思维方式的发展方向是遵循"整体论—还原论—系统论"螺旋式发展规律，发展现代系统论思维。

医学思维方式的发展要与本专业的研究对象的特性相适应。医学的研究对象是人的健康与疾病。人是世界上最典型、最复杂的系统，其健康与疾病也典型地体现着人的系统特性和系统规律。人具有整体性，要有整体论思维；人的生理、病理又有可还原的一面，在一定范围和一定程度上需要进行还原性研究。但是，人及其健康与疾病的元整体性、非加和性、有机性、功能性、有序性、自主性等系统特性和系统规律，都落在整体论和还原论思维的视野之外，只有系统论思维才能理解和研究它。当医学发展到研究这些复杂性内容和规律的时候，只有现代系统论思维才能与之相适应。

西医学的还原论思维要转变为系统论思维。这已为医学家们认识到，在20世纪70年代开始的关于医学模式转变的讨论中，就包括了思维方式的转变问题。已明确地提出，与医学模式从生物医学向生物-心理-社会医学的转变相一致，思维方式要从还原论转向系统论。"生物医学模式是把许多世纪以来西方科学的分析方法应用于医学。现在又提出了另一个生物-心理-社会模式。这个模式基于系统方法。"[11] "对于医学，系统理论提供了一个不仅适合于疾病的生物-心理-社会的概念，而且适合于把疾病和医疗保健作为相互关联的过程来研究的概念方法。当一般系统方法成为未来医生和医学科学基本的科学和哲学素养时，可以预期对疾病的生物-心理-社会观点就更易容纳了。"[12]

中医学的朴素系统论思维要提高到现代系统论思维。按照科学思维发展的一般逻辑，中医学的思维方式应当从整体论走向还原论，然后再上升到系统论。然而，由于中国的特定历史条件，中医学没有形成还原论思维，而是在整体论的基础上发展了朴素系统论思维。在现代条件下，中医学可以移植西医学的还原论思维，来研究有关的可还原性内容，以弥补缺乏还原研究的不足；但是需要注意，中医学所掌握的人的健康与疾病的那些内容，多数属于人的系统特性和系统规律，是不可还原的，无法用还原论思维来理解和研究，近几十年来中医现代研究和中西医结合研究的实践已经证明了这一点。需要强调，研究人的健康与疾病的系统特性和系统规律是医学发展的方向，中医学的优势正在这里，发展系统论思维既符合中医学的特色，也符合整个医学发展的方向。科学思维已进入系统时代，思维方式发展的时代要求是系统论，中医学的思维方式不能回头走向还原论，而是要从朴素系统论提高到现代系统论。正如钱学森院士所指出："中医现代化要抓什么？你要问我的话，那我就很清楚地说是系统论，系统的观点。"[13]

总之，医学思维方式发展的方向是现代系统论思维，西医学的还原论思维要转变，中医学的朴素系统论思维要提高，中医学与西医学的思维方式将在现代系统论思维中走向统一。

## 参考文献

[1] 季钟朴，侯灿，陈维养. 中西医结合研究思路与方法学 [M]. 上海：上海科学技术出版社，1985：10.

[2] 吕炳奎. 对当前中医工作中几个问题的看法 [J]. 上海中医药杂志，1981 (4)：1.

[3] 恩格斯. 自然辩证法 [M]. 北京：人民出版社，1984：51.

[4] 海森堡. 物理学与哲学 [M]. 北京：科学出版社，1974：28.

[5] 贝塔朗菲. 一般系统论 [M]. 北京：清华大学出版社，1987：51.

[6] 刘长林. 中国系统思维 [M]. 北京：中国社会科学出版社，1990：14.

[7] 祝世讷. 系统中医学导论 [M]. 武汉：湖北科学技术出版社，1989：2－4.

[8] 祝世讷. 中医系统论与系统工程学 [M]. 北京：中国医药科技出版社，2002：187－331.

[9] 恩格斯. 自然辩证法 [M]. 北京：人民出版社，1984：95.

[10] 石寿棠. 医原 [M]. 南京：江苏科学技术出版社，1983：16.

[11] 恩格尔. 生物心理社会模式的临床应用 [J]. 医学与哲学，1982，3（7）：42.

[12] 恩格尔. 需要新的医学模型：对生物医学的挑战 [J]. 医学与哲学，1980，1（3）：88.

[13] 钱学森. 人体科学与当代科学技术发展纵横观 [M]. 中国人体科学学会，1994：299.

【原载于张其成主编《中医哲学基础》之祝世讷执笔"第十一章　中西医学哲学比较"，中国中医药出版社，2004 年版】

# 中西医人体认识的异同

　　医学的研究对象是人的健康与疾病，在不同的哲学背景、思维方式和研究方法的影响下，会以不同的观点和方法进行研究，形成不同的人体观和疾病观，中医学与西医学的异同也在这里表现出来。

## 一、功能研究与形态研究

　　人是结构与功能的统一体，人的健康与疾病包括结构与功能两个方面的内容。如何理解人的结构、功能及结构与功能之间的关系，如何理解人的结构性病变、功能性病变及结构性病变与功能性病变之间的关系，是医学的一个重大理论问题，在不同的哲学理论和思维方式的影响下，会有不同的理解。在这个问题的研究和理解上，中医学与西医学各有自己的特色。

### 1. 结构与功能

　　所谓结构，是指系统的组织方式。这种组织方式是由系统内诸要素之间的相互作用形成的，它把各要素有序地统一起来形成具有特定性能的整体。目前有代表性的定义如："系统的诸要素所固有的相对稳定的组织方式或联结方式。"[1]"指物质系统内部诸要素的秩序，是诸要素相互联系和相互作用的方式。"[2]分子的结构是分子内的原子通过化学作用形成的组织方式，机器的结构是各零部件相互组合形成的组织方式。

　　结构的本质是相互作用关系，有什么样的相互作用关系就形成什么样的结构。相互作用关系是多样的，因而结构也是多样的。例如由数量关系形成的数量型结构（如数学公式、方程组、数学模型等），由空间关系形成的空间结构（如积木、房屋、人体骨架等），由时间关系形成的时间结构（如昼夜、四季、化学钟、生物钟、音乐旋律等），由功能关系形成的功能性结构（如球队的分工结构、方剂的组方配伍、社团组织等），以功能为基础形成的"功能－时间－空间"结构（如树木的年轮、场上球队的攻防阵势、激光等耗散结构等）。

现实系统是复杂的，一个系统往往同时包含多种不同形式的结构。例如人，从整体上是以功能为基础的"功能－时间－空间"结构，同时又包含着多种类型的结构，有时间结构（如生物钟）、空间结构（如解剖形态）、功能结构（如各种"功能轴"）等。

所谓功能，是系统自身的形成、变化过程流及其与环境相互作用的属性、功用、能力。系统的功能包括两个方面：①系统自身的形成、变化过程流，它建立起并维持着系统的结构，可称为功能 A[3]。例如，形成分子结构的化合反应过程流，生产流水线上制造和组装电视机的操作过程流，树木形成年轮结构的生长发育过程流等。②系统的结构形成后所产生和负载的属性、功用、能力，可称为功能 B。例如，DNA 的分子结构具有负载和传递生命遗传信息的功能，电视机的结构具有接收和传递电视节目的功能等。

结构与功能的关系有两个基本方面：①功能 A 建立和维持结构。任何系统的结构都不是本原的，而是由特定的功能过程（功能 A）建立和维持的。②结构产生和负载功能 B。系统的结构一旦形成，就产生并负载着它所特有的功能（功能 B）。在这里，功能 A 与功能 B 的性质、地位、作用及其与结构的逻辑关系存在着原则性差别，不能混淆。可用图 3 - 7 - 1 表示。

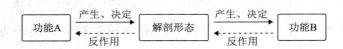

**图 3 - 7 - 1　结构与功能关系的两个基本方面**

要全面地认识结构与功能的关系。传统的观点没有深入到结构的发生过程，较多地注意结构与功能 B 的关系，片面地强调结构产生和决定功能，忽视甚至否定结构是由功能 A 建立和维持的。这种倾向性在医学领域表现得尤其突出，片面地强调解剖形态对于功能 B 的产生和决定作用，忽视甚至否定功能 A 建立和维持解剖形态的作用。要全面地认识结构与功能的关系，关键是要认清结构自身的发生学过程，即功能 A 建立和维持着结构。辩证法的观点和现代系统科学的研究对此都有明确的论断。黑格尔（1770—1831）认为："形态作为活着的东西，实质上就是过程。"[4] 贝塔朗菲（1901—1972）强调："归根结底，结构（即部分的秩序）和功能（过程的秩序）完全是一回事：在物理世界中物质分解为能量的活动，而在生物世界里结构就是过程流的表现。"[5]

　　人的结构与功能的关系更加复杂，更要全面、深入地认识。①要认清人的各种结构都不是机器那样的"死"结构，而是"活"结构，是在"自我更新、自我复制、自我调节"的生命过程中"生成着并消逝着"，一旦生命功能过程停止，结构就瓦解。②要认清人的结构的多样性。人有解剖形态的结构，也有非解剖形态的结构。解剖结构是人的重要结构形式，但不是唯一的，此外还有许多非解剖形态的结构，例如时间结构（如生物钟、五运六气、子午流注等）、功能性结构（如以五行关系描述的五藏结构、各种内分泌功能轴、"神经－内分泌－免疫网络"等）。只承认解剖形态结构，不承认解剖形态之外还有另外的结构的观点是不合实际的。③不仅要认识结构产生和负载功能 B 的关系，更要认清功能 A 形成和维持结构的关系；不仅要认清解剖结构与功能的关系，而且要认清非解剖结构与功能的更复杂关系。

　　人的结构与功能关系的复杂性使医学研究可以从不同的角度进行，可以从结构的角度着眼、着手，也可以从功能的角度着眼、着手，中医学与西医学正是从不同的角度进行研究，形成了对人体认识的许多差异。

**2. 中医学的功能研究**

　　中医学在元气论等思想的影响下，侧重于从生命运动的角度认识人的本质，注重的是活生生的"人"，而不只是"人体"，把人的形体理解为生命运动的产物。中医学的气化学说提出了对于人的结构与功能关系的基本理解，把气理解为结构的本原，认为"气聚而成形"，结构是在气的运化过程中形成、变化着的，是一种"过程流"。提出："气始而生化，气散而有形，气布而蕃育，气终而象变，其致一也。"[6]把人的生、育、结、变看作是气的始、流、布、终的表现或产物。

在这种思想的指导下，中医学对人的研究很自然地从功能研究入手，形成以功能研究为基础的研究途径。其特色是：①以功能研究为基础。把人理解为一种功能系统，特别注重健康与疾病的功能性内容，以功能研究为基础展开对生理、病理的认识，形成以功能性内容为轴心的基本理论，如精气神、阴阳、藏象、经络、气血津液、辨证论治等。②认识了人的多种结构。中医学所认识的人的结构，首先是人的解剖形态，但并不局限于解剖形态，还认识了许多非解剖形态的结构，如藏象、经络、六经等。中医学的这些特色显然与西医学以解剖形态研究为基础的认识有所不同。正如美国科学家卡普拉指出："中国的关于身体的概念始终以功能为主，并且着重考虑各部分之间的关系，而不是其精确的结构。"[7]

中医学为什么没有像西医学那样走以解剖研究为基础的研究途径？对此有一些不同的认识，需要以正确的观点来看待。

第一，要从历史的观点来看。在 16 世纪以前，中医学与西医学都有一些早期的解剖研究，但没有发展到病理解剖的阶段，都还没有走上以解剖研究为基础的发展道路，中医学与西医学的解剖研究水平难分高低。中医学的解剖研究在秦汉时期达到一个高峰，水平不亚于同时代的欧洲。例如，《黄帝内经》对于人的解剖形态已经有了初步的认识，西汉时期的《难经》对于心、肝、脾、肺、肾五脏的位置、形态、重量等解剖特征的认识已经非常接近客观实际，指出"心重十二两，中有七孔三毛"，"肝重二斤四两，左三叶，右四叶"，"脾重二斤三两，扁广三寸，长五寸"，"肺重三斤三两，六叶两耳"，"肾有两枚，重一斤一两"等。中西医学在解剖研究上的差异主要是 16 世纪以后形成的，关键是西医学在革命中走上了以解剖研究为基础的研究途径。

第二，要从医学的发展规律来看。需要注意两点：①解剖研究只有发展到病理解剖阶段，才能真正为临床防治服务。解剖研究能够了解人体的形态结构，但并非任何解剖知识都可直接为防治疾病服务，只有当解剖研究发展到病理解剖时，才能直接地、有效地为临床防治服务，而这种发展只有到 18 世纪才有条件得以实现。中医学的发展历史主要在 18 世纪以前，那时没有条件发展病理解剖研究，不可能走以解剖研究为基础的研究途径，自然而必然地开辟了以功能研究为基础的研究途径。实践证明这条途径是成功的，使中医学在 19 世纪之前长期居于世界的前列。②医学研究的途径是宽广的，绝不限于以解剖研究为基础这一条途径。人的结构与功能关系的多样性、复杂性决定着，解剖研究和以解剖研究为基础展开的研究是非常必要的，功能研究和以功能研究为基础展开的研究同样是非学必要的。但是，仅仅以解剖研究为基础进行研究是有局限性的，它难以认识非解剖形态的结构及其病变，难以认识复杂的功能性病变，难以更全面地认识结构性病变与功能性病变的复杂关系。医学研究的途径应当多样化，不能简单划一，更不能把某一种途径绝对化、教条化。

没有依赖解剖研究，不受解剖研究的局限，是中医学的一个优点，它认识了许多超出解剖学视野的重要现象和规律，是对医学发展的重要贡献。但缺乏必要的解剖研究也造成了中医学的一些局限，这主要是对人的解剖形态研究不够，对病理解剖研究不够，对以解剖研究为基础认识的生理、病理及各种微观细节了解不足，这是许多认识"知其然不知其所以然"的原因之一。因此，中医学还要发展必要的解剖研究。

### 3. 西医学的形态研究

西医学在现有发展阶段上，把解剖形态的研究作为认识生理、病理的基础，这种特色是在 16 世纪以后才逐步形成的。

古希腊时期的医学以"四体液"理论占主导地位，有一定的解剖研究但并不以解剖研究为基础。到古罗马时期的盖仑（129—200）才达到了解剖研究的一个高峰，当时严禁人体解剖，他只能解剖动物，用动物的解剖知识来解释人的解剖形态，开始认识到人体的主要器官、神经系统、血管系统等，但许多基本观点却是错误的。例如，他根据上帝造人的观点认为，男人的肋骨是 23 根，女人的肋骨是 24 根；认为脑腔中充满着"灵气"，空气通过鼻腔进入大脑，食物在肝脏中转化为血液，心脏维持着血液的"涨潮"和"落潮"等。在他的观点中，被后人纠正的错误达 200 多处。"中世纪"的 1000 多年严格禁止人体解剖，西医学的解剖研究这时几乎是空白。

1543 年比利时的维萨里（1515—1564）发表《人体的构造》，吹响了西方医学革命的号角，开辟了解剖研究的新时代。1761 年意大利的莫干尼（1682—1771）出版《疾病的位置和原因》一书，第一次将病理变化与解剖形态联系起来，提出了解剖定位观点，创立了器官病理学，也开创了病理解剖学。此后法国的比沙（1771—1802）创立综合解剖学、组织病理学，把疾病定位到组织水平。1858 年德国的微尔肖（1821—1902）创立细胞病理学，把疾病定位到细胞水平。这样，解剖研究发展到了病理解剖阶段，病理解剖学建立并发展起来，把认识疾病的焦点集中到了解剖形态的器质性病变上，注重局部定位，注重病变的病理解剖根据，注重从解剖形态的异常来解释功能性疾病，能够越来越直接地为临床防治服务。这些进展都是在欧洲实现的，形成和发展了西医学以解剖研究为基础的研究途径。

从解剖形态研究入手是认识人的健康与疾病的一条不可缺少的重要途径，必须充分认识并发挥这种研究的作用。但是，它毕竟不是唯一的途径，不能把它强调到过分甚至唯一的程度，要开拓更宽广的研究视野和途径。例如，不能把人的结构仅仅理解为解剖形态，要正视和研究人的非解剖结构；不能把解剖形态理解为既定的东西，要正视和研究解剖形态及其病变的内在发生过程；不能把人的功能性病变完全归结为由解剖形态的病变引起的，要正视和研究引起解剖形态病变的功能性病变和非解剖结构的功能性病变。西医学的现代发展已经出现了冲破解剖学视野的新趋势。

## 二、功能性疾病与器质性疾病

人的疾病既有功能性的，也有器质性的，两者之间有着客观的内在关系。在这两种疾病的研究上，中医学与西医学各有侧重，表现出各自的特点。

### 1. 什么是功能性疾病与器质性疾病

功能性疾病是人的功能发生的病变。"与器质性疾病相对而言。一般指在临床上表现出某一疾病所特有的症状，但运用目前的检查技术还查不出任何器官组织结构上的变化。"[8]人的功能性疾病大体包括几个方面：由器质性疾病引起的功能 B 异常，功能 A 异常，非解剖结构的功能异常，人的生命活动中的相互作用关系的失调，有序度下降所呈现的失序失稳，心理和精神异常为病等。例如，中医所辨的多种"证"，西医认识的多种"紊乱症"和"综合征"，以及心理和精神的病变等。

器质性疾病是人的解剖形态发生的病变，"指组织结构上有病理变化的疾病，与功能性疾病相对而言"[9]。人的器质性疾病可发生在各个解剖层次或单元，如器官的、组织的、细胞的、分子的等，这种病变可以找到病理解剖的根据，运用医学检测技术可以认识其解剖形态的病理变化。如各种炎症、溃疡、变性、坏死、肿瘤等。

**2. 中医学注重功能性病变**

中医学在元气论思想的影响下，以气化学说为基础来理解人的结构与功能，也从这样的角度来理解人的功能性疾病与器质性疾病的关系，认为气化过程异常是器质性病变的发生学基础，人的疾病在本质上首先是功能性的。气化过程异常在一定条件下可发展为器质性病变，但在另外的条件下，可不发展为器质性病变而呈现为"单纯功能性"病变，有临床表现但查不到器质性改变的根据。其主要观点可概括为以下三点。

第一，"百病生于气"。《素问·举痛论》曰："余知百病生于气也。"气的运化是人的基本生命功能，气化功能的失常是最普遍、最基本的病机、病理，可引起脏腑、经络、阴阳、气血等的功能异常，呈现为不同性质和不同程度的疾病态。三大病机（正邪交争、阴阳失调、气机失常）的本质都是功能机制的异常。

第二，形质失宜莫不由气行失序。在功能性疾病与器质性疾病的关系上，把器质性疾病的发生学机制考虑在内，认为功能A异常是器质性病变的内在基础，强调"大凡形质之失宜，莫不由气行之失序"[10]。气行失序有不同的程度，初可为虚、乱，继可为郁、滞、陷、逆，甚可为瘀、阻、痹、结，发展为器质性病变。

第三，以功能调理为基础进行防治。辨证论治是从功能性病变着眼、着手，以功能调理为基础进行防治，八纲辨证、气血津液辨证、脏腑辨证、六经辨证、卫气营血辨证等，从不同的角度论治各种功能性病变及相关的器质性病变。辨证论治既包括引起器质性病变的气行失序、气行失序引起的器质性病变，也包括非解剖结构的异常以及各种相互作用关系（阴阳、正邪、气的出入升降、五藏的生克等）的异常；既能有效地防治各种功能性病变，又可从功能调理入手对器质性病变进行一定程度的防治。

### 3. 西医学注重器质性病变

西医学的疾病观在历史上发生过几次转变，近代以来所形成的特点，是把注意的重心放在人的解剖形态的器质性病变上，认为器质性病变是基本的，由器质性病变引起了功能性病变。其主要观点可概括为以下两点。

第一，认为器质性病变是普遍的、基本的。强调多数已知的疾病均属器质性疾病，把功能性病变放在次要和从属的地位。

第二，认为功能性病变都是由器质性病变引起的。有许多功能性病变的确是由器质性病变引起的，然而有些功能性病变至今也找不到器质性病变的根据，但还是强调，医学科学进一步发展，可能找到这类疾病在组织结构上的变化。有人甚至提出，所谓的功能性疾病都会查找到真正的器质性变化之处，"功能性"疾病的名称总有一天会从医学中完全消失。

西医学的理论和实践，从器质性病变入手展开对疾病的认识和防治，对于器质性病变和由器质性病变引起的功能性病变的研究和防治是有效的、成功的，这种研究和防治途径至今在西医学占着主导地位。但是，忽视器质性病变的内在发生学过程、忽视器质性病变之前的功能性病变、忽视非解剖结构及其病变等的局限性，已经日益明显地暴露出来，遵循这种思路进行的中西医结合研究遇到深刻的困难。如何更全面、深入地认识和对待功能性疾病与器质性疾病，是未来医学发展的一个迫切课题。

## 三、两种不同的医学模式

医学模式是在一定的历史条件下形成的关于人的健康与疾病的理论和实践的基本框架。它由学术思想、理论观点、思路方法、学术体系、临床防治等要素组成一个整体，集中地反映一个时代或一个学派对于人的健康与疾病的认识所具有的水平和特点，在一定历史时期内定型化，作为一种模式起着指导、规范甚至教条的作用。随着医学的发展，在不同的历史条件下，会形成不同的医学模式。中医学的医学模式与西医学的医学模式经历了不同的发展过程，形成了不同的特点，集中地反映了对于人的健康与疾病的认识的不同倾向。

**1. 中医学朴素的"人医学"模式**

中医学的医学模式是一种朴素的"人医学"模式。从与西医学的"生物 – 心理 – 社会"医学模式相比较的角度，也可以说是"生命 – 心神 – 环境"医学模式。其主要特点有以下几点。

第一，注重整体的"人"，没有把人简化为生物学客体。人是自然属性、社会属性、思维属性的统一体，中医学正是把人作为这样的统一体来对待，既没有把人简化为生物学客体，也没有把人的健康与疾病还原为生物的、物理的、化学的问题，而是就"人"来研究和调理其健康与疾病。强调"人者，本也；证者，标也"，反对"见证不见人""见病不见人"。

第二，注重人的整体生命运动，不限于已有的生物学知识能够解释的范围。需要运用生物学知识来研究和解答人的健康与疾病的相关问题，但生物学作为一门独立的学科在 19 世纪才正式形成，西医学也只有在这时才能够运用生物学知识来解答医学问题，建立起"生物医学"模式。中医学的研究和发展主要是在 19 世纪之前，没有得到生物学的支持，因而也没有把视野局限于生物学所能解释的范围，而是如实地把人作为完整的人，在临床实践中对人的现实的生命运动及其病变进行研究，因此能够较全面地认识人的生命运动及其病变的多种现象和规律。其中许多内容远远超出现有生物学研究的视野，例如阴阳、藏象、经络、气机等，现有的生物学仍然难以解释。

第三，注重人的全部心神，不只是心理。心理是人和高级动物所共有的，思维则是人所特有的高级精神活动，包括抽象、概念、判断、推理、想象等形式，它高于一般心理过程，并与心理过程相统一形成人的高级精神现象，以多种方式影响着人的健康与疾病。中医学不仅研究了心理过程在健康与疾病中的作用，而且研究了思维过程在健康与疾病中的作用，建立了把心理和思维相统一的"心神"概念，提出了形神相关理论和"七情"（即喜、怒、忧、思、悲、恐、惊）致病学说，认识了情志与五脏在生理上的关系（即肝在志为怒、心在志为喜、脾在志为思、肺在志为悲、肾在志为恐），认识了情志变化与五脏病理变化的内在关系（即怒伤肝、喜伤心、思伤脾、悲伤肺、恐伤肾），发明了通过心神调理来防治疾病的多种方法。

第四，注重的是包括自然、社会的大环境，不只是社会。人与环境的关系从根本上来说是人与整个宇宙的关系，社会是在宇宙演化过程中伴随着人类产生而产生的，人的生命所赖以产生和存在的首先是自然环境。中医学把人理解为自然之气和天地阴阳的产物，十分注重人与包括自然、社会在内的整个大环境的关系，并把人与自然环境的关系放在首位，贯彻到病因、病机、诊断、治疗的各个方面。提出了天人相应理论、五运六气学说，总结了自然环境的变化规律和对人的生理、病理变化的影响；提出了外淫六邪理论，总结了风、寒、暑、湿、燥、火等自然环境的异常变化对人的生理、病理变化的影响等。

总之，中医学的医学模式比较全面地反映了人作为自然、社会、思维统一体的基本特性，在性质上是一种关于"人"的医学模式，比起"生物医学"模式侧重于人的"生物"特性、"生物－心理－社会医学"模式侧重于人的"生物""心理""社会"特性来说，更加符合人的实际。但是，中医学的这种模式毕竟发育不够充分，许多方面的研究和认识还不够具体、深入、精确，因而还带有朴素的特点。

**2. 西医学的"生物医学"模式**

西医学的医学模式在历史上发生过几次重要的转变。①在古希腊时期是一种原始的"人医学"模式。例如希波克拉底学派对于整个身体的关注远过于局部性病变，他们注重的"不是疾病，而是病人"。②"中世纪"时期转变成为"宗教医学"模式。这种模式按宗教教义来解释一切，认为人是上帝创造的，健康是上帝的恩赐，疾病是神灵对于罪恶的惩罚，向上帝祈祷是最好的治疗。③16—18世纪转变成为"机器医学"模式。牛顿力学的建立和蒸汽机革命使人们把机械规律当作唯一的自然规律，机器成为最革命的世界模式，医学家和哲学家们把科学技术革命的这些最新成果用于对人的研究。笛卡尔（1569—1650）写了《动物是机器》，认为人和动物都是机器，人不过比动物多了几个齿轮和弹簧。1747年拉美特利（1709—1751）匿名发表《人是机器》，提出"让我们勇敢地做出结论：人是一架机器"，认为人体是一架巨大的、极其精细、极其巧妙的机器，主张按机器模式来理解人及其健康与疾病。"机器医学"模式把疾病的本质归结为机体各部分的机械性联结的改变，疾病是机器的故障。④19 世纪以后转变成为"生物医学"模式。生物学作为一门独立学科在 19 世纪诞生并取得重要进展，特别是细胞学说和微生物学说的成就推动生理学、病理学、病因学、治疗学都取得突破性进步，形成新的"生物医学"模式。这种模式把人当作生物学客体，以生物学为基础，结合物理学、化学的知识和方法来解答人的健康与疾病问题。

西医学目前遵循的仍然是"生物医学"模式。医学家们已经日益深刻地认识到这种医学模式的局限性，于 20 世纪 70 年代开始了医学模式转变的讨论。美国医学家恩格尔提出："这种模式认为疾病完全可以用偏离正常的可测量的生物学（躯体）变量来说明。在它的框架内没有给病的社会、心理和行为方面留下余地。""疾病的一切行为现象必须用物理化学原理来理解。""任何不能作如此解释的必须从疾病范畴中排除出去。"[11] "生物医学模式的还原论忽略整体，造成医生集中注意于躯体和疾病，忽视了病人是一个人。"[12] 他主张从"生物医学"转变为"生物－心理－社会医学"。

目前医学界正就从"生物医学"向"生物－心理－社会医学"的转变进行更深入的讨论。一般认为，医学模式发生新的转变是必然的，目前正处于转变的起步阶段，要完成转变还需要条件和时间；新提出的"生物－心理－社会医学"模式仍然不够完备，它仍以"生物医学"为基础，补充了"心理"而忽略了思维，补充了"社会"而忽略了"自然"，真正需要的是一种更加完备的医学模式。

**3. 发展更完备的"人医学"模式**

人是自然属性、社会属性、思维属性的统一体，完备的医学模式应当与人的这种根本特性相吻合。因此，医学模式的发展方向应当是建立更加完备的"人医学"模式。

发展更完备的"人医学"模式目前已有一定的客观条件。中医学的现代化进程可望将其朴素的"人医学"模式发展、上升为现代化的"人医学"模式，西医学的未来发展可望将"生物医学"模式经过"生物－心理－社会医学"模式的过渡进一步转变为"人医学"模式。"人医学"可望成为中医学与西医学相统一的医学模式。新世纪、新千年的医学发展趋势显示，医学模式的发展正在向完备的"人医学"模式前进。

## 参考文献

[1] 中国大百科全书.哲学（Ⅰ）[M].北京：中国大百科全书出版社，1987：358.

[2] 自然辩证法百科全书 [M].北京：中国大百科学全书出版社，1994：249.

[3] 祝世讷.中西医学差异与交融 [M].北京：人民卫生出版社，2000：426.

[4] 黑格尔.自然哲学 [M].北京：商务印书馆，1980：525.

[5] 贝塔朗菲.一般系统论 [M].北京：清华大学出版社，1987：25.

[6] 黄帝内经素问 [M].上海：商务印书馆，1955：402.

[7] 弗里乔夫·卡普拉.转折点 [M].成都：四川科学技术出版社，1988：305.

[8] 辞海 [M].上海：上海辞书出版社，1989：1346.

[9] 辞海 [M].上海：上海辞书出版社，1989：1975.

[10] 石寿棠.医原 [M].南京：江苏科学技术出版社，1983：16.

[11] 恩格尔.需要新的医学模型：对生物医学的挑战 [J].医学与哲学，1980，1（3）：88.

[12] 恩格尔.生物心理社会医学模式的临床应用 [J].医学与哲学，1982，3（7）：42.

【原载于张其成主编《中医哲学基础》之祝世讷执笔"第十一章　中西医学哲学比较"，中国中医药出版社，2004 年版】

# 关于中西医结合的理论思考

中西医结合研究已有近半个世纪的实践，我国医学界为推进中西医的统一付出了整整一代人的努力，其进展和成就是巨大的，在历史上谱写了可歌可泣的一页。同时，实践也把中西医之间的差异更加深刻地显示出来，中西医的统一比原有的设想要难得多。跨世纪发展面临着许多深刻的矛盾和困难，有些人对这些矛盾和困难缺乏正确的认识，有的陷入困惑，有的产生新的怀疑和动摇，感到中西医结合"遥遥无期"，怀疑"能否进行到底"，认为中西医结合研究"是出于行政命令的一厢情愿"，甚至认为"是医学乌托邦"。

对于中西医结合来讲，21世纪将是决胜的世纪，要实现新的突破和长足发展，应当有必要的历史深度和时代高度的理论思考。要坚持和发展毛泽东主席关于中西医结合的基本思想，要对40多年的实践做出有理性思考的总结，对于面临的矛盾和困难要以历史的和发展的观点来分析，对于中西医结合要有更加深刻和准确的理解，对于中西医统一的必然性和条件性要有规律性的认识和解释，克服认识上的一些模糊和混乱。

## 一、迥异于"中西汇通"的五个飞跃

肯定中西医结合的成就，当然首先要总结其学术研究的具体成果，对此人们已有较为广泛的了解；但还有一个需要做更深入思考的方面，那就是中西医结合这项伟大的事业在历史上的地位和作用，它所实现的具有划时代意义的进步和发展。上个世纪之交的中西汇通派奏响了中西医统一的先声，但它过早地夭折，没有为后来的研究奠定什么基础。20世纪50年代开始的中西医结合研究不是中西汇通的直接继续，它几乎是从头开始的，在客观环境和主观条件上，都具备了不同于中西汇通的新的时代特征，实现了超越中西汇通的新的开拓。这不但在历史上前进了一步，而且在研究水平上升到了新的高度，把中西医相统一的研究推进到了新的历史阶段。

第一，新的指导思想。中西汇通是在中西两种医学体系开始撞击的时候出现的一种学术现象，它是在没有来得及对中西医进行全面地比较研究的情况下、在还没有充分认识中西医统一的客观规律的情况下，自发地出现的一种学术潮流，还没有上升到自觉的程度。而中西医结合则不同，它从一开始就是一种自觉的行动，是在对中西医必然要统一的客观规律有了明确认识的前提下，有组织有领导地提出和展开。在研究的指导思想上，实现了从自发向自觉的飞跃。

第二，新的学术起点。中西汇通是以19世纪中后期中医学和西医学的发展水平为基础，在当时的发展水平上要找到结合点十分困难，要达到中西汇通显然更是不可能。而1个世纪后的今天，西医学已经有了划时代性的新发展，中医学也走上了现代化的道路，中西医之间出现了越来越多的结合点，为中西医相统一的研究准备了现代水平的学术基础。在研究的学术基础上，实现了从近代水平向现代水平的飞跃。

第三，新的科学条件。在19世纪中后期，西方近代的科学技术刚刚向中国传播，科学技术在当时的那种发展水平和传播到中国来的有限的部分内容，不可能为中西汇通研究提供科学技术的有效支持，中西汇通研究也没有走上运用新的科学技术手段的道路。20世纪以来，科学技术发生了新的革命，形成了全新的现代科学技术体系，为中西医结合研究提供了全新的科学技术武器，而中西医结合研究从一开始就把运用现代科学技术作为最基本的方法和手段。在研究的方式方法上，实现了从单纯的医学研究向运用现代科学技术手段研究的飞跃。

第四，新的文化背景。中西汇通派处于中国传统文化的衰落期与西方文化东渐的上升期的交叉和撞击中，来自西方的"分析时代"的思想和"机器文明"

的精神正在涌向中国并日益上升为主导，中国传统的思想和文化被排斥和否定，使中西汇通研究缺乏客观的、能兼容中西的文化背景。20世纪后半叶以来，"系统时代"的新思想和"信息文明"的新精神日益上升为主导，对西方传统思想的批判与世界性的中国文化热、中医药热交织在一起，使人们有更客观的头脑来理解中医和兼容中西文化，开始为中西医结合研究准备更为宽厚的文化基础。在研究的文化背景上，发生了从"机器文明"向"信息文明"的飞跃。

第五，新的社会基础。中西汇通派出现在半封建半殖民地时期的旧中国，发自民间。旧政府不但不支持，反而通过了"废止旧医案"，"中西汇通"最后被"废止旧医"所取代。中西医结合出现在社会主义的新中国，是由国家最高领导倡导和号召，有国家政策的支持和保障，作为国家卫生事业和医学科学发展的主要方针之一，有组织有计划地开展研究和实现发展，具有了中西汇通派所无法比拟的优越社会条件。在研究的社会基础上，发生了从旧中国向新中国的飞跃。

总之，中西医结合有其深远的历史背景，是历史的产物；同时，它又与20世纪后半叶新的时代条件相联系，是时代的产物。在国家级水平上有组织有领导地推进两种医学体系之间相互结合，这不但在中国医学史上，而且在世界医学史上，都是从来没有过的。它开拓了一种新的发展模式，开辟了一条新的发展道路，其发展的潜力和学术意义、历史意义是深远的，在许多方面可能远远超出我们今天所已承认的范围。中西医结合研究所暴露出的学术矛盾深刻地显示出，中医与西医的交叉地带是一块富含科学宝藏的处女地，在那里的开掘所得，将不只是新的方药或新的治法，而是医学观点和医学理论的根本变革，带来的将是一场医学革命。

## 二、中西医统一的必然性

中西医结合究竟是不是"医学乌托邦"？中医与西医究竟有没有统一的客观必然性？

要回答这个问题，仅仅依据几十年的实践经验是不够的，要参考更广泛的历史经验，要根据科学发展的一般规律。可以明确肯定的是，中西医的统一具有客观规律性，这主要取决于以下两个基本因素。

**1. 研究对象的同一性**

中西医统一的必然性在于中医与西医研究对象的同一性，即都研究人的健康与疾病的现象和规律。这决定着中医与西医的差异的性质，它不是两个不同学科的差异，而是同一学科内部的两个不同学派的差异。

有的学者对中西医差异的性质认识不清，往往把中西医之间的学派差异错当成学科差异，把中医和西医理解为两门医学，因而认为没有统一的可能性；或者认为中西医结合是在中医学与西医学之间建立和发展"交叉学科"，把"中西医结合学"理解为与中医学、西医学相并列的第三门医学，这是不合实际的。

所谓学科，是按学问的性质划分的门类。学科划分的根据和标准是科学哲学和科学学研究的内容，迄今通行的是客观原则，即按照研究对象的不同性质来划分，研究同一个对象属于同一个学科，研究不同的对象属于不同的学科。

恩格斯指出："科学分类，每一门科学都是分析某一个别的运动形式或一系列彼此相属和互相转化的运动形式的，因此，科学分类就是这些运动形式本身依据其固有的次序的分类和排列，而科学分类的重要性也正是在这里。"[1]

毛泽东指出："科学研究的区分，就是根据科学对象所具有的特殊的矛盾性。因此，对于某一现象的领域所特有的某一种矛盾的研究，就构成某一门科学的对象。"[2]

现有的科学体系正是这样分类的。在最高层次上，根据客观世界的自然、社会、思维三大领域，形成科学的三大门类，即自然科学、社会科学、思维科学；在自然科学中，把自然界的不同领域划分为不同的研究对象，形成不同的学科，即数学、天文学、地学、物理学、化学、生物学；在同一学科内部，又把研究对象划分得更细，形成该学科的分支学科，如生物学的分支学科有动物学、植物学、微生物学、细胞生物学、分子生物学等。

遵照科学分类的原则，根据中医和西医的实际情况，对于中西医差异的性质需要肯定三点：

第一，在科学分类中，医学只有一门，即以人的健康与疾病的现象和规律为研究对象的科学。

第二，中医和西医的研究对象是同一的——都是人的健康与疾病的现象和规律，不存在两种研究对象，不是两门医学，而是同一门医学内部的两个不同学派。

第三，中医和西医更不是医学内部的两个分支学科。医学内部的分支学科很多是把人的健康与疾病的现象和规律进一步细分形成的，如内科学、外科学、妇科学、儿科学等，这些分支学科也都有各自的分支研究对象。中医和西医内部都分化出了内科学、外科学、妇科学、儿科学等分支学科，中医和西医并不是与这些分支学科相并列的分支学科。

总之，中医与西医的研究对象是同一的，研究对象的同一性是中西医统一的内在根据。

**2. 科学真理的一元性**

科学理论是对客观规律的真理性认识，而真理是一元的。科学真理的一元性主要体现在两个方面：第一，对于同一规律的真理性认识只有一种，不会有并行不悖的两种；第二，一个研究对象往往包含着多种规律，对于多种规律的多种真理性认识形成一个真理体系，这个真理体系也是一元的，不会有并行不悖的两种或多种真理体系。

医学科学理论的真理性决定中医和西医可以对同一对象进行不同的研究，但最后对同一规律的认识必然要服从同一真理，对同一研究对象的真理认识要统一为一个一元化的理论体系。这是中西医统一的认识论基础。

在科学发展史上，同一学科内部对于同一对象或同一规律进行不同的研究形成不同的理论带有相当的普遍性，这是科学研究中的学派现象。

不同学派的研究对象是同一的，只是由于主、客观条件不同，分别研究和掌握了不同的规律或规律的不同方面，形成了不同的观点或学说。学派现象不是科学的分类问题，而是科学研究中的认识不统一现象，是研究不够深入、认识不够充分的产物。

不同的学派通过争鸣走向统一是科学发展的内在矛盾运动，在学派争鸣中通过实践检验真理、发展真理、统一于真理。有时一派的观点带有真理性，另一派的观点是谬误的，新的研究证实和发展了真理性观点，否定了谬误性观点，达到认识的统一；有时两派或几派观点都包含着真理的颗粒或成分，但都不充分，通过新的研究对客观规律有了更充分的认识，把不同认识统一到一种更完备的理论中；有时一种研究先认识了某一规律，建立起特定理论称为"××学"，后来的研究发现了与先前的理论不同甚至截然相反的规律，提出新的理论称为"非××学"，经过实践检验证明这两种或多种理论都是正确的，只是分别反映了不同的规律，它们统一起来可形成完备的真理体系。

中西医的差异包含着多个方面、多个层次，但大体来说同样不外两种基本情况：一是对同一规律形成了两种不同的认识或理论；二是分别认识了不同的规律形成了不同的理论。这样，中西医结合实际上就包含着两种性质的统一：第一，对于同一规律的不同认识走向一元化真理；第二，反映多种规律的多项真理认识在体系上统一，即医学理论体系的一元化。

## 三、中西医统一的条件性

必然的东西未必都是现实的，必然性向现实性的转化需要条件，转化的程度取决于条件具备的程度。中医与西医的统一是必然的，但统一的实现是有条件的，条件性也是一种规律性。中西医结合之所以"结而难合"，就在于达到统一所需要的条件还没有充分具备。要促进和实现中西医的统一，必须以科学的态度来认识条件、掌握条件、创设条件。

从大的方面来说，需要注意两类条件。

第一，造成中西医现有差异的那些因素的消失。这主要涉及东西方之间在影响医学发展的基本因素上的差异，如社会政治经济、思想文化、科学技术等。20世纪下半叶以来，新中国日益把中医和西医摆在同等重要的位置，在中国范围之内，中西医所处的政治经济、思想文化、科学技术环境已经大致相同，历史上造成中西医差异的政治经济、科学技术因素正在或已经消除，但渗透在医学中的思想文化差异仍然根深蒂固。东西方不同的思想文化渗透到医学中形成中西医不同的思维方式，西医学是还原论的，中医学是朴素系统论的，这两种不同的思维方式使中西医从不同的角度对同一对象分别进行了不同的现象和规律研究，建立起不同的理论，形成两个不同的学派。如果中西医在思维方式上不统一，其研究的角度和视野就不能统一，那么在学术上的统一就是不可能的。解决这一矛盾的出路是吸收当代哲学和科学所提供的新的思想文化，发展新的思维方式——医学系统论。

第二，支持中西医实现统一的新条件。中医与西医的现有理论不可能在现有发展水平上直接"合并"而统一，必须通过新的发展在新的水平上实现统一。在那里，不但思维方式统一形成了统一的视野，而且对人的健康与疾病有了新的研究，其中包括研究和认识中西医两种理论所反映的两类现象和规律之间的"差异带"，把中西医的现有认识和理论统一到一种新的认识和理论中。这需要新的条件来支持，最为迫切的是整个医学的突破性发展，特别是中医走向现代化；科学技术的新发展，特别是关于生命和人的科学的发展，为研究和解决中西医之间的"差异带"提供新的有效理论、方法、技术；造就一支新型的学术队伍，远不只是"中西双学"，更要能够掌握和运用现代科学技术来攻关等。

## 四、深化对"中西医结合"的理解

所谓中西医结合，就是把中医学和西医学统一起来，发展为一种新医学。用当年毛泽东主席的话说，就是"把中医中药的知识和西医西药的知识结合起来，创造中国统一的新医学新药学"[3]。

"结合"是指中医与西医的统一、一元化，这主要包括两个方面。

第一，真理性认识的一元化。即对于健康与疾病的同一规律，在认识上服从一元化的真理。中西医的许多差别是对于同一规律形成不同的认识，各自掌握了真理的一部分，但又都不是真理的全部，中西医结合首先要消除这种差异性，通过新的研究和发展达到对于同一规律的认识服从于统一的真理。

第二，理论体系的一元化。即对多种规律的多种真理认识，形成统一的理论体系。中西医的差异更多地表现为各自认识和掌握了不同的规律，概括为不同的理论，但又都不是全部，要以对所有规律的全面认识为基础，把所有正确反映客观规律的各种理论统一为一个一元化的体系。这最少包括以下三种情况：一是中医和西医对于同一规律的不同认识取得统一，作为一种新的理论统一到这个新体系中；二是中西医的两种理论分别反映两条规律，不能把两条规律

"结合"为一条，因而也不能把反映两条不同规律的两种理论"结合"为同一理论，只能分别地深化对不同规律的认识，使之反映不同规律的理论，各自独立地统一到新体系中；三是对于有些规律，中医和西医现在都还没有认识，通过中西医结合研究或整个医学的未来发展予以揭示和认识，形成新的理论，统一到新的医学体系中。

中西医结合是统一性与多样性的辩证统一。中西医的统一体系在内容上是多样性的，中西医的各种学术内容走向统一的具体途径也是多样性的，中西医统一的实际情况将是统一性中包含着多样性、多样性中贯穿着统一性。其表现一是统一体系中的学说和学科的多样性，有的可由中医和西医的某些理论"结合"发展而来，有的可由中医的某项理论发展而来，有的可由西医的某项理论发展而来，有的可能是中医和西医都不曾有过的全新学说。二是统一原理的实际运用的多样性，如统一的生理、病理、治疗原理在临床防治中可发展出多种多样的具体原则、方法、手段，以适应多种复杂情况的不同需要，有的可能包含着中医的或西医的某种传统或影响，有的则可能完全是新创的。三是技术领域的多样性会更加丰富多彩，在统一的技术原理指导下的技术将越来越多样化，不仅会有许多新技术产生，而且会直接吸收和包含中医和西医的一切科学、有效的技术。

中西医结合将在世界范围实现。中西医结合研究虽然开始于中国，但不可能仅仅局限于中国。西医已经是世界性的医学，随着中医走向世界，中西医结合研究必将国际化，发展为整个人类医学事业的一部分。同时，统一到这个新体系中的，恐怕不仅仅是中医与西医，可能还会包括其他国家和民族的有价值的医学成就，形成全人类的统一的新医学体系。1997年首届世界中西医结合大会在北京召开，标志着中西医结合研究国际化时代的到来，中西医的统一必将是世界性的。

上述关于中西医结合的理解可称为"本义"或"狭义"的，除此之外，目前社会上还流行着一些"广义"解释，从不同角度来理解中西医结合。比较典型的有四点。

其一，指我国医学发展的基本方针之一。严格地讲，应称为"中西医结合方针"，是 1956 年由毛泽东主席提出，后确定为我国发展医疗卫生事业的基本指导方针之一。

其二，指中国新兴的医学学派。严格地讲，应称为"中西医结合学派"，即独立于中医、西医之外的新的医学学派，其特点是对中医和西医进行结合研究，向建立统一的新医学新药学发展。1980 年国家已正式确认了中医、西医、中西医结合"三支力量"。

其三，指一种新的医学研究方式。严格地讲，应称为"中西医结合研究"，即把中医中药的知识与西医西药的知识结合起来的研究，这种研究旨在促进和实现中西医的统一。

其四，指一种新的诊治方法。严格地讲，应称为"中西医结合诊治"，即在临床诊治中把中医中药的知识与西医西药的知识结合并用，以提高诊治水平和效果。

要克服把中西医结合简单化的倾向。有的学者看不清中西医差异的深刻性，把中西医结合理解为在研究中把中西医两种理论进行"对照""双解"，在诊断上"辨证"与"辨病""互参"，在治疗上中西两法"并用"，实际上中医和西医仍然是"两张皮"，这种"结合"仍然是"皮里春秋"。

要克服把中西医结合庸俗化的倾向。例如："有的把懂一点中医又懂一点西医的人称为'中西医结合'，有的把临床上中西药并用或杂投称为'中西医结合'，有的把中西医课程混合安排称为'中西医结合'，有的把用西医还原性研究方法研究中医知识体系的做法称为'中西医结合'，有的把管理西医的方法套搬到中医管理上称为'中西医结合'，有的把用西医实验研究方法对中医的验证、解释、改造称为'中西医结合'。"[4]

对于中西医结合的艰巨性和长期性要有足够的思想准备，这是一个由几代人才能完成的历史过程，从现在开始，恐怕还要一到两个世纪的时间，要坚持一百年不动摇、二百年不动摇。不论前进的道路上还会遇到多少矛盾，但每一个困难的解决都会使我们登上一个新的台阶，最终必将达到医学科学的新高峰。从 1582 年利玛窦来华，到 1997 年世界中西医结合大会在中国召开，在这短短的400 年间，中医和西医在争鸣和发展中相互渗透和统一的走向，像一股历史的铁流，无可阻挡地向前奔涌，没有任何力量能够与之抗衡。再过 400 年，事情将会是什么样子？

## 参考文献

[1] 恩格斯. 自然辩证法 [M]. 北京：人民出版社，1984：149.

[2] 毛泽东选集（合订本）[M]. 北京：人民出版社，1966：284.

[3] 人民日报社论. 大力加快发展中医中药事业 [N]. 人民日报，1978-11-02.

[4] 崔月犁. 中医沉思录（一）[M]. 北京：中医古籍出版社，1997：157.

【原载于山东中医药大学学报，2000，24（1）：2-6】

# 加强中西医结合理论研究

　　1958 年，毛泽东主席做出指示，党中央发出号召，在全国开展中西医结合研究。30 多年来，中西医结合事业取得了伟大的成就。

　　中西医结合的深入研究，正触及或揭示一系列纵深性理论问题，这些问题的深刻性和复杂性，似乎超出了现有医学知识和方法的回答能力。

　　中西医结合课题中形成的难题，固然有方法上、技术上的多方面原因，但从根本上来说，还是理论上的困难，是如何缩小和消除中西医在理论上的差距以达到融合统一的困难。因此，当 21 世纪即将开始的时候，应思考如何把中西医结合研究提到一个新水平，开辟一次新阶段，不能不把加强理论研究提到重要的日程上。

## 一、迫切需要理论突破

　　迄今为止，中西医结合研究取得的成功进展，是以临床诊治为中心。诊断上辨证与辨病相结合，防治上中西医两法并用、中西两药并用，对许多证或病的病因病机有了中西互参的认识，有效地提高了诊断水平和治疗水平，显示出高于、优于单纯西医或单纯中医的优势；基础理论研究做了重大努力，遇到的困难较多，尚未取得突破性进展，中西医结合作为一个独立的学派，其独立的理论体系尚未建立起来，不是中医或西医的、真正是中西医结合学派的独立的概念和理论虽有所萌生，但尚未发育起来，理论体系离草创阶段也还很远。

创立统一的新医学、新药学，是中西医结合研究的最终目的和发展方向。只有理论上的融合与统一，才能真正实现中西医结合；只有建立将中西医理论融为一体的新的理论体系，中西医结合才能成为真正的独立的医学学派。如果中西医在理论上根本没有统一的可能，那么中西医结合研究就没有意义，没有前途；如果中西医在理论上能够统一，而我们不从这方面做出努力，就可能长期处于"结"而不"合"的状态；如果中西医结合研究不在理论上取得突破，临床研究就难于深入，已有的成果也难于巩固和发展，弄不好会重蹈中西汇通派之辙。

对于创立统一的新医学、新药学，学术界存在不同认识，这个问题可以讨论，但是中西医结合学派和中西医结合研究工作者对这个问题应当有坚定的、明确的、肯定的回答。中西医结合研究之所以必要，在于中西医的发展趋势要求融合统一，在于其研究对象的一元性、统一性。辩证唯物主义认为，科学学科的划分，是以其研究对象的区分为客观依据；同一研究对象，形成同一学科；不同的研究对象，形成不同的学科。中医、西医都以人的健康和疾病为研究对象，而人类的健康和疾病的客观规律是同一的，不以地域和民族相区别，因而，反映这些客观规律的"学"也必然是同一的。但是，由于历史条件的限制，中西两医分别认识了同一研究对象的客观规律的不同方面和层次，总结为不同的理论，形成同一个医学学科的两大学派。随着研究的深入，一旦接近或达到对这同一研究对象的客观规律的全面认识，那么必然会总结为完整性的理论体系，已有的中西医学必然融合于其中。正如当年毛泽东同志所说："'学'是指基本理论，这是中外一致的，不应该分中西。"[1]

无论从深化临床研究来说，还是从解决面临的各项难题的需要来说，或者从创立中西医结合学派独立的理论体系来说，加强理论研究已成为一个十分迫切的问题。认真想来，它实际上已成为对开创中西医结合研究新局面、提高中西医结合研究新水平有决定意义的工作环节。

## 二、应用现代科学理论

吸收和应用20世纪以来发展的现代科学理论，不仅是推动当代中医和西医各自发展的强大杠杆，更是实现中西医结合的桥梁。现代科学理论的创立与发展，为医学研究和解决人的健康和疾病的深层次问题提供了条件，是中西医结合研究原则区别于中西汇通派的一项基本的时代特征。充分运用这一条件，是30多年来中西医结合研究取得成功的一条重要经验，是把中西医结合研究提高到一个新水平的关键性环节。目前结合研究中所遇到的各种理论性困难，实际上是中西医现有理论的局限和困难。要冲破这种局限，学习和应用现代科学理论是条有效的途径。事实上，现代科学已经为解决当前中西医结合研究面临的各种难题准备了必要的理论和方法，尽管可能仍不够充分，但已经提供了新理论、新观点可以冲破目前研究的局限性，为解决难题开拓道路。

辨证与辨病相结合的证实质研究，迄今仍未真正解决中医之"证"与西医之"病"的关系。有的认为是整体与部分的关系，有的认为是宏观与微观的关系，有的认为是共性与个性的关系，都有一定道理，但都不确切，更无法从根本上阐明。这反映出中医病理与西医病理之间的差异。其实质是，因为人的形态结构与功能活动之间关系复杂，中西医分别从不同的角度强调和注重了不同的方面和内容。西医的"病"以解剖学为基础，注重形态结构，可局部定位有器质性改变的病理过程；而中医的"证"以人体功能为基础，注重整体性或亚整体性的功能异常。问题在于，中医之"证"所反映的功能性病理过程，并不简单地是细胞、组织、器官等发生器质性改变而出现的官能异常，而是包括导致器质性改变的功能异常以及功能活动有序度下降的"熵病"状态，后者这些更深层次内容，超出了现有的解剖学、病理解剖学和病理生理学的视野。20世纪80年代新兴的人体科学认为，人体是功能系统，功能过程比形态结构更基本，提出了人体功能态学说，发现人体功能可以处于不同的"态"，中医所辨各种"证"是各具特征的疾病功能态[2]。这为我们研究"证"与"病"的关系及"证"的实质提供了一种新的思路。

关于经络实质的研究，国内外已提出20多种假说，但没有一种被确证或公认。经络的客观存在性、验证经络走向与经典描述的一致性、临床应用的有效性和可靠性，已经得到世界性公认。问题不在于有没有"实质"，而在于把"实质"设想为什么。这里很重要的是对"物质基础"和"结构"这两个理论概念如何理解，我们往往习惯于把它们理解为可剖而视之的东西、可在现有实验手段中予以实证的东西，这可能正是我们的局限和困难所在。相对论、量子力学、系统科学等现代科学已经说明，目前医学实验手段所能实证和剖而视之的东西，在人身上还是较为肤浅的内容。人体生命的物质过程除了实物，还有场及量子与量子场的统一；除了粒子，还有波以及粒子与波的统一；人体的结构，除了空间型结构，还有时间型结构、时空统一型结构、功能性结构；除了结构的形态和状态，还有结构的要素之间的相互关系的有序性问题，以及在内外条件冲击下结构进行自我调节的自组织机制等。这为我们思考经络的物质基础和结构形式提供了新的知识。目前已有的假说中，有的已开始趋向于这种理论方向，但因没有掌握这类理论，道路仍未真正打通。

关于脏腑实质的研究也遇到类似问题。上海医科大学沈自尹教授领导的课题组对肾脏研究做出历史性的贡献，其在理论上的成果至少有二：第一，以可靠事实证明了中医的"肾藏"与解剖学的"肾器官"有原则性区别；第二，提出了"功能轴"概念，证明"肾藏"的病变是下丘脑-垂体-靶腺（肾上腺、性腺、甲状腺）"功能轴"的功能异常。这实际上已经抓住了人体的功能性结构，逼近了肾藏的实质，但从已有医学理论来解释却遇到困难甚至非议。其实，现代系统科学已经研究和提出了"功能性子系统"是较为典型的功能性子系统[3]。如果把系统科学关于结构与功能、功能系统、功能性结构、功能性子系统等概念和理论应用于中西医结合研究，不仅对于五脏六腑，对于"三焦""命门"等的研究，都将会产生有力的推动。

总之，理论上的困难需要理论的武器来解决。目前中西医结合研究所面临的理论困难，如果仅靠现有的中西医理论来解决，似乎有点难于冲破现有发展水平的限制。要源于中西医而又高于中西医，就要有比中西医都"高"的招数，把现代科学理论拿过去，可以说是解决理论问题最快的一把刀子。

## 三、开拓理论研究思路

为加强中西医结合理论研究、解决目前面临的理论性难题，调整好研究思路是重要的研究条件。能够采中西两医各自的研究思路之所长而用，是中西医结合研究的优势；但仅仅借助于中西医两医已有的研究思路，难免受到它们各自发展水平的限制；特别是，中医和西医的研究思路存在原则性的差别，很难在研究中真正把两种思路结合为一体而用，有时是在这个方面用中医思路、在那个方面用西医思路，有时是用两种思路研究互参，更多的情况下实际主要靠西医思路，甚至存在用西医研究中医或用西医思路进行中西医结合研究的思路。改变这种状况势在必行，需要冲破中医和西医固有思路的局限，创造和发展中西医结合研究自己独立的思路。

中西医结合研究的独立的思路是什么？这需要从实践中开拓，从理论上研究，其根本特征应当是源于中西医思路而又高于中西医思路，移植应用现代科学的思路，迎头赶上时代的最新潮流。中西医结合研究十分强调学习和应用现代科学技术，但从发展和拓宽思路的角度看，有两个环节亟待改进和加强。一是在迄今吸收应用的科学技术内容中，属于 19 世纪以前的近代科学技术内容比重较大，属于 20 世纪以后的现代科学技术的内容比重较小；在 20 世纪以来的内容中，工程技术性内容较多，科学理论性内容较少，作为现代科学基本内容的相对论、量子力学、分子生物学、系统科学等，只有分子生物学有了较多应用。二是吸收和应用的主要内容是为临床和实验服务的实用性内容，对于现代科学思想的研究和应用十分薄弱，特别是 20 世纪以来科学思想发生的历史性转变，即从"分析时代"走向"系统时代"，没有引起足够重视，有时甚至表现出疑问或抵触。社会学家托夫勒的《第三次浪潮》、物理学家卡普拉的《转折点》、当代科学革命号手普利戈金的耗散结构理论、医学家恩格尔关于医学模式转变的理论等，早已对科学思想的这种划时代转折做了系统的总结，对这种转变对于生命科学和医学的影响做了深入的研究，值得认真学习。

如何理解人及其健康和疾病，是医学研究思路的首要问题。现代科学思想转变的重要内容，是从"机械论"转向"有机论"，这在医学发展中至关重要。迄今在中西医结合研究中实际经常遇到两种不同理解：一种把人理解为可拆卸的合整体，即部分组合为整体，部分是整体的前提和基础，部分的性状决定着整体的性状，调节控制诸部分是调节控制整体的基本途径（图 3 - 9 - 1A）；另一种把人理解为不可分割的元整体，人是由一个受精卵分化而来，整体分化出部分，整体是部分的前提和基础，部分不能脱离整体独立存在，整体的性状决定部分的性状（然后才是部分性状对整体性状的反作用），对人的调节要立足于整体，根据具体情况从整体或部分进行调节（如图3－9－1B）。这实际上是"机械论"和"有机论"两种思路在医学中的具体体现，对于这两种理解的模糊和混乱观念至今仍然存在，迫切需要研究解决。

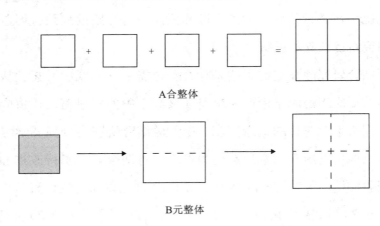

**图 3－9－1　元整体与合整体**

　　沿什么途径来研究人及其健康和疾病，是医学思路的又一重大问题。经典西医学的思路是还原论的，取得了很大成功，但其局限性开始显露出来。贝塔朗菲从20世纪20年代开始，在生物学研究中认识到还原论的局限，为克服和弥补之，先创立了有机论，后于40年代末发展为系统论。加上控制论、信息论、耗散结构理论、协同学等，已发展为一门系统科学，系统论思路走向成熟。系统论吸收包含了还原论的全部合理成分，但克服了其局限性，补充了全新的内容。主要包括：立足于整体，从整体出发分析影响整体性状的全部因素，除了整体内诸部分的性状外，还有部分与部分之间、部分与整体之间、整体与环境之间相互作用的机制和状态，这些相互作用的有序无序的状态，在内外条件波动冲击下的有序度的变化及机体自主性地进行自我调节的自组织机制和过程等。中医的传统思路在性质上是系统论的，反映了人的健康与疾病中上述那些方面的内容，但其水平没有达到现代系统科学的水准。因此，单靠经典西医的还原思路或中医传统的朴素系统论思路都有困难，简单地把这两种思路"结合"到一起更加困难，移植和应用现代系统科学的系统论思路，可以把中西医原有的思路发展统一到一种新的思路当中。

医学模式的转变已经提出来近 20 年了，现有中西医结合研究的具体思路似乎仍未冲破生物医学的框架。特别是，中医模式实际比"生物－心理－社会"模式更加深刻和丰富，它没有接受近代生物学理论特别是其解剖学、形态学模式，研究的是人的"生命"。它不仅反映了人与动物共有的心理，更反映了只属于人类的思维、精神；它不仅注意了社会环境的作用，更注意自然环境的作用，是一种"生命－心神－环境"模式。中西医结合研究应当创立和发展自己的模式，它应当吸收中西医两种模式之精华，形成比中西医现有模式更高形态的新模式。

对于中西医结合研究的长远发展要有战略思考。李约瑟博士根据中西方科学交流融合的全部历史所提出的"世界科学演进律"认为，中西方科学融合过程的长短与各学科内容的有机程度成正比。各学科实现统一的时间：数学、天文学、物理学约在 1640 年，化学、植物学约在 1880 年，医学远未到来[4]。根据他所提供的数据计算，这个估计是较为客观的。

## 参考文献

[1] 毛泽东. 同音乐工作者的谈话 [N]. 光明日报，1979－09－09.

[2] 钱学森，等. 论人体科学 [M]. 北京：人民军医出版社，1988：150.

[3] 祝世讷. 中医系统论 [M]. 重庆：重庆出版社，1990：122－123.

[4] 李约瑟文集 [M]. 沈阳：辽宁科学技术出版社，1986：212－215.

【原载于现代中医，1993，6（4）：184－187】

# 从东西方科学的融合看中西医结合

中西医结合研究已有半个世纪的实践，取得了一系列重要的历史性进展和成果，同时也把中西医之间的差异更加深刻地显示出来。许多人从中看到了中西医之间的"不可通约性"，并由此怀疑中西医结合的可能性，有的甚至认为中西医结合是"医学乌托邦"。中西医究竟能不能统一，需要根据新的实践进行新的思考和回答。祝世讷教授在《中西医学差异与交融》一书中，对中西医统一的必然性和条件性做了新的论证，其重要论据之一是从东西方科学的差异与交融的大背景来看中西医从差异到融合的历史规律[1]，这是一个不可或缺的研究视角。把中西医放在东西方科学技术比较的全局中，从整体背景和历史过程来认识中西医的差异和融合，是正确理解中西医统一的必然性和条件性的一个重要参考系。中国科学技术史大师李约瑟博士的东西方科学技术比较研究以及在此背景下的中西医比较研究，为从这个视角进行研究提供了十分珍贵的线索，有必要作更深入的探讨。

## 一、科学发展"百川朝宗"

人类文明的起源是多元的，五大文明发源地都孕育了自己的科学和医学。然而，世界是一个整体，关于世界的各种科学认识都必然地汇聚为一个统一体，李约瑟博士用"百川朝宗于海"来形容，说不同文明的古老的科学细流，正像江河一样奔向现代科学的汪洋大海。从多元到统一，这是科学发展的一种历史规律。

由于起源地和发展环境的不同，中国科学和西方科学各自形成了自己的特点，显示出一些深刻的差异，李约瑟着重分析了两个方面的基本差异。

第一，内容和特点的差异。在数学上，中国发达的是代数学，西方是几何学；在天文学上，中国是以元气论为理论基础的宇宙观和发达的天文观测，西方长期占统治地位的则是以原子论或宗教神学为理论基础的宇宙论；在物理学上，中国发达的是磁学，西方发达的是力学；在化学上，中国有炼丹术，西方有炼金术；在科学思想上，中国是有机论的、波动论的、代数学的，西方是机械论的、粒子论的、几何学的；等等。"对于那时中国可能发展出来的自然科学，我们所能说的一切就只是：它必然是深刻地有机的而非机械的。"[2]第二，发展水平的差异。在公元3世纪之前，中国和欧洲（古希腊、罗马时期）的科学都出现了早期的繁荣，发展水平难分高低。此后的10多个世纪，中国进入了科学技术发展的鼎盛时期，出现了以三大发明为代表的一系列重大成就；而欧洲却陷入了中世纪"黑暗的一千年"，科学技术凋敝，形成长达1000多年"东高西低"的巨大历史反差，中国科学技术长期遥遥领先于欧洲；17世纪以后，中国的科学技术发展滞缓，欧洲的科学技术在革命中迅速发展，赶上并超过中国，逐步形成近300年来"西高东低"的发展反差。"在过去的两千年里，除了有希腊成就的高峰之外，中国的科学技术水平一直高于欧洲，而且常常要高得多。"[3]

科学是对客观规律的真理性认识。一门学科的研究对象是一元的，关于该对象的某一现象或规律的真理性认识也是一元的。因此，尽管科学的起源是多元的，研究和发展的途径是多样的，但是，只要是同一门学科，研究同一个对象，那么这门学科关于该对象的所有真理性认识，最终必将融合为一个一元化的统一体系，这是自然科学发展的一条客观规律。

中国和西方的科学虽然起源和发展的背景不同，但同一门学科的研究对象却是同一的，因此，在发展的一定水平上走向统一，是一种历史的必然，数学、天文学、物理学、化学等，无不如此。李约瑟博士在考察中国科学与西方科学的差异同时，也考察了从17世纪以来，在西方科学技术革命的过程中，西方科学逐步赶上和超过中国，并与中国的科学相融合的历史过程。他发现："东西方物理学，早在耶稣会士活动时期终结时融为一体了。中国人和西方人在数学、天文学和物理学方面，很容易有共同语言。在植物学和化学方面，过程就要长一些，一直要到十九世纪才达到融合。而医学方面却至今还没有达到。"[4] 现在我们看到，经过几千年发展的中国科学和西方科学，大多数学科已经统一并融合到现代科学的一元化体系中，只有医学还没有实现统一。

科学是一个整体，医学作为这个整体的一部分，与数学、天文学、物理学和化学一样，不同的研究成就必然要融合到这个统一的体系中，这是中西医统一的历史必然性。中西医结合研究符合这一历史规律。

## 二、东西方科学融合的历史规律

既然中西医的统一是必然的，为什么至今不能统一？

必然性要变为现实性需要条件，条件性也是有规律的，条件具备到什么程度，必然性向现实性的转变就实现到什么程度。中西医统一所需要的主观和客观条件可以做出具体分析，而李约瑟博士的研究却从历史的角度提出了一个进度表，为我们思考中西医统一的进程提供了一种定量的时间坐标。

李约瑟博士在考察西方科学赶上和超过中国并与中国科学相互融合的过程时，找到了西方科学的各个学科赶上和超过中国科学的具体年代（称之为"超越点"），也找到了其与中国科学各学科相融合的具体年代（称之为"融合点"），发现从"超越点"到"融合点"之间的时间间隔是不同的。[5] 考证的结果如表 3 - 10 - 1 所示。

表 3 - 10 - 1　西方科学赶超与融合中国科学的时间点

| 学科 | 超越点（年） | 融合点（年） | 时间间隔（年） |
|---|---|---|---|
| 数学、天文学、物理学 | 1610 | 1640 | 30 |
| 化学 | 1780 | 1880 | 100 |
| 植物学 | 1700 或 1780 | 1880 | 180 或 100 |
| 医学 | 1800、1870、1900 | 未至 | x |

李约瑟博士研究发现，不同学科的"超越点"与"融合点"之间的时间间隔不同，与各学科研究对象的有机化程度成正相关，这是一种规律性。李约瑟

博士于 1967 年把它概括为"世界科学演进律"，称："一门科学研究的对象有机程度越高，它所涉及的现象综合性越强；那么在欧洲文明与亚洲文明之间，它的超越点与融合点间的时间间隔越长。"[6]

这一规律反映出，中国和西方的各个学科实现融合的早晚和快慢，与各学科研究对象的有机程度成正比——有机程度越低，统一得越快；有机程度越高，统一得越慢。历史事实正是如此，到 19 世纪末叶，东西方之间在科学技术的各个领域大都已经融合起来，而医学至今还没有统一。李约瑟博士指出："中国医学上有很多事情，西方医学解释不了。我想可以这样说：某一门科学越复杂，就越难实现东西方的统一。"[4]"我们发现，东西方的医学理论和医学实践至今还未融合……尽管你可能像年轻的生物学家或生物化学家一样信心十足，生命的秘密还是不会在下一个拐弯处就被发现。我这是经验之谈。所以，直至今日，两种文化传统也没能交汇融合，形成统一的现代医学。"[7]

李约瑟博士的"世界科学演进律"提供了一种规律性启示，即医学的研究对象的高度有机性决定了学科的融合。与其他学科相比，中西医的统一来得要晚一些，过程要长一些，"超越点"与"融合点"之间的时间间隔将大于植物学的"100 或 180 年"。因此，中西医结合的战略思考要有足够长的眼光。

## 三、中西医融合需要几个世纪

李约瑟博士学生物化学出身，他不但研究和热爱中国科学，也研究和热爱中国医学，认为中医学是中国对人类的一大贡献。他所编著的《中国科学技术史》虽然没有医学专卷，但《李约瑟文集》却有 1/3 以上的篇幅是中医学或与中医学有关的。他苦苦求索的问题之一是，中国医学有长达十多个世纪的时间遥遥领先于世界，西方医学是什么时间赶上和超过中国医学的？什么时间能够融合？他考察的结果得到的是一个"大约数"和两个"未知数"。

一个"大约数"是西方医学赶上和超过中国医学的"超越点"。李约瑟博士考证的结果把时间范围大体缩小至 1850 年之后，1900 年前不久。他指出："西方医学是什么时候肯定无疑地超越中国医学的？我越是思考这个问题，就越是把时间往后移。我开始怀疑超越点是否真的会大大早于 1900 年，是否真会在

1850 年或 1870 年。""如果把治疗效果而不是诊断作为标准的话，我觉得西方的
医学决定性地超越中国的医学是在 1900 年之前不久，准确时期自然还需要仔细
考证。维萨里（Vesalius）的努力并不是徒劳的，因而到 1800 年，外科手术和病
理解剖都已经大大领先于中国。可以说，在整个 19 世纪，医学赖以为基础的所
有科学都比中国的先进得多，生理学和解剖学无疑也是如此。然而从病人的观
点来看，这些学科迟迟未得到应用。所以如果我们用严格的临床观点来判断，
那么在 20 世纪初叶以前，欧洲病人的境遇并不比中国病人更好些。"[8]

美国汉学家席文博士也认为："大约在公元 1850 年前，在医学上，中国与
欧洲难分轩轾。"[9]

从现有的材料来看，到 19 世纪下半叶，西方医学明显地赶上和超过中国医
学的部分，主要是在基础医学领域，例如解剖学，以及运用物理学、化学、生
物学等知识在生理学、病理学、病因学、治疗学研究中取得的成就。而从内科、
外科、妇科、儿科等临床学科的理论和疗效来看，到 20 世纪初叶还很难说西方
医学比中国医学优越多少。总起来看，西方医学从基础理论到临床防治在整体
上赶上和超过中国医学的时间，大体定在 1850 年后到 1900 年前较为符合实际。

李约瑟得出的两个"未知数"是中国医学与西方医学的"融合点"——
"未至"，从"超越点"到"融合点"的时间间隔——"X"。就是说，中国医学
与西方医学相融合的时间还没有到来，从"超越点"到"融合点"需要多长时
间也还不得而知。

但是，根据李约瑟的"世界科学演进律"，基于医学研究对象的高度复杂
性，我们可以得知，中西医从"超越点"到"融合点"的时间间隔不会小于植
物学的 180 年。如果把"超越点"定在 1850 年至 1900 年，时间间隔按 200 年考
虑，那么，"融合点"可能会在 2050 年至 2100 年；如果时间间隔是 250 年、300
年或者更长，那么中西医的融合恐怕是 22 世纪甚至 23 世纪的事情。

从东西方科学融合的历史过程和发展规律来看，中西医的统一是一种历史
必然，"乌托邦论"是错误的。但是，中西医的统一需要经过一个历史过程，并
不像曾经设想的"经过几个五年"那样简单，不可能在几十年内立即实现，更
不是只要有主观能动性就可办到的，"速成论"也不符合实际。从 19 世纪末叶

以来，中国医学界为促进中西医的统一付出了几代人的努力，从"中西汇通"到"中西医结合"，取得的进展和面临的困难大家有目共睹，实践证实了李约瑟博士的历史考察和理论总结的客观真实性。根据历史规律和实践经验，我们有理由相信，中西医必将统一，但需要几个世纪的发展过程，可能要分为几个融合阶段。关于中西医结合的战略思考，需要有大时空的眼光，做长期打算。从现在开始，要坚持100年不动摇，200年不动摇。

## 参考文献

[1] 祝世讷. 中西医学差异与交融 [M]. 北京：人民卫生出版社，2000：75，85.

[2] 李约瑟. 中国科学技术史（第2卷）[M]. 北京：科学出版社，1990：619.

[3] 潘吉兴. 李约瑟文集 [M]. 沈阳：辽宁科学技术出版社，1986：292.

[4] 潘吉兴. 李约瑟文集 [M]. 沈阳：辽宁科学技术出版社，1986：21.

[5] 潘吉兴. 李约瑟文集 [M]. 沈阳：辽宁科学技术出版社，1986：213，215.

[6] 潘吉兴. 李约瑟文集 [M]. 沈阳：辽宁科学技术出版社，1986：212.

[7] 潘吉兴. 李约瑟文集 [M]. 沈阳：辽宁科学技术出版社，1986：200.

[8] 潘吉兴. 李约瑟文集 [M]. 沈阳：辽宁科学技术出版社，1986：206，207.

[9] N. 席文. 为什么中国没有发生科学革命 [J]. 科学与哲学，1984（1）：5.

【2015年7月28日，在山东中医药大学成教学院西医学习中医班"中西医比较概论"课的学术讲座】

# 应研究中西医统一的客观规律

中西医结合研究的 50 年实践，在取得一系列重大进展的同时，也显示出中西医的统一并不像曾经设想的那样简单和容易，中医与西医之间的"不可通约性"似乎比"可通约性"大得多、深得多，特别是在基础理论领域，其差异之深在目前几乎成为不可逾越的鸿沟。因此，中医与西医究竟能不能统一，怎样统一，要不要继续坚持中西医结合思想，这些问题成为必须认真研究和回答的迫切的现实问题。这些问题归根结底是医学发展的客观规律问题，必须研究和遵循客观规律。新的时代条件和 50 年的实践经验，使我们能够站到新的高度，从更宽的视角和更深的层次来认识这些客观规律。

**1. 中西医学术统一的必然性**

中医与西医在学术上统一的必然性，是由其研究对象的同一性决定的。中医与西医同属于医学，都是研究人的健康与疾病。其差异的性质，不是两门医学，也不是医学内部的两个分支学科，而是医学内部的两个学派。其统一，是医学内部两个学派的统一，不是两个学科的统一，也不是两个学科相互交叉形成交叉学科。

学派是在同一门学科中，因为对同一研究对象有不同的认识而形成的学术派别，是对研究对象的认识不充分、不完备的产物，就像"盲人摸象"中的"摸鼻派""摸腿派""摸肚派"那样。除了中医与西医之外，医学中还有其他一些学派。

学派的争鸣与统一在科学的各个学科中具有普遍性，是科学发展的一种内部矛盾运动。各学派的认识一旦充分和完备，认识统一，学派也就统一了。学派争鸣走向统一的途径和方式有多种，其中较为典型和对中西医统一最有参考价值的是两种。一是两个学派各自都掌握一定的真理性认识，但都不完备，一旦把所研究的现象和规律认识充分和完备，便统一到那种充分而完备的认识中。例如光学研究中的"粒子说"与"波动说"之争，后来统一于关于光本质的"波粒二象性"的完备认识中。二是不同学派分别研究了同一类现象的不同规律，形成了不同甚至相反的理论，以不同的理论统一于同一学科的理论体系中。例如几何学中的欧氏几何与非欧几何，物理学中的牛顿力学与量子力学，生物进化论中的达尔文主义与非达尔文主义等。

**2. 中西医学术统一的两个层次**

中医与西医的统一包括多个方面的内容，其核心是学术的统一、基本理论的统一。医学的基本理论是对于人的健康与疾病的现象和规律的科学认识，基本理论的统一只能统一于对这些客观现象和规律的一元化的真理性认识。但是，中医与西医在理论上的差异多样而复杂，不可能按一个模式把中医与西医的各项理论都一对一地合并、结合，其统一的途径和方式应当是多样的。大体来说，至少要分为两类基本情况，以两种方式从两个层次上实现统一。

第一个层次，"可通约"的理论从单项理论上实现统一，可称为中西医统一的"微观"层次。中医与西医的有些理论的内容虽然不同，但只是从不同的方面或层次反映同一现象和规律，同一现象和规律是其可通约性所在，只要把这一现象和规律认识充分和完备，理论也就统一了。中西医对于人体解剖形态的不同认识、对于某些具体病变的不同认识等，都可望以这种方式走向统一。

第二个层次，"不可通约"的理论各自独立发展，最后统一于同一个理论体系，可称为中西医统一的"宏观"层次。中医与西医的有些理论差异，在于分别地反映不同的现象和规律，不同的现象和规律是其不可通约性所在，因而这些不同的理论不可能从内容上实现统一，只能各自独立地充分发展，分别以不同的理论统一到同一个理论体系中。中医的阴阳、经络、藏象、病机、证候等理论与西医没有"可通约"的内容，可经过进一步验证和充分发展，以独立的理论统一到更完备的医学理论体系中。医学的现有理论体系就是由多种"不可通约"的理论构成的，如解剖学、生理学、病理学、病因学等学科及其包含的众多学说，但这个体系还不完备；中西医之间"不可通约"的理论都将独立地充实到这个理论体系中，使之更加完备。从中西医统一的全局来看，理论体系的统一将是比单项理论的统一更基本的方式。

**3. 中西医学术统一的基本模式**

中医与西医的统一将是多样化的"大统一"，形成统一的、高度发达和完备的新的医学理论体系。这种统一的医学理论体系将由四种理论来源构成，可概括为"A + B + ab + C"模式。在这里，"A"是由中医单独贡献的理论，即中医不能与西医相"通约"的那些特有理论，经过现代化发展以更充分的真理性贡献给新的理论体系。"B"是由西医单独贡献的理论，即西医不能与中医相"通约"的那些特有理论，经过现代化发展贡献给新的理论体系。"ab"是由中医与西医能够"通约"的单项理论相统一，以更加成熟和完备的新理论贡献给这个体系。"C"是由中医与西医之外的其他医学贡献的理论，以及整个医学的未来发展所贡献的新理论。

这种"大统一"并不局限于现有的中医与西医，也不局限于中国国境之内，它将是世界性的，将包括其他医学和整个医学未来发展的融入。这种统一不可能在医学的现有发展水平上实现，统一的过程必将是一系列的突破和创新，将是医学发展的历史性变革和飞跃。

**4. 中西医学术统一的条件**

条件也是一种规律性。中西医的差异是由特定条件造成的，中西医的统一同样需要特定的条件。不懂得差异就不懂得统一，不懂得造成差异的条件和实现统一的条件，就不懂得怎样消除差异和实现统一。应当研究和消除那些造成中西医差异的条件，研究和创造中西医实现统一所需要的条件。

医学起源的多元性是中西医差异的历史起点。人类文明的五个主要发源地都孕育了自己的医学，起源的多元性造成了原始医学的差异性以及差异的多元性。在后来的发展中，有的医学中断或中落了，相对较完整和连续地发展至今的只有两个医学体系，即起源和形成于中国的中医学和起源于古希腊形成于西方的西医学。中医与西医在起源时期的差异还只是萌芽，是什么原因把中西医的差异加深到今天这种状态？

首先是外部条件，主要是社会的经济水平、政治水平、历史时代、科学技术水平等，它决定医学的发展速度和水平。中医学主要形成和发展于战国时期至1840年，这是中国的封建社会时期，是中国社会的古代阶段，吸收的是中国古代科学技术，是中国这两千多年的社会历史的产物。中医学的现有体系属于古代科学技术的范畴。西医学先经历了古希腊、罗马的早期兴盛，在"中世纪"那"黑暗的一千年"因教会的桎梏而陷入凋敝，直到16世纪才在文艺复兴、资产阶级革命中开始医学革命，吸收近代科学技术革命的成果，重新建立起近现代学术体系。今天的西医学属于近现代科学技术的范畴。中医与西医在发展水平和科学技术内涵上的这种差异，是中国与西方的经济政治、历史时代、科学技术等条件的全部差异所造就的。

其次是内部条件，主要是医学的学术思想、思维方式、方法模式，是医学吸收社会的思想文化而形成的，决定医学研究什么、不研究什么，决定医学的发展方向。中医学受中国传统思想文化特别是以元气论为代表的哲学思想的影响，形成朴素的系统论思维，着重于从整体、功能、关系、内在矛盾等来研究人的健康与疾病。西医学受西方传统思想文化特别是以原子论为代表的哲学思想的影响，接受和发展了还原论思维，把整体分解为部分，把高层次还原为低层次，着重于从部分、微观、结构、实体、外部作用等来研究人的健康与疾病。这样，虽然中西医研究的是同一对象，却是"仁者见仁（不见智），智者见智（不见仁）"。

中西医要统一，就必须消除造成和决定中西医差异的这些条件。19世纪以来，中国境内的中医与西医虽然已经处于相同的经济政治、历史时代、科学技术水平的条件之下，但是由两千多年历史造成的巨大差异不可能在百十年时间内消除。对于造成中西医差异的内部原因，特别是中医的朴素系统论思维与西医的还原论思维之间的差异，至今还没有清醒的认识，更谈不上消除。

中西医统一不但需要消除造成差异的条件，而且需要具备实现统一的新条件，包括有利于中西医统一的历史时代、经济政治、科学技术、思想文化等。

医学要有新的学术思想来统筹兼容中医与西医的"可通约"与"不可通约"的全部内容，需要现代科学的最新发展为中西医的统一提供新的平台，需要中医与西医通过现代化发展达到能够走向统一的新水平。总之，中医与西医的学术统一并不是孤立的学术问题，必须研究和认清实现统一所需要的条件，争取和创设所需要的物质基础。

【原载于中国中医药报，2006 - 08 - 11】

# 把中西医结合研究推向新水平

## ——纪念毛主席 100 周年诞辰

1993 年 12 月 26 日，是毛泽东同志 100 周年诞辰。当我们缅怀他为共和国的缔造和发展所做的伟大贡献时，尤其更加深刻地体会到，他关于发展中医和中西医结合事业的科学远见和战略决策是多么英明和意义深远。1993 年又是毛泽东同志做出指示、党中央发出号召在全国开展中西医结合研究 35 周年。30 多年来，中西医结合事业取得了伟大的成就，它不仅在中国医学发展史上，而且在世界医学发展史上，开辟了一种新的研究和发展道路，形成了一个新的医学学派，建设起一支新的专业学术队伍，创造了一套新的临床诊治方法，研究出一大批新的学术成果，把中华民族在新时代的创造精神和融合古今中西于一体的医学新成就贡献给全人类。

实践证明，中西医结合方针是正确的，中西医结合研究是成功的，积累的经验是丰富的，针对目前面临的数量庞大、内涵深刻的科学问题，充分显示出其强大生命力。世纪之交赋予我们的历史使命是要把中西医结合研究推向一个新水平。要坚持中西医团结，坚持中西医结合；要坚持以临床实践为基础，创造出高于单纯西医或单纯中医的疗效，要坚持学习和应用现代科学技术，研究出立足于中西医又高于中西医的医学新成就；要坚持在发展中结合，有计划、有步骤地为创立统一的新医学、新药学做出贡献。

## 一、坚持中西医结合之路

中西医结合方针之所以正确，在于它符合医学科学发展的客观规律，植根于中国医学发展的历史，立足于新中国医学事业的现实，反映了新的时代要求和必然的发展方向。如何处理中医与西医的关系，是 19 世纪以来中国医学面临的新的时代性课题。曾经有过不同的回答和方案，都未成功。毛泽东作为伟大的思想家、战略家，站在历史和时代的高度，第一次科学地回答了这个问题。早在 1928 年，毛泽东同志就提出"用中西两法治疗"。1958 年 10 月 11 日，他批示将卫生部组织西医学习中医的经验在全国推广，要求各级党组织有计划地开展中西医结合研究工作，强调"这是一件大事，不可等闲视之"，亲手开创了中西医结合事业。直到 20 世纪 70 年代，他多次、反复地发出指示，要求加强中西医结合研究工作，主张把中医中药的知识和西医西药的知识结合起来，创造统一的新医学、新药学。

毛泽东同志关于中西医结合的思想，是他关于新中国的建设和发展宏伟蓝图的重要组成部分；是根据中国医学发展和历史传统、现实基础、新的时代条件，为开创中国医学事业发展的新道路所做的努力。经过实践之后再来重新学习，愈加明确地认识到毛泽东同志这些思想的深刻性和科学性。

首先，立足于中国同时存在中西两医的实际国情。发扬中医和西医两种医学的长处，是中国发展新的医学事业所特有的优势。因此中华人民共和国成立伊始，毛泽东同志就明确地提出了"团结中西医"的主张，并将此确定为党和国家的一项重要的政策。

其次，立足于中国传统医学的科学价值和社会地位。中医学是中国特有的医学体系，继承和发展中医学是实现中西医结合的首要前提。对于从近代开始一直延续到中华人民共和国成立以后的排斥和否定中医的宗派主义思想和行为，毛泽东同志严肃地进行了尖锐地批判，对中医学做了正确的高度评价："中国医药学是一个伟大的宝库，应当努力发掘，加以提高。"[1]主张用现代科学研究中医，以使中医提高到一个新水平，强调中医将是中国对人类贡献最伟大的事业之一。

　　再次，立足于科学发展的客观规律。辩证唯物主义认为，科学学科的划分是以研究对象的区分为基础依据的。医学研究对象的一元性决定世界上各种医学学派定向统一的客观必然性，中西医结合正是自觉遵守这一规律的一种发展过程。毛泽东提出："'学'是指基本理论，这是中外一致的，不应该分中西。"[2]认为将来只有一个医，即唯物辩证法指导的是一个医，不是两个医。

　　最后，立足于当代的科学基础。科学的现代发展为医学研究提供了广泛基础，运用新的科学知识和方法，是消除中西医之间的差异、实现结合的桥梁。毛泽东提出："要向外国学习科学的原理。学了这些原理要用来研究中国的东西，我们要西医学中医道理也就是这样，自然科学、社会科学的一般道理都要学。"[2]

　　中西医结合是发展我国医学的一条崭新的道路。这条道路之新，就在于它不同于中国传统医学的发展道路，也不同于西方医学的发展道路，是把中医学的优势与西医学的优势统一起来的一种创造过程。这条道路之新，还在于它与中国近代的"中西汇通"有原则性区别。虽然"中西医结合"与"中西汇通"之间存在着一定内在联系，但两者之间的差别更加深刻，在内部条件、外部环境、研究方式、发展方向、融合水平等方面都存在着时代性的根本差异。正确地揭示和认识这些差异，是正确地理解中西医结合道路的必要前提，更是把中西医结合研究提高到一个新水平的必要前提。这些差异最主要的有五点。

**1. 指导思想不同**

　　中西汇通是在西医东渐的影响下自发地出现的，没有来得及研究中西两医分立与统一的客观规律。中西医结合是在辩证唯物主义的指导下，清醒地认识到中西医必将要统一的客观规律，自觉地遵照客观规律促进和实现中西医统一。

**2. 学术起点不同**

　　中西汇通是以 19 世纪中后期中西医的发展水平为起点的，而中西医结合立足于 20 世纪下半叶。这一个世纪以来西方医学有了划时代的发展，中医学也在复兴中走上现代化道路，这种新的发展水平为结合奠定了新的基础。

**3. 科学条件不同**

　　中西汇通面临的是刚刚开始向中国传播的 19 世纪以前的西方近代科学，基本上未能应用于中西汇通研究。中西医结合面临的是 20 世纪以来的现代科学，科学的内容有了划时代转折，中国的科学发展水平有了划时代提高，为中西医的结合准备了桥梁。

**4. 文化背景不同**

中西汇通面临的是衰落的中国传统文化与东渐的西方近代文化之间的对抗与撞击，主导潮流是"分析时代"的"机器文明"。中西医结合面临的是复兴中的中国传统文化与全新的现代科学文化之间的碰撞与交融，主导潮流是"系统时代"的"有机文明"，这对于正确理解中医、促成中西医统一提供了史无前例的条件。

**5. 社会基础不同**

中西汇通发自民间，得不到政府支持，最后被"废止"派所取代。中西医结合由国家倡导，被列为我国医学事业发展的三支力量之一，学术地位和社会地位有政策法规保障。

总之，中西医结合有极其深刻的历史根源，是历史的产物。同时，更重要的是，它又是时代的产物，是由 20 世纪下半叶以来全新的时代条件所决定。中西汇通派"汇"而未"通"，是由当时的历史条件决定的。今天的中西医结合面临着新的时代条件，能否成功和成功的程度，一方面取决于这些新的时代条件进一步发展的程度，另一方面取决于中西医结合研究过程对于这些新的时代条件自觉应用的程度。

## 二、加强现代科学的应用

中西医结合的深入研究，越来越多地触及或揭示一些纵深性医学问题，特别是一些基本的理论问题，其深刻性和复杂性，超出了中西医结合研究目前发展水平的解答能力，是目前中西医结合研究面临的一些难点或难题。有的问题探索多年接近解决，但缺乏一刀见血的快刀子；有的问题已掌握了一些重要的线索，但距离答案仍很遥远；还有的问题至今没有打开寻求答案的通道。这些理论问题不解决，临床防治的机理就不清楚，防治方法和手段就难于改进，临床疗效就难于进一步提高。推动这些理论问题的解决，是把中西医结合研究提高到一个新水平的关键性环节。

这些问题之难，就难在问题本身的深刻性、复杂性与现有解答能力之间存在差距。这种差距的实质，是迄今为解答这类问题所做的知识上、方法上的准备不足。有的问题，可能现有中西医知识已经能够做出回答，但因思路方法不对，尚未打通由此及彼的通道；有的问题，可能超出了现有中西医知识回答能力，而现代科学的知识可以回答，但尚未被中西医结合研究者掌握；有的问题，可能不仅超出了现有中西医知识的回答能力，也超出了现有所有科学知识的回答能力，有待科学的进一步发展来回答。总之，这些难题的答案，不在中西医结合研究现有的立定点上，而是在发展道路的下一个交叉路口上，那里是前进中的中医、西医与现代科学的一种交叉。

现代科学是中医与西医相结合的一架桥梁，运用现代科学技术，是中西医结合研究区别于近代中西汇通的重要时代特征，也是 30 多年来取得成功的重要经验。今天所面临的困难问题，归根结底，在于掌握和运用现代科学不够。现代科学是指 20 世纪以来发展的新科学，上半叶以相对论、量子力学为代表，下半叶以分子生物学、系统科学为代表，其总特征是，在理论上向世界的复杂性、有机性进军，在方法上从分析 – 还原论转向系统论。这种发展方向和特点显示出与中国传统科学在思想上、观点上、方法上的一致性，因而出现世界性的东方文化热、中医热，国内的中医现代化研究也开始移植和应用这些现代科学，但尚未达到解决实质性问题的程度。中西医结合研究虽然强调应用现代科学技术，但是迄今为止，除了分子生物学有了较多应用之外，相对论、量子力学、系统科学及与其有关的知识和方法并未真正引入中西医结合研究领域，这是一个十分突出、十分值得注意和研究的问题。

可以说，不吸收和应用 20 世纪以来的现代科学知识，就不可能真正把中西医结合研究提高到一个新水平。现代科学与 19 世纪以前的近代科学之间，不仅仅是知识的量和水平上的差异，更重要的是研究方向和思维方式的划时代转折。我们有些中西医结合研究所称的应用现代科学技术，仅仅是 19 世纪以前的近代科学知识，如一般的声、光、电、磁、热等；有的是指技术手段，包括近代和现代的，但不是指理论知识；有的实际是指较新的西医知识；分子生物学的应用，实际是经过了西医的"折光"，在整个现代科学体系中，只有分子生物学符合西医的还原论思路。在这里，不是"近代"和"现代"这两个概念的抽象讨论，而是我们实际上究竟吸收和应用什么样的理论知识，把我们的研究支撑到什么高度的问题。

我们强调吸收和应用20世纪以来的现代科学知识，不仅是出于理性思考，更重要的是立足于现实。迄今为止，近一个世纪的科学成果已经为解决中西医结合面临的难题准备了必要的知识，尽管可能还不充分，但已提供了新的思路、新的观点、新的材料，能够为解决问题构筑台阶、开辟道路。

辨证与辨病相结合研究、证实质研究，提出了西医之"病"与中医之"证"的关系问题。有的认为是部分与整体的关系，有的认为是微观与宏观的关系，有的认为是个性与共性的关系，都有道理但都不确切。这里实际涉及西医病理学内容与中医病理学内容之间的关系。西医之"病"是以解剖为基础，可以局部定位，有器质性改变；而中医的"证"则是以功能为基础，带有整体性或亚整体性，以功能异常为特征，用西医的知识来解释有一定困难。难点似乎在于，"证"所表达的人体的功能异常，并不限于细胞、组织、器官所负载的特定官能的异常，即由器质性改变所产生的功能改变，同时包括引起器质性改变的功能异常及更深层次、更前驱性的生命功能的异常，甚至包括生命活动的有序度下降（熵病），后边这些内容是超出现有解剖学、病理解剖学和病理生理学的范围。现代系统科学关于系统的功能和功能性系统的理论，可帮助我们深化对中医之"证"的理解；现代人体科学的人体功能态学说，认为"证"是人体疾病功能态[3]，为研究和理解"证"及"证"与"病"之间的关系提供了一条全新的思路。

关于经络实质的研究，30多年来，国内外已提出20多种假说，但没有一种被确证或公认。经络的客观实在性、验证经络走向与经典描述的一致性、临床应用的有效性和可靠性，已得到世界性公认。然而，公认的事实却做不出科学的阐明。问题在于用什么知识和思路来做阐明，把"实质"设想为什么？相对论、量子力学、系统科学的成就提示，对人的全部健康和疾病问题的研究，对经络的研究，解剖形态只是最肤浅的一个角度或侧面，除了空间（解剖）结构，还有时间结构、时空结构、功能结构；除了实物，还有场，以及量子与量子场的统一；除了粒子，还有波，以及波与粒子的统一。目前已有的假说中，有的已不自觉地趋于这些理论方向，但尚未打通道路。

关于脏腑实质的研究也遇到类似问题。上海医科大学沈自尹教授领导的课题组对肾脏研究有历史性的贡献，在理论上的成果至少有二：一是以可靠事实证明了中医的"肾藏"与解剖学的"肾器官"有原则性区别；二是提出"功能轴"概念，证明"肾藏"的病变是下丘脑－垂体－靶腺（肾上腺、性腺、甲状腺）"功能轴"的功能异常。这种来自实践的新认识遇到现有医学理论理解和解释的困难。其实现代系统科学专门研究了这种功能系统的特征，其功能子系统（概念性单元）理论所研究的，就是系统内这类"功能轴"性质的功能子系统的特点、结构、功能。在这些方面，系统科学可能会提供全新的理论和思路。

各种实验研究目前较普遍地遇到实验设计和实验方法问题。一方面是实验指标难选择，能用的指标往往不理想、不准确、不确定，难以全面完整地达到实验目的；另一方面是理论设计不严格，置入实验过程的中医内容往往在概念上、观点上模糊，有的实际发生了不应有的转换或扭曲，据此选定的指标只能做出不准确的、歪曲的反映。目前有决定性意义的是理论设计，如能吸收现代科学的理论知识用于实验设计，现有的医学指标可以从新的角度应用，甚至可以从医学之外移植新指标，使实验打开新局面。

总之，中西医结合研究正面临一个转折点，已有的成就可以说是现有中西医知识和方法做"加法"或"化合反应"的产物，要再上一个档次和水平，恐怕不引入加权系数或新的反应物和催化剂是不可能的。现在看，在这里能起这种作用的就是现代科学的思想、观点、知识、方法。

## 三、进一步解放学术思想

中西医结合研究取得的成功，是学术思想解放的结果。目前各个研究课题和研究领域在前进中大都遇到这样那样的困难或问题，不少处于胶着不前的状态，在思想上出现了新的疑虑、困惑、徘徊。要将中西医结合研究推向一个新水平，迫切需要中西医结合研究的学术思想实现新突破。

要有新的理论思想。目前结合研究取得的成功进展主要在临床方面，诊断上辨证与辨病相结合，防治上中西两法并用、中西两药并用，对某些病或证的深层机理有了中西医互参的认识。基本理论的研究做了重大努力，但未取得突破性进展。中西医结合作为一个独立的医学学派，其独立的学术体系尚未建立起来。理论是学术体系的主体，没有独立的理论体系，就谈不上独立的学派。迄今为止，不是中医或西医的、真正是中西医结合学派的独立的概念、理论，虽有所萌芽，但尚未发育起来，理论体系距草创也还很远。创立统一的新医学、新药学是中西医结合研究的目标，这样的新的理论体系如果建立不起来，中西医结合研究最终将"结"而不"合"，难成正果。有人对创立统一的新医学、新药学持有异议，学术问题可以讨论，但作为中西医结合研究，如果创立统一的新医学、新药学的理论思想不能确立，这一发展方向不敢坚持，不能旗帜鲜明地向这一目标进取，就会陷入忙忙碌碌的事务主义，就会失去研究的根本意义。要把中西医结合研究提高到一个新水平，就要加强理论研究和突破，把创立新理论提到迫切的日程上。

要有新的研究思路。目前中西医结合研究在思路上的困难，在于没有冲破现有中医和西医、特别是西医研究思路的局限，往往是用西医的知识和方法来研究和阐释中医的内容，这会受到西医发展水平的限制。虽然也不断探索新思路，但从现有研究进展来看，并没有真正超越西医知识和方法的框架。特别是各项具体研究大都沿用西医的还原论思路，而中医的思路是系统论的，它虽然在水平上没有达到现代系统科学的水准，但在性质上是系统思维方式，与还原论有原则区别，甚至是格格不入，如果用还原论思路来研究中医的问题进而达到中西医的结合，恐怕很难成功。目前遇到的困难，在很大程度上正是还原论思路的困难。把研究思路从西医的框架中解放出来，从还原论中解放出来，采用医学之外的新思路，运用系统科学的知识和方法，是把研究提高到一个新水平的必须走的一步阶梯。最近报道的北京工业大学戴乾圆教授创立的致癌机理"双区理论"[4]，在癌症研究上获重大突破，再一次显示出超越现有医学的框架、开拓新的研究思路所具有的决定性意义。

要有新的医学模式。西方医学提出调整医学模式，由"生物医学"转向

"生物 – 心理 – 社会医学"，已经近20年，我国和世界各国的医学家们正为实现这一转变做努力。中医的模式比"生物 – 心理 – 社会"模式更为丰富和深刻。中医没有按生物学知识来理解人，从一开始就把人理解为宇宙演化产生的生命运动；不仅有与高等动物共同的心理，而且有人所独具的思维、精神；不仅处于社会环境，更处于自然环境，是一种"生命 – 心神 – 环境"模式。如能在这种模式的基础上，运用现代知识和方法假以发挥、发展，可创造中西医结合新模式。然而目前已有的研究实际上仍局限于生物医学模式之中，许多与心神、环境关系密切的问题研究往往遇到困难或无从入手。顺应医学模式转变的潮流，发展和采用新的医学模式，是中西医结合研究的一种优势，是把结合研究提到一个新水平的重大发展环节，也将是对医学的一项新贡献。

要有新的战略思考。预则立，不预则废。要注意研究科学和医学发展的客观规律，确立对于中西医终将统一这一客观规律的深刻理解和坚定信念，对于实现统一的条件、步骤、过程、时间做出科学的分析和预测。李约瑟博士根据他对中国科技史和东西方科技发展比较研究的全部事实，指出东西方科学从17世纪开始了交流融合的过程，实现融合的具体时间因学科内容的有机程度不同而有迟早之分，数学、天文学、物理学大约在1640年，化学、植物学大约在1880年，医学尚未到来。根据他的"世界科学演进律"测算，实现中西医融合的时间点大约在21世纪末甚至更晚。[5]从全部科学史和近代以来中西医交融史来看，这个推论是客观的。就是说，中西医结合的最终实现可能要一到两个世纪，所以我们要坚持一百年不动摇，二百年不动摇。急于求成的"速成论"，"遥遥无望"的"渺茫论"，"没有可能"的"否定论"，都不是正确的。而这个漫长的发展过程会分出初、中、高不同发展阶段，今天毫无疑问处于初级阶段。一方面不能急于求成，对现阶段提出过高要求；另一方面又要从未来发展的全局思考和确定现阶段发展的方向和道路，绝不应因为战略思考不足而陷入某种盲目性。

时代的潮流正涌向敞开的21世纪大门，新的时代条件开辟中西医结合研究的新时代。这是一个需要巨人的时代，它必将产生出巨人，中西医结合的旗帜将被胜利地插向时代之巅。

## 参考文献

［1］中华人民共和国卫生部中医司.中医工作文件汇编（1949—1983）［G］：114.

［2］毛泽东.同音乐工作者的谈话（1956 年 8 月 24 日）.光明日报［N］，1979 – 09 – 09.

［3］钱学森，等.论人体科学［M］.北京：人民军医出版社，1988：150.

［4］新华社北京 8 月 14 日电.我国癌症研究获重大突破［N］.光明日报，1993 – 08 – 15.

［5］李约瑟文集［M］.沈阳：辽宁科技出版社.1986：212 – 215.

【原载于山东中医学院学报，1993，17（6）：2 – 6】

# 中医西医为什么不可通约

中医的思想、理论、方法与西医模式格格不入，气、阴阳、藏象、经络等中医理论难以被西医理解和接受。寻找中医与西方"直通车"的过程遇到巨大的困难，无现成的"轨"可接，需要从文化、思想、学术上另行铺设中医之轨。这从世界范围更深刻地显露出中医与西医的不可通约性。

中医是中华民族杰出的发明和创造，其发明度和贡献度远远超过中国古代四大发明，具有博大精深的性质，可称为中国古代第五大发明。1953 年毛泽东主席曾说，中国对世界有三大贡献，第一是中医。我国著名科学家钱学森院士也多次强调，中医的现代发展将改造整个科学技术，引起科学技术革命，导致东方式文艺复兴。

## 一、中西医之不可通约

人类文明有 5 个主要发源地，都孕育产生了自己的医学。这 5 种文明各有特色，所孕育的医学也有不同风格。在 5000 年文明发展史上，这 5 种文明及其医学分别历经了不同的命运。古埃及在公元前 525 年被波斯帝国吞并，后又被希腊占领，其医学过早地衰落了。古巴比伦也于公元前 6 世纪被波斯帝国吞并，其医学也过早中断。古印度于公元前曾先后被波斯帝国和马其顿一度占领，后来虽然其文明继续发展，但其医学于 12 世纪后也相对落伍。起源于古希腊的医学在公元 5 世纪之前达到了西方的顶峰，但在中世纪（476—1640）那"黑暗的一千年"成为宗教的"婢女",学术走向凋敝;16世纪开始,随着欧洲的资产阶级革命和科学技术革命,医学也发生革命,400多年时间汇集了西方各国的医学新成就,形成今天所看到的西方医学体系。中国的文明及其医学的命运则非常不同,虽然有不少战乱和外族入侵,但中国社会的主流是统一和稳定,使中医学几千年没有中断地连续发展至今,形成独特的学术体系。

科学的起源多元,但其目标一致,即认识和驾驭客观规律。科学在发展中逐步地分化为多个学科,一个学科研究一个领域的现象和规律。科学理论具有客观真理性,同一学科的研究往往起源不同,但对于同一规律的认识达到真理水平时,就会统一为一元化的真理性认识。起源于中国的数学、天文学、物理学、化学、生物学等,其真理性认识已经与世界各国的真理性认识先后统一,形成一元化的科学理论,分不出中西。迄今只有一个例外——中医学。

英国著名科技史专家李约瑟博士对中国科学技术史进行了50多年的专门研究,考察了中国科学各个学科的成就和与西方科学相融合的过程,找到了实现融合的具体时间:数学、天文学、物理学在1640年,化学、植物学在1880年,医学则远不能融合。他在1967年说:"最困难的是研究人体和动物的健康与疾病的科学,在这一领域,融合过程至今尚未完成。"

中医与西医既然同为医学,难道真的不能融合吗?早在19世纪末叶,当西方医学系统地传入中国时,就出现了中西汇通派,主张汇通中西两医。但经几十年努力,汇而不通。1956年毛泽东主席亲自倡导开展中西医结合研究,提出把中医中药的知识和西医西药的知识结合起来,创造中国统一的新医学、新药学,在全国开展了轰轰烈烈的中西医结合研究。经过半个多世纪的努力,得到两个基本结果:一是在临床防治上,创造了"优势互补"的中西医综合治疗模式,在许多情况下比单纯中医或西医的疗效更好;二是在基本理论上,中医与西医两种理论的结合研究遇到始料未及的困难,至今没有一项理论能够融合和统一,发现"中西医不可通约"。

以1972年美国总统尼克松访华为契机,中医开始走向现代世界,在世界上出现了针灸热、中医热。至2012年中医药已经遍及世界160多个国家和地区,中医诊所、中医医院、中医学院等机构在世界各国迅速发展。中医国际化的过程出现两种基本情况：一是西方各国的患者十分欢迎中医，在法律上逐步认可中医；二是中医的思想、理论、方法与西方文化特别是西医模式格格不入，气、阴阳、藏象、经络等中医理论难以被理解和接受。寻找中医与西方"直通车"的过程遇到巨大的困难，无现成的"轨"可接，需要从文化、思想、学术上另行铺设中医之轨。这从世界范围更深刻地显露出中医与西医的不可通约性。

中医与西医不可通约的理论，能否用现代科学的知识和方法来研究和解释？从 20 世纪 80 年代开始的中医现代化研究，就这方面进行了大量探索。对于气的本质、阴阳本质、经络本质、五藏本质、证候本质、针灸机制、中药药理、方剂原理等进行了实验的和临床的现代研究，但都没能揭示其本质，也没能做出新的科学解释。这些研究获得的海量事实证明：第一，中医这些理论如实地反映着特定的客观规律，其生理、病理、药理、疗效真实确凿，故指导临床几千年有效；第二，中医这些理论所反映的是深层复杂机制和规律，落在西医的视野之外，故按西医的观点和方法迄今无法研究和理解，这是中西医不可通约的主要隔阂点；第三，中医这些理论所反映的机制和规律的深刻性、复杂性，也超出了现代科学已有理论的视野，因而从这些理论也还难以做出解释，只有新兴的复杂性科学才能为解开这些难题带来希望。

## 二、两种医学有不同视野

中医学之所以与西医学不可通约，在于两种医学有两种不同的视野。"仁者见仁不见智，智者见智不见仁"，这种视野差异由两种不同文明孕育而成，中医学是中国智慧的骄子。

中医学是中国思想文化的产物。中医学是中华文明孕育的产儿，周易、道家、儒家的思想都贯彻到中医学，其学术思想的理论核心是元气论。元气论认为宇宙万物的本原是元气，气分阴阳，阴阳交而生物；宇宙万物是由元气运化生成，其发生机制是分化，不是组合，即"易有太极，是生两仪，两仪生四象，四象生八卦""道生一，一生二，二生三，三生万物"；是功能过程形成和维持形态结构，即由气化的"始、散、布、终"过程产生和维持着形态的"生、结、育、变"。元气论的这些思想与西方原子论几乎完全对立，现代科学证明它更深刻地符合客观实际，特别符合人的实际。中医学正是吸收和遵循这样的思想，通过临床实践，按人的健康与疾病的本来面貌，不做任何取舍和扭曲地进行研究。

质朴而深刻的系统论思维。中医学的思维方式是系统论的，与现代系统科学的基本原理十分一致，且有极其丰富的应用实践。其基础有二：一是中国传统思想的主干是系统论思维，中医学吸收和运用这种思想，成为中国传统系统论思维的杰出代表。二是基于对人的复杂性的认识，系统论思维是关于复杂性的思维，人是世界上最复杂的系统，具有典型的系统特性；而中国历来人口众多，有世界上最大的临床样本，中国社会长期统一而稳定，使中医能够在世界上最大的临床样本中进行连续几千年的研究，对于人的健康与疾病的系统特性和系统规律有了独一无二的认识，必然地形成系统论思维。这种思维方式注意的焦点是系统、关系、功能、有序、自组织。

以人为本的"人医学"模式。中国的医学模式历来以人为本，是"人医学"，注意的焦点是"人病""病人"，强调"人者，本也；证者，标也"。这种医学模式是基于对人的生命的深刻理解。生命是宇宙物质演化到高级阶段出现的运动方式，其基本特征是自我更新、自我复制、自我调节，人的生命的这三个特征正常就是健康，不正常就是疾病。治疗是对人的生命过程异常态的良性调理。这种医学模式所关注的是心理与意识相统一的"心神"，从未忽视心理过程，更不忽视意识的作用；十分注重"天"与"人"的母子关系，强调天人相应，提出五运六气和外感六淫等理论，全面地考察和调理自然、社会、环境因素对人的生理、病理的影响。

## 三、中医的发现与发明

中医学的医学原理、基础理论、临床防治等，包含许多独创的发现和发明，可以列数几十项，最具代表性的有以下几项。

发现人的非解剖结构。中医学对人的解剖结构有一定研究，但更重要的是认识了非解剖结构，最杰出的代表是对经络和五藏的认识。经络的客观实在性已为世界公认，各种现代研究验证的经络循行路线与中医的论述基本一致，但寻找经络的解剖结构的各种努力均告失败，证明经络有结构但没有解剖形态。中医既认识了解剖形态的心脏、肝脏、脾脏、肺脏、肾脏，又认识了非解剖形态的心藏、肝藏、脾藏、肺藏、肾藏，许多人力图将"五藏"归并为"五脏"，但所有的现代研究都证明，两者不是一回事，五藏是人体的功能子系统，没有独立的解剖形态。例如肾藏的生理、病理与"下丘脑－垂体－肾上腺（甲状腺、性腺）"内分泌轴的功能相关，与肾脏相去甚远。从中医的这些发现可以揭开人的非解剖结构的面纱，开辟人体结构研究的非解剖时代。

认识人体功能态及其病变。人的生命是一个功能过程流，在整体上形成一种"功能态"，具有亚稳性，可变、可调，随着生命活动的变化，可在正常范围（健康）内呈现为不同的功能态，如醒觉态、睡眠态、警觉态、应激态、催眠态、气功态、特异功能态等。波动超出正常范围，就成为异常态或疾病态。中医辨证论治所辨的各种"证"，正是各具特征的疾病功能态。

开创发生病理学研究。与西医学侧重于认识已病的病理解剖和病理生理不同，中医学把认识的重点推进到病理解剖和病理生理改变之前，从发生学角度来认识疾病的缘起、形成、发展。其杰出成就是气化学说，从气、气化、气机来阐明疾病的发生机制和过程。

驾驭病变的非特异性机制。中医学研究和注重非特异性病变机制，其主要成就是病机学说。早在《黄帝内经》就论述了"病机十九条"，临床的辨证论治是针对病机进行调理，最常见的是阴阳失调、气机失常、正不胜邪这三大病机。

掌握机体自主调理的规律。中医发现和掌握了机体的自组织机制进行自主调理的机制，总结了"阴阳自和""五藏自稳""施治于外，神应于中"等规律，形成了中医特有的治疗原理——依靠、调动、发挥机体的自组织能力进行自主调理。

开发自然药物的中医功效。中医发现和使用了8000多种中药，都是自然药物，有多种药用价值，西医也可从中开发西药。

发明中国式用药方式——方剂。方剂是把中药组合起来发挥整体功效的用药方式，有记载的约10万首。方剂不是中药堆，是按中医理论和治疗法则来组方用方，对中药的使用灵活、多样、完善，能够遵守常规又通达变化地适应复杂性病变和个性化治疗，开辟了以复杂多变的方药功效防治复杂性疾病的广阔道路。

誉满全球的非药物疗法——针灸。中医发明的针灸是典型的中式疗法，它以经络为基础，选取穴位组方行针，调动机体的经络之气进行自主性调理，可防治多种疾病，是一种非药物治疗的高级艺术。其临床疗效已得到世界公认和广泛接受，世界卫生组织已把针灸列为世界医学的一个重要组成部分。当年毛泽东主席曾预言："针灸是科学的，将来全世界各国劳动人民都会要用它。"现已成为事实。

中医学的发现和发明不只上述所列，天人相应、藏象相应、人的整体性、人身阴阳等理论和实践，以及黑箱式唯象诊断方式、脉诊、舌诊、生态调理治法、推拿、按摩、导引等，都是独创的发现和发明。

【原载于大众日报，2013-05-18】

# 开拓中西医结合研究的新阶段

## ——纪念毛主席提出"中西医结合"50周年

中医和西医同时存在是中国发展医药卫生事业的优势。毛泽东主席历来主张团结中西医，促进中西医结合。1928年在井冈山时期他就提出"用中西两法治疗"，中华人民共和国成立后一再强调"中西医一定要团结"，"将来只有一个医，应该是唯物辩证法做指导的一个医，不是两个医"。1956年8月24日，毛主席在同音乐工作者谈话时，明确地提出："把中医中药的知识和西医西药的知识结合起来，创造中国统一的新医学新药学。"从此确立了"中西医结合"方针，在全国开展了轰轰烈烈的中西医结合研究。

50年来的中西医结合研究取得重大进展，确立了中西医结合的发展方向，开辟了中西医结合的研究道路，造就了一支中西医结合学术队伍，基础理论研究日益深入，临床诊治研究取得显著成果，防治手段研究有了创造性发展，新的学术思想正在孕育和开拓，为中国人民和世界人民的健康做出了重要贡献。这50年是开拓创新的50年，艰苦奋斗的50年，充满希望的50年，在医学发展史上开辟了一种新的研究方式，代表了一种新的发展方向，显示出巨大的发展潜力。中西医结合已经成为一种世界性的医学发展潮流。

50年的实践也向我们证明，中西医结合并不像一开始设想的那样简单和容易，中医与西医之间的"不可通约性"要比"可通约性"大得多，深得多。曾经被认为是"结合点"的地方，在研究中大都显露出其背后的深刻差异，特别是在基础理论领域，其差异之深在目前几乎成为不可逾越的鸿沟。有人因此而产生动摇和怀疑，有人提出"中西医结合的旗帜还能打多久"的疑问，甚至得出"中西医结合是医学乌托邦"的结论。因此，要不要继续坚持和发展中西医结合研究，成为一个必须认真回答、认真对待的方针性问题。

纪念毛主席提出"中西医结合"50周年，对于毛主席的中西医结合思想不但要重温，更要坚持和发展。50年的实践所积累的事实和经验，所提出的大量科学问题，足以支持我们站到一个新的高度，进行新一轮的战略思考，来回答今后的一个或几个50年中西医结合研究的方向和道路问题。既要回答"可通约"的内容如何统一的问题，也要回答"不可通约"的内容能不能统一、如何统一的问题，充分运用新的时代条件，在面临的各种难题上进行攻坚，把中西医结合研究推进到新的发展阶段。

## 一、中西医统一的必然性与条件性

中医与西医究竟能不能统一？这是医学发展的客观规律问题，必须按照客观规律来回答。在科学技术的分类中，医学只有一门，即以人的健康与疾病为研究对象的学科。中医和西医同属于医学，都是研究人的健康与疾病，研究对象的同一性决定着中西医统一的必然性。

中医和西医不是两门医学，也不是医学内部的两个分支学科，而是医学内部的两个学派。学派是在科学研究中因认识不同而形成的学术派别，是对研究对象的认识不充分、不完备的表现或产物，就像"盲人摸象"中的"摸鼻派""摸腿派""摸肚派"那样。医学还处于幼年时期，对人的健康与疾病的研究和认识还很不充分、很不完备，中医和西医不过是从不同的立场、观点、方法出发，分别认识了人的健康与疾病的不同现象和规律，形成了不同的理论，成为医学中两个较大的学派。

学派现象在科学的各个学科具有普遍性，学派之争会把对研究对象的认识推向充分和完备，一旦认识充分而完备，认识也就统一了，学派也就统一了。例如在光学研究中，以牛顿为代表的"粒子说"认为光的本质是微粒流，成功地解释了光的直线传播等多种现象；以惠更斯为代表的"波动说"认为光的本质是脉冲波，成功地解释了光的干涉和衍射等多种现象；两派争论300多年，20世纪初的量子力学揭示了光的本质具有"波粒二象性"，把"粒子说"和"波动说"融合到一种更加完备的认识中。

中医和西医的分异是对于人的健康与疾病的研究不充分、不完备的产物，因此，对于人的健康与疾病的研究达到充分和完备，是中医和西医走向统一的基础和前提。这需要两方面的条件，一方面是造成中西医"仁者见仁（不见智），智者见智（不见仁）"的那些因素要消除或改变，形成能够既见仁又见智的全方位认识；另一方面是整个医学的发展逐步达到充分和完备，把中西医的不同认识融于更完备的认识中。

中西医统一的必然性是规律性，统一的条件性也是规律性。应当从必然性来认识中西医结合的战略方向，从条件性来认识中西医结合的长期性和阶段性，从必然性与条件性的统一来确定中西医结合的指导原则和可行方案，既要坚定不移地坚持中西医结合的方向，又要根据条件具备的程度有计划地逐步推进中西医结合研究。

## 二、中西医学术统一的两个层次

中医与西医的统一包括基础理论、临床防治、思维方式、学术思想等多个方面，而其核心是学术的统一。学术的统一就是对于人的健康与疾病的基本现象和规律的认识走向统一。从中西医的现有差异来看，学术的统一包括两类情况，需要以两种不同的方式在两个层次上实现统一。

首先，有的差异是对于同一现象或规律的不同认识，只要把该现象或规律认识充分和完备，认识也就统一了。例如对于人体解剖形态的认识，对于某些器质性病变的认识等。这类不同认识所反映的是同一现象或规律，因而是"可通约"的，只要把该现象或规律认识充分和完备，中西医的不同认识也就统一了。这种统一是关于同一现象或规律的单项理论的统一，是不同认识服从于一元化的真理性认识的统一，这是中西医在单项理论上走向统一的基本途径，可称为中西医结合的"微观"层次。

其次，有些差异是中医和西医分别认识了不同的现象和规律，形成了不同的理论，有些理论表面相似而反映的实质内容不同，因而"不可通约"。A 种现象和规律不能统一于 B 种现象和规律，反映 A 种现象和规律的理论当然不能与反映 B 种现象和规律的理论相通约。例如，经络不能与已知的解剖结构相统一，五藏不能与同名的五个解剖器官相统一，中医的三大病机不能与西医的病因学和病理学相统一等，有的虽然存在交叉但确实不能通约。中西医之间这种"不可通约"的学术差异比"可通约"的更多、更基本，因为这类不同认识所反映的是不同的现象或规律，所以它们不可能统一于对同一现象或规律的真理性认识，而只能各自独立发展，分别把各自反映的现象和规律认识得更加充分和完备，以不同的理论统一于一个一元化理论体系。这种统一不是理论内容的统一，而是理论体系的统一，可称为中西医结合的"宏观"层次，是中医与西医相统一的更基本的方式。

在科学发展史上，不同学派建立不同的甚至相反的理论，然后融合于一个统一的理论体系，是科学发展的重要方式和普遍现象，现有各个学科的理论体系差不多都是由"不可通约"的多项理论构成的。例如，几何学的欧氏几何与非欧几何，物理学的力学与光学、声学、电磁学，生物学的细胞生物学与分子生物学、达尔文主义与非达尔文主义等。现有的医学理论体系已经包含着多项相互"不可通约"的理论，如解剖学、生理学、病理学、病因学等，这些理论对于人的健康与疾病的认识并不完备，中医将把对于处在西医视野之外的阴阳、经络、藏象、证候等现象和规律的认识补充到这个理论体系中，西医也将认识过去没有认识的新现象和新规律，充实新的理论，所有这些不同的理论在充分发展的基础上统一起来，会形成高度发达和完备的医学理论体系。

总之，中医与西医的统一既是单项理论的统一，又是理论体系的统一。而从总体情况来看，在单项理论上的统一恐怕是少数的，而大量和基本的是不同的理论统一于一个一元化的理论体系。

## 三、中西医学术统一的基市模式

中医与西医怎样统一？长期以来人们倾向于把中医的每项理论都与西医的某项理论一对一地统一起来，或者把中医的理论验证和解释为西医的理论，但大量的"不可通约性"问题动摇了这一设想，事实证明以理论体系的统一为主体的统一才是基本模式。

以理论体系的统一为主体的统一是一种"大统一"，统一的理论体系将由四种理论来源构成，可概括为"A＋B＋ab＋C"模式。在这个体系里，A——由中医单独贡献的理论，即中医不能与西医相通约的那些特有理论，如阴阳、经络等，经过现代化发展，以更充分的真理性贡献给新的理论体系。B——由西医单独贡献的理论，即西医不能与中医相通约的那些特有理论，经过现代化发展贡献给新的理论体系。ab——由中医与西医能够通约的单项理论相统一，以更加成熟和完备的新理论贡献给这个体系。C——由中医与西医之外的其他医学贡献的理论，以及整个医学的未来发展所贡献的新理论。这个模式可用图 3－14－1 表示。

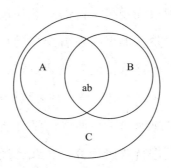

**图 3－14－1 中西医"大统一"模式**

这种"大统一"冲破了"在中国把中医与西医合并"那种狭隘模式的局限，实际上是"四流朝宗"，既兼容了中西医"可通约"的内容，也兼容了中西医"不可通约"的内容；同时，中西医的统一不可能局限于中国国境之内，必将是世界性的，因而也兼容整个医学的未来发展和其他医学的融入，是多样性的统一。这种统一不可能在中西医现有发展水平上实现，统一的过程必将伴随着一系列的突破和创新，将是医学发展的巨大变革和飞跃。

## 四、开拓中西医结合研究的第二个 50 年

在科学研究中，提出问题比解决问题更重要；矛盾愈深，困难愈大，它所

带来的突破和变革也会愈剧烈。目前中西医结合研究面临众多的学术难题，解决任何一个都会带来突破和创新，这正是中西医结合研究的生命力所在、巨大发展潜力所在，以此为突破口，可以开拓中西医结合研究的新阶段。关键是要正确地总结50年的实践经验，站到新的时代高度，看清新的发展方向和道路，从指导思想和研究思路上进行必要的调整和提升，把中西医结合研究推向更具创新性的第二个50年。目前特别需要解决好两个问题。

首先，研究的着眼点应从"结合点"深入到"差异点"。从"结合点"上还要继续努力寻求统一，在那里可望实现一些单项理论的统一；但中西医之间的"差异点"比"结合点"更多、更基本，不应把中西医结合研究仅仅局限于"可通约"性范围，从"差异点"入手解决"不可通约"的理论矛盾，是实现中西医统一更为关键的环节。中医那些不能与西医相通约的理论，实际上反映着人的健康与疾病的复杂现象和规律，西医对此还没有认识或涉及，而中医又受限于历史条件没有揭示清楚。那里存在着众多的科学未知数，只要把它们揭示和阐发清楚，对整个医学都是重要的突破和贡献，有可能带来医学的重大变革，是中西医结合研究更广阔的天地，是更具突破性和创新性的领域。

其次，研究方式应从单纯地中医与西医的结合研究，发展为以现代科学技术为武器对中西医结合难题进行攻坚研究。实践已经证明，仅从中医与西医的现有理论和方法进行结合研究困难重重，特别是中西医之间"不可通约"的那些内容，不可能从中医和西医的现有理论和方法或其结合上得到解决，这是一个瓶颈。突破这一瓶颈的出路在于移植和应用20世纪以来的现代科学技术，特别是现代科学的最新理论、观点、方法，对于解决中西医之间"不可通约"的难题而言，这是迄今真正有效的武器。

中西医统一是迟早要实现的发展目标，其发展过程要分为若干阶段。如果说过去的50年是开创和起步的阶段，那么今后的50年应该是开拓和深化阶段，再经过几个50年的努力，一定能够逐步达到中西医统一的目标。

【原载于山东中医药大学学报，2006，30（4）：349-352】

# 解放思想，开创中西医结合研究新阶段

## ——访全国著名中西医比较研究专家祝世讷教授

### （《南京中医药大学学报（社会科学版）》主编张宗明）

**笔者：**中西医结合研究搞了半个多世纪，目前仍有许多争论，这50多年的实践究竟怎样正确地评价？您的基本观点是什么？

**祝世讷：**中西医结合研究这50多年的实践，在中外医学史上乃至科学技术史上，都是一项重大的历史事件，评价要有正确的观点和方法。一要有历史的观点，将其放到特定的历史背景中看；二要有发展的观点，将其作为一个发生、发展、变化的过程看；三要有辩证的观点，一分为二，客观分析，实事求是。我在《中西医学差异与交融》等著作和论文中，已就此做过较多具体的讨论，这里概括地谈几点基本认识。

第一，这50多年实践的价值要充分肯定。从科技史、医学史的大背景来看，这50多年实践的价值最少有三方面。一是历史价值。有组织、有领导、有计划地把中医和西医统一起来的努力，在中外医学史上都是第一次，是由中国人谱写的历史新篇章。二是学术价值。中西医结合研究的根本要求是把中医和西医两种学术统一起来，这种努力符合医学发展的客观规律，这50多年的实践确立了中西医结合的发展方向，开辟了中西医结合的研究道路，造就了一支中西医结合研究的学术队伍，形成了一批中西医结合研究的成果，使中西医结合已经成为世界性的医学发展潮流，显示出巨大的发展潜力。三是临床价值。在中医和西医之外，提供了一种新的防治方式，可以优势互补，发挥更佳疗效，受到患者的广泛欢迎，正在并将进一步为人类健康做出特有的贡献。

第二，这50年实践的成就要看透讲够。不但要看到已被公认的成果，还要看到为后续研究奠定的基础。一方面，学术研究取得一系列重要的进展和成果，基础理论研究日益深入，临床研究形成一批新的防治观点和法则，防治手段有了创造性开拓，研制出一批新的治法和方药，新的学术思想正在孕育和开拓。另一方面，临床研究和实验研究，特别是一些未果而终的课题研究，提出了一大批科学问题，积累了一大批科学事实，提出了一批有望突破的创新点，为开拓新的研究准备了选题线索和事实资料，在思路和方法上为新的研究提供了正面的或反面的参照。

第三，这50年实践的局限要铁面剖析。毕竟只有50年，中西医结合研究还处于初级阶段，其不成熟性不可避免地发生"幼稚病"。中西医结合研究的队伍还不够壮大，后力不足；指导思想仍不统一，时有非议和动摇；中西医的比较研究不深入，结合研究带有盲目性；中医现代化刚刚起步，结合研究的基础不牢固；受知识结构的制约，研究方式陷于"以西解中"；方法论研究还很薄弱，两种思维方式难于统一；对于中西医差异的形成原因认识不透，中西医结合研究尚未达到"消除病因"的深度；缺乏必要的理论研究，存在着重技术轻理论的倾向等。

第四，面临着深刻的矛盾和困难需要突破和创新。这50年的实践证明，中西医结合不像一开始设想的那样简单和容易，曾经被认为是"结合点"的地方大都显露出其背后的深刻差异，中医与西医之间的"不可通约性"要比"可通约性"大得多、深得多，特别是在基础理论领域，其差异之深在目前几乎成为不可逾越的鸿沟。如何对待"不可通约性"成为摆在面前的突出问题，有两种选择、两条道路：一种是将其排除于中西医结合研究范畴之外，只研究中西医可通约的内容；另一种是将其纳入中西医结合研究的范畴之内，可通约的和不可通约的内容都来研究。我主张后一种，但要走上这样的研究道路，需要一次思想解放，从根本上调整指导思想和研究思路，开拓和上升到完全不同于过去

50年的中西医结合研究新阶段，这里的关键是要深入地研究和回答中西医不可通约的内容能不能统一、怎样统一的问题。

**笔者：** 您的这4条评价提出若干重大观点，有几处值得再深入讨论。在总体评价上，有人怀疑甚至否定中西医结合研究，问中西医结合的旗帜还能打多久；有的说搞中西医结合是脱离实际的行政命令，是一厢情愿的长官意志，是"医学乌托邦"；有的说中西医结合是消灭中医，究竟应该怎样看？

**祝世讷：** 对于中西医结合的总体评价确实存在一些争议甚至混乱，需要划清几个界限。

第一，作为国家卫生工作的一项方针，符合客观规律，绝非什么一厢情愿的长官意志。中西医结合是由毛主席首先倡导，定为国家卫生工作的方针之一，由政府组织实施的，这正是中西医结合原则区别于中西汇通的重大特点，从自发、分散、个人的行为，上升到自觉、有组织、有领导的行动，举全国之力作为一件大事来办，这在中外医学史上概无先例。它是否脱离实际，是否一厢情愿关键在两条：一是中西医的统一是不是一条客观规律？二是提出中西医结合是否符合这一规律？毋庸置疑，中西医统一是不以人的意志为转移的客观规律，提出和推动中西医结合研究符合和遵循着这一规律。

第二，在50多年的研究和探索中，的确发生了一些混乱、失误，但非"中西医结合"之罪。例如，对于中西医的差异之深估计不足，误以为中西医的大部或主要学术内容在现有水平上能够融合，可以从"结合点"开始逐步实现统一。但实践的结果证明，大部分或主要的学术内容是不可通约的；对于中西医结合前景的预期过于乐观，曾预计经过几个五年的努力，最迟到20世纪末可以达到中西医结合的目标，但实践的结果却是"遥遥无期"；研究能力和研究水平还比较稚弱，研究方式主要是用西医的知识和方法来验证和解释中医，许多问题都"验而难证""释而难通"；从"结合点"入手的各种研究大都不太成功，立项的几个重大课题（如经络实质、阴阳本质、五藏本质、证候本质和规范化、辨证与辨病相结合等），大都未达预期目标；有些研究成果通过了鉴定甚至获奖，但后来证明其研究结论并不确切、不合实际或与更多的事实相悖；对于"什么是中西医结合"的理解也出现多种版本，其中正版只有一种，不少理解是肤浅、片面的，有些则是庸俗或错误的。这些偏差、失误、混乱，不能说明中医与西医根本不可统一，只是在探索中西医如何统一的道路的过程中，在认识上、行动上、方法上发生的偏差和失误，是中西医结合研究发展水平低下的表现，是用简单低级的方式来破解复杂高级问题所遇到的矛盾，就像用四则运算法则求解不了微积分问题，不是微积分问题不存在或不可解，而是需要比四则运算法则更复杂高级的求解思路和方法。这是一种"成长的烦恼"，需要进一步成长来解决。

第三，中西医结合与中医现代化是完全不同的两回事，不能用中西医结合代替中医现代化。所谓中医现代化，是指经过两千多年发展的中医学，实现在现代条件下的新发展。"现代条件"包括经济政治、思想文化、科学技术等。"新发展"是指解决前人提出但没有解决的问题，提出和解决当代健康和疾病的新问题，研究和创立新理论、新技术，在已有"经典中医学"的基础上，建立和发展"现代中医学"。对于什么是中医现代化有多种理解和解释，有些理解和解释是不准确或不对的，如认为中医现代化就是对经典中医学做出现代解释，或就是用西医的知识和方法来研究和解释中医，或中医现代化就是中西医结合。中医现代化与中西医结合虽然关系密切，但却是完全不同的两种方向、两条道路、两项任务，中西医结合绝不就是中医现代化，它解决不了中医现代化的基本问题和根本任务。中西医结合的本义不是消灭中医，而是弘扬和发展中医，其研究可有力地促进中医现代化。但是，有些人认为中医现代化就是中西医结合，其研究先把中医的学术内容肢解、曲解成可用西医的知识和方法来验证和解释的东西，然后验证和解释成西医的东西，不能做验证和解释的就予以否定，这样的做法必然会阉割、瓦解，甚至湮灭中医的学术。有人说"结合一点，消灭一点，完全结合，完全消灭"，就是针对这种错误倾向所讲。

**笔者：**您提出中西医结合研究需要一次思想解放，为什么提这样的问题？

**祝世讷：**因为面对存在的新困难、新矛盾，学术思想和指导思想存在着不够解放的问题，思想不解放，很难打开新局面。

解放什么？从哪里解放出来？解放到哪里去？就是要从50多年形成的传统和模式中解放出来，确立新的学术思想和研究思路，去开创中西医结合研究的下一个50年。需要冷静地看到，过去的50多年实践已经形成了一种学术传统和研究模式，其基本特点是寻找"结合点"，从"结合点"入手，用西医的知识和方法来验证和解释中医理论。这种传统和模式既是50多年研究取得进展的基石，也是目前遇到困难和矛盾的根源。这种传统和模式只适用于中西医之间可以通约的那部分内容的研究，对于中西医之间不可通约的内容则完全失效。这样，在中西医结合研究从"第一个50年"转向"第二个50年"的时候，就站到了一个十字路口：是固守已有的传统和模式不变，还是进行改革创新，开辟新的道路和模式？我主张后一条道路，要冲破已有的传统和模式，开辟新路改革模式，开创中西医结合研究新阶段。

所谓思想解放，主要是要解放中西医结合研究的指导思想和学术思想，目前最迫切的是要实现两个转变。

第一，指导思想从片面注重"结合点"，转向全面注重"结合点"与"差异点"。应当对中医学与西医学进行全面系统的比较研究，梳理清楚其"差异点"与"结合点"，建立起包括"差异点"与"结合点"在内的总战略，发展两种研究：一种是传统的，从"交叉点""结合点"入手，促其统一；另一种是新开辟的，从"差异点""隔阂点"入手，研究不可通约的内容如何统一。这里的关键是如何实现统一不可通约的内容的研究。

第二，思路方法从"以西解中"转向全面应用现代科学技术。用西医的知识和方法来研究和解释中医这种研究方式，在中西医结合研究的初级阶段简便可行。但是，西医的知识和方法有其特定的视野，中医的许多东西远在其视野之外，用这种研究方式是无效的。特别是中西医的"差异点""隔阂点"，本来就与西医的知识和方法相异或相反，再用西医的知识和方法来研究和解释是背道而驰。因此，要开辟中西医结合研究新阶段，就必须冲破"以西解中"的局限，寻找新的智慧和武器，直接移植和运用现代科学技术，特别是现代科学的新思想、新理论、新方法。直接运用现代科学技术来研究解决中西医学术统一问题，应是中西医结合研究新阶段的主要研究方式。

**笔者：**您提的"中西医结合研究的新阶段"是一个重要命题，其核心问题是不是把中西医不可通约的内容纳入中西医结合研究范围，并作为研究的重点方向？不可通约的东西能统一吗？

**祝世讷**：所谓中西医结合研究的新阶段，是在已有 50 多年研究的基础上，确立新的指导思想和研究思路，把中西医可通约和不可通约的内容同时纳入研究的总战略，既研究解决可通约内容的统一问题，又研究解决不可通约内容的统一问题，使中西医在更宽的领域和更高的层次实现"大统一"。

要不要、能不能把中西医不可通约的内容纳入中西医结合研究领域，关键是要弄清"不可通约"的本质，探明不可通约的东西有没有统一的途径和规律。

首先，对于中西医之间的不可通约性，要客观地分析，须注意两点。

一是中西医之间既有可通约的东西，也有不可通约的东西，两种情况并存，不可强调一面抹杀另一面。但是，两者的分量和地位不同，现有事实显示，"差异点"比"交叉点"多得多、深得多；可通约的东西占少部分，主要涉及较为表浅的机制和规律；不可通约的东西是主体，大都涉及较为深刻的机制和规律。

二是中西医之间不可通约的东西也有好多层次，简单来说可分三层：一是表层的，如不同的语言、概念、术语、规范等；二是内层的，即学术内容，主要是基本理论，中西医的不同理论之异在于其反映的规律不同，是不同规律之间的不可通约性造成和决定不同理论之间的不可通约性；三是深层的，即学术思想，它以不同的观点和方法指导和支配着中西医，分别认识和驾驭了不同的规律，形成不同的理论。对于中西医结合研究而言，这三个层次的差异或不可通约性都需要研究和解决，但着眼点和着重点是第二层次，而难点和最终决定者是第三层次。

其次，不可通约的东西能否统一？我认为是必然的，是一种客观规律，其根源在于两个"一元性"。

一是研究对象的一元性。在科学技术体系中，医学只有一门，其研究对象是人的健康与疾病。中医与西医是同一门科学内的两个学派，研究的是同一个对象——人的健康与疾病，因主客观条件的不同，分别研究了同一个对象的不同方面或层次，分别认识了不同的现象和规律，形成了不同的理论和学术体系。不论中西医的理论多么不同、多么不可通约，归根结底，它们所反映的现象和规律都是人的健康与疾病，是同一门科学内的不同理论。中医与西医两个学派现有的不统一状态，只是医学发展不成熟的阶段性历史现象，医学发展到成熟时期必然会将两个学派融入更加发达和完备的一元化理论体系。在科学发展史上，各个学科大都有这种学派争鸣现象，学派的争鸣与统一是科学发展的重要动力和机制。

二是科学真理的一元性。科学（医学）理论是客观真理，对于同一现象或规律的认识，真理只有一条。认识论的这一规律决定，不论中医与西医的观点和方法多么不同，只要研究的是同一现象或同一规律，所得的认识达到真理的水平就必然是一元的，从不同的认识途径会走向同一条真理。中西医现有的一些"交叉点"大都涉及同一类现象或规律，但往往认识的范围和深度不同，认识的准确性和真理性不同，因而在现有水平还难以统一；只要对准同一现象或同一规律的认识发展到真理性水平，就一定能够统一。

总之，这两个"一元性"是决定中西医必然统一的客观规律，既是中西医可通约内容的统一之路，也是中西医不可通约内容的统一之路，应当从这里认识和把握开创中西医结合研究新阶段的方向和道路。

**笔者：** 从这一"新阶段"中来看，中西医结合的模式也要更新，您有什么设想？

**祝世讷：** 关于中西医统一的模式，人们曾提出过不少。就如何开创中西医结合研究新阶段而言，需要研究和比较两种不同模式：一种是传统模式，即以"结合点"为基础，把中西医之间可通约和融合的内容统一起来，形成新的学术体系，可称为"狭义模式"；另一种是创新模式，既包括可通约内容的统一，也包括不可通约内容的统一，从整体上形成全新的医学体系，是一种"大统一"模式，可称为"广义模式"。从已有研究结果来看，上述狭义模式只局限于可通约的部分学术内容的融合，不是整个中医学与西医学的统一，因而并非真正意义上的中西医结合；广义模式才是中医学与西医学的全面统一，才是真正意义上的中西医结合。因此，我力主"大统一"的广义模式，这种"大统一"需要从以下两个层次来实现。

第一个层次，不可通约的理论从理论体系上实现统一，可称为宏观层次。即中医和西医那些不可通约的理论，各自独立地发展，达到更加成熟的程度，统一到未来的更高级的医学理论体系中。这种统一是由中西医研究对象的同一性决定的，是将同一门医学的不同理论统一到一元化的理论体系中，这是不可通约的理论走向统一的道路。

第二个层次，可通约的理论从学术内容上融合统一，可称为微观层次。即中医和西医那些可通约的理论，关于同一现象或规律的认识，可进一步研究，使认识深化提高，达到客观真理水平，统一为一元化的真理性认识。这种统一是由科学真理的一元性决定的，是关于单一现象或规律的单项理论的融合与统一，这是可通约的理论走向统一的道路。

这样，"大统一"模式既包括了可通约的理论从学术内容上的融合，又包括了不可通约的理论从理论体系上的统一，是从两种机制、两种途径、两个层次实现的总统一，这应该是中西医结合研究新阶段追求的新方向。

需要强调，这种"大统一"绝不可能在中医和西医的现有发展水平上"合并"而来，它是整个医学进一步充分发展的结果。一方面，它不限于中国之内，将是世界性的，要包括中西医之外其他医学的融入；另一方面，它要以中医和西医的新发展为基础，又要有中西医结合研究的新突破，同时要融入整个医学未来发展的新成果。这种"大统一"模式可概括为一个公式："A + B + ab + C"。

这种"大统一"的新理论体系由 4 种理论来源构成。

A——由中医单独贡献的理论，即中医不能与西医相通约的那些特有理论，如阴阳、经络等，经过现代化发展，以更成熟的理论形态和更充分的真理性融入新的理论体系。

B——由西医单独贡献的理论，即西医不能与中医相通约的那些特有理论，经过现代化发展，以更成熟的理论形态融入新的理论体系。

ab——中医与西医能够通约的各项理论，分别各自融合，发展为更加成熟和完备的新理论融入新的理论体。

C——由中医与西医之外的其他医学贡献的理论，以及整个医学的未来发展所创立的新理论。

在这种"大统一"中，中医和西医不可通约的理论各自的发展和贡献占大部分，从宏观层次实现的理论体系的统一占主导地位；中医和西医可通约的内容走向融合，从微观层次实现的学术内容的统一只是其中的一部分。这种"大统一"不只是中医与西医的结合，而是整个医学的大发展、大融合，统一不仅是一种结果，更是一个突破和创新的过程，可按发展水平的高低分为几个阶段，统一的实现恐怕还需要几个世纪的努力。

**笔者**：这样一来，学者们提出的建立和发展"中西医结合医学"的目标，恐怕需要重新考虑？

**祝世讷**：是的。学者们所设想的"中西医结合医学"，是中医学与西医学通过结合点融合起来，形成具有中西医结合性质的理论体系，它既区别于中医，又区别于西医，是相对独立的另一种医学理论。也就是说，与中医、西医、中西医结合"三支力量"相对应，形成中医学、西医学、中西医结合医学"三种学术体系"。这一设想的本义有重要的合理性，但根据研究实践的结果和新的发展趋势，需要做更深入的思考和界定。

第一，中西医结合医学不是中医与西医的"交叉学科"。有学者认为，中西医结合医学是中医学与西医学的交叉学科。这种观点无法成立，因为交叉学科只产生于两个相邻的独立科学之间，如生物学与化学的交叉带形成生物化学，生物学与物理学的交叉带形成生物物理学，但中医与西医不是两个独立的学科，而是同一门学科内部的两个学派。中西医结合是医学内部两个学派的学术融合，不是两门医学之间交叉形成新的学科。中西医结合研究如果能够形成新的理论和理论体系，它只能是医学内部与中医、西医相并列的另一学派，绝不是作为"交叉学科"的第三门医学。

第二，中西医结合医学看来要分为两种版本。一种是原有的设想，即以中医与西医的结合点为基础，由可通约的内容相融合而形成新理论，既源于中西医又别于中西医，相当于上述"大统一"模式中的"ab"部分，可称为"狭义中西医结合医学"。另一种是新的，即上述"大统一"模式实现的"A＋B＋ab＋C"大统一，实际上是整个医学的大发展、大统一，可称为"广义中西医结合医学"。在这两种版本中，前一种实际是后一种的一个组成部分，可以将其作为实现后一种设想的分支性目标或阶段性任务。有些研究可以作为主攻方向，或者专门化为中西医结合研究的一个研究方向。

第三，狭义的中西医结合医学关键在创新。狭义中西医结合医学的基础是中西医可通约部分的融合，但既源于中医和西医，又别于中医和西医，这样的学术内容在逻辑上难以成立。除非创新，即在中医和西医的已有学术基础上创立出新内容，它才可能是新"学"特有的新东西，因此创新是中西医结合医学的生命线。一种新"学"应当由特定的概念、观点、学说组成，但半个多世纪来，明确地不是中医或西医而真正属于该"学"的新概念、新观点、新学说，几乎一个也还没有建立起来，这反映出已有研究的初始性、幼稚性，也提示没有创新也就没有该"学"。

**笔者：**中西医结合医学的研究虽然进展缓慢，但中西医结合的临床实践却越来越广泛和多样，这种现象应当怎样看待？

**祝世讷：**中西医结合研究"热"了30多年，自20世纪80年代之后逐步降温，有人说进入一个低潮期。据我观察，真正"降温"的是基础研究，其声势不像以前那样火热，课题不像以前那样多而瞩目，但研究的视野和思路更加深入了。临床中西医结合医疗的势头确实更旺，对于这种"旺"，需要做冷静的观察和思考，总体上似乎可以用"阴虚阳亢"来概括。

所谓"阳亢"，是指外在形式"热度"不减反增，中西医结合医疗日益广泛。许多医院，特别是许多中医医院，以中西医结合为办院宗旨和发展方向，甚至加挂中西医结合医院的牌子；医院的许多科室以中西医结合为特色，或专攻某病的中西医结合治疗；大量的中医师"亦中亦西""衷中参西"，以中西医结合医疗为专长，甚至以中西医结合为业；民办和个体开业的诊所、医院以中西医结合为业者更多；各种出版物和媒体上对中西医结合医疗的宣传或炒作显现出某种强势。

所谓"阴虚"，是指中西医结合临床医疗缺乏内在理论基础。中西医结合医学至今没有建立起来，没有为中西医结合医疗提供专业的理论基础，目前所谓的中西医结合医疗是在中医和西医在理论上没有统一的情况下，在临床防治中两种理论对照、两种诊断互参、两种治法并用、两种药物共投，实际上是"中西医并用、优势互补"的综合医疗。其具体方式多样，有的西医辨病，中药治疗；有的西医诊断，中医辨证分型治疗；有的中西医诊断互参，中西药并用治疗。这种防治根本没有达到学术上的融合和统一，不过是"皮里春秋"，还不是真正意义的中西医结合。

值得注意的是，中西医结合临床防治不能等中西医结合医学建立之后再开展。临床防治也是中西医结合研究的重要途径，因此在没有建立专门的中西医结合医学之前，应当支持和发展临床研究和探索。但是，探索就是探索，目前的这种"并用""互补"的"综合医疗"，远非真正的中西医结合医疗，如果误以为这就是中西医结合，或认为中西医结合就是这种搞法，就把中西医结合庸俗化了。

**笔者：**中西医结合研究面临许多困难，您认为最深最重而又必须克服的困难是什么？

**祝世讷：**中西医结合研究最艰巨的任务是"消除病因"，即消除造成中西医学术差异的原因，由此根治性地实现中西医结合。

造成中西医学术差异的原因很多，我在《中西医学差异与交融》中从历史时代、经济、政治、科学技术、思想文化四个方面做了分析和总结，但这四个方面的作用性质是不同的，不能均质化地平等看待，需要分别做具体分析。

前三个方面的原因属于客观条件，主要影响和决定一个国家的医学发展的速度和水平。由于中国和西方在不同历史时代的经济、政治、科学技术的发展水平不同，造成了中西医在发展速度和水平上的差异。因此，要认识或者消除中西医在发展速度和水平上的差异，需要从这三个方面着眼着手。

第四个方面即思想文化的作用，与上述三个方面不同，它内化为医学的学术思想、理论观点、思路方法，内在性地决定医学的研究视野，决定研究方向和注意焦点，支配研究什么不研究什么、突出什么忽略什么，选择性地形成特有的学术内容。中国和西方的思想文化非常不同，有些基本观点甚至截然相反。中西方的思想文化分别内化为中医和西医截然不同的学术思想、理论观点、思路方法，其研究视野和注意焦点也就截然不同，对于同一对象分别研究和认识了不同的现象和规律，形成了不同的理论，造成中西医在学术内容上的巨大差异，这是中西医学术不可通约的内在本质。

特别需要注意的是，西医东渐一百多年来，在中国境内的中医和西医，所处的历史时代、经济、政治、科学技术条件已逐步趋于相同，有些时代条件、经济政治条件、科学技术条件还被专门用来发展中西医结合研究。但是，这并没能减小和消除中西医在学术上的差异，中西医之间的不可通约性依然如故。其原因很清楚，是造成中西医学术差异的内在原因——内化在中西医学术中的东西方思想文化的差异还根深蒂固，坚如磐石。因此，要认清和解决中西医在学术上的差异和不可通约，必须研究和解决中西医所蕴含的东西方思想文化的差异。

近些年来，人们对医学文化的研究日益重视，对于中西医的文化差异也有了一定研究，但总的来说还比较一般化，没有抓住重点和要害。重点和要害是什么？是一个基本问题——对于同一个研究对象，为什么中医和西医分别认识了不同的现象和规律，至今不能通约？根本原因是中医和西医分别融入和遵循了不同的思想文化，特别是哲学思想和科学思想，其核心是中国的元气论与西方的原子论的对立。您问"最深最重而又必须克服的困难是什么"，答案就在这里。

**笔者**：中医与西医的学术差异一定要追溯到元气论与原子论吗？中西医结合研究也需要深入到这一步？

**祝世讷**：是，一定要，问题只在于早晚和快慢。影响中医和西医学术的思想文化内容很多，不能单一因素论，也不能多因素平均论，要研究和抓住本质和要害。在影响中医和西医的多种思想文化中，融入学术的血液和灵魂，发挥决定性作用，造成中西医学术差异，至今仍根深蒂固的，在中医是元气论，在西医是原子论。只要把元气论与原子论的基本特点和差异梳理清楚，把元气论影响中医、原子论影响西医的脉络梳理清楚，把中西医现有学术差异中所蕴含的元气论和原子论的基因梳理清楚，中西医学术之差异也就昭然若揭。因此，比较元气论与原子论，比较元气论与原子论对中西医的不同影响，是中西医比较研究的最深一步；研究元气论与原子论如何发展与统一，研究如何从元气论与原子论的发展统一为中西医统一奠定思想文化基础，是中西医结合研究的最深一步。

在影响中医学术的中国思想文化中，元气论是最深也最直接的。它内化为中医的学术思想和具体的学术内容，形成朴素系统论方法模式。这种思想观点和方法模式把人的生命理解为气化运动过程，把人体理解为气化运动过程之"形"，对人的健康与疾病的认识侧重于生命运动、功能过程、功能态及其变化，注重整体的本原性和不可分解性、相互作用关系、过程和关系的协调有序稳定、"结构是过程流的表现"等，考察病变注重的是寒热、虚实、阴阳、表里，防治疾病注重依靠和调动机体的自主调理机制进行整体性功能调理。

在影响西医学术的西方思想文化中，原子论是最深也最直接的。它内化为西医的学术思想和具体的学术内容，形成还原论方法模式。这种思想观点和方法模式把人体理解为由原子（实体粒子，或其化身如器官、组织、细胞、分子等）组合而成的构成物，把人的生命理解为这种构成物的功能过程，对人的健康与疾病的认识侧重于有形的物质实体和微观粒子、整体的构成性和可分解性、人的解剖形态及其病变，注重外来的特异性致病作用、人体结构各层次或单元的器质性病变、可测的物理化学指标的异常，强调疾病的本质在微观，防治疾病注重外来的特异性作用和手段。

"元气论－系统论"与"原子论－还原论"是两种非常不同甚至截然相反的世界观和方法论，它们分别贯彻到中医和西医，形成完全不同的两种思想观点和方法模式。对于同一研究对象，造成"仁者见之谓之仁，智者见之谓之智"的差异和悖反；而在整个研究视野上，造成"仁者见仁不见智，智者见智不见仁"的不可通约性。因此，中西医结合的思想文化研究，不但要理清"仁者"与"智者"的差别，更要前进、上升、飞跃，提高到"圣者"，以高于仁、智的新智慧来容纳仁、智。在现有条件下，具有这种新水平的更高思想文化，在哲学上是唯物辩证法，在科学上是系统论。

在现有中西医结合研究中，存在着重技术轻科学、重学术轻思想的倾向，对于元气论与原子论、系统论与还原论的重要性认识不足，有些研究有所涉猎但不深入，远远达不到需要的程度。要把中西医结合研究推进到新阶段，必须发展这方面的研究；要实现中西医的真正统一，这方面的研究必须达到相应的水平。

【原载于南京中医药大学学报（社会科学版），2011，12（3）：125－132】

# 开辟"后中西医结合研究"

## ——纪念毛泽东提出"中西医结合"60周年

毛泽东主席1956年8月提出:"把中医中药的知识和西医西药的知识结合起来,创造中国统一的新医学新药学。"[1]开辟了中西医结合研究,发展成为前一项无古人的伟大医学事业。60年来,国家把中西医结合作为卫生工作的基本方针之一。研究取得一系列重要进展,也显现出深刻的学术矛盾,暴露出重大的局限和困难。进入新世纪新千年,中西医结合研究究竟走向何方,需要有新的理论思考。根据医学的发展规律和60年的实践,中医与西医相统一是客观必然,但需要几个世纪的时间,要分为几个阶段。已有的60年研究实际上还处于起步阶段,今后要走的路还很长。随着新世纪新千年的时代转折,中西医结合研究需要开创新局面,进到新的高级研究阶段,发展"后中西医结合研究"。

## 一、促进中西医统一的伟大实践

中西医结合的60年实践研究,进展、成就、价值都非常重大,必须以唯物的态度实事求是地认识和肯定。

中西医结合研究是中华民族的伟大创造。中医海纳百川,历来积极地吸收外来营养,西医东渐为中医带来学习和发展的新机遇,很自然地进行从中西汇通到中西医结合的努力,这是中华医学在新的时代条件下进行新的开拓和发展的战略性创新。

中西医结合是从中国医学实际出发的正确决策。新中国在医药卫生领域存在特定情况——中医与西医"两支队伍、两种学术"的"两个关系"[2]，如何认识和处理这两个关系，有多种激烈争论和错误决策。国家从实际国情出发，批判和纠正错误思想和政策，提出"团结中西医""中西医结合"的方针，这是正确的。

正确认识和驾驭了中西医必将统一的客观规律。中医与西医研究同一对象，正确的理论必定统一，这是科学发展的客观规律，因此中西医统一是客观必然，进行中西医结合研究，促进中西医统一，是遵循客观规律进行的努力。

开辟了促进中西医统一的研究道路。中西医的学术走向统一有两种方式，一种是自发地、自然地相互融合，是个缓慢的历史过程；另一种是认识和遵循客观规律，发挥主观能动性，自觉地研究和促进其统一。中西医结合研究是后一种方式，是作为国家战略，有组织、有领导、有计划地进行研究，是促进中西医统一的重大创新。

开创了中西医结合研究事业。破天荒地建设起中西医结合研究队伍，创建中西医结合研究机构，创办中西医结合医疗机构，兴办中西医结合教育，在中国形成"中医、西医、中西医结合三支力量"并存，中西医结合研究成为一项相对独立的医学事业。

取得了学术研究的可喜进展。学术研究从医到药，从基础理论到临床防治，各级各类研究课题数达万计。有的取得肯定性成果，有的揭示了重要科学事实，有的提出新的理论观点，有的创新了研究方法，有的提高了临床疗效，许多成果产生重要的国际影响，中西医结合已经成为医学研究的一个专门方向。

发展成为世界性医学事业。中西医结合的研究方向和道路被世界医学广泛认同，正在发展成为世界性的中西医结合研究，显现出深远的发展前途。

为未来的研究和发展奠定重要基础。中西医结合研究积累的大批科学事实、提出的大量科学问题、暴露的深刻学术矛盾、提出的许多有望突破的创新点以及思想观点的差异和碰撞、总结的思路方法的经验和教训、开展的众多的研究案例，都为后续研究奠定了重要基础，提供了无可替代的借鉴。

总之，中西医结合研究的60年实践已经铸锭于历史，其成就和价值可能要更长时间才能看清。但无论如何，上述几项的历史价值、学术价值、临床价值、发展价值是无可争辩的事实，那种怀疑和否定中西医结合，否定其60年成就及价值的观点是站不住脚的。

## 二、现有研究的局限和困难

已有的60年研究前无古人，相当艰辛。但毕竟时间有限，作为中西医统一过程的起步或初级阶段，其幼稚性必然带着局限，遇到困难，同样需要客观地、实事求是地认识和总结。

### 1. 认识上存在严重盲目性

系统的中西医比较研究是进行中西医结合研究不可缺少的基础，但中西医结合研究是在缺乏必要的中西医比较研究的情况下启动和展开的，研究不可避免地带有盲目性。

中西医结合研究的目的是消除两者的差异，实现统一。但正是对中西医的差异没有进行必要的研究，更缺乏关于差异之根源的研究，导致对于中西医的差异及消除差异的途径，认识很不深入、很不清楚、很不到位。在表面承认但实际回避差异的情况下，从寻找"结合点"进行的研究，结果意外地证明中西医基本原理不可通约，由此发生认识混乱和思想动摇。这种盲目性带来多种误判，造成许多失误。

第一，对于两种性质的差异发生误判。中西医既有发展水平的差异（中医是古代医学，西医是现代医学），又有学术内容的差异，但没有分清这两种差异的不同性质，误将学术差异归结为发展水平差异，误以为只要用现代的西医来研究和解释古老的中医，就可以消除差异，实现中西医结合。结果却大相径庭，在中医的古老形态中，包含着远远超出西医视野的学术内容。这些内容用现代的西医解释不了，甚至研究不了。

第二，对于"结合点"与"差异点"的认识发生误判。在没有系统地分清中西医的相同点与差异点，特别是没有认清差异点更深刻的本质的情况下，主观地、片面地把研究的焦点指向结合点，试图从结合点实现结合。实践证明，真正的结合点极少，找到的大多是交叉点，交叉点背后是深刻差异，在这里没有结合之路。

第三，对于学术差异的两个层次发生误判。中西医的学术差异存在于两个层次：一个是微观层次，中西医是研究同一现象和规律得出的不同认识，是认识的完备程度的差异，只要认识完备，达到客观真理性，必然统一；另一个是宏观层次，中西医分别认识了不同的现象和规律，得出不同认识，是体系性差异，不同理论之间不可通约，只能以不同的理论纳入统一的理论体系而实现统一。[3]但迄今没有认清和区分这两种差异，特别是没有认清宏观层次的差异，误将所有差异都理解为微观层次的，误以为中医理论可在西医理论中找到相应的结合对象，可"一对一"地进行结合研究。然而结果却是，中医的理论内容大都超出西医的理论体系，反映的是西医视野之外的现象和规律，其差异是不可通约、不兼容的。

**2. "以西解中"研究走进死胡同**

60 年来进行研究的基本方式是"以西解中"，即以西医的知识和方法来研究和解释中医的学术。这种模式在一些技术性细节的研究中有某种可行性，但基础理论的研究一项也未能成功，在基本原理上完全行不通，其可行性已接近极限，从根本上来讲是一条死胡同。

"以西解中"有先天局限。"以西解中"的形成根于研究队伍的知识结构。无论"西学中"还是"中学西"，进行新研究的知识和方法主要是西医的，有少量是西医消化了的现代科学（如分子生物学、基因学等）中的知识和方法，对于此外的现代科学基本不懂，远未真正运用现代科学来研究。这样，"以西解中"就陷入一种悖论——西医与中医的基本原理不可通约，却又用西医来研究和解释中医，怎么能行得通？

"以西解中"不能达成中西医统一。已进行的"以西解中"研究数量很多，也相当艰苦，但成效甚少，越来越难，到了该放弃的时候了。这种方法只能按西医视野寻找中西医学术上一些具体的交叉点进行研究，大都是微观的、可实验的、有理化指标的、可做动物模型的，这就把中医的学术问题进行肢解、扭曲了，转换成可用上述方法进行研究和解释的东西。结果，有些强行做了的，被研究和解释成为西医；有些不能做而勉强做的，大都半途而废或无果而终；

有些完全不能做的，就被忽略、丢弃、排斥。这种研究的一个整体性结果，是在交叉点上显露出始料未及的深刻差异。对于那些更加重大和深刻的差异而言，这种模式完全无能为力，例如中医与西医的两种不同医学模式问题、中医的系统论思维与西医的还原论思维问题以及造成中西医差异的根源问题。

总之，"以西解中"是上述盲目性的一种产物，是因不了解中西医差异的深刻性和本质性，误以为用西医的知识和方法就可以研究和实现中西医结合，是中西医结合研究起步阶段的典型幼稚病。这种研究方式只是起步阶段的一种探索，按此研究的结果只能把中医改造成西医，不能消除中西医的差异，解决不了中西医统一的问题。

### 3. 陷入"不可通约"的无解困境

由于认识上的盲目性，由于"以西解中"的束缚，在基础理论和临床防治方面进行的研究，都遇到"不可通约"的难题，该难题在现有研究框架下无解。

基础理论的中西医结合研究基本失败。以中医的各项基础理论立项的研究，没有一项成功。研究了经络本质，试图将其归结为特定解剖形态，"结果是一无所获"[4]"迄今均告失败"[5]。研究了阴阳本质，试图将其还原为可提纯的"阴物质""阳物质"，无果而终。研究过了五藏本质，试图将藏象学说的五藏归结为解剖形态的五脏，结果失败，证明五藏是五脏之外的另一种存在，无独立的解剖形态，它是什么却无从理解和回答。研究了证候本质，力图将其归结为西医之病，或器质性病变引起的机能异常，结果一无所成，证实了证与病有相关性和交叉性，根本不能把证归结为病，证的本质仍然是谜。研究了中药，主导方向是按西医药理求其有效成分和特异功效，却把中医所专用的药性及其功效原理取消了。研究了方剂，拆方研究把方剂特有的整体功效、方因证立、方从法出等原理取消了；进行的方剂物质基础研究试图把方剂的整体功效归结到某些特异性物质成分，与方剂原理背道而驰，也以失败告终。

临床诊治的中西医结合研究变成"AA制"互补。基本原理不可通约必然造成临床诊治无法统一，中医辨证与西医辨病相结合的研究搁浅，至今没有理清中医之证与西医之病的差异何在，只发现了证与病的一些交叉关系，没有找到证与病之间的直接对应。目前所谓的中西医结合临床诊治，不过是双管齐下的

"AA 制"，即两种诊断互参，两种理论双解，两种治法兼用，两种药物并投，两种疗效互补。

当年曾希望，以五年为一期，通过几个五年的努力，到1980年或2000年实现中西医结合，结果却似"遥遥无期"，创建"中西医结合医学"的设想也成泡影。

**4. 留有不可企及的巨大空白**

现有的研究框架和水平，对深层复杂差异难以企及，使之成为研究的空白地带。

深层原理远不能研究。中医的深层次基本原理，与西医原理相悖，至今无法研究。例如，中医的生气通天、天人相应、五运六气等理论，认识了人的开放性及其与天地的子母关系的特性和规律；中医的气学和生气、气化等理论，认识了人的生命运动及其整体性、生成性等特性和规律；中医的病机学说，认识了人的生命运动把致病因素和条件转变为病变的枢机，其本质是矛盾关系失调，具有随机、模糊、非线性等复杂特性；中医的阴阳自和、五藏生克、治病求本等理论，认识了人的自组织特性是病变之根、防治之本的规律，认识了依靠、调动、发挥人的自组织机制进行自主调理的原理等，都远超西医视野，与西医的还原论思维完全相悖，成为中西医结合研究的空白领域。

两种医学模式格格不入。中西医的两种医学模式存在方向性和整体性差异。中医是人医学不是人体医学，是生命医学不是生物医学，是生态医学不是理化医学，是发生生理不是构成生理，是关系病理不是实体病理，是调理医疗不是对抗医疗[6]，这两种医学模式在现有水平上不可结合。

两种思维方式尖锐对立。中医的思维方式是系统论的，认识了人的健康与疾病的系统特性和规律，包括元整体性、非加和性、有机性、功能性、有序性、自主性等，不可还原和反还原。西医是还原论的，把人还原为人体，又把人体还原为器官、组织、细胞及其病变的物理、化学、生物学内容，进而还原为特异性物质成分和理化指标。这两种思维方式方向相反，完全不可结合。在其背后，是中国的元气论与西方的原子论的对立，从本质上不可结合。

总之，这60年的实践客观存在局限和困难，需要做更深入和准确的认识和总结，它同样是一笔财富，是开拓创新的出发点和突破口。

## 三、"后中西医结合研究"的主题和目标

进入新世纪新千年，中西医结合研究何去何从？是在困境中徘徊，还是中止和取消，或者开拓创新，开辟新阶段？答案应当是后者。

中西医差异的形成和发展经过了几千年，其统一是必然的，但又是有条件的，不可能一蹴而就，最少需要几个世纪的时间，要分为若干个发展阶段。已有的60年研究实际上只是促进中西医统一的起步阶段，已经完成了其起步的使命，需要思考和回答起步之后向何处前进和如何前进的问题。新世纪新千年提供了全新的时代条件，应据新时势新条件开辟新发展，把中西医结合研究推进到新的高级发展阶段，可称为"后中西医结合研究"。（为行文方便，后文将已有的60年研究简称为"前研究"，将后中西医结合研究简称为"后研究"。）

### 1. 后研究的突破口——"不可通约"

后研究以前研究为基础，要继承前研究的成果和经验，从突破前研究提出而未解的和不能企及的难题开始。因此，后研究的突破口必然是前研究面临的现实难题——中西医基本原理不可通约。

不可通约是中西医差异的本质，要统一就必须解决不可通约问题。要研究和理清有什么理论不可通约，不可通约的理论反映的是什么规律，怎样将其揭示和论证清楚、发展为真理性的理论，认清其在整个医学理论体系中的逻辑地位。不可通约的理论不可能合并，只能并行发展，各自独立地统一到同一个医学理论体系中，形成理论体系的逻辑统一。

这种研究的重点或关键，是对中医理论特别是基本原理的研究，正是中医与西医不可通约之处，它是中医在西医之外独立的科学发现。要将其科学真理揭示清楚，发展成为全新的医学理论。但这种研究不能"以西解中"，要靠最新发展的现代科学。目前可用的主要是系统科学和复杂性科学，更有赖于科学的未来发展，因为中医的这些理论所反映的是人的健康与疾病的深层复杂规律，其中有些内容目前的科学也还没有研究到。

**2. 后研究的目标——医学大同**

后研究的目标，不限于"创造中国统一的新医学新药学"，而是"医学大同"，可用公式"A + B + ab + C"表达。

图 3 - 14 - 1 中，大圆为包含 A、B、ab、C 的"医学大同"；A 为中医的独立贡献，特别是其不与西医通约之理论的发展；B 为西医的独立贡献，主要是其不与中医通约之理论的发展；ab 为中西医可通约而统一的理论，是前研究曾追求的目标；C 为中西医之外的其他医学和未来发展的新医学。

前研究把目标局限于图中的 ab，但它在医学大同中只是一小部分。贡献给医学大同的主体是 A 和 B，重点要解决这两者如何各自相对独立地发展和贡献。同时，医学大同的实现只能在未来的发展中，不能不包含图中 C 的内容。

总之，医学的研究对象同一，多元起源，多学派并发，百川于汇海，医学大同是医学发展的必然归宿。后中西医结合研究是遵循这一规律，以科学研究来促进这一进程的积极努力。

**3. 医学大同的坐标——以人为本**

医学大同统一于何处？坐标在哪里？

前研究虽然没有明讲，但实际上有坐标，即西医，"以西解中"就是要统一于西医。医学大同要有明确的坐标——回到医学的本义，以人为本。

医学是研究人的健康与疾病的科学，以人为本是不二主旨。中西医差异的焦点，就在于是否以人为本，由此形成学术分野。中西医要统一，首先要解决以何为本的问题，要解决由此开始发生的差异，如人与人体、生命与理化、还原与反还原、实验与不可实验等差异。

回到以人为本实现统一，中西医有两种不同的研究和发展要求。中医原本就是以人为本，方向正确，但认识偏朴素，研究得不够深透，需要进一步深化和提高以达到所需要的全新科学水平。西医早期以人为本，但中世纪背离了以人为本，16 世纪以来没有回到人本而只讲人体，且主要是人体可分解还原和可用理化解释的内容。因此，西医需要转变方向回到真正的以人为本，达到所需要的科学水平。

### 4. 需要全新的思路和方法

必须批判和废除"以西解中"研究方式。"以西解中"研究把视野局限于西医知识和方法之内，完全无法研究和解决中西医不可通约的问题。特别是，"复杂性是中西医学术的分水岭"[7]，中医那些与西医不可通约的理论，反映了健康与疾病的复杂现象和规律，而复杂是"超还原"的。西医的还原论思维与复杂性背道而驰，研究中医认识的复杂性，必须抛弃还原论。就西医而言，向以人为本的回归，势必要研究人的复杂性，势必要抛弃还原论。

要直接采用现代科学最新发展的理论和方法。中医那些与西医不可通约的理论所反映的客观规律，西医没有企及；中医有许多"不知其所以然"，现有的科学也大都做不了解释或尚未研究。因此，这些问题的研究和突破，不仅不能靠西医，也不能仅靠现有的科学，需要依靠科学的最新发展提供新的理论和方法。20世纪后半叶兴起的系统科学、复杂性科学开始提供的真正切用的理论和方法，应当首先移植应用。

要发展对中西医差异的"对因治疗"。中西医差异的形成和发展有多方面多层次的原因，要进行析因研究，重点抓住医学的内因进行突破。其中最重要的是学术思想、医学文化，特别是中国的元气论、系统论与西方的原子论、还原论的差异和对立。东西方思想文化的差异是造成中西医差异的文化根基，后中西医结合研究必须深入研究和解决文化差异的问题。没有人类文化的大同，就没有真正的医学大同。中华文明的复杂及其世界化，正在为消除这种差异、发展全新的人类文化开辟道路，为实现医学大同奠定基础。

总起来讲，开辟后中西医结合研究要大破大立，需要一轮新的思想解放。要解决对前研究的正确估价，克服对成就估价过高的片面观点，克服怀疑、否定、取消中西医结合研究的错误观点，特别要克服回避或否认存在局限和困难的错误观点。要从前研究的幼稚性中解放出来，冲破对中西医结合的理解的狭隘性，冲破试图在现有水平上实现中西医合并的简单化观念，冲破新形成的"以西解中"传统。要冲破仅从单纯的医学学术讨论如何统一的局限，进行必要的哲学研究、思想文化研究，直接引入现代科学的最新成就，使研究的广度、深度、高度能够匹配于中西医差异的各个层次和根源。后研究不仅需要临床和实验的研究和突破，更需要理论和思想的研究和突破，医学大同的实现，将是一场划时代的医学大革命。

## 参考文献

[1] 人民日报社论. 大力加快发展中医中药事业 [J]. 人民日报，1978 – 11 – 02.

[2] 人民日报社论. 认真贯彻党的中医政策 [J]. 人民日报，1959 – 01 – 25.

[3] 祝世讷. 中西医学术分野的焦点和分野点 [J]. 山东中医药大学学报，2016，40（1）：3.

[4] 季钟朴. 现代中医生理学基础 [M]. 北京：学苑出版社，1991：434.

[5] 胡翔龙，包景珍，马廷芳. 中医经络现代研究 [M]. 北京：人民卫生出版社，1990：256.

[6] 祝世讷. 跨世纪中医提出三大科学难题 [J]. 山东中医药大学学报，2015，39（6）：491.

[7] 祝世讷. 中医是第一门复杂性科学 [J]. 山东中医药大学学报，2016，40（2）：99.

【原载于山东中医药大学学报，2016，40（3）：203 – 207】

# 第四章

# 中医系统论
# 研究与探讨

本章汇集祝世讷关于中医系统论研究的论文和报告。中医系统论是中医学关于人的生命及其健康与疾病的复杂特性和规律（系统特性和规律）的理论，是系统中医学的理论基础，由祝世讷于 1980 年开创。人是世界上最复杂的系统，中医学早就认识和抓住了人的复杂性，形成朴素的系统论思想。现代系统科学开辟了对世界复杂性的研究，祝世讷把系统科学引入中医学现代研究，深化和提高了中医对人的复杂性的认识，把中医的系统论思想发展到现代水平，总结为中医系统论的基本原理。本章各文具体地论述了中医系统论研究的开创、深入、展开，特别是对各项基本原理的探究和总结，及其为系统中医学研究奠定的理论基础。

# 中医系统论研究

中医系统论是系统论的医学分支，是中医学系统论思想的现代研究和发展，是中医关于人的生命运动及其健康与疾病的系统特性和规律的理论，是产生和发展于中国的系统论。

中医系统论研究始于 1980 年，在钱学森院士的鼓励和指导下，我们把系统科学的理论和方法移植应用于中医研究，挖掘和总结中医的系统论思想，研究和揭示人的生命运动及其健康与疾病的系统特性和规律，从系统科学的高度做出新的理论总结，概括为六条基本原理，建立起中医系统论的理论体系。

## 一、为什么研究中医系统论

中医系统论研究由中医现代研究和发展所遇到的矛盾所激发。

中医是中华民族关于人的生命运动及其健康与疾病的伟大智慧。它遵循人的自然本态，如实地接触、认识、掌握了其复杂特性和规律，五千年形成其经典学术体系。进入 20 世纪，在现代条件下开辟了三项新的伟大实践——中西医结合研究、中医现代化研究、中医走向现代世界。但是，三大实践却分别遇到了难以克服的困难，提出了三项重大科学难题。

中西医结合的研究证明，中医的理论没有一项被证否，但没有一项能够与西医结合，中医的基本原理与西医"不可通约"。"从基本理论到医学模式再到学术思想，是中医的整个基本原理与西医不可通约。"[1]中西医研究的是同一对象——人的健康与疾病，其基本原理为何不可通约？

中医现代化研究的本意，是运用现代科学和技术来研究和发展中医，特别是破解那些"知其然不知其所以然"的学术问题。但是，研究的结果却证明，所用的现代科学技术仍解释不了甚至研究不了中医的理论和实践。学者们论断："从根本上看，与其说中医落后于现代科学的发展，不如说现代科学落后于中医的实践。"[2]中医的理论和实践为什么现代科学解释不了？

从 1972 年美国总统尼克松访华，中医开始了走向现代世界的"西进"。这是一门有几千年历史的古老医学向西方医学一统天下的现代世界传播的进程。人们希望并努力与西方"接轨"，法律和技术屏障被逐步地打破，但中医的学术特别是基本理论，却与西方现行的学术特别是思想、文化格格不入，无"轨"可接。事实证明，"中、西医系两个不同的学术体系，二者的基本原理不同轨，既不能互相通约，也不能互相取代。因此在中国以外其他的国家里，没有中医可接之轨"[3]。中医为什么与西方现行的学术、思想、文化无轨可接？

中医的这三项实践所暴露的三大矛盾，不只是"仁者见仁，智者见智"，更是"仁者见仁不见智，智者见智不见仁"，更是根本的立场、观点、方法体系，即系统论与还原论两种思维方式的相悖和隔阂。

问题的症结在于如何理解人。人是世界上最复杂的系统，复杂特性和规律主导着人的生命运动及其健康与疾病。中医，是在自然本态的条件下，原原本本地研究了原生态的人，如实地接触、研究、认识人的复杂特性和规律，并形成与之相应的思维方式，即自发的朴素系统论思想。西医则与之迥异，古希腊时期注重的还是原生态的人，但在"中世纪"那"黑暗的一千年"把人当作上帝的创造物，从 16 世纪开始的医学革命，一方面把人从上帝手中解放出来，另一方面又移植应用近代科学革命的成果和还原论思维，把人分解还原为器官、细胞、分子，物理地、化学地、生物地研究和解释生理和病理，形成"人是机器""是细胞联邦""是原子堆"等基本认识，人的复杂特性和规律被排斥和取消了。这样，复杂性就成为中西医学术的分水岭，由此"岭"所分，一边是研究复杂性的中医系统论思维，一边是排斥复杂性的西医还原论思维。这样，要揭示中西医"不可通约"的本质，要发展中医现代研究，就不能不研究和发展中医系统论思想。

就在中医现代实践面临重大矛盾的时候，20 世纪的现代科学革命取得重大突破，为中医破解面临的矛盾送来了崭新的科学武器——系统科学。系统科学是专门研究世界复杂性的科学，其基础理论系统论于 1980 年前后陆续传入中国，即"老三论"（系统论、控制论、信息论）和"新三论"（耗散结构理论、协同学、超循环理论）等，成为推动中医系统论研究的强大杠杆。

我们把系统论特别是贝塔朗菲的一般系统论移植应用于中医的系统论思想研究后，明确地认识到，中医的思想如实地反映人的复杂特性和规律，是一种自发的朴素的系统论思想，虽然没有发展到现代系统论的水平，但现代系统论的基本原理差不多都可以从中医思想中找到某种原始雏形，它是中医特色和优势的精髓和灵魂。我 1980 年参加"全国自然科学方法论第一次学术讨论会"（北京），首次提出"研究和发展中医的系统思想和方法"的问题，认为："现代系统论、信息论和控制论的诞生，使科学方法发展到'系统时代'。医学方法，也必将经过'整体—分析—系统'的螺旋式发展，进入'系统时代'。而系统方法正是中医传统方法的精华所在，只要加以发掘和继承，再吸收各种现代科学方法的精华，必能有所突破和创新，可以迎头赶上时代步伐，达到当代先进水平。"[4]发言受到大会重视，在《简报》（第 11 期）全文刊载。

我从此开始了中医系统论研究。基本路径是以系统论的基本原理为纲，挖掘阐述中医的系统论思想，充实现代科学的相关知识，对人的健康与疾病的系统特性和规律进行新的研究，形成中医系统论的现代认识和理论，总结出中医系统论基本原理。我从 1980 年开始发表研究论文，于 1983 年在山东中医药大学为研究生开设公共理论课"中医系统论"，1985 年编写教材《中医系统论导论》。该书是对中医系统论研究的一次理论总结，基本内容包括西医的还原论思维、中医的系统论思维。系统论思想是中医特色和优势的精髓和灵魂，中医系统论的整体性原理、联系性原理、动态性原理、有序性原理。

## 二、钱学森的鼓励和指导

研究和发展中医系统论，是钱学森院士极力倡导的。对于我的研究，他热情地鼓励并给予具体指导。

1981年他在写给卫生部前中医司司长吕炳奎的信中指出："西医起源和发展于科学技术的'分析时代'，也就是为了深入研究事物，把事物分解为其组成部分，一个一个认识。这有好处，便于认识，但也有坏处，把本来整体的东西分割了。西医的毛病也就在于此。然而这一缺点早在100年前恩格斯就指出了。到大约20年前终于被广大科技界所认识到，要恢复'系统观'，有人称为'系统时代'。人体科学一定要有系统观，而这就是中医的观点。"[5]此后，钱老多次反复系统地阐述和强调这些观点。

从1985年开始，我把研究的重要进展和思考的问题多次向钱老汇报，钱老先后6次亲笔来信，给予鼓励和指导（图4-1-1）。

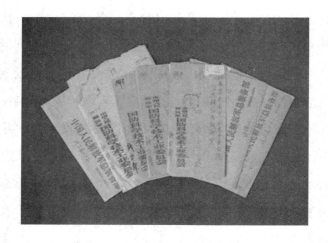

图4-1-1　钱老来信

钱老在1985年6月25日的来信中讲：

"据我所知，国内外研究中医的工作很多，工作大都是仪器测定，比较定量而严格，您似未引用。当然，这些工作也往往由于不知道系统论而未能解决问题……但这正是您可以大有作为之处。用系统论一点，'点石成金'！"

"您如能把中医固有理论和现代医学研究用系统论结合起来，那么在马克思主义哲学指导下，一定能实现一次扬弃，搞一次科学革命。"

钱老在1985年9月23日的来信中讲：

"我并不是个中医，但我认为传统医学是个珍宝，因为它是几千年实践经验的总结，分量很重。更重要的是，中医理论包含了许多系统论的思想，而这是西医的严重缺点。所以中医现代化是医学发展的正道，而且最终会引起科学技术体系的改造——科学革命。"

"中医现代化最终也是医学现代化——科学现代化！"

钱老在 1991 年 3 月 30 日的来信中讲：

"我们在北京的同道近年来已明确地认为：①有一类特殊复杂的系统，开放的复杂巨系统；②人体是开放的复杂巨系统；③研究开放的复杂巨系统不能用 Prigogine 的方法，也不能用 Haken 的方法，那些都不行，只能用从定性到定量综合集成法（前曾用'定性与定量相结合'综合集成法一词）。"

"因此中医系统论也必须用这一概念，老的一套是不能解决问题的，我以为中医理论其实已孕育着我上述现代化的观点。"

实际上，钱老所关注的并非我个人的研究，而是在推进系统科学、人体科学、思维科学的研究和发展中，把中医作为研究和调理人这一开放复杂巨系统的先驱学科来思考。钱老就中医的基本理论、思维方式、现代研究、未来发展、面临的问题等，提出了一系列重大的振聋发聩的见解和论断，具有战略性和方向性指导意义。

就中医系统论的研究而言，钱老第一次明确地认定，中医的思维方式是系统论的，由此理清了中医系统论思维与西医还原论思维的根本区别；钱老第一次明确地指出，中医的系统观是人体科学和医学的发展方向，西医也要走到中医的道路上来；钱老第一次明确地强调，医学思维方式的发展方向是系统论，要研究和发展中医系统论。正是在钱老思想的指引下，我们才认清和坚定了中医系统论研究的方向，研究从自发走向自觉，钱老的思想是照亮我前进道路的一座灯塔。

钱老关于中医系统论思想的论断，涉及多个方面和层次，重大而有战略意义的，最少有以下几点。

第一，系统论思想是中医的根本特点和突出贡献。

"中医的优点，它的突出贡献，或者它的成绩，就在于它从一开始就从整体出发，从系统出发。所以，它的成就，它的正确就恰恰是西医的缺点和错误。"

"我们那些正统派的西医不重视的东西，甚至不知道的东西，在现代科学里已上升到非常重要的位置，这就是系统科学。系统的理论是现代科学理论里的一个非常重要的组成部分，是现代科学的一个重要组成部分，而中医的理论又恰恰与系统科学完全融合在一起……中医的看法又跟现代科学中最先进的、最尖端的系统科学的看法是一致的。"[6]

第二，医学和人体科学的发展方向是中医，中医现代化要抓系统论。

"说透了，医学的前途在于中医现代化，而不在什么其他途径。"

"人体科学的方向是中医，不是西医，西医也要走到中医的道路上来。"[7]

"把系统科学、系统论的方法用于研究我们人体是唯一的，不用这个是不行的……"

"系统观点是必需的，只有用系统的观点才能逐渐使人体科学建立在一个科学的基础上。"

"中医现代化要抓什么？你要问我的话，那我就很清楚地说是系统论，系统的观点。"[8]

第三，中医现代化会引起科学革命。

"中医的理论和实践，我们真正理解了、总结了以后，要改造现在的科学技术，要引起科学革命。"

"真正中医现代化的问题，恐怕21世纪再说吧！现在不行，办不到。假如21世纪办到了，那是天翻地覆的事儿，是科学要整个改变面貌，整个世界也会大大的有所发展。"[9]

"把中医（包括气功、人体特异功能等）都纳入科学技术的体系里，创立新的关于人的科学，我称其为人体科学。这样的学科一旦创立起来，必然会提高、改造现在已经有的科学技术体系，当然这一步应该是彻底的，不仅是现象的概括，不仅要知其然，而且要能讲出其所以然。这才是真正的中医现代化，不，不止于现代化，甚至可以说是中医的未来化！这是一个伟大的任务，是改造整个科学技术体系，创立新的科学技术体系，所以是一次科学革命。"[10]

"人体功能态的提出，正是打破了人们传统的'常规认识'，它的最后确立终将引起一场新的科学革命，而现在正是这场新的科学革命的孕育阶段。可以预料，这场革命是比相对论和量子场论更伟大的一场革命。"[11]

第四，从中医、气功、人体功能态揭开人体奥秘，将带来东方式文艺复兴。

"以气功为核心的中医理论、气功、人体特异功能是开展人体科学研究的一把钥匙。"[12]

"现在进行的不只是一场科学革命，还有一场真正的文化革命。"

"结果就是新的科学革命和新的文化革命。那是不是又一次的文艺复兴？这不是简单的问题，这是人类历史上的再一次的出现跟文艺复兴一样的大事。我们不要简单地看问题，情况是很复杂的。但是前景又那么诱人，现在的确有一个人体科学的幽灵在我们之中徘徊。"

"要是这样做下去，等于第二次文艺复兴。第一次文艺复兴是在十五世纪的下半叶，1450 年以后，到现在已有五百年了，它那一套已经不行了，应该再来一套新的，就是第二次文艺复兴。"[13]

## 三、研究的主要进展和成果

中医系统论研究 40 年来，在认识、理论、教学、应用方面都取得重要进展和成果。

### 1. 解决六项重大认识

第一，医学和科学的思维方式发展的历史逻辑是"古代整体论—近代还原论—现代系统论"螺旋式上升发展，未来的发展方向是系统论。

第二，中医学与西医学之不可通约的内在本质是思维方式相悖。西医的思维方式是还原论的，它源于西方传统的原子论，产生于近代科学技术革命中，未来发展方向转向系统论。中医的思维方式是系统论的，其发展水平还是朴素的，未来方向是提高到现代水平的系统论。

第三，中医与西医的学术分水岭是人的复杂性。人是开放复杂巨系统，西医遵循还原论思维，背离人的复杂性而去；中医遵循系统论思维，如实地研究和认识了人的复杂特性和规律，成为研究复杂性的先驱，有人称之为"第一门复杂性科学"。中西医的差异极像欧氏几何与非欧几何，一方研究"0 曲率"空间，另一方研究"非 0 曲率"空间。

第四，中医系统论是"中国牌"的系统论。它在中国"土生土长"，其根基有二。一是根于人的复杂性事实。中医掌握着世界上最大的临床样本，几千年连续不断地接触、研究。人的复杂特性和规律客观地表现在健康与疾病中，不能不如实地反映到中医的认识中。二是根于中国思想文化。中国传统思想文化的主干是系统论思维[14]，在这种思想文化的孕育下，又大量反复地接触和认识人的复杂性，不能不形成系统论思维。并且，因中医所研究的是人这一复杂巨系统，其系统论思想所涉及的复杂特性和规律在深度和广度上超出了一般系统论的研究范围，为中医系统论所特有。

第五，中医系统论独到地研究了人所特有的系统特性和规律。首先，人是分化系统，不是组合（集合）系统，具有与组合系统非常不同甚至截然相反的特性和规律。其次，人是自组织系统，不是他组织系统，具有与他组织系统非常不同甚至截然相反的特性和规律。再次，人有高度复杂性，其整体与部分、结构与功能、有序与无序、组织与调节等多个方面，都有其高度的复杂特性和规律。上述这些都超出了一般系统论的研究范围，由中医系统论专门研究和总结。

第六，中医系统论是医学的，包括了认识和实践两个层次。首先要正确地认识和理解人这一开放复杂巨系统。人的生命运动是宇宙演化的产物，其系统特性和规律早就存在，研究的首要问题是如何正确地认识和理解人的系统特性和规律，建立起符合客观实际的系统观。其次是实践，即如何遵循人的系统特性和规律，来考察和调理人的健康与疾病。这样，中医系统论的研究，首先要如实地认清客观存在的人的系统特性和规律，然后再正确地遵循人的系统特性和规律来诊断和治疗疾病。

总之，中医系统论的研究包括了一般与特殊两个层次。首先是研究一般系统论所揭示的普遍规律在人身上是什么，中医是怎样认识和驾驭的，从中医的理论和实践中找出来，并从中医的理论和实践予以阐明。其次是超出一般系统论的视野，研究人所特有的更复杂的系统特性和规律，着重揭示已被中医认识而一般系统论尚未研究的事实和规律，从人身上找出来，并从人身上予以阐明。

**2. 理论研究和总结**

中医系统论研究的重要目标，是把中医朴素的系统论思想提高和发展为现代系统论。这就要对中医已有的系统论思想进行挖掘梳理，肯定和阐明其符合系统论原理的科学内核，找出其朴素性和欠缺所在，再进行新的补充性、深化性、提高性研究——用系统科学和现代科学的相关知识，来研究和揭示人的生命运动及其健康与疾病的系统特性和规律，做出全新的理论总结。这样，就创新性地建立起中医系统论特有的概念、观点、命题等近百条，最有代表性的是总结出六条基本原理。这些理论的内容源于中医、融于中医、用于中医，是中医的系统论；其基本原理又与现代系统论高度一致，成为现代系统论的医学分支。

1985 年的教材《中医系统论导论》是第一次理论总结。1990 年中国人体科学学会召开"中医系统理论专业委员会"成立大会（成都），我应邀到会做"论中医系统论"报告，阐明了中医系统论的研究对象、学科性质、学术特点、研究内容、发展趋向，论证了中医系统论研究的意义和任务，提出了中医系统论的五条基本原理。指出："中医系统论是一门正在兴起的新学科，是关于人的健康与疾病的系统规律的学说。它以经典中医学的系统论思想为基础，运用现代系统科学进行发掘和发展，形成作为中医学与系统科学交叉的专门理论，为发展医学系统论奠定基础。系统论思想是中医学术的思想精髓，是中医特色的实质和核心，研究和发展中医系统论，可为中医学的独立发展开辟道路，是实现中医现代化的思想基础，也是系统科学在人体领域应用研究的需要。"[15]

1990 年的《中医系统论》（重庆出版社），是首部正式出版的中医系统论专著。2002 年的《中医系统论与系统工程学》（祝世讷、陈少宗著，中国医药科技出版社），对中医系统论研究作了全面的理论总结，建立了"中医系统论与系统工程学"的基本体系。中医系统论的基本原理拓展为六条：元整体原理、非加和原理、有机性原理、功能性原理、有序性原理、自主性原理。

**3. 中医系统论教学**

1983 年我在山东中医学院为全校各专业研究生开设公共理论课"中医系统论"，每年 40 课时，后来拓展为各类进修班和本科多个专业的选修课。迄今该课已开设 35 年，教师更替了三代。

1988 年，在国内首次招收培养以"中医系统论"为主攻方向的硕士研究生。

**4. 开辟系统中医学研究**

中医系统论研究属于哲学或理论医学层次，运用于实践就发展为系统中医学研究。

系统中医学是以系统科学主导的中医现代研究和发展，是以中医系统论研究为基础开辟的中医现代研究的新方向和新学派。具体地讲，就是如实地把人作为开放复杂巨系统，从其系统特性和规律来研究和调理人的生命运动及其健康与疾病。

系统中医学的研究和发展有三大基础。

第一，现实基础——植根于人的复杂性。人是开放的复杂巨系统，其复杂性呈现于人的生命运动及其健康与疾病中，系统中医学就是以此为研究方向的医学。如果没有人的复杂性，就没有系统中医学。或者，人有复杂性而不研究，也就没有系统中医学。

第二，医学基础——植根于经典中医学。经典中医学是发展到 1840 年为止的中医学，它如实地接触、认识、驾驭了人的生命运动及其健康与疾病的复杂性，成为科学中研究复杂性的先驱。但因那时的科学还没有进步到研究复杂性的程度，没能为中医的研究提供科学支持，所以中医对人的复杂性的许多认识带有先驱性，但又大多"知其然不知其所以然"。

第三，科学基础——植根于现代系统科学。科学进步到 20 世纪，开始了向世界的复杂性进军，产生了系统论和系统科学，为研究人的复杂性奠定了科学基础，为破解中医那些"不知其所以然"的难题提供了科学支持。

1989 年专著《系统中医学导论》的问世，标志着从中医系统论研究深入到系统中医学研究。系统中医学的研究方向，是从经典中医学出发，在系统科学的主导下，向人的生命运动及其健康与疾病的复杂性进军，建立和发展系统中医学。由于发现了中医基本原理与西医不可通约，认识到中西医学术的分水岭是人的复杂性，因而研究的首要课题，是揭示和阐明中医在西医视野之外独到地发现和掌握的那些复杂特性和规律，特别是那些"不知其所以然"事实背后的复杂特性和规律，将其总结为基本原理，阐明其科学内涵。

此后近 30 年时间，我们就经络的本质、阴阳的本质、五藏的本质、证候的本质、中医治疗原理、中药方剂功效原理等中医的基本原理问题，特别是在中西医结合研究中无法从西医进行研究和解释的事实，抓住复杂的本质特性是"超还原"这一关键，从系统科学的理论和方法进行新的研究，得出了系列新的认识和结论。从 1996 年至 2016 年，在《山东中医药大学学报》先后开辟 4 个专栏，包括"中医学重大理论问题系列研究"（1996—1998）、"中医药自主创新思路研究"（2007—2008）、"中医问题访谈"（2009—2010）、"中医真理探究"（2015—2016），发表论文近 50 篇。

在此基础上，完成了系统中医学研究的 4 部专著。《中西医学差异与交融》（2000）是从中西医比较研究入手，探讨和阐明系统中医学的学术思想和基本原理；《系统医学新视野》（2010）是面向整个医学，从系统中医学向系统医学拓展；《中国智慧的奇葩——中医方剂》（2013）是对半个多世纪来中药方剂现代研究出现的西化偏向进行拨乱反正，用系统中医学阐明中药方剂的复杂性原理；《中医学原理探究》（2019）是用系统中医学研究来阐明中医所驾驭的人的健康与疾病的复杂性原理，包括系统思维原理、以人为本原理、超解剖原理、辨证论治原理、生态调理原理、中药方剂原理（药性的复杂性和组织化、整体化）、阴阳原理等。强调上述中医基本原理反映了人的健康与疾病的深层本质，占据着西医尚未研究但未来医学必将研究的重大基本领域，代表和引领着医学未来发展的战略方向，其复兴必将发展为人类未来新医学的主旋律。

## 四、中医系统论的六条基本原理

中医系统论的基本原理，是中医学关于人的生命运动及其健康与疾病的系统特性和规律的理论概括，是中医系统论的理论核心。中医系统论的基本原理与系统科学的系统论原理在本质上一致，只是根据中医的理论与实践对人的生命运动及健康与疾病的复杂性有了更深的拓展性研究和总结。

中医系统论研究基于贝塔朗菲一般系统论（以及乌约莫夫、萨多夫斯基、拉兹洛等的理论）的整体性、联系性、动态性、有序性、等级秩序等原理。首先研究和认定在中医的理论与实践中包含着这些基本原理的原始雏形，中医的思想是一种朴素的系统论。问题在于如何把中医的认识从自发和朴素的性质提高到自觉和现代水平。我们研究的着力点是，以一般系统论的基本原理为纲，根据中医的理论与实践及现代科学的相关事实，对人的生命运动及健康与疾病的系统特性和规律进行深入的开拓性研究，一方面补充一般系统论研究未及的医学专业内容，另一方面把认识提高到现代水平，从理论上总结为中医系统论的基本原理。

与一般系统论的基本原理相比，中医系统论的基本原理在两个方面有了深化和拓展。

第一，补充和深化了医学专业领域的内容，特别是关于人的生命运动的复杂性。例如从整体性原理发展为非加和原理，从联系性原理发展为有机性原理，从动态性原理发展为功能性原理，对有序性原理补充了生命运动的有序性、失序为病、熵病等。

第二，研究和总结人的生命运动及健康与疾病所特有的系统特性和规律，提出一般系统论所没有的新的基本原理。主要有两条：一是元整体原理，其内容在一般系统论的整体性原理之外，但对于人的研究和医学特别重要。二是自主性原理，是人作为自组织系统的突出特性，对于医学特别重要，但也遗漏在一般系统论的视野之外，需要做出专门总结和强调。

### 1. 元整体原理

定义：需要区分两种系统——分化系统与组合系统，区分两种整体——元整体与合整体。人是分化系统、元整体，要遵循人的分化发生机制和元整体特性，来认识和调理人的健康与疾病。

本原理由中医系统论首创，是对于人的整体之本原性及其医学意义的专门研究和理论总结。

观点1，要从发生方式，区分两种系统——分化系统与组合系统。分化系统是由一个混沌未分的原始整体分化产生出内部各个要素而形成的系统，例如宇宙系统、天体系统、太阳系、地球系统、地球生命系统、人的个体等。组合系统是由分散存在的要素组合成为一体而形成的系统，例如积木、机器、房屋、化合物、各种人造系统等。

观点2，要区分两种整体——元整体与合整体。"元者，原也"，元整体的整体是本原的、先天的，它内部分化可生出各部分，分化系统的整体是元整体。合整体是由部分组合而成的整体，整体是次生的、后天的，由先于整体存在的各部分组合而成，组合系统的整体是合整体。

观点3，两种系统和整体的形成方式不同。分化系统的本原是原始整体，分化是系统的生成机制，没有分化就只有整体没有部分，就不成系统。组合系统则相反，其本原是分散存在的要素，组合是其生成机制，只有部分没有组合就没有整体，也不成系统。两种系统整体的形成方式之异，图示如下（图4-1-2）。

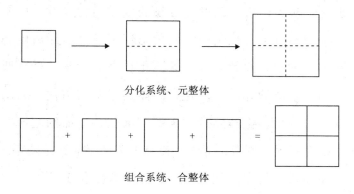

分化系统、元整体

组合系统、合整体

**图4-1-2 分化系统与组合系统**

观点4，两种整体的特性截然不同甚至相反。元整体的整体是本原的、先天的，可内部分化但不可分解，整体的本原性决定整体不可分解；整体产生出部分，整体是部分的前提和基础，整体的性态决定部分的性态，部分的正常与否要从整体找根据。合整体则相反，整体是次生的、后天的，部分组合成整体；整体的非本原性和组合性决定了其可分解性，整体可分解为各部分，各部分可再组合为整体；部分是整体的前提和基础，部分的性态决定整体的性态，整体的正常与否要从部分找根据。

观点5，要区分两种整体观。一种是元整体观，把世界万物理解为分化系统、元整体。其代表是中国传统的宇宙观，认为宇宙的本原是"一""太一""太极"，世界万物是"一生二、二生三"地分化生成。《周易》讲："易有太极，是生两仪，两仪生四象，四象生八卦。"《老子》讲："道生一，一生二，二生三，三生万物。"《礼记》讲："礼必本于太一，分而为天地，转而为阴阳，变而为四时，列而为鬼神。"另一种是合整体观，把世界万物理解为组合系统、合整体。其代表是西方传统的原子论宇宙观，认为宇宙的本原是"原子"（莫破质点），世界万物由原子组合而成。原子论在近代复兴，发展了化学的"分子－原子论"，以及按机器模式解释世界的原理，和"动物是机器""人是机器"等机械组合思想。

观点6，分化系统和元整体更加深刻和基本。迄今的科学研究显示，地球人所面对的现实世界，横向看去，既有组合系统又有分化系统，对组合系统的认识似乎更多。但是，从纵向看，从世界万物的生成演化来看，世界在本质上首先是分化系统，组合不过是分化到一定阶段出现新条件所形成的新过程。宇宙学研究证明，宇宙的本原是原始火球，其演化从爆炸膨胀开始，通过分化产生出宇宙的现有一切。宇宙的起源与演化、天体的起源与演化、太阳系的起源与演化、地球的起源与演化、化学元素的起源与演化、生命的起源与演化、人类的起源与演化的研究发现，现有世界万物是从137亿年前开始的宇宙爆炸膨胀一步一步地分化发展而来。是在分化过程中，由能量分化出粒子（现知可参与组合的最小物质单元），量子场论证明粒子是激态能量的聚集。宇宙膨胀到第70万年左右，才出现了最早的组合过程，由质子和电子组合成第一种原子H。其后才逐步生成地球上90余种天然化学元素（原子），然后才有了化学的化合反应及更复杂的组合过程。总之，宇宙是个分化系统、元整体，世界万物由其分化而生，宇宙和世界万物在本质上首先是分化系统、元整体，元整体观符合实际，更加深刻和本质。

观点7，系统的定义应改"组成"为"包含"。对于系统的定义，各种研究提出了大同小异的40余种，大多遵循贝塔郎菲的观点："系统可以定义为相互作用着的若干要素的复合体。"[16]有人搜集研究了34种，其共同的基本观点是将系统定义为"由要素'组成'的整体"，是"集""集合""汇集"，或者"群""集团""结合""总和""复合体""综合体"等，较流行的定义是"系统是由两个以上的要素（部分、环节）组成的整体"[17]。我们研究发现，这些定义都来自西方,其思想深受原子论"组合"观的影响,习惯于用"组成""集合""复合体"这类概念来定义系统。问题在于,这种定义只是对组合系统的定义,是片面的,不能如实地反映客观上同时存在分化系统与组合系统的情况,特别是违背世界万物在本质上首先是分化系统的事实。因此,我们主张将"组成"改为"包含",将系统的定义修改为:"系统是包含相互作用的若干要素并具有特定性能的整体。"[18]这样,就可以全面地涵盖分化系统与组合系统。

观点 8,人是分化系统、元整体。都在讲人有整体性,但必须前进一步,分清人究竟是分化系统、元整体,还是组合系统、合整体。现有的科学事实已经证明,人是典型的分化系统、元整体,这主要表现在两个方面。首先,人是宇宙分化的产物,是宇宙母系统分化而生的一种子系统。宇宙膨胀演化出天体,天体分化出太阳系,太阳系分化出地球,地球分化出生物圈,生物圈分化出人类,人类是这一系列分化的产物。其次,人的个体是由分化发育而成。人类诞生已有 300 万年,还没有任何个体是先生产好一个一个细胞、器官然后再组合起来的,都是从一个受精卵开始,通过细胞分裂一步步地发育而成,胚胎学已有清晰说明。总之,人类每一个体,都是典型的分化系统、元整体,医学必须如实地理解和对待这一现实。

观点 9,中医的整体观是元整体观。中医如实地认识到人是分化系统、元整体,强调要从人的分化发生机制和元整体特性来认识和调理人的健康与疾病。一方面,认识到人是母系统"天"的分化产物,要求从人与天的子母关系,来认识人的生命运动及其健康与疾病,总结了"生气通天""人天相应""五运六气"等规律。另一方面,如实地把人的个体理解为分化系统和元整体,把人的各个部分理解为人的整体的子系统,从整体的性态影响和决定部分的性态的规律来认识和调理局部性病变,把局部性病变放到整体背景中,通过整体调理来防治局部性病变。

观点 10,人与天的统一性是"本一"而非"合一"。有人违背事实,错误地硬将"天人合一"说成是中国和中医的传统人天观,必须拨乱反正。首先,客观事实是,人是天(宇宙)分化而生的子系统,是人天"本于一,分为二",不是"本于二,合于一"。其次,中国传统的人天观是元整体观,而非合整体观，人天关系是"本于一，分为二"的。周易讲"易有太极，是生两仪"，道家讲"道生一，一生二"，儒家讲"礼必本于太一，分而为天地"，元气论讲"气分阴阳"，讲的都是分化，人是由这种分化所生，人天关系是"一生二"。再次，"天人合一"这一命题不是正统的中国传统的思想，只在宋代由张载提出和使用过。张载是著名的元气论者，其人天观基于元气论，认为"人天本一"，只是在讨论人的行为时，主张人的德行要合于天道，谓"天人合一"。他的基本观点很明白，本于一，故能合，他说："以万物本一，故一能合异……天性，乾坤，阴阳也，二端故有感，本一，故能合。"（《正蒙·乾称》）有些人阉割张载的基本思想和中国传统人天观的正统，断章取义，将"天人合一"命题无限地外推为中国传统的人天观。最后，它更不是中医的人天观。中医是从分化系统和元整体性来认识人天关系，即天人"本一"，强调"生气通天""人天相应""人与天地相参"，在中医经典文献中找不到"天人合一"四个字。总之，在本体论上，"天人合一"论违背人天关系的客观事实，违背中国传统思想关于人天本一的基本观点，更违背中医关于人天本一的理论与实践。将中国和中医的传统人天观硬性篡改为"天人合一"，其本质是用西方的原子论思想来阉割和改造中国和中医的传统"人天本一"观，是在思想文化上需要拨乱反正的一种西化倾向。

观点11，中医系统论需要提出和强调元整体原理。贝塔朗菲的研究注意到了组合与分化两种整体，指出："一般说来，物理的整体组织，诸如原子、分子以及晶体，来源于先存要素的联合。反之，生物的整体组织则是由原始整体的分化（即分离为部分）而逐渐建起来的。"[19]但是，他的研究未能就此深入，更未就人的元整体特性进行必要的研究，未能提到基本原理的高度进行理论总结。鉴于宇宙中分化系统比组合系统更加深刻和基本；鉴于人是分化系统、元整体，不可混同于组合系统、合整体；鉴于中国和中医的传统整体观是元整体观，因而中医系统论必须划清分化系统与组合系统、元整体与合整体的界限，明确地提出和强调元整体原理。

## 2. 非加和原理

定义：无论元整体还是合整体，整体都具有非加和特性，整体的属性、功能、行为不能从其部分（或其相加和）来解释，整体性疾病也不能分解、归结为各部分的疾病或其相加和。即"整体≠部分之和"。

本原理基于一般系统论的整体性原理（"整体大于部分之和"），是根据中医的理论与实践及现代科学事实，对人的生命运动及健康与疾病中整体与部分关系的复杂性进行深化和拓展研究的理论总结。

观点1，系统的整体与部分之间的关系具有非加和特性。除了"整体＝部分之和"之外，还有"整体＞部分之和""整体＜部分之和""整体≈部分"这三类情况，可概称为"整体不等于部分之和"。在现实情况下，一个系统往往同时包含上述整体与部分的多种关系，在本质上具有非加和性，这是系统的复杂性之一。

观点2，系统有系统质。系统的非加和性，关键在于系统的整体与部分之间的关系不只是量的加和与否，而是质的飞跃，即整体与部分之间发生了质的层次跃迁，系统整体具有特有的质的规定性，即系统质，它是系统整体的属性、功能、行为。系统整体的非加和性，关键在于系统质的存在，在于系统质与要素质（及其相加和）的差别。

观点3，系统质的载体是系统的结构。系统质并非凭空产生，其载体是系统的结构，系统的结构是从要素质飞跃为系统质的桥梁。如原子的结构产生和负载原子的系统质，分子的结构产生和负载分子的系统质，浓硝酸和浓盐酸以1∶3的混合结构产生和负载王水的系统质等。但是，结构就是结构，载体就是载体，不能把系统质归结为系统的结构。

观点4，所谓系统的"整体性"，就是系统质的存在。整体性是指整体的不可分解性；系统的整体性是指系统质不可分解，无法把系统质分解为要素质，这是系统之不可还原、反还原的特性。一旦系统质被瓦解，系统整体就瓦解，系统不复存在。认识和理解系统的整体性，关键是认识和理解系统质。

观点5，人有系统质。人是开放的复杂巨系统，具有典型的非加和性。"人"的系统质，是"非人"所没有的，是人的各部分所没有的，只存在于人的整体水平，即中医认识的"精气神"、人的生命运动。人的生命、人的整体性和不可分割性，就在于人的系统质。人的生与死就在于系统质的存与亡。

观点6，系统质病变。系统质病变即系统质失常，是系统的整体性病变，不可分解还原为要素病或要素病之和。人的病变有多种，有分子的、细胞的、器官的，更有系统质的。系统质病变是"人病"，不可分解还原为分子的、细胞的、器官的病变或其相加和。

观点7，中医辨证论治的"证"，许多是系统质病。中医辨证与西医辨病存在一项重大差别：西医所认识的疾病，大多属于要素病，未及系统质病；而中医辨证论治所认识的，如寒热、虚实、阴阳、表里等证，大多属于人的系统质病，无法从要素病来解释。故西医辨病与中医辨证"不可通约"。

### 3. 有机性原理

定义：相互作用是"非加和"的根源，产生和决定系统质，是调理系统质病变的机制和规律。

本原理基于一般系统论的联系性原理，是根据中医的理论与实践及现代科学事实，对人的生命运动及健康与疾病中相互作用的复杂性进行深化和拓展研究的理论总结。

观点1，这里的"有机性"不是化学上的"有机"概念，而是指"相互作用""关系""组织"，即李约瑟讲的"有机的关系模式"[20]。

观点2，相互作用是"非加和"的根源。系统的非加和性即系统质的产生根源是什么？分化系统与组合系统是两种情况。分化系统的系统质与其母系统的系统质及系统的分化机制和过程等有关，目前还缺乏具体研究。对于组合系统的非加和性已有了较多研究，一般系统论的联系性原理作了总结，认为虽然与系统内部的要素不无关系，但起决定作用的是要素与要素、要素与系统、系统与环境之间的相互作用。"把孤立的各组成部分的活动的性质和方式加起来不能说明高一级水平的活动的性质和方式。不过，如果我们知道各组成部分以及它们之间存在的关系的全部情况，则高一级水平就能从各组成部分推导出来。""为了理解一个整体或系统，不仅需要了解其各个部分，而且同样还要了解它们之间的关系。"[21]相互作用是"非加和"的根源，也就是系统质的根源。

观点3，相互作用产生新事物和复杂性。"一生二，二生三，三生万物"，"阴阳交而生物"，相互作用产生非加和、产生复杂性、产生新事物。黑格尔说："相互作用是因果关系的最切近的真理。"[22]恩格斯说："交互作用是事物的真正的终极原因……只有从这个普遍的交互作用出发，我们才能达到现实的因果关系。"[23]原子论和还原论则排除相互作用，把世界万物的本原和根源归结为物质实体，形成"实体中心论"。这种观点已被现代科学彻底否定，事实证明，作为"宇宙之砖"的原子根本不存在，化学所认识的原子不过是原子核与电子相互作用的产物；现在知道最小的实体"基本粒子"不过是能量的聚集。

观点 4，实体是关系网的网上钮结。"实体"是关系的产物，"关系即实在，实在即关系，关系先于关系者"[24]，系统是相互作用的产物，其本质在于关系。关系与关系者都不孤立，一个"关系者"往往处于多种关系中，成为关系交叉点上的"钮结"；一种关系往往联系着多个"钮结"，多种关系又相互作用形成"关系网"，关系者是关系网的网上"钮结"。任何"钮结"的性态和变化，都联系于也取决于"关系"和"关系网"的性态和变化。这种关系者产生和存在于关系网中的特性，在人的生命运动及健康与疾病中表现特别突出。人的各种要素都是关系者，人的健康与疾病都是所从属的关系网的性态和变化的产物。

观点 5，关系失调为病。还原论医学把病变原因归结为有致病作用的物质实体，是倒果为因。中医如实地认识了人的生命运动是个关系网，人病（或人体内的实体病）不过是关系网失常的产物，病变的机制是关系"失调"，揭示了以阴阳失调、气机失常、正不胜邪为代表的病机，治疗就是调理和纠正失调的关系。"调者，调其不调之谓也。"

观点 6，打开"非特异性"之锁。还原论医学强调特异性病因、特异性病理、特异性治疗，把医学引入死胡同。特异性是线性关系，复杂性在于非线性关系，病变的复杂性在于非特异性，它是还原论医学的死结。中医如实地认识了人作为开放复杂巨系统的非线性特征，包括作用因素在作用过程中发生变化，各种作用又相互作用发生新作用，以及作用中的转化、催化、激发、蝴蝶效应等。中医认识的病机如此，中医治疗法则的作用机制如此，中药方剂及针灸推拿等的治疗效应更是如此。只有从人的有机性特别是非线性，才能打开作为医学难题的"非特异性"之锁。

### 4. 功能性原理

定义：人的本质在生命运动，人的病变在本质上首先是功能性的。

本原理基于一般系统论的动态性原理，是根据中医的理论与实践及现代科学事实，对人的结构与功能的复杂性进行深化和拓展研究的理论总结。

观点1，人的本质不在人体，而在生命运动。在太平间里，人死了，人体还在。死了的是生命运动，它永不进太平间。生命运动是宇宙演化在产生机械运动、物理运动、化学运动之后，产生的更高级的生命运动。生命运动的本质是自我更新、自我复制、自我调节的统一。还原论医学以解剖研究为基础，着重认识了人体（形态结构）及其病变。中医不仅研究人体，更深入一步，究其之本研究的是人的生命运动及其病变，发现人的病变在本质上是人的生命运动失健，因而本质上首先是功能性的。

观点2，人的结构是过程流。结构与功能是系统科学研究的要点之一，如何理解人的结构？还原论医学把人的结构仅仅理解为解剖形态，违背实际。人的结构远比解剖形态复杂得多，人的结构是活的，是生命运动的有序化性态，是一种"过程流"。正如贝塔朗菲所讲："归根结底，结构（即部分的秩序）和功能（过程的秩序）完全是一回事：在物理世界中物质分解为能量的活动，而在生物世界里结构就是过程流的表现。"[25]

观点3，人的结构是典型的耗散结构。普里高津以生命为样本研究耗散结构，主张"把生命系统定义为由于化学不稳定性呈现一种耗散结构的开放系统"[26]。人的生命具备耗散结构的三个典型条件（开放系统，远离热力学平衡，存在非线性机制），是通过能量耗散建立和维持结构，是空间和功能两个方面的有序，结构的本质是"过程流"。

观点4，人有解剖结构，更有非解剖结构。系统结构的复杂性，既表现为结构内容的复杂，又表现为结构形式的复杂，例如有空间结构、时间结构、功能结构及以功能为基础的"功能－时间－空间"结构等，复杂系统可同时包含多种形式的结构。人作为复杂巨系统，其结构当然复杂，上述多种结构形式同时包含，有具解剖形态的，更有不具解剖形态的。还原论医学着重研究了解形态的结构，误认为它是人的唯一结构。中医不然，既认识了有解剖形态的结构，更着重地认识了无解剖形态的复杂结构，发现了经络、五藏、六经等。

观点5，功能子系统是人的复杂结构的一种。功能子系统是由若干功能项相互作用形成的具有特定整体性能的子系统。其特点是，形成系统的要素是功能项，结构是"过程流"（功能过程一停止结构即消散），具有相对独立的整体性能，但不能作为实体从母系统中分割出来，因此有人称它为"概念性单元"。它是人的复杂结构的一种，中医认识的五藏、六经等是典型的功能子系统。

观点 6，区分功能 A 与功能 B。从发生学角度来认识结构及结构与功能的关系，就必须区分功能 A 与功能 B。第一，系统的结构不是本原的，是被建立起来并被维持着的，谁建立和维持着结构？可将这种功能过程称为"功能 A"。它是结构的前提和基础，没有功能 A，结构就无从建立，建立了也不能维持，功能 A 的正常与否影响和决定结构的正常与否。第二，结构一旦形成，就产生和负载其功能，可将这种功能称为"功能 B"（西医将形态结构产生和负载的功能称为"机能"）。它是结构的派生物，没有结构就没有功能 B，结构的正常与否影响和决定功能 B 的正常与否。第三，这样，系统的结构与功能的关系就有两个层次，首先是"功能 A 建立和维持结构"，然后是"结构产生和负载功能 B"，可用下图表示（图 4 - 1 - 3）。

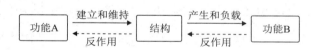

**图 4 - 1 - 3　区分功能 A 与功能 B**

观点 7，功能 A 病与功能 B 病是两个层次的病变。功能性病变多发而普遍，但还原论医学错误地将其一概视为功能 B 病，认为疾病都应从结构异常找到根源，但一直办不到。其错误不但抹杀了功能 A 病，而且不懂更深的病变——功能 A 异常引起结构异常，然后才有功能 B 病。中医则不然，以气化学说研究和认识了人的结构是气化的产物，把"功能 A - 结构 - 功能 B"纳入同一视野，理解为一个系统，即生命运动的"过程流"。认为功能 A 病与功能 B 病是两个层次的病变，性质和地位不同，并着重地研究和认识了是功能 A 异常引起结构性病变。明确地提出，结构的异常是气行失序（功能 A 异常）的结果。认识到气化失常初可为虚、为乱，继可为郁、为滞、为陷、为逆，甚可为瘀、为阻、为痹、为结，发展为结构性病变。故称"大凡形质之失宜，莫不由气行之失序"[27]。

观点 8，人的病变在本质上首先是功能性的。人的病变从哪里开始？本质上是什么失常？还原论医学把注意焦点集中在形态结构，认为本质上首先是形态结构异常。中医不然，认识到病变在本质上首先是功能性的。一方面，认识到结构性病变不只有解剖形态异常，还有非解剖结构异常，而非解剖结构是功能性的，其病变本质上也是功能性的。另一方面，认识到无论解剖结构还是非解剖结构，都由功能 A 建立和维持，结构性异常都由功能 A 异常引起，因此结构异常的本质是功能 A 异常。中医如实地认识到人的耗散结构性质，谓"气始而生化，气散而有形，气布而蕃育，气终而象变""始动而生化，流散而有形，布化而成结，终极而万象皆变"（《黄帝内经》），把结构的生、形、育、变过程理解为气的始、流、布、终的表现或结果。这是对人的生命运动"过程流"的如实理解，认为"百病生于气"。总之，人的病变（无论结构异常还是功能异常）在本质上首先是功能性的。

观点 9，中医认识的"病机－病证－病候"病变系统。病机、病证、病候是中医独到地研究、认识、调理的病变内容，是人的生命运动之"态"的失常为病。"病机"是生命运动之态失常的枢机，是功能 A 发生的初始异常；"病证"是失常为病之"态"；"病候"是失常为病的临床征象。"病机－病证－病候"病变系统为中医所独到地认识和驾驭，其全程包括"功能 A 病－结构病－功能 B 病"。辨证论治是对这一病变系统的辨识和调理，其关键是辨识病机，治疗的关键也在纠正病机，其本质是认清和调理失常的"功能 A"。

### 5. 有序性原理

定义：人的健康不仅是稳定，更是有序，是有序稳定；疾病不仅是失稳，更是失序、失序而失稳。

本原理基于一般系统论的有序性原理，是根据中医的理论与实践及现代科学事实，对人的生命运动及健康与疾病的有序性规律进行深化和拓展研究的理论总结。

观点 1，人的健康与疾病之变不仅是量的，更是质的。系统论的有序性原理阐明了有序性是系统的内在质的规定性，有序与无序的变化决定着系统的进化与退化，有序稳定是系统的最佳状态。就人而言，平衡、稳定、稳态等可以是健康的表现，但不是健康的本质，有序才是健康的本质。平衡与稳定都可建立在不同的有序化水平上，有序性的变化是健康与疾病之变的深层机制。健康是有序、有序稳定，疾病是失序、失序而失稳。

观点2，健康不是平衡态。耗散结构理论从热力学原理划清了平衡与非平衡的界限，证明生命必须远离平衡。系统的平衡态的本质是最大熵和最小自由能。人是开放系统，与孤立系统那种死的平衡态不同，人要做功，要与环境进行物质和能量的交换与转化，并使物质和能量的输入、转化、输出保持一个有序而稳定的"流"。"虽然在有机体中可能有一些系统处于平衡态，但是这样的有机体并不能看作一个平衡态系统。"[28]"生命系统任何时候都不是平衡的，它靠自己的自由能进行不断的工作来打破平衡。"[29]所以，用"平衡"来定义人的健康是错误的，健康的本质是"非平衡有序稳态"。

观点3，生命以负熵为食。人的生命是靠非生命的物质和能量建立与维持的，非生命的物质和能量怎样转化为生命？系统科学回答了，是通过与环境交换物质和能量从中汲取负熵而实现的，即"生命以负熵为食"。生命是开放系统，是耗散结构，"有机体通过从周围环境里吸取负熵来生存……就摄取与利用有效能量而言，每个生物种都可以被看作是一种'转化器'"，"一个有机体赖以生存的是负熵，它不断地从环境中摄走秩序"[30]。生命系统是"在熵的海洋中的一些负熵岛"，从环境汲取负熵是人的生命有序化的基本机制，所谓"生命力"就是生命的负熵化能力。负熵化能力衰弱、消失，生命系统就走向热力学平衡，就死亡。因此，调理和维护负熵化机制是维持生命健康的根本规律。

观点4，"气化"是中医认识的负熵化机制。中医认识到人是开放系统，通过与环境交换物质和能量来汲取负熵以建立和维持有序，将这种过程称为"气化"，将气化机制简称为气机。认识到气机的正常与否是健康与否的基本机制，气机失常是基本病机之一，调理气机是基本治疗法则之一。同时认识到，气化包括性质相反的两种机制和过程，即"阴藏精"和"阳化气"，谓"阴者藏精而起亟，阳者卫外而为固"。其正态为"阴平阳秘"，即健康，阴阳失调则病，治疗需要调理阴阳。

观点5，"熵病"是深度病变。所谓熵病，是负熵化机制和过程失常为病。其实质是人的生命运动的负熵化水平不足以抵消不可逆的熵增加，出现以熵增加为特征的病态。熵病有热熵病和广义熵病两种。热熵病是在人的能量代谢过程中，因熵产生和熵交换失调而形成热熵积滞，表现出一定症状的过程。典型的如中暑、感冒、内热、上火等。广义熵病是生命运动的有序度下降而呈的病变。包括在分子、细胞、组织、器官等各个层次上的有序度下降，呈现为功能性异常（糖代谢紊乱、脂类代谢紊乱、酸碱平衡紊乱、蛋白质与核酸代谢紊乱、电解质代谢紊乱等），或结构性异常（生物节律紊乱、分子结构畸变等）。熵病的本质是生命运动中负熵化机制或过程失常，只能从负熵（信息）进行调理，无法从解剖学和一般的生理学、病理学来理解和防治。

### 6. 自主性原理

定义：人是高级自组织系统，发病和愈病是人的生命运动的自主调理效应。

本原理由中医系统论首创，是根据系统自组织理论及中医的理论与实践，对人的自组织特性和规律，特别是人的自主调理机制进行研究的理论总结。

观点 1，人是高级自组织系统。系统自组织理论揭示了自组织系统的存在，系统自组织包括系统自己走向有序，系统的自组织机制有耗散导致有序、协同导致有序、超循环导致有序等。宇宙的演化发展就是自组织过程，产生出众多自组织系统，在现实世界上，生命是复杂的自组织系统（自我更新、自我复制、自我调节相统一），人是最高级的自组织系统（生命属性、社会属性、思维属性的自组织及其统一）。

观点 2，区分自组织与他组织。组织是指系统形成有序化结构的机制和过程，其本质是减熵增序，提高有序度。自组织是指动力、指令、调节都来自系统自身的组织机制和过程，他组织是指动力、指令、调节都来自系统外部的组织机制和过程。据此，系统分为自组织系统与他组织系统。人是自组织系统的典型，机器是他组织系统的代表，人与机器的差别可列数十种，但本质的差别在于人是自组织系统，机器是他组织系统。自组织是一种机制，"一只看不见的手"，不是什么物质成分或实体。医学研究的是人，必须如实地认识和理解其自组织特性。

观点 3，自组织是健康与疾病之本。人的生命产生和存在于非生命的环境中，不被环境所破坏和瓦解的关键就在于人的自组织。生命的健康态有序稳定，是在复杂的环境中自组织的结果，是自组织机制和过程正常的效应。病变，即失序、失稳，并不是自组织机制的亡失，而是自组织机制或过程的失调、失佳的效应。治疗，就是要纠正自组织机制和过程的失调、失佳。自组织是健康、发病、愈病的内在动力和枢机，健亦健在自组织，病亦病在自组织，治亦治在自组织，愈亦愈在自组织。

观点4，自主性是人的自组织的突出特点。人作为最高级的自组织系统，具有自组织的各种基本特点，如自动性、方向性、目的性、自稳性、自主性等，而自主性最为突出。所谓自主性，是指系统对于来自内外影响系统的各种作用，都能自主地进行反应。不经过系统的自组织过程，就不能改变系统的结构和功能，就不能影响系统的状态，只有经过系统的自组织过程，系统才对各种作用做出某种反应。可以是排斥、吸收、耗散、转化、适应，也可以滞留、积累、记忆，若干时间后再做出反应等。从医学角度讲，对于系统的扰动和冲击可有不同性质，如营养的、致病的、治疗的等，通过人的自组织过程，可自主地做出无效、增健、发病、愈病等不同效应。

观点5，自主调理造成"不倒翁"特性。由于自组织的自主调理，使人的生命运动能够保持高度自稳性。其特点是，系统状态的"正常值"是自主调理的"目的点"，系统状态在正常值上，自主调理就休止；系统状态一旦偏离正常值，自主调理就启动调理，直到调回正常值，就再休止。于是，内外条件不断地变化，不断地扰动和冲击系统状态，反复地启动系统的自主调理，反复地调理系统状态，使系统的状态在无休止的变动和无休止的自主调理中，围绕正常值波动，即以正常值为核心的稳定。人的生命运动就是在这种变动与自主调理的矛盾运动中保持健康，这种特性就像"不倒翁"，无论扰动来自何时何方，都可自主地调回到稳定态。

观点6，"阴阳自和"论是中医的自组织理论。中医认识并驾驭了人的自组织机制和规律，杰出者是认识了阴阳的"互根、互生、互化、互用"，由此而"阴阳自和"，走向和保持"阴平阳秘"健康态。认清了阴阳之"和调"，不是"他和"，而是"自和"；不只是"和调"之态，更是"自和"机制；"自和"正则健，"自和"差则病，"自和"失则亡。驾驭了"阴阳自和病自愈"的规律：

"凡病，阴阳自和者，必自愈。"发明了"调其阴阳之所自，阴阳自和必自愈"等治法。同时，也认识了各子系统之间通过相互作用保持有序稳定的自组织机制，如五藏之间通过"生克乘侮"而自稳。

观点7，中医防治原理的核心是自主调理。中医有"标本"论和"治本"论，主张分清标本，重在治本，强调"养生知本，诊病求本，祛病治本，愈病固本"。治疗法则以"治病求本"为纲，认为"病变万端，各有其本，一推其本，诸证悉除"。病变和治疗的标与本有多个层次，中医认识到并强调要治到最深病本，即人的生命运动的自组织机制，谓"得一之道"。由此形成的防治原理，是依靠、调动、发挥人的自组织机制进行自主调理。

观点8，中医驾驭人的自主调理已两千多年。秦汉时期就认识到人的自主调理机制并用于临床防治，《汉书》总结了"八字金丹"（"有病不治，常得中医"），称不药自愈为"中医"；秦汉以降，医家们总结的"自和自愈"更多，谓"天下之病，竟有不宜服药者""病之在人，有不治自愈者""约略治之，自能向愈""阴阳自和病自愈"等；清代总结了"欲其阴阳自和，必先调其阴阳之所自"的规律。中药方剂、针灸、气功等的调理作用，主要是通过人的自主调理机制发挥功效。

观点9，推动人的自主调理是高级艺术。人是高级自组织系统，其自组织机制和过程高深而复杂，至今的研究和认识远不清楚。如何依靠、调动、发挥人的自组织机制进行自主调理，是一门复杂性极高的艺术。中医的防治原理对这一规律的认识还是自发的，需要大力开拓对人的自组织特性和自主调理机制的研究，揭示并自觉地掌握人的自主调理规律，把中医已经驾驭的、依靠、调动、发挥人的自组织机制进行自主调理的规律，发展为医学防治学的第一原理。

总起来说，中医系统论研究虽已40年，但其成果还是阶段性的。相对于人的生命运动及健康与疾病的复杂性而言，认识的只是其中的某些方面和层次，还有更多更深的复杂性没有研究到，它可能是隐藏众多医学难题答案的地方，需要开拓更深的研究来破解。而要从中医系统论研究发展为系统中医学，特别是西方医学接受系统论发展为系统医学，还有很长的路要走，需要进行以世纪为时间单位的长期努力。

## 参考文献

［1］祝世讷．跨世纪中医提出三大难题［J］．山东中医药大学学报，2015，39（6）：491.

［2］吴邦惠．中医应得到现代科学的有效支持［J］．光明日报，1987－02－17.

［3］崔月犁．中医沉思录（一）［M］．北京：中医古籍出版社，1997：331.

［4］中国自然辩证法研究会筹委会．科学方法论研究［M］．北京：科学普及出版社，1983：282.

［5］吕炳奎．对当前中医工作中几个问题的看法［J］．上海中医药杂志，1981（4）：1.

［6］钱学森．人体科学与当代科学技术发展纵横观［M］．北京：中国人体科学学会，1994：172，301.

［7］钱学森等．论人体科学［M］．北京：人民军医出版社，1988：277.

［8］钱学森．人体科学与当代科学技术发展纵横观［M］．中国人体科学学会，1994：263，265，299.

［9］钱学森等．创建人体科学［M］．成都：四川教育出版社，1989：68，73.

［10］钱学森等．论人体科学［M］．北京：人民军医出版社，1988：301.

［11］钱学森等．创建人体科学［M］．成都：四川教育出版社，1989：98.

［12］钱学森．开展人体科学的基础研究［J］．自然杂志，1981（7）：1.

［13］钱学森等．论人体科学［M］．北京：人民军医出版社，1988：93，97，117.

［14］刘长林．中国系统思维［M］．北京：中国社会科学出版社，1990：7.

［15］祝世讷．论中医系统论［J］．山东中医学院学报，1990，14（6）：8.

［16］贝塔朗菲．一般系统论［M］．北京：清华大学出版社，1987：51.

［17］邹珊刚等．系统科学［M］，上海：上海人民出版社，1987：47.

［18］宋传玉，祝世讷等．自然辩证法概论［M］，上海：上海医科大学出版社，1990：30.

［19］贝塔朗菲．一般系统论［M］．北京：清华大学出版社，1987：64.

［20］李约瑟．中国科学技术史．第2卷［M］，北京：科学出版社，1990：221.

［21］贝塔朗菲．普通系统论的历史和现状［J］．科学学译文集，北京：科学出版

社，1980：310，314.

　　[22] 列宁. 哲学笔记 [M]. 北京：人民出版社，1956：146.

　　[23] 恩格斯. 自然辩证法 [M]. 北京：人民出版社，1984：95.

　　[24] 罗嘉昌. 从物质实体到关系实在 [M]. 北京：中国社会科学出版社，1996：8.

　　[25] 贝塔朗菲. 一般系统论 [M]. 北京：清华大学出版社，1987：25.

　　[26] 普利高津. 结构、耗散和生命. 见：湛垦华. 普利高津与耗散结构理论 [M]. 西安：陕西科学技术出版社，1982：56.

　　[27] 石寿棠. 医原 [M]. 南京：江苏科学技术出版社，1983：16.

　　[28] 贝塔朗菲. 一般系统论 [M]. 北京：清华大学出版社，1987：113.

　　[29] 克雷洛夫. 系统方法的基本原理适合于研究复杂客体 [J]. 自然科学哲学问题，1985（3）：21.

　　[30] 杰里米·里夫金等. 熵：一种新的世界观 [M]. 上海：上海译文出版社，1987：48，50.

【原载于系统科学进展. 北京：科学出版社，2019：131－153】

# 论中医系统论

　　中医系统论研究始于 20 世纪 80 年代初。钱学森同志提出，科学正从"分析时代"转入"系统时代"，人体科学一定要有系统观，而这就是中医的观点[1]，倡导了这项研究。到 1985 年，国内发表了 100 多篇文献，在充分肯定中医学的系统论思想的基础上，从多方面发掘和阐发中医学的系统观点和系统方法。此后，虽然发表的文献相对减少，但研究更加深入了：一是发展了专门的理论研究，趋于建立一门中医系统论；二是向临床和科研深入，正形成临床诊疗和科学研究的新思路。

　　从 80 年代以来，我们集中力量投入中医系统论这一课题的研究，得到钱学森同志热情的鼓励和支持。他几次写给我的信都强调：中医理论包含了许多系统论思想，中医现代化是医学发展的正道；国内外研究中医的工作很多，往往由于不知道系统论而未能解决问题，用系统论一点，"点石成金"；如能把中医固有理论和现代医学研究用系统论结合起来，一定能实现一次扬弃，搞一次科学革命。10 年来，我们以现代系统科学为武器，对中医学的系统论思想进行发掘和阐发，力促建立和发展中医系统论与中医系统工程。研究工作已取得三项主要进展：一是从 1985 年开始，以研究的理论成果为内容，为硕士研究生开设"中医系统学"课（1990 年开始已列为本科生选修课）；二是从 1988 年开始招收以中医系统论为主攻方向的硕士研究生；三是完成了专著《系统中医学导论》（1989）和《中医系统论》（1990）。

1984 年在全国"2000 年的中医"论证会上，笔者提出了建立和发展中医系统论与中医系统工程的建议[2]，10 年来国内许多同志做的大量工作都在追求这样一个目标。现在看，这一任务十分艰巨，恐怕不是到 2000 年就能实现的。一般来说，中医系统论是中医系统工程的理论基础，研究和建立中医系统论应当是首先要做的工作。目前的研究水平虽然尚未达到真正确立这一专门理论的程度，但作为一门正在兴起的新学科，有必要从总体上做出理论的探讨。

## 一、什么是中医系统论

中医系统论是中医学关于人的健康和疾病的系统规律的学说。这个定义可能不够准确和完善，有待进一步丰富，但在目前认识水平上，其基本含义应包括以下内容。

### 1. 研究对象

人的健康和疾病是医学的研究对象，它包括多个方面和层次，其中的系统规律是中医系统论的研究对象。人是现实世界最典型的系统，系统规律是其系统本质和系统特性的基本体现，这些系统规律在人的健康和疾病过程中生动地体现出来，但医学的一般理论并不研究这些内容，需要专门的理论来揭示和概括这些规律。

### 2. 研究内容

对人的健康和疾病的系统规律的揭示和概括，形成表达这些规律的理论，是中医系统论的基本内容。中医学虽然没有建立起关于人的系统规律的专门的概念、原理，但中医学实际上已无意识地认识并驾驭着人的系统规律，形成了深刻的系统论思想，具体体现在其基本理论和临床实践中。"现代系统论的许多基本原则差不多在中医学中都可以找到其原始思想，中医学堪称系统论的一种雏形。"[3]经典中医学的系统论思想至少包涵以下重要内容：第一，整体观和整体观指导下的全人调节；第二，联系观和联系观指导下的矛盾调节；第三，稳态观和稳态观指导下的功能调节；第四，动态观和动态观指导下的自主调节。发展了的现代中医系统论应建立起完备的理论体系。

**3. 学科性质**

中医系统论的研究对象是系统规律，与整个系统科学特别是系统论的研究对象是统一的，因此是系统科学或系统论的一个分支，在现代系统科学体系中，它属于系统学的范畴。同时，其研究范围又限于医学领域，是人的健康和疾病的系统规律，并以服务临床诊治为目的，因而又是中医学和医学的一个分支，在医学体系中属于理论医学的范畴。可以明确地看出，中医系统论是中医学与系统科学的交叉学科。

**4. 学术特点**

中医系统论在学术上有两个重要特点：第一，以经典中医学已有的系统论思想为基础。就是说，中医系统论的建立及其内容体系，首先是对经典中医学的系统论思想进行发掘、整理、阐发的结果，因而与中医学具有不可分割的联系。第二，以现代系统科学的应用研究为途径。就是说，中医系统论不是中医学已有系统论思想自发形成的理论体系，而是以中医学已有的系统论思想为基础，以现代系统科学为武器，对人的健康和疾病的系统规律进行新研究的理论成果，是继承、移植、创新的产物，因此其理论内容与经典中医学密切相关，而学科性质和发展水平与现代系统科学密切相关。

**5. 发展趋向**

研究人的健康和疾病的系统规律，应当直接建立和发展医学系统论，为何舍此而首先研究中医系统论？不错，建立和发展医学系统论是个总目标，但目前离这一目标的距离还太远，需要从中医、西医、中西医结合等多条途径做研究，有的途径面临的困难尚大，而研究中医系统论是达到这一目标的一架桥梁或一条捷径；同时，中医学需要相对独立的发展，迫切需要中医系统论这一思想武器。因此，首先研究中医系统论是必要的，这是建立和发展医学系统论的重要基础，它最终也要融合到未来的医学系统论中去。

## 二、为什么研究和发展中医系统论

研究和发展中医系统论不是一种时髦，而是现实的迫切需要。是百多年来中西两医争鸣的历史经验提醒了我们，是中医学现代研究面临的困难提醒了我们，是现代系统科在各个领域的成功应用提醒了我们。

**1. 系统论思想是中医学术的思想精髓**

百多年来中西两医的争鸣走着曲折的道路，从"汇通"到"废止"再到"结合"，但其结果是汇而未通、废而未止、结而未合。何其故也？造成中西两医分立的客观条件主要在近代，包括科学知识、技术手段、经济条件、文化土壤、社会背景等，东方和西方之间存在巨大差异；百多年来在中国境内的中西两医，日益共享着中国国情所提供的相同条件，但共同的客观条件并未使中西两医走上共同的道路，这不得不使我们坚信，"外因是变化的条件，内因是变化的根据；外因通过内因而起作用"。

造成中西两医学术分歧的内在根据是什么？近年来的讨论日益明确地认识到，是两种不同的理论思想和研究思路，经典西医学是还原论，经典中医学是系统论。因此，尽管研究对象是统一的，客观条件是相同的，也势必造成"仁者见仁、智者见智"的分歧。也就是说，中西两医的差别表现在关于生理、病理、诊断、治疗的一些具体的知识和方法上，但其根本却在如何认识和理解人的生理、病理和诊治规律的思想观点和方法原则上。举其要者，还原论和系统论的对立表现在以下几方面。

（1）关于世界和人的发生模式（图4-2-1）：

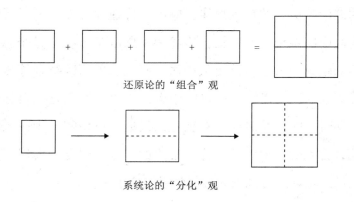

还原论的"组合"观

系统论的"分化"观

**图4-2-1 世界和人的发生模式**

（2）关于人的整体与部分关系：还原论的；系统论的。（图略）

（3）关于人的生命现象与理化现象的关系：还原论的；系统论的。（图略）

（4）关于结构（器质）与功能的关系：还原论的；系统论的。（图略）

中西两医的两种不同理论思想和研究思路，是由东西方两种不同的科学母体和思想传统孕育的结果。可以说，系统论思想是中医学术的思想精华，是中医特色的实质和核心。只有正视和阐明中医学的系统论思想，才可能正确地理解中医学的特色和优势，正确地理解中西医之间的差别及实现其结合的道路。

**2. 研究和发展中医系统论是实现中医现代化的思想基础**

1980 年国家确定了中医、西医、中西医结合三支力量长期并存、共同发展的原则。根据李约瑟博士提出的"世界科学演进律"[4]，中西两医的融合恐怕是22 世纪甚至更晚的事。就是说，中医学必须考虑约两个世纪的独立发展，实际也就是中医现代化的过程。

中医实现现代化的独立发展道路有没有？是什么？不解决这个问题，中医现代化就没有指望。目前关于中医药现代研究的一些重大课题面临着争论和困难。关于阴阳实质的研究在探讨 cAMP 和 cGMP 之后停滞不前，关于脏腑实质的研究在得到"功能轴"一类认识之后难于深入，经络实质研究已提出十多种假说但始终找不到其实体结构，中药方剂研究用拆方和提纯有效成分的办法难以再现中药方剂的功效，等等。对于中医现代化来说，这种研究方式是困难的，甚至是根本行不通的。

两千多年的临床实践、日益增多的现代科学研究都证实，中医学反映并驾驭着人的深层本质和规律，现在看就是人的系统特性和系统规律。这些内容只有按系统观点和系统方法才能认识和理解，也只有按系统观点和系统方法才能正确地进行发掘和阐发，进而推进其现代化。还原研究作为一种具体方法，其合理内容在系统方法中已全部吸收[5]，但还原论作为一种理论思想和方法论原则，与中医学的系统论思想是根本对立的。中医现代化只能遵循系统论思想，研究和发展中医系统论，是保证和实现中医学相对独立发展的内在根据，是实现中医现代化的思想基础。

**3. 中医系统论是现代系统科学发展的重要分支**

现代系统科学正在向各个领域渗透。人是世界上最典型、最复杂的系统，研究人的系统特性和系统规律是系统科学的重要目标，可以说，人体科学和医学科学研究是达到这一目标的重要途径，而研究和发展中医系统论是最为现实和可行的。目前的工作至少有以下几方面。

第一，发掘和阐发中医学的系统论思想。中医学的系统论思想很丰富，但它是不自觉的，需要以现代系统论来发掘它，阐发它，使它上升到自觉的程度。

第二，总结现代医学研究提供的各种新材料。中医、西医、中西医结合的各种现代研究，正在提供日益增多的、可供研究人的系统特性和系统规律的数据资料，由于这些研究本身大都缺乏自觉的系统论思想而不懂得或不善于去揭示人的系统特性和系统规律，而应用现代系统论来研究这些资料，可以像钱老讲的，"用系统论一点，'点石成金'"。

第三，现代系统论和系统工程的应用研究。在医学的实验研究和临床研究中，直接应用系统理论或系统方法，设计出新的研究思路、新的研究方法，以便直接地研究和认识人的系统特性和系统规律，这种研究可以发现上述两项研究所没有的新内容，把研究水平提高到现代水准。

现代系统科学的这种应用研究是个已经开始并正在深化的过程，中医系统论研究是这个过程中最活跃又最有价值的领域。因此，中医系统论研究不仅是中医学发展的需要，而且已成为现代系统科学发展的需要。

## 三、中医系统论研究的任务和内容

中医系统论研究的根本任务，是要揭示人的健康和疾病过程的系统特性和系统规律，建立起中医系统论；在此基础上，将这些理论应用于临床和科研，发展中医系统工程。

中医系统论的理论体系应当客观而全面地反映人的健康和疾病过程的系统特性和系统规律。这一理论体系的建立需要较长的时间，目前的研究还处于初级阶段，主要是对中医学经典理论中的系统论思想进行发掘和阐发。这种研究是以现代系统科学为武器，对中医学的系统论思想的科学内核进行总结和论证，建立起初步的中国系统理论，作为发展现代中医系统论的基础。

从已有研究来看，初步的中医系统理论内容十分丰富，其最基本的理论思想可概括为以下几项。

**1. 整体性原理**

人是最典型的系统，具有整体不等于部分之和的特性，该特性在生理、病理、药理及疾病的诊断、治疗中直接地表现出来。这种非加和性表现为人的系统质（系统整体的属性、功能、行为）原则上区别于要素质（系统之诸要素的属性、功能、行为）或其相加和。系统质健康不同于要素质健康（或其相加和），系统质病不同于要素质病（或其相加和），人的本质在于人的系统质，医学研究的是"人"的健康和疾病，注意的中心应放在对人的系统质的考察和调理，气、神、阴阳、藏象、经络、"证"等，都是人的系统质的内容，应当运用系统辨识等系统方法来进行考察和调理，不应该把这些系统质的内容还原为要素质来考察和调节。

**2. 联系性原理**

人的生命活动中的各种交互作用是影响人的系统质健康或疾病的终极原因，故对疾病的考察和调理要着重于分析和调节各种矛盾关系。影响系统质状态的诸因素中，虽然包括实物要素的作用，但最根本的是系统与环境之间、系统与要素之间、要素与要素之间的交互作用，故对病因、病机的考察，对未病和既病的调理，都应着重于这些矛盾关系。天人相应理论、五运六气学说、正邪理论等，从人与环境的交互作用分析病因病机，提出考察和调理方法；阴阳的互根、互生、互化、互用，气的升、降、出、入，五脏之间的生、克、乘、侮等，从人体内部的交互作用分析了病因、病机，提供了考察和调理方法。这是一种"系统中心论"，完全不同于"实物中心点"。

**3. 功能性原理**

人是典型的功能系统，基本的生命活动正常与否是健康与疾病的基础或本质，对疾病的考察和调理应着重于功能性内容。人是分化发生的，分化的功能过程发生并决定分化而成的形态结构；自我更新、自我复制、自我调节是人的基本生命活动，其正常与否既直接表现为健康与疾病，又可影响形态结构表现为器质性改变进而导致结构的机能异常。疾病在本质上是功能性的，考察和调理功能过程是防治疾病的中心环节。气化学说正确地说明了气与形之间的辩证关系，从气机的守常与失常说明了功能病理，调理气机、调整阴阳、扶正祛邪等治则提供了功能调理的方法和手段。

**4. 有序性原理**

健康不仅要稳定，更要有序，对疾病的考察和调理应把握生命活动的有序度的变化。影响系统质的多种交互作用的有序化、生命活动中亿万种功能过程的有序化，是健康的基础或本质。其有序度下降，即进入广义熵病范畴；下降到一定程度表现为临床上以"紊乱"命名的疾病，进而可发展至器质性改变。故防治"紊乱"、保持有序度是重大目标。天人相应、阴平阳秘、气机常守、制则生化等理论，反映了人的有序特性和有序化机制，表达了"以和为贵"的原则，分析了"失调"病机，提出了"调其不调"的治则、治法。

**5. 自主性原理**

人是自组织系统，一切外来的致病与治疗作用因素，只有通过人的自组织过程才能产生效应，故防治疾病的中心环节又是对人的自组织过程的驾驭。自组织系统的自组织机制具有方向性，可把系统组织到一种特定有序稳定状态。在内外涨落的干扰下，它可使系统稳定或波绕于有序稳定状态；对于影响系统状态的各种作用可以选择、吸收、同化、转换、放大、滞后、积累，产生非线性效应。故防病、治病的立足点，应放在保持、培育、运用、调动人的自组织机制上。阴阳自和、五行自稳、养生知本、治病求本等理论，认识并驾驭了人的自组织机制；调其阴阳之所自、阴阳自和必自愈，壮水之主、益火之源，施治于外、神应于中等原则，反映了防治过程中的自组织规律，总结了以"知本、求本、治本、固本"为纲的自主调理体系，发展了中药、方剂、针灸、气功等多种自主调理方法和手段。

中医学的这些系统论思想形式朴素而内容深刻，与现代系统科学最重要的原理直接相通，它将成为中医系统论的基础，并为系统科学的发展做出有益贡献。

**参考文献**

［1］吕炳奎. 对当前中医工作中几个问题的看法［J］. 上海中医药杂志，1981（4）：1.

［2］祝世讷. 创立中医系统论和中医系统工程［N］. 健康报，1985－01－06.

［3］祝世讷.医学的系统时代与中医［J］.医学与哲学，1982（3）：7.

［4］李约瑟文集［M］.沈阳：辽宁科学技术出版社，1986：212.

［5］祝世讷.系统中医学导论［M］.武汉：湖北科学技术出版社，1989.

【1990年10月，在中国人体科学学会中医系统理论专业委员会成立大会（成都）大会发言，发表于山东中医学院学报，1990，14（6）：8-13】

# 中医学的系统论思维

中医是起源和发展于中国的医学，是中华民族关于健康与疾病的智慧结晶，是自然国学的重大成就，为中华民族的健康服务了几千年，现已传至世界上 180 多个国家和地区，正在发展成为世界性的医学。中医取得辉煌成就的内在根源是其系统论思维，它是中医特色和优势的核心和本质，是对医学和科学的一大贡献，其价值正日益深刻地显现和发挥出来。

## 一、中医，自然国学第一学

在自然国学的众山群峰之中，中医是高高耸起的一座主峰，其学术之深，成就之高，体系之大，贡献之巨，无愧首屈一指。

中医是中国第一大科学发现与发明[1]。中医不只有技术发明，更有科学发现，而且都不是单项，是成系列的，是包含系列发现和系列发明的科学技术体系。中国科学院自然科学史研究所于 2015 年公布的"中国古代重要科技发明创造"（85 项）[2]中，科技发明 72 项，其中属于中医的 8 项，占 1/9。

中医五千年创造了三大奇迹[3]。中医不仅有理论，更有实践，是以实践支撑的庞大学术体系，像喜马拉雅山一样巍然屹立于地球东方，几千年任凭风吹浪打无可动摇，创造了医学和科学史上的系列奇迹。第一，人类文明的五个发源地（中国、印度、巴比伦、埃及、古希腊）都孕育了自己的医学，唯有中医不曾中断，一脉相承地连续发展至今。第二，中国自然国学各门学科的成就，在 20 世纪之前先后与西方相关学科的成就相融合了，唯有中医与西医不相融合，进行了专门的中西医结合研究也不融合。第三，两千年前确立的理法方药体系（以《黄帝内经》《难经》《伤寒杂病论》《神农本草经》为代表）至今仍有效地主导临床。

20 世纪三大实践提出三大科学难题[4]。中医在 20 世纪开辟了三大实践（中西医结合、中医现代化、中医国际化），没有取得预期结果，却提出了三大科学难题。第一，中西医结合研究的实践证明，中医基本原理与西医不可通约。第二，中医现代化研究希望用现代科学来研究和解决中医的未知问题，事实却证明中医的理论与实践无法用现代科学解释。第三，开辟了中医国际化进程，努力与西方接轨却遇到了无轨可接的现实。这些难题既是提给医学的，也是提给科学的，提给思想文化的。前无古人的实践也前无古人地验证了中医的科学性，证明了中医的理论和实践超越西医，证实了中医的学术视野超出了现有科学，显现出以中医为标本的中国思想文化迥异于西方思想文化的深邃和高远。

中医是复杂性科学的先驱[5]。研究世界的复杂性是 20 世纪现代科学革命的一大突破，兴起了系统论和系统科学（也称复杂性科学），复杂性研究被称为"21 世纪的科学"。科学界发现，原来中医就是一门复杂性科学。人是世界上最复杂的系统，但科学的发展至今未能建立起专门研究人的"人学"。医学研究虽然是关于人的，但西方医学对人进行分解还原，把所有的复杂性破解和排斥了，见不到复杂性。中医则不然，以人为本，原原本本地研究原生态的人及其健康与疾病，人的各种复杂性就被中医如实地接触、认识、掌握了。特别是经过几千年的实践、认识、再实践、再认识，中医对人的复杂性的认识达到相当的广度和深度，不仅有调理复杂性的几千年实践，而且将其总结为系统的理论。因而，中医对复杂性的认识和实践，在迄今的科学中是唯一的，是第一门复杂性科学。

中医的价值和贡献不仅在于已经实现了的，而且在于现在的和未来的。

首先，破解中西医不可通的难题，会引发医学革命。中西医不可通约的本质，是中医与西医的学术视野整体并立、方向相佐，中医的发现与发明都远在西医视野之外，其根源是思维方式相悖，中医是系统论的，西医是还原论的。

解决中西医不可通约，必须冲破西医的分解还原视野，走向中医的以人为本；必须批判和抛弃还原论思维，转向系统论思维。对于西医来说是要改变思维方式和研究方向，对于中医来讲是要提高科学水平，对于医学整体而言是一场革命。实际上这样的变革已经开始发生，世界卫生组织 1996 年发表的《迎接 21 世纪的挑战》，提出 21 世纪的医学要从疾病医学向健康医学发展，从重治疗向重预防发展，从针对病源的对抗治疗向整体治疗发展，从重视对病灶的改善向重视人的生态环境的改善发展，从群体治疗向个体治疗发展，从生物治疗向心身综合治疗发展，从强调医生的作用向重视病人的自我保健作用发展，从以疾病为中心向以病人为中心发展。这 8 个"发展"的实质是 8 个"转变"，概括为一句话，就是从西医之道转向中医之道。对此，钱学森在 30 年前就讲过："说透了，医学的前途在于中医现代化，而不在什么其他途径……西医也要走到中医的道路上来。"[6]

其次，破解中医的理论和实践现代科学解释不了的难题，会引发科学革命。现代科学解释不了的那些中医理论和实践，是关于人的，关于复杂性的，破解这一难题，就要在关于人特别是其复杂性的研究上实现突破，在现有科学中这还是一项空白。其难点在于，现有科学的主导性思维方式是还原论的，而复杂性是超还原的，要研究人及其复杂性，就必须首先撤弃还原论思维，接受和发展系统论思维，这正是系统科学和复杂性研究引领的方向，而中医学已经在此等候了上千年。这种转变和发展，毫无疑问是一场科学革命，正如钱学森所讲："中医的理论和实践，我们真正理解了、总结了以后，要改造现在的科学技术，要引起科学革命。""真正中医现代化的问题，恐怕 21 世纪再说吧！现在不行，办不到。假如 21 世纪办到了，那是天翻地覆的事儿，是科学要整个改变面貌，整个世界也会大大的有所发展。"[7]

再次，破解中医西进无轨可接的难题，会引发人类文明的大变革。中医西进遇到的无轨可接，实际是以中医为标本的中国思想文化与西方思想文化之间的鸿沟。解决这一难题的关键不在医学，而在思想文化，特别是围绕着人的思想文化；难题的答案不是一种文化代替另一种文化，也不可能将两种文化简单相加合并，只能是以两种文化为基础升华发展为更高的新文化。而这种发展将是又一次历史地"否定之否定"，在西方文化一统天下几百年后，迎来中国文化的复兴和发展，在中西文化的基础上发展为更高的全人类文化。习近平同志讲"中医是打开中华文明宝库的钥匙"，中医的国际化既是中华文明走向世界的桥梁，也是建设人类更高文明的一种酵母，其结果将会发展为欧洲文艺复兴那样的人类文明大变革。钱学森在论人的研究及其意义时多次讲："中医理论、气功、人体特异功能是开展人体科学研究的一把钥匙。"[8]"现在进行的不只是一场科学革命，还有一场真正的文化革命。""那是不是又一次的文艺复兴？这不是简单的问题，这是人类历史上的再一次的出现跟文艺复兴一样的大事。""要是这样做下去，等于第二次文艺复兴。第一次文艺复兴是在十五世纪的下半叶，1450 年以后，到现在已有五百年了，它那一套已经不行了，应该再来一套新的，就是第二次文艺复兴。"[9]

## 二、中医贡献了系统论思维

科学研究的思维方式是世界观和方法论在科学研究中的贯彻，是关于如何理解和研究所要解决问题的立场、观点、方法的统一体，它从整体上形成学术研究的视野，支配研究的方向和途径。

物理学家海森堡说："我们所观察的不是自然的本身，而是由我们用来探索问题的方法所揭示的自然。"[10]《周易》讲"仁者见之谓之仁，智者见之谓之智"，仁者、智者是不同思维方式的拟人化，不同思维方式的差异在科学研究中有两种效应。一种是形成不同的认识可以互鉴互补，即"见仁见智"；另一种是形成不同的认识视野，视野之间相隔或相悖，即"仁者见仁不见智，智者见智不见仁"。中医的系统论思维与西医的还原论思维所形成的两种不同视野，就具有这种相隔相悖性。

### 1. 系统论思维与还原论思维

科学和医学的思维方式有其形成和发展的进步过程，在每个大的历史时代形成一种占统治地位的思维方式，其基本历史轨迹是"古代整体论—近代还原论—现代系统论"螺旋式上升发展。

还原论思维于 16 世纪后在欧洲形成，它突破了古代整体论的局限，通过复兴古希腊的原子论思想而形成。其基本原理认为，世界的本原是不可再分的最小物质颗粒原子（莫破质点），世界万物由原子组合而成，因其组合性，可以分解，将其还原到本原——原子，就可揭示其本质和根源。这一原理可概括为"组合－分解－还原－原子（本质、根源）"。

西方医学是还原论的一种典型，把还原论思维运用于医学，把不可还原和反还原的人及其健康与疾病也进行了还原研究。经过400多年，科学和医学的还原研究走到了极限，遇到了世界万物的不可还原本性。科学已经证明世界的本原不是原子，宇宙、天体、地球、生命等都非组合体而是分化系统，在本质上不可分解还原。特别是人，有非组合性、不可分解性、不能从部分来解释的整体性、不可还原的复杂性等。1996年约翰·霍根的《科学的终结》论证了科学的还原研究正在终结，"伟大而又激动人心的科学发现时代已一去不复返了"，"将来的研究已不会产生多少重大的或革命性的新发现了，而只有渐增的收益递减"[11]。

20世纪中叶以来，科学迈出了批判和突破还原论局限的历史脚步，从研究世界的可还原性，转向研究被还原论抹杀和排斥的非还原性、反还原性，即世界的复杂特性和规律。首先建立起系统论，研究和揭示了可用"复杂"概称的系统特性和规律，随后发展为庞大的系统科学体系，正式形成现代的系统论思维。

系统论思维完全超越了还原论，着重研究非还原和反还原的复杂性、系统论和系统科学所总结的基本原理，成为系统论思维的基本原理。最重要的原理有整体性、联系性、有序性、动态性、开放复杂、等级秩序、整体最佳等。

## 2. 中医思维方式的系统论性质

对于中医思维方式的性质曾有多种观点和讨论，有人说是朴素辩证法的，有人说是整体论的，都没有抓住要害。1981年钱学森提出，中医的思维方式是系统论的，第一次正确指明了中医思维方式的性质。他说："西医起源和发展于科学技术的'分析时代'，也就是为了深入研究事物，把事物分解为其组成部分，一个一个认识。这有好处，便于认识，但也有坏处，把本来整体的东西分割了。西医的毛病也就在于此。然而这一缺点早在100年前恩格斯就指出了。到大约20年前终于被广大科技界所认识到，要恢复'系统观'，有人称为'系统时代'。人体科学一定要有系统观，而这就是中医的观点。"[12]

此后，医学界、科学界、哲学界的广泛研究得出日趋一致的认识，中医的思维方式不是还原论的，而是系统论的，认为："整个中国传统文化贯穿着统一的，与中医学相一致的系统思维。"[13]

对于中医思维方式的系统论性质，需要认清几个基本点。第一，就中医思维方式的性质而言，是系统论，不是还原论，必须划清与还原论的界限。第二，就中医系统论思维的发展水平而言，是朴素的，还没有发展到现代系统科学的水平，必须划清与现代系统论的界限。第三，就中医系统论思维的价值而言，它已形成和发展了几千年，是现代系统科学建立之前独有的系统论思维，是人类系统论思维的先驱，现代系统论的基本原理都可从中医中找到其雏形，是中医对医学和科学思维方式的一大贡献。第四，就医学和科学思维方式的发展而言，总方向是发展系统论思维，西医要从还原论思维转向系统论思维，中医要把系统论思维从朴素水平提高到现代水平。可以说，中医的系统论思维引领医学思维方式的未来发展方向。

**3. 中医形成系统论思维的根源**

中医之所以形成系统论思维，有多种不可或缺的条件，其中有决定意义的是两个。

第一，中国传统系统论思维的孕育。中国思想文化有多个学派，如周易、道家、儒家等，在思想上有高度的一致性，其本质和核心是系统论思维，"系统思维乃是中国传统思维方式的主干"[14]，其世界观和方法论具有与还原论相反的性质。①世界的本原不是原子而是原始整体。周易讲"易有太极"，道家讲"道生一"，儒家讲"礼必本于太一"，元气论讲万物生于元气，都认为世界本原是可用"一"或"太极"来称谓的原始整体，世界万物由它通过内部分化发育而来，不存在可分解还原到的本原"宇宙之砖"。②世界万物的发生机制是分化而非组合。《老子》讲："道生一，一生二，二生三，三生万物。"《易传·系辞》讲："易有太极，是生两仪，两仪生四象，四象生八卦。"《礼记·礼运》讲："礼必本于太一，分而为天地，转而为阴阳，变而为四时，列而为鬼神。"

总之，世界万物的发生机制是"一生二"的分化，不是"二合一"的组合，作为本原的原始整体不可分解还原为由它分化而生的各部分。③不同的质相互作用产生新质和复杂性。周易讲"阴阳交而生物"，道家讲"一生二，二生三"。"二"——阴阳是两种不同的质，"三"是由阴阳交而生的第三种新质，"三生万物"是生成万种不同的质，是世界的复杂化。相互作用产生新质和复杂性，把相互作用分解掉，永远无法还原为新质和复杂性的本质、根源。④世界万物是自组织的。世界万物的发生和发展方向是进化，即组织化、有序化，走向"和"，并且是"自和"。提出了"阴阳自和"论，认为"万物负阴而抱阳，冲气以为和"，"以和为贵"。认识了世界的有序化和自组织规律，这是完全超越还原论思维的。总之，中国传统思维方式有典型而深刻的系统论思想，与现代系统论高度一致，不少地方还更加深刻和广阔，中医就在这种思维方式中孕育，必然且自然地形成系统论思维。

第二，如实地认识和总结了人的系统特性和规律。人是世界上最复杂的系统，其系统特性和规律必然地在健康与疾病中表现出来。中医没有西医那样的还原论思维，没有对人进行分解还原研究，而是按中医传统的系统论思维，原原本本地研究和认识人的健康与疾病的本态。这样，人的健康与疾病的系统特性和规律就必然和自然地反映到中医思想中，使中医接受的中国传统系统论思维与临床所见的健康与疾病的系统特性和规律的事实相统一，形成中医的系统论思维。特别是，中国人口众多，有世界上最大的临床样本，社会又长期稳定统一，使中医能够对这全世界最大临床样本连续研究了几千年，获得了充分的事实根据和反复的检验修正，使其系统论思维相当可靠稳定。

总之，中医系统论思维是中国传统系统论思维的医学化，是中国传统的系统论思维与人的健康与疾病的系统特性和规律的客观实际的统一，是迄今唯一能够正确地理解和研究人及其健康与疾病的复杂性的思维方式。

## 三、钱学森论中医系统论思维

钱学森在创立系统科学和人体科学的研究中，认为人是世界上最典型的系统，是开放的复杂巨系统，对于人的研究，必须或只能遵循系统论思维。他发现，在现有的科学中，中医是真正遵循系统论思维的，有思想、有理论、有实践，认为人体科学的方向是中医，不是西医。对于中医的系统论思维，钱老提出了系列重大的战略性见解。

**1. 中医的思维方式是系统论的**

系统论思维是中医理论和实践的思想精髓，但学界一直没有认识清楚。钱学森于 1981 年首次振聋发聩地指出："人体科学一定要有系统观，而这就是中医的观点。"此后，钱老在多种场合反复地强调和阐述这一观点。

"中医的优点，它的突出贡献，或者它的成绩，就在于它从一开始就从整体出发，从系统出发。所以，它的成就，它的正确就恰恰是西医的缺点和错误。"

"我们那些正统派的西医不重视的东西，甚至不知道的东西，在现代科学里已上升到非常重要的位置，这就是系统科学。系统的理论是现代科学理论里的一个非常重要的组成部分，是现代科学的一个重要组成部分，而中医的理论又恰恰与系统科学完全融合在一起……中医的看法又跟现代科学中最先进的、最尖端的系统科学的看法是一致的。"[14]

指明中医的思维方式是系统论的，是一个重大的认识和理论突破。它正确地揭示了中医思维方式的根本性质，阐明了中医与西医之思维方式的差异在于系统论与还原论之别，指出了医学思维方式的发展方向是中医的系统论不是西医的还原论，西医也要走到中医的道路上来。

**2. 中医现代化必须坚持和发展系统论思维**

钱学森密切关注和积极推动中医的现代化研究，强调中医现代化必须坚持和发展系统论思维。他认为，中医不能用西医来解释，这涉及如何研究人体这个开放复杂巨系统，只能用系统论的观点和方法，中医现代化的关键是系统科学，要抓系统论。他强调：

"把系统科学、系统论的方法用于研究我们人体是唯一的，不用这个是不行的……"

"系统观点是必需的，只有用系统的观点才能逐渐使人体科学建立在一个科学的基础上。"

"中医现代化要抓什么？你要问我的话，那我就很清楚地说是系统论，系统的观点。"[15]

钱学森曾对中医一些重大学术问题的系统论内涵做过深刻剖析。指出，经络不是实体，"经络是一个功能系统"[16]；人的功能态是"亚稳态"，中医所辨的各种"证"，是各具特征的疾病功能态，"我说中医的'证'从系统论的观点来看，是完全科学的，是人体功能态嘛"。[17]

为了促进系统科学在中医的应用研究，深化中医系统论研究，在钱老的推动下，中国人体科学学会于1990年成立了中医系统理论专业委员会，中医系统论成为一个专门的研究领域。

**3. 鼓励和指导中医系统论研究**

为把中医系统论思维从朴素水平提高到现代水准，20世纪80年代兴起了中医系统论研究，成为中医现代化的一个研究方向。该研究由钱学森倡导，我做了一些具体工作，逐步建立起中医系统论的理论体系。钱学森十分关注和鼓励我的研究，曾六次亲笔来信作具体指导，他说：

"我并不是个中医，但我认为传统医学是个珍宝，因为它是几千年实践经验的总结，分量很重。更重要的是：中医理论包含了许多系统论的思想，而这是西医的严重缺点。所以，中医现代化是医学发展的正道，而且最终会引起科学技术体系的改造——科学革命。"

"据我所知，国内外研究中医的工作很多，工作大都是仪器测定，比较定量而严格……当然，这些工作也往往由于不知道系统论而未能解决问题，但这正是您可以大有作为之处。用系统论一点，'点石成金'！"

"您如能把中医固有理论和现代医学研究用系统论结合起来，那么，在马克思主义哲学指导下，一定能实现一次扬弃，搞一次科学革命。"

在1991年的一封来信中，钱老讲了他提出的系统科学的最新观点和方法，说在中医理论中已经蕴含。

"我们在北京的同道近年来已明确地认为，①有一类特殊复杂的系统，开放的复杂巨系统；②人体是开放的复杂巨系统；③研究开放的复杂巨系统不能用Prigogine的方法，也不能用Haken的方法，那些都不行，只能用从定性到定量综合集成法（曾用'定性与定量相结合'综合集成法一词）。"

"因此中医系统论也必须用这一概念，老的一套是不能解决问题的。我以为中医理论其实已孕育着我上述现代化的观点。"

钱学森的这些重大见解，高屋建瓴地阐明了中医思维方式的系统论性质，强调中医现代化必须抓系统论，推动了中医系统论的现代研究和发展。

## 四、中医系统论基本原理

中医系统论是中医系统论思维的现代发展，是系统科学基本原理的医学化，是医学专业的系统论思维。该研究是移植运用现代系统科学的理论和方法，对中医理论和实践中的系统论思想进行挖掘总结，研究和揭示健康与疾病的系统特性和规律，进行新的理论概括，建立具有现代意义的中医系统论。该研究始于1980年，我发表论文100多篇，完成了专著《中医系统论导论》（1985）、《系统中医学导论》（1989）、《中医系统论》（1990）、《中西医学差异与交融》（2000）、《中医系统论与系统工程学》（2002）、《系统医学新视野》（2010）。该研究的核心是提出中医系统论的基本原理，1985年总结为4条，1990年拓展为5条，1998年发展为6条，即元整体原理、非加和原理、有机性原理、功能性原理、有序性原理、自主性原理，它构成中医系统论的理论体系。

### 1. 元整体原理

元整体原理可表述为：人是元整体（分化系统），对于人的健康与疾病的研究和防治，要遵循人的分化发生机制和元整体特性。

元整体原理的基本问题是，人是什么样的整体？是元整体还是合整体？

整体观是中医的突出特色，但有人提出，西医也有整体观。问题不在于是否承认人有整体性，更深的本质是，世界上有两种整体，需要弄清人究竟是哪种整体。

要区分两种整体——元整体与合整体。"元者，原也"，元整体是先天的、本原的整体，由它分化出内部各部分形成系统，是分化系统。整体是部分的基础和前提，整体产生并决定部分，如宇宙、生命。合整体由部分组合而成，部分是本原的，整体是次生的，部分是整体的基础和前提，部分产生并决定整体，例如积木、机器。元整体是反还原的，合整体是可还原的。

要区分两种整体观——元整体观与合整体观。中国传统思维着重认识了元整体，形成元整体观。《易传·系辞》说："易有太极，是生两仪，两仪生四象，四象生八卦。"《老子》说："道生一，一生二，二生三，三生万物。"儒家的《礼记·礼运第九》说："礼必本于太一，分而为天地，转而为阴阳，变而为四时，列而为鬼神。"西方传统思维则是合整体观，以元素论和原子论为代表，认为世界万物都是由原子（元素）组合而成。

问题在于，元整体与合整体在世界上都有存在，但医学面对的人究竟是哪种整体？疾病中的整体与部分的关系究竟是元整体性的，还是合整体性的？

中医遵循元整体观，认为人是元整体，特别研究和认识了人作为元整体的两种特性和规律。第一，人是"天"分化而生的子系统，受"天"的决定性影响，强调生气通天、人天相应，认识了人天关系的五运六气、正邪交争等。第二，人的个体是由原始整体（受精卵）分化出内部各部分而成的系统，整体产生并决定部分，整体对部分的作用是第一性的，部分对整体的作用是第二性的（反作用），局部病变是整体异常在局部的表现，局部病变要放到整体背景中对待，防治疾病以整体调理为基础。

西医则遵循合整体观，把人理解为合整体。拉美特利的《人是机器》是早期代表，迄今的观点仍认为人体由分子、细胞、器官构成，生理病理是由所认识的"成分"构成，因而可分解、还原。其思维中没有人天关系，无视人受其母体的制约，认为疾病的本质在微观。

现代科学的事实都证明，人是最典型的元整体，人类诞生300万年，迄今没有任何一个人是由先前存在的细胞或器官组合而成，把人理解为合整体是完全错误的，中医的元整体观才真正符合人的实际。

### 2. 非加和原理

非加和原理可表述为：人的整体不等于部分之和，整体的属性、功能、行为不能还原为各部分的属性、功能、行为或其相加和，整体性疾病也不能归结为各部分的疾病或其相加和。

非加和原理的基本问题是，人的整体有什么东西不可分解还原？

一般系统论提出的"整体大于部分之和"原理，揭示了系统整体具有大于或高于各部分之和的属性、功能、行为。例如单词 NO、ON，词义只存在于单词的整体水平，分解还原为字母 N、O，是不存在的，是在单词整体水平"大于"出来的。非加和原理是这一原理的深化，指出系统的整体与部分的关系，有整体"大于部分之和""小于部分之和""近似等于部分"等多种复杂情况，将其概称为"非加和"。

非加和原理揭示了，无论是元整体，还是合整体，都具有非加和性。人作为典型的元整体，既有元整体性，又有非加和性。非加和规律的关键，是整体与部分两个层次之间有质的飞跃——整体水平有"系统质"，即只属于整体而不能从其部分来解释的属性、功能、行为。"人"的系统质只属于人的整体，不属于器官、细胞、分子（它们有自己的要素质）。人的系统质发生的病变，是整体性的，不能还原为器官、细胞等部分的病变。

中医虽然没有提出"非加和性""系统质"概念，但是实实在在地懂得并研究了人的非加和性，认识和掌握了人的系统质及其病变。例如，生生之气、精气神，形神、心神、神态，魂、魄、意、志、思、虑、智，元气、宗气、营气、卫气、气化、气机等。中医基本理论所总结的那些内容，主要是关于人的系统质的。

中医辨证论治所认识的病变，即"病机－病证－病候"系统，是人的系统质病变，不能还原为人的各部分的病变。病机以阴阳失调、气机失常、正邪交争为代表，是人的系统质运化机制的失常，不能还原为特异性实体粒子。病证是人的系统质的异常态，不能还原为局部的器质性病变。病候是系统质异常的临床表现，是病证的可测表象，不能将其还原为特异性的物质成分或理化指标。

**3. 有机性原理**

有机性原理可表述为：生命中相互作用关系的正常与否是人的健康与疾病的根本机制，是真正的终极原因。

有机性原理的基本问题是：人的整体为何不等于部分之和？系统质的产生机制、发病机制、调理机制是什么？

有机性原理阐明了人的整体之所以不等于部分之和，在于相互作用（整体与环境、整体与部分、各部分之间等），是相互作用形成、维持系统质，相互作用关系失常是系统质病变的根源，防治这种病变必须调理相互作用关系的失常。这里的"有机性"不是化学上的有机概念，而是指"相互作用""关系""组织"，即李约瑟所讲的"有机的关系模式"[18]。

相互作用是一种组织机制，由它形成和维持系统的系统质。相互作用关系比实体更基本，实体（要素）由关系产生并处于关系网中，是关系网的网上钮结，其功能和状态受控于关系网。相互作用关系正常与否是人的健康与疾病的根本机制，其失调是根本病机。但是，它被还原论排除在视野之外。分解还原研究割断相互作用关系，把健康与疾病的本质归结为实体粒子（成分、因子）的正常与否，这是本末倒置。

中医的有机性原理是在强调人的系统质病变的基础上，又进一步揭示和掌握了病变的根本机制是相互作用关系失调，即"失调为病"。研究了人与外环境的相互作用关系及其失调为病的规律，如人天相应、五运六气、正邪交争等。又研究了人身内在的相互作用关系及其失调为病的规律，如形神关系、气血津液关系、阴阳关系、五藏关系、气的升降出入关系等。以此为据建立了病机学说，病机的本质是相互作用关系失调为病，有代表性的是三大病机——正不胜邪、阴阳失调、气机失常。

病机学说研究总结了相互作用关系失调为病的基本规律。《内经》讲："亢则害，承乃制，制则生化，外列盛衰，害则败乱，生化大病。"关系失调失的是"调"（协调、有序、和谐），即偏离相互作用关系的最佳态，它可表现为关系网上某些实体粒子（物质成分）的指标异常，但那只是表象而不是本质。在临床防治上，辨证论治要审证求机，认清病证的病机进行调理。三大治则（扶正祛邪、燮理阴阳、调理气机）正是针对三大病机（正不胜邪、阴阳失调、气机失常）。"调者，调其不调"，是以药物和非药物手段把失调的相互关系理顺调和。

### 4. 功能性原理

功能性原理可表述为：病变是人的生命运动发生异常，在本质上首先是功能性的，严重到一定程度表现为形态结构的器质性病变。

功能性原理的基本问题是：人的病变究竟是哪里发生了异常？是人体的形态结构发生的异常，还是人的生命运动发生的异常？

对此还原论与系统论的回答不同或相反。西医强调疾病在本质上是人体的形态结构异常，"多数已知的疾病均属器质性疾病"[19]。功能（机能）性疾病由器质性病变引起，甚至说"'功能性'疾病的名称，总有一天会从我们的医学科学中完全消失"[20]。中医则相反，认为病变是人的生命运动的异常，在本质上首先是功能性的，严重到一定程度表现为器质性病变，"大凡形质之失宜，莫不由气行之失序"[21]。

中医的功能性原理所揭示的规律主要为以下几点。

第一，人的健康与疾病之本在生命运动。在太平间里，人死了，人体还在。人的病变发生在太平间之前，发生在人的生命运动中，是生命运动的失常，由其引起的形态结构的异常带进太平间。没有生命运动就没有什么疾病问题。

第二，要从发生学认识病变。人的形态结构不是先天的，是从无到有地发生和发育发展的，由生命运动过程（可称为功能 A）建立和维持，然后形态结构才形成和负载自己的机能（功能 B），其基本关系是"功能 A - 形态结构 - 功能 B"。病变的发生学过程，首先是功能 A 异常，然后是功能 A 异常到一定程度恶化为器质性病变，然后才是器质性病变引起功能 B 异常。这里的关键是要把功能 A 和功能 B 区别开来，划清其本末关系。西医对病变的认识，不包括功能 A 的内容，主要是"形态结构病变 - 功能 B 病变"。中医不同，首先注意的是功能 A 病变，认识了"功能 A 病变 - 形态结构病变 - 功能 B 病变"，辨证论治所辨的首先是功能 A 异常，认识到"大凡形质之失宜，莫不由气行之失序"。

第三，人不仅有解剖结构，而且有非解剖结构。中医研究了人的解剖形态，认识水平在 16 世纪前不亚于西方，但更多地研究了非解剖结构，经络、五藏是主要代表。还原论对结构的理解是机械的，强调硬邦邦的实体结构，即解剖形态。系统论则批判和超越这种观点，指出结构是系统的组织形式，即系统的要素之间相互联系和作用的组织方式。因为系统、要素、相互作用的性质不同，结构的形式也不同，有空间型、时间型、数量型的，更有以功能为基础的"功能 - 时间 - 空间"结构，生命、人的结构就是这种类型。这种结构是"活"的，"在生物世界里结构就是过程流的表现"[22]，解剖台上见不到，西医以解剖研究为基础的研究视野把它排除在外。中医则不同，不是依赖解剖研究，而是以临床病人为样本，如实地认识和掌握了人的多种结构，特别是认识了"结构就是过程流"，认识和掌握了人的非解剖结构。例如经络，半个多世纪来，国内外寻找经络解剖结构的研究均告失败，事实证明它有结构但无解剖形态。再如五藏，其生理病理内容与同名的五个解剖器官根本不同，同样找不到其特定的解剖形态，而是五个"功能子系统"。还有六经、三焦等，更是无解剖形态的"概念性单元"。

第四，功能调理是根本防治原理。一方面，器质性病变是由功能 A 异常引起的，因而调理功能 A 是治本方法。另一方面，人的系统质异常、非解剖结构的异常，以及更深刻的熵病（失序），都只能从功能上进行调理。中医据此创立的防治法则，如治病求本、扶正祛邪、燮理阴阳、调理气机，以及药治八法、针灸、推拿、气功等，都是功能调理。

**5. 有序性原理**

有序性原理可表述为：人的健康不仅是稳定，更是有序，是有序稳定；疾病不仅是失稳，更是失序、失序而失稳。

有序性原理的基本问题是，人的健康与疾病还有比结构和功能更深刻的机制和规律，即有序与无序的变化。它是人的生命运动的更深本质，中医认识和掌握了其重要内容，但它超越还原论视野，西医至今不可企及。

有序是指相互作用关系的规则和确定，无序是其反义。任何事物只要有组织现象，就存在有序化问题。进化是有序度提高，退化是有序度下降，稳定是有序度不变。信息是有序性的标度，信息量增加对应系统的有序度上升；熵是无序性的标度，熵增加对应系统的有序度下降。现代系统科学专门研究了系统有序度变化的机制和规律，耗散结构理论揭示了"耗散导致有序"，协同学揭示了"协同导致有序"，超循环理论揭示了"超循环导致有序"。

有序与无序的变化是人的生命的深层本质和规律。贝塔朗菲指出："在生命有机体中，无数的物理和化学过程是'有序的'，因而使生命系统能够存留、生长、发育、繁殖等。""有序是组织的基础，因而也是生物学中最基本的问题。"[23] 在人的健康与疾病中，健康不只是稳定，更是有序，是有序稳定；疾病不只是失稳，更是失序，是失序而失稳。中医所认识的"失调"，本质是失序。

系统科学揭示了"生命以负熵为食"的本质。"有机体通过从周围环境里吸取负熵来生存"[24]，耗散结构理论阐明了其从环境吸取负熵而走向和保持有序化的机制。人是典型的耗散结构，中医如实地认识了其负熵化机制及其在健康与疾病中的本质地位。第一，认识到人是开放系统，人通过与环境的物质能量信息交换来交换熵，负熵化机制和过程正常是健康的本质。第二，建立气化学说，提出"气化""气机"概念，总结了机体与环境通过物质能量信息交换来吸取负熵的机制和规律。认识了气的"出、入"（"根于外"）和"升、降"（"根于中"）机制，其规律是："根于中者，命曰神机，神去则机息；根于外者，命曰气立，气止则化绝。"（《素问·五常政大论》）第三，认识了气机失常而病的规律，即"出、入、升、降"的"守常"与"失常"。"四者之有，而贵常守，反常则灾害至矣。""出入废，则神机化灭；升降息，则气立孤危。故非出入，则无以生长壮老已；非升降，则无以生长化收藏。"（《素问·六微旨大论》）

失序即熵增加，由熵增加而呈现的异常称为熵病。中医认识了一些重要病机，如"过食肥甘厚味""气有余为火"而生"内热"，气血的瘀、滞、凝、结，五藏关系的失序（木火刑金、金亢制木、水不涵木）等。"调其不调"是有效的调理法则。但是，"序""负熵"不是什么物质成分，不能分离提纯，这些，还原论完全不可企及。

**6. 自主性原理**

自主性原理可表述为：发病和愈病是人的生命运动的自组织效应。

自主性原理的基本问题是：病变是人的生命运动的失调，那么发病和愈病是生命运动的自主地自我发展过程，还是外来干预的结果？

还原论否定内在矛盾，无视人的生命的自主性，强调发病和愈病的外来干预。中医则相反，认为人的生命运动是自组织的，自组织机制是健康、发病、愈病的内在动力和枢机，健亦健在自组织，病亦病在自组织，愈亦愈在自组织。因此，防治疾病关键在依靠、调动、发挥自组织的作用。

自组织是动力、指令、调节都来自系统自身内部的组织机制和过程（与此相反的是他组织）。生物大分子的自我复制、细胞的分裂繁殖、胚胎的发育、个体的成长等，都是自组织过程，人是最典型的自组织系统。自组织的医学意义在于，外来的一切作用（营养的、致病的、治疗的）都要通过自组织过程，才产生出营养的、致病的、治疗的效应。生命运动的自组织机制、能力、过程失常是深层本质病机。

中医认识并驾驭了人的自组织机制和规律，有"阴阳自和"论，是中医的自组织理论。该理论总结了阴与阳之间基于"互根、互生、互化、互用"而"自和"（"阴平阳秘"）的机制和规律。"阴阳自和"不是"他和"，是"自和"；不只是"和"的状态，更是"自和"机制；"自和"正则健，"自和"弱则弱，"自和"病则病。"凡病，阴阳自和者，必自愈。"（《伤寒论》）发展了"调其阴阳之所自，阴阳自和必自愈"等治法。同时，也认识了人的各个子系统之间通过相互作用保持稳定的自组织机制，典型者是五藏通过"生克乘侮"而自稳。"生克乘侮"失调就生病变，这类病变的防治要调理"生克乘侮"关系，发明了"虚则补其母，实则泻其子""培土生金""滋水涵木""壮水制火"等治法。

依靠、调动、发挥人的自组织机制来自主调理，是自主性原理的核心，是中医防治学的根本原理。中医早就总结了"有病不治，常得中医"的"八字金丹"。中医者，内医也，靠自组织的自主调理祛疾愈病，提出了"治病求本"原则。"本"即自组织机制，建立起"养生知本，诊病求本，祛病治本，愈病固本"的一整套法则。掌握了"病变万端，各有其本，一推其本，诸证悉除"的规律，药物与非药物防治手段作用于"本"，由其进行自主调理，产生（转化和表现为）防治效应，因而治疗手段与疗效之间不是西医药那种特异关系。

总之，中医学的系统论思维是中华民族伟大智慧的结晶，是中医学的特色和优势的内在本质，铸就了中医学术的宏大和深邃，贡献了研究人的健康与疾病的最佳思维方式，代表和引领着医学思维的未来发展方向，在 21 世纪必将发出科学思想的时代光芒。

## 参考文献

[1] 祝世讷. 中医是中国第一大科学发现与发明 [J]. 山东中医药大学学报，2015，

39（5）：395 – 397.

［2］朱江，等 . 85 项中国古代重要科技发明创造［J］. 光明日报，2015 – 01 – 28.

［3］祝世讷 . 中医药创造三大奇迹［J］. 中国中医药报，2015 – 05 – 14.

［4］祝世讷 . 中医三大难题引领 21 世纪科学革命［J］. 大众日报，2017 – 01 – 04.

［5］祝世讷 . 中医是第一门复杂性科学［J］. 山东中医药大学学报，2016，40（2）：
99 – 101.

［6］钱学森 . 等 . 论人体科学［M］. 北京：人民军医出版社，1988：277.

［7］钱学森 . 等 . 创建人体科学［M］. 成都：四川教育出版社，1989：68，73.

［8］钱学森 . 开展人体科学的基础研究［J］. 自然杂志，1981（7）：1.

［9］钱学森，等 . 论人体科学［M］. 北京：人民军医出版社，1988：93，97，117.

［10］海森堡 . 物理学与哲学［M］. 北京：商务印书馆，1981：24.

［11］约翰·霍根 . 科学的终结［M］. 呼和浩特：远方出版社，1997：9，4.

［12］吕炳奎 . 对当前中医工作中几个问题的看法［J］. 上海中医药杂志，1981
（4）：1.

［13］刘长林 . 中国系统思维［M］. 北京：中国社会科学出版社，1990：14.

［14］钱学森 . 人体科学与当代科学技术发展纵横观［M］. 中国人体科学学会，
1994：172，301.

［15］钱学森 . 人体科学与当代科学技术发展纵横观［M］. 中国人体科学学会，
1994：263，265，299.

［16］钱学森 . 人体科学与当代科学技术发展纵横观［M］. 中国人体科学学会，
1994：241.

［17］钱学森，等 . 论人体科学［M］. 北京：人民军医出版社，1988：302.

［18］李约瑟 . 中国科学技术史（第 2 卷）［M］. 北京：科学出版社，1990：221.

［19］辞海［M］. 上海：上海辞书出版社，1989：1975，1346.

［20］杨振华 . 谈"功能性"疾病［J］. 医学与哲学，1985（2）：37.

［21］石寿棠 . 医原［M］. 南京：江苏科学技术出版社，1983：16.

［22］贝塔朗菲 . 一般系统论［M］. 北京：清华大学出版社，1987：25.

［23］贝塔朗菲 . 一般系统论［M］. 北京：清华大学出版社，1987：130，142.

［24］杰里米·里夫金，特德·霍华德，等 . 熵：一种新的世界观［M］. 吕明，袁

周，译．上海：上海译文出版社，1987：50．

【原载于自然国学评论（第一号）［M］．北京：社会科学文献出版社，2018：65 – 84】

# 中医系统论基本原理

中医系统论是系统科学的系统论的医学分支，是中医学系统论思想的现代研究和发展，是中医关于人的生命运动及其健康与疾病的系统特性和规律的理论，是产生和发展于中国的系统论，是系统中医学研究的理论基础。

中医系统论的基本原理，是中医学关于人的生命运动及其健康与疾病的系统特性和规律的理论概括，是中医系统论的理论核心。中医系统论的基本原理与系统科学的系统论原理在本质上一致，只是根据中医的理论与实践对人的生命运动及健康与疾病的复杂性有了更深的拓展性研究和总结。

中医系统论研究基于贝塔朗菲一般系统论（及乌约莫夫、萨多夫斯基、拉兹洛等的理论）的整体性、联系性、动态性、有序性、等级秩序等原理。首先研究和认定在中医的理论与实践中包含着这些基本原理的原始雏形，中医的思想是一种朴素的系统论。问题在于如何把中医的认识从自发和朴素的性质提高到自觉和现代水平。我们研究的着力点是，以一般系统论的基本原理为纲，根据中医的理论与实践及现代科学的相关事实，对人的生命运动及健康与疾病的系统特性和规律进行深入的开拓性研究，一方面补充一般系统论研究未及的医学专业内容，另一方面把认识提高到现代水平，从理论上总结为中医系统论的基本原理。

与一般系统论的基本原理相比，中医系统论的基本原理在两个方面有了深化和拓展。

第一，补充和深化了医学专业领域的内容，特别是关于人的生命运动的复杂性。例如从整体性原理发展为非加和原理，从联系性原理发展为有机性原理，从动态性原理发展为功能性原理，对有序性原理补充了生命运动的有序性、失序为病、熵病等。

第二，研究和总结人的生命运动及其健康与疾病所特有的系统特性和规律，提出一般系统论所没有的新的基本原理。主要有两条：一是元整体原理，其内容在一般系统论的整体性原理之外，但对于人的研究和医学特别重要。二是自主性原理，是人作为自组织系统的突出特性，对于医学特别重要，但也遗漏在一般系统论的视野之外，需要做出专门总结并强调之。

## 一、元整体原理

定义：需要区分两种系统——分化系统与组合系统，区分两种整体——元整体与合整体；人是分化系统、元整体，要遵循人的分化发生机制和元整体特性，来认识和调理人的健康与疾病。

本原理由中医系统论首创，是对于人的整体之本原性及其医学意义的专门研究和理论总结。

观点1，要从发生方式，区分两种系统——分化系统与组合系统。分化系统是由一个混沌未分的原始整体分化产生出内部各个要素而形成的系统。例如，宇宙系统、天体系统、太阳系、地球系统、地球生命系统、人的个体等。组合系统是由分散存在的要素组合成为一体而形成的系统。例如，积木、机器、房屋、化合物、各种人造系统等。

观点2，要区分两种整体——元整体与合整体。元整体是本原性的整体，"元者，原也"，元整体的整体是本原的、先天的，它内部分化可生出各部分。分化系统的整体是元整体。合整体是由部分组合而成的整体，整体是次生的、后天的，由先于整体存在的各部分组合而成。组合系统的整体是合整体。

观点3，两种系统和整体的形成方式不同。分化系统的本原是原始整体，分化是系统的生成机制，没有分化就只有整体没有部分，就不成系统。组合系统则相反，其本原是分散存在的要素，组合是其生成机制，没有组合就只有部分没有整体，也不成系统。两种系统整体的形成方式之异，图示如下（图4-4-1）：

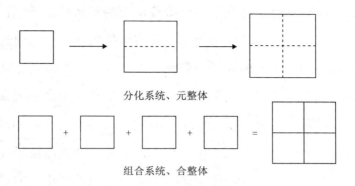

分化系统、元整体

组合系统、合整体

**图4-4-1 分化系统与组合系统**

观点4，两种整体的特性截然不同甚至相反。元整体的整体是本原的、先天的，可内部分化但不可分解；整体的本原性决定整体不可分解；整体产生出部分，整体是部分的前提和基础，整体的性态决定部分的性态，部分的正常与否要从整体找根据。合整体则相反，整体是次生的、后天的，部分组合成整体；整体的非本原性和组合性决定了其可分解性，整体可分解为各部分，各部分可再组合为整体；部分是整体的前提和基础，部分的性态决定整体的性态，整体的正常与否要从部分找根据。

观点5，要区分两种整体观。一种是元整体观，把世界万物理解为分化系统、元整体。其代表是中国传统的宇宙观，认为宇宙的本原是"一""太一""太极"，世界万物是"一生二，二生三"地分化生成。《周易》讲："易有太极，是生两仪，两仪生四象，四象生八卦。"《老子》讲："道生一，一生二，二生三，三生万物。"《礼记》讲："礼必本于太一，分而为天地，转而为阴阳，变而为四时，列而为鬼神。"另一种是合整体观，把世界万物理解为组合系统、合整体。其代表是西方传统的原子论宇宙观，认为宇宙的本原是"原子"（莫破质点），世界万物由原子组合而成。原子论在近代复兴，发展了化学的"分子-原子论"，以及按机器模式解释世界的原理及"动物是机器""人是机器"等机械组合思想。

观点6，分化系统和元整体更加深刻和基本。迄今的科学研究显示，地球人所面对的现实世界，横向看去，既有组合系统又有分化系统，对组合系统的认识似乎更多。但是，从纵向看，从世界万物的生成演化来看，世界在本质上首先是分化系统，组合不过是分化到一定阶段出现的新条件所形成的新过程。宇宙学研究证明，宇宙的本原是原始火球，其演化从爆炸开始，通过膨胀分化产生出宇宙的现有一切。宇宙的起源与演化、天体的起源与演化、太阳系的起源与演化、地球的起源与演化、化学元素的起源与演化、生命的起源与演化、人类的起源与演化的研究发现，现有世界万物是从137亿年前开始的宇宙爆炸膨胀一步一步地分化发展而来。是在分化过程中，由能量分化出粒子（现知可参与组合的最小物质单元），量子场论证明粒子是激态能量的聚集。宇宙膨胀到第70万年左右，才出现了最早的组合过程，由质子和电子组合成第一种原子H。其后才逐步生成地球上90余种天然化学元素（原子），然后才有了化学的化合反应及更复杂的组合过程。总之，宇宙是个分化系统、元整体，世界万物由其分化而生，宇宙和世界万物在本质上首先是分化系统、元整体，元整体观符合实际，更加深刻和本质。

观点7，系统的定义应改"组成"为"包含"。对于系统的定义，各种研究提出了大同小异的40余种，大多遵循贝塔朗菲的观点："系统可以定义为相互作用着的若干要素的复合体。"[1]有人搜集研究了34种概念，其共同的基本观点是将系统定义为"由要素'组成'的整体"，是"集""集合""汇集"，或者"群""集团""结合""总和""复合体""综合体"等，较流行的定义是"系统是由两个以上的要素（部分、环节）组成的整体"[2]。我们研究发现，这些定义都来自西方，其思想深受原子论"组合"观的影响，习惯于用"组成""集合""复合体"这类概念来定义系统。问题在于，这种定义只是对组合系统的定义，是片面的，不能如实地反映客观上同时存在分化系统与组合系统的情况，特别是违背世界万物在本质上首先是分化系统的事实。因此，我们主张将"组成"改为"包含"，将系统的定义修改为："系统是包含相互作用的若干要素并具有特定性能的整体。"[3]这样，就可以全面地涵盖分化系统与组合系统。

观点8，人是分化系统、元整体。都在讲人有整体性，但必须前进一步，分清人究竟是分化系统、元整体，还是组合系统、合整体？现有的科学事实已经证明，人是典型的分化系统、元整体，这主要表现在两个方面。首先，人是宇宙分化的产物，是宇宙母系统分化而生的一种子系统。宇宙膨胀演化出天体，天体分化出太阳系，太阳系分化出地球，地球分化出生物圈，生物圈分化出人类，人类是这一系列分化的产物。其次，人的个体是分化发育而成。人类诞生已 300 万年，还没有任何个体是先生产好一个一个细胞、器官然后再组合起来的，都是从一个受精卵开始，通过细胞分裂一步步发育而成，胚胎学已有清晰说明。总之，人类及其每一个体，都是典型的分化系统、元整体，医学必须如实地理解和对待这一现实。

观点 9，中医的整体观是元整体观。中医如实地认识到人是分化系统、元整体，强调要从人的分化发生机制和元整体特性来认识和调理人的健康与疾病。一方面，认识到人是母系统"天"的分化产物，要求从人与天的子母关系，来认识人的生命运动及其健康与疾病，总结了"生气通天""人天相应""五运六气"等规律。另一方面，如实地把人的个体理解为分化系统和元整体，把人的各个部分理解为人的整体的子系统，从整体的性态影响和决定部分的性态的规律，来认识和调理局部性病变，把局部性病变放到整体背景中，通过整体调理来防治局部性病变。

观点 10，人与天的统一性是"本一"而非"合一"。有人违背事实，错误地硬将"天人合一"说成是中国和中医的传统人天观，必须拨乱反正。首先，客观事实是，人是天（宇宙）分化而生的子系统，是人天"本于一，分为二"，不是"本于二，合于一"。其次，中国传统的人天观是元整体观，而非合整体观，人天关系是"本于一，分为二"的。周易讲"易有太极，是生两仪"，道家讲"道生一，一生二"，儒家讲"礼必本于太一，分而为天地"，元气论讲"气分阴阳"，讲的都是分化，人是由这种分化所生，人天关系是"一生二"。再次，"天人合一"这一命题不是正统的中国传统的思想，只在宋代由张载提出和使用过。张载是著名的元气论者，其人天观基于元气论，认为"人天本一"，只是在讨论人的行为时，主张人的德行要合于天道，谓"天人合一"。他的基本观点很明白，本于一，故能合，说："以万物本一，故一能合异……天性，乾坤，阴阳也，二端故有感，本一，故能合。"（《正蒙·乾称》）有些人阉割张载的基本思想，及中国传统人天观的正统，断章取义，将"天人合一"命题无限地外推为中国传统的人天观。最后，它更不是中医的人天观。中医是从分化系统和元整体性来认识人天关系，即天人"本一"，强调"生气通天""人天相应""人与天地相参"，在中医经典文献中找不到"天人合一"四个字。总之，在本体论上，"天人合一"论违背人天关系的客观事实，违背中国传统思想关于人天本一的基本观点，更违背中医关于人天本一的理论与实践。将中国和中医的传统人天观硬性篡改为"天人合一"，其本质是用西方的原子论思想来阉割和改造中国和中医的传统"人天本一"观，是在思想文化上需要拨乱反正的一种西化倾向。

观点 11，中医系统论需要提出和强调元整体原理。贝塔朗菲的研究注意到了组合与分化两种整体，指出："一般说来，物理的整体组织，诸如原子、分子以及晶体，来源于先存要素的联合。反之，生物的整体组织则是由原始整体的分化（即分离为部分）而逐渐建起来的。"[4]但是，他的研究未能就此深入，更未就人的元整体特性进行必要的研究，未能提到基本原理的高度进行理论总结。鉴于宇宙中分化系统比组合系统更加深刻和基本，鉴于人是分化系统、元整体，不可混同于组合系统、合整体，鉴于中国和中医的传统整体观是元整体观，中医系统论必须划清分化系统与组合系统、元整体与合整体的界限，明确地提出和强调元整体原理。

## 二、非加和原理

定义：无论元整体还是合整体，整体都具有非加和特性，整体的属性、功能、行为不能从其部分（或其相加和）来解释，整体性疾病也不能分解、归结为各部分的疾病或其相加和。即"整体≠部分之和"。

本原理基于一般系统论的整体性原理（"整体大于部分之和"），是根据中医的理论与实践及现代科学事实，对人的生命运动及健康与疾病中整体与部分关系的复杂性进行深化和拓展研究的理论总结。

观点 1，系统的整体与部分之间的关系具有非加和特性。除了"整体 = 部分之和"之外，还有"整体 > 部分之和""整体 < 部分之和""整体 ≈ 部分"这三类情况，可概称为"整体不等于部分之和"。在现实情况下，一个系统往往同时包含上述整体与部分关系的多种，在本质上具有非加和性，这是系统的复杂性

之一。

观点2，系统有系统质。系统的非加和性，关键在于系统的整体与部分之间的关系不只是量的加和与否，而是质的飞跃，即整体与部分之间发生了质的层次跃迁，系统整体具有特有的质的规定性，即系统质，它是系统整体的属性、功能、行为。系统整体的非加和性，关键在于系统质的存在，在于系统质与要素质（及其相加和）的质的差别。

观点3，系统质的载体是系统的结构。系统质并非凭空产生，其载体是系统的结构，系统的结构是从要素质飞跃为系统质的桥梁。如原子的结构产生和负载原子的系统质，分子的结构产生和负载分子的系统质，浓硝酸和浓盐酸以1∶3的混合结构产生和负载王水的系统质等。但是，结构就是结构，载体就是载体，不能把系统质归结为系统的结构。

观点4，所谓系统的"整体性"，就是系统质的存在。整体性是指整体的不可分解性，系统的整体性就是系统质不可分解，无法把系统质分解为要素质，这是系统之不可还原、反还原的特性。一旦系统质被瓦解，系统整体就瓦解，系统不复存在。认识和理解系统的整体性，关键是认识和理解系统质。

观点5，人有系统质。人是开放的复杂巨系统，具有典型的非加和性，有"人"的系统质，它是"非人"所没有的，是人的各部分所没有的，只存在于人的整体水平，即中医认识的"精气神"，人的生命运动。人的生命、人的整体性和不可分割性，就在于人的系统质。人的生与死就在于系统质的存与亡。

观点6，系统质病变。系统质病变即系统质失常，是系统的整体性病变，不可分解还原为要素病或要素病之和。人的病变有多种，有分子的、细胞的、器官的，更有系统质的。系统质病变是"人病"，不可分解还原为分子的、细胞的、器官的病变或其相加和。

观点7，中医辨证论治的"证"，许多是系统质病。中医辨证与西医辨病的一项重大差别，就在于西医所认识的疾病，大都属于要素病，未及系统质病；而中医辨证论治所认识的，如寒热、虚实、阴阳、表里等证，大都属于人的系统质病，无法从要素病来解释。故西医辨病与中医辨证"不可通约"。

### 三、有机性原理

定义：相互作用是"非加和"的根源，产生和决定系统质，是调理系统质病变的机制和规律。

本原理基于一般系统论的联系性原理，是根据中医的理论与实践及现代科学事实，对人的生命运动及健康与疾病中相互作用的复杂性进行深化和拓展研究的理论总结。

观点1，这里的"有机性"不是化学上的"有机"概念，而是指"相互作用""关系""组织"，即李约瑟讲的"有机的关系模式"[5]。

观点2，相互作用是"非加和"的根源。系统的非加和性即系统质的产生根源是什么？分为分化系统与组合系统两种情况。分化系统的系统质与其母系统的系统质及系统的分化机制和过程等有关，目前还缺乏具体研究。对于组合系统的非加和性已有了较多研究，一般系统论的联系性原理做了总结，认为虽然与系统内部的要素不无关系，但起决定作用的是要素与要素、要素与系统、系统与环境之间的相互作用。"把孤立的各组成部分的活动的性质和方式加起来不能说明高一级水平的活动的性质和方式。不过，如果我们知道各组成部分以及它们之间存在的关系的全部情况，则高一级水平就能从各组成部分推导出来。""为了理解一个整体或系统，不仅需要了解其各个部分，而且同样还要了解它们之间的关系。"[6]相互作用是"非加和"的根源，也就是系统质的根源。

观点3，相互作用产生新事物和复杂性。"一生二，二生三，三生万物"，"阴阳交而生物"，相互作用产生非加和、产生复杂性、产生新事物。黑格尔说："相互作用是因果关系的最切近的真理。"[7]恩格斯说："交互作用是事物的真正的终极原因……只有从这个普遍的交互作用出发，我们才能达到现实的因果关系。"[8]原子论和还原论则排除相互作用，把世界万物的本原和根源归结为物质实体，形成"实体中心论"。这种观点已被现代科学彻底否定，事实证明，作为"宇宙之砖"的原子根本不存在，化学所认识的原子不过是原子核与电子相互作用的产物；现知最小的实体"基本粒子"不过是能量的聚集。

观点4，实体是关系网的网上钮结。"实体"是关系的产物，"关系即实在，实在即关系，关系先于关系者"[9]，系统是相互作用的产物，其本质在于关系。关系与关系者都不孤立，一个"关系者"往往处于多种关系中，成为关系交叉点上的"钮结"；一种关系往往联系着多个"钮结"，多种关系又相互作用形成"关系网"，关系者是关系网的网上"钮结"。任何"钮结"的性态和变化，都联系于也取决于"关系"和"关系网"的性态和变化。这种关系者产生和存在于关系网中的特性，在人的生命运动及健康与疾病中特别突出。人的各种要素都是关系者，其健康与疾病都是所从属的关系网的性态和变化的产物。

观点5，关系失调为病。还原论医学把病变原因归结为有致病作用的物质实体，是倒果为因。中医如实地认识了人的生命运动是个关系网，人病（或人体内的实体病）不过是关系网失常的产物，病变的机制是关系"失调"，揭示了以阴阳失调、气机失常、正不胜邪为代表的病机，治疗就是调理和纠正失调的关系。"调者，调其不调之谓也。"

观点6，打开"非特异性"之锁。还原论医学强调特异性病因、特异性病理、特异性治疗，把医学引入死胡同。特异性是线性关系，复杂性在于非线性关系，病变的复杂性在于非特异性，它是还原论医学的死结。中医如实地认识了人作为开放的复杂巨系统的非线性特征，包括作用因素在作用过程中发生变化，各种作用又相互作用发生新作用，以及作用中的转化、催化、激发、蝴蝶效应等。中医认识的病机如此，中医治疗法则的作用机制如此，中药方剂及针灸推拿等的治疗效应更是如此。只有从人的有机性特别是非线性，才能打开作为医学难题的"非特异性"之锁。

## 四、功能性原理

定义：人的本质在生命运动，人的病变在本质上首先是功能性的。

本原理基于一般系统论的动态性原理，是根据中医的理论与实践及现代科学事实，对人的结构与功能的复杂性进行深化和拓展研究的理论总结。

观点1，人的本质不在人体，而在生命运动。在太平间里，人死了，人体还在。死了的是生命运动，它永不进太平间。生命运动是宇宙演化在产生机械运动、物理运动、化学运动之后，产生的更高级的生命运动。生命运动的本质是自我更新、自我复制、自我调节的统一。还原论医学以解剖研究为基础，着重认识了人体（形态结构）及其病变。中医不仅研究了人体，更深入一步，究其根本研究了人的生命运动及其病变，发现人的病变在本质上是人的生命运动失健，因而本质上首先是功能性的。

观点 2，人的结构是过程流。结构与功能是系统科学研究的要点之一，如何理解人的结构？还原论医学把人的结构仅仅理解为解剖形态，违背实际。人的结构远比解剖形态复杂得多，人的结构是活的，是生命运动的有序化性态，是一种"过程流"。正如贝塔朗菲所讲："归根结底，结构（即部分的秩序）和功能（过程的秩序）完全是一回事：在物理世界中物质分解为能量的活动，而在生物世界里结构就是过程流的表现。"[10]

观点 3，人的结构是典型的耗散结构。普里高津以生命为样本研究耗散结构，主张"把生命系统定义为由于化学不稳定性呈现一种耗散结构的开放系统"[11]。人的生命具备耗散结构的三个典型条件（开放系统、远离热力学平衡、存在非线性机制），是通过能量耗散建立和维持结构，是空间和功能两个方面的有序，结构的本质是"过程流"。

观点 4，人有解剖结构，更有非解剖结构。系统结构的复杂性，既表现为结构内容的复杂，又表现为结构形式的复杂，例如有空间结构、时间结构、功能结构及以功能为基础的"功能 – 时间 – 空间"结构等，复杂系统可同时包含多种形式的结构。人作为复杂巨系统，其结构当然复杂，上述多种结构形式同时包含，有具解剖形态的，更有不具解剖形态的。还原论医学着重研究了解形态的结构，误认为它是人的唯一结构。中医不然，既认识了有解剖形态的结构，更着重认识了无解剖形态的复杂结构，发现了经络、五藏、六经等。

观点 5，功能子系统是人的复杂结构的一种。功能子系统是由若干功能项相互作用形成的具有特定整体性能的子系统。其特点是，形成系统的要素是功能项，结构是"过程流"（功能过程一停止结构即消散），具有相对独立的整体性能，但不能作为实体从母系统中分割出来，因此有人称它为"概念性单元"。它是人的复杂结构的一种，中医认识的五藏、六经等是典型的功能子系统。

观点 6，区分功能 A 与功能 B。从发生学角度来认识结构及结构与功能的关系，就发现必须区分功能 A 与功能 B。第一，系统的结构不是本原的，是被建立起来并被维持着的，谁建立和维持着结构？可将这种功能过程称为"功能 A"。它是结构的前提和基础，没有功能 A，结构就无从建立，建立了也不能维持，功能 A 的正常与否影响和决定结构的正常与否。第二，结构一旦形成，就产生和负载其功能，可将这种功能称为"功能 B"（西医将形态结构产生和负载的功能称为"机能"）。它是结构的派生物，没有结构就没有功能 B，结构的正常与否影响和决定功能 B 的正常与否。第三，系统的结构与功能的关系就有两个层次，首先是"功能 A 建立和维持结构"，然后是"结构产生和负载功能 B"，可用下图表示（图 4 - 4 - 2）：

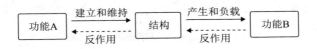

**图 4 - 4 - 2　功有 A 与功能 B 相互影响**

观点 7，功能 A 病与功能 B 病是两个层次的病变。功能性病变多发而普遍，但还原论医学错误地将其一概视为功能 B 病，都应从结构异常找到根源，一直办不到。其错误不但抹杀了功能 A 病，而且不懂更深的病变——功能 A 异常引起结构异常，然后才有功能 B 病。中医则不然，以气化学说研究和认识了人的结构是气化的产物，把"功能 A - 结构 - 功能 B"纳入同一视野，理解为一个系统，即生命运动的"过程流"。认为功能 A 病与功能 B 病是两个层次的病变，性质和地位不同，并着重地研究和认识了是功能 A 异常引起结构性病变。明确地提出，结构的异常是气行失序（功能 A 异常）的结果。认识到气化失常初可为虚、为乱，继可为郁、为滞、为陷、为逆，甚可为瘀、为阻、为痹、为结，发展为结构性病变。故称"大凡形质之失宜，莫不由气行之失序"[12]。

观点 8，人的病变在本质上首先是功能性的。人的病变从哪里开始？本质上是什么失常？还原论医学把注意焦点集中在形态结构，认为本质上首先是形态结构异常。中医不然，认识到病变在本质上首先是功能性的。一方面，认识到结构性病变不只有解剖形态异常，还有非解剖结构异常，而非解剖结构是功能性的，其病变本质上也是功能性的。另一方面，认识到无论解剖结构还是非解剖结构，都由功能 A 建立和维持，结构性异常都由功能 A 异常引起，因此结构异常的本质是功能 A 异常。中医如实地认识到人的耗散结构性质，谓"气始而生化，气散而有形，气布而蕃育，气终而象变"，"始动而生化，流散而有形，布化而成结，终极而万象皆变"（《黄帝内经》）。把结构的生、形、育、变过程，理解为气的始、流、布、终的表现或结果。这是对人的生命运动"过程流"的如实理解，认为"百病生于气"。总之，人的病变（无论结构异常还是功能异常）在本质上首先是功能性的。

观点 9，中医认识的"病机－病证－病候"病变系统。病机、病证、病候是中医独到地研究、认识、调理的病变内容，是人的生命运动之"态"的失常为病。"病机"是生命运动之态失常的枢机，是功能 A 发生的初始异常；"病证"是失常为病之"态"；"病候"是失常为病的临床征象。"病机－病证－病候"病变系统为中医所独到地认识和驾驭，其全程包括"功能 A 病－结构病－功能 B 病"。辨证论治是对这一病变系统的辨识和调理，其关键是辨识病机，治疗的关键也在纠正病机，其本质是认清和调理失常的"功能 A"。

## 五、有序性原理

定义：人的健康不仅是稳定，更是有序，是有序稳定；疾病不仅是失稳，更是失序、失序而失稳。

本原理基于一般系统论的有序性原理，是根据中医的理论与实践及现代科学事实，对人的生命运动及其健康与疾病的有序性规律进行深化和拓展研究的理论总结。

观点 1，人的健康与疾病之变不仅是量的，更是质的。系统论的有序性原理阐明了，有序性是系统的内在质的规定性，有序与无序的变化决定系统的进化与退化，有序稳定是系统的最佳状态。就人而言，平衡、稳定、稳态等可以是健康的表现，但不是健康的本质，有序才是健康的本质。平衡与稳定都可建立在不同的有序化水平上，有序性的变化是健康与疾病之变的深层机制。健康是有序、有序稳定，疾病是失序、失序而失稳。

观点 2，健康不是平衡态。耗散结构理论从热力学原理划清了平衡与非平衡的界限，证明生命必须远离平衡。系统的平衡态的本质是最大熵和最小自由能。人是开放系统，与孤立系统那种死的平衡态不同，人要做功，就不能平衡，人要与环境进行物质和能量的交换与转化，并使物质和能量的输入、转化、输出保持一个有序而稳定的"流"。"虽然在有机体中可能有一些系统处于平衡态，但是这样的有机体并不能看作一个平衡态系统。"[13] "生命系统任何时候都不是平衡的，它靠自己的自由能进行不断的工作来打破平衡。"[14] 所以，用"平衡"来定义人的健康是错误的，健康的本质是"非平衡有序稳态"。

观点3，生命以负熵为食。人的生命是靠非生命的物质和能量建立与维持的，非生命的物质和能量怎样转化为生命？系统科学回答了，是通过与环境交换物质和能量从中汲取负熵而实现的，即"生命以负熵为食"。生命是开放系统，是耗散结构，"有机体通过从周围环境里吸取负熵来生存……就摄取与利用有效能量而言，每个生物种都可以被看作是一种'转化器'"。"一个有机体赖以生存的是负熵，它不断地从环境中摄走秩序。"[15] 生命系统是"在熵的海洋中的一些负熵岛"，从环境汲取负熵是人的生命有序化的基本机制，所谓"生命力"就是生命的负熵化能力。负熵化能力衰弱、消失，生命系统就走向热力学平衡，就死亡。因此，调理和维护负熵化机制是维持生命健康的根本规律。

观点4，"气化"是中医认识的负熵化机制。中医认识到人是开放系统，通过与环境交换物质和能量来汲取负熵以建立和维持有序，将这种过程称为"气化"，将气化机制称为气机。认识到气机的正常与否是健康与否的基本机制，气机失常是基本病机之一，调理气机是基本治疗法则之一。同时认识到，气化包括性质相反的两种机制和过程，即"阴藏精"和"阳化气"，谓"阴者藏精而起亟，阳者卫外而为固"。其正态为"阴平阳秘"，即健康，阴阳失调则病，治疗需要调理阴阳。

观点5，"熵病"是深度病变。所谓熵病，是负熵化机制和过程失常为病。其实质是人的生命运动的负熵化水平不足以抵消不可逆的熵增加，出现以熵增加为特征的病态。熵病包括热熵病和广义熵病两种。热熵病是在人的能量代谢过程中，因熵产生和熵交换失调而形成热熵积滞，表现出一定症状的过程。典型的如中暑、感冒、内热等。广义熵病是生命运动的有序度下降而呈的病变。包括在分子、细胞、组织、器官等各个层次上的有序度下降，呈现为功能性异常（糖代谢紊乱、脂类代谢紊乱、酸碱平衡紊乱、蛋白质与核酸代谢紊乱、电解质代谢紊乱等），或结构性异常（生物节律紊乱、分子结构畸变等）。熵病的本质是生命运动中负熵化机制或过程失常，只能从负熵（信息）进行调理，无法从解剖学和一般的生理学、病理学来理解和防治。

## 六、自主性原理

定义：人是高级自组织系统，发病和愈病是人的生命运动的自主调理效应。

本原理由中医系统论首创，是根据系统自组织理论及中医的理论与实践，对人的自组织特性和规律，特别是人的自主调理机制进行研究的理论总结。

观点 1，人是高级自组织系统。系统自组织理论揭示了自组织系统的存在，系统自组织就是系统自己走向有序，系统的自组织机制有耗散导致有序、协同导致有序、超循环导致有序等。宇宙的演化发展就是自组织过程，产生出众多自组织系统，在现实世界上，生命是复杂的自组织系统（自我更新、自我复制、自我调节相统一），人是最高级的自组织系统（生命属性、社会属性、思维属性的自组织及其统一）。

观点 2，区分自组织与他组织。组织是指系统形成有序化结构的机制和过程，其本质是减熵增序，提高有序度。自组织是指动力、指令、调节都来自系统自身的组织机制和过程，他组织是指动力、指令、调节都来自系统外部的组织机制和过程。据此，系统分为自组织系统与他组织系统。人是自组织系统的典型，机器是他组织系统的代表，人与机器的差别可列数十种以上，但本质的差别在于人是自组织系统，机器是他组织系统。自组织是一种机制，"一只看不见的手"，不是什么物质成分或实体。医学研究的是人，必须如实地认识和理解其自组织特性。

观点 3，自组织是健康与疾病之本。人的生命产生和存在于非生命的环境中，但不被环境所破坏和瓦解，就在于人的自组织。生命的健康态有序稳定，是在复杂的环境中自组织的结果，是自组织机制和过程正常的效应。病变，即失序、失稳，并不是自组织机制的亡失，而是自组织机制或过程的失调、失佳的效应。治疗，就是要纠正自组织机制和过程的失调、失佳。自组织是健康、发病、愈病的内在动力和枢机，健亦健在自组织，病亦病在自组织，治亦治在自组织，愈亦愈在自组织。

观点4，自主性是人的自组织的突出特点。人作为最高级的自组织系统，具有自组织的各种基本特点，如自动性、方向性、目的性、自稳性、自主性等，而自主性最为突出。所谓自主性，是指系统对于来自内外影响系统的各种作用，都自主地进行反应。不经过系统的自组织过程，就不能改变系统的结构和功能，就不能影响系统的状态，只有经过系统的自组织过程，系统才对各种作用做出某种反应。可以是排斥、吸收、耗散、转化、适应，也可以滞留、积累、记忆，若干时间后再做出反应等。从医学角度讲，对于系统的扰动和冲击可有不同性质，如营养的、致病的、治疗的等，通过人的自组织过程，可自主地做出无效、增健、发病、愈病等不同效应。

观点5，自主调理造成"不倒翁"特性。由于自组织的自主调理，使人的生命运动能够保持高度自稳性。其特点是，系统状态的"正常值"是自主调理的"目的点"，系统状态在正常值范围内，自主调理就休止；系统状态一旦偏离正常值，自主调理就启动调理，直到调回正常值再休止。于是，内外条件不断地变化，不断地扰动和冲击系统状态，反复地启动系统的自主调理，反复地调理着系统状态，使系统的状态在无休止的变动和无休止的自主调理中，围绕着正常值波动，即以正常值为核心的稳定。人的生命运动就是在这种变动与自主调理的矛盾运动中保持健康，这种特性就像"不倒翁"，无论扰动来自何时何方，都可自主地调回到稳定态。

观点6，"阴阳自和"论是中医的自组织理论。中医认识并驾驭了人的自组织机制和规律，杰出者是认识了阴阳的"互根、互生、互化、互用"，由此而"阴阳自和"，走向和保持"阴平阳秘"健康态。认清了阴阳之"和调"，不是"他和"，而是"自和"；不只是"和调"之态，更是"自和"机制；"自和"正则健，"自和"差则病，"自和"失则亡。驾驭了"阴阳自和病自愈"的规律："凡病，阴阳自和者，必自愈。"发明了"调其阴阳之所自，阴阳自和必自愈"

等治法。同时，也认识了各子系统之间通过相互作用保持有序稳定的自组织机制，如五藏之间通过"生克乘侮"而自稳。

观点7，中医防治原理的核心是自主调理。中医有"标本"论和"治本"论，主张分清标本，重在治本，强调"养生知本，诊病求本，祛病治本，愈病固本"。治疗法则以"治病求本"为纲，认为"病变万端，各有其本，一推其本，诸证悉除"。病变和治疗的标与本有多个层次，中医认识到并强调要治到最深病本，即人的生命运动的自组织机制，谓"得一之道"。由此形成的防治原理，是依靠、调动、发挥人的自组织机制进行自主调理。

观点8，中医驾驭人的自主调理已两千多年。秦汉时期就认识到人的自主调理机制并用于临床防治，《汉书》总结了"八字金丹"（"有病不治，常得中医"），称不药自愈为"中医"；秦汉以降，医家们总结的"自和自愈"更多，谓"天下之病，竟有不宜服药者""病之在人，有不治自愈者""约略治之，自能向愈""阴阳自和病自愈"等；清代总结了"欲其阴阳自和，必先调其阴阳之所自"的规律。中药方剂、针灸、气功等的调理作用，主要是通过人的自主调理机制发挥功效。

观点9，推动人的自主调理是高级艺术。人是高级自组织系统，其自组织机制和过程高深而复杂，至今的研究和认识远不清楚。如何依靠、调动、发挥人的自组织机制进行自主调理，是一门复杂性极高的艺术。中医的防治原理对这一规律的认识还是自发的，需要大力开拓对人的自组织特性和自主调理机制的研究，揭示并自觉地掌握人的自主调理规律，把中医已经驾驭的依靠、调动、发挥人的自组织机制进行自主调理，发展为医学防治学的第一原理。

总起来说，中医系统论研究虽已40年，但其成果还是阶段性的。相对于人的生命运动及健康与疾病的复杂性而言，认识了的只是其中的某些方面和层次，还有更多更深的复杂性没有研究到，它可能是隐藏众多医学难题答案的地方，需要开拓更深的研究来破解。而要从中医系统论研究发展为系统中医学，特别是西方医学接受系统论发展为系统医学，还有很长的路要走，需要进行以世纪为时间单位的长期努力。

## 参考文献

[1] 贝塔郎菲. 一般系统论 [M]. 北京：清华大学出版社，1987：51.

[2] 邹珊刚，黄麟雏，李继宗，等. 系统科学 [M]. 上海：上海人民出版社，1987：47.

[3] 宋传玉，祝世讷，萧俊，等. 自然辩证法概论 [M]. 上海：上海医科大学出版社，1990：30.

[4] 贝塔朗菲. 一般系统论 [M]. 北京：清华大学出版社，1987：64.

[5] 李约瑟. 中国科学技术史（第2卷）[M]. 北京：科学出版社，1990：221.

[6] 贝塔朗菲. 普通系统论的历史和现状//中国社会科学院情报研究所. 科学学译文集 [M]. 北京：科学出版社，1980：310，314.

[7] 列宁. 哲学笔记 [M]. 北京：人民出版社，1956：146.

[8] 恩格斯. 自然辩证法 [M]. 北京：人民出版社，1984：95.

[9] 罗嘉昌. 从物质实体到关系实在 [M]. 北京：中国社会科学出版社，1996：8.

[10] 贝塔朗菲. 一般系统论 [M]. 北京：清华大学出版社，1987：25.

[11] 普利高津. 结构、耗散和生命//湛垦华. 普利高津与耗散结构理论 [M]. 西安：陕西科学技术出版社，1982：56.

[12] 石寿棠. 医原 [M]. 南京：江苏科学技术出版社，1983：16.

[13] 贝塔朗菲. 一般系统论 [M]. 北京：清华大学出版社，1987：113.

[14] 克雷洛夫. 系统方法的基本原理适合于研究复杂客体 [J]. 自然科学哲学问题，1985（3）：21.

[15] 杰里米·里夫金，特德·霍华德，等. 熵：一种新的世界观 [M]. 吕明，袁周，译. 上海：上海译文出版社，1987：50，48.

【中医系统论讲课提纲。2018年10月讲于广东省中医院"中医系统论系列讲座"；2019年3月讲于山东中医药大学系统中医学研究所临床基地（山东省中医院脑病二科）"系统中医学系列讲座"】

# 略论中医的系统论思想

系统论（system theory）是从 20 世纪 20 年代发展起来的一门新学科。它从研究生命机体的系统规律开始，把生命机体当作最典型的系统，因此对于生命科学和医学具有特别重大的理论相方法论价值。

近年有的科学家提出，科学已进入"系统时代"，人体科学一定要有系统观，而这就是中医的观点，所以医学的方向是中医[1]。中医有哪些系统观点，应当怎样评价，它在医学现代化中有何价值，应从理论上加以探讨。

一

要弄清中医的系统观，首先要弄清什么是系统论，什么是"系统时代"。一般认为，系统是由相互联系和相互作用的若干部分（要素）组成的具有确定功能的有机整体。这种有机整体的特点是，它由若干部分（要素）按一定结构互相联系构成，具有与组成它的各个部分（要素）迥然不同的新的整体功能（即系统质），这种整体功能也不等于各个部分（要素）的功能之总和；系统的整体功能由系统各部分（要素）间的相互联系棚相互作用的方式所决定。

冯·贝塔朗菲（Ludwing Von Bertalanffy 1901—1972，美籍奥地利生物学家）是现代系统论的英基者。他在生物学研究中，批判了当时关于生命本质的两种理论——"机械－简化论"和"活力－整体论"的错误观点，吸取其合理思想，创立了"有机论"。他指出："活的东西的基本特征是组织，对各个部分和各个过程进行研究的传统方法不能完整地描述活的现象。这种研究没有包括协调各部分和各过程的信息。因此，生物学的主要任务应当是发现在生物系统中（在组织的一切等级上）起作用的规律。"[2]

贝塔朗菲终生致力于系统论研究，力图确立运用于各种系统的一般原则。三四十年代又出现了贝尔纳的科学学、维纳的控制论、申农和维沃尔的信息论、诺伊曼和摩根斯坦的对策论、普里戈金的耗散结构理论、哈肯的协同论等，逐步从不同的方面和层次揭示出有机整体的系统基础、系统质和系统规律。五十年代形成了关于世界各个领域的系统规律的一般理论和方法——一般系统论。其基本原理已提出整体性、有序性、动态性、相关性、综合性、目的性等原则，其中最基本的是前四个原则。这些原则既是对系统的发展规律的概括，又是考察和调节系统对象必须遵循的法则。

人类对自然界的认识方法，经历了"整体—分析—系统"的发展过程。中世纪以前的古代科学，可称为"整体时代"。在当时的生产力发展水平上，人们还没有条件和手段分解对象，只能在直观观察的范围内，把宏观事物的整体形态作为考察的基本层次，从事物的总联系上来把握对象，而这些总联系的细节还不可能得到说明。因而，这种方法对事物总体一般性质的认识比较正确，但认识的程度却远不够精确和严格。从哥白尼开始的近代科学，把自然界的各种过程和事物分成一定门类，对有机体内部按其多种多样的解剖形态进行研究，"这是最近四百年来在认识自然界方面获得巨大进展的基本条件。"[3]（恩格斯）可用"分析"命名的这个时代，人们对自然的认识达到空前的广度、深度和精度。而这种方法固有的局限性，也在其发展中暴露出来。一般系统论问世，表明人类智慧达到一个新的高度——逐步建立起关于世界的系统图景。认识的焦点，已从"实物中心论"转向"系统中心论"，科学跨入了"系统时代"。

二

中医起始于科学的"整体时代"，具有那个时代的一些重要特征。值得注意的是，它具有许多超过那个时代一般发展水平的惊人创造，现代系统论的许多重要原则，都可以在那里找到某种原始思想，堪称系统论的一种"原型"。

系统论的等级秩序原则把宇宙看作一个巨大的等级系统，从基本粒子、原子核、原子、分子、细胞、机体、生物圈、生态环境、地球、太阳系到星系等，每个层次都是一个相对独立的系统，同时又是构成更大系统的子系统。因此，考察任何对象，既要把它看作由各个部分（要素）构成的有机整体，又要把它看作更大系统的一个部分（要素），注意部分与部分、部分与整体、整体与环境之间的错综关系。中医的天人相应论、脏象论、三因论等，正是把人、病、症视为一个整体，把人体视为一个整体，把人体与环境视为一个整体，把疾病看作病因作用于机体的整体反应，诊断和治疗都把机体和疾病放到系统背景中，包含了"等级秩序"的一些宝贵思想。

贝塔朗菲的"有机论"指出，生物体不是个别"部件"杂乱无章的堆积物，而是一个统一的有机整体。这个有机整体具有一种新质——系统质。它既不同于各部分的质，也不同于各部分质的相加和，而是系统各要素集成化的产物。它在结构上可以没有具体的物质形态，可能只作为系统状态的某种一般特征或整体的"比例部分"而存在，往往不能直接观察到，只有借助系统分析才能揭示它。中医基础理论的各个基本原理，正是关于机体的"系统质"的一些重要抽象和概括。元气学说认为，气是构成人体的基本物质和生命活动的基本功能，指出"人之有生，全赖此气""气聚则形成，气散则形亡""五脏元真通畅，人即安和"。气的升、降、出、入决定着生命机体的正常运动。它在解剖学上看不到、摸不着，正是那种大于部分之和的系统质，是人体作为功能系统最本质的东西。最近几年关于气功、人体特异功能的研究，越来越深刻地揭示出生命过程中气的实质和意义。有人主张把它列入我国古代四大发明。中医的理论核心——脏腑学说，所讲五脏、六腑和奇恒之腑，并非全指解剖学上的脏器，它包含了但又不等于解剖学上器官及其功能，有人认为它不伦不类，算不上科学概念。从系统论观点看，它是一种"概念性统一体"（Conceptual unity 或译"概念性单位"），是生命过程中实际存在的子系统，它在结构上不可能从机体中孤立开来，但在概念上可形成一个统一体（或单位），从而可单独分开来研究。至于经络，它更是不属于部分、只属于整体，不存在于尸体中、只存在于生命活动中的那种系统质。

系统论的有序性原则认为，系统的整体功能是由各部分（要素）之间相互联系和相互作用的方式决定的，不同方式建立起不同的内部秩序，形成不同的结构，表现为不同的功能。结构的有序程度决定系统的功能水平。结构是部分之间的秩序，功能是发展过程的秩序。贝塔朗菲指出："归根结底结构（即部分的秩序）和功能（即过程的秩序）完全是一回事：在物理世界中物质分解为能量的活动，而在生物世界里结构就是过程流的表现。"[4]生命作为开放系统，是在与环境进行物质、能量、信息交换过程中产生、发展、消亡的，它之所以不被环境瓦解，在于它本身具有自组织能力，能够建立和保持机体的有序稳定结构，形成稳定的功能。

普里戈金的"耗散结构"（dissipative structure）理论，揭示了开放系统在非线性过程和非平衡条件下，系统本身尽管在产生熵，但系统又同时向环境输出熵，输出大于生产，系统保留的熵在减少，所以走向有序。中医天才地"猜"到了机体作为开放系统的这种本质特征，其生理、病理观重点不在结构形态和器质性病变，而在机体功能，特别是自组织能力。"正邪斗争"论所讲的"正气"，实际指的是机体自组织能力；"邪气"的实质是增熵。所谓"正气存内，邪不可干""邪之所凑，其气必虚"，就是说，机体的自组织能力正常，能够控制机体与环境之间物质、能量、信息交换的数量和质量，机体不存在增熵过程，保持正常的有序稳态。机体自组织能力低下，机体与环境物质、能量、信息交换不能被控制在正常水平，出现增熵过程，即发生疾病。据此提出的"扶正祛邪"的治疗原则，把重点放在恢复和提高机体的自组织能力上，以调整物质、能量、信息交换过程，恢复内外环境的动态平衡，维持机体系统的有序稳态。

系统内部的有序稳态是怎样建立和维持的？系统论的动态原则指出，它既非"机械论"主张的"被动反应"，亦非"目的论"宣扬的造物主的安排，而是系统"自己运动"的结果。系统各部分（要素）之间的相互依赖、相互制约的联系和作用，形成系统的自我调节、自我控制功能，推动系统定向地（即所谓"有目的"地）发展，趋向结构的组织程度提高，即熵减少，信息量增加。也就是说，通过子系统间的相互作用和协同动作，把系统从运动中拖向一种"预定"的稳定状态，在正常情况下，系统在这种稳定状态上振荡。哈肯的"协同论"（synergetics）用统计方法揭示出，系统在多维空间中趋向于代表有序结构的"目的点"或"目的环"。在给定环境中，系统只有在"目的点"或"目的环"上才是稳定的，离开了就不稳定，系统要把自己拖到这个点或环上才能罢休[5]。中医的阴阳五行学说也天才地"猜"到了这一原理。《黄帝内经》说："阴平阳秘，精神乃治；阴阳离决，精气乃绝。"其实质是把生命活动的复杂因素和过程概括为对立统一的阴阳两相，即阴阳两个子系统，在正常的机体活动中能自动地达到阴阳的动态平衡——阴平阳秘。这是机体的最佳状态，即协同论讲的"目的环"。阴阳两相随各种因素的变化发生振荡，振幅过大偏离"目的环"时，阴阳失调，即成病态。所以，诊断和治疗，必须"谨察阴阳所在而调之，以平为期"[9]。所谓"平"，就是恢复"阴平阳秘"，回到"目的环"。而五行学说则提出了机体如何使自己趋向和维持在"目的环"上的粗略模型，认为机体以五脏为主的各子系统之间存在生、克、乘、侮等多维双向调节关系，这种关系是机体结构和功能本身具有的，是机体的一种自组织能力，只要机体内有增熵过程，使机体状态偏离"目的环"，它就通过反馈调节，推动系统运动，输出熵，把机体拖回到"目的环"，恢复和维持有序稳态。

基于"简化论"的分析程序，把整体分解为部分，又把部分相加为整体。这只有在诸部分之间相互作用不存在或可忽略不计，或者它们的关系是线性的情况下才能成立。而基于"系统论"的综合性原则，认为系统的自组织性、有序性和整体功能等，不存在于各个部分之中，而是存在于各部分之间的相互联系、相互作用中，要求进行系统分析，即从整体出发，着重分析各部分之间的关系，以揭示只属于整体层次的系统质和系统规律；强调这些关系、质和规律不是单因素的而是多因素的，不是线性的而是非线性的，不是固定的而是变动的，不是单变量的而是多变量的，不是单一层次的而是多水平、多层次交叉的；强调因果之间不是简单的机械决定关系，而是由多层次、多因素、多变量、多规律交互作用形成的多值、高阶非线性函数关系，是由所有这些关系的"多项式"集成的总和。中医的"辨证论治"，就是综合性原则的一种雏形。它排除单纯的线性因果关系和机械决定论，如实地把病理过程视为多层次、多因素、多变量的，非线性甚至是模糊的全部相互关系和相互作用的集成结果。它提出一个特殊概念——"证"，既非西医概念中的"病"或"症"，亦非对疾病单一因素或线性因果关系的概括，而是立足于整体、考察病因作用于机体的整体反映。所谓"八纲辨证""六经辨证""三焦辨证""卫气营血辨证""脏腑经络辨证"等，就是从多层次、多因素、多变量的非线性关系上来考察病因、病位、症状和机体反应，得出联立微分方程式的认识。它着眼点不在线性病因和局部病灶，而在人的机体，把"人""病""症"统一起来。所谓治"病"，实是治"人"（的机体），通过治"人"而治"病"。

## 三

医学的思维方式也经历着"整体—分析—系统"的螺旋式发展过程。古代医学具有"整体时代"的各种特征，用大自然的规律来类比和解释人的生理、病理过程，把人体视为与大宇宙密切相关的"小宇宙"，主张"天人相应"，从整体上把握了生理、病理的一些重要规律。1543 年，维萨里的《人体的结构》与哥白尼的《天体运行论》同年发表，医学随整个自然科学一起跨入"分析时代"。分析方法推动医学从群体、个体深入到系统、器官、组织、细胞、分子和亚分子层次，揭示了机体和疾病过程许多极其重要的机理，建立起一系列精确而严格的理论和方法，认识达到崭新的境界。但是，分析方法的固有局限性不可避免地给医学带来困难。各种各样的"牛顿模式"，如"人是机器""还原论""细胞联邦"，强调局部论、外因论、机械决定论、线性因果关系和孤立的封闭体系等，一度禁锢了医学家们的头脑。分子生物学、量子生物学的发展，对生命分解和了解得越来越细了，但许多医学家却感到，知道得越细、越多，反而知道得越少了——失去了全貌，对生命的理解仍很渺茫。

这个时代丢掉了前一个时代的整体观念。微耳和曾宣称："谁再提出全身性疾病问题，那是他把时代搞错了。"的确，"全身性疾病问题"不是这个时代的主题，但把它作为主题的时代终于到来了。神经内分泌学说、稳态学说、应激学说、免疫学说、受体学说等，都从不同方面揭示出机体的统一性和集成功能，认识的焦点，开始从细胞、分子等"实物"，转移到微观与宏观、结构与功能、物质与运动、机体与环境等种种"关系"上来。许多医学家回想起恩格斯在19世纪末说过的话:"部分和整体已经是在有机界中愈来愈不够范畴。"[6]认为需要一种超出实验具体项目和临床应用细节的抽象、概括性构思,提出制约和决定生命活动的最一般原理和定律。面对这些新的发展,许多学者认为,医学已走上"辩证综合阶段"。这一概括,已经触到了但还没有把准系统的脉搏,它表明,医学的"分析时代"即将过去,"系统时代"已经来临。

建立医学系统工程的条件已经成熟。现代系统论提供了一般的理论和方法;现代医学对机体和疾病的系统本质已有了初步认识,这些认识具有精确而严格的性质,基础是坚实的;中医的基本理论和方法包含丰富而深刻的系统论思想,反映和把握了人体作为功能系统最本质的东西。充分发挥这几方面的优势,就可以逐步揭开人体的系统之谜,把医学推向一个新的时代。

所以说中医是方向,主要在于它的系统观和系统方法,在于这种观点和方法与现代系统论本质一致,与科学发展的趋势相适应,与时代的要求相吻合。这是发展我国医学的巨大优势,它的价值将在系统时代充分显示出来。

当然,谁也不会把中医与现代系统论等同起来,两者之间存在时代差距。中医形成于整体时代,没有经过分析时代的"分化",虽然避免了分析程序带来的那些弊病,但也没有吸收分析时代发展起来的认识手段,对机体的系统本质,没能从各个细节上加以揭示,仍保留着经验的总结、现象的描述、猜测性的思辨等特点,其发展程度远未达到现代水准。具体来讲,这种历史局限性表现在两个基本方面:第一,对于机体的系统基础、系统本质的认识,还是朴素的、模糊的。关于系统的等级秩序、开放性、有序性、动态性、"目的性"、综合性和自组织等基本规律,远远没有被真正揭示出来。关于物质、能量、信息的本质、相互关系及其作用,关于结构与功能的关系等基本问题,有的虽然已经涉及,但没有建立起确切的概念和范畴,还没有从本质上把握准,有些内容则远未触及;已经形成的各种认识,也多属思辨的和定性的,没有达到实证和定量水平。第二,对系统进行调节的"工艺"是粗略的、笼统的,本质上是"黑箱"式的。

"黑箱"方法是现代控制论的重要方法之一,但不居主导和基础的地位,是

"白箱"方法的补充和发展。而中医缺乏发达的"白箱"方法作基础，把"黑箱"方法作为主导的和基本的方法，这种"黑箱"方法在很大程度上是模糊的，特别是缺乏定量基础，远不能广泛应用数学手段，对系统的调节和控制就达不到必要的精确和严格程度，离系统工程的要求差距很大。

历史的差距应当由历史的内容来弥补。一般系统论问世，绝不仅仅是认识方法或认识角度的变换，而是科学的探针达到了新的深度，是人类全部科学知识集成的结晶。它好像是向整体时代的"回复"，但已进到了高一级的程度。中医的系统论"原型"要发展到现代水平，当然不应再"重演"分析时代的历史，但吸收分析时代以来形成的科学理论和方法的主要成果，是不可超越的一步。只有充分运用已有的科学成果，才能充分发掘和发扬中医的系统论思想，才能逐步深入地揭示出机体的系统基础和系统规律，才能在中医传统理论的基础上，在与人体、疾病有关的所有现代科学成果的基础上，建立起关于人体、疾病、诊断、治疗等各个系统的具有现代水准的系统认识和系统调节"工艺"，进而发展为医学系统工程，才能充分发挥中医的巨大优势。

## 参考文献

[1] 钱学森. 系统科学、思维科学与人体科学 [J]. 载：自然杂志，1981，4（1）：3-9.

[2] 贝塔朗菲. 普通系统论的历史和现状 [J]. 载：科学学译文集. 北京：科学出版社，1980：309.

[3] 恩格斯. 反杜林论 [M]. 北京：人民出版社，1970：18.

[4] 贝塔朗菲. 一般系统论导论 [J]. 载：自然科学哲学问题，1979，(3)：42.

[5] 钱学森. 系统科学、思维科学与人体科学 [J]. 载：自然杂志，1981，4（1）：3-9.

[6] 恩格斯. 自然辩证法 [M]. 北京：人民出版社，1971：191.

【原载于山东中医学院学报，1982，6（2）：30-34】

# 中医系统论思想研究进展

20 世纪 70 年代末以来，我国开展了中医学系统论思想的研究。这项研究是在"十年动乱"结束之后，在发掘和发展中医学的新时期，在现代系统论和系统工程在我国广泛传播和应用的推动下，开辟的一个新的研究领域，它涉及医学观和医学方法两个基本方面，而两者在内容上又是统一的。参加研究的不限于中医学和中西医结合工作者，而且有哲学工作者、自然辩证法工作者和科学技术工作者。研究的发展很快，已发表几十篇论文，在新出版的几本医学辩证法、医学方法论著作中做了专题论述，创办了《中医系统工程》杂志，并正在编写关于中医系统论的专著。研究的基本内容，已有以下几个方面：移植一般系统论原理研究中医学的观点和方法，肯定并高度评价中医学的系统论思想，整理和阐发中医学的系统观和系统方法，为把中医学朴素的系统论雏形提高到现代水平作初步探索。

现把几年来研究的进展简要综述如下。

## 一、系统论对于研究中医的意义

随着对系统论研究的深入，国内许多学者越来越强调，系统是世界存在、联系、发展的一种普遍形式，系统性是世界的一种根本属性，系统规律是世界的普遍规律[1]。系统规律应是辩证法的主要规律或基本规律之一，它可表述为：任何客体都是由一定量的相互联系和相互作用的要素组成的一个系统整体，这个系统整体具有构成它的那些要素单独来说没有的、综合的属性和规律性。[2]有的学者认为，系统规律是 20 世纪人们发现的一条新的规律，它深化发展了普遍联系的规律，揭示了事物系统联系综合运动的整体规律，深化发展了对立统一规律，揭示了事物复杂系统的发展规律；深化发展了量变质变规律，揭示了事物系统结构变化引起事物质变的规律；深化发展了否定之否定规律，揭示了事物发展的系统化、有序化、组织化、分支化规律，是对唯物辩证法的深化和发展，正在引起一场哲学革命[3]。

一些论著提出，系统性和系统规律客观存在，人类对它的认识有一个发展过程。古代人类已有自发认识，亚里士多德、中医学都是杰出的代表；近代以来，从黑格尔到马克思和恩格斯，把人类对系统规律的认识从哲学上作了高度概括，但限于历史条件没有形成专门的系统论；贝塔朗菲的一般系统论，才标志人类对系统规律的认识达到了自觉，建立起关于一般的系统规律的理论[4]。我国著名科学家钱学森教授倡导建立系统科学，主张分为系统学、系统技术科学与系统工程三个层次[5]。这样，就可以把人类对系统规律的认识和驾驭，概括为作为哲学世界观和方法论的系统论、作为科学的基础理论的系统学和作为应用技术的系统工程。

系统论无论从哲学角度还是从基础科学和工程技术的角度，无论是从理论上还是从方法上，对中医学的研究都具有重大意义。有学者认为，生命、人体、疾病是世界上最复杂的系统，系统论为医学提供了认识论和方法论基础，把系统论应用于医学研究，可使辩证思维在医学中具体化；中医学有朴素的系统思想，把系统论应用于中医学研究，可促进中医思维方式向现代化水平发展[6]。也有学者认为，人类对自然界的认识史，在方法上经过"整体—分析—系统"的螺旋式发展，现已跨入"系统时代"；医学同样经历着"整体—分析—系统"的发展过程，医学的"分析时代"即将过去，"系统时代"已经来临，医学正处在重新定向，系统论将成为基本的指导性观念和方法。建立医学系统论和医学系统工程的条件已经成熟，中医的系统论雏形奠定了重要的基础，一般系统论和系统科学提供了有力的理论和方法，应自觉地顺应科学和医学的发展趋势，充分运用各种有利条件，彻底揭开人体和疾病的系统之谜，把医学推向一个崭新的时代[7]。

在医学科学正处在发生历史性转折的时候，研究中医学的系统思想，无论在理论上还是在方法上，都具有重要的价值。有的认为，医学的理论模式正从"生物医学"转向"生物－心理－社会医学"，方法模式正从"还原论"转向"系统论"，应当建立医学系统论和医学系统工程。医学系统论属于医学基础理论，应当在现有生物学、生理学、病理学、药理学的基础上，全面地揭示生命、人体、疾病的系统特性、系统功能、系统基础、系统规律，建立起医学自己的概念、原则和理论，作为一般系统论的分支或具体化，形成独立的学说。在医学系统论的指导下，建立医学系统工程，在对人体和疾病的认识（实验研究、临床诊断、社会调查等），对疾病的预防和治疗，以及与防治有关的专业和社会管理等诸方面，从整体出发，全面把握各个要素，按照系统规律，对疾病实施最佳控制。对于实现这一转变，目前已有三个基本条件：第一，现代医学的理论和方法正自发地趋向"系统模式"；第二，中医学包含着"系统模式"的雏形；第三，一般系统论提供了理论原则[8]。有人提出，中医学的理论模式和方法模式，在实现医学模式的转变中，起着桥梁的作用。"我国实现向'生物－心理－社会医学'模式转变，本来就有许多有利条件。首先，在祖国传统医学中，关于'天人合一''天人感应''人与天地相参也，与日月相应也'等认识以及把'四时之化，万物之变'的环境因素看成与人的健康利害相关的思想，正是朴素的系统理论在医学上的应用。"[9] "中医学原始模型的突出之处恰到好处地弥补了生物医学模型的内在缺陷，中医学在医学模型连同方法论方面所独具的特点，将必然在医学模型的转变过程中发挥其桥梁作用。"[10]

总之，这些研究认为：

第一，系统规律具有普遍的性质，因此，系统论和系统科学具有普遍的理论和方法论意义。

第二，人体和疾病是一种典型的系统，系统论对于医学具有特别重要的意义。

第三，医学正从"分析时代"跨入"系统时代"，系统观和系统方法将成为医学的主导性观点和方法。

第四，中医学有朴素的系统思想，在医学的划时代发展中，将起到桥梁作用。

## 二、中医学的系统论雏形

几年来，学界对中医学的系统思想进行了较为深入地探讨，从以下几个方面做了基本的分析和讨论。

**1. 肯定中医学包含系统论的原始思想**

1980年钱学森先生指出："西医起源和发展于科学技术的'分析时代'，也就是为了深入研究事物，把事物分解为其组成部分，一个一个认识。这有好处，便于认识。但也有坏处，把本来整体的东西分割了，西医的毛病也就在于此。然而这一缺点早在一百年前，恩格斯就指出了，到大约二十年前，终于被广大科技界所认识到，要恢复'系统观'，有人称为'系统时代'。人体科学一定要有系统观，而这就是中医的观点。"[11]

其他许多研究都明确提出，中医虽然起始于"整体时代"，但它具有许多超过那个时代一般发展水平的惊人创造。现代系统论的许多具体原则，诸如整体性、相关性、有序性、动态性等，都可以在那里找到某种原始思想，堪称系统论的一种雏形[12]。五行学说与现代的系统论确有许多相似之处。如果说，阴阳是一种古代的对立统一学说，那么完全有理由把《黄帝内经》中的五行称作是一种原始素朴的普通系统论。它主要表现在：第一，五行作为一种方法论，实际上它把所有对象都当作系统整体来对待；第二，认为任何事物都由五行这五个方面按一定规律相互联系，形成事物的整体功能结构；第三，认为五行结构系统具有保持动态平衡的能力，并且通过与反馈机制相似的五行生克乘侮关系，说明系统保持稳定的原因。[13]有学者指出，在两千多年前形成的中医学理论中，就已经自发地运用了系统方法的许多基本原则，含有丰富的系统思想，我们称之为古代朴素的系统观。其具体内容主要是：①以元气论为核心的宇宙观；②人与天地相应的观点；③人体的整体观；④阴阳五行的调整模式。[14]

**2. 中医系统论思想的基本内容**

一般认为，中医学的系统论思想内容丰富而深刻，可概括为系统观和系统方法两个基本方面。

关于中医学的系统观，有的学者把它概括为整体观、联系观、稳态观、恒动观四个基本方面[15]。有的学者把它归纳为自然、社会与人的大系统思想，生理观的系统思想，病理观的系统思想，治则、治法、方剂的系统思想，阴阳五行学说的系统思想等几个方面[16]。有的学者认为，中医学的整体系统观，是在整体观念指导下的系统调节思想，大致包括"天人相关""藏象相关""形神相关"等方面的观点[17]。

关于中医学的系统方法，有的学者认为，中医方法的突出特点，可概括为一个"辨"字，一个"统"字。"辨"，即在对立统一观点指导下的辨证论治；"统"，即在整体观念指导下的系统调节；同时，两者结合起来，形成矛盾分析与系统分析的统一。这种观点和方法把人体视为一个有机整体，把人体与环境也视为一个有机整体，把疾病看作病因作用于机体的整体反应，诊断和治疗都把机体和疾病放到系统背景中[18]。有的学者认为，中医学的系统方法主要体现在三方面：第一，在自然、社会与人的系统观指导下，把人作为自然和社会这个大系统的一个分系统，从系统背景上考察，并从生理、病理上考察五行系统和阴系统、阳系统，使我们能从总体上、从最优协调及其失控上把握疾病的机转。第二，发挥中药方剂的整体功效。方剂以各单味药为基础，进行不同的排列组合，共同完成各单味药物所不能完成甚至不具备的整体功能。第三，辨证施治要求在诊察疾病时，从系统调整出发，自觉地联系地理位置、气候因素、环境因素、精神因素、病人体质、邪气盛衰、疾病的来去转归等，进行综合分析，做出全面诊断，确立治则，选用方药。[19]

不少文献对《黄帝内经》的系统论思想作了探讨，认为《黄帝内经》中没有系统这个词，但就现代系统论中关于系统这个概念所包含的内容来看，《黄帝内经》中却有十分丰富的相似内容。尽管它以朴素的形式出现，然而却表现出其天才思想的光辉，这主要体现在：①《黄帝内经》自然观中的系统思想，其中最突出的是"天人相应"思想。②《黄帝内经》生理观的系统思想，其中最突出的是五脏一体观。③《黄帝内经》病理观的系统思想，其中最突出的是从正邪系统中分析病因、病机的思想。④阴阳五行学说的系统思想，主要是从机体的整体反应来看阴阳的对立统一和五行之间的生克制化。[20]

不少文献对《伤寒论》的系统论思想作了探讨，认为张仲景创立的六经辨证理论，把人体视为以六经为纲纪，表里关联、内外相应的整体系统。整个六经，是总体系统，每个经是分系统或子系统。整个六经系统代表病人是由六个相互联系的部分组成的有机整体，疾病是由六个相互联系的阶段组成的总体过程。六经辨证是系统方法的萌芽，充分体现了系统方法的综合性、整体性特征，是古代的系统方法[21]。并且认为，五脏和六经是两个不同的系统，虽然两者都是由各部分组成的系统整体，但其组成结构（如经络、脏腑的排列组合顺序）不同，因而系统的总体功能不同，分别表示内伤和外感病不同的发生、发展、演化和证治的规律。[22]

## 三、中医学系统论思想的特点

由于医学的对象是人体和疾病的特殊性，由于中医学发展所处的特定社会历史、科学文化背景，中医学系统论思想不仅包含了一般系统论的一些一般原则的原始思想，而且在内容和形式上，都形成了自己的特点。近几年的研究对这些特点作了一些具体分析。

一般认为，中医学的人体观、疾病观中，生理学、病理学中，预防、诊断、治疗的思路和方法中，都贯穿着现代系统论的一些基本思想。而这些思想又具体化为医学内容，用中医学的语言表达出来，可以从这些基本思想来看中医系统论的特点。

关于整体观。整体性是系统中最突出的原则，也是中医学的突出思想，两者在本质上是一致的。多数研究首先充分肯定这一点，但有的学者提出，按照系统论观点，中医学的整体观不是《中医学基础》所讲的"人体是有机的整体"和"人和自然的统一"这两点，而是中医学把握了人体和疾病的"整体大于部分之和"的性质，把握了只存在于整体水平的"系统质"，中医学的脏腑学说、气血学说、经络学说、形神学说等，都提出对人体和疾病的"系统质"的抽象和概括。[23]有的学者认为，这是实际存在的子系统，它在结构上不可能从机体中孤立出来，但在概念上可形成一个统一体，从而可单独加以研究，可称为"概念性单位"或"概念性统一体"[24]。有的学者不同意把脏腑、经络等视为"概念性统一体"或"机能环",而认为它是一类时空结构,可称之为"气化结构",它是"气"在空间的有序组合,"气"是这类结构的物质基础。[25]

关于联系观。系统论的相关性原则,指出了系统的整体性的根据,从结构与功能的辩证关系,阐明了结构与功能的统一性。不少研究认为,中医学在生理、病理、药理上,正是从联系、相互作用入手的,这主要表现在其天人相应观、藏象学说、正邪斗争论、阴阳学说、五行学说以及对一些全息现象的把握上。[26]有的学者从藏象学说入手,对中医学的联系观作了较全面的分析,指出:中医学认为,构成人体的各个要素并不是杂乱无章地凑合一起的,而是按照一定的规律进行联系的。这种联系贯穿表现在以下四个方面:第一,所有要素通过经络联结成一个系统整体;第二,生理和病理的特殊相关性形成了五脏子系统;第三,五脏子系统的相互协调使机体保持相对稳态;第四,五脏子系统与精、气、血、津液相联系。[27]有的研究对中医学所认识的全息现象做了分析,认为中医学很早就认识到在面、耳、鼻、舌、手、脚等局部狭小区域内,具有全身五脏六腑和肢体的缩影,有整体信息。而脉诊是以全息思想为基础的,相同穴位的分布在机体不同部位有重复,更说明了整体中各局部间的互相联系。[28]

关于稳态观。有序稳定是系统论的一个重要原则,耗散结构理论揭示了开放系统有序与无序、稳定与不稳定的矛盾运动。稳态观是中医学的重要思想。有的学者认为,中医学的阴阳学说、正邪斗争论实际上把人体和疾病作为一个开放系统,从内环境和外环境的涨落,从物质、能量、信息的输入和输出,来认识正与邪的力量对比,来看待阴与阳的辩证关系,把"阴平阳秘"作为机体有序稳定的标志。阴阳失调、邪盛正衰是一种增熵过程,扶正祛邪、调和阴阳是一种减熵过程。[29]有的学者认为,中医学的气化学说,实际上把人体视为一种耗散结构,气的升、降、出、入就是物质和能量的输入、输出及其耗散过程,气机正常,是维持正常生命的基础。故强调:"出入废则神机化灭,升降息则气立孤危。故非出入,则无以生长壮老已;非升降,则无以生长化收藏。是以升降出入,无器不有,故器者生化之宇,器散则分之,生化息矣。故无不出入,无不升降。"[30]在研究中,对"平衡"和"稳定"两个概念的联系与区别进行了探讨。[31]其中，涉及对中医阴阳学说的认识，有的学者提出，"阴平阳秘"是中医对"稳态"的认识和把握，把它解释为"动态平衡"是不对的，认为，人与天地相应说明人体是一个开放系统，气化活动说明生命活动过程不存在平衡，生长、发育、衰老是一个量变质变的过程，不是平衡发展的过程，古代解释的阴阳的关系并无平衡的含义，所谓"平衡"是对人体"稳态"的误解，在理论思想上是一种倒退[32]。

关于恒动观。动态性是系统论的又一原则，它阐明系统在"自己运动"中"有目的"地自我维持有序稳态的规律，协同学揭示了这种自组织过程的机制，这也是中医学的重要思想。有的学者指出，中医的五行学说把人体视为由五脏为主的五个子系统构成的统一体，人体可以通过五行之间的生克乘侮作用进行自动调节，实现多级控制和反馈自动调节。[33]有的学者认为，中医的阴阳五行学说明确地把阴平阳秘作为代表有序稳态的"目的点"或"目的环"，把阴阳失调视为偏离"目的点"，把调整阴阳作为推动机体回到"目的点"上的努力；而机体自己有一种自组织、自维持的内在机制，就是中医学通过五行学说所表达的粗略模型，五行是人体的"内稳定器"，它通过五行之间多级多维正负反馈调节关系，实现自我调节和自我稳定。[34]

关于系统方法。一般系统论的方法论原则在中医方法论中有许多具体的形式。我国研究泛系方法论的专家——武汉数字工程研究所研究员吴学，误认为《黄帝内经》以来的中医学具体地研究了观控、模拟与生克等关系及其在医学中的应用，具体化为表里分析、藏象理论、五行生克与辨证论治等，其模式中潜在地含有普适性的方法论，除包括了现在控制论中的黑箱、灰箱与辨识等朴素的原理性概念外，还隐藏了泛系的系统观、转化观与对称观，以及许多泛系关系转化的体例。[35]有的研究从控制论角度分析了中医辨证论治方法中运用的系统原则，诸如平衡原理、负反馈调节、程序控制、多路多级控制、最优控制、模糊控制等。[36]有的研究认为，对中医系统方法的认识，不能停留在"简单对号"上，应深入发掘和阐发其实质性内容，充分体现中医特色。并认为，中医系统方法的特有的形式和内容主要有以下四个方面：第一，整体观指导下的全身调节；第二，联系观指导下的矛盾调节；第三，稳态观指导下的功能调节；第四，恒动观指导下的自我调节。[37]

## 四、如何提高和发展

研究一般在充分肯定中医系统论思想的科学性的同时，也指出其历史局限性，讨论在现代条件下如何进一步提高和发展的问题。

关于其历史局限性，一般指其朴素性、原始性、不完备性，存在一些缺点甚至错误。有的学者指出，五行学说作为系统论的一种原始形态，从某种固定的简单数字排列中，从特殊的物质属性和特殊关系中，去寻找系统整体普遍适用的一般结构模型，它只能在一个很狭小的范围内说明某些关系，而不能科学地反映所有系统结构的一般关系和一般规律。[38]有的学者指出，中医学没有经过近代"分析时代"的分化，虽然没有带上近代医学那种特有的局限性，也没能吸收和运用近代以来发展的，对于中医学有益、有效的科学技术，因而使它在观点和方法上，与现代系统论虽有许多相同之处，但也存在"不可通约性"，不能直接等同，两者之间存在着时代差距，中医学的系统论思想远未达到现代水平。其历史局限性主要表现在以下两方面。

第一，在系统观上，强调了整体，但对细节、机制缺乏深入了解，因而整体观是模糊的；强调了运动及其永恒性和守恒性，但对于什么在运动、为什么运动、为什么永恒等内在规律还没有从人体本身加以充分说明，因而恒动观是笼统的；提出了许多概念、原则，但许多概念的内涵和外延确定得不够严格，许多科学结论缺乏足够的实验验证，带有假说的性质，一些基本的原则往往带有经验的总结、现象的描述、猜测性的思辨等特点，还不能认为是严格科学的观点和理论。

第二，在方法方面，由于对整体的认识是模糊的，因而对整体的调节和控制主要依靠"黑箱"方法；由于对各种关系、联系的物质基础和作用过程缺乏具体了解，因而对"黑箱"的辨识、控制、阐明也都是粗略的；它强调了有序、稳定、自我调控，但对此有关的多因素、多变量、非线性的相互作用，只是从宏观整体有了基本认识，其微观细节缺乏了解，对这些因素、关系、作用的考察和控制以定性为主，没有达到定量要求。[39]

一些研究提出，要把中医的系统论思想提高到现代水平，实现现阶段的新发展，应坚持继承、移植、创新相结合的原则，从如下有机联系的三个方面做出努力：第一，全面发掘、整理、阐发中医学系统论思想的基本内容，充分发扬这一优势；第二，深入探讨和揭示人体和疾病的系统规律，建立起更加科学严格的系统概念、范畴、原理，形成基础理论体系；第三，移植系统工程原理，引进近代以来发展的实验、分析、数学等方法，按系统规律建立起新的考察思维方式，控制操作工艺和组织管理程序，全面提高医疗效果。这些努力的基本目标是创立中医系统论和中医系统工程，进而发展为医学系统论和医学系统工程。[40]

一些文献指出，目前中医系统论思想的研究面临的主要问题，是对其科学内核的发掘还不深透，对其历史局限性的认识还不够清晰，临床应用研究比较薄弱，研究的方法和手段还比较落后。因此，要推动这项研究进一步提高水平，应当加强现代一般系统论和系统科学的学习、宣传、研究，更加有计划地组织好传统思想的发掘、整理研究，改革研究方法，把注意的焦点放在人体和疾病本身，按照系统科学的要求，把人体和疾病的系统规律从人体和疾病本身加以阐明。[41]

对中医系统论的研究正在深入。有人已写出《中医系统论导论》，较全面地阐发了中医学的系统思想，这主要是整体观和全身调节、联系观和矛盾调节、稳态观和功能调节、恒动观和自我调节。从科技史和医学史的角度，分析了中医学系统思想的巨大优势及其历史局限性，讨论了建立中医系统论的迫切性及其在当代医学发展中的地位和作用，探讨了发展中医系统论的方向、途径及必须解决的一些重大课题，为发展中医系统论作了一些初步的理论性的探索。[42]

对中医系统工程的研究也正在深入发展。湖北中医药大学创办的《中医系统工程》杂志已发行三期，较全面地反映了国内系统工程研究的发展动态。目前，这项研究主要集中在两个方面：第一，中医系统工程的理论问题，主要探讨如何把中医预防、诊断、治疗的原理原则和具体操作，转变为现代系统工程的方式的问题，如定量化、客观化、规范化、模型、语言等，吴学谋提出了用泛系辩证的模型来统一各家学说，把中西医的原理与系统工程原理有机地结合起来，发展为泛系医学的设想。[43]第二，中医系统工程的应用研究，特别是电脑中医的研究和发展。一方面探讨实现中医电脑化的途径和方法，认为主要是三个基本环节：确定高疗效的辨证论治方案（作为原型）；将此原型转换为数学模型；将数学模型转换为电子计算机程序，输入电子计算机。[44-46]另一方面，对电脑中医进行了较广泛的试制研究，已从科研教学型发展到临床应用型，从单人机（只装一位或几位名老中医的程序）发展到具有综合功能的中医智能模拟系统，并正在发展微型机。[47]这项研究正引起更加广泛的重视，特别在新技术革命的挑战面前，它将是中医学迎接挑战的一个"桥头堡"，是使中医能够迎头赶上"第三次浪潮"的一座桥梁。

## 参考文献

[1] 高等医学院校选用教材. 自然辩证法原理 [M]. 上海：上海科技出版社，1985.

[2] 高宝庆. 试论发展中的辩证法科学体系 [J]. 学术月刊，1984，12.

[3] 孙凯飞. 系统规律深化发展了唯物辩证法规律 [J]. 哲学研究，1984，12.

[4] 祝世讷. 中医系统论导论 [M]. 山东中医学院教材.

[5] 钱学森. 系统科学、思维科学与人体科学 [M]. 自然杂志，1981.

[6] 高等医学院校选用教材. 自然辩证法原理 [M]. 上海：上海科技出版社，1985.

[7] 祝世讷. 医学的系统时代与中医 [J]. 医学与哲学，1982，3.

[8] 祝世讷. 医学方法：从还原模式走向系统模式//全国首届医学方法论学术讨论会论文集 [C]，1983.

[9] 彭瑞聪，李天霖，阮芳赋，等. 需要全社会关注的事业 [J]. 瞭望，1984 (9)：39.

[10] 常青. 中医学在医学观转变中的作用 [J]. 医学与哲学，1982，11.

[11] 吕炳奎. 对当前中医工作中几个问题的看法 [J]. 上海中医药杂志，1981，4.

[12] 祝世讷. 医学的系统时代与中医 [J]. 医学与哲学，1982，3.

[13] 刘长林. 《内经》的哲学和中医学的方法 [M]. 北京：科学出版社，1982：

80-103.

［14］王宝峰，等.三论与中医参考资料之一：内蒙古中蒙医研究所编［C］.1982.

［15］祝世讷.中医系统论导论［M］.山东中医学院教材.

［16］李金庸.中医辩证法简论［M］.太原：山西人民出版社，1983：148-160.

［17］黄建平.祖国医学方法论［M］.湖南人民出版社，1982.

［18］祝世讷.医学的系统时代与中医［J］.医学与哲学，1982，3.

［19］刘汝琛.中医辩证法概论［M］.广州：广东科技出版社，1983：395-397.

［20］王全志，等.《内经》辩证法思想研究［M］.贵阳：贵州人民出版社，1983：164-172.

［21］肖德馨.《伤寒论》的方法论研究［J］.新中医，1983，2.

［22］肖德馨.六经辨证纲要［J］.北京中医学院学报，1981，3.

［23］祝世讷.略论中医的系统论思想［J］.山东中医学院学报，1982，2.

［24］侯灿.从现代医学发展的特点和医学方法论看中西医结合［J］.医学与哲学，1980，2.

［25］孔庆洪，等.中医理论与耗散结构［M］.内部资料.

［26］祝世讷.中医系统论导论［M］.山东中医学院教材.

［27］雷顺群.系统论与藏象学说［J］.辽宁中医杂志，1980（11-12）.

［28］孟庆云.祖国医学对生物全息现象的论述与现代系统论［J］.医学与哲学，1981，4.

［29］祝世讷.中医系统论导论［M］.山东中医学院教材.

［30］孔庆洪，等.中医理论与耗散结构［M］.内部资料.

［31］医学与哲学，1983（1，5，8）.

［32］孔庆洪，等.关于阴阳的平衡与非平衡的探讨［J］.医学与哲学，1983，8.

［33］孟庆云.黄帝内经与控制论［J］.辽宁中医杂志，1980，6.

［34］祝世讷.略论中医的系统论思想［J］.山东中医学院学报，1982，2.

［35］吴学谋.一种跨学科的新研究——泛系方法论［J］.百科知识，1983，10.

［36］孟庆云.祖国医学辨证施治中的控制艺术［J］.辽宁中医杂志，1980：10-11.

［37］祝世讷.谈中医学的系统方法［J］.山东中医学院学报，1985年专辑.

［38］刘长林.《内经》的哲学和中医学的方法［M］.北京：科学出版社，1982：

80 - 103.

[39] 祝世讷，等. 中医理论和方法的优势 [J]. 山东中医学院学报，1984，1.

[40] 祝世讷. 创立中医学系统论和系统工程 [N]. 健康报，1985 - 01 - 06.

[41] 祝世讷. 系统论在中医学的应用研究//中华全国中医学会"2000 年的中医"论证会论文集 [C]，1984.

[42] 祝世讷. 中医系统论导论 [M]. 山东中医学院教材.

[43] 吴学谋. 泛系方法论与辨证施治的泛系医学模型 [J]. 中医系统工程（试刊）：2 - 3.

[44] 湖北中医学院中医学控制论研究室. 电脑中医的研究方法 [J]. 医学与哲学，1982，4.

[45] 周学智. 中医控制工程研究中的几个问题 [J]. 医学与哲学，1982，4.

[46] 宋传玉，李太航. 功能模拟法的一次尝试 [M]，医学与哲学，1981，4.

[47] 湖北中医学院. 中医系统工程 [M]. （试刊）：1 - 3.

【1985 年"中医系统论研究"讲稿，讲授于 1985 年 7 月"全国中医学方法论学习班（北京）、1985 年 9 月"全国中医科研方法学习班（南京）"等】

# 中医系统论研究进展

中医系统论是关于人的健康和疾病的系统规律的科学。它是现代系统科学在中医学应用研究的产物，是系统科学与中医学的交叉学科，既是中医学的新兴分支学科，又是系统科学的新兴分支学科。中医系统论研究始于 20 世纪 80 年代初，十多年来取得重要进展，它的理论和方法，对于中医学的继承发掘和现代化研究，显示和发挥出重要的理论和实践价值，是目前中医多学科研究中最富生命力的领域之一。

## 一、学术研究日益深入

中医系统论研究由我国著名科学家钱学森倡导，他在 1980 年写给吕炳奎的信中提出："人体科学一定要有系统观，而这就是中医的观点。"[1]此后他在关于人体科学和中医学研究的一系列论述中，反复强调要移植和应用系统科学的理论和方法，1991 年提出人体是开放复杂巨系统的观点和从定性到定量综合集成的研究方法；他关于中医的论述中，重点之一是中医的系统论思想，认为"中医理论包含了许多系统论的思想，而这是西医的严重缺点"[2]。强调科学正从"分析时代"进入"系统时代"，中医的系统论思想合于新的时代潮流，因而医学的方向是中医的现代化。他指出："中医理论的现代化还是要从系统论、系统科学、系统学开始，然后才有希望搞出真正的现代化的中医理论。"[3]对于笔者在中医系统论研究上所做的努力，他多次写信给予热情的鼓励和支持。

20 世纪 80 年代上半叶，中医系统论研究出现一股热潮，发表的文献数以百计，主要成果包括：把现代系统科学应用于中医研究，开辟了中医系统论这一新的研究领域；对中医和西医的思维方式进行比较研究，揭示并认定中医的思维方式的根本性质是系统论的，而西医的思维方式是还原论的，这种差别是造成中西医之间"仁者见仁，智者见智"的学术分立的内在根源；对中医的系统论思想进行了发掘研究，发现现代系统论的许多基本原理，差不多在中医学中都可以找到其某种原始思想，中医学堪称系统论的一种雏形；认识到系统论思想是中医学的特色和优势的实质和核心，中医学要实现现代化，必须坚持和发展其系统论思想；提出以中医学传统的系统论思想为基础，吸收现代系统科学的新的理论和方法，发展为具有现代意义的中医系统论和中医系统工程。

20 世纪 80 年代中后期以来，随着研究向纵深发展，出现了一些具有重要历史意义的发展势头和研究成果，突出地表现在：①对中医传统的系统论思想进行全面的发掘和总结，对其性质、特点、内容做出系统的阐发。这方面的论文和著述颇多，最有代表性的是刘长林的《内经的哲学和中医学的方法》《中国系统思维》。②运用现代系统科学的理论和方法，对中医系统论思想进行发展研究，建立中医系统论的理论体系。笔者在 1984 年提出了建立和发展中医系统论与中医系统工程的设想[4]，在《中医系统论导论》《系统中医学导论》《中医系统论》等专著和《论中医系统论》等几十篇论文中，尝试对中医系统论的基本思想和原理进行系统的总结和阐述，提出了一个初步的理论框架。③许多高等中医院校将中医系统论列为教学内容，这在研究生教育中尤显重要。山东中医系统论起步较早发展较快，1983 年开始举办讲座，1985 年开始正式为硕士研究生开设"中医系统论"课（每年 40 课时），此后又列为少年班、中医本科、进修班的必修或选修课，1988 年在我国首次招收了以中医系统论为主攻方向的硕士研究生三名，开始培养专门人才进行专门研究。④成立专门学术团体，研究进入有组织有领导的阶段。1991 年中国人体科学学会成立了作为其四个专业委员会之一的中医系统理论专业委员会，召开了首届全国中医系统理论学术讨论会，标志着中医系统论研究已与人体科学交叉并成为其重要分支，研究进入了快速发展阶段。

中医系统论的应用研究也有了可喜的发展。临床诊治中，更加自觉地坚持中医的整体观，强调"证"的功能性，深入认识"辨证"与"辨病"之间在整体与部分、结构与功能、实物与关系等方面的联系与区别，注意发挥人体的自主调理作用，有的学者提出了"系统辨证学"。在科研上，开始认识和克服还原论思路的局限，运用系统论的整体性、联系性、动态性等原理，来研讨中医学的生理、病理、治则、治法、方药等的科学原理；有已运用系统论的"熵病""自组织""功能态""功能子系统"等理论写出了硕士论文和博士论文。在运动医学研究中，有的学者以中医系统论为理论基础研制出新型的"经络系统状态测量仪"，显示出系统论更加广泛的应用价值。

## 二、建立初步理论框架

中医的思维方式在性质上是系统论的，但其发展水平没有达到现代科学的水准，需要在发掘总结的基础上进行发展和提高，建立现代意义的中医系统论。中医系统论反映的是人的健康和疾病过程中的系统规律，这是一些客观存在的深层规律，西方医学尚未认识它，而中医在其理论和实践中已反映了非常丰富的内容，只是不够自觉，没有建立专门的概念和理论。运用现代系统科学的理论和方法，以中医学关于人的这些系统规律的已有理论和实践为基础，总结和移植整个现代科学关于这些系统规律的新的研究成果，可以创立和发展新的概念、观点、理论，形成中医系统论的新的理论体系。经过十多年的努力，已建立起一个初步的理论框架，它主要包括以下几个基本原理。

**1. 整体性原理**

即人具有整体不等于部分之和的特性。还原论着重注意了人的整体等于部分之和的特性和内容，而系统论则着重强调了人还有整体大于、小于部分之和及部分近似等于整体（全息）的特性和内容，整体层次上存在着不能用其部分及部分之和来解释的属性、功能、行为，即只存在于整体水平的系统质。人的健康与疾病首先是人的系统质的正常与否。中医的气、阴阳、经络、脏腑、"证"等，正是人的系统质的生理、病理内容，不应该也不可能把它还原为微观要素或其相加和来认识或证实。

**2. 元整体原理**

即人的整体性是先天的、本原的。从发生学角度看，世界上的系统有两类：分化系统，组合系统。前者由一个"元整体"分化出其内部诸部分，如从受精卵到胚胎再到人体的分化发育，是先有整体后有部分，整体产生并决定部分，部分之病是整体之病的表现或结果；后者则相反，整体由部分组合而成，是一种"合整体"，如用零件组装成机器，是先有部分后有整体，部分产生并决定整体，部分之病是整体之病的基础或根源。这两种系统在整体与部分之间的因果关系，在逻辑上刚好是相反的。人是分化系统，人的整体不是"合整体"而是"元整体"，是先天的、本原的。气、阴阳、经络、脏腑、"证"等是人的元整体性的内容，其状态或变化决定着和表现为体内各部分的状态和变化。原则上讲，体内各部分的病变，是整体状态异常的表现或结果而不是其原因。

**3. 联系性原理**

即整体不等于部分之和的根源在于要素与要素之间、要素与系统之间、系统与环境之间的交互作用。决定和影响人的系统质的主要不是系统内的实体要素，而是上述三种交互作用，人的疾病不仅有实体要素的器质性疾病（要素病），更有各种关系异常而表现的疾病（关系病），这两类疾病都是客观存在并有普遍性，而且后者更为深刻。中医的三大病机（阴阳失调、正邪交争、气机失常）所反映的主要不是实体要素的器质性病变，而是三大关系失常为病，实质是"关系病"，所进行的调理是对这些关系进行的矛盾调节。西医之"病"多系"要素病"，中医之"证"多系"关系病"。

**4. 功能性原理**

即人的疾病既有器质性的，也有功能性的，但在本质上首先是功能性的。器质性疾病是指形态结构上的病理改变，形态结构是空间结构，而人的结构不仅仅是空间的，还有时间的、时空统一的、功能性的，人的空间结构不过是人的生命功能随时间变化的表现和记录。人的结构在本质上首先是功能性的，疾病表现首先是功能异常，在一定条件下可发展为器质性改变，"大凡形质之失宜，莫不由气行之失序"。中医的病理是功能病理，三大病机都是人的功能异常，"证"是人体功能状态异常的表现，各种"证"是各具特征的疾病功能态。

### 5. 有序性原理

即人的健康不仅仅是平衡或稳定，更重要的是有序，是有序稳定。人的健康是多层次、多种类的复杂生命活动高度有序的表现和结果，是高度的协调与和合。疾病态下所失去的未必是平衡或稳定，本质上首先是有序性的下降，是"失调""失和""失序"，是熵的增加。现代科学对人的健康的认识已从"内环境恒定""内稳态"发展到"有序稳态"。"阴平阳秘"是阴阳之间互根、互生、互化、互用等复杂交互作用的有序稳定态，以此为指导的阴阳调理是对人的有序稳态的驾驭和调节。

### 6. 自组织原理

即人的健康的维持和疾病的痊愈本质上是依靠机体的自组织实现的。自组织是动力、指令、调节都来自系统内部的组织机制，人的生长壮老已是机体的自组织过程，健康是靠自我建立和维持，疾病的深层本质是这种自组织机制和过程受干扰而失常。"阴阳自和"是中医从阴阳的角度对人的自组织机制的认识和概括，"阴阳自和必自愈"是对治愈过程中机体自组织作用的深刻反映；养生知"本"、治病求"本"，壮水之"主"、益火之"源"，"施治于外，神应于中"等，是中医在防治上对人的自组织机制的正确把握和运用。

## 三、面临的问题和任务

现代系统科学还在发展中，它在中国的真正传播和研究只有十几年的历史，中医系统论的研究刚刚起步，需要研究和解决的问题还很多。

首先，要进一步提高对于中医系统论研究的意义的认识。中医系统论不仅仅是现代系统科学在中医的一般应用研究，而是集继承、移植、创新于一体的开创性工作。系统思维是中医的特色和优势的实质和核心，中医通过这种思维方式所认识和驾驭的人的系统规律，是现代科学正在探索的内容，也是医学发展的下一个目标。但它落在还原论思路的视野之外，过去没有、今后也不可能用西医的还原论思路来发现它、驾驭它，西医的新发展也正在走向系统思维，因而中医系统论研究在今天特别是21世纪具有方向性意义。中医系统论研究将把中医系统思维的科学内涵充分地发掘出来，发展和提高到现代水准，是开拓中医在现代条件下相对独立发展道路的一把钥匙，是实现中医现代化的一项基础工程。

其次，中西医结合研究和中医现代化研究的思路需要反思和检讨。这两种研究目前都面临着较严重的困难，虽然有知识上和研究条件上的不足，但更根本的是思维方式上的障碍，即主要还是沿用西医的还原论思路来研究和回答中医的问题，这既与中医的原有思路不符，也与人体的客观实际不符。如气、阴阳、藏象、经络、"证"等，具有元整体性、功能性、自组织性，它们本来就不是由解剖形态的实体要素组合而成，中医本来也不是那样发现它、理解它、调理它的，今天要把它还原、归结为解剖实体或什么"素"，显然有违人体实际和中医学术的本义，遇到困难是必然的。而要真正按照人体的实际来理解和研究这些问题，就要正确理解中医的思路，真正按系统论思路而不是还原论思路来研究。现在看，进行这种调整不是可有可无的，是迟早一定要完成的，舍此恐怕没有必胜的途径。

再次，需要研究和解决系统思维在临床的应用和操作。目前中医系统论的研究主要还集中在理论层次，着重于认识和揭示中医思维方式的根本性质、它不同于西医的本质特征及其基本内容，这方面的研究还有待进一步深化和展开。临床的具体应用研究还没有真正提到日程，这个层次的研究是今后发展的一个重要方向，中医系统思维的现代方式一定要转化为临床的具体应用，这不仅要在诊治上运用系统思维的观点和方法，而且要采用现代技术来操作，这就要研究和发展中医系统工程。实现这一发展最少需要两个条件，一是中医系统理论的研究基础，二是大批临床工作者参与研究。中医系统工程要解决的问题很多，除了一般原理之外，需要就人的各项系统规律的具体内容、临床表现，找到可测评、可调控的诊治指标；需要发展系统分析，人的系统质是不可还原的，但影响系统质状态的各种因素是客观存在的，可发展专门的系统方法对这些因素进行具体的诊察和调理，应研究和建立中医式的、符合人的系统规律的、定性的与定量的指标、参数系列。中医已有的诊治指标是发展中医系统工程的基础，那些定性的指标可用现代手段深化和展开，成为可用现代技术操作的东西，但不可能也不应该都变成定量化指标；有些系统规律的内容用中医现有指标还难以表达，其中有的可借用西医的指标但不能从根本上解决问题，需要研究和创立中医和西医都还没有的新指标。钱学森先生提出的从定性到定量综合集成法为这方面的研究开辟了重要的道路。

最后，需要在中医队伍进一步普及现代系统科学的学习和研究。现代系统科学在医学中的应用研究刚刚开始，了解系统论的人还不多，真正掌握的人更少。中医界的研究要活跃得多，相当多的人对中医系统论研究十分关心，希望开拓并走上这条道路。但目前面临着一些实际困难：一是需要有人拿起系统科学这一武器进行专门研究，而今天能做这项工作的人还寥寥无几，尚未形成专门队伍，研究难以持续深入；二是中医队伍对系统科学的一般了解太少，一些最基本的概念、观点都从未接触过，中医系统论的研究成果也还难以接受、理解、运用。这种状况在研究的起步阶段是不可避免的，但要使研究和应用进一步深入，迫切需要尽快改变这种状况，以更加清醒的认识和自觉的行动，在中医队伍中普及系统科学的知识，使越来越多的人参加研究和应用，真正形成一股时代潮流。

## 参考文献

［1］吕炳奎．对当前中医工作中几个问题的看法［J］．上海中医药杂志，1981（4）：1．

［2］祝世讷．系统中医学导论［M］．武汉：湖北科学技术出版社，1989：5．

［3］钱学森．论人体科学［M］．北京：人民军医出版社，1988：140．

［4］祝世讷．创立中医系统论与中医系统工程［N］．健康报，1985－01－06．

【原载于中医现代研究进展，1994】

# 弘扬中医的系统论思想

医学的思维方式是关于认识、研究、调理人的健康与疾病的立场、观点、方法的思想体系，中医的思维方式是中国传统思维方式的医学化，是中医学术思想的核心，它鲜明而典型地体现着中国传统思维方式的基本特征，原则性地区别于西医的思维方式。中西医在思维方式上的这种差异，是造成中西医学术差异的内在机制，使中西医在对同一对象的研究中，分别认识了不同的现象和规律，建立起不同的理论。

一个多世纪以来，特别是"中西汇通"和"中西医结合"研究的发展，中西医在思维方式上的差异越来越深刻地显现出来。中医的思维方式与西医有何差异，是什么性质的，有没有优势和发展前途。这些问题不但尖锐地摆在中医面前，也摆在整个医学乃至科学、哲学面前。近30多年来，人们对这些问题做了广泛深入的探讨，得到了日益明确的答案——西医的思维方式是还原论的，中医的思维方式是朴素系统论的，与现代系统论的基本原理十分一致，符合医学思维方式发展的最新方向。因此，在中医现代化过程中，兴起了总结中医传统的系统论思想、发展现代中医系统论的研究，成为一个新兴的研究方向，成为复兴中医文化最有活力的领域之一。

## 一、医学思维方式螺旋发展

中医系统论思维方式的复兴不是偶然的，有其深刻的内在根据和历史必然。

在医学五千年发展史上，医学的思维方式大体经历了三个大的发展阶段，形成了三种不同的思维方式，即古代的整体论、近代的还原论、现代的系统论。这三种思维方式的依次更替，是从低级走向高级的否定之否定。现代新兴的系统论思维方式，在一定意义上"重复"着古代整体论的一些立场、观点、方法，但它不是简单的重复，而是进到了更高一级的程度，是事物螺旋式地上升和发展的一种表现。

中医及其思维方式产生和形成于古代，具有古代整体论的基本特征。但是，由于特定的社会历史条件，中医的思维方式超出了古代整体论的一般发展水平，相当深入地反映和驾驭了人的健康与疾病中的复杂机制和规律，即由现代系统论才认识和揭示的系统特性和规律，因而包含着深刻的系统论思想，形成朴素的系统论思维，由此造成与西医的原则性差别。中医的系统论思维在近代的还原论时代是"背时"的，它与还原论相悖，不能不被否定；但是，到了现代的系统论时代却正"逢时"，其科学性和发展价值被逐步认清，通过总结和发展，正上升为新的医学思维方式的主流。

**1. 古代的整体论**

整体论是在古代条件下形成的思维方式，那时的生产水平和科学技术水平低下，人们没有条件和手段把研究对象打开，以对其各个部分和细节进行研究，只能从整体着眼、着手，从整体水平进行观察和调节。那时的哲学、自然科学和医学，都是遵循这样的思维方式。

古代的中国医学和西方医学的思维方式都是整体论的，那时的医学虽然对人有了一定的解剖认识，但是，还没有条件和手段来研究和弄清人体的内部结构与功能，无法了解健康与疾病的内在细节，认识的焦点只能放在人的整体水平，考察和调节在人的整体水平呈现的健康与疾病现象，总结和掌握整体性的规律。

（1）整体论的特点

整体论思维方式是整体观与整体方法的统一体，其特点主要有：

第一，整体观点。把人理解为一个整体，把疾病理解为整体的人发生的过程，认为疾病的本质是"人病"，因而治疗的本质是"治人"。中医传统的整体观，希波克拉底学派强调的"整体的人"，都是整体观的典型代表。

第二，整体方法。直接从人的整体水平着眼、着手，研究人的健康与疾病的整体性内容和表现，掌握影响健康的整体性机制和规律，以人的整体状态为基准或目标来调理和掌握人的病变，治疗方式是一种整体治疗。中医的"四诊""辨证论治"等是较典型的整体方法，其注意的中心在人的整体或亚整体水平，"望、闻、问、切"所诊察的内容、"八纲辨证"和"六经辨证"等所辨的证候，主要是人的整体性病变和病变的整体性反应。

（2）整体论的局限

整体论是在古代条件下的产物，不能不受时代条件的限制，带着那个时代所特有的局限，主要表现在以下几个方面。

第一，模糊性。没有把人的整体打开，无法了解人体的内部结构和功能，无法了解健康与疾病的内在变化和机制，对于各部分之间及部分与整体之间的相互作用也无法了解，因此就无法了解局部性病变的具体细节，无法了解整体性病变的微观内容和机制，对整体的认识是模糊、笼统的，所认识到的一些重要现象常常是"知其然不知其所以然"。

第二，直观性。当时没有可行的技术手段来延长人的感觉器官，对人的健康与疾病的考察只能靠人的感觉器官的直接感知，研究所及限于直观范围。这就受人的视觉、听觉、嗅觉、味觉、触觉等生理阈值的限制，认识的广度、深度都十分有限，医学上必须掌握的许多重要内容，如不可直观的人体内部结构和功能，超出视觉阈值的非可见光、小尺度的微观现象和大尺度的宏观现象，超出人的听觉阈值的超声和次声等，都落在其视野之外。

第三，思辨性。在研究中虽然能够掌握相当多的事实，但事实常常很不充分，不能满足揭示本质、总结规律、建立理论的需要。为了弥补这种不足，不得不采用古代通行的思辨方法，通过演绎推理"大道理"来说明"小道理"，通过类比已知现象来说明未知现象，用猜测来填补事实的不足，用想象的联系来描述事物的关系。这样做，在许多情况下能够首尾一致、自圆其说，能够提出一些天才的见解，预见未来的一些重要发现，但毕竟不是按照事实的本来面貌从事实本身来揭示和阐明事物的本质和规律，往往带着许多漏洞甚至谬误。

对于整体论的这种局限性，恩格斯曾做过深刻的剖析，指出：

"这种观点虽然正确地把握了现象的总画面的一般性质，却不足以说明构成这幅总画面的各个细节；而我们要是不知道这些细节，就看不清总画面。"[1]

"在希腊人那里——正因为他们还没有进步到对自然界的解剖、分析——自然界还被当作一个整体而从总的方面来观察。自然现象的总联系还没有在细节方面得到证明，这种联系对希腊人来说是直接的直观的结果。这里就存在着希腊哲学的缺陷，由于这些缺陷，它在以后就必须屈服于另一种观点。"[2]

整体论的这种局限包含着一个逻辑必然——由于没有打开整体而受到局限，后续的研究就要去打开整体；由于不了解部分和细节而受到局限，后续的研究就要去了解部分和细节；为打开整体和了解部分与细节的努力，必然地发展为一种新的思维方式——还原论。

**2. 近代的还原论**

还原论思维方式是 16 世纪以来在欧洲形成和发展的，它首先出现在自然科学领域，有力地推动了近代科学技术革命，后来移植应用于医学，形成医学还原论，推动西方医学也实现革命性的发展，至今在西方医学仍占主导地位。

（1）还原与还原论

"还原"（reduction）的本义是简化、缩减、降级、归并。"还原论"（reductionism）作为一种思维方式，是还原观与分解、还原方法的统一体，其核心是"组合 - 分解 - 还原"。

还原论的思想基础是欧洲传统的原子论。原子论认为，世界万物的本原是不可再分的最小物质颗粒原子（atom），即"莫破质点"，世界万物都是由原子组合而成；原子是绝对者，不可分，不可入，不生不灭，原子相互结合起来就是物体，分散开来物体就消失。还原论是原子论在近代复兴的产物，是把原子论的观点和方法贯彻到自然科学领域，将其变为科学研究的模式。有些学者干脆把还原论称为原子论的世界观和方法论，成为近代以来统治西方科学的思维方式。

还原论的基本原理可概括为三条。

第一，"组合 - 分解"。认为包括人体在内的世界万物都是由原子（或其化身细胞、分子、物质成分等）组合而成的，这种组合性决定着其可分解性，可以也应该进行分解研究。

第二，"本原－还原"。所谓"还原"就是把事物"还"到其"本原"，从本原来揭示其本质和根源。因为认为世界万物是由最小的物质颗粒一层一层地组合而成，因此，就要一层一层地分解、降级，把整体分解为部分，把高级现象还原到低级现象，从高层次还原到低层次，直到最底层次，才能找到其"本原"，才能揭示其本质和根源。

第三，"原子－本质"。由于认为构成世界万物的本原是"原子"，因此，追寻"本原"的目标是"原子"（或作为其化身的细胞、分子、物质成分等微观物质颗粒）。认为只有找到这样的微观物质实体，才能对事物或现象的本质和根源做出根本的终极性说明。

（2）还原论的形成与发展

还原论的形成和发展之所以不在中国而在欧洲，源于欧洲的特定条件。一是思想文化条件，欧洲有典型的原子论，是还原论的思想基础。二是社会历史条件，欧洲在近代发生了文艺复兴、资产阶级革命，也复兴了原子论，将其发展为科学原子论。三是科学技术条件，欧洲近代发生了两次科学技术革命，其发展的历史逻辑是打开整体，认识部分，从宏观深入微观，实现这种发展必须遵循还原论思维。正是欧洲有这样的条件，既有原子论，又复兴了原子论，才能发展为还原论。在没有原子论的地方，或有原子论而没有复兴的地方，都不可能形成还原论思维。

还原论的形成首先基于原子论的复兴。古希腊的原子论与基督教教义相悖，在欧洲"中世纪"的一千多年被严厉禁止，在欧洲文艺复兴运动推动下，古希腊的原子论思想得以复兴。意大利的布鲁诺（1548—1600）和伽利略（1564—1642）、法国的伽桑狄（1592—1655）等发掘和发扬了古希腊的原子论，重新提出，事物由最小的物质粒子构成，从物理学上说它是"原子"，从数学上说它是"点"，可以按机械方式组合成万物。牛顿（1643—1727）则发展成为机械原子论，提出了按力学原理构筑的原子论世界模式。

为了找到"原子"，化学家们从 17 世纪开始，把事物分解到了分子层次，并进一步发现了构成分子的更小物质粒子，特别是证明了它用化学方法不可再分，于是认为这就是构成世界的"莫破质点"——"原子"，建立起化学的原子概念。化学研究掌握了化学的化合反应和分解反应，可以将原子组合成分子，也可以将分子还原为原子。"组合－分解－还原"的机制和规律被证明和掌握，成为还原论思维的一项重要科学基础。

这个时期，在力学、物理学等领域，也发现和掌握了一些"组合－分解－还原"的现象和机制，并可进行操作。特别是发明了机器，机器成为"组合－分解－还原"的科学模型。于是，还原论的基本原理得到了科学的广泛支持和证实。

自然科学通过分解、还原研究取得的进步，不但形成了一批新的理论，而且也形成了新的思维方式，一些科学哲学家就此做了专门的总结，最有代表性的是笛卡尔（1596—1650）和牛顿（1643—1727）。笛卡尔在《方法论》一书中提出了还原方法的基本原则："把我所考察的每一个难题，都尽可能地分成细小的部分，直到可以而且适于加以圆满解决的程度为止。"[3]牛顿也按其机械原理提出了"分解－还原"的方法原则："在自然科学里，应该像在数学里一样，在研究困难的事物时，总是应当先用分析的方法，然后才用综合的方法……用这样的分析方法，我们就可以从复合物论证到它们的成分，从运动到产生运动的力，一般地说，从结果到原因，从特殊原因到普遍原因，一直论证到最普遍的原因为止。"[4]

牛顿等人总结的这些方法原则日益成为广泛的共识，贯彻到科学活动中发展成为一套具体操作方法，以科学实验、定量方法来支撑，像拆机器、剥洋葱一样，把研究对象一层一层地进行分解、还原。

沿着分解、还原的道路，各个学科对自然界的认识取得了突破性进展。力学把物体运动分解为各种力的组合，如分力与合力、作用力与反作用力等。光学把光还原为电磁波的运动，把可见光分解为红、橙、黄、绿、蓝、靛、紫七色等。声学把声还原为振动的波，认识了波长、频率、周期等。电学把电还原为电子运动，认识了电荷、电流、电压等。化学把分子分解为原子，建立了"分子－原子"论，提出了化学元素周期律。生物学把生物体分解、还原到器官、组织、细胞、蛋白质、核酸，把生命运动还原为物理、化学运动等。

发展到 19 世纪，遵循还原论对世界的认识实现了革命性的突破和转折，还原论思维方式上升到主导地位，并且影响到社会思想文化，人们对它的拥戴甚至达到了执迷的程度。

（3）医学还原论

西方医学在欧洲科学技术革命的浪潮中也发生革命，其思维方式也相应地从古代的整体论转向近代的还原论，结合医学专业特点形成医学还原论。

西方医学之所以形成还原论思维，源于其传统的原子论思想。古希腊时代的医学以元素论和原子论为理论基础，那时的著名医学家几乎都是元素论者或原子论者。阿尔克马翁（约前 535—？）认为，人体由元素构成，元素处于和谐状态就是健康，和谐遭到破坏就是疾病。恩培多克勒（前 493—前 433）是更有名的元素论者，他认为人体由水、火、土、气 4 种元素组成，并把"四元素"发展为著名的"四体液"——血液（blood）、黏液（mucous）、黄胆汁（yellow gall）、黑胆汁（black gall），认为人的身体由这 4 种体液组成，组合得是否和谐决定着是否健康。希波克拉底（前 460—前 377）进一步发展了恩培多克勒的"四元素 - 四体液"理论，从"四体液"来解释人的体质、健康与疾病。这种"四元素 - 四体液"理论实际上已经包含了后来的还原论思维的原始思想。

医学还原论的形成和发展，得力于欧洲近代科学技术革命对医学的推动，使医学不仅移植运用了近代科学技术革命的成果，也移植和吸收了其还原论思维。①把近代自然科学在物理学、化学、生物学等各个领域分解、还原研究的思维方式和研究成果，开展了医学的还原研究。②移植和运用近代科学还原研究的方法，发展为对人体进行还原研究的医学方法。一是分解方法，二是实验方法，三是数学手段，把对生理、病理、药理的研究推向微观并精确化。③运用还原原理进行医学的专业研究，把人的整体打开，突破了系统、器官、组织、细胞 4 个基本层次，对生理、病理进行分解、还原研究。④以还原研究成果为基础，建立起新的医学模式。欧洲医学在古代是"整体医学"模式，在"中世纪"是"宗教医学"模式，到 18 世纪形成"机器医学"模式，到 19 世纪发展为"生物医学"模式，生物医学是医学还原论思维的杰出成就。

医学还原论既遵循着还原论思维的一般原理，又体现着医学所特有的专业特征，形成自己的特点。

第一，贯穿着还原论的"组合"观。把人理解为"组合物"，认为人的整体是由部分组合而成的，整体的基础和本质在基层，是微观的、具有本原性的"原子"或其化身（"××成分""××素"）。

第二，贯穿着还原论的"分解"观。忽视人的整体的不可分解性，按"组合－分解"原理，把人的整体分解为各部分，再把各部分分解为更加细小的部分。强调疾病的本质在微观，只有认清了各个部分和微观细节才能说明整体性病变。

第三，贯穿着还原论的"还原"观。把作为生物属性、社会属性、思维属性高度统一的人，降解为单纯的生物学客体，把生理、病理现象视为生物学过程；再把生理、病理的生物学变化降解为物理、化学过程，用物理学、化学的知识和方法来研究和解释。

第四，贯穿着还原论的"实体"观。把人的健康与疾病的本原、本质理解和归结为"原子"那样的实体性物质颗粒，即"××成分""××素""××子"，力求找到特异性地起决定作用的微观物质颗粒。

细胞病理学创始人微耳和（1821—1902）在19世纪宣称，一切疾病都是局部的，谁再提出全身性疾病问题，那是他把时代搞错了。的确，医学的整体论时代已经过去，还原论时代到来了。

（4）还原论的价值和局限

还原论的产生和发展有其必然性和合理性。首先，它具有历史必然性，其形成和发展克服了整体论的局限和缺陷，开辟了打开整体去了解部分和微观细节的道路，使科学认识第一次达到了精确、严格的程度。其次，"分解－还原"研究方法是可行的，客观事物在一定范围内和一定层次上存在着可以进行分解、还原的机制和内容，通过还原研究可以认识和揭示其中的机制和规律。再次，在生物学和医学研究中具有一定意义，生命作为世界上最高级、最复杂的物质系统，包含着各种低级运动，通过研究这些低级运动及其变化，可以认识其健康与疾病的各种细节，阐明人的生理、病理、药理的物理学、化学、生物学内容和机制。

但是，还原论思维存在着巨大的局限性，主要表现在两个方面。一是"分解－还原"方法的适用范围有限，因为，现实事物有许多是不可分解、不可还原的，有的具有反还原的性质，在这些情况下使用分解－还原方法是无效甚至是有害的。二是还原论作为一种"论"，把组合、分解、还原作为世界的普遍根本属性，与事实不符，与世界的复杂性相悖，因而还原论作为一种"论"的基本原理不能成立。还原论的原理性局限，主要有以下几点。

第一，原子不是世界的本原。19世纪末叶物理学的"三大发现"（X射线、放射性、电子）证明，原子不是"莫破质点"，有内部结构，是由原子核和电子构成的，"原子非原子化了"。20世纪的宇宙学研究证明，宇宙的本原是"原始火球"，不是原子，原子是在宇宙膨胀到第100万年左右，才开始由质子和电子组合而成的，各类原子是在宇宙演化的过程中逐步生成的。量子场论的研究证明，目前认识到的微观最小粒子夸克等，不具有本原性，是由能量转化生成的。事实证明，古希腊人设想的作为世界本原的"原子"根本不存在，还原论的理论基础被现代科学取消了。

第二，"组合－分解"原理只适用于局部情况。事物的整体有两类：一类是组合式的，如积木、机器等，可以进行"分解－还原"；另一类是分化式的，即由一个混沌未分的原始整体分化出内部各部分而形成，如植株、人体等，原则上不可进行"分解－还原"，而且这类整体在整个宇宙中比组合式整体更为普遍。"分解－还原"原理只适用于组合式整体，对于更普遍的分化式整体不适用。

第三，整体有不可分解的整体性能。"整体大于部分之和"，无论是组合式整体还是分化式整体，都有只存在于整体水平的整体性能，一旦把整体分解为部分，这种整体性能就被分解掉，从部分的性能或其相加和都无法解释。如"on"和"no"两个单词有不同词义，但分解还原为"o"和"n"两个字母，就失去词义。

第四，不能把高层次还原归结为低层次。在方法论上，可以把高层次、宏观的现象还原到低层次、微观现象进行考察。但在本体论上，绝不能把高层次、宏观现象还原归结为低层次、微观现象。如宏观的海浪、海啸不能还原归结到微观的水分子来解释，宏观的干旱、风雨不能还原归结到微观的空气分子来解释。

第五，割断和破坏了相互作用。相互作用产生新事物，相互作用产生复杂性，但"分解－还原"正是割断这些相互作用，因而它无法研究相互作用及由相互作用产生的复杂性，如突现性、非线性、有序与无序、混沌、自组织等。还原论是复杂性的杀手。

第六，人在本质上不可分解还原。人是高级复杂分化系统，虽然在特定条件下，从特定角度和范围可以进行某些分解性和还原性研究，但从本质上来讲，人的整体不可分解，人的生命不可还原。虽然还原论在医学领域活跃了 400 多年，但这种思维方式与人在本质上不可还原的特性相悖，这是一条不可逾越的鸿沟，目前西方医学面临的各种困难正是这条鸿沟造成的，而逾越这条鸿沟的桥梁，是转向系统论思维。

像古代整体论的局限性逻辑必然地导致了还原论一样，为克服还原论的局限，逻辑也必然地走向了系统论。

**3. 现代的系统论**

系统论是适应世界复杂性的思维方式，世界的复杂性在于其系统特性和系统规律，它客观存在，在古代、近代都曾被人们注意到，在当时的认识中有所反映，但不够自觉，更没有上升到主流。其作为一种有代表性的思维方式，是 20 世纪以来逐步形成并走向主导地位的。

系统论思维是现代科学技术革命的产物。20 世纪初叶开始的现代科学技术革命，大大地突破了近代科学的研究视野，开辟了全新的研究领域，最具突破和革命意义的有四个方面：一是相对论、宇宙学等对宇观世界认识的发展，开拓到 150 亿光年的宇宙范围及其 150 亿年的历史；二是量子力学、粒子物理学等对微观世界认识的发展，开拓到空间尺寸小至 $10^{-17}$cm、时间过程短至 $10^{-23}$ 秒的微观领域；三是生物学、脑科学等对生命认识的新发展，开拓到生命现象的分子水平及人的高级功能机制；四是系统科学、非线性科学等对世界复杂性认识的发展，研究了生命与非生命现象的复杂性机制和规律。这些突破所认识的新现象、新规律，都远在还原论的视野之外，带有不可还原或反还原的性质，系统论和系统科学是对这些复杂性机制和规律的理论和方法论总结，由此而形成作为现代科学的新思维方式——系统论。

（1）系统论的产生

古代的整体论思维和近代的还原论思维都没有建立起专门的理论。而现代的系统论思维则不同，它从一开始就有专门的理论——系统论，并且发展为一门庞大的系统科学，全面地阐明了系统论思维的哲学思想、科学原理、方法原则、工程技术等，达到更加完备和自觉的水平。

系统论思维的理论基础是系统论，系统论有多项研究和理论，都以"系统"为研究对象，旨在揭示事物的系统特性和规律。系统论的开拓者和奠基者，是美籍奥地利生物学家贝塔朗菲（1901—1972），他于20世纪20年代首先在生物学领域提出"有机论"，然后发展为超出生物学的一般系统论。

贝塔朗菲的系统论思想始于在生物学研究中对还原论局限的认识和批判。他发现还原论的基本原理不符合生物特性，主要是简单相加的观点、机械的观点、被动反应的观点、否定和割断相互作用关系等。他提出有机论以代替还原论，强调要把有机体当作一个整体或系统来考虑，认为活的东西的基本特征是它的组织，对各部分和各过程进行研究的传统方法不能完整地描述活的现象，还原论所忽视并加以否定的，正是生命现象中这些最基本的东西。他强调，只有把生命看作整体、组织、有机体的运动，才能解释生命的新陈代谢、自我调节、生长和目的性等现象，才能突破和超越还原论。他首先提出了关于生物的机体系统论思想，认为应当建立一种更正确的模式来取代机械论、还原论的错误模式，把有机体当作一种整体或系统，它具有专门的系统属性和遵循不能简化的规律。

贝塔朗菲于1948年建立起超出生物学领域的"一般系统论"，研究了系统、整体、结构、功能、环境、组织、有序、目的性等，提出了整体性原理、联系性原理、动态性原理、有序性原理、等级秩序原理等，形成一般系统论的理论体系。

（2）系统论的发展

从贝塔朗菲的一般系统论开始，关于世界的复杂性的研究日益深入，先后出现了许多新学科，从不同的角度揭示和阐明世界的系统特性和系统规律。1948 年产生了信息论、控制论，到 20 世纪 60 至 70 年代，又出现了耗散结构理论、协同学、超循环理论，该"三论"也称为"系统自组织理论"。

20 世纪 80 年代以来兴起的复杂性科学，从分形、混沌现象的研究入手，把对复杂现象的研究推进到一个新阶段。该理论强调要正确地理解和处理系统的复杂性，包括整体性能的突现性、非线性相互作用、系统的随机性、系统的自适应和自组织、综合性等，被称为"21 世纪的科学"。

从贝塔朗菲创立一般系统论开始，经过半个世纪的发展，从不同的角度对"系统"的研究形成一个学科群，形成系统科学体系。系统科学的主攻方向是世界的复杂性，成为现代科学技术革命中最为活跃的领域。系统科学的发展使系统论思维从一开始就建立在深刻而宽厚的理论基础之上。

（3）医学系统论思维

医学的思维方式从还原论向系统论的转变始于第二次世界大战后。其内在动力是医学发展面临的新矛盾，第二次大战后医学越来越深地涉及人的复杂性、不可还原性，还原论的局限造成许多困难，迫使医学家们按照事实的本来面貌去理解，不自觉地走向系统论。而正在这时，系统论、系统科学产生并渗透进医学，运用系统论思维可以克服还原论的局限，为解决面临的各种困难开拓新思路，由此逐步地走向系统论思维。

医学的系统论思维要求把人如实地理解为高级复杂系统，其健康与疾病是这种系统的变化，要遵循系统论的整体性、联系性、有序性、动态性等原理，来认识和驾驭其系统特性和系统规律。

1948 年世界卫生组织成立时，在章程中为健康下了一个定义："健康不仅是没有患病和虚弱，而且是一种个体在躯体上、精神上和社会上的完全安宁状态。"第一次提出了带有系统论性质的观点。

随后是整体医学的兴起，它强调人不仅是一个完整的整体，而且从属于环境，局部性病变应当放到人的整体背景下，人的病变应当放到大环境的背景下讨论。"整体医学把病人看成是一个有机联系的完整的人体。"[5] 整体医学的基本观点具有更加显明的系统论特征。

1977 年美国医学家恩格尔提出调整医学模式的主张，他指出 19 世纪形成的"生物医学"模式把人还原为生物学客体，把疾病还原为物理、化学的改变，没有给疾病的社会、心理和行为方面留下余地，但第二次世界大战后人类的疾病谱、病因谱和死因谱发生重大变化，许多疾病发生在生物医学的视野之外，迫切需要新的医学模式，主张转变为"生物－心理－社会医学"模式，而这种医学模式是基于系统论的。他说："生物医学模式的还原论忽略整体，造成医生集中注意于躯体和疾病，忽视了病人是一个人。""现在又提出了另一个生物－心理－社会模式。这个模式基于系统方法。"[6]

1980 年以来，中国医学界对医学模式的转变进行了深入的研讨，认为"生物医学"模式理应转向"生物－心理－社会医学"模式，而要实现这种转变，必须吸收系统科学的成就，发展医学的系统论思维。随着系统科学在中国的传播，出现了遵循系统科学的基本原理研究和发展系统医学的新动向，主要进展有以下两方面。

第一，中医系统论研究。从 1980 年开始，总结中医的系统论思想，开拓对中医系统论思想的专门研究，建立具有现代意义的中医系统论，以其为基础，发展系统中医学研究，并进一步向医学系统论和系统医学发展。

第二，系统生物医学研究。21 世纪初，中国科学界和医学界从倡导系统生物学研究发展到倡导系统生物医学研究，探讨系统科学在生命科学、医学的应用。2005 年"上海系统生物医学研究中心"成立，希望在系统论的指导下，把人体作为一个完整的系统进行研究，着重解决疾病的复杂性问题。

对于医学系统论思维研究的推进，祝世讷的努力最有代表性。他从 1980 年开始致力于中医系统论与系统中医学研究，后又发展为医学系统论与系统医学研究，2010 年出版的《系统医学新视野》，全面地阐述了医学系统论的基本原理及系统医学的模式、观点、方法，总结了医学系统论思维的研究进展和成果。

### 4. "整体论—还原论—系统论"螺旋上升

医学的思维方式从古代的整体论转变为近代的还原论再转变为现代的系统论，这种"否定之否定"的发展不仅是前进、上升的，而且是螺旋式的。也就是说，在发展的新高度上的"螺旋圈"在"重复"前一个"螺旋圈"的东西。

具体来说，就是现代的系统论思维与古代的整体论思维有某种本质上的一致性，现代的医学系统论思维与中医的朴素系统论思维有某种本质上的一致性，这正是中医的系统论思维得以复兴的内在逻辑。

现代系统论与古代整体论的共同之处，主要在于把注意的重心放在整体，从整体着眼、着手，强调事物的整体特性和规律。但是，系统论与整体论之间有着深刻的原则性的差别：①对整体的认识深度不同。整体论没有打开整体，不了解整体内部的复杂内容；而系统论吸收了还原研究的所有合理成分，不但立足于整体，而且认清了整体内的结构与功能，使对整体的认识既不是囫囵的"黑箱"，也不是拆散的"白箱"，而是完整而清楚的"水晶箱"。②整体观的内涵不同。整体论的整体观只是把注意的焦点放在整体，注重事物的整体性；而系统论的整体观在此基础上前进了一大步，揭示出"整体大于部分之和"的规律，系统的整体性能是在整体水平上"大于"或"突现"出来的，这正是整体之不可分解、不可还原的东西。③对整体的复杂性认识不同。整体论没有打开整体，对整体内的复杂性能够触及但认识不清；系统论则研究了系统中的各种相互关系，揭示出整体的复杂性在于其各种相互作用关系及这些相互作用的组织、协调、有序与无序、线性与非线性等机制，这是整体论所无法达到的。

系统论吸收了还原论的所有合理成分，主要是在适用范围内对事物进行分解、还原的研究方法，将其纳入系统论之内发展为"系统分析"。系统论对还原论的否定主要有两点：一是取代了还原论在科学中的主导地位，二是批判了还原论的基本观点和基本原理的局限。系统论与还原论之间的差别，主要在于系统论大尺度地拓展到还原论的视野之外，研究了全新的现象和规律，建立起全新的原理，这些原理与还原原理截然不同甚至完全相反。这种差别的突出之点在于：①注意的焦点截然相反。还原论注意的焦点在部分、微观；系统论注意的焦点在整体，强调不能把整体分解为部分，要把部分放到整体中对待。②取消了还原论的本原观。还原论认为世界的本原是"原子"，系统论根据现代科学提供的事实，认为没有这样的本原，不可能从这样的本原揭示事物的本质和根源。③要区分两类整体。还原论认为整体是由各部分组合而成的，因而才能分解、还原。而系统论证明整体有两类：一类是组合式的，可以分解、还原；另一类是分化式的，不可分解、还原，而且后一类更加普遍，生命和人的整体是其典型。④整体不等于部分之和。还原论认为整体等于部分之和，整体的性能可以从各部分的性能或其相加和来说明；系统论则揭示出，无论组合式整体还是分化式整体，整体的性能都不等于部分的性能或其相加和，不能把整体的性能分解、还原为部分的性能来说明。⑤相互作用是真正的终极原因。还原论割断各种相互作用，不懂得相互作用的极端重要性；系统论则揭示出，相互作用产生新事物，相互作用形成复杂性，任何系统、要素、实体、粒子都是相互作用关系网的网上钮结，相互作用是事物的真正的终极原因。⑥对于复杂性的认识和驾驭。系统论对还原论的超越之处，最重要的是对复杂性的认识，揭示了相互作用产生复杂性的机制，认识了突现性、非线性、有序与无序、混沌与反混沌、自组织、信息与熵、随机性、自适应等，形成系统论特有的视野。

整体论是见森林不见树木，还原论是见树木不见森林，系统论则是既见森林又见树木。系统论思维的形成是一场革命，达到了整体论和还原论所无法达到的高度，能够解决整体论和还原论所无法解决的复杂性问题，成为现代科学的思维方式，因而也必然地成为医学的最新思维方式。

历史的逻辑不可抗拒，天才的头脑在于及早地认识和自觉地遵循这种逻辑。

## 二、中医学的系统论思维

当医学的思维方式从还原论向系统论转变的时候，人们惊奇地发现，原来中医的思维方式就是系统论性质的，虽然它在形式上是朴素的，但在内容上却与新兴的系统论十分一致。这是在中国实现医学思维方式转变和医学模式转变的一大优势，总结和弘扬中医的系统论思想，是实现医学思维方式向系统论发展的桥梁或捷径。于是，挖掘和阐明中医的系统论思想，将其提高和发展到现代水平，成为近几十年来中医界、医学界乃至科学界的一个研究领域，成为中医文化复兴中发展最快的方向之一。

### 1. 系统科学在医学的应用

20 世纪七八十年代，系统科学传入中国，开始移植和应用于医学，形成了一股"热"。在"全国科学方法论第一次学术讨论会"（1980 年，北京）、"中国自然辩证法研究会成立大会"（1981 年，北京）上，有学者反复地提出和强调："现代系统论、信息论和控制论的诞生，使科学方法发展到'系统时代'。医学方法，也必将经过'整体—分析—系统'的螺旋式发展，进入'系统时代'。"[7]此后召开的"全国首届医学方法学术讨论会"（1983 年，青岛）、"全国第二次医学方法学术会讨论会"（1984 年，南昌），都把移植和应用系统科学作为会议的重点议题，就系统论、控制论、信息论、耗散结构理论、系统工程学等在医学的应用作了有开拓意义的探讨。

于 1980 年创刊的《医学与哲学》杂志，成为探讨系统科学在医学应用的重要阵地，较为集中地反映了 30 多年来系统科学在医学应用的主要进展。由彭瑞骢主编的硕士研究生教材《医学辩证法》（1983 年初版），列出"控制论、信息论、系统论在医学研究中的应用"专节，讨论了系统论的整体性原则、联系性原则、有序性原则、动态性原则等在医学的应用，强调"医学系统思想是医学发展的重要指导思想"[8]。

此后，系统论、信息论、控制论、耗散结构理论等的基本原理和方法，日益广泛地在医学领域应用和研究，讨论较多的问题有：如何按系统的观点理解人及其健康与疾病；从信息的取得、识别、存贮、传递和处理上来认识人的健康与疾病；从"生命以负熵为食"的原理来认识生理、病理的本质以及"熵病"；研究机体的正反馈、负反馈机制及运用负反馈原理来防治疾病；分析"黑箱"方法和"白箱"方法的特点及其在医学的具体应用；运用耗散结构理论来研究和认识人的结构与功能、有序与无序、稳定与有序稳定，以及灰色系统理论、泛系方法论、混沌学、系统工程学、模糊数学、突变论等在医学的应用研究。

**2. 认清中医的系统论思维**

人们早知中医的思维方式迥异于西医，也知西医的思维方式是还原论的，那么中医的思维方式是什么性质的？对此一直没有准确和一致的回答。有人说是朴素辩证法的，有人说是整体论的，有人说是有机论的，等等，都没有抓住本质。直到系统科学传入中国，当人们了解到系统科学的基本原理时，才逐步认清，原来中医的理论和实践所反映的那些机制和规律，正是系统科学所要研究和揭示的，中医的思维方式在其朴素的形式中包含着与系统论十分一致的基本内核，在性质上是系统论的，这是中医思维方式与西医的还原论思维的本质区别。

首先指出中医有系统论思想的，是中国著名科学家钱学森。他在 1980 年写给卫生部中医司司长吕炳奎的信中说：

"西医起源和发展于科学技术的'分析时代'，也就是为了深入研究事物，把事物分解为其组成部分，一个一个认识。这有好处，便于认识，但也有坏处，把本来整体的东西分割了。西医的毛病也就在于此。然而这一缺点早在 100 年前恩格斯就指出了。到大约 20 年前终于被广大科技界所认识到，要恢复'系统观'，有人称为'系统时代'。人体科学一定要有系统观，而这就是中医的观点。"[9]

此后，钱学森院士多次反复强调和阐述这一观点，认为医学的发展方向是系统论思维，西医也要走到中医的道路上来，中医现代化要抓系统论。他说：

"中医的优点，它的突出贡献，或者它的成绩，就在于它从一开始就从整体出发，从系统出发。所以，它的成就，它的正确就恰恰是西医的缺点和错误。"

"我们那些正统派的西医不重视的东西，甚至不知道的东西，在现代科学里已上升到非常重要的位置，这就是系统科学。系统的理论是现代科学理论里的一个非常重要的组成部分，是现代科学的一个重要组成部分，而中医的理论又恰恰与系统科学完全融合在一起……中医的看法又跟现代科学中最先进的、最尖端的系统科学的看法是一致的。"

"中医现代化要抓什么？你要问我的话，那我就很清楚地说是系统论，系统的观点。"[10]

"人体科学的方向是中医，不是西医，西医也要走到中医的道路上来。"[11]

1985 年钱学森院士看了祝世讷的《中医系统论导论》后给他回信讲："传统医学是个珍宝，因为它是几千年实践经验的总结，分量很重。更重要的是：中医理论包含了许多系统论的思想，而这是西医的严重缺点。所以，中医现代化是医学发展的正道，而且最终会引起科学技术体系的改造——科学革命。"

钱学森院士后来在给祝世讷的多次来信中反复地强调这种观点：

"据我所知，国内外研究中医的工作很多，工作大都是仪器测定，比较定量而严格……当然，这些工作也往往由于不知道系统论而未能解决问题，但这正是您可以大有作为之处。用系统论一点，'点石成金'！"

"您如能把中医固有理论和现代医学研究用系统论结合起来，那么，在马克思主义哲学指导下，一定能实现一次扬弃，搞一次科学革命。"[12]

钱学森院士的这些论断，第一次明确地指出中医的思维方式是系统论性质的；第一次明确地划清了中医的系统思维与西医的还原论思维之间的原则界限；第一次明确地指出中医的思维方式与现代系统科学相一致，因而是医学和人体科学发展的方向；第一次明确地指出人体科学和医学科学今后研究的唯一正确思路是系统论思维；第一次明确地指出中医现代化必然应用系统科学，中医现代化要抓系统论。钱学森院士的这些论断，对于正确地研究、认识、理解中医的思维方式，起了振聋发聩的作用。

我国医学界在关于医学模式转变的研究和讨论中，也普遍地认识到，实现从"生物医学"模式向"生物 - 心理 - 社会医学"模式的转变，在中国有特殊的优越条件，即中医有系统论思维。提出：

"我国实现向生物心理社会医学模式的转变，本来就有许多有利条件。首先，在祖国传统医学中，关于'天人合一''天人相应''人与天地相参也，与日月相应也'等认识以及把'四时之化，万物之变'的环境因素看成与人的健康利害相关的思想，正是朴素的系统理论在医学上的应用。"[13]

"中医学原始模型的突出之处恰到好处地弥补了生物医学模型的内在缺陷，中医学在医学模型连同其方法论方面所独具的特点，将必然在医学模型的转变过程中发挥其桥梁作用。"[14]

20 世纪 80 年代以来，对于中医系统思维方式的研究出现了一个高潮，认识日益深入和系统。在《医学与哲学》《山东中医药大学学报》等数十家杂志上发表的关于这方面的研究文章数以千计，许多著作都以专门章节作具体讨论。刘长林的《内经的哲学和中医学的方法》（1982）和《中国系统思维》（1990）、黄建平的《祖国医学方法论》（1985）、祝世讷的《中医学方法论研究》（1985）、雷顺群主编的《内经多学科研究》（1990）等论著，都列出专章、专节论述中医的系统论思维。

对于中医思维方式的系统论性质，30 多年来各种研究得出了基本相同的结论，国内外有代表性的观点。

医学哲学界的黄建平在《祖国医学方法论》中指出："由于习惯势力的影响，在当前的一般医学实践和研究以及教科书中，系统论思想还没有被广泛采用。令人奇怪的是，国内外许多研究科学方法论的学者们惊异地发现，在中国医学的理论方法中广泛地存在着控制论、信息论和系统论的思想。也许这正是中医能够经历千百年的历史实践考验，并在科学昌明的今天愈来愈为世界科学家所瞩目的原因之一。"[15]

医学史界的马伯英指出："中医学与西医学的以原子论（还原论）方法论为科学原理而采用的分解和分析方法迥然相异。""中医学的特点就在于研究对象的大系统化，研究方法的系统论形式。"[16]

中国哲学界的刘长林指出："系统思维乃是中国传统思维方式的主干……中医学的理论方法与现代系统论在原则上颇多相似之处。""整个中国传统文化贯穿着统一的，与中医学相一致的系统思维。"[17]

科学界的美国物理学家卡普拉指出："中国把身体作为一个不可分割的、各部分相互联系的系统的概念，显然比古典的笛卡尔模式更加接近现代系统方法。"[18]

中医系统论的专门研究者祝世讷指出："中医虽然起始于'整体时代'，但它具有许多超过那个时代一般发展水平的惊人创造。现代系统论的许多具体原则，诸如整体性、相关性、有序性、动态性等，都可以在那里找到某种原始思想，堪称系统论的一种'原型'。"[19]

认清中医的思维方式的系统论性质，揭示系统论思维与还原论思维的原则界限，解开了中医思维方式何以迥异于西医的谜团，也阐明了造成中西医学术差异的内在根源。特别是，从中医系统论思维的性质，可以深刻地理解中医学的特点和优势，认清中医思维方式在整个医学中的地位和价值，特别是在思维方式从还原论向系统论的转变中发挥桥梁作用，把研究和发展中医系统论思维提上现代日程。

**3. 中医系统论思维的价值**

系统论和系统科学是 20 世纪中叶才开始建立和发展起来的，中医怎么能早就有这种思想？在现代系统科学面前能有什么价值？这些问题不但提出来了，而且也通过研究和探讨得到了答案。

（1）中医系统论思维的性质和水平

中医思维方式的系统论性质，和这种思维方式的发展水平是完全不同的两回事。研究发现，中医的思维方式在性质上是系统论的，但其发展水平没有达到现代水平，因而，只能称其为朴素的系统论思想。在评价上，逐步划清了四个基本界限。

第一，系统论的早期思想不同于现代系统科学。世界的系统特性和系统规律客观存在，其历史远远早于人类的认识史，人类在实践活动中早就开始接触和认识它，反映到意识中，形成一些不自觉的朴素的系统论思想，在中国和欧洲都有不少成就。中国的易经、道家、儒家、兵家、医学等理论，以及农业、水利、建筑等工程中，不但有鲜明的系统论思想，而且有至今仍很典型的实践案例，中医是最杰出的代表。欧洲在古希腊时期虽然以原子论占主导，但也有一些系统论思想，系统论的创始人贝塔朗菲曾说："亚里士多德的论点'整体大于它的各部分的总和'是基本的系统问题的一种表述，至今仍然正确。"[20]需要把系统论思想的发展划分为不同的阶段，古代的系统论思想是朴素的，20 世纪以来发展的系统科学是现代的。

第二，中医朴素系统论思想超出整体论。中医的学术体系形成和发展于思维方式的整体时代，体现着古代整体论的许多基本特性；但是，其思维方式又超出了古代整体论的一般发展水平，认识和掌握了人的健康与疾病的系统特性和系统规律，据此形成的观点和方法具有系统论的性质，现代系统论的许多基本原理可以在那里找到某种原始思想。因此，中医的思维方式基于整体论，又超出整体论的一般水平，属于朴素系统论思想。

第三，中医朴素系统论思想迥异于还原论。阐明中医思维方式的系统论性质，就从根本上划清了与西医的还原论思维的原则界限，由此可认清中西医学术差异的内在根源，认清中医是在西医的还原论视野之外，认识和驾驭了人的健康与疾病的系统特性和系统规律，这是健康与疾病的复杂性领域，具有不可还原甚至反还原的性质，它既是中医学术的特色，也是中医发展的潜力和优势。

第四，中医朴素系统论思想有别于现代系统论。中医系统论思想的发展水平没有达到现代水平，还是朴素的、自发的，须由此划清与现代系统论的界限。其自发性在于没有意识到自己驾驭的那些复杂特性和规律是系统特性和系统规律，没有进行专门的研究和阐明，没有提出"系统"概念和相关专门理论，直到现代系统科学才将其看清楚、说明白。因此，不能把中医的朴素系统论思想与现代系统论等同，中医的朴素系统论思想需要提高和发展到现代水平。

（2）中医形成系统论思维的根源

为什么中医没有形成西医那样的还原论思维，而是形成了朴素系统论思维？对于已经由几千年历史铸锭的事实，只能以历史事实为依据做出客观的考察和说明。

第一，中医接受的是元气论，不是欧洲那样的原子论。

西医的还原论思维基于欧洲传统的原子论思想，但中医接受的思想理论不是欧洲那样的原子论，而是中国传统的元气论。类似欧洲原子论那样的思想在中国历史上曾经出现过一些萌芽，例如五行学说的前身五材说、墨家提出的"端"概念等，但这些思想只在两千年前出现过，没有后续发展，没有进入主流，更未对中医产生影响。欧洲的原子论、还原论思想也曾向中国传播过，但时间较晚，力度和范围很小，没有对中医产生影响。影响中医思维方式的是中国传统思想的主流，特别是元气论。

元气论是中国传统思想的核心，元气论对世界的理解与原子论完全不同。元气论认为世界的本原是元气，元气是混沌未分的整体；认为世界万物由元气内在的矛盾运动"分化""生成"，气分阴阳，阴阳交而化生万物；认为不是由先于整体存在的各部分组合成整体，而是由本原的整体分化出部分；世界的整体性是本原的、先天的，不可分解；这个整体内的任何部分都是作为整体的一部分而存在，从未离开过整体，从整体中分解出去就不能存活。整体、分化、生成、交互作用、有序、和谐等，是元气论最基本的思想，这是对世界的系统特性和系统规律的一种深刻认识和把握，是一种朴素的系统论思想。

中医接受了元气论作为研究和解决医学问题的思想基础，并贯彻到基本理论中，建立起中医的元气、气化、气机等理论，使之成为研究和调理健康与疾病的基本原理之一。

第二，中国传统的朴素系统论思想的孕育。

以周易、道家、儒家、兵家等为代表的中国传统思想体系，与西方思想有着原则性的区别，其中，作为主干占主导地位的，是朴素系统论思想。这种朴素系统论思想不但有深刻的理论，而且有广泛的实践，在《孙子兵法》、都江堰工程、农业生产、气象物候等方面，有许多成功的实践至今都是系统论和系统工程的典范。中医学在这种思想母体的孕育中产生和发展，不但必然地形成朴素系统论思维，而且因为它所面对和处理的对象是人，是最复杂最典型的系统，因而成为中国传统朴素系统论思想最杰出的代表。

关于中国传统思想的系统论性质及其对中医的影响，近几十年来国内外科学和哲学界的研究，取得越来越广泛的共识。

耗散结构理论的创始人普利高津一再强调，系统科学与中国的科学思想十分接近，认为中国科学思想的主要特点有：第一，整体性和有机性，即把自然界看作一个有机整体，着眼于从整体上把握事物。第二，强调把握事物之间的关系，如果说西方传统侧重于实体的话，中国传统则侧重于关系。第三，认为事物内部和事物之间存在着协调、协和的关系，即和谐关系。第四，"自发的自组织世界"的观点，是中国科学思想的中心。第五，对人类社会与自然的关系有深刻的理解，即强调人与自然、自然与社会之间的联系。他说：

"中国传统的学术思想是着重于研究整体性和自发性，研究协调与协同。现代科学的发展，更符合中国的哲学思想。"[21] "我相信我们已经走向一个新的综合，一个新的归纳，它将把强调实验及定量表述的西方传统和以'自发的自组织世界'这一观点为中心的中国传统结合起来。"[22]

中国科学技术史专家李约瑟（1900—1995）博士强调："对于那时中国可能发展出来的自然科学，我们所能说的一切就只是：它必然是深刻地有机的而非机械的。"[23] "中国的思想家更喜欢把宇宙看作是一个有机的整体，不愿意分析其组成部分的内部机制，并固执地拒绝在物质与精神之间划一道清晰的界线。"[24]

美国物理学家卡普拉认为："中国把身体作为一个不可分割的、各部分相互联系的系统的概念，显然比古典的笛卡尔模式更加接近现代系统方法。"[25]

中国社会科学院中国哲学史专家刘长林认为："系统思维方式确实是整个中国传统思维的一个特点，是使中国古代文明步入世界前列的一个重要因素。""在中国传统自然科学中，最充分显示中国思维特色的要算医学了。"[26]

中医在的发展过程中，不断地从中国传统思想中汲取智慧。周易、道家、儒家等理论和思想都渗透到医学中，元气论、阴阳学说、五行学说等医学化为中医理论，中国传统的系统论思想贯穿到中医的理、法、方、药各个方面，中医很自然地形成朴素系统论思想。

第三，对人的健康与疾病的系统特性和规律的客观反映。

医学的研究和发展依赖于实践基础，但中医和西医的实践基础非常不同。在医学的早期发展阶段，中医和西医都以临床防治为实践基础。但16世纪以后，西医逐步走上实验医学的研究道路，移植近代科学技术革命的理论和技术成果，通过实验来研究和解决医学问题，实现了一次医学革命，对健康与疾病的认识取得了重大进步，但也陷入了一种局限——只能遵循还原原理，对能够进行实验的，能够运用现有的生物学、化学、物理学等知识解释的内容进行研究，超出这一范围的，不能进行还原的，就无能为力。

中医既没有形成还原论思维，也没有走上西医的实验医学道路，因而就没有陷入西医的那种局限。中医的研究和发展几千年一直以临床防治为实践基础，临床上有什么就研究什么，没有什么不可涉及和探讨的，尽管许多东西只能"知其然不知其所以然"，但研究的视野远远超出了西医，涉及和探讨了许多深层次复杂机制和规律，至今为西医所不可企及。

关键在于，人是世界上最复杂的系统，其健康与疾病的过程复杂多样，虽然有些内容可进行分解、还原研究，西医按还原原理对其进行了研究和认识，但是那些深层复杂机制和规律却是不可还原或反还原的，这就是人的健康与疾病的系统特性和系统规律，它客观存在，必然地表现在临床上，也必然地被中医认识到，长期的、广泛的临床防治迫使中医不得不按照这样的客观事实去思考。

特别是，中医的临床实践，有两个条件在世界上是独一无二的，是形成其朴素系统论思维的实践基础。首先，中国人口众多，长期占世界总人口的 1/5 左右，中医掌握的临床样本在世界上是最大的。其次，在中医的发展过程中，社会长期统一稳定，中医的发展一直没有中断过，对这一特大临床样本的研究连续进行几千年，对于人的健康与疾病的系统特性和系统规律的临床表现，中医能够亿万次地反复接触、反复研究、反复验证，必然地反映到其认识中，形成系统论思想。

（3）中医系统思维的发展价值

中医的系统论思维几千年来成功地指导着临床，至今有显效。人的健康与疾病的系统特性和规律是深层复杂机制和规律，西方医学的还原论思维一直将其排斥于研究之外。直到 20 世纪下半叶，随着人类疾病谱的发展，疾病的复杂性研究被提上现代日程，西方传统的还原论无能为力，遇到越来越尖锐的矛盾，西方医学开始转变医学模式，认识到只有系统论思维才适用于研究这些复杂性内容，发展医学系统论思维才提上日程。医学的新发展需要系统论思维，医学系统论思维的发展需要中医的系统论思维。

科学和医学的思维方式正沿着"整体论—还原论—系统论"的历史逻辑上升发展，系统论思维是医学思维发展的方向。在这种新发展中，西医的思维方式与新的发展方向相悖，需要从性质上进行转变，即从还原论思维转变为系统论思维。而中医的思维方式与新的发展方向完全一致，不存在性质上的转折，需要的是水平上的提高，即从朴素系统论思维上升、发展为现代系统论思维。因此，在医学思维方式的未来发展中，中医的系统论思维占据先机，具有发展的优势。把中医的系统论思维进行总结和提高，发展现代中医系统论研究，不仅对中医学和整个医学是重大贡献，而且对系统科学也是重要贡献。

## 三、创建现代中医系统论

在医学思维方式的"整体论—还原论—系统论"螺旋发展中，如何把中医的朴素系统论思维提高和发展到现代水平？从 20 世纪 80 年代以来，中医界和科学界进行了积极的开拓和创新，开辟了中医系统论专门研究，在挖掘总结中医传统系统论思维的基础上，移植应用现代系统科学的理论和方法，对人的健康与疾病的系统特性和规律进行新的现代研究，发展充实中医已有的系统论思维，将其提高到现代水平，逐步建立起中医系统论与系统工程学，实现了中医系统论思维的复兴，成为中医文化复兴的一项重要成就。

**1. 中医系统论研究的进展**

从 1980 年开始，在钱学森院士的鼓励和支持下，山东中医药大学祝世讷教授以 30 多年的持续努力开辟和推进了"中医系统论研究"，国内许多学者和单位积极地支持和参与了这一研究，在一些会议、报纸、杂志、著作中进行了大量研讨和报道，在国内外产生广泛影响。中医系统论研究以现代系统科学的基本原理为纲，总结和继承中医传统的系统论思想，沿着中医理论和实践所提供的线索，着力于研究人的健康与疾病的系统特性和系统规律，做出新的理论总结，创立现代中医系统论。"继承、移植、创新相统一"是该研究的基本原则，研究发展过程大体分为三个阶段。

（1）中医系统论与系统中医学研究

中医系统论研究基于对中医传统系统论思维的挖掘和总结。在"全国科学方法论第一次学术讨论会"（1980 年，北京）、"中国自然辩证法研究会成立大会"（1981 年，北京）、"全国首届医学方法学术讨论会"（1983 年，青岛）、"全国 2000 年的中医论证会"（1984 年，北京）等会议上，都讨论了中医的系统论思维问题，祝世讷将总结的中医系统论思维反复地做阐述和论证，提出：

"中医的基本理论和方法，用'牛顿模式'或一般物理学、化学、解剖学、生理学的观点和方法来解释，往往成为不可思议的东西，常被怀疑或贬低。从系统论的观点来看，它正反映和把握了人体作为功能系统最本质的东西，与现代系统论在本质上是一致的。这是发展我国医学的巨大优势，它的价值，将在系统时代充分显示出来。"

"建立医学系统论和医学系统工程的条件已经成熟。"[27]

"中医学的系统观和系统方法有着深刻的内容和巨大的优势。发扬这一优势，基本目标是创立医学系统论和医学系统工程，这将从根本上改变医学的思维方式，推动整个医学的发展。"[28]

中医系统论研究的重点是从理论和方法上进行开拓和创新。祝世讷于 1986 至 1988 年承担完成了省级科研课题"中医系统论与系统工程"，对中医学的系统思维进行挖掘总结的基础上，运用现代系统科学的理论和方法对中医学的系统思维的科学原理论证和阐发，进而对中医学的理论和实践所反映的人的健康与疾病的系统特性和规律，做了现代系统科学的探讨和阐释，总结提出中医系统论的主要理论和方法，初步形成一个理论框架。在此基础上完成了两部专著：一部是《系统中医学导论》（1989），从中医学的角度，把"系统中医学"作为中医学的一个新分支，系统地总结和阐发了中医学的系统思维；另一部是《中医系统论》（1990），从现代系统科学的角度，把"中医系统论"作为系统科学的一个分支学科，总结阐述了中医系统论的基本理论和方法。

1990 年中国人体科学学会成立"中医系统理论专业委员会"，在成立大会上祝世讷作的"论中医系统论"报告，阐明了中医系统论的研究对象、学科性质、学术特点、研究内容、发展趋向，论证了中医系统论研究的意义和任务，提出了中医系统论的五条基本原理。他指出：

"中医系统论是一门正在兴起的新学科，是关于人的健康与疾病的系统规律的学说。它以经典中医学的系统论思想为基础，运用现代系统科学进行发掘和发展，形成作为中医学与系统科学交叉的专门理论，为发展医学系统论奠定基础。系统论思想是中医学术的思想精髓，是中医特色的实质和核心，研究和发展中医系统论，可为中医学的独立发展开辟道路，是实现中医现代化的思想基础，也是系统科学在人体领域应用研究的需要。中医系统论将建立起完备的理论体系，目前已经提出的基本原理有整体性原理、联系性原理、功能性原理、有序性原理、自主性原理。"[29]

中国人体科学学会中医系统理论专业委员会的建立，标志着中医系统论的研究从自发阶段进入有组织有领导的自觉阶段，标志着中医系统论这一研究领域已经形成，中医系统论这一新兴学科开始分化出来，标志着中医系统论的研究逐步扎根于更加广阔深厚的基础，得到更加广泛和强大的科学支持。

2002 年祝世讷、陈少宗合著的《中医系统论与系统工程学》，全面系统地阐述了中医系统论的基本原理、基本观点和方法，以及中医系统工程的基本原则和方法，标志着中医系统论初步建立起理论体系和工程学原理。

中医系统论的研究成果迅速地应用于临床、科研、教学。从 1983 年开始，山东中医药大学为硕士研究生开设公共理论课"中医系统论"，后扩展为本科生和各种进修班的课程。2009 年山西中医学院开始为硕士研究生开设"中医系统论"课。1988 年山东中医药大学在国内首次招收培养以中医系统论为研究方向的硕士研究生。

（2）中西医结合的系统论研究

中医系统论研究必然地要与西医还原论思维进行比较，必然要讨论这种两种思维方式的差异如何造成了中西医的学术差异，必然地会得出一种结论——只有中西医的思维方式实现统一，才可能真正实现中西医在学术上的统一。而这正是中西医结合研究和中医现代化研究迫切需要深入探讨和回答的问题，它不但涉及中医现代研究要不要坚持和发展系统论思维，更涉及中西医结合研究如何认识和处理中西医思维方式的差异问题，以及中西医结合研究需要什么样的思维方式的问题。因此，对中西医的思维方式进行比较研究，遵循医学思维方式螺旋式发展的历史走向，把中西医结合研究的思维方式提高和发展到系统论，成为迫切的现实任务。

祝世讷从 1995 年开始把中医系统论研究深入到中西医比较和中西医结合领域，于 1986 至 1988 年在《山东中医药大学学报》上开辟"中医学重大理论问题系列研究"专栏，连续发表论文 13 篇，就中西医结合和中医现代化研究中面临深刻困难和矛盾的 12 个重大理论问题（阴阳本质、阴阳自和、经络本质、五藏本质、证候本质、治疗深度等），进行了系统论的剖析，找到中西医在此的差异点，揭示造成此差异的观点和方法根源，提出由此进行开拓和创新的系统论观点和方法。

在此基础上，祝世讷先后完成了《中西医学差异与交融》（2000 年）、《中西医结合临床研究思路方法学》（2002 年）两部专著，全面系统地剖析了中西医差异的形成和发展、造成中西医差异的基本原因，指出思维方式的差异是造成中西医学术差异的内在根源，具体地讨论了在健康与疾病的各个基本问题上，中西医两种思维的差异点及由此造成的学术差异，阐述了在这些差异点上消除思想差异实现学术统一的方向和道路。特别是分析了，只有坚持和发展中医系统论思维，建立现代医学系统论思维，才能消除中西医学术差异的内在根源，开辟中西医走向统一的道路。

（3）医学系统论与系统医学研究

世纪相交之际，祝世讷把中医系统论的研究扩展到医学系统论与系统医学的研究。他提出，完整意义的医学系统论研究应当涵盖中医、西医、中西医结合乃至整个医药领域，从基本层面上探讨和阐明人的健康与疾病的系统特性和系统规律，以及如何遵循这样的特性和规律进行医学研究和临床防治，建立起医学系统论的基本理论和方法。他于 2010 年完成的《系统医学新视野》，总结了医学系统论的研究成果，阐明了医学系统论是系统医学的思维方式，提出和阐述了医学系统论的主要理论、观点、方法，推动其在科研和临床的普及和应用，发展新兴的系统医学。

这个时候，医学界对系统论思维的认识也有了新进展，继科学界提出"系统生物学"后，一批西医学者开辟了"系统生物医学"，在上海成立了系统生物医学研究中心。它虽然只是"系统生物学"向医学领域的移植和扩展，但毕竟开始从还原论医学向系统医学转变，显示出整个医学思维沿着螺旋式上升轨迹前进的新动态。

**2. 中医系统论解答的问题**

研究和发展具有现代意义的中医系统论，绝不是把系统科学的概念、观点"注入"中医学就能办到的，需要遵循中医系统论思维的原则，抓住中医的理论和实践已经认识但还没有阐明的系统特性和规律，运用现代系统科学的理论和方法进行新的研究，将人的健康与疾病的系统特性和系统规律从人身上找出来，并从人身上加以阐明，进而从理论上做出新的概括和总结，才能建立起现代化的中医系统论的新理论。30 多年来所探讨和希望破解的问题，最有代表性和现实意义的，有以下十个方面。[30]

（1）健康与环境

中西医对人与环境关系的认识广度和深度不同。中医把人与环境的关系作为影响人的健康的基本矛盾之一，每个医生都懂得，但对其细节了解不够，用于临床就比较笼统。中医系统论就此研究阐明了三个问题。①建立更完备的"环境"概念。"生物医学"完全忽略了环境，"生物－心理－社会医学"也只提出了"社会"，自然环境呢？应建立起包括自然、社会在内的，更加完备的环境概念。②拓展对宏观环境的理解。现代宇宙学把对宇宙的认识拓展到150亿年的历史和150亿光年的范围，提示了人类在宇宙中的时空位置及宇宙与人类的母子关系，需要把中医的天人相应理论提到这个高度，从更深的宇宙背景来理解人的健康与疾病。③人的"微生态环境"。20世纪70年代问世的人体微生态学，揭示了人体微态系统的存在，发现了人的生命与微生态系统的关系，证明微生态系统的正常态与人共生，致病微生物引起的感染是微生态失调的结果，这是中医的正邪理论、扶正祛邪治则、中药非特异功效的微观机制和规律，可进一步揭示其具体的作用过程，提出驾驭和调控这种关系的操作性方法。

（2）心神与机体

中西医对于心神与机体关系的认识广度和深度不同，中医把"心神"理解为人的健康与疾病的基本内容之一，每个医生都要掌握，但对细节的认识却笼统和模糊。中医系统论就此研究阐明了三个问题。①确立完备的"心神"概念。中医的"心神"概念包括了心理和意识两个层次，心理是人和动物共有的，而意识是人类所特有的，是人的高级精神活动，与人的生理、病理变化密切相关，"生物医学"抹杀了"心神"，"生物－心理－社会医学"补充了"心理"但仍无视人类特有的"意识"，"心神"概念必须包括人的心理和意识这两个层次的内容。②心神与机体关系的普遍性。心神的正常是人的健康的基本内容之一，心神与机体的关系是影响人的健康的基本矛盾之一，心神贯彻在预防医学、基础医学、临床医学各个领域，不应作为专科问题只交给特定专科来处理。③心神的生理、病理不能还原。心与神之间、心神与机体之间的相互作用关系不能进行分解还原，无法提纯为什么物质成分，需要从心神的特有内容和机制进行调理。

（3）整体与部分

中西医都有整体观，但对人的整体性的理解非常不同。西医按还原论把人理解为由分散存在的要素组合而成的"合整体"，因而可以进行分解、还原；中医认为人是由一个混沌未分的原始整体分化出其内部各要素而形成的"元整体",因其整体的本原性而不可分解、还原。中医系统论就此研究和阐明了三个问题。①区分"元整体"与"合整体"。世界上有两类整体,一类是"元整体",整体是"本原"性的,这种整体内部分化出各部分,如宇宙、植株、人体,其部分从未先于整体存在,也不能脱离整体存在,整体的本原性决定其不可分解、还原,人是其典型代表。另一类是"合整体",先有分散存在的要素,然后组合成整体,如积木、机器,是可分解、还原的。绝不能把人的元整性当作合整体。②人有不可分解的整体性内容。"整体大于部分之和",人有系统质,即只存在于整体水平的属性、功能、行为,是人的生命及健康与疾病的本质性内容,中医如实地认识和掌握了一大批这样的整体性内容,如精气神、阴阳、经络等,它不可分解、还原为要素质或其相加和。③人的局整关系要分清两个方向。在元整体中,整体对部分的作用是基础的、主导性的,部分对整体的作用是反作用性的;而在合整体中,部分对整体的作用是基础的、主导性的,整体对部分的作用是反作用性的。人是元整体,必须如实地按照元整体来认识和处理其局整关系。

(4)宏观与微观

西医注重微观,中医注重宏观,有些人力图把中医的阴阳、经络、证候等宏观内容"微观化",把宏观现象归结为微观层次上的物质成分、理化指标等,但不成功。宏观层次的内容能否还原为微观层次的内容?中医系统论就此研究回答了三个问题。①不同层次遵循着不同规律,不能混淆。细胞、分子、原子分别遵循着生物的、物理的、化学的不同规律,不能把细胞的生物学规律还原为原子的化学规律。人的生理、病理同样分层次,不能把宏观层次的规律还原为微观层次的规律,或用微观层次的规律来解释宏观规律支配的东西。②宏观层次与微观层次之间存在着质的差异。宏观与微观之间有量的差异,但更重要的是质的差异,存在着质的飞跃。人的思维与脑细胞的功能、脉象与血细胞的功能等的差别不只是量的,更重要的是质的差异,不能从量上进行分解、还原。③不能把宏观与微观之间的相互作用错当成可还原性。宏观现象可作用于微观、表现在微观,微观现象也可作用于宏观、效应于宏观,可以研究宏观与微观之间的这种相互作用，但绝不能直接把宏观现象还原、归结为微观现象。

（5）实体与关系

对于病因、病理的认识，西医侧重于"实体"性因素，中医侧重于"关系"性因素，两者是什么关系？有无主次之分？中医系统论就此研究回答了两个问题。①对于"实体"因素与"关系"因素要有全方位认识。这两类因素同时存在，各有不同地位和作用，其作用机制和规律不同，不能将其中任何一种绝对化、唯一化，特别是不能用"实体"来抹杀和否定"关系"。②"关系"性因素比"实体"性因素更基本。系统论认为，交互作用是事物的真正的终极原因，实体是关系的产物，是关系网的网上钮结，实体的异常不过是关系网异常形成的一个"结"，中医学关于关系失调为核心的病因、病机理论，以及通过调理失调的矛盾关系防治疾病的实践，是比"实体"更深的机制和规律。

（6）器质性与功能性

中医之"证"主要是功能性异常，并认为"大凡形质之失宜，莫不由气行之失序"；而西医之"病"大都是可解剖定位的器质性改变，认为功能性疾病是由器质性异常引起的。器质性疾病与功能性疾病究竟是什么关系？中医系统论就此研究解决了五个问题。①以人的解剖形态为坐标，把功能区分为"功能A"与"功能B"。因为人的结构是活的，是由特定的功能过程建立和维持的。"功能A"就是指建立和维持结构的功能，"功能B"则是由结构产生和负载的功能。"功能A"与"功能B"的地位和作用不同，不能混淆。②区分两种功能性病变。一种是"功能A"异常，它既有临床表现，又是引起结构异常的内在过程；另一种是"功能B"异常，它由结构异常所引起，并反作用于结构。③存在单纯的功能性病变。由器质性病变引起的"功能B"异常只是功能性病变的一种，此外还有多种功能性病变，包括人的"系统质"异常、功能子系统的功能异常、"功能A"异常、熵病等，它们既不是由器质性病变引起，也不包括器质性病变，是单纯的功能性异常。④器质性病变有其内在发生机制。除了单纯性外伤，器质性病变都有内在发生过程，是由"功能A"异常的发展或被外因所乘的结果。⑤中医辨证论治涵盖了多种复杂情况。既包括了"功能A"异常及其引起结构性病变，也包括了器质性病变引及其起的"功能B"异常，更包括了多种单纯功能性病变。

（7）解剖的与非解剖的

西医以解剖研究为基础认识生理、病理，但中医所认识的许多内容却无法纳入解剖学的框架，中医系统论就此研究解决了两个问题。①人的结构绝不只有解剖形态。结构有多种，有空间的、时间的、功能的、以功能为基础的空间时间结构等，这多种结构都存在于人身上，解剖形态只是其中之一，其他的那些结构可通称为"非解剖结构"，认为人的结构只有解剖结构是错误的。②中医学不仅认识了人的解剖结构，更大的贡献在于认识了人的许多非解剖结构，例如经络、五藏、六经等。可以此为基础，发展"非解剖结构"研究，走向"解剖学之后"。

（8）能与熵

西医从代谢的角度对于能量代谢、产热和散热的机制有了较明确的认识，中医的气化、寒热、虚实等，也涉及机体的能量变化，深入到了"熵"的变化。对于中西医的这种差异，中医系统论研究解决了两个问题。①引进物理学的"熵"概念，认识人的熵病。熵是对能量转化完成程度的表征，也是对分子运动无序化程度的表征，熵的超标准或超范围增加是机体能量变化的异常过程，是比热量、体温深得多的一种病变。②以中医的气化理论为入口研究熵病。人的熵病复杂多样，有热熵病，如"内热""上火""阴虚生内热""气有余便是火"等；有广义熵病，如"失调""失序""紊乱性疾病"等，需要进行更深的研究。

（9）平衡与稳定

西医常用"平衡"来描述正常或健康，提出了"平衡疗法"；中医学不用"平衡"概念，而是把健康理解为"和""阴平阳秘"。中医系统论就此研究解决了三个问题。①"平衡"并不就是健康。西医用定量指标把健康描述为"平衡"，实际上是以"正常值"为标准，离开特定正常值的任何"平衡"都不是健康。②健康的本质是"有序稳定"。稳定是系统的状态不随时间的延续而改变，系统进化到特定有序化水平保持稳定称为有序稳定，它不仅是稳定，更是有序。人的健康的本质是有序稳定，失稳、失序、失序而失稳，都是疾病。③

中医讲的"阴平阳秘"实际上是一种非平衡有序稳定。耗散结构理论揭示了在非平衡条件下系统走向有序稳定的机制，人是典型的耗散结构，在热力学上是非平衡的，其最佳状态是非平衡的有序稳定，"阴平阳秘"的本质是非平衡有序稳定，应从人身上进一步地揭示和阐明。

（10）自愈与治愈

人的疾病在本质上是自愈的还是治愈的？人的生命在抗病祛病过程中究竟处于什么地位？中西医的防治原理在此存在深刻差异，中医系统论就此研究解决了三个问题。①引入系统自组织理论，阐明人是典型的自组织系统。自组织系统的特点是其有序化的指令、动力、调节都来自系统自身，对于外来的一切作用因素，无论营养的、致病的、治病的，都要经过系统的自组织之后，才能表现出某种效应。系统的自组织机制是外来因素发生作用的不可逾越的枢机，依靠、调动、发挥这种自组织机制的作用，是对自组织系统进行调节的根本原则和途径。②提出和研究治疗深度。疾病有深浅不同层次，治疗也分深浅不同层次，对症治疗、特异治疗的治疗层次较浅，中医的"治病求本"是一种深度治疗，应当研究和发展这种深度治疗。③弘扬中医推动机体自主调理的艺术。中医强调"正气存内，邪不可干"，疾病的本质是"正虚"，"证"是人的机体抗御病邪的反应状态，"阴阳自和""五脏自稳"等理论是对机体的自组织机制的认识和把握，防治的中心环节是依靠、调动、发挥机体固有的自组织机制和能力来御病、祛病，这是最深的防治原理、最高的调理艺术。

**3. 中医系统论的基本原理**

根据中医已有的理论和实践，以及上述所做的新研究，从理论上做出新的概括，就总结为中医系统论的基本原理，它是中医系统论的理论核心。1990 年祝世讷总结为 5 条基本原理，至 2000 年发展为 6 条，他在《中西医差异与交融》（2000 年）、《中医系统论与系统工程学》（2002 年）、《系统医学新视野》（2010 年）等论著中，对这 6 条基本原理做了全面的论证和阐述。

（1）元整体原理

元整体原理可表述为：人是分化系统、元整体，对于人的健康与疾病的研究和防治，要遵循人的分化发生机制和元整体特性。

元整体原理的基本思想：①区分两种不同的整体，准确地理解人是分化系统、元整体。客观存在两种不同的整体，一种是分化系统、元整体，另一种是组合系统、合整体，两者有着原则性差别，基本性质截然相反。人是典型的分化系统，不是组合系统；其整体是典型的元整体，不是合整体。不能将人的整体错当成组合系统、合整体。②人的整体的不可分割性在于整体的本原性，即元整体性。人的整体是先天的，其部分是整体内部分化的产物，只能生存于整体内部，离开整体不能独立生存。一旦整体被分解，整体不能生存，分解开的各部分也不能生存。截然不同于机器的"组合－拆卸－重装"。③按元整体的特性来理解和处理人的整体与部分的关系。在元整体与合整体两种情况下，整体与部分关系的性质和方向截然相反。合整体是部分产生和决定整体，整体对部分有反作用，部分健康与否决定着整体健康与否，整体的病变要从部分寻找根源；元整体是整体产生、决定部分，部分对整体有反作用，整体健康与否决定着部分健康与否，部分的病变要从整体寻找根源。④把疾病放到整体背景中进行防治。要把人的健康与疾病放到分化产生了人的整个环境中，注意整个母系统对人的作用；体内各层次的病变也要放到所从属的整体背景中，注意整体背景对局部性病变的作用；对于各层次病变的防治，要把病变放到整体背景中，注意从母系统进行整体调理，把局部治疗与整体调理统一起来。

（2）非加和原理

非加和原理可表述为：人的整体不等于部分之和，整体的属性、功能、行为不能分解、归结为各部分的属性、功能、行为或其相加和，整体性疾病也不能分解、归结为各部分的疾病或其相加和。可简化表述为"整体≠部分之和"。

非加和原理的基本思想：①整体不等于部分之和。贝塔朗菲一般系统论的整体性原理强调"整体大于部分之和"，而中医系统论的非加和原理则在肯定整体与部分之间存在加和关系的基础上，着重揭示和阐明了其非加和关系，包括"整体大于部分之和""整体小于部分之和""部分近似地等于整体"等复杂情况。不能以"整体等于部分之和"的关系来掩盖或代替整体不等于部分之和的复杂关系。②在系统的整体水平存在系统质。整体"大于""超于"部分或部分之和的东西，是整体的属性、功能、行为，即系统质，它只存在于整体水平，是整体之不可分割的内在本质，不能分解、还原为要素质。系统质的内容是属性、功能、行为，不是形态、结构、实体，不能提纯或归结为物质成分。③人是典型的非加和系统。人的整体与部分之间有加和关系，但更重要的是非加和关系，人的整体不等于部分之和，人的本质在于其特定的系统质，人的系统质是人的整体不可分割的内在根据，人的系统质不能分解归结为器官、组织、细胞等的要素质或其相加和。④系统质的病变不可还原。人的疾病有整体性的，也有局部性的，整体性疾病主要是人的系统质病变，即人的整体属性、功能、行为的异常。系统质病变是功能性的，不能定位于病理解剖的局部改变，不能归结为器质性病变或由其引起的功能异常。系统质病变与局部性病变有联系，但不是局部性病变的相加和，不能分解还原为局部性病变来处理。

（3）有机性原理

有机性原理可表述为：相互作用关系的正常与否是人的健康与疾病的深层机制，是真正的终极原因。

有机性原理的基本思想：①相互作用是整体不等于部分之和的根源。一个系统的整体属性、功能、行为的形成、维持和变化（健康或疾病），虽然与其内部要素有一定联系，但起决定作用的是要素与要素、要素与系统、系统与环境之间的相互作用，是相互作用造成了整体与部分之间的非加和关系。系统质不等于部分之和，而是源于部分之间的相互作用。②整体性病变的病因和防治，要着重注意相互作用关系。人的整体性病变，特别是系统质病变，虽然与体内的实体要素异常有一定关系，但更重要、更基本的在于人的要素与要素、要素与系统、系统与环境之间相互作用关系的失常，需要着重考察和调节这些相互作用关系。③"失调病"是关系失调为病，治疗应当调理失调的关系。"失调"性疾病虽然不能说与细菌、病毒等没有任何关系，但根本原因在于相互作用关系的失调。"失调"所失去的，是相互作用关系的协调。在失调性疾病中可能存在一些物质成分、理化指标的改变，但要弄清那是失调的病理产物，还是失调的原因；有些可以作为诊断依据、疗效判断依据，但不能误为病因、病机，不能作为治疗的对象。④实体是关系网的网上钮结。实体是具有可测半径的物质形态，如人体、器官、细胞、细菌、病毒等。实体都是由特定的相互作用产生出来的，并存在于特定的相互作用的关系之网上，其存在、变化（健康与疾病）、作用（致病与治病）有一定的独立性，但都受着所从属的关系网的支持和制约，是关系网的网上纽结。应当把实体放到所从属的关系网上，以对关系网的调节为基础来处理。⑤病因和病变的非特异性需要从非线性关系来破解。非特异性病因、非特异性病变的内在本质是相互作用的非线性关系导致原因和结果不对应，这是人的有机性的深层内涵。线性关系是整体等于部分之和，因果之间具有特异性；非线性关系是整体不等于部分之和，因果之间不具有特异性，研究和调节非线性关系是攻克非特异性病变的必由之路。

（4）有序性原理

有序性原理可表述为：人的健康不仅是稳定，更是有序，是有序稳定；疾病不仅是失稳，更是失序、失序而失稳。

有序性原理的基本思想：①人是典型的耗散结构，要从耗散结构的基本特征来认识人的健康与疾病。第一，人不是孤立系统或封闭系统，而是开放系统，与环境有物质和能量的交换，具体地表现为新陈代谢。把人作为孤立系统或封闭系统来对待不符合实际。第二，人的生命远离热力学平衡，只有远离平衡，才有物质和能量的交换，才有负熵产生，才能提高和保持有序性。把人理解为平衡系统，或以平衡为标准来评价人的健康与疾病不符合实际。第三，"耗散导致有序"，机体通过交换和耗散物质和能量，与环境交换熵，实现负熵增加，提高和保持机体的有序度，建立和保持有序稳定，这是人的生命的深层机制或本质，对人的健康与疾病的认识需要深入这一层次。②健康的本质是有序稳定。人的生命远离热力学平衡，不能用"平衡"来定义健康，在热力学上平衡就是死亡。"稳定"有多种不同的性质，可以是有序的，也可以是无序的或低有序的，并非任何稳定都是健康，只有"有序稳定"才是人的健康的本质。③失序、失序而失稳是病变的深层机制。人的健康与疾病的相互转化有深层机制，即有序与无序的变化，紊乱性疾病的内在机制是扰序或失序。机体的有序稳定是一种亚稳态，由于内外条件变化的冲击，机体的有序稳定会有波动，常保持在"正常范围"内；一旦波动和冲击过大，会超出正常范围发生失序、失稳，呈现病态。失序、失序而失稳是深层次的病变机制。④失序为病的防治需要专门的途径和方法。有序与无序的变化的内在本质是熵或信息的变化，对于失序为病的防治，只能对熵或信息进行调理，但熵和信息既不是物质，也不是能量，因此调理的途径和方法与通常的防治途径和方法非常不同，要有专门的新途径。熵或信息不能用实验或工业方法提纯或制备出来，像补充维生素，或注射抗生素那样，需要认清熵或信息的特有变化机制，从其失调或差错进行调理。

（5）功能性原理

功能性原理可表述为：人的病变在本质上首先是功能性的。

功能性原理的基本思想：①人有非解剖结构及其病变。人不仅有解剖结构及其病变，还有非解剖结构及其病变，而非解剖结构主要是功能子系统，其病变不是器质性的，而是功能性的，非解剖结构及其病变比解剖结构及其病变更广泛、更深刻、更复杂。②区分两种不同的功能性病变。要区分"功能 A"与"功能 B"，区分"功能 A"病变与"功能 B"病变，关键是认清"功能 A"及其病变的客观存在，不能将其误作"功能 B"及其病变。③"功能 A"异常引起器质性病变。形态结构由"功能 A"建立和维持。除了单纯性外伤，形态结构的器质性疾病是"功能 A"异常得不到有效控制而恶化，或被外因所乘发展而来。要把器质性病变如实地理解为"功能 A"异常的产物，在防治上从对"功能 A"的调理开始。

（6）自主性原理

自主性原理可表述为：发病和愈病都是机体的自主性反应过程。

自主性原理的基本思想：①如实地把人理解为一个自组织系统。自组织机制是机体建立和保持健康的内在根据，自组织机制对于外来的一切作用因素，无论是营养的，还是致病的，或者是治疗的，都自主地进行"组织"，才能产生或表现为营养的或致病的或治疗的效应。自组织机制和过程是营养的枢机、发病的枢机、治疗的枢机，养生保健要增强这一枢机的能力，防病要依靠这一枢机的作用，治病要发挥这一枢机的作用。②"健康"是机体自组织的结果。自我更新、自我复制、自我调节是生命的基本特性，在自然条件下本能地指向健康。一方面，通过生长、发育等过程，把机体调节到健康状态；另一方面，在受到内外环境条件波动和不利因素的冲击时，能够通过自组织过程来抗御、化解、消除不利因素及由其引起的失调，把机体维持在或恢复到健康状态，自组织机制是建立和维持机体健康的内在枢机。③"病变"也是机体自组织的产物。除了单纯性外伤，人的病变并不是致病因素作用于机体的直接产物，而是经过机体的自组织过程的表现。内外致病因素都要经过机体的自组织机制的响应、转化，才产生出病与不病、什么病、病到什么程度的效应。免疫学说研究和说明了机体的免疫机制及其防卫作用，但免疫机制之正常与否，也是由机体的自组织过程来建立和维持的，免疫失调或缺陷是机体自组织异常的结果，免疫性疾病还要从更深的自组织机制来调理和治疗。④驾驭机体的"不倒翁"特性。人的生命所处的内外条件在无休止地变动着，引起机体生命活动无休止地波动和变化，会不断地、不同程度地偏离"正常值"。但是，自组织机制能够自主地把发生的偏离再调回"正常值"。实际情况是不断地发生偏离，又不断地进行自主调理，在不断地偏离和不断地调理中从整体上保持着大致正常的稳定状态，就像一个"不倒翁"。当引起的变动超出"不倒翁"的自主调理能力而为病时，需要的治疗是对"不倒翁"的帮助，不应不顾"不倒翁"固有的内在作用而生硬干预，机体的"不倒翁"特性及其机制是防治疾病的内藏法宝。⑤依靠、调动、发挥机体的自组织机制来防治疾病。自组织机制是发病的枢机，自然也是防病和治病的枢机，因此，依靠、调动、发挥机体的自组织机制来防治疾病应当是治疗学的第一原理。一方面，要依靠、调动、发挥机体的自组织机制对防治措施发挥转化作用。作用于机体的各种防治措施都要经过机体的自组织过程才能产生效应，"疗效"实际上是这种自组织过程的结果，应更加清醒地认识和运用机体的自组织机制对治疗作用的这种转化，使治疗产生的疗效更加理想。另一方面，有些病变是因为机体的自组织机制相对虚弱或失常或受损而发生，这类病变的治疗需要对自组织机制进行良性调理，使其恢复正常或得到增强。机体的自组织机制是一只"看不见的手"，清醒而紧紧地握住它，充分地发挥其作用，将引起治疗学的一次革命。

中医系统论的这六条基本原理，是30多年来中医系统论研究的主要理论成果，是现代中医系统论思维的精髓，代表着中医的系统论思维所达到的现代水平，充分显示出中医系统论思维的科学价值和发展潜力，成为医学的思维方式从还原论上升到系统论的一个阶梯，也是对现代系统科学的一大贡献。

中医系统论研究的开创和发展不是孤立的、偶然的，是这个时代众多探索者共同努力的结晶。更重要的是，它是时代的产物，是科学和医学的思维方式沿着"整体论—还原论—系统论"的螺旋轨迹上升发展的必然，是中医传统的系统论思维与新的发展趋势相吻合的必然，是系统科学产生并在医学领域应用的必然，是中医文化复兴大潮中激荡出的一股劲流，其巨大的潜力和价值将在医学的未来发展中充分地展现出来。

## 参考文献

[1] 恩格斯. 反杜林论 [M]. 北京：人民出版社，1970：18.

[2] 恩格斯. 自然辩证法 [M]. 北京：人民出版社，1984：48.

[3] 北京大学哲学系. 十六～十八世纪西欧各国哲学 [M]. 北京：三联书店，1958：110.

[4] 塞耶. 牛顿自然哲学著作选 [M]. 上海：上海人民出版社，1974：212.

[5] 陈堤. "整体医学"的新趋势 [J]. 医学与哲学，1985，6（7）：46.

[6] 恩格尔. 生物－心理－社会模式的临床应用 [J]. 医学与哲学，1982，3（7）：42.

[7] 祝世讷. 中医方法现代化问题//科学方法论研究 [M]. 北京：科学普及出版社，1983：282.

[8] 彭瑞骢. 医学辩证法 [M]. 北京：人民卫生出版社，1985：139.

[9] 吕炳奎. 对当前中医工作中几个问题的看法 [J]. 上海中医药杂志，1981（4）：1.

[10] 钱学森. 人体科学与当代科学技术发展纵横观：中国人体科学学会 [C]. 北京，1994：172，263，299.

[11] 钱学森，等. 论人体科学 [M]. 北京：人民军医出版社，1988：277.

[12] 祝世讷. 系统中医学导论 [M]. 武汉：湖北科学技术出版社，1989：5.

[13] 彭瑞骢，李天霖，阮芳赋，等. 需要全社会关注的事业 [J]. 瞭望，1984（9）：39.

[14] 常青. 中医学在医学观转变中的作用 [J]. 医学与哲学，1982，3（11）：20.

［15］黄建平．祖国医学方法论［M］．长沙：湖南人民出版社，1985：224.

［16］马伯英．中国医学文化史［M］．上海：上海人民出版社，1994：620，843.

［17］刘长林．中国系统思维［M］．北京：中国社会科学出版社，1990：14.

［18］费里乔夫·卡普拉．转折点［M］．成都：四川科学技术出版社，1988：306.

［19］祝世讷．医学的系统时代与中医［J］．医学与哲学，1982，3（3）：7.

［20］贝塔朗菲．普通系统论的历史和现状//中国社会科学院情报研究所．科学学译文集［M］．北京：科学出版社，1980：305.

［21］湛垦华．普利高津与耗散结构理论［M］．西安：陕西科学技术出版社，1982：6.

［22］普利高津．从存在到演化［M］．上海：上海科学技术出版社，1986：3.

［23］李约瑟．中国科学技术史（第2卷）［M］．北京：科学出版社，1990：619.

［24］潘吉星．李约瑟文集［M］．沈阳：辽宁科学技术出版社，1986：293.

［25］费里乔夫·卡普拉．转折点［M］．成都：四川科学技术出版社，1988：306.

［26］刘长林．中国系统思维［M］．北京：中国社会科学出版社，1990：7，279.

［27］祝世讷．医学的系统时代与中医［J］．医学与哲学，1982，3（3）：7-9.

［28］祝世讷．创立中医系统论和系统工程［N］．健康报，1985-01-06.

［29］祝世讷．论中医系统论［J］．山东中医学院学报，1990，14（6）：8.

［30］祝世讷．中医系统论与系统工程学［M］．北京：中国医药科技出版社，2002：223-395.

【原载于祝世讷．弘扬中医的系统论思想//祝世讷．中医文化的复兴．南京出版社，2013：159-189】

# 中医系统论的研究与应用

中医系统论是中医学关于人的健康与疾病的系统特性和系统规律的学说，是关于中医学系统思维的理论。20世纪80年代系统科学在中国广泛传播，出现了系统科学应用于中医研究的热潮，逐步形成中医系统论专门研究。经过近20年的努力，已建立起基本的理论框架，发展成为现代中医学的新兴分支学科，在临床、科研、教学中得到推广和应用，为促进中医现代化发挥出重要的理论和方法论作用。

## 一、中医系统论研究的背景

中医系统论研究出现在20世纪80年代不是偶然的，作为一个新的研究领域和一项新的理论，其形成和发展有其深刻的内在根源和外部条件。它是在中医现代化研究中，运用现代系统科学的理论和方法对中医传统的系统思维进行总结和发展的产物。

### 1. 中医现代化研究的需要

中医现代化研究和中西医结合研究虽然取得了一系列重要进展，但遇到的困难和矛盾也是相当深刻和尖锐的，特别在基本理论领域，立项的各种课题都难以突破，大多处于胶着不前的状态。例如，人身阴阳的本质是什么？国内外的大量研究力图从cAMP、cGMP或类似的"阴物质""阳物质"得到说明，但不成功。五脏的本质是什么？人们力图从同名的解剖器官得到说明，也不成功。

经络的结构是什么？已证明与神经、循环等解剖系统有关，但又不是这些结构，至今不能在解剖视野内找到其结构。"证"的病变内容是功能性的，与某些器质性病变有一定联系，又与器质性病变引起的机能异常不是一回事，"证"的本质难于阐明。为弄清方剂功效的内在根据而进行拆方研究，但从拆开的单味药却不能说明方剂的整体功效等。

这些是中医学最基本的理论和实践问题，但目前研究这些问题所运用的方法主要是西医学的生理、病理、药理的观点和方法，西医的这些观点和方法为什么不能解决这些问题？中西医之间的隔阂在这里突出地暴露出来，这种隔阂是什么？

为了回答这个问题，我们不得不进行中西医比较研究。在比较中发现，虽然影响医学发展的因素很多，有哲学思想、政治经济、科学技术、医学实践等等，但对医学学术研究的指导思想、研究方向、发展道路起决定性影响作用的，主要是由特定的思想观点和方法论相统一的思维方式。中西医分别起源和发展于两个非常不同的社会历史和思想文化母体，形成了两种非常不同的思维方式，西医学是还原论的，中医学是系统论的；不理解还原论与系统论的差异，就无法真正理解中医与西医之间的学术差异；不理解系统论，就不能准确地理解中医学；不坚持系统思维，或改用西医的还原思维，就不可能正确地开展中医现代化研究。

中医现代化研究所面临的各种困难中，最为深刻的是思想观点和方法论上的困难，即思维方式上的混乱。要克服这种困难，没有别的办法，只有深入地研究中医的思维方式，弄清其性质和特色，坚持和发展中医的系统思维。

**2. 现代系统科学的推动**

中医学的思维方式是系统论的，不是还原论的，对这一点人们长期没有意识到。许多学者曾对中国与西方思维方式的不同特点进行过多种研究，提出过多种分析，最有代表性的是李约瑟的研究。他曾指出，在科学思想上西方注重实体（如分子、原子、基本粒子、生物大分子等），中国注重关系（如天人相应、阴阳消长、五行生克等），中国的思维方式不同于西方的思维方式的主要区别有三：第一，是有机唯物论的，不是机械论的；第二，是代数学的，不是几何学的；第三，是波动论（阴阳升降）的，不是粒子（原子）论的。[1]这些分析是有相当深度的，但还没有一语道破。现代系统科学为我们提供了一把更锐利的武器，使我们对这个问题能一眼看穿，有了透彻的认识。

系统科学是现代科学的四大主要成就之一。现代科学是指 20 世纪以来发展的科学，其主要成就是相对论、宇宙学及对宇观世界认识的发展，量子力学、粒子物理学及对微观世界认识的发展，分子生物学、人体科学及对生命世界认识的发展，系统科学、非线性科学及对世界复杂性认识的发展。系统科学着重于研究和揭示世界的复杂性，推动人类对世界复杂性的认识深度发生了质的飞跃，为人类理解世界的复杂性提供了新的思维方式，使整个科学的思维方式发生了划时代的革命性转变，即从"分析时代"转向"系统时代"，运用系统概念和系统方法，研究和驾驭世界的系统特性和系统规律，成为这个时代的代表性思想。

系统科学是一个内涵庞大的学科体系，其主要学科有贝塔朗菲创立的一般系统论、维纳创立的控制论、申农等创立的信息论、普利高津创立的耗散结构理论、哈肯创立的协同学、艾根创立的超循环理论等。这些理论分别从不同的角度研究世界的复杂性，揭示其系统特性和系统规律。

20 世纪 80 年代以来，系统科学的各种文献大量汉译，推动了对中国传统的系统思维的研究。科学界、哲学界的研究发现，中国传统思维方式的主流在性质上是系统论的，中国传统文化的代表性学说大都是系统思维的代表，周易、道家、儒家的学说和元气论、阴阳学说、五行学说等，都贯穿着系统观点和系统方法；认为系统思维是中国传统文明的思想精华，是中国文明曾有一千多年在世界上遥遥领先的重要条件，也是中国文明实现新的发展的重要基础。学者们研究指出："系统思维方式确实是整个中国传统思维的一个特点，是使中国古代文明步入世界前列的一个重要因素。"[2]

系统科学在中医的应用研究是一个十分活跃的领域，其第一个成果就是认识和证明了中医的思维方式是系统思维。对此首先做出科学认定的是中国著名科学家钱学森，他在 1980 年指出："西医起源和发展于科学技术的'分析时代'，也就是为了深入研究事物，把事物分解为其组成部分，一个一个认识。这有好处，便于认识，但也有坏处，把本来整体的东西分割了。西医的毛病也就在于此。然而这一缺点早在 100 年前恩格斯就指出了。到大约 20 年前终于被广大科技界所认识到，要恢复'系统观'，有人称为'系统时代'。人体科学一定要有系统观，而这就是中医的观点。"[3] 此后，他又多次反复地强调和阐明这一观点，认为："传统医学是个珍宝，因为它是几千年实践经验的总结，分量很重。更重要的是：中医理论包含了许多系统论思想，而这是西医的严重缺点。"[4] "中医理论的现代化还是要从系统论、系统科学、系统学开始，然后才有希望搞出真正的现代化的中医理论。"[5]

从系统科学的观点来看中医与西医的差异，可以透过那些复杂的现象抓住本质，一目了然地看清，在西方占统治地位的思维方式是基于原子论的还原论，在中国占统治地位的思维方式是基于元气论的系统论。中医学的思维方式是中国传统系统思维孕育的产物，在性质上是系统论的，这是中医学与西医学最深刻的差异，是中医特色的本质所在。因此，要正确地理解中医学，要有效地推进中医现代化研究，就必须研究、理解、发展中医的系统思维。

**3. 继承和发展中医系统思维的需要**

认识到中医学的思维方式是系统论的、不是还原论的，还需要进一步回答系统论与还原论有什么区别；中医系统思维的具体内容和形式是什么，有什么历史特点和医学特点，存在和表现在哪些方面；它如何影响着中医的学术研究形成自己的特色，又如何造成中西医之间在学术上的差别等。这些问题都需要做出具体研究和回答。这样，就必须对中医传统的系统思维进行专门的研究，在认定其系统论性质的基础上，弄清其形成和发展的历史，总结其基本内容和思维体系，阐明其在学术研究中的地位和作用，分析其特点和局限，对中医传统的系统思维做出系统的理论说明。

同时，中医的思维方式虽然在性质上与现代系统论十分一致，但其发展水平并没有达到现代科学的高度；还存在哪些差距，如何克服局限提高水平发展为具有现代意义的系统思维，如何具体地贯彻到中医现代研究中等，也需要做出回答。这样，就必须对中医的系统思维进行发展研究，在总结中医传统的系统思维的基础上，移植现代系统科学的理论和方法，对人的健康与疾病的系统特性和系统规律进行更全面的现代水平的新研究，创造性地提出新的观点和方法，建立和发展具有现代意义的中医系统思维，以适应中医现代化发展的需要。

继承性研究是发展性研究的基础，发展性研究是继承性研究的必然要求，这两方面的研究是统一的，发展到一定阶段，形成中医系统论的专门研究。

## 二、中医系统论研究的进展

我们于 1980 年开始致力于系统科学在中医的应用研究，1982 年提出了研究和建立医学系统论和医学系统工程的设想[6]；1984 年在"全国 2000 年的中医论证会"（北京）上，提出了建立和发展中医系统论与中医系统工程的建议[7]；1986—1987 年承担完成了山东省教育委员会"中医系统论与中医系统工程"研究课题，开辟了中医系统论研究，发表论文 60 多篇。中国人体科学学会中医系统理论专业委员会于 1990 年成立，标志着中医系统论研究进入了有组织有领导的阶段。

我们的工作得到钱学森先生的热情鼓励和支持，他几次来信都讲："中医理论包含了许多系统论思想。""据我所知，国内外研究中医的工作很多，工作大都是仪器测定，比较定量而严格……这些工作也往往由于不知道系统论而未能解决问题，但这正是您大有作为之处。用系统论一点，'点石成金'。"[8] 近 20 年来我们的工作主要集中在以下几个方面。

**1. 对中医系统思维的科学认定**

研究不能满足于"中医的思维方式是系统论的"这种一般结论，还需要对中医系统思维的性质、特点、地位、作用、水平等做出具体的分析和科学的论证，我们的研究得出三条基本认识。

第一，系统思维是中医特色的实质和核心。中西医之间存在着多方面的差异，但最根本的，是思维方式的差异，即由"仁者见仁"（不见智）、"智者见智"（不见仁）所造成的。"仁者"与"智者"的差异，是研究问题的立场、观点、方法的差异，即思维方式的差异，中医是系统论的，西医是还原论的，因此在同一研究对象上发现不同规律，总结出不同的理论。中医的特色有各种具体表现，而其实质和核心是系统思维。"系统论思路是中医特色和优势的实质和精髓。"[9]

第二，中医的思维方式是现代系统论的一种原始雏形。中医的思维方式不仅在整体上具有系统论的性质，更重要的是，中医所驾驭的人的生理、病理的那些特定内容，正是人的一些重要的系统特性和系统规律。中医对它不仅有了理论概括，而且有了临床应用，现代系统论的各项基本原理在那里已经有了实际的体现，差不多是现代系统论的一种原始雏形。"中医虽然起始于'整体时代'，但它具有许多超过那个时代一般发展水平的惊人创造。现代系统论的许多具体原则，诸如整体性、相关性、有序性、动态性等，大都可以在那里找到某种原始思想，堪称系统论的一种'原型'。"[6]

第三，中医系统思维的水平还是朴素的。对中医思维方式的评价需要划清两个界限：一是与还原论的界限，即中医的思维方式在性质上是系统论的，不是还原论的。这是中医与西医的区别，因此中医现代化必须坚持系统思维。二是与现代系统论的界限，即中医的思维方式虽然在性质上与现代系统论一致，但其发展水平还是朴素的，没有达到现代水准，还不是现代科学的系统论。因此，要坚持，就必须发展，把中医朴素的系统思维发展提高为现代中医系统论。为了发展，就要剖析和克服中医传统系统思维的局限性。例如，对人的系统特性和系统规律的认识是不自觉的，没有建立专门的概念、理论、方法；对许多规律性的东西只是从整体上触及，缺乏对细节的了解，其内在本质没有揭示出来，等等。因此，必须在挖掘总结的基础上，移植和应用现代系统科学的理论和方法进行更深入的研究，把认识提高到现代水平。

**2. 对中医系统思维进行挖掘总结**

我们在研究中坚持"继承、移植、创新相结合"的原则，把继承中医传统的系统思维、移植应用现代系统科学的原理、创立新的理论和方法统一起来。首要的任务是对中医传统的系统思维进行挖掘研究，从基本理论到临床实践，从理论观点到具体方法，做了全面系统的总结。中医传统的系统思维包括系统观和系统方法两个方面："中医学的系统观，是中医学关于人体和疾病的系统性和系统规律的基本观点。""中医学的系统方法，就是把人体和疾病如实地当作开放系统，放到等级秩序的系统背景中，遵循系统规律进行考察和控制的方法。"[10]系统思维是观点和方法的统一体，中医传统系统思维的主要内容可概括为四个基本原则，即整体观和在整体观指导下的全身调节、联系观和在联系观指导下的矛盾调节、稳态观和在稳态观指导下的功能调节、动态观和在动态观指导下的自我调节。[11]

### 3. 提出新的概念、观点、理论

要把中医系统思维提高到现代水平，就必须在继承的基础上，运用现代系统科学的理论和方法，对人的健康与疾病的系统特性和系统规律进行现代水平的新研究，建立新的认识，发展新的理论。特别是对那些中医学已经涉及但没有阐明的问题，以及现代系统科学还没有涉及但提出了相关的基本原理的医学问题，应当首先进行研究，提出新的见解。例如，我们根据现代科学提供的事实及中国元气论与西方原子论的区别，提出了分化系统理论、"组合系统"与"分化系统"两个基本概念和"元整体原理"，论证了人作为典型的分化系统不同于组合系统的基本特点，以及在临床上处理局整关系的基本原则；并由此提出了对系统定义的修改意见，把经典定义"系统是由相互作用着的若干部分组成的有确定性能的整体"，修定为"系统是包含相互作用着的若干部分并有确定性能的整体"。[12]根据人的功能性特征和贝塔朗菲"结构就是过程流"的观点，提出了"功能性原理""功能性结构""以功能为基础的功能 – 时间 – 空间结构"等新概念，深化了对人的结构与功能及其相互关系的认识。根据人的生命活动的自主反应特性和系统自组织理论，提出了"自主性原理""治疗深度""自主调节"等新概念，强调了在发病和治疗过程中机体自主反应的主体性地位和机制。

### 4. 建立中医系统论的理论框架

建立中医系统论的理论框架是研究工作的总目标，20世纪80年代末期我们从理论上进行了初步总结，完成了《系统中医学导论》（湖北科学技术出版社，1989）、《中医系统论》（重庆出版社，1990）两部专著。第一次从理论上确定了中医系统论的概念，阐述了中医系统论研究的目的和要求，分析了中西医两种不同的思维方式的形成和发展，论证了系统思维是中医学特色的精髓，总结了中医系统论的基本观点和方法，提出了中医系统论的基本原理。1991年发表的《论中医系统论》一文，对中医系统论研究做了进一步总结，阐明了中医系统论的定义、对象、性质、任务、发展方向，对中医系统论的主要内容和基本原理进行了新的概括。

## 三、中医系统论的性质和任务

中医系统论作为一个新兴的学科，有其特定的研究对象，在医学和科学中有其特定的地位，在中医现代化中将发挥其特定的作用。

### 1. 中医系统论的研究对象

中医系统论的研究对象是人的健康与疾病的系统特性和系统规律。系统特性和系统规律是以系统方式存在的事物所特有的性质和规律，是事物的复杂性的内在本质。人是世界上最高级也最典型的系统，系统特性和系统规律是其最本质最突出的特征，在健康与疾病过程中鲜明地表现出来。例如，机器的可分割性源于其组合性，人的不可分割性源于其分化性和元整体性；人身阴阳是人的系统质，不能归结为什么物质成分；五藏、经络的结构是功能性的，不能归结为解剖形态；"证"的病变涉及多层次多性质的功能异常，不能简单地归结为器质性病变引起的机能异常；方剂的整体功效具有"非加和"性，不能归结为方内诸药功效的相加和，等等。

这些系统特性和系统规律的一个突出特点：用还原论的观点无法理解，用还原方法无法研究；只有按系统论的观点才能理解，用系统方法才能研究。

中医现代化研究和中西医结合研究中遇到的许多困难，有一个共同的症结，即中医理论和实践所反映的是人的这种系统特性和系统规律，但由于不了解系统论，不懂得这种系统特性和系统规律的特点，往往沿用西医的还原论观点和方法去处理，遇到困难当然是不可避免的。

人的这种系统特性和系统规律是健康与疾病的更深刻的本质，中医系统论就是要研究和揭示它，从理论上做出概括和阐明。

### 2. 中医系统论的学科性质

中医系统论是现代系统科学与中医学的交叉学科，它既是现代系统科学的一个分支，又是中医学的一个分支。

中医系统论把对系统特性和系统规律的研究深入到医学领域，专门研究和揭示人的健康与疾病的系统特性和系统规律，从医学领域体现了系统科学的基本原理，是系统科学在医学领域的分支。

中医系统论所研究的对象在医学领域，因而不是一般的系统论，具有医学的专业性质。但是，其内容却与一般的医学专业学科不同，具有理论和方法论的性质。中医系统论属于理论医学，其内容既是理论，又是方法，是理论与方法的统一。它深入到医学的各个领域，但所研究的不是一般的医学问题，而是如何理解和解答医学问题的思维方式问题。

中医系统论源于传统的中医系统思维，但已有了新的研究，发展为新的理论，具有了现代意义；其高于传统的中医系统思维，因而不是经典中医学的分支，而是现代中医学的分支。

中医系统论在临床和科研的具体应用，要转化发展为中医系统工程。中医系统工程是对人的系统特性和系统规律进行考察和调节的技术体系，包括设计方法、实施手段、操作工艺、管理程序等。中医系统工程的建立和发展，要以中医系统论为理论基础，同时又要吸收和运用现代系统工程的知识和技术，是现代系统工程与中医学的交叉。

中医系统论对人的健康与疾病的系统特性和系统规律的全面研究，必然会超出中医学，成为面向整个医学的理论，发展为医学系统论。中医系统论是研究和发展医学系统论的基础。

### 3. 中医系统论的任务

中医系统论的根本任务，是要研究和揭示人的健康与疾病的系统特性和系统规律，从理论上概括、提出中医系统论的基本原理，以指导临床诊治和科学研究。

中医系统论的基本原理为中医现代化研究提供正确的观点和方法。中医现代化研究所面临的那些复杂性问题，实际上都涉及人的系统特性和系统规律。只有运用系统观点和系统方法才能正确地理解那些问题，才能超越单靠西医的知识和方法所带来的局限，为中医现代化研究开辟道路。

中医系统论可为中西医的统一架设桥梁。中西医结合研究目前面临的困难，从本质上来说是系统论与还原论的分歧造成的，要解决这一问题，除了接受系统论之外，没有别的办法。西医学本身的发展，医学模式的转变，其方法论都正向系统论走来。因此，中医系统论不仅是中医研究的需要，而且是整个医学发展的需要，是中西医结合的需要。

中医系统论研究是对系统科学的丰富和发展。中医系统论研究使系统科学具体地介入了对人这种复杂系统的研究，推动了对复杂系统的研究，在理论上更加丰富，在内容上更加深刻，直接发展为在医学领域的应用。

## 四、中医系统论的基本原理

中医系统论的基本原理是对人的健康与疾病的系统特性和系统规律的理论概括，是中医系统论的基本理论。各项基本原理既有中医学传统理论和实践的基础，又运用现代系统科学的观点和方法进行了新的研究，是关于人的健康与疾病的系统特性和系统规律的现代理论，为研究和防治疾病提供了全新的观点和方法。根据现有研究，可以把基本原理概括为以下六条。

### 1. 元整体原理

该原理可表述为人是由一个混沌未分的统一体在内部分化出各部分而形成的元整体。

从发生学角度讲，系统或整体有两种：一种是由分散的要素组合而成的，可称为"组合系统"，其整体可称为"合整体"，如机器；另一种是由混沌未分的统一体在内部分化出各要素而形成的，可称为"分化系统"，其整体可称为"元整体"，如人体。在"合整体"的情况下，先有部分后有整体，部分组成也决定着整体，部分健康整体就健康，部分有病整体就不正常，故整体的健康与疾病取决于部分的健康与否。而在"元整体"的情况下刚好相反，是先有整体后有部分，整体产生着也决定着部分，整体健康部分就健康，整体不正常部分才有病，故部分的健康与疾病取决于整体健康与否。

东西方医学各有自己的整体观，存在着原则性的区别。西医沿袭着西方的整体观，是以原子论为基础的"合整体"观点；中医沿袭着中国的整体观，是以元气论为基础的"元整体"观点。元整体观是中医学整体观的科学本质。人的个体发生和人类的全部历史，都证明人是典型的"元整体"。人之所以具有不可分割性，就在于它不是"合整体"而是"元整体"。中医学如实地把人作为元整体看待，在临床诊治上注重人的整体，通过对人的整体的调节来实现对整体性或局部性疾病的治疗，充分地体现了元整体的整体性规律。

**2. 非加和原理**

该原理可表述为人具有整体不等于部分之和的性质。

所谓整体不等于部分之和，是指在整体水平上存在着不能从各部分或其相加之和来解释的属性、功能、行为，即只属于系统整体的系统质。人的疾病，有各部分的，也有人的系统质的，系统质病不能归结为部分的疾病或部分疾病的相加和，只能在系统质水平上进行考察和调节。

中医学的许多理论和实践，实际上反映或驾驭了人的系统质及其病变，如神与神志异常、气与气机失常、阴阳与阴阳失调、正邪与正邪交争、藏象和五藏病变、经络和经络病变、"证"与辨证论治，以及中药的性味归经，方剂的整体功效等，都具有"非加和"性，是典型的系统质和系统质的变化。

**3. 联系性原理**

该原理可表述为相互作用的异常是最基本的病因病机。

整体不等于部分之和的根源，在于部分与部分之间、部分与整体之间、整体与环境之间存在相互作用。系统质正常与否的根源不在系统内部诸要素是否正常，关键在于上述三种相互作用的状态是否正常。人的疾病首先是人的系统质异常，造成系统质病的根源在于人与环境、人的整体与体内各部分及体内各部分之间相互关系的异常，因此，调节控制系统质的健康与疾病关键在于调节控制这三个方面的相互作用。

医学中的"实物中心论"强调机体的实体性要素在发病中的决定性作用，而"系统中心论"则强调上述三类相互作用在发病中的决定性作用。中医的病因、病机学说是"系统中心论"的，是从上述三种相互关系正常与否着眼、入手。典型的是三大病机，即正邪交争、阴阳失调、气机失常，把人的系统质病的"证"的根源如实地从三大关系正常与否来寻找。这种病因、病机的本质是"关系"异常，不能归结为什么物质成分的增加或减少，因此，治疗原理是对关系进行调节，如扶正祛邪、调理阴阳、调理气机等，而不是用物质成分来"填平补齐"。

### 4. 功能性原理

该原理可表述为人的疾病在本质上首先是功能性的。

疾病是人的生命过程的异常。首先发生的不是器质性改变，而是基本的生命功能的异常，各项功能活动间相互关系（即功能性结构）的异常，严重到一定程度才发展为器质性改变，最后表现为由器质性改变引起的机能异常。器质性病变本身不过是一种结果，有外因条件，但更重要的是其内在根据，即建立和维持形态结构的功能过程的异常。功能性异常是比器质性病变更基本、更普遍的病变过程。

中医的病理学深刻地认识和掌握了疾病的这种功能性本质，把注意的重点放在了功能性病变上，认为"大凡形质之失宜，莫不由气行之失序"。对病机的认识直达器质性病变之前的功能异常，"证"的病理内容首先是器质性病变之前的功能异常，同时又包括一定的器质性病变和由器质性病变引起的机能异常。在治疗上则是功能调节原理，即运用中药、针灸、气功等手段，对人的功能过程进行调节，既可治疗单纯的功能性疾病，也可对由功能异常引起的器质性病变进行调节。

### 5. 有序性原理

该原理可表述为健康的关键不在稳定，而在有序，有序稳定是健康的深层本质。

耗散结构理论揭示了生命、人体以耗散物质、能量为基础形成"活结构"的机制和规律，其健康的本质不是一般的稳定，而是有序，是有序化的稳定。有序稳定对应着生命、健康，有序稳定的失稳或失序对应着疾病或死亡。

中医学把握了人的健康的这种深层本质，对健康的理解不是一般的稳定或平衡，而是有序稳定。例如，阴平阳秘不是简单的平衡或稳定，反映和概括的是人的生命过程中物质能量运化的阴藏精、阳化气两种过程流各自的有序稳定，以及阴与阳之间互根、互生、互化、互用等交互作用的有序稳定。用五行模型描述五藏之间的生克乘侮关系，其正常态是五藏相互作用的有序稳定，异常态是相互作用的失稳或失序，是有序稳定被干扰或破坏。

### 6. 自主性原理

该原理可表述为发病和愈病都是机体的自主性反应过程。

人是典型的自组织系统，外来的一切物质、能量、信息，无论是致病的，还是治病的，都要通过机体的自组织过程产生病或愈病的效应。驾驭人体的这种自组织机制，应是医学的一条最根本的原理，更是治疗学的第一原理。

中医学如实地认识并掌握了人的这种自主性，在养生、治疗中自觉地运用着。"阴阳自和"论是中医的自组织理论，认为"凡病，阴阳自和者必自愈"，是对机体自主性的深刻反映；防治疾病中的求本、治本，则是对人体自主性的自觉运用，形成了养生知本、诊病求本、祛病治本、愈病固本的防治体系。运用机体的自主性来防治疾病是医学的高级艺术。

## 五、中医系统论的推广与应用

我们从 1983 年开始在山东中医药大学为硕士研究生开设中医系统论课，编写出教材《中医系统论导论》。1988 年山东省教育委员会评估认为，该课在中医现代化研究方面有所突破，是能把研究生引导到科研前沿的高水平课程，审定为各专业硕士研究生的指令性选修课；后学校又列为中医系、进修部的选修课。1990 年该课的建设和教学获山东省优秀教学成果二等奖。我们于 1988 年开始在国内首次招收以中医系统论为主攻方向的硕士研究生，培养中医系统论研究的专门人才，已毕业三名。

中医系统论研究成果得到日益广泛的重视，全国中医科研管理研究班、全国中医方法论学习班、全国中医药期刊编辑研讨班，以及一些医学院校、省和部队的中医药学会、医院院长学习班等，都把中医系统论作为必修的课程。曾多次应邀到北京、南京、张家口、济南、青岛、烟台等地讲学。

中医系统论首先在基础理论研究中广泛应用，基础理论的各个基本问题差不多都从系统观点和系统方法进行了新的研究，提出了许多崭新的观点。已经发表的文献中较有代表性的观点如"五脏"是人身功能子系统，肝脏的本质是人体中推动和调节多种物质运动的功能过程，脏腑学说中的"涨落"机制，经络的结构是"超解剖"的功能性结构，"阴阳自和"是中医学的自组织理论，

"证"是人体功能异常的疾病态等，有力地推动了基本理论研究的深入。我们于1996年开始的"中医学重大理论问题系列研究"，对中医现代研究中面临的较深困难的12个重大理论问题作了系统论的探讨，包括关于阴阳的本质、阴平阳秘不等于阴阳平衡、经络的本质、人体的元整体性和系统质、人天相应的系统观点、从器质病理走向功能病理、研究和推进治疗深度、中药方剂的基本原理等[13]，从理论和方法的角度对于这些问题提出了系统论的见解。

中医系统论的临床应用研究也取得可喜进展，主要是如何从系统论的观点深化对疾病的理解，运用系统方法进行更全面的治疗。从临床诊治的一般思路，到各种病证的具体治疗，医生们越来越多地采用系统观点和方法。目前已经发表的较有代表性的研究如三阴三阳病是典型的功能性疾病、对心脑血管疾病的认识要从实物中心论走向系统中心论、通腑利水法所体现的中风病治疗的系统规律、胸痹诊治中的信息和熵、中药药性药效关键在其系统质、复方功效的本质在其非加和性等。

中医系统论在运动医学领域的应用也取得可喜成果。广东省体育科学研究所的李以坚开辟了"完善生命系统工程"的研究，以《系统中医学导论》一书为理论指导，研制了"经络全息动态测量仪"，根据整体性、联系性、有序性、动态性原理，通过对二十四对原穴信息变化的检测分析，得出人的"系统功能秩序"状态是否正常的判断，运用中医的辨证论治对人进行功能性调节，成为运动员运动和训练中对体能的调节、发挥、恢复进行科学检测和控制的新型仪器，已于1995年获国家发明专利。

## 参考文献

[1] 潘吉星. 李约瑟文集 [M]. 沈阳：辽宁科学技术出版社，1986：70 – 72.

[2] 刘长林. 中国系统思维 [M]. 北京：中国社会科学出版社，1990：7.

[3] 吕炳奎. 对当前中医工作中几个问题的看法 [J]. 上海中医药杂志，1981（4）：1.

[4] 钱学森同志给祝世讷同志的信 [J]. 山东中医学院学报，1986，10（1）：1.

[5] 钱学森，等. 论人体科学 [M]. 北京：人民军医出版社，1988：140.

[6] 祝世讷. 医学的系统时代与中医 [J]. 医学与哲学，1982，3（3）：7.

［7］祝世讷. 创立中医系统论与中医系统工程［N］. 健康报，1985 – 01 – 06.

［8］祝世讷. 系统中医学导论［M］. 武汉：湖北科学技术出版社，1989：5.

［9］祝世讷. 中医系统论［M］. 重庆：重庆出版社，1990：46.

［10］祝世讷. 医学的系统时代与中医［J］. 医学与哲学，1982，3（3）：7.

［11］祝世讷. 系统中医学导论［M］. 武汉：湖北科学技术出版社，1989：62，63.

［12］祝世讷. 中医学方法论研究［M］. 济南：山东科学技术出版社，1985：103 – 108.

［13］宋传玉，祝世讷，萧俊，等. 自然辩证法概论［M］. 上海：上海医科大学出版社，1990：30.

［14］祝世讷. 中医学重大理论问题系列研究［J］. 山东中医学院学报，1996，20（1 – 6）.

【山东自然辩证法研究会 1997 年会的学术报告】

# 中医研究中提出的几个方法论问题

中医的研究和发展，面临着"不打破鸡蛋，就煎不成荷包蛋"的问题。但是，对于用什么方法来发掘和发展、发展到哪里去，存在着不同认识。有的认为，直接采用现代科学技术（包括现代医学）的理论和方法，是最根本的手段，最简捷的途径。有的认为，采用现代科学技术，用上听诊器、显微镜，就不像中医了，就"非中医化"了，甚至主张发展"纯中医"，仍靠"一个老头、三个指头"的方式来研究和发展中医。这就涉及理论的突破要不要依靠方法的更新；方法的改变，在何种意义、何种程度上改变着理论的性质；医学科学方法与其他自然科学方法的相互关系，以及如何继承和发扬传统方法的优势的问题。在理论上，有必要弄清下面几个问题。

## 一、自然科学的理论和方法的关系

自然科学的理论和方法，是自然科学体系不可分割的两个组成部分，两者是辩证统一的，是相辅相成、缺一不可的。

第一，理论和方法在本质上是统一的，即都是自然界客观规律的反映。其差别在于，理论是对客观规律的认识的结晶和概括，方法是对客观规律的运用。自然科学的任务在于认识自然和改造自然。认识自然的各种法则、手段构成科研方法；认识的结果形成理论，又反过来物化为工程技术，形成改造自然的法则和手段。

第二，理论和方法，在历史上是同时产生和发展的。任何一门科学，既不会只有理论没有方法，也不会只有方法没有理论。没有最早的天文观察，就没有最早的天文学；没有最早的土地丈量，也没有最早的数学。以后各个时代科学理论与科学方法的发展都是并进的，理论的发展水平是与方法的发展水平相一致的。

第三，理论和方法，具有相对独立性，都有各自的结构体系和自身矛盾运动。同时，两者又是相互促进的，通过方法对理论、理论对方法的交替相互作用，推动着自然科学的发展。方法对理论的推动作用，在一定条件下，具有决定性意义。可以说，一定的方法决定一定的理论，或者说，有什么样的方法就有什么样的理论。15 世纪以后兴起的分析方法，推动了近代自然科学的发展，形成科学的"分析时代"，恩格斯认为"这是最近四百年来在认识自然界方面取得巨大进展的基本条件"。同时，又正是这种分析方法，给近代自然科学打上了机械性、片面性的烙印。现代科学理论上的每一重大突破，毫无例外地取决于方法的创新。同样，理论的发展，也推动甚至决定方法的发展。理论发展的趋势提出创立新方法的要求，新的理论为新方法提供基础和依据，低层次的理论可转化为研究高层次的方法，高层次的理论指导低层次方法的运用。

第四，理论和方法可以相互转化。A 种层次或 A 种学科的理论，可转化为研究 B 种层次或 B 种学科的方法。如数学理论，可转化为物理、化学、天文、地理、生物等学科的方法，而物理、化学、生物等学科的理论，又可转化为医学方法。同样，任何一种方法发展到比较成熟的程度，又概括为一定的理论，形成一定的体系。

把理论和方法混为一谈，或把理论与方法截然割裂或对立起来，都是错误的。重理论、轻方法的倾向，是一个亟待解决的问题。目前高等教育中，重理论、轻方法的倾向同样严重，学生缺乏方法论和基本方法的素养和训练，甚至连最基础的形成逻辑也不懂，这也是一个急需解决的问题。

## 二、传统方法与现代方法的关系

近年来，对中医传统理论和方法的研究，引起了国际、国内科技界的广泛关注，形成一股"中医热"。不少学者对用系统论、控制论等现代方法来揭示中医朴素的系统方法和"黑箱"方法的科学内核，给予很高的评价，甚至认为这是科学史上的奇迹。但是，传统方法和现代方法是什么关系，能否等同，有必要从理论上弄清几点。

第一，传统方法与现代方法的内在统一性。仍以系统方法与"黑箱"方法为例，传统的与现代的都是对同一客观规律的运用，方法的内容在实质上是同一的。因此，发掘和发扬传统方法的这种科学内核，是非常重要的。

第二，传统方法与现代方法，在科学水平上存在着时代差距。中医传统方法，基本上保留着 18 世纪甚至更早的历史时代的自然科学的特点，近代以来自然科学发展的分析方法、定量方法、实验方法和各种现代方法，都没有被中医吸收和运用（这是社会历史的原因），与现代科学方法之间存在着一个历史时代的差距，不应该把两种水平的方法简单地混合。

第三，如何把传统方法提高到现代水平。这绝不是将古典概念换成现代概念，或者用现代理论加以阐述能办到的。历史的差距，应由历史的内容来弥补。就是说，传统的中医方法，只有吸收近代以来发展的各种方法的精华，才能在此基础上发展为现代化方法。现代"黑箱"方法，是在近代以来"白箱"方法相当发展的基础上发展起来的，可以说，"黑箱—白箱—黑箱"是方法上的一种螺旋式发展。要把中医朴素"黑箱"方法提高到现代水平，必须首先发展"白箱"方法，打开人体，弄清生理、病理的各种细节，建立起精确的人体模型，才能对人体的"黑箱"控制由直觉和模糊的发展为精确和严格的。

## 三、继承、移植、创新的关系

如何处理好继承、移植和创新的关系，是一个更为复杂的问题。就中医来讲，应以继承传统方法的精华为基础，努力发挥传统方法的长处；要以移植现代科学（包括现代医学）的方法为手段，使整个方法的内容和结构趋于完善备；要以创新为目的，发展出既能体现中医的特点，又具有当代先进水平的新方法。在其他学科和整个自然科学方法领域，继承、移植、创新是一个普遍的矛盾运动过程，其基本原则、三个环节各自的地位和作用，以及其相互关系，应当在方法论中加以讨论。

【1980 年 11 月在"全国自然科学方法论第一次学术讨论会"（北京）上的发言，刊载大会《简报》第 11 期（1980 年 11 月 23 日）】

# 中医方法现代化问题

中国医学在两千多年的发展中，创造了一套科学的方法。其精华所在，集中起来，可概括为一个"统"字、一个"辨"字。

所谓"统"，即在整体观念指导下，运用了系统方法，把人、病、症视为一个统一体，把人体视为一个统一体，把人体与环境视为一个统一体，把生理、病理过程作为一个有序的动态系统进行调节。

所谓"辨"，即在对立统一观念指导下，运用了辨证论治方法，把阴阳对立统一作为把握生理、病理变化的纲领，从"正气"与"邪气"的斗争上认识疾病的规律，以辨证施治为基本法则，把人体作为对立面的统一体进行调节。

中医现代化，有赖于方法的创新。如何发挥传统方法的优势，如何使传统方法在内容上臻于完备，达到当代先进水平，是中医发展中面临的一些迫切课题。

## 一、传统方法与现代方法的关系

方法，是人类对客观规律的自觉运用。中医的传统方法是对人体生理、病理规律的粗略认识和运用，包含着深刻的科学内核，不仅广泛使用了观察方法、简朴的实验方法和一般的逻辑方法，而且包含了现代系统论和控制论的一些原始思想，因此与现代方法具有本质的内在联系。但是，它是在生产和科学技术不发达的历史条件下发展起来的，带有自发和朴素的性质，内容上也不够完备，与现代方法之间存在时代差距。

以"黑箱"方法为例，中医的"黑箱"方法与现代控制论"黑箱"方法，都是对系统的可控性规律和对复杂系统进行"黑箱"控制的优越性的运用，在这一点上，传统方法与现代方法是一致的。但是，中医的"黑箱"方法，不是在比较"黑箱"与"白箱"两种方法的长短之后选择"黑箱"方法，而是在没有条件和手段打开人体"黑箱"的情况下，不自觉地运用和发展起来的。它所依据的理论，还处于现象的描述、经验的总结和猜测性的思辨阶段。它建立了一个人体模型，但过于粗略，对物质、能量、信息诸要素，认识较笼统，概念不严格，缺乏客观化测控手段和精确的定量指标。

因此，这种"黑箱"方法带有自发、粗略、模糊的特征。现代"黑箱"方法，是在近代以来"白箱"方法相当发达的基础上发展起来的。"白箱"方法，"把自然界分解为各个部分，把自然界的各种过程和事物分成一定的门类，对有机体的内部按其多种多样的解剖形态进行研究，这是最近四百年来在认识自然界方面获得巨大进展的基本条件"[1]。但是，这种方法又容易形成孤立、静止、片面地看问题的思维方式，特别在研究复杂系统和过程时，就暴露了它的局限性，不得不发展"黑箱"方法。可以说，"黑箱—白箱—黑箱"是方法上的一种螺旋式发展。现代"黑箱"方法好像是向传统"黑箱"方法的"回复"，但是，它是建立在发达的"白箱"方法基础之上的，已经进到了更高一级的程度。

"黑箱"方法是中医的长处，只有"黑箱"方法缺乏必要的"白箱"方法又是中医的短处。由于这种不完备性，使合乎科学的"黑箱"方法没有得到充分发展。因此，现在的问题应当是首先发展"白箱"方法，打开人体"黑箱"，建立起精确的人体模型，才能在此基础上，进行精确和严格的"黑箱"控制。

## 二、传统方法如何现代化

中医传统方法的现代化，绝不是将古典概念换成现代概念，或者用现代理论加以阐发能够办到的。历史的差距，需要历史的内容来弥补。应当充分吸收近代以来发展的各种方法的精华，使其在内容上臻于完备，在水平上达到现代水准。目前比较迫切的有这样几个方面。

从自发到自觉。即把自发的朴素的辩证方法提高到马克思主义唯物辩证法的高度。这需要以辩证唯物主义世界观和方法论为指导，总结现代生物学和医学的最新成果，从微观与宏观、物质与运动、结构与功能等各个方面和层次上，将生理、病理的辩证过程如实地揭示出来，进行新的、科学的理论概括。

从思辨到实验。中医的基本理论深刻反映了生理、病理的客观规律。由于缺乏实验研究，弄不清这些过程的物质基础和作用机理，对缺乏必要事实的地方，不得不用思辨来弥补。因此往往知其然，不知其所以然。广泛应用实验方法，发展中医的实验研究，是使中医理论由描述和经验的性质，发展为以实验为依据的严格科学理论的关键性步骤。

从直观到客观。观察是医学最基本的一种方法。中医是以"四诊"（望、闻、问、切）的形式，单纯依靠人的感觉器官的直观感觉。由于感觉器官的生理局限性，在已知的生理、病理因素中，能感知的时空范围非常有限。加上观察者主观因素的制约和影响，限制了认识的深度、精度和准确性。因此，应当采用现代仪器、设备，延长感觉器官，增强感觉功能，达到生理、病理过程的每一个方面和层次。制定相应的规范、标准、指标和参数，使观察程序规范化，观察结果重现化，记录和分析标准化，使直观式的观察实现客观化。

从定性到定量。中医分析方法重在定性，缺乏定量。人体生理、病理过程是质与量的统一，一切质变都基于量变。为要准确地把握生理、病理上任何质的差异，就要准确地把握引起这种差异的化学成分或运动（能）的量的变化。中医注重功能病理，已经抓住了病理过程中化学成分和能量变化的因素，但只是从性质上相对地划分为"阴阳""寒热""虚实""表里"等几大类，却不能精确地刻画出其具体界限，以及各自程度和等级差别的数量标准，更谈不上建立数学模型。按照马克思的思想，一门科学只有当它达到了能够运用数学时，才算真正发展了[2]。定量化是中医方法必登的一步阶梯。

## 三、继承、移植、创新的关系

学科专业方法的发展和创新，一般有三条渠道：加深运用哲学方法和自然科学一般方法，移植他学科的专业方法，总结实践经验上升为新方法。专业方法是最活跃的生长点。各专业之间的相互移植，是一种普遍现象，是发展专业方法最简捷的途径。在科学技术日趋整体化的今天，相互移植的幅度、深度和速度，在越来越大的比重上影响甚至决定着各学科方法的发展。

医学作为一门应用科学，移植各基础学科的方法，是发展方法的一条基本途径。人体是世界上最高级的物质运动形态，在群体、个体、系统、器官、组织、细胞、分子等各个层次上，都包含着数学、物理、化学、生物等的复杂过程，只有移植和运用适于各个层次和方面的方法，才可能有效地揭示各层次和各方面的规律，并在此基础上有效地揭示人体的整体性运动规律。西医近三百年特别是第二次世界大战以来在方法上的飞速发展，这是吸收运用现代科学技术的结果。而中医方法在近代以来特别是近二百年的停滞和落后，其症结也就在于与现代科学技术相脱节。

医学的古典方法是以整体为特征的。近代以来，随着移植其他学科的方法，也跨入了"分析时代"。现代系统论、信息论和控制论的诞生，使科学方法发展到"系统时代"。医学方法，也必将经过"整体—分析—系统"的螺旋式发展，进入"系统时代"。而系统方法正是中医传统方法的精华所在，只要加以发掘和继承，再吸收各种现代方法的精华，必能有所突破和创新，可以迎头赶上时代步伐，达到当代先进水平。

继承、移植、创新是中医方法现代化的三个基本环节。应当以继承为基础，努力发挥传统方法的优势；以移植为手段，使整套方法的内容和结构趋于完备；以创新为目的，发展出既能体现中医优点、又具有当代先进水平的新方法。近年来，国内外在阴阳、经络、气、针刺镇痛、中药药性药理、"四诊"客观化和中医辨证论治计算机等方面的研究，体现了继承、移植、创新相统一的原则，取得了一系列成果，积累了重要经验，提示了正确的方向和道路。事实证明，中医方法不仅必须现代化，而且能以较快的速度实现现代化。

## 参考文献

[1] 恩格斯. 反杜林论 [M]，北京：人民出版社，1970：18.

[2] 拉法格. 马克思回忆录.（2019 年补注：中共中央马克思恩格斯列宁斯大林著

作编译局．摩尔和将军：回忆马克思恩格斯［M］，北京：人民出版社，1982：93．）

【1980 年 11 月，参加全国自然科学方法论第一次学术讨论会（北京）论文，刊载于中国自然辩证法研究会筹备委员会编的《科学方法论研究》，北京：科学普及出版社，1983：279 – 283】

# 医学的系统时代与中医

20 世纪是人类向"系统"进军的时代。20 年代贝塔朗菲的有机论，30 年代巴纳德的组织论和贝尔纳的科学学，40 年代的系统工程学，以及维纳的控制论、申农和维沃尔的信息论、诺伊曼和摩根斯坦的对策论、普里戈金的耗散结构理论、哈肯的协同论等，构成通向"系统时代"的阶梯。50 年代，"一般系统论"作为关于世界的一般规律的理论和方法，从科学母体中分化出来，成为一门独立学科，表明人类认识的焦点已从"实物中心论"转向"系统中心论"，科学跨入系统时代。

医学也同样经历着"整体—分析—系统"的发展过程。自 20 世纪 30 年代以来，随着神经内分泌学说、稳态学说、应激学说、免疫学说、受体学说等相继问世，从不同方面揭示机体的统一性和集成功能，人们的注意力，开始从细胞、分子等"实物"，转移到微观与宏观、结构与功能、物质与运动、机体与环境等种种关系上来。它表明，医学的"分析时代"即将过去，"系统时代"已经来临。面对这种情况，我们怎样认识中医呢？怎样认识中医的方法论和现代系统论的关系呢？

中医方法的突出特点，可概括为一个"辨"字、一个"统"字。"辨"，即在对立统一观念指导下的辨证论治方法；"统"，即在整体观念指导下的系统调节方法；同时，把两者结合起来，形成矛盾分析与系统分析的统一。这种观点和方法，把人体视为一个有机整体，把人体与环境也视为一个有机整体，把疾病看作病因作用于机体的整体反应，诊断和治疗都把机体和疾病放到系统背景中，包含了系统论"等级秩序"原则的一些原始概念。

这里特别要指出的是，中医虽然起始于整体时代，但它具有许多超过那个时代一般发展水平的惊人创造。现代系统论的许多具体原则，诸如整体性、相关性、有序性，动态性等，大都可以在那里找到某种原始思想，堪称系统论的一种"原型"。

贝塔朗菲的"有机论"指出，生物体不是个别"部件"杂乱无章的堆积物，而是一个统一的有机整体。这个有机整体具有一种新质——系统质。它既不同于各部分的质，也不同于各部分质的相加和，而是系统各要素集成化的产物。它在结构上可以没有具体的物质形态，可能只作为系统状态的某种一般特征或整体的"比例部分"而存在，往往不能直接观察到，只有借助系统分析才能揭示它。中医基础理论的各个基本原理，正是关于机体的"系统质"的一些重要抽象和概括。元气学说认为，气是构成人体的基本物质和生命活动的基本功能。张仲景指出，"人之有生，全赖此气"，"气聚则形成，气散则形亡"，"五脏元真通畅，人即安和"。气的升、降、出、入决定生命机体的正常运动。它在解剖学上看不到、摸不着，正是那种整体大于部分之和的系统质，是人体作为功能系统最本质的东西。最近几年关于气功的研究，越来越深刻地揭示出生命过程中气的实质和意义。中医的理论核心——脏腑学说，所讲五脏、六腑和奇恒之腑，既非解剖学上的脏器，亦非解剖学上的器官之功能，它包含了解剖学上的器官及其功能，又不等于和大于这些部分之和。有人认为它不伦不类，算不上科学概念。从系统论观点看，它是一种"概念性统一体"（Conceptual unity 或译"概念性单位"）[1]，是生命过程中实际存在的子系统，它在结构上不可能从机体中孤立出来，但在概念上可形成一个统一体（或单位），从而可单独分开来研究。至于经络，它更是不属于部分，只属于整体，不存在于尸体中，只存在于生命活动中的那种系统质。

系统论认为，生命作为开放系统，与环境进行物质、能量、信息交换是它存在的前提。由于机体的自组织能力，它不被环境瓦解，而建立起有序稳定的系统结构。普里戈金的"耗散结构"（dissipative structure）理论揭示了开放系统在非线性过程和非平衡条件下，系统本身尽管在产生熵，但又同时向环境输出熵，输出大于生产，系统保留的熵在减少，所以走向有序。中医天才地"猜"到了机体作为开放系统的这种本质特征，其生理、病理观重点不在结构形态，而在机体功能，特别是自组织能力。"正邪斗争"论所讲的"正气"，实际指的是机体自组织能力；"邪气"的实质是增熵。所谓"正气存内，邪不可干"，"邪之所凑，其气必虚"，就是说，机体的自组织能力正常，能够控制机体与环境之间物质、能量、信息交换的数量和质量，机体不存在增熵过程，保持正常的有序稳态。机体自组织能力低下，机体与环境物质、能量、信息交换不能被控制在正常水平，出现增熵过程，即发生疾病。据此提出的"扶正祛邪"的治疗原则，把重点放在恢复和提高机体的自组织能力上，以调整物质、能量、信息交换过程，恢复内外环境的动态平衡，维持机体系统的有序稳态。

系统论认为，生命的结构和功能具有"目的性"和有序性，通过与系统间的相互作用和协同动作，把机体从运动中拖向一种"预定"的稳定状态，在正常情况下，机体在这种稳定状态上振荡。哈肯的"协同论"（synergetics）用统计方法揭示出，系统在（数学的）多维空间中趋向于代表有序结构的"目的点"或"目的环"。在给定的环境中，系统只有在"目的点"或"目的环"上才是稳定的，离开了就不稳定，系统要把自己拖到这个点或环上才能罢休[2]。中医的阴阳五行学说也天才地"猜"到了这一原理。《黄帝内经》说："阴平阳秘，精神乃治；阴阳离决，精气乃绝。"其实质是把生命活动的复杂因素和过程概括为对立统一的阴阳两相，即两个子系统，正常的机体活动能自动达到阴阳的动态平衡——阴平阳秘。这是机体的最佳状态，即协同论讲的"目的环"。阴阳两相随各种因素的变化发生振荡，振幅过大偏离"目的环"时，阴阳失调，即成病态。所以，诊断和治疗，必须"谨察阴阳所在而调之，以平为期"。所谓"平"，就是恢复"阴平阳秘"，回到"目的环"。而五行学说则提出了机体如何使自己趋向和维持在"目的环"上的粗略模型，认为机体以五脏为主的各子系统之间存在生、克、乘、侮等多维双向调节关系，这种关系是机体的结构和功能本身具有的，是机体的一种自组织能力，只要机体内有增熵过程使机体状态偏离"目的环"，它就通过反馈调节，推动系统运动，输出熵，把机体拖回到

"目的环"，恢复和维持有序稳态。

基于"简化论"的分析程序，把整体分解为部分，又把部分相加为整体。这只有在各部分之间相互作用不存在或可忽略不计，或者它们的关系是线性的情况下才能成立。系统论提出与此不同的综合性原则，它不否定分析，而是要求进行系统分析，即从系统总体出发，考察部分与部分、部分与整体、整体与环境之间，在结构与功能、时间与空间、水平层次与垂直层次等各方面存在的多因素、多变量、多规律交互作用形成的多值、高阶非线性函数关系，以及由所有这些关系的"多项式"集成的总和。中医的"辨证论治"，就是综合性原则的一种雏形。它排除单纯的线性因果关系和机械决定论，如实地把病理过程视为多层次、多因素、多变量的，非线性的，甚至是模糊的全部相互关系和相互作用的集成结果。它提出一个特殊概念——"证"，既非通常说的"病"或"症"，亦非对疾病单一因素或线性因果关系的概括，而是对疾病处于一定阶段的病因、病位、病变性质和正邪力量对比等生理病理状况的总概括，是立足于整体，考察病因作用于机体的整体反映。所谓"八纲辨证""六经辨证""三焦辨证""卫气营血辨证""脏腑经络辨证"等，就是从多层次、多因素、多变量的非线性关系上来考察病因、病位、症状和机体反应，得出联立微分方程式的认识。它着眼点不在线性病因和局部病灶，而在人的机体，把"人""病""症"统一起来。所谓治"病"，实是治"人"（的机体），通过治"人"而治"病"。它注意到问题的解的多样性和不定度，制有"正治""反治""同病异治""异病同治"等法。

中医的基本理论和方法，用"牛顿模式"或一般物理学、化学、解剖学、生理学的观点和方法来解释，往往成为不可思议的东西，常被怀疑或贬低。从系统论的观点来看，它反映和把握了人体作为功能系统最本质的东西，与现代系统论在本质上是一致的。这是发展中医学的巨大优势，它的价值将在系统时代充分显示出来。

但是，毕竟不能把中医与现代系统论简单地等同起来，两者之间存在时代差距。总的来说，中医理论和方法包含着深刻的科学原理，但其发展程度远没有达到现代水准。它形成于整体时代，没有经过分析时代的"分化"。因此，一方面，它避免了分析程序带来的那些弊病，仍保留着整体、系统的突出特点；另一方面，它也没有吸收分析时代发展起来的、使人类对世界的认识达到空前水平的精神和物质技术的认识手段，对机体的系统本质没能从各个细节上加以揭示，仍保留着经验的总结、现象的描述、猜测性的思辨等特点。正如恩格斯所说："这种观点虽然正确地把握了现象的总画面的一般性质，却不足以说明构成这幅总画面的各个细节；而我们要是不知道这些细节，就看不清总画面。"[3]

具体来讲，这种历史局限性表现在两个基本方面：第一，对于机体的系统基础、系统本质的认识，是朴素的、模糊的。关于系统的等级秩序、开放性、有序性、动态性、"目的性"、综合性和自组织等基本规律，远远没有被真正揭示出来。关于物质、能量、信息的本质、相互关系及其作用，关于结构与功能的关系等基本问题，有的虽然涉及了，但没有建立起确切的概念和范畴，不能从本质上把握；有些内容则远未触及；已经形成的各种认识，也多属思辨的和定性的，没有达到实证和定量水平。第二，对系统进行调节的"工艺"是粗略的、笼统的，本质上是"黑箱"式的。其根源是没有把握系统质的各个细节。"黑箱"方法是现代控制论的重要方法之一，但不居主导和基础的地位，是"白箱"方法的补充和发展。而中医缺乏发达的"白箱"方法作基础，把"黑箱"方法作为主导的和基本的方法，这种"黑箱"在很大程度上是模糊的，特别是缺乏定量基础，远不能广泛应用数学手段，对系统的调节和控制达不到必要的精确和严格程度，离系统工程的要求差距很大。

历史的差距应当由历史的内容来弥补。中医的系统论"原型"要发展到现代水平，当然不应再"重演"分析时代的历史，必须吸收分析时代以来形成的科学理论和方法的主要成果，是不可超越的一步。只有充分运用已有的科学成果，才能逐步全面深刻地揭示机体的系统基础和系统规律，并在此基础上建立起精确而严格的系统控制工艺，进而发展为医学系统工程。

现代医学关于机体的统一性和系统质的认识，是依靠分析时代以来医学和自然科学关于机体的研究成果的积累，具有精确而严格的性质、坚实的基础。但对于机体的系统质、系统规律的认识还没有达到必要的广度和深度，还没有真正建立起关于机体系统的理论和方法，还没有上升到自觉的程度。

建立医学系统论和医学系统工程的条件已经成熟。一般系统论为我们提供了有力的理论和方法论武器，中医的系统"原型"和现代医学初步的系统认识奠定了基础，现代科学技术提供了必要的物质技术手段，唯物辩证法准备了关于最复杂对象的思维工艺。自觉地认识科学发展的历史趋势，充分运用各种有利条件，彻底揭开人体的系统之谜，必将把医学推向一个崭新的时代。

## 参考文献

[1] 侯灿. 创立新医学理论体系初步设想//全国医学辩证法讲习会论文集[C]. 1979.

[2] 钱学森. 系统科学、思维科学与人体科学 [J]. 自然杂志，1981，4 (1)：3-9.

[3] 恩格斯. 反杜林论 [M]. 北京：人民出版社，1970：18.

【1981 年 11 月，参加中国自然辩证法研究会成立大会（北京）论文，原载于医学与哲学，1982，3 (3)：7-9】

# 系统论与中医学

系统论是由美籍奥地利生物学家贝塔朗菲倡导的新兴学科，是 20 世纪四大主要科学成就之一。系统论认为，系统是事物的普遍存在方式，"系统的定义可以确定为：处于一定的相互关系中并与环境发生关系有各组成部分（要素）的总体（集）"，它具有"整体大于部分之和"的特性，根源在于要素之间的相互联系与作用。这些相互作用的有序程度决定系统的整体性的强弱，生命是最典型的系统，而传统思路却把这些本质特性忽略了。系统科学的理论、方法技术都贯穿着一个统一的思路，这种思路从根本上区别于历史上的整体论、还原论思路，主要体现为四条基本原则：整体性原则，相关性原则，有序性原则，动态性原则。

系统论源于生物学研究，特别适合于有机对象，因而对于医学具有极其重要的意义。近些年来系统论在医学的应用研究已引起广泛关注，最突出的成果是发现并阐明中医学的思路是系统论的雏形，现代系统论的四条基本原则，都可以在中医学中找到其原始思想，在临床上得到其生动的应用。钱学森教授多次指出："人体科学一定要有系统观，而这就是中医的观点。"用系统论研究中医有"点石成金"之效。

近几年来对中医系统论思想和研究已经取得重要进展，研究的主要内容有：中医传统的系统论思想的发掘和阐发，主要是整体观和全身调节、联系观和矛盾调节、稳态观和功能调节、恒动观和自我调节；将系统科学的现代内容应用于中医研究，发展现代中医系统论、中医系统工程、中医系统辨证学；将系统工程原理和手段应用于中医，发展电脑中医、泛系统辨证研究等。目前，这些方面的研究正在形成一个相对独立的研究领域。

近几十年来的研究已经表明，中医学的系统论思想，是中医区别于西医的方法论根源，或者说，中西医的不同，在方法论上是系统论与还原论的差别。科学进入"系统时代"，系统论必将成为整个医学的指导思想。在这里，中医学有着巨大的优势，中医思路与现代科学和医学的最新发展趋势一致，发掘和发展中医的系统论思想。这不仅对于中医学，而且对于整个医学和人体科学，都具有重要意义。

当然，中医学的系统论思想并不就是现代系统论，两者之间存在着时代的差距。克服这些差距，将其提高到现代水平，是目前中医系统论研究的根本性课题。新技术革命为实现这一目标带来了难得的机会，应当迎头赶上，在医学的系统时代做出新贡献。

【原载于健康报，1987 - 07 - 05】

# 医学方法：从还原模式走向系统模式

医学模式包括理论和方法两个方面。医学模式的转变，必然伴随着方法模式的转变。而且，从一定意义上来说，没有方法模式的转变，就不能实现医学模式的转变。

方法模式，是在一定理论思想的基础上，以一种带头方法为主导，形成的方法体系。它具有本体论（揭示研究对象本身为方法奠定的前提）、认识论（正确认识研究对象的内在规律的思维原则）、方法论（运用客观规律来控制和变革对象的途径和手段）方面的意义，是主观与客观的统一、观点和方法的统一。

目前，医学科学方法论面临的主要问题，是从"还原模式"向"系统模式"的转变。

## 一、"还原模式"转向"系统模式"的必然性

医学的方法模式，在历史上大体经历了三个大的发展阶段。

古代医学，在整体观念指导下，以整体方法带头，形成"整体模式"。其特点是，由于历史条件限制，没有手段和条件分解对象，只能从事物的总联系上把握对象，"虽然正确地把握了现象的总画面的一般性质，却不足以说明构成这幅总画面的各个细节；而我们要是不知道这些细节，就看不清总画面"[1]。

近代医学随整个自然科学跨进"分析时代"，实验、分析是整个科学的带头方法，在医学领域主要表现为还原方法，形成"还原模式"。其特点是，通过实

验、分析，把人体分解为部分，把生命活动还原为基本的物理、化学过程，对人体和疾病的认识深入并精确化了。

现代医学，主要是二次大战以来，一系列新的理论揭示了人体的整体统一性，"还原模式"的局限性越来越引起人们注意，现代系统论为医学提供了新的思想工具，系统方法逐步成为带头方法，出现了形成"系统模式"的趋势。

"系统模式"所以必然要取代"还原模式"，一方面在于前者的优越性，另一方面在于后者的局限性。

自然界物质演化史证明，物质形态是从简单向复杂发展的，简单事物是构成复杂事物的基础，复杂事物中包含简单事物；高级运动形式是由低级运动形式演化来的，低级运动形式是构成高级运动形式的基础，高级运动形式包含低级运动形式；物质在结构上分为高层次和低层次，低层次是构成高层次的基础，高层次包含着低层次。复杂形态、高级运动、高层次与简单形态、低级运动、低层次之间的关系，具有"上向"和"下向"双向因果关系。一方面，后者是前者的基础，对于前者的"因"具有决定性意义，从这种意义上，可以把前者还原为后者来认识；另一方面，前者一旦形成，就具有后者所不具有的新的本质和属性，并反过来支配后者。因而，复杂、高级、高层的规律不能完全用简单、低级、低层的规律来解释。物质联系的这种双向因果关系，决定了还原方法在"下向"的方向上是适用的，特别在解释线性关系、简单的机械性结构时，是十分有效的。但在解释像生命、人体这样的复杂过程时，就忽略了整体性，忽略了整体对部分的支配作用，遇到了"不可还原"的麻烦。正如恩格斯所说："终有一天我们可以用实验的方法把思维'归结'为脑子中的分子的和化学的运动；但是难道这样就把思维的本质包括无遗了吗？"[2]

还原方法的运用，是16世纪以来医学取得巨大进展的基本条件。器官生理和器官病理，细胞生理和细胞病理，分子生理和分子病理，以及与此相适应的特异性诊断、特异性药物、特异性治疗等，都是还原方法的辉煌胜利。这种方法的一个基本点，正如波普尔所说，是"想把一切都还原为用本质和实体作的终极解释，即不能够也不需要做进一步解释的一种解释"[3]。这种方法如果不附加条件，不加限制，就会发展到抹杀整体与部分的差别，把整体归结为部分，用部分代替整体的"还原论",像拉普拉斯、笛卡尔、莫诺那样把细胞和人体都看作机器的机械决定论。

还原方法的这种局限性早已被人们注意到。实际上,从一开始就对还原方法存在着争论,1865年伯尔纳就在他的《实验医学研究引论》中指出:"我认为生命现象不可能全部用无生命世界中所阐明的物理、化学现象来说明。"他认为,研究生命科学与无生命物体的科学,在方法上应具有相同的原则,因而可以运用还原方法。但是,在生命活体中所发生的物理、化学现象的条件是特殊的,这些特殊条件表现出生命现象,这不是用还原方法能够解决的。所以他主张不要只是过于注意结构,还要注意调节机制;不要只研究生理过程的物理化学本质,还要注意它们发生的条件,这些条件怎样使它们在有机体中具有特殊的性质。

进入20世纪,对生命有机性的认识,从主要地研究结构和物质实体,逐步转向主要研究相互关系和相互作用。美籍奥地利生物学家贝塔朗菲对方法模式中的两种极端形式进行了两种批判:一种是"整体—活力论"。贝塔朗菲批判了它否定部分对整体"向上"的决定关系,从而否定还原原则的必要性的缺陷;吸收其强调整体就是整体,不能把部分当作整体,应当从整体来说明部分的合理内核。另一种是"简化-机械论",贝塔朗菲批判了它否定整体对部分的"向下"的支配作用,抹杀整体的特殊本质的缺陷;吸收其把整体分解为部分,从结构上、物质层次上进行研究的合理内核。在此基础上,贝塔朗菲创立了系统论,指出:"因为活的东西的基本特征是组织,对各个部分和各过程进行研究的传统方法不能完整地描述活的现象。这种研究不包括协调各部分和各过程的信息。因此,生物学的主要任务应当是发现在生物系统中(在组织的一切等级上)起作用的规律。"[4]

在此同时,各种类似理论相继建立。巴纳德的组织论、贝尔纳的科学学、维纳的控制论、申农和维沃尔的信息论、诺伊曼和摩根斯坦的对策论、普里戈金的耗散结构理论、哈肯的协同论等一系列新的学说和理论,构成一种共同的新思想,即世界具有系统性,遵循着系统规律,科学应当揭示事物的系统本质。贝塔朗菲在1968年指出:"在现代科学和生活的整个领域里都需要新的概念思考方式、新的观念和范畴，而从某方面说它们都是以'系统'概念为中心的。"
"为系统研究拟制专门方法是当前科学知识的总的趋向"，"科学的重新定向是必
要的"，"我们被迫在一切知识领域中运用'整体'或'系统'概念来处理复杂
性问题。这就意味着科学思想中基本的方向转变"。[5] 20 世纪中叶以来，系统理
论、系统方法、系统工程的研究深入各个领域，形成一股"系统热"，首先在军
事、工程技术、社会经济管理等方面取得一系列重大成就，进一步引起广泛重
视，1967 年加拿大总理曼宁把系统方法写进他的施政纲领，强调要用系统理论
处理社会的一切要素和组成部分之间的相互关系。许多科学家一再强调，系统
论继相对论和量子力学之后，又一次彻底改变了世界的科学图景和当代科学家
的思维方式，"分析时代"已经过去，"系统时代"已经到来。

在整个科学从"实物中心论"转向"系统中心论"的过程中，医学界的思
想也发生了深刻的变化，认识到机体各部分相互联系的研究已经被提到了首位，
为了适应这种需要，系统方法已成为主要的方法论工具。一些生物学家指出，
分子生物学的发展，对生命分解得越来越深、越来越细了，反而知道得越来越
少了，因为失去了全貌，对生命的理解仍很渺茫。一些医学家则指出，在临床
上，患者日益变成由许多能够分析和修补的各个部分所组成的纯生理学客体，
人的生命力不见了，人的心理、精神不见了，人的社会性不见了，强调系统思
想已成为现代医学发展的根本指导思想。美国医学教授恩格尔指出："当一般系
统方法成为未来医生和医学科学家基本的科学和哲学教养时，可以预期对疾病
的生物心理社会观点就更易容纳了。"[6] 在这种思想指导下，已出现了"系统论
生理学"（Systems Physiology）、"控制论医学"（Cybernetic Medicine）、"控制论
病理学"（Cybernetic Pathology）等新兴医学理论。从"还原模式"走向"系统
模式"已是不可避免的。

## 二、"系统模式"的基本特点

"系统模式"是以系统论为理论基础，以系统方法为主导形成的方法体系。
人体和疾病的系统性和系统规律是建立"系统模式"的客观依据，整体性、相
关性、有序性、动态性等原则既是关于生命、人体、疾病的基本观点，也是认

识疾病、诊断和治疗疾病的基本方法。它是系统论的生命观、人体观、疾病观与系统方法的统一，是唯物辩证法在医学领域的具体运用和生动体现。它是全部科学发展的方法论结晶，不但代表当代科学方法发展的水平，而且包含着历史上各种方法的精华。它对"还原模式"不是全盘否定，而是"扬弃"，即彻底克服其局限性，发扬其合理内核，把"还原"作为"系统模式"的一个要素，使其在一定的范围内和一定的认识阶段上发挥应有作用。与"还原模式"相比，"系统模式"的特点主要现在以下几个方面。

**1. 在整体与部分的关系上，强调"系统质"**

按照"还原模式"，整体可分解为部分（以切断相互联系和作用为前提）来认识，对各部分的认识组合起来便是整体。因而，可以简便地运用形式逻辑的"分析－综合"程序。

但是，"系统模式"认为，上述程序只有在因果关系是线性的条件下才能成立，在世界上它只是一种局部的特殊的情况。实际上整体与部分的关系有两类，一类是"整体等于部分之和"，如一堆苹果与一个苹果；另一类是"整体大于部分之和"，如苹果与苹果细胞。"系统模式"把前一类称为非系统，把后一类称为系统，并把系统定义为由相互作用和相互依赖的若干部分（要素）组成的具有确定功能的有机整体。按贝塔朗菲的说法，系统"可以定义为相互作用着的若干元素的复合体"。同时，又把系统区分为两种，一种是"闭系统"，不与外界发生物质、能量、信息交换，例如氢离子和氧离子构成的水分子；另一种是"开系统"，与外界发生物质、能量、信息交换，如人体。这样，在整体与部分之间的关系，表现为三种不同情况。

一是在非系统性整体中，各部分是独立的，它作为整体的一部分或者离开整体孤立存在，其性质是不变的；而整体的性质（量和质）完全是由部分决定的。因此，完全可以用还原方法通过部分来认识整体。

二是在闭系统中，部分仍具有相对独立性，但它在孤立状态时的个性，作为整体的一部分时受到了控制，而整体的性质，一方面取决于构成它的各部分，另一方面又取决于各部分之间的相互关系，因此，表现出各部分所没有的整体性质。用还原方法把整体分解为部分，割断了联系，因而不能正确认识整体。

如水分子具有氢离子和氧离子所没有的性质，把水分子还原为氢离子和氧离子，并不能认识水分子的性质。

三是在开放系统中，特别是在生命这类系统中，整体中的部分只具有相对的意义，只是名义上的部分，离开整体它就不能独立存在；整体的性质，虽仍以部分为基础，但更多地依靠各部分之间的相互作用，并反过来支配和决定各部分的性质和作用。这种系统，有可以还原的方面，也有不可还原的方面，处于整体联系中的部分和被割裂出来的部分的性质是不同的。正如恩格斯所指出的，身体各部分只有在其联系中才是它们本来应当的那样，每个部分都不能看作从"整体"中分割出来的"部分"，"只有在尸体中才有部分"。

"系统模式"的主要目标之一，是揭示系统各部分构成整体时出现的质的"倍增"现象，即那种"非加和的""超部分"的"系统质"。它表现为系统各部分所不具备的整体特性、整体功能、整体行为、整体规律。这正是生命系统、人体系统和疾病过程最本质的东西，而还原方法在这里是无能为力的。

**2. 对"系统质"的认识，强调相互关系**

系统的"非加和"性是从哪里来的？传统方法没有也不可能作出科学回答，而这正是"系统模式"的主要目标。贝塔朗菲指出："系统问题主要是科学中分析程序的局限性问题。""应用分析程序取决于两个条件。第一个是，'诸部分'之间的相互作用是不存在的，或弱到对于某种研究目的可以忽略不计……第二个条件是，记述诸部分行为的关系是线性的；只有这样，相加性的条件才能成立。"[7] "系统模式"在肯定部分对整体的基础决定作用的同时，特别强调部分与部分之间、部分与整体之间的相互作用，指出这是产生"系统质"的真正根源。这，正是"系统模式"的灵魂，它科学地回答了生命的有机性的来源。正如恩格斯所指出的："自然科学证实了黑格尔曾经说过的话：相互作用是事物的真正的终极原因。我们不能追溯到比对这个相互作用的认识更远的地方，因为正是在它背后没有什么要认识的了。"[8]

结构与功能的关系是"系统模式"揭示系统内部相互关系的一个重要方面。系统的结构是指系统组成成分之间相互联系和相互作用的类型，包括各组成部分在空间上的分布、在时间上的延续所形成的稳定的关系。同样的要素，仅仅因为结构不同，就会引起系统整体的本质差别。例如，作为同分异构体的正丁烷和异丁烷，作为同素异性体的石墨和金刚石，都是成分相同、结构不同导致系统整体性质不同。分子生物学证明，生物物种的千差万别，归根结底在于蛋白质和核酸在结构上的差异，蛋白质和核酸分子的特定的化学结构和空间结构，决定了它们的特殊的性质和生物功能。现代遗传学证明，生物物种的各种变异，归根结底是核酸分子结构上发生的改变。系统的"系统质"是由要素及其结构产生的。在这里，结构具有更为根本的意义，要素对系统的决定作用，主要是通过结构形式发生的。从要素的功能过渡到系统整体功能出现的这种"倍增"现象，正是事物从量变到质变的生动体现。

非线性关系也是"系统模式"揭示系统内部相互关系的一个重要方面。系统特别是开放系统中，部分与部分、部分与整体之间的联系和作用是复杂的。第一，系统不是静态的，而是动态的，是在运动中建立和保持的；所谓的稳定，是运动在平衡与不平衡之间波动所呈现的状态。第二，系统不是单因素的和直线的，而是多因素的，如垂直的与水平的、结构的与功能的、高速的与低速的等多种多样相互关系和作用，从不同层次、不同方向、不同阶段上交织在一起，构成一种非线性的、立体网络的、联立方程式的复杂关系。对这种关系，要从多层次、多角度做"切片"，进行多元分析，获得"全息"认识。第三，系统在因果关系上，从单个要素来看，可以发现线性因果链条，但从整体来看，任何原因都不是线性的，而是所有主次地位不同的原因共同作用的"合力"；任何结果，都不是单一原因造成的，而是与它有关的所有原因联合作用的产物；同时，原因和结果之间，只有相对的意义，没有严格的界限，在这种关系中是原因，在那种关系中却是结果；原因决定结果，结果反过来又控制原因。第四，对于这些错综关系，系统整体具有统帅的作用；局部关系和作用的失调或改变可以影响整体但不会破坏整体，整体可以通过控制程序来调节、恢复它；而整体功能的破坏，会造成所有这些关系的瓦解。生理、病理、药理过程中都是活生生的，用"还原模式"是不可还原的。

等级秩序原则是"系统模式"揭示系统内部相互关系的又一个重要方面。贝塔朗菲指出："等级秩序（Hierarchic Order）的一般理论显然将是一般系统论的主要支柱。"[9]现代科学证明，整个宇宙，从总星系、星系团、星系、恒星、地球，到人体、细胞、分子、原子、原子核、基本粒子等，形成一个"巨系统"，在这个"巨系统"中分出许多纵横的层次。每一个层次，都是由它下属的"亚层次"构成的，层次和亚层次的关系，就是系统和要素的关系，系统质的飞跃，在这里表现为"层次突变"。同时，任何一个层次，又是它上一个层次的要素，称为"子系统"，它对于构成上一层次具有基础决定作用，同时又受上一层次在整体上的支配作用。这样，在研究任何一个对象时，都要放到系统背景中，同时注意它"向上"和"向下"两个方向的关系。

### 3. 在相互关系上，强调有序性

作为开放系统，一个正常的活的有机体与有病的或死的有机体之间有什么不同？贝塔朗菲指出在物理学、化学、分子生物学的教科书中找不到答案，这里的关键是，"在一个生命中无数的化学和物理过程是十分有序的"[10]。

这里讲的有序，包含两方面含义：一是各要素在实体结构上的有序性，二是系统内部各种联系、作用、运动过程的有序性。"系统模式"特别注意后一种有序性，它是认识生命的有机性的关键。正常人体与有病的或死的机体之间，在系统的实体结构上的有序性没有发生实质性改变，问题在于系统运动的有序性破坏了。人体的器官、组织、细胞的所有活动是同步的、统一的，任何一个部分的动作，都要涉及许多部分甚至全身的协同动作，包含着为数惊人的理化反应。这种有序性，在解剖学可见的有形结构上，建立起一种无形的活的运动结构，它在解剖学上是不可见的。

最近几年对中医经络学说的研究，一直没有证实存在与经络直接对应的管道结构或其他形式的器质性结构，它的性质更有可能是这种活的运动结构，生命活动一停止，经络也就不复存在。关于气的研究，按中医的传统概念，气包含精微物质和物质的运化功能两方面含义。有人从它的物质实体方面探讨，已发现气功的外气有四种物质现象；而对内气的研究，至今还是个谜，有人认为"气的实质是场"，但不能充分说明问题。内气功通过对全身功能的自我调节，使机体运化趋向于自然的有序状态，起到祛病健身、延年益寿的效果。因此，这种内气更有可能是机体的一种活结构，一旦生命活动停止，气也不复存在。

生命机体的这种有序性是怎样建立起来的？普里高津的"耗散结构"理论给出了基本的回答。所谓耗散结构，是在开放的和远离平衡的条件下，在与外界环境交换物质和能量的过程中，通过能量的耗散和内部非线性动力学机制来形成和维持的宏观时空有序结构。这种理论，较好地解释了生命和人体的有序现象。

第一，生命和人体是一种典型的耗散结构。它与机器、一般物理化学过程的本质差别，在于它与外界环境进行物质、能量交换，而本身又在不断地耗散物质、能量。这种不断的交换与耗散，正是生命的前提，也是生命的本质特征，它在生物学上被称作新陈代谢。

第二，外界环境的物质、能量过程是动态的、有涨落的，体内对物质、能量的耗散也是动态的、有涨落的，从而造成了体内外物质、能量交换流的涨落。这种涨落，既是形成耗散结构的条件，又是维持耗散结构的条件。这种涨落，造成了平衡与不平衡的矛盾运动。当在涨落中保持平衡时，机体状态就健康；当在涨落中不能保持平衡时，就会引起疾病。中医的正邪斗争理论似乎"猜"到了这种规律。就是关于心理、精神问题的现象，也可以从这里找到健康与疾病变化的某些根据。

第三，在内外涨落中机体如何保持有序性？按照热力学第二定律，一个闭系统总是自发地趋向于熵增加，有序性降低，最后达到热平衡，对于生命就意味着死亡。但耗散结构理论指出，生命机体是开系统，尽管系统本身在产生熵，但它又从外界环境输入物质——自由能或负熵的潜在携带者，即输入负熵，因而，系统还在与外界环境进行着熵的交换（亦即信息交换），"生命以负熵为食"[11]。当熵的输出大于输入时，系统趋向有序度提高，即生命力旺盛；反之，则趋向于有序度降低，机体状况低下，导致疾病。中医临床上所讲的"调理病"，近来提出的所谓"熵病"，是比较典型的现象。

第四，时间是有序的重要函数，即生命机体的有序性是不可逆的，也就是说，生命活动的运动过程是一去不复返的。在生命发展史上，表现为生物的进化；在个体发育上，表现为生、长、壮、老、已；在生理、病理现象上，有疾病与健康、劳动与休息、紧张与松弛、饥饿与饱食等。在形式上似乎有可逆性的循环，但在内容上是不可逆的。

疾病治疗的结果并非恢复原状，而是由一种健康状态经过疾病的转折走向另一种健康状态。有许多疾病，例如各种老年性疾病，即生命的老化过程，从原则上讲是不可医治的。

### 4. 对有序性的认识，强调动态性

人体这种开放系统在内外涨落中之所以不被瓦解，在于它能够保持一种稳定状态。就是说，在平衡与不平衡的矛盾运动中，机体的有序性能保持在一种相对稳定的水平上，尽管它可以在曲线上波动，但这条曲线的坐标轴是稳定的。这种稳定性，是生命存在的条件，也是物种存在的条件。

机体的这种稳定状态之所以能够建立和维持，在于机体本身具有一种自组织能力，在生物学上被称作自我控制，是生命的三个主要特征之一。机械决定论者曾提出"人体这台机器是怎样开动起来的"问题，但不能作出回答。"系统模式"认为，生命的自组织能力，既不是上帝的意志，也不是神秘的"活力"，而是自然物质几十亿年演化的产物，是生命在三十多亿年间逐步形成、发展起来的。它是生命物质的属性，没有这种属性，就不是生命物质，可能是其它的有机或无机物质。这种自组织能力在个体、器官、组织、细胞、分子等不同水平上表现为不同的形式，是人体健康之本。疾病的发生与痊愈，都以自组织能力的变化为基础。

人体稳定性的建立，还在于人体有一种"目的性"。从个体发育来讲，不管其初始状态和中间过程怎样千差万别，但其终了状态却是相同的——保持本物种的特性。例如，人的身高、体重、呼吸、脉搏、体温等，其平均值有一个客观标准，似乎成为自组织过程追求的"目的"。当机体状况离开这种稳定状态时，自组织能力能自动地通过调节把它恢复到这一"目的"上来。德国理论物理学家哈肯的"协同学"（Synergetics）指出，系统的这种动态的稳定状态不是各子系统功能偶然叠加的结果，而是各子系统通过协同动作建立和维持的。系统有一种代表有序稳态的"目的点"（或"目的环"），在给定的环境中，系统只有在"目的点"上才稳定，离开了就不稳定。除非系统被瓦解，不然系统本身必须把自己拖回到"目的点"上才肯罢休。"协同学"的这种描

述，深刻反映了人体系统自组织、"目的性"等特征。中医所讲的阴阳消长转化和"阴平阳秘"以及五行之间的生克乘侮的自动控制，似乎都"猜"到了这一规律。

总之，"系统模式"认为人体系统的整体有机性主要来源于子系统的协同运动，而这种运动又维持一种动态的有序结构，结构和功能都是一种运动过程。正如贝塔朗菲所说："归根结底结构（即部分的秩序）和功能（过程的秩序）完全是一回事：在物理世界中物质分解为能量的活动，而在生物世界里结构就是过程流的表现。"[12]结构和功能是统一的，在医学领域，离开功能谈结构，或者离开结构谈功能，都不能得到正确的答案。

## 三、建立医学系统论和医学系统工程

"系统模式"的核心是系统方法。但是，系统方法要求把系统理论当作方法来使用，制定研究系统对象的概念手段，建立系统模型，进行系统分析，实现对系统的最佳控制。因此，"系统模式"是本体论、认识论、方法论的统一，应当以医学系统论为基础，建立医学系统工程。

医学系统论属于医学基础理论，应当在现有生物学、生理学、病理学、药理学的基础上，全面地揭示生命、人体、疾病的系统特性、系统功能、系统基础、系统规律。它不是一般系统论的简单套用，而应当在实验研究、还原研究的基础上，发展系统研究，揭示出人体的系统规律的机制，建立起自己的概念、原则和理论，作为一般系统论的分支或具体化，形成独立的学说。

系统工程是系统方法的具体化，属于专业方法。各专业的系统工程之间尽管有一些共同的一般原则（实际上就是系统论原则），但各专业的系统工程必须确立自己的内容和形式。医学系统工程应当以医学系统论为指导，在对人体和疾病的认识（实验研究、临床诊断、社会调查等）、对疾病的预防和治疗，以及与防治有关的专业和社会的管理等诸方面，从整体出发，全面把握系统的各个要素，弄清它们的地位和作用，提出最佳控制方案，对系统实施最佳控制。

建立医学系统论和医学系统工程的条件已经成熟，这主要表现在以下几个方面。

**1. 现代医学的理论和方法正自发地趋向"系统模式"**

现代医学经过几百年"分析时代"的"分化"之后，20 世纪中叶以来，出现了"异化"趋势，走向分析和还原的反面——综合性和系统性。其表现是：第一，理论上，随着神经内分泌学说、稳态学说、应激学说、免疫学说、受体学说以及环境医学、心理医学、社会医学等学科的建立和发展，医学逐步揭示出人体和疾病过程的整体性、系统性，实质上正在向医学系统论发展。第二，认识上，越来越多的医学家注意到了人体和疾病过程的系统本质，强调医学的关键是人体的整体统一性，指出医学已渡过了"分析时代"，走上了"辩证综合阶段"，并明确提出了由"生物医学模式"转向"生物 – 心理 – 社会医学模式"的问题。这表明，医学思维也开始与"系统"相接近或吻合。第三，方法上，从科研到临床，特别是在病因分析和治疗手段上，开始注意避免和克服还原模式的局限性，注意研究和处理内因与外因、结构与功能、平衡与不平衡、整体与部分、治病与致病、特异治疗与全身控制等诸方面的辩证关系，也与"系统"相接近或吻合。总之，现代医学的这种发展尽管还带有自发的性质，但它已经为医学系统论的建立奠定了初步的基础。

**2. 中医学包含着"系统模式"的原型**

中医学的方法模式，由于没有经过"分析时代"的分化，既不具备"还原模式"的那些优点，也不具备"还原模式"的局限性，它是在"整体时代"发展起来的，具有"整体模式"的基本优点和缺陷。但是，它从两千年前一直延续发展至今，又具有超过"整体时代"一般水平的许多惊人创造。最近几年，在国内外，特别在一些非医学的学科领域，中医越来越被重视，原因就在于它包含着现代系统论的一些原始思想，以至于有的科学家指出，我国医学发展的方向是中医。中医学包含的"系统模式"原型的特点：第一，关于生命、人体、疾病的观念，以整体动态观为核心。藏象学说、天人相应学说强调和表达了机体的统一性、人与环境的统一性；脏腑、经络、气等学说，强调和表达了机体的"非加和"性和一些非器质性的"活结构"；正邪斗争论、五运六气学说等，强调和表达了机体作为开放系统，在涨落中的平衡与不平衡运动；阴阳五行学说则强调和表达了机体的自组织性和自发地趋向于稳定状态的机制。第二，作为对疾病的认识程序，辨证论治与整体恒动观相对应。一方面，从整体出发，以八纲辨证、脏腑辨证、六经辨证、三焦辨证、卫气营血辨证等进行多层次、多维度、多元交叉的系统分析；另一方面，从运动出发，抓住正邪、阴阳、五行等几组基本的对立统一现象，进行矛盾分析，把握其消长、转化的过程和规律；同时，把系统分析与矛盾分析统一起来，形成一种综合的、立体的、灵活多变的认识程序。第三，在治疗方法上，把人体、疾病放到生态环境这个系统背景上，运用自然药物，人工调节机体与环境之间物质、能量、信息交换的涨落，推动机体出现减熵过程，通过自组织过程回到稳定状态。中药的四气五味、升降沉浮、归经等，都是对这种原理的运用和体现。而中药方剂又是一个小系统，组方配伍法度、君臣佐使关系，都体现了系统原则。总之，中医学的这些理论和方法，都与系统论不谋而合。不过，由于时代的限制，它带有朴素的性质，与现代系统论存在时代的差距。这种合理内核，也是建立"系统模式"的重要基础，而且是其他国家没有的一种优势。

**3. 一般系统论提供了理论原则**

一般系统论作为一门横断学科，对各个具体学科具有普遍的意义。特别是，系统论是从理论生物学的研究中发展起来的，对于生物学和医学存在密切的关系，具有更加直接的意义。一般系统论建立以后，首先在工程技术、经济管理、军事等领域运用并取得成果，直到最近几年，医学科学才逐步认识一般系统论的意义，开始引入医学领域，进行初步的介绍和研究，并建立起个别的医学系统理论，在实践中显示其威力。

医学方法走向"系统模式"可以有两条途径：一条是依靠医学本身的认识的积累，自发地建立系统理论和系统方法；另一条是引进一般系统论，并把它与医学本身的自发趋势结合起来，自觉地推进这一发展。我们应当而且已经开始走后一条路子。现在的问题是，应当把学习和普及一般系统理论摆到重要位置，提高认识，提高系统论的理论素养。在教学中，应充实系统论的内容，因为到目前为止的教科书，与方法论有关的内容基本上还是还原体系，基本理论还带有"还原"的印记。要彻底改变这一状况，有待医学系统论和医学系统工程的建立。因此，医学科研除了在科研方法本身注意贯彻系统原则外，应当向建立医学系统论方面努力。

一般系统论还在发展中，它已建立的理论和原则体现了客观事物的辩证规律，但远没有穷尽这些规律。因此，医学科学绝不能以移植一般系统论为满足，应有更高的要求。就是说，应当以唯物辩证法为指导，它不仅早已从根本上指出了一般系统论所总结的一些系统规律，而且也指出了一般系统论还没有包括的一些重要规律。只有以唯物辩证法为指导，才能既吸收一般系统论的科学思想，又不受其发展水平的局限，在移植中创新，以医学系统论来丰富、发展一般系统论。

建立医学系统论和医学系统工程，应当坚持继承、移植、创新相结合的原则。就是以唯物辩证法为指导，移植一般系统论的理论和方法，总结现代医学自发的系统论思想，发掘和发扬中医朴素的"系统模式"原型，运用于现代医学发展面临的重大课题，建立起体现医学的性质和特点的系统理论和系统方法。

## 参考文献

[1] 恩格斯. 反杜林论 [M]. 北京：人民出版社，1970：18.

[2] 恩格斯. 自然辩证法 [M]. 北京：人民出版社，1971：226.

[3] 波普尔. 科学还原与整个科学在本质上的不完全性 [J]. 科学与哲学，1982，5.

[4] 贝塔朗菲. 普通系统论的历史和现状 [J]. 国外社会科学，1978，2.

[5] 贝塔朗菲. 一般系统论导论 [J]. 自然科学哲学问题丛刊，1979：2-3.

[6] G·L·恩格尔. 需要新的医学模型：对生物医学的挑战 [J]. 医学与哲学，1980，3.

[7] 贝塔朗菲. General System Theory [M]. New York，1968：55.

[8] 恩格斯. 自然辩证法 [M]. 北京：人民出版社，1971：209.

[9] 贝塔朗菲. 一般系统论导论 [J]. 自然科学哲学问题丛刊，1979：2-3.

[10] 贝塔朗菲. 开放系统的模型：超出分子生物学 [J]. 自然科学哲学问题丛刊，

1981，5.

［11］薛定谔. 生命是什么［M］. 上海：上海人民出版社，1973.

［12］贝塔朗菲. 一般系统论导论［J］. 自然科学哲学问题丛刊，1979：2－3.

【1983 年 4 月在全国医学方法学术讨论会（青岛）的大会发言】

# 中医理论和方法的优势

　　特点、优点、优势是三个含义不同的概念。特点，谓事物异于众者，未论其优劣；优点，谓事物长于众者，未论其势盛衰；唯优势，既指其长于众者，又明其势尤盛，正是生命力所在。论及发掘与发展中医，一般地讲中医特点，容易忽略和模糊优劣之间的界限。而优劣之分，又是比较而言，相对而言，由于做比较的参照物不同，衡量的标准不同，优和劣的划分界限是相对的，可变动的。与甲比较，它可能是优的；与乙比较，它可能是劣的。因此，对中医的研究，不应停留在一般地讨论中医的特点和优点的层面，而应再深入一步，着重探讨中医的优势；所谓优势，无疑是中医的特点和优点，但不唯如此，更重要的在于强调其势，即在当代条件下，那些具有发展前途和发展潜力的东西，中医理论和方法中最本质的东西，即中医学的精髓和灵魂。

　　什么是中医的优势？它既不能由中医学本身来衡量，也不应单靠西医或其他医学学派来衡量。衡量的标准必须具有客观性和时代性，应该从医学科学整体，从科学技术整体，从 20 世纪 80 年代的发展水平和趋势来衡量。

　　按照这样的标准，中医的优势就是那些临床实践证明有效，现代科学技术证明合乎科学，优于其他医学的理论和方法。在当代医学科学发展的战略图景中，它代表了或者比其他医学的理论和方法更加符合医学发展趋势和方向，具有较高的科学价值和一定的指导意义，不仅对于医学科学的未来发展能够起到一定的带头作用、推动作用和开拓作用，而且对于现代科学技术的发展也有一定的价值。

## 一、理论——以整体恒动观为指导

任何医学，都要以对生命、人体、疾病的根本认识为前提，建立起基础理论。生命观、人体观、疾病观的性质和特点，决定基础理论的模式，从而也决定和影响临床医疗的方式和特点。中医的基本理论中，贯穿着一条红线，即整体恒动观。它既是关于生命、人体、疾病的根本观点，又是指导诊断、治疗的核心思想。这条红线，集中地体现在以下几个方面。

第一，把人的机体视为一个整体，把"人""病""症"统一起来；把人和环境视为一个整体，把生物、心理、社会三方面的因素统一起来；把人体和疾病看作活的有机过程，强调并把握只属于整体层次的，即"非加和"的规律，形成整体观。

第二，认为自然界（大宇宙）动而不已，生命（小宇宙）在永恒运动的自然界中生化发展，疾病是这种运动的"失调"过程，治疗是对"失调"的矫正过程，病在动中，治亦在动中，形成恒动观。

第三，把整体观与恒动观统一起来，强调在运动中考察生命和疾病的整体，又从整体上把握生命和疾病的运动，形成朴素的系统观。

中医的这些思想、观点如实地反映了生命、人体和疾病过程的根本特征和基本规律。近年有些科学家提出，人体科学一定要有系统观，而这就是中医的观点，所以医学的方向是中医[1]。中医的这一思想所以带有方向性意义，主要在于以下两个方面的原因。

首先，西方医学在古代曾经具有与中医类同的整体现、动态观，但是，近代以来，它重点深入于人体和疾病的细节研究，使医学的认识大大地深化了，理论精确和严格了。然而，与此同时却抛弃了原有的整体观、动态观，甚至一度认为"人是机器"，是"细胞联邦"，著名病理学家微耳和公然宣称"谁再提出全身性疾病问题，那是他把时代搞错了"[2]。分子生物学和量子生物学的发展，对生命分解和了解得越来越细了。但许多医学家却感到，了解得越细、越多，反而知道得越少了——失去了全貌，对生命的理解仍很渺茫。因此，尽管还有不少医学家认为"生命的奥秘在于微观",主张医学的主攻方向仍在微观方面,而更多的人却越来越强调"医学的关键在于人体的整体性",主张把医学的主攻方向放在人的整体。神经内分泌学说、稳态学说、应激学说、免疫学说、受体学说等,从不同方面揭示出人体和疾病的整体性和动态性,逐步趋向于重新确立整体和动态观念。许多学者一再提出,西方医学经过四百年"分析时代"的发展之后,现在又走上了"辩证综合阶段",医学模式也开始从"生物医学"向"生物-心理-社会医学"转变。当人们探讨这种新发展时,发现在中医学中早已准备了许多现成的东西,尽管它的形式是朴素的,但内核是十分合理的,正是现代医学目前发展所需要的。因此,如果不能说中医的整体恒动观代表了当前医学思想发展方向的话,那么完全可以肯定它符合当前医学发展的方向和趋势,能够为医学的发展提供十分有价值的内容,发挥有力的推动作用。

其次,近些年来,多学科研究中医的发展,越来越深刻地揭示出中医整体恒动观的科学实质。现代系统论把人体看作典型的开放系统,提出了整体性、相关性、有序性、动态性等原则。而中医学中就含有这些原则的一些原始思想。中医的脏腑学说包含了结构与功能、部分与整体相统一的原理;藏象学说把人体作为活的有机整体,在不割裂整体、不干扰正常生命活动的情况下,以表知里,把握整体运动规律;对经络学说的研究,至今没有发现与经络直接对应的管道结构形式的物质器官,它可能是人体的一种自我调节和控制的功能联系系统,这更加突出地表观出它的客观物质基础是整个活的人体[3];五行学说既体现了五行之间的整体统一性,又强调了五行之间"生克乘侮"的相互联系和制约所形成的运动和平衡。作为现代系统论重要理论内容的耗散结构理论,指出一个开放系统可以在不断吸收外界的物质和能量同时又不断地耗散物质和能量的过程中,形成一种有序的稳定结构,即耗散结构。生命是典型的耗散结构,生命的新陈代谢、自我繁殖、自我控制的特征正是耗散结构的体现。疾病正是在新陈代谢、自我繁殖、自我控制上发生的非正常过程。中医的"人与天地相参"论、元气学说、五运六气学说等,表达了人是产生于自然界的一个开放系统,与客观环境息息相通,如"天食人以五气,地食人以五味"(《素问·六节脏象论》),"人以天地之气生,四时之法成"(《素问·宝命全形论》)等。而气的出入升降是维持生命的基础，认为"出入废则神机化灭，升降息则气立孤危。故非出入，则无以生长壮老已；非升降，则无以生长化收藏"（《素问·六微旨大论》）。这里讲的气，实际上是对物质、能量的朴素概括；气的出入，是指体内外物质流、能量流的运动；气的升降，是体内物质、能量的耗散过程。气化过程不论在出、入、升、降的任何一方面发生失调，都会导致疾病。这些思想，包含着耗散结构理论关于生命本质的最新见解的一些重要成分，是十分深刻和科学的。

现代医学的发展正在迅速地吸收系统论等现代科学理论，上述中医的整体恒动观，正被现代医学和现代科学同时提到日程上，成为发展我国医学的一种优势。然而，中医的这些思想，并不就是现代系统论，因而也并不就是现代医学所要达到的目标。因为，这些思想在原则上是正确的，但其发展程度远未达到现代科学水平，有很大的历史局限性。第一，强调了整体，但由于历史条件的限制，没能对人体进行深入分解、对细节进行精确研究，认识还是模糊的；第二，强调了运动及其永恒性和守恒性，但对于什么在运动、为什么运动、运动为什么守恒等内在规律，没有真正揭示出来，因而，对于运动的认识也还是笼统的；第三，提出的许多概念、论点和原则往往带有经验的总结、现象的描述、猜测性的思辨等特点，大多带有假说的性质。一些基本概念的内涵和外延确定得不够严格，许多论点、原则没有得到实验验证，更没有达到定量的精确水平，因而，还不能认为是一种真正严格的科学理论。

## 二、方法——以辨证论治为核心

医学科学的方法，包括对生命、人体、疾病的认识方法和诊断、治疗方法，形成一个体系。在不同历史时代，带头方法不同，反映着医学认识的不同倾向和重点，从而形成医学理论的时代特点。中医以整体恒动观为指导，建立起一套以辨证论治为核心的方法体系。其科学内核主要体现在以下几个方面。

第一，提出了整体性病理概念"证"。它是对病因、病位、病性、病机、病势以及人体抗病能力和修复能力的总概括，是病因作用于机体的整体动态反映。对"证"的辨识就是对疾病过程的整体动态认识。

第二，对"证"的辨识，运用了在对立统一原则指导下的矛盾分析方法。正邪斗争论、阴阳学说、八纲辨证、治则八法、正治反治、治标治本等，都是把疾病过程如实地作为对立统一的矛盾运动过程，从运动中认识矛盾双方力量对比的变化，通过治疗，调节、推动矛盾双方恢复到正常状态。

第三，对"证"的辨识，运用了在整体观念指导下的系统分析方法。八纲辨证、六经辨证、脏腑辨证、卫气营血辨证、三焦辨证以及气功、针灸、子午流注等治法治则，都把疾病放到机体和机体的环境系统中，站在整体高度，如实地把疾病看作多种变化、多种原因共同作用的结果，进行多水平、多因素、多变量的立体网络式分析，调动系统整体的调节功能，对各方面同时进行综合的自我控制。

古代医学在方法上带有"整体论"的特征。近代以来，西方医学把分析方法作为主导方法，并具体化为还原方法，把人体整体的疾病归结为组织、器官的局部病变，把复杂的生理、病理过程归结为机械的、物理的、化学的变化。莫干尼把疾病定位在器官，微耳和把疾病定位在细胞，分子病理学把疾病定位在蛋白质、核酸等生物大分子上；认为"疾病的本质是机体的部分改变"，"除局部疾病以外，并没有别的疾病"[2]；强调局部性特定病灶、特异性原因、特异性药物、特异性治疗方法等。四百年来，这种方法确实大大推动了医学的发展。但是，20世纪中叶以来，这种方法发展到一种极限，难以回答医学上更加深刻的问题，诸如细菌感染是原因还是结果，基因突变的原因是什么，显微镜下的细胞和机体上的细胞相等吗，经络和气的实质是什么，化学成分很纯的药物为什么摆脱不掉副作用等。因此，许多医学家深切感到，医学思维应回到整体，"认为需要一种超出实验具体项目和临床应用细节的抽象、概括性构思，提出制约和决定生命活动的最一般原理和定律"[4]。越来越多的人认识到，"医学系统思想是现代医学发展的根本指导思想"[5]。

系统方法是20世纪40年代以来形成的新方法，它要求把对象放到系统的形式中加以考察。这种方法与还原方法的根本区别在于：第一，它强调事物的整体性，认为系统由要素构成，但具有其要素所没有的整体功能和特性，即系统质。如人的机体绝非细胞、组织、器官的堆积，生命的本质在于整体水平上的

"超部分"功能，分析方法把这种整体功能"还原"丢了，而系统方法强调整体功能。第二，分析方法的前提是要割断联系，因此，对于研究活的机体是困难的。系统方法则强调相关性，即系统各部分如何通过相互联系决定整体功能，因而能有效地从整体上认识活的生命过程。第三，分析方法主要是静态的认识，生命的运动过程被忽略或简化了。系统方法则强调系统的动态性，指出系统自身具有"有目的"地进行自我调节，趋向于有序稳定状态的特性。第四，分析方法强调了低层次对高层次的基础决定作用，忽视了高层次对低层次的支配和控制作用。系统方法强调综合性，即从系统总体出发，考察部分与部分、部分与整体、整体与环境之间，在"向上"的与"向下"的、垂直的与水平的等各方面存在的多变量、多规律交互作用的非线性过程。系统方法是现代科学发展的必然趋势，现代医学正在实现以分析方法带头向系统方法带头的转变。中医的方法体系本质上是系统方法，因而对医学的现代发展，在方法上具有特别重大的价值。

中医的系统方法同样不能与现代系统方法等同。它虽然强调了整体功能，但是对部分、细节有所忽略，因而不能深刻了解整体功能的根源，对整体功能的认识和调节是"黑箱"式的；它强调了关系、联系，但对关系、联系的物质基础和实际过程缺乏了解，因而对关系的掌握是粗略的，"黑箱"控制是模糊的；它强调了生命和疾病的运动和平衡的关系，但对于运动中的物质、能量、信息缺乏具体的了解，因而对运动和平衡的调整也还不严格；它强调了多因素、多变量的交叉，但对这些错综因素的认识还是直观的、定性的、思辨的，没有达到定量、实证水平，因而也还是朴素的。中医的系统方法要达到现代系统论水平，还需要吸收近代以来以分析方法为代表的方法论成果，并以此为基础上升到一个新阶段。

## 三、方药——以系统调节为背景

治疗思想决定治疗工艺，在整体恒动观和辨证论治指导下，形成了中医独特的治疗手段。中药、方剂、针灸、推拿、按摩、气功等，贯穿一个基本的思想——系统调节。其特点在于以下几方面。

第一，强调"食药同源"。采用自然药物，运用其天然属性，作为人体与自然环境进行物质、能量、信息交换的自然过程的一个要素，发挥其对人体的自然调节作用。

第二，强调组方配伍，形成各单味药所没有的整体调节功能。药分君、臣、佐、使，由不同组合形成不同功能结构，使调节功能既全面，又有针对性。

第三，强调药物的四气、五味、升降浮沉和归经。即药物对机体发挥的药理作用，从整体上、运动上来把握药物的调节效应。

第四，强调扶正祛邪。用药的目的主要不在直接祛除局部病因病灶，而在从整体上维护正气，调动人体固有的自我修复能力，达到愈病目的。

人类已有三百万年历史，有医有药只不过几千年。医药出现之前那漫长的年代，人类只是不自觉地运用自然界的治病因素与致病因素做斗争，医药不过是人类与疾病自觉斗争的产物。磺胺药、抗生素等人工药品的出现，表明药物的化学成分越来越纯，特异疗效越来越专、越强，帮助人类取得了战胜疾病的一次又一次的重大胜利。但是，这种药物的疗效往往并不令人满意，有很大片面性，摆脱不了副作用，而对许多慢性病、综合性疾病疗效更差，因此，现代医学越来越注意复合剂型。现代免疫学的兴起，开始揭开机体自我控制的秘密，治疗思想开始转向如何调动机体本身的防卫机能的整体战略。药物使用上，国内外许多学者呼吁要回到中医那里去。

中医治疗手段的科学本质在于系统调节。按照系统论的观点，人体作为开放系统，与环境的物质、能量、信息交换的"流"是有涨落的，这种涨落，可以在机体内造成"增熵"或"减熵"两种不同过程，从而出现致病与治病两种趋势。机体自组织能力正常，对环境的涨落能够适应，不出现"增熵"，即"正气存内，邪不可干"；当自组织能力低下，对环境的涨落不能够适应，便产生"增熵"过程，即"邪之所凑，其气必虚"。中医治疗思想的核心是扶正祛邪、调整阴阳，用药的意义就在于把自然界的治病因素组织起来，加入上述的交换流调节涨落的发展过程，把致病的"增熵"过程转变为治病的"减熵"过程，从而恢复机体的有序稳态，达到治病目的。许多并无抗菌作用的中药能治疗细菌性疾病，针灸也可以治疗菌痢、肝炎、钩端螺旋体病、流行性出血热、肺结核等传染病，原因就在这里。

中医方药的科学性和可靠疗效在国内外得到一致认可，但并非十全十美。和中医理论一样，许多认识还带有粗略、模糊的性质。诸如中药的性味及其与成分间的关系，药物在体内的升降浮沉、归经等药理过程和作用，方剂不同于单味药的整体功能是怎样产生的，子午流注的时间因素，针灸的"得气"气功的行气机制，等等，都还缺乏严格的实验验证，其作用机制、治疗原理还不够清楚。因而，中医的治疗手段尽管包含和体现了系统调节原则，但这一原理本身还不是精确和严格的。

总起来说，中医学术最本质的内容，其精髓和灵魂，在于系统论思想。它以人为中心，从对人体、疾病的基本认识，到研究疾病、诊断疾病的方法，到战胜疾病的治疗手段，都鲜明地贯彻了整体性、相关性、动态性、综合性原则。当医学科学的理论和方法向"系统时代"过渡时，中医的这些宝贵精华必然显示出强大的生命力，我们发掘和发展中医，必须紧紧地把握住这个中心。一方面要充分认识它的科学性和巨大价值，另一方面要冷静地分析它的局限性和历史缺陷，在认真发掘的同时，努力吸收现代医学和现代科学的积极成果，实现中医本身在当代条件下的发展。只有这样，才能充分发扬中医优势，在当代医学科学的发展中做出应有的贡献。

## 参考文献

[1] 钱学森. 系统科学、思维科学与人体科学 [J]. 自然杂志，1981 (1)：5 – 11，82.

[2] 微耳和. 细胞病理学

[3] 刘长林. 内经的哲学和中医学的方法 [M]. 北京：科学出版社，1982.

[4] 汪云九. 系统论与生物学 [J]. 百科知识，1980 (12).

[5] 任日宏. 医学系统方法刍议 [J]. 医学与哲学，1981.3 (3)：42 – 47.

【原载于山东中医学院学报，1984，8 (1)：69 – 72】

# 谈中医学的系统方法

　　系统方法是把对象放到系统的形式中进行考察和控制的方法。运用系统方法的客观基础是物质世界遵循着系统规律，即以系统的形式存在，以系统的形式联系，以系统的形式发展，事物无不具有系统性。按照系统规律来认识或控制事物，是一种普遍的方法论原则。尽管贝塔朗菲的一般系统论标志人类对系统规律的认识达到了真正自觉的程度，但在人类历史上，对系统规律早已有了朴素的、自发的认识和运用，中医学就是一个举世瞩目的范例。近年来，对中医学的系统思想和系统方法已有不少研究，在给予充分肯定、高度评价的基础上，开始探讨一些具体内容。要真正发掘和发扬中医系统思想和系统方法的科学精华，不能停留在把中医的某些观点和方法与现代系统论简单对等的水平，应当再深入一步，揭示出中医系统思想和系统方法的具体内容，特别是注意从如下两个方面反映出它的特点：一是在中国特定的社会历史、思想文化、科学技术环境中所产生的历史特点，二是作为医学科学在研究人体、疾病这一特定对象中所形成的特定的形式和内容。从这样的角度来看，中医学系统方法的主要特点是整体观指导下的全身调节，联系观指导下的矛盾调节，稳态观指导下的功能调节，恒动观指导下的自我调节。

## 一、整体观指导下的全身调节

　　整体性是系统的本质特点。这里所讲的整体性，不是指事物的完整性和不可分割性，而是指"整体大于它的各部分的总和"。就是说，系统由要素构成，系统具有了其要素所不具备的新质——系统质，这是从要素到系统的质的飞跃，在物质结构上表现为层次跃迁。整体性的核心是强调系统与要素之间的质的差别。整体最佳与要素最佳是两种截然不同的状态。

整体最佳是系统方法追求的目标。按照还原论原则，整体由部分组成，部分最佳，整体就最佳；部分不佳，整体亦不佳。但系统方法的整体性原则不同，认为系统由要素构成，但要素受系统的控制和支配，在系统中，要素的属性、功能、行为受系统整体的控制和改造。为达系统整体的最佳目标，各要素在孤立状态下所表现的属性、功能和行为，在系统中有的正常发挥，有的被扼制，有的则超常发挥。因此，在系统整体最佳状态下，其要素的状态往往并不最佳。通常我们容易把要素满足整体最佳的要求理解为要素的最佳状态，但这种状态并非要素孤立存在时的最佳状态。例如，机体的产热与散热、吸收与排泄过程中，各要素如都是各自孤立发挥最佳功能，产热系统最大限度产热，散热系统最大限度散热，吸收系统高度吸收，排泄系统高度排泄，机体会是什么状态？因此，系统方法不遵循部分最佳就是整体最佳的还原论原则，而强调整体最佳，即以整体最佳为目标，不孤立地追求要素最佳。为实现整体最佳，又要弄清系统与要素、要素与要素之间的关系，对要素进行调节和控制，使它维持在满足整体最佳的必要适度。

中医的系统方法是以整体观为基础的，整体思想贯彻于中医的全部理论。中医的整体思想包含着机体的完整性、统一性、不可分割性等思想；更重要的是揭示出人体的系统特性——人体不是器官的简单相加，把握了人体的一些系统质，这主要表现在以下四方面。

第一，在脏腑、经络、气等学说中，认识和掌握了大量只存在于人体整体水平的属性、功能、行为和规律。

第二，对疾病的认识，重点不在特异性病因、特异性病灶，即个别要素的局部改变；而在致病因素作用于机体的整体反应，提出独特的病理概念"证"，"证"所反映的是病在整体水平上的表现和规律。

第三，治疗是"辨证施治"，即不是针对局部病变，而是针对全身状况的表征——"证"，以整体最佳为目标。

第四，药物也强调整体效应，不注重单味药在孤立状态下的物理、化学属性，而注重药物的四气、五味和作用于机体的升、降、浮、沉功能，特别强调组方配伍法度、君臣佐使关系，一个方剂就是一个典型的系统，注重发挥方剂这个系统的整体功效。

中医的治疗思想，十分明确地追求整体最佳，进行全身调节。这主要表现在以下三方面。

第一，对病因的认识和控制，主要不在引起局部病变的特异性因素，而在引起全身整体最佳状态破坏的因素，从整体水平抓住正与邪、阴与阳两组基本矛盾，把"扶正祛邪"和"调整阴阳"作为治疗的根本方法。

第二，中医治疗的实质，不是针对局部病因、病灶直接加以祛除，而是进行全身性调节，扶正以祛邪，察阴阳所在而调，以平为期，达到恢复全身整体最佳状态。

第三，以整体是否最佳为轴心，不必过求对机体内部结构细节的了解，可以运用"黑箱"方法，即在不了解破坏和恢复机体整体最佳状态的机制细节的情况下，把治疗措施作为输入，把治疗反应作为输出，依靠输出的正反馈或负反馈来调节治疗措施，即可达到治疗目的。

总之，中医既不从"部分不佳，整体就不佳"来认识病因病机，也不从"部分最佳，整体亦佳"来治疗疾病，始终着眼于机体整体，不离开整体孤立地考虑要素是否最佳，强调满足整体最佳。

## 二、联系观指导下的矛盾调节

相互联系、相互作用是系统呈现整体性的终极原因。这种相互联系、相互作用表现在要素与要素之间、要素与系统之间、系统与环境之间。对于人体这类有机系统来说，这些联系和作用不是线性的，而是非线性的。系统方法在认识和控制一个对象时，一方面注意要素对系统的基础决定作用，另一方面更注意要素之间、要素与系统之间、系统与环境之间的相互联系，注意这些联系怎样决定系统整体，从而通过调节和控制这些相互联系实现整体最佳。等级秩序原则是系统方法的重要原则，它要求把对象放到系统的背景中，从"向上"和"向下"两个方向上，来认识和控制影响系统整体的因素。

中医理论中包含丰富的关于相互联系与相互作用的思想，以此为基础来认识生理、病理和诊断规律。特别是，能从对立统一观点出发来认识和把握复杂的相互联系与相互作用，进行矛盾分析，抓住"正与邪""阴与阳"两组基本矛盾，进行矛盾调节，能执简驭繁，纲举目张。

首先，以正邪斗争为纲，调节机体与环境的关系。中医十分明确地强调机体与环境的辩证关系，提出天人相应论，认为人类和人体是环境的产物，与环境息息相通，适应一定环境，遵循环境的一般规律，把人体比喻为存在于大宇宙中的小宇宙，用大宇宙的规律来类比和说明人体规律。这一思想与现代科学所提供的关于天体、地球、生命、人类的起源和演化的学说完全一致。正是从这一思想出发，中医提出了机体与环境之间适应与不适应的矛盾问题。适应，就是"正气存内，邪不可干"；不适应，就是"邪之所凑，其气必虚"。这里的正与邪，同样不是特异性病理改变，而是机体与环境之间相互联系与相互作用的力量对比的趋势和状态。"七情""六淫"所提出的诸致病因素，孤立来看都不是特异性致病因素，它们作用于机体，有时起致病作用，有时并不起致病作用，其间有"过"与"不过"的界限。而这个界限并不以各因素本身的某些物理、化学、生物性特异指标为标志，而完全取决于它与机体适应能力之间的力量对比。因此，扶正祛邪是调节机体与环境之间的矛盾，维持和恢复机体健康的重要途径。

其次，以阴平阳秘为纲，调节机体内部的相互联系与相互作用。机体内部的相互联系与相互作用是极复杂的，甚至可以说是难以穷尽的。对于追求整体最佳来说，没有必要追究所有细节，只要把握影响整体最佳的主要因素，就可以得到基本的认识和控制。中医学正是从这一点出发，把各种各样的相互联系及其结果归结为阴阳两相，并用阴平阳秘来表征机体的整体最佳，用阴阳失调来表征机体整体的破坏——疾病，把"先别阴阳"作为认识病机、辨证论治的纲领，把调节阴阳作为治疗的根本法则，遣用对调节阴阳起作用的药物等治疗手段，通过调节阴阳之间的关系来治疗疾病。同样，阴与阳都不能孤立看待，不存在孤立状态下的特异性指标。阴与阳的偏盛偏衰，是相对的，是以与对方的对比为前提的。因此，调节阴阳的实质是调整阴阳之间的关系，不是追求特异性指标的改变，而在于恢复表征机体最佳的阴平阳秘。

## 三、稳态观指导下的功能调节

系统的整体性来源于相互联系与相互作用，但并非任何相互联系与相互作用都能形成或维持系统的整体性。对于系统的整体性来说，各种相互联系与相互作用所起的作用不同，有正向的、积极的，也有负向的、消极的。对于系统的特定性能来说，不仅要有特定要素和特定联系，而且，要素之间的这种联系要建立和维持特定的秩序。在要素不变、要素间相互联系的内容和性质不变的情况下，只要相互联系的秩序发生变化，系统的整体性能也发生变化。

系统的有序性主要表现在两个基本方面：一是"部分之秩序"，形成系统的"死"结构；二是"过程之秩序"，形成系统的"活"结构。这两方面的关系，就是结构与性能的关系。对于机体这类有机系统来说，结构和功能实际是一回事。耗散结构理论揭示了一个开放系统，在远离热力学平衡态的条件下，通过耗散过程形成有序稳定状态。生命、人体是典型的开放系统和耗散结构，是在与环境进行物质、能量、信息交换的过程中形成的活结构。这种结构的特点在于：第一，它包括极复杂的相互联系和相互作用，但维持着一种特定秩序；第二，这种有序性保持在一定的稳定状态；第三，这种有序稳态表现为生命、人体的特定性能，保持这种有序稳态，生命活动就正常，否则就发生疾病甚至死亡。

系统方法在认识和控制系统的整体最佳时，强调系统的这种有序稳态，即在相互联系中寻求有序，在有序性的变动中寻求最佳的有序稳态。中医理论中十分鲜明地强调了这一点，在方法中贯彻了这一思想。其主要特点是：

首先，提出气化理论，以朴素的形式把人体视为一种耗散结构。认为人体有形、气两方面，而气是本原，"气聚则形成，气散则形亡"（《医门法律》）。气的升、降、出、入构成生命运动，形成气化结构。"人之有生，全赖此气"（《景岳全书》）表达了气机及其变化对生理、病理的认识。

其次，对气的认识和把握又分为阴阳，把阴平阳秘作为有序稳态的表征。中医的阴阳学说揭示了机体不同层次上和不同方面阴与阳的对立统一，提出了许多病理、生理概念。但是，阴平阳秘在本质上是指机体整体水平上阴与阳的有序稳态，它是机体与环境之间复杂的物质、能量、信息交换过程以及人体内部各种变化在机体整体水平上的总反映，它表征所有这些过程和变化达到整体最佳所需的有序状态，而这种有序是稳定在一种最佳水平上。因此，中医讲的调整阴阳，不是对形态结构的变更，而是对气化功能的调节。中医对病理的认识，重点在功能；中医对疾病的治疗，重点在功能调节。

## 四、恒动观指导下的自我调节

任何系统都不是既成事物的集合，而是过程的集合，是作为发展过程而存在的。系统的有序稳定状态不是静止恒定的，而是在运动中形成并维持的。在一般情况下，系统有增熵过程——破坏或降低系统的有序度，同时也有减熵过程——维持或提高系统的有序度。系统的内部和外部条件随时发生着涨落，因而增熵和减熵两种趋势也发生着正向或负向的变化，使系统的有序度处于变化和波动中。但系统有一种自组织能力，能通过诸要素的协同动作来维持系统特定的有序稳态。系统离开了这种有序稳态就不稳定，除非系统被瓦解，否则系统的自组织能力必须把系统挽回到有序稳态。因而，系统方法认识和控制对象时，如实地把系统的有序稳定看作相对的、变动的，处于平衡与不平衡的矛盾运动中。对系统进行调节，要以系统的自组织能力为基础，通过适当的外加作用，来推动系统的自组织能力恢复或维护系统的有序稳态。

人体是自然界长期演化产生的物质系统，它之所以具有高度复杂的组织，也在于它具有高度的自组织能力。人体的自组织能力是在三十多亿年的生命进化过程中形成的，医药出现不过几千年。机体受到的各种干扰、破坏，主要依靠自身的自组织能力来修复和维持。中医学不但把握了代表机体有序稳态的"目的点"——阴平阳秘，把这种状态如实地理解为一种在涨落中维持的相对稳定状态，而且明确地肯定人体具有建立和维持这一有序稳态的自组织能力，提出了表征这种自组织能力的"五行模式"。

中医学五行学说的价值，主要在于它的方法论意义。五行学说把人体内部的结构与功能综合地归为水、火、木、金、土五项（五个基本要素）。其中每一行都与其他四行发生一定联系，从"相生"看，有"生我"和"我生"两种关系；从"相胜"看，亦有"胜我"和"我胜"两种关系。两行之间，总是处于相生或相胜的矛盾运动中，是不平衡的；从五行整体来看，每一行都受到其他四行的或生或胜的制约作用，总是维持在一定水平上，因而五行整体是在调节和控制任何两行之间的平衡与不平衡矛盾中，维持一种整体的相对稳定状态。这就从整体水平上反映并把握了机体的自组织能力及其变化机制。

中医的治疗手段，正是以机体的这种自组织能力为基础，其作用主要不在直接祛除特异性病因、修补特异性病灶，而在调动或增强机体的自组织能力，推动机体自身克服病症。例如，宣肺利水、健脾益气、养血疏肝、滋肾泻火、补心安神等法，都是推动机体自身的矛盾运动达到治疗目的。有些中药对细菌、病毒并无特异作用，但可治疗由细菌、病毒引起的疾病，原因也在这里。针灸、气功的治疗作用，更在于加强或调动机体自身的能力来抗御和克服疾病。

总起来说，中医学理论中包含有深刻的系统思想，现代系统论的整体性原则、相互联系原则、有序性原则、动态性原则等都可以在那里找到某种原始思想，并在方法上具体化为全身调节、矛盾调节、功能调节和自我调节，这在本质上是科学的。但是，中医学强调了整体性，而对整体性形成的机制和根源了解不够；强调了联系，而对各种联系的机制和内容了解不够；强调了稳态，而对稳态的实质及其变化机制了解不够；强调了动态，而对什么在运动，运动怎样维持平衡的细节了解不够。因而，这种系统方法带有朴素的自发的性质，尽管反映了十分丰富的内容，但作为方法论原理，许多概念、原则确定得还不够科学严谨，没有建立起自觉的理论体系。虽然运用起来比较有效，但掌握起来比较笼统、模糊。就是说，其科学程度还没有提高到现代化水平。

对中医学系统方法的研究，不仅要发掘其科学内核，更重要的是加强发展研究，推动它提高到现代水平。要达到这一目标，单纯从方法论角度研究是不行的。因为，观点与方法是统一的，方法以观点为基础和指导。要发展系统方法，首先要发展系统观，这就要求对人体、疾病加强基础研究，全面、深刻、精确地揭示其系统规律，建立起医学系统论，然后才能以此为指导，发展医学系统工程。因此，应当把发掘性研究和发展性研究统一起来。

【原载于山东中医学院学报，1985，9：94-98】

# 中医学的黑箱方法

　　中医学的方法体系包括若干诊断和治疗方法，黑箱方法是其中之一。中医虽然没有明确提出和使用黑箱概念，但在两千多年的医疗实践中大量、有效地运用着黑箱方法。现代科学建立的黑箱理论和黑箱方法，可以在这里找到某种雏形，它包含着深刻的科学内核，具有巨大的发展潜力。

## 一、黑箱和黑箱方法

　　黑箱是现代控制论使用的概念，是指内部结构尚不能（或不便）直接观测，但可从外部去认识的现实系统。从认识论来讲，世界上不存在永远不可被打开的黑箱。但从方法论角度来看，有许多应该被打开的现实系统，由于手段和条件的限制，不得不把它作为黑箱来研究；或有些现实系统完全有条件打开，但为保持其完整和研究的精确严格，也不得不把它作为黑箱来考察。因此，黑箱概念主要在于其方法论意义。

　　黑箱方法是控制论方法的一种，运用黑箱方法的基本原则和步骤是：

　　第一，确认黑箱。即分析对象与周围环境的复杂联系，把次要的或无关的联系略去，或作为干扰处理，抓住一组主要的联系记作输入和输出，并找到这种输入和输出联系的特定通道，使对象与一组特定的输入和输出唯一对应。

　　第二，考察黑箱。考察输入以了解环境对黑箱作用的过程和规律，考察输出以了解黑箱对环境的作用做出反应的性能。这种考察可以是不做人为干预的自然方式，也可是人工干预的主动方式，即在输入端加入预定的信号，有目的地对输入和输出的关系进行考察。为使考察准确，需要把输入和输出的信息处理为定量的指标。

第三，阐明黑箱。对考察的结果进行分析，判断输入和输出之间的依赖关系，以描述黑箱的特性，评价黑箱的功能，预测其未来行为，推测其内部结构和作用机制，提出科学假说，或通过建立黑箱模型来阐明黑箱。

"黑"，是黑箱方法的长处，也是它的短处。黑箱方法撇开系统内部的结构和物质内容，只考察其外在的功能表现和信息变化，必然有其局限性。像人体和疾病这样的系统，其要素及要素间的相互联系、相互作用是极其多样、极其复杂的；其外在表现，有直接的，也有间接的，有真相，也有假象；其与环境的联系，即输入和输出是多项的。确认黑箱时，从如此复杂的外部表现和联系中选择了一组，略去了更多的可测变量，其本身就带有不全面性。而依靠这样不全面的外部联系，要想准确判断系统内部的实质结构是很困难的。这种局限性是黑箱方法的性质本身所决定的，必须由另外的方法来补充。

## 二、中医黑箱方法的优势

中医的辨证论治，带有黑箱方法一些最基本的特征。它不打开人体，不着重于揭示其内部结构，而在保持人体的整体性、运动性的前提下，从外部联系和变化来考察人体和疾病过程的内在规律，其原理与现代黑箱方法是一致的，在本质上是科学的，并具有自己的一些特点。

第一，以藏象学说作为理论基础。藏象学说具体而系统地描述了内在的五脏六腑与外在的四肢、五体、七窍、五志等之间的藏象关系，指出了有诸内必形诸外，脏变必然引起象变；因此，诊于外斯以知其内，考察象变可以了解脏变。这就为运用黑箱方法提供了科学的根据。

第二，"四诊"是考察黑箱的基本手段。中医诊断不是以病理解剖和理化分析为手段，而是通过望、闻、问、切，诊察疾病显现在外部的症状和体征，视其外应，知其内脏，则知所病。这实际上是对病体黑箱各项输出的综合考察，从所得象变状态，判断脏变情况。

第三，"辨证"是模型识别的特殊方式。中医的"证"，是对病因、病位、病变性质以及邪正力量对比等情况的总概括，实质上是一种粗略的病体模型。八纲辨证、六经辨证、脏腑辨证、卫气营血辨证、三焦辨证等，实质是根据"四诊"获得的象变信息，来辨识病体的黑箱模型。不同的"证"，即不同的病体模型，用不同的调治原则，"证"定，治则亦定。

第四，"施治"是黑箱控制。中药治疗是在没有打开人体和疾病黑箱的前提下，又是在不了解药物进入人体后的具体药理过程的基础上，通过对人体的整体性调节达到治疗目的。这就是黑箱控制的不问机制细节，只求整体最佳。

第五，中药和方剂也是一种黑箱。中医药是从药物与机体的相互关系上，揭示药物的四气、五味、升降浮沉和归经等性质和作用。实际是把方药作为"小黑箱"输入人体"大黑箱"，考察其对整体的动态调节效果。这样，在大量实践的基础上，确定了许多方和证之间的固定对应关系，如麻黄汤证、柴胡汤证等，通过以方定证，或以证定方，取得稳定可靠的疗效。

从现代科学技术和医学科学全局来看，中医黑箱方法符合控制论的黑箱原理，符合当代医学方法发展的趋势，是中医方法的一大优势。

首先，人体和疾病过程的复杂性，决定了运用黑箱方法的必然性。一方面，人体和疾病具有可分解性，即可以运用解剖、分析等方法把人体和疾病打开变为白箱，从人体所包含的机械的、物理的、化学的、生物的等较低级的物质形态和运动方式来认识；另一方面，人体和疾病又具有不可分解性，即人体不是上述低级物质形态和运动方式的量的堆积，而是在整体水平上通过相互作用建立起活的结构，形成整体功能，才表现为生命过程。把人体白箱化，容易使生命的上述本质属性和功能受到干扰和破坏，而黑箱方法恰恰能在考察中保持这些生命的特性不变。因此，对于人体科学和医学科学来说，黑箱方法有其客观的、必然的、不可取代的地位和作用。

其次，"黑箱—白箱—黑箱"是科学方法的一种螺旋式发展。古代，人类只能依靠感觉器官的直观认识，从宏观整体水平来考察对象，因而，事物差不多都是不能被打开的黑箱，在对对象进行探索的过程中，自发地形成了原始的黑箱方法。近代以来，人类具有越来越强大的技术手段对事物进行解剖和分析，从事物的内部结构和微观机制来阐明事物宏观整体的性质和功能。这种白箱方法，使科学的视线从混沌的整体深入到事物的内部，对于细节的认识精确、严格了。但由于往往割断或干扰了事物内部的联系，对于整体的认识反而不够完整和充分。到 20 世纪中叶，白箱方法的局限性越来越多地被注意到，于是，发展黑箱方法成为必要。这似乎是向古代黑箱方法的"回复"，但已进到了高一级的程度。黑箱方法的再兴，是现代科学方法发展的一种趋势。

再次，现代医学也发展了自己的黑箱方法。医学方法同样经历着"黑箱—白箱—黑箱"的螺旋式发展。古代是黑箱人体、黑箱病体，近代以来，逐渐把人体和疾病解析到器官、组织、细胞、分子水平，逐步白箱化。第二次世界大战以后，医学界逐渐公认，这样做虽然对细节认识越来越深，但仍不能从整体和运动上真正认识人体和疾病，转而强调人体的整体统一性，开始注意在保持整体性和运动性的条件下研究疾病，创造并使用了一系列新的黑箱技术和黑箱方法。如基础医学对人体各系统的黑箱式研究、预防医学对于流行病的黑箱调查、临床医学应用的诊断技术、临床试验的双盲对照法等，都标志着向黑箱方法"回复"的趋势在不断强化。

从上述分析可以看到，在当前科学方法发展的战略时局中，中医的黑箱方法有其"天时"和"地利"，应充分认识它的价值和作用，认真发掘和提高，把它潜在的优势充分地发挥出来。

## 三、提高到现代水平

中医的黑箱方法是在没有手段和条件打开人体和疾病黑箱的历史条件下不得不用的，人体和疾病被看作模糊的整体。这种方法虽能把握总画面的一般性质，却不足以了解构成总画面的各个细节，而若不知道细节，也就看不清总画面。黑箱方法是中医的长处，只有黑箱方法，没有相应的白箱方法，又是它的短处，因而最终使中医黑箱方法的发展和运用受到一定限制。

现代黑箱方法是在发达的白箱方法基础之上建立起来的，不仅提出了明确的黑箱概念，而且明确认识到使用黑箱方法的条件、范围和局限性，确定了使用黑箱方法的原则。现代黑箱方法研究的对象，在许多情况下实际上是已被打开了的白箱或灰箱。白箱方法对这些对象的研究，为运用黑箱方法奠定了理论和技术基础。因而，运用黑箱方法对这些对象进行考察和控制，可以运用规范化、定量化的指标，运用现代技术手段，达到精确和严格的水平。

中医黑箱方法和现代黑箱方法之间存在着时代的差距。要使中医黑箱方法提高到现代水平，不应该也不可能再去重演近代以来白箱方法的发展过程，但是，历史的差距应该由历史的内容来弥补。就是说，应当弄清是哪些因素推动黑箱方法从原始形态发展到现代水平，把这些因素吸收到中医方法中来。在这里，白箱方法的发展是一个最基本的推动因素。

原始黑箱方法与现代黑箱方法之间的差别，除了自发与自觉之分以外，主要在于笼统、模糊与精确、严格之分。要使黑箱考察与黑箱控制达到精确和严格，必须以发达的白箱方法为基础。如在"四诊"和辨证论治中，如果对于诸如"肾开窍于耳"等类藏象联系有了深入的白箱研究，弄清了其内在机制，建立起定量指标和客观规范，我们不仅可笼统地从耳有象变判断出肾有脏变，而且可以运用现代技术手段，对耳的象变做出定量的测定，从而判断出肾脏病变的性质、程度等，提高黑箱诊断的精确水平。在治疗上，如果能弄清每一味药或每一首方究竟对病因有效，还是对改善症状有效，抑或是对人体机能的调整有效，就可以大大提高用药的有效性，大大提高黑箱控制的精确性。

系统的结构和功能是统一的，结构是功能的基础，功能是结构的外在表观。离开结构谈功能，或离开功能谈结构，都容易陷入片面性。在人类认识史上，由于认识条件的限制，对一个具体对象的认识，往往是先认识其外在功能，后认识其内在结构，认识结构之后，对功能的认识就更加深刻和严格。从方法论角度看，只有从结构与功能的统一上认清研究对象，使其白箱化，才能建立起精确的模型，从而进行精确的黑箱考察和黑箱控制。可以说，没有现代白箱方法，就没有现代黑箱方法。

现代黑箱方法是白箱方法的发展和补充，尽管它在现代科学方法体系中具有不可取代的重要作用，但毕竟不处于基础和主导的地位，起基础和主导作用的还是白箱方法。而在中医的方法体系中，处于基础和主导地位的，不是白箱方法而是黑箱方法。由于缺乏必要的白箱研究，建立的模型只能是粗略的，黑箱考察和黑箱控制也就必然是模糊的。这种状况，在古代是不可避免的，甚至是合理的，但在现代条件下，就不是正常的了。对于中医的黑箱方法，一方面应充分地肯定其合理的科学内核，另一方面又必须指出其历史局限性，而这种局限性的根源在于中医方法体系的缺陷。要使中医黑箱方法提高到现代水平，绝不是孤立地整理、研究中医黑箱方法本身所能奏效的，只有在全面地改革和发展中医方法体系的基础上，特别是在发展了中医的白箱方法，并使它在方法体系中真正居于基础和主导地位的条件下，中医黑箱方法的现代化才能实现。

【原载于北京中医学院学报，1984，7（1）：15－17】

# 再谈中医学的黑箱方法

在《中医学的黑箱方法》（载于《北京中医学院学报》1984 年第 1 期）一文中，笔者谈过对中医学黑箱方法的一些认识。两年来，在讨论中又提出一些新的问题，例如：中医学传统的黑箱方法要提高到现代水平，是否一定要以发展白箱方法为基础？中医学要不要打开人体黑箱？是否可以离开白箱方法，单纯依靠黑箱方法发展为"黑箱医学"？这些既是理论问题，又是目前研究和发展中医在方法上必须解决的现实问题。而要回答这些问题，需要从科学方法的发展史上，从哲学、科学技术和医学科学发展的全局上寻找根据，本文仅就此再谈几点粗浅认识。

## 一、要注意"黑箱""白箱"的含义和适用范围

"黑箱""白箱"作为一种科学概念和方法，是在 20 世纪新兴的控制论中提出和使用的，属于方法论体系中调节控制方法的一种，中医学没有提出这类概念，实际上大量运用着黑箱方法，这种情况在古代科学带有普遍性，不过中医学发展得比较典型而又延续至今，与现代控制论中的黑箱方法在原理上是同一的，因而受到重视，将其科学原理予以阐明，是完全必要的。但是，绝不应离开"黑箱"与"白箱"之间的辩证关系，把黑箱方法绝对化；绝不应无视使用黑箱方法的特定条件，把它无限制地"普遍化"；也绝不应忽略黑箱方法在科学方法体系中的特定地位及其变化，试图把它"永恒化"。对这一方法的认识如果

脱离了实际和客观规律，对中医学有害而无益。从理论上来说，应当注意从本体论、认识论、方法论上划清一些界限。

从本体论来讲，"黑箱""白箱"概念没有意义。所谓本体，是指被认识、被控制的客观事物、客观世界本身。客观事物本身无所谓"黑箱""白箱"。所谓"黑箱""白箱"是指客观事物、特别是其内部结构被人类认识的程度，认识的是"白箱"，不认识的是"黑箱"，半认识的是"灰箱"。按照辩证唯物主义观点，世界是可知的，既不存在不经人类认识活动就白箱化的"天然白箱"，也不存在永远不可认识的"绝对黑箱"。

从认识论来讲，人类认识活动的根本任务是变"黑箱"为"白箱"。科学研究是人类最重要的认识活动，如果我们从广义上把未被认识的对象和领域称作"黑箱"，那么，科学的任务就是要攻克这些"黑箱"，科学的进步是以这些"黑箱"白箱化的程度为标志。例如，在古代，地表以外的宏观领域是"黑箱"，随着天文学和地学的发展，地球、太阳系、银河系、迄今为止已知半径为一百亿光年的宇宙范围，都已逐步白箱化；同样，17 世纪以前，分子以下微观领域是"黑箱"，随着化学、物理学的发展，分子、原子、原子核、基本粒子等层次都逐步白箱化；对于生命和人体的认识，近三百年来，也逐步把器官、细胞、分子等层次白箱化，等等。没有这些"黑箱"向"白箱"的转变，就没有今天的科学。在认识论领域，"黑箱"是科学的对立物，"白箱"是科学追求的目标，科学就是要变"黑箱"为"白箱"。在科学面前，只承认由于条件的限制暂时不能打开的"黑箱"，不承认永远不能打开的"黑箱"，也不承认不经白箱化即可认识的"黑箱"。如果把研究对象理解为或规定为不能或不必打开的"黑箱"，拒绝把它白箱化，就等于取消了科学的任务。

从方法论来讲，黑箱方法有特殊的条件和特定的地位，并不具有普遍性。使用黑箱方法的条件主要有两个：第一，研究对象的内部结构和机制尚没有或不能够被认识；第二，研究对象的内部结构和机制虽然已经或可以被认识，但打开"黑箱"就会造成干扰和破坏，为了保持原形和完整而用黑箱方法。在古代，由于生产和科学的水平低下，上述第一个条件带有普遍性，黑箱方法成为古代科学的主导性方法。16 世纪以后，随着分析方法的运用和科学实验的发展，白箱方法上升为主导方法，并且，按照恩格斯的说法，"这是最近四百年来在认识自然界方面获得巨大进展的基本条件"。在现代科学技术体系中，黑箱方法不是从总体上，只是从工程技术的角度作为控制论的一种方法提出和使用的。控制论中，还有反馈、分流、积分、微分、模糊等十多种控制方法，黑箱方法不是主导的，不过是白箱方法的一种必要补充。特别是，"经典控制论强调黑箱方法，现代控制论则强调白箱方法"。

## 二、正确认识和处理白箱方法与黑箱方法的关系

白箱方法与黑箱方法在性质上是对立的，各自都有特定的适用条件，发挥不同的作用。尽管在实际运用中这两种方法可以相互交叉和渗透，在一般情况下往往以一种方法为主而以另一种方法为辅，但绝不能在肯定一个时候否定另一个，更不能用其中的一个完全代替另一个。任何一门科学只有处理好这两种方法的关系，才能得到健全的发展。正如恩格斯所说："人们不应当牺牲一个而把另一个捧到天上去，应当设法把每一个都用到该用的地方，而人们要能够做到这一点，就只有注意它们的相互联系，它们的相互补充。"

在科学技术发展史上，白箱方法是对黑箱方法的一种"补充"。在古代，黑箱方法占主导地位，但它的局限性不能由这种方法本身来克服；到了近代，不得不发展白箱方法，白箱方法弥补了黑箱方法的局限，收到比黑箱方法大得多的成效，代而上升为主导方法。从现代科学发展的趋势来看，黑箱方法的"领地"将进一步被白箱方法挤占。一方面，科学将把"黑箱"一个个打开，压缩黑箱方法的适用领域；另一方面，随着技术手段的进步，打开"黑箱"的方式会多样化，趋向于少干扰和无干扰，或者把干扰和破坏降低到该项研究所允许的水平，这也压缩着黑箱方法的适用领域。正在发展中的系统分析和系统工程，就是一种更加完善的白箱方法，它特别强调要把容易被传统的分解方法破坏的相互联系和整体效应包括在认识之内。白箱方法适用领域的不断扩大和黑箱方法适用领域的不断缩小，是与科学技术的发展成正比的。从科学技术发展史来看，一门科学较多地运用和依靠黑箱方法，不是发达的标志，而是不够发达的标志。

在现代科学技术中，黑箱方法是对白箱方法的一种补充。前述黑箱方法适用的两个条件，正是现代白箱方法的一些局限性，黑箱方法正是在这里发挥它的特定作用。一方面，白箱方法早已是主导方法，黑箱方法的地位不能与白箱方法相提并论；另一方面，白箱方法的局限性又必须由黑箱方法来弥补。"黑箱—白箱—黑箱"这种螺旋式的发展是一种规律，但现代黑箱方法不是对古代黑箱方法的简单重复，两者的原理尽管一致，但发展水平有了时代差距。一个是自发的，一个是自觉的；一个由于缺乏白箱研究因而是笼统、模糊的，一个由于以发达的白箱研究为基础因而是精确、严格的；在方法论体系中，一个占主导地位，另一个不占主导地位。要把传统的黑箱方法提高到现代水平，必须克服这些历史性差距。

黑箱方法的"领地"在不断地被白箱方法"挤占"，但黑箱方法不会完全地、最终地被白箱方法所取代。因为，世界是无限的，科学只能以不断发展的有限认识去接近无限的世界。因而，在每个时代，在每门科学面前，都还存在着有待去认识的"黑箱"，在这里，必须首先使用黑箱方法，然后逐步白箱化，代之以白箱方法。黑箱方法好似开发科学"处女地"的先头部队，而白箱方法则是后续的主力大军。没有发达的白箱方法，科学"处女地"就不会由"黑箱"变为"白箱"。因此，在现代条件下，如果处理不好这种关系，把黑箱方法绝对化，甚至用以排斥白箱方法，就会阻碍科学的发展。

## 三、中医学必须打开人体黑箱

中医学是一门科学，不是单纯的技艺。作为一门科学，不仅要有调节控制疾病的工艺，而且要揭示人体健康和疾病的规律。如果说，调节控制疾病的工艺可以较多地运用黑箱方法的话，那么，要真正揭示人体健康和疾病的规律，就必须依靠白箱方法，必须把人体"黑箱"白箱化。

《黄帝内经》时代的中医学已注意白箱研究，由于社会历史原因，没有得到应有的发展；清代王清任做过大胆的尝试，可惜后人没有进一步开拓；迄今，中医学面对的人体仍然是一个"黑箱"，这就使中医学的基本理论大都存在着"知其然不知其所以然"的问题。对于这样的局限性，不仅要分析其社会历史原因，更要分析其方法论根源。这主要在于，中医学的方法论体系在整体结构上存在重大缺陷——主要依靠黑箱方法，缺乏发达的白箱方法。中医黑箱方法不仅用于对疾病的调节控制，而且用于旨在揭示发病机理的基础研究，在大量必须白箱化的地方没有进行白箱研究，大大限制了中医对人体和疾病奥秘的认识的深化；而所运用的黑箱方法，又远未达到现代水平，这就不得不使对疾病的考察和控制长期处于粗略、模糊的状态。

中医学的理论具有深刻的科学内涵，同时包含大量未知数，要解开这些科学之谜，除了打开人体"黑箱"，没有别的出路。而要实现这样的发展，就必须对中医学传统的方法论体系进行重大调整——发展白箱方法，并使它占据主导地位。可以说，没有这样的调整，就谈不上中医的现代化。恩格斯有句名言："事情不在于把辩证法的规律从外部注入自然界，而在于从自然界中找出这些规律并从自然界里加以阐发。"疾病的规律，同样只能从人体身上找出并从人体本身加以阐发。近年关于中医黑箱方法的讨论中，有两种倾向是值得注意的。一种观点认为，似乎无须打开人体"黑箱"，只要依据黑箱方法即可实现中医在现代条件下的发展，甚至主张发展"黑箱医学"；另一种观点则忽视了中医的基础研究和基础研究必须主要依靠白箱的方法，把中医学曲解为一种单纯的调节控制技艺，认为只要继续发展黑箱调节控制工艺就行了。这两种观点，都取消了中医学的白箱研究，是与人类的认识规律、与科学方法的发展规律相悖的，对中医学有害而无益。

人体确实复杂，目前全部科学对人体的白箱研究也的确不理想，在许多情况下，还不得不运用或大量运用黑箱方法。但是，这只能说明科学还不够发达，人体还是科学刚刚涉足的一块"处女地"，而绝不表明人体是永远无法打开的"黑箱"，更不证明人体是无须白箱化就可以充分认识的。钱学森教授倡导的人体科学正开拓着人体研究的新局面，生命、人体、大脑的研究已成为现代科学的前沿和突破口，为中医的人体白箱研究提供了极为有利的条件。中医学的社会历史背景今天已发生了根本性变化，如果在方法论上不及时做出调整，再好的社会条件也不能有效地运用。

如何按照中医学的思路打开人体"黑箱"，是一个值得认真探讨的问题。按照还原论思路，近代以来的解剖学、组织学、细胞学、生理学、生化学、病理学等，都部分地使人体白箱化，但并不能真正解决中医的问题。中医的思路是系统论，如何在系统分析的指导下，从运动与物质的统一、结构与功能的统一、状态与变化的统一等方面，从更加完备的观察上，逐步把人体黑箱打开，可能是研究人体的一条新途径。近些年来，关于"证"的实质、经络实质、六经本态等项研究，正在取得重要进展，为开拓这种新的途径提供了启示。

【原载于北京中医学院学报，1986，9（2）：36-38】

# 发扬中医学系统方法的优势

　　系统方法是把对象放到系统的形式中进行考察和控制的方法。系统性是世界的普遍属性，事物都是以系统的形式存在、联系、发展的，按照系统规律来认识和控制对象，是一种普遍的方法论原则。自古以来，人类对系统规律就有自发的认识和运用，中医学是一个举世瞩目的范例，现代系统论和系统方法的许多重要原则，大多可在中医学中找到某种原始思想。近年来，对中医学的系统思想和系统方法已有不少研究，对中医学系统方法给予充分肯定和高度评价，阐发了它的一些基本的思想和原则。对中医学系统方法的深入研究，应当从发掘和发展两个角度进一步开拓，较充分地阐明中医学系统方法在内容和形式上的特点，即考察和控制人体和疾病这种特定系统的特定方法；阐明中医学系统方法的历史特点，即它在当代医学方法发展中的优势以及由它的历史局限性所产生的、必须解决的课题；阐明在新技术革命的形势下提高到现代水平的客观趋势、基本要求和发展道路。

## 一、中医学系统方法的特点

　　人体是世界上最典型也是最高级的开放系统，其鲜明的系统性，在生理、病理和药理过程中突出地表现出来。中医学的理论和方法深刻地反映了这些系统纪律，形成一套自发的系统方法。特别是，现代系统论的整体性、联系性、有序性和动态性等原则，在中医学方法中已经有了实际的运用，并且根据人体和疾病这一特定对象，形成了自己的特点。

第一，整体观念指导下的全身调节。

"整体大于部分之和"是系统的本质特性。系统的诸要素之间通过相互联系和相互作用，建立起一定的结构，便形成只存在于整体水平的新的属性和功能，即"超部分"的"系统质"。揭示这种"系统质"的形成和变化机制，控制影响"系统质"的诸种因素，追求系统的"整体最佳"，是系统方法的根本目的。中医学认识并把握了人体和疾病过程中一系列重要的系统质。例如，在脏腑、经络、气等学说中，认识和掌握了大量只存在于人体整体水平的属性、功能、行为和规律；认识疾病的重点不在特异性病因和特异性病灶，而在致病因素作用于机体的整体反应，提出了独特的病理概念"证"。在这种整体观念指导下，明确对疾病的考察和控制以整体最佳为目标，即以整体性的"证"为轴心进行辨证论治，以"扶正祛邪""调整阴阳"为根本法则进行全身调节，以中药特别是方剂的整体功效作为实现全身调节的主要手段。

第二，联系观念指导下的矛盾调节。

相互联系和相互作用是系统呈现整体性的根本原因，因而，为追求整体最佳，主要着眼点不在构成系统的各物质要素，而在要素与要素之间、要素与系统之间、系统与环境之间的相互联系。只有通过调节这些相互联系与相互作用，使每个要素处于满足整体最佳的适度状态，才能实现和维持整体最佳。中医学十分明确地认识到这种相互联系在生理和病理过程中的本质作用，把它作为认识和控制疾病的根本渠道，在"天人相应""阴阳学说""藏象学说"等理论中，都有系统的说明。特别是在错综复杂的相互联系中，把握了"正邪""阴阳"等几对主要关系，自觉地进行矛盾调节。以正邪斗争为纲，调节机体与环境的关系；以阴阳为纲，调节机体内部的相互关系；以"八纲辨证"为纲，通过脏腑经络辨证、六经辨证、卫气营血辨证等，综合地考察和调节各种非线性关系。

第三，稳态观念指导下的功能调节。

对于系统的整体性能来说，各种相互联系的实际作用有正向的、积极的，也有负向的、消极的，只有特定的有序稳态才能形成特定的整体性能。这种有序稳态通常表达为系统的结构，包括"部分之秩序"（即"死"结构）和"过程之秩序"（即"活"结构），对于人体这类有机系统来说，这两种结构实际是一回事，是结构与功能高度统一。耗散结构理论揭示了机体这类开放系统建立和维持有序稳态的机制。中医学的气化理论实际上把人体视为一种耗散结构，认为机体的形态结构及生命活动是在气的升、降、出、入中建立和维持的；把阴平阳秘作为有序稳态的表征，把阴阳失调作为疾病的本质，把恢复阴平阳秘作为治疗目的和健康的标志；而气机和阴阳的失调，首先是功能问题，因而治疗过程本质上是功能调节；对于局部器质性病变，着重于功能调节，以恢复和维持机体整体功能最佳。

第四，动态观念指导下的自我调节。

系统的有序稳态不是恒定的，而是在运动中形成和维持的。人体这类开放系统随时与环境进行着物质、能量、信息交换，但不被环境瓦解，是什么力量使它能维持有序稳态？既非上帝的安排，亦非神秘的"活力"，而是系统本身具有自组织能力。现代"协同学"揭示了系统自我维持在某种"目的点"上的机制。中医学如实地把阴平阳秘这种有序稳态看作处于绝对运动中的相对平衡状态，从动态中认识和把握它。特别是把阴平阳秘实际上理解为机体自我维持的"目的点"，用"五行"的生、克、乘、侮相互制约关系，来说明机体通过自身内部的相互作用来维持"目的点"的机制；而各种治疗方法，诸如宣肺利水、健脾益气、养血疏肝、滋肾泻火、补心安神等，都是依赖和调动机体本身的自我维持作用，推动机体进行自我调节。

## 二、中医学系统方法的优势

医学方法多种多样，概括来说，有三条基本的不同思路：整体论，还原论，系统论。整体论强调机体和疾病的整体性，强调整体与部分的严格区别，认为不能用整体内各部分的属性和功能来解释整体的属性和功能。因而，把注意的重心放在整体上，但找不到整体性的深刻根源，因而有人把它寄托于神秘的"活力"。还原论强调整体由部分构成，整体的属性和功能应该也能够从各部分的属性和功能得到说明，因而主张用生物的、物理的、化学的过程来解释人体的生理和病理变化，几百年来取得了重大成功，但遇到了越来越多不可还原的问题。系统论吸收了整体论和还原论的长处，弥补了两者的短处，提出新的原则。一方面强调机体与疾病的整体性，另一方面也强调整体性的根源在于结构与功能的关系。因而，必须从整体出发进行还原，不仅考察和控制各部分，而且特别注意考察和控制部分与部分、部分与整体、整体与环境之间的相互关系，从而揭示并控制改变或维持整体性能的机制。

这三条不同思路的演变反映了医学方法在不同历史时代发展的不同水平。从还原论向系统论的发展，是20世纪中叶以来整个科学方法、也是医学方法发展的趋势，有人概括为从"分析时代"向"系统时代"的过渡。一般系统论创始人贝塔朗菲指出："在现代科学和生活的整个领域里都需要新的概念思考方式、新的观念和范畴，而从某方面说它们都是以'系统'概念为中心的。""我们被迫在一切知识领域中运用'整体'或'系统'概念来处理复杂性问题。这就意味着科学思想中基本的方向转变。"美国医学教授恩格尔指出："当一般系统方法成为未来医生和医学科学家基本的科学和哲学教育时，可以预期对疾病的生物－心理－社会观点就更易容纳了。"

中医学的系统方法在当代医学方法的发展中，是一种巨大的优势。说它是优势，主要在于中医系统方法与现代系统论的方法在原理上十分一致，比医学科学的其他传统方法更加符合医学的发展趋势，在医学方法的发展中，具有较高的科学价值和一定的指导性意义。因此，努力发掘中医学系统方法的基本内涵，正确认识它的科学价值，分析并克服它的局限性，使其优势充分地发扬出来，不仅是发掘和发展中医的一项重要任务，而且对于整个医学的发展都具有重要的意义。

## 三、提高到现代水平

中医学系统方法与现代系统方法在内容上一致，但在发展水平上却存在时代差距，两者之间有某种"不可通约性"。要充分发扬中医学系统方法的优势，必须把它提高到现代水平。

系统方法是以系统观为基础的，中医学系统方法与现代系统方法的差别，首先在于系统观上的差别。现代系统科学所确立的系统观，是以现代哲学和科学的全部成果为基础。现代科学是近代以来才发展起来的分析方法、实验方法和数学方法为主要手段，全面地揭示了世界的系统性和等级秩序，从结构与功能的关系阐明了系统整体性的根源，从微观机制证实了系统的有序、稳定、自组织等过程，从唯物辩证法的高度概括了系统的规律性。而中医学的系统观是以古代哲学和古代科学为基础，古代科学的基本特征是现象的描述、经验的总结和猜测性的思辨。中医学没有经过近代"分析时代"的"分化"，没能吸收和运用近代以来的还原、实验、数学等方法，因而对人体和疾病的系统规律的认识，由于没有必要的技术手段延长认识器官而停留在直观水平上，由于没能深入微观细节而停留在宏观整体上，由于遇到的未知数偏多而不得不停留在猜测和思辨上。这样，中医学的系统观虽然是合理的，却是不充分的。用恩格斯的话来讲，这两种系统观的差别在于，一种是"天才的直觉的东西"，一种是"严格科学的以实验为依据的研究的结果，因而也就具有确定得多和明白得多的形式"。

系统方法的应用是以相应的辅助方法和技术措施为手段。中医学系统方法与现代系统方法的差别也在于这种手段的内容和水平不同。现代系统方法无论是确定目标的系统分析还是实现目标的系统工程，都是以严格的定量为基础，以数学、逻辑和电子计算机等为主要手段，以数据调查、精确运算、建立模型、计划评审、最佳抉择、最佳控制等为主要内容或工艺。而中医学系统方法由于对人体和疾病的系统规律的认识没有达到定量水平，因而对系统的考察和控制不能运用数学方法和数理逻辑，对生理和病理的变化只能用自然语言进行定性描述，而不能用数学语言进行精确刻画。所建立的模型是粗略的黑箱模型，最佳抉择是以直观和经验为根据，控制过程带有相当的试探性并始终包含许多未知数。中医学的全身调节、矛盾调节、功能调节、自我调节等，都是朴素的黑箱控制，由于缺乏必要的白箱研究，实验知识不足，黑箱控制的各种细节和作用机制也是黑箱，因而这种控制原则上是正确的，但具体的控制环节和手段不够精确和严格，影响其效能的充分发挥。

要把中医学系统方法提高到现代水平，首先必须发展基础实验研究，深入揭示人体和疾病的系统规律。例如，不仅要从原则上肯定和从宏观水平上粗略地描述人体和疾病过程的整体性、联系性、有序性和动态性，更重要的是具体地说明和从微观机制上揭示人体和疾病过程有哪些整体性，怎样形成的整体性，有哪些相互作用，怎样相互作用，建立的什么有序稳态，怎样建立和维持，什么在运动，怎样通过运动自我组织，等等。不仅要揭示中医学已经大体认识到的那些内容，更要揭示中医学尚未认识到的更广泛内容。这种研究应当达到与运用数学、逻辑和电子计算机等手段相适应的水平。没有这样的基础，也就没有系统方法的现代水平。

对人体和疾病系统规律认识的水平制约系统方法发展的水平，但对系统规律有了足够认识而缺乏必要的考察和控制手段，系统方法的运用也不能达到现代水平。因此，中医学系统方法还应当充分吸收和运用现代（包括近代）科学技术的方法和手段，使对疾病的系统分析和系统控制工艺达到现代水准。例如，要从定性到定量，使数学方法和电子计算机成为基本的工具；对疾病的考察应从以直观经验为主发展到以实验研究提供的数据和结论为基础，广泛运用数理逻辑；从以模糊模型为主发展到以数学模型为基础，多种模型综合运用；从单纯依靠黑箱控制发展到以白箱控制为基础，白箱、灰箱、黑箱等多种方法综合运用，等等。

中医学系统方法发展的基本目标，应当是建立医学系统论和医学系统工程。医学系统论是关于人体和疾病的系统规律的基础理论，医学系统工程是遵循系统规律对疾病进行考察和控制的程序和技术。医学系统论和医学系统工程作为一门科学，必须全面地反映和运用人体和疾病的系统规律，因而必将大大地突破中医学已有的体系范畴和发展水平，成为当代和未来医学共同的武器。继承、移植、创新相结合是实现这一发展的根本途径。应以继承中医学已有的系统观和系统方法为基础，移植现代系统论和现代科学技术（包括现代医学）提供的理论和方法，根据人体和疾病的系统规律的特定内容和形式，创立一套具有现代水平的理论和方法体系。

【原载于北京中医学院学报，1985，8（4）：35 - 37】

# 开拓中医学的传统思路

　　中医学的科学体系不仅包括理论，而且包括方法。中医学独特的思路和方法是使中医学术显其特色的深刻根据。德国哲学家黑格尔说："在探索的认识中，方法也就是工具，是主观方面的某种手段，主观方面通过这个手段和客体发生关系……"[1]科学活动是一种知识生产，如果说经验、理论是"产品"的话，方法就是这种生产中的"工具"。从科学史来看，一门学科的方法的形成和发展，并不必然地取决于本学科的理论，而是由整个科学技术的发展水平和人类思维能力所决定的。因此，一门学科的方法，往往是科学技术和哲学从整体上对这门学科发生作用的反映。科学史证明，任何一门科学在理论上的突破，都有赖于方法的更新；而方法的更新，不仅需要从本学科更需要从本学科以外更广阔的领域吸取营养。我们研究中医的现代化，固然首先需要注意和强调理论的研究和发展，但绝不能忽略：第一，理论的突破，有赖于方法的更新，只有充分发挥中医传统方法的优势，才能真正保持和发扬中医的特色；第二，中医方法的更新，须坚持继承、移植、创新相统一的原则，在目前条件下，特别需要发展多学科研究。

　　中医学方法论的研究内容相当丰富，本文仅从其中的一个问题——传统思路的开拓，谈几点探索性认识。

## 一、中医研究与研究中医

　　百多年来，中医与西医在学术上的争鸣成为科学史上的一个特例，中西两医各有自己独立的理论、方法，无论对人体和疾病的基本认识，还是对疾病的诊断、治疗、预防，都见仁见智，各有千秋。同一个研究对象，同一个实践领域，为什么统一不起来？中西汇通派汇而未通，余云岫等欲以西代中亦未能，中华人民共和国成立以来，中西结合的实践进一步证明了中西医之间差别的深刻性、结合的艰巨性。其根源究竟在哪里？

中西两医的差别首先是发源地。在整个古代，中医和西医的发展状态和特点是大体一致的；只是到了近代，中国和西方为医学的发展提供了完全不同的两种社会历史和科学技术条件，使中医和西医走上了完全不同的两条发展道路，在学术上形成两条完全不同的思路。由于思路不同，立足点、着眼点、着重点不同，各自研究了人体和疾病的不同层次和侧面，从不同角度把握了不同规律，总结为不同理论；人体模型和疾病模型不同，在临床上对疾病的诊断、治疗方式必然不同，在现有的既定形态上，两种医学之间几乎是不可通约的。

百多年来争而未决的一个根本问题，是对中西医在思路上的原则性差别没有充分认识，在两种思路原封不动的情况下，直接从理论上进行"汇通"和"结合"，简单地用现有西医理论来解释中医理论，必然遇到困难，有的可以说明，有的牵强附会，有的解释不通而予以批判和否定。而中医学本身长期处于被动地位，没有充分认识和阐明中医思路不同于西医的特色，更没有充分利用当代社会提供的有利条件为发扬中医思路的优势闯出自己的路子。

联邦德国中医学会会长波克特（M. Porkert）在1980年为庆祝李约瑟博士八十寿辰的论文中，讲了一段发人深思的话：

"中国学者在证实中国科学并不比西方科学落后这一点上，在把中国科学遗产结合到世界科学中去，几十年来未能取得进展；由于迄今缺乏相应的方法学概念，而使中医学以令人惊异的速度从内部腐蚀下来。犯下这种罪行的不是外人，而是中国的医务人员，他们追求时髦，用西方的术语，胡乱消灭和模糊中医的信息，从来没有为确定其科学传统的地位进行方法学研究；从19世纪以来，没有做出决定性的努力，按照中医的本来面目，评价并确立中医的价值。中国的学者应该觉醒，认识到不应不加批判地接受和使用西方殖民主义者传教士塞给他们的方法学，要认识西方医学的基本危机，西方医学已进入方法学的死胡同。传统中医却是超越西医范围的、内容丰富而最有条理和最有成效的一套医学科学，但迄今只有很少的一部分治疗潜力被发掘。"如果中国是个在科学思想上落后和没有传统的国家，中西医结合就没有可能，应当使中国学者掌握认识论，使现代科学方法适应中医的认识论，但迄今中国在这方面的研究连一点儿苗头也没有。"[2]

波克特的话未免尖刻了些，但他确实看到了19世纪以来中医学面临而未有解决的一个关键问题——方法和思路。简言之，中医学要独立发展，必须有自己独立的方法论体系；中医学要发扬特色，必须发挥传统思路的优势；中医学要现代化，必须首先实现传统思路的现代化。

实际上，对这个问题的研究并非"迄今连一点儿苗头也没有"。多年来，要求把"中医研究"与"研究中医"区别开来的讨论，正是在方法论上的一种深入思考。"中医研究"，是沿着中医的传统思路开展的研究；"研究中医"，是沿西医的或现代科学技术的思路来研究中医。这两种研究，对象是同一的，但路子不同，结果往往也不同。这两种研究都需要大力发展，有机地结合，但在方法论上，有必要把这两种研究明确地区别开来。其实质是强调，可以发展多方法、多学科研究，但必须有一条主线——以中医的传统思路为主导，沿着中医的传统思路开拓前进。

## 二、医学中的三种不同思路

强调开拓中医传统思路的目的，不仅仅是认识中西医之间的方法论上的差别，更重要的是认识它的特色究竟何在。特别是这种特色在当代医学发展中具有巨大优势，开拓这种思路，既可以发扬中医特色，又可迎头赶上新技术革命的浪潮。

思路，是指导科学活动的思想路线。对于考察或控制一个对象来讲，表现为立足点、着眼点、着重点、注意的焦点、为实现目的而通过的途径等。同一对象和同一目的，由于思路不同，会掌握不同的内容和重点，得出不同的结果。犹如一个风景点，两个摄影师，采用远景与近景、仰角与俯角、全景与特写、顺光与逆光、长焦与广角等不同角度和焦距，可拍出不同的影片，都可反映风光之美，但特色各异。人体和疾病是世界上最复杂的物质过程，可以从更加多样化的层次、角度、渠道进行认识和控制，形成多种不同的思路。

在医学史上，医学思路在不断发展，也不断地被争论着。但无论怎样争论和转变，始终围绕着一个核心问题——在人体和疾病过程中，生命与非生命、整体与部分、高级运动与低级运动的关系问题。具体来说，就是在人体生命活动和疾病过程中，究竟是非生命过程（一般的物理、化学内容）决定生命过程，还是生命过程决定非生命过程？整体决定部分，还是部分决定整体？由于立足点、着眼点、着重点不同，对这些问题做出不同的回答，便形成不同的思路。大体来说，可概括为整体论、还原论、系统论三种不同思路。

整体论认为，整体就是整体，整体不同于部分，不应该也不可能用部分来解释整体，更不能把整体归纳为部分或其相加和。这种思路正确地强调了人体和疾病的整体性，整体与部分之间的原则性差别，但是它忽略了整体与部分之间的内在联系，没有打开从部分了解整体的道路。沿着这条思路所形成的认识的特点是"这种观点虽然正确地把握了现象的总画面的一般性质，却不足以说明构成这幅总画面的各个细节；而我们要是不知道这些细节，就看不清画面"[3]。这种思路对于人体和疾病过程中生命与非生命、整体与部分的关系的反映不是辩证的，因而认识是不充分的，不能解释整体性的根源，往往陷入"活力论"等唯心主义泥坑。这种思路主要产生于古代，当时没有必要的手段和条件向人体和疾病的微观机制深入，在那样的历史条件下，认识也不得不是这样。

还原论是近代以来形成的一种思路。近代自然科学发展了分析方法、归纳方法、实验方法、数学方法等新方法，推动医学向人体和疾病的微观方向深入，在生理、病理、药理上，从非生命内容来解释生命内容，从部分变化来解释整体的变化，从一般的物理、化学、生物学等低级运动来解释人体的高级运动过程等，都取得了重大进展，形成还原论思路。"还原论的基本原理是物理主义原理，即它认为化学和物理学的语言足以解释生物学现象。"[4] "要求包括'精神病'在内的所有疾病用物理机制的紊乱来理解。"[4] 这种思路的实质是认为，人体和疾病是由各种低级运动组成的，必须把它还原为机械的、物理的、化学的、生物的等低级运动来认识。这种思路在理论上的成就，是"生物医学"模式的形成。这条思路在历史上是一种进步，是推动近代四百多年西方医学发展的一个基本条件。它强调了整体与部分之间的内在联系，打通了从部分了解整体的道路，在很大程度上克服了整体论的局限性。但它在强调整体与部分的内在联系时，忽略了整体与部分之间的原则性差别，丢掉了整体论所强调的整体性。因而，它对整体与部分的关系的认识也不是辩证的，虽然它在一定范围内是十分有效的，但超出这个界限，就走上形而上学的道路。

系统论是现代正在形成中的新思路，它以现代科学提供的最新成果为基础，以贝塔朗菲创立的一般系统论为理论指导，全面地吸收了整体论、还原论的合理思想，克服其局限性，大大地提高了一步，提出了整体性、联系性、有序性、动态性等基本原则。这种思路强调人体和疾病具有"整体大于部分之和"的性质，要求立足于整体，把注意的焦点放在整体；这种思路揭示了整体性的根源，要求从要素与要素、要素与系统、系统与环境的相互关系与相互作用，来认识整体性的产生，调节整体性的变化；这种思路强调上述各种相互联系与相互作用的有序性，认为有序可形成稳态，是健康，无序或有序度降低，稳态被破坏或趋于不稳，即死亡或疾病，要求从有序度的变化来认识和把握病机；这种思路强调整体性的形成和变化、诸种相互联系的建立和变化、有序度的提高或降低，都是由机体的内外条件所推动的"自己运动"造成的，机体具有自组织、自维持能力，健康是这种能力正常的反映，疾病是这种能力降低的反映，故预防、治疗疾病，都要着重于维护、调动机体的自组织、自维持能力。这种思路较全面地反映了人体和疾病过程中生命与非生命、整体与部分、高级运动与低级运动的辩证关系，是迄今为止最为科学的思维路线。

值得注意的是，传统西医是比较典型的还原论思路，而传统中医则是一种朴素的系统论思路（在某些方面当然还包含着整体论的一些特征），这两种思路的原则性差别，在基础理论和临床诊治中到处都深刻地反映出来。我们所强调的中医的传统思路，就是中医的朴素系统论思想。中医起源和发展的历史主要在古代，但它的思路却有许多超越那个时代一般发展水平的惊人创造，现代系统论的许多基本原理大都可以在那里找到某种原始思想，堪称系统论的一种雏形，这正引起国内外的广泛重视。钱学森教授指出："人体科学一定要有系统观，而这就是中医的观点。"发掘和发扬中医的系统论思路，是保持中医特色、发挥中医优势的"治本"的一条。

## 三、既要发掘又要发展

沿着中医的思路进行的"中医研究"，多年来主要集中于基础理论以及中药和针灸为代表的治疗手段方面。[5]对于方法和思路的研究，虽然也做了一些有价值的工作，但应该承认，正如波克特所说的，多年来并未做出决定性努力，而中医系统论思路的研究，尚是一块"处女地"。

发掘中医的系统论思想是首要的课题，对中医传统理论和方法所包含的系统论思想做出全面而准确的总结，不仅可以充分体现中医思路的本质和特色，而且可以为现代系统科学的发展提供营养。就目前初步研究来看，中医的系统论思想突出地体现在以下几个方面。

第一，整体观与全人调节。整合产生"整体大于部分之和"。中医学立足于、着眼于人体和疾病过程中"大于部分之和"的整合性，例如气、脏腑、经络、证、方剂的整体功效等，都是只存在于整体水平的生理、病理、药理内容。在这种观点指导下，发展了全人调节，即着眼于整体最佳，不孤立追求器官、细胞的部分最佳，从生物、社会、思维三种属性的统一调节病人，通过"治人"而"治病"。

第二，联系观与矛盾调节。认为疾病不仅由于构成人体的器官、细胞的异常引起，而且也由于机体内部、外部各种相互关系的异常而引起。因而治疗不仅要针对各局部器官的病变，而且要针对各种相互关系的异常。在多种相互关系中，抓住了两组基本的矛盾：一是内部的阴阳之间盛衰的矛盾运动，阴阳失调即病，通过调节阴阳而治之；二是内外关系中正邪之间虚实的矛盾运动，通过调节正邪之间的关系而治之。

第三，稳态观与功能调节。如实地把人体理解为一种开放系统，从气的升降出入的气化活动，实际上把人体理解为一种耗散结构，有序稳定即健康，有序度下降，稳态受到干扰和破坏即疾病，对稳态的调节和控制主要通过调节气机来实现。

第四，恒动观与自我调节。阴平阳秘是代表机体有序稳定的"目的点"，是机体发育中自我实现的目标。由于机体内外的涨落，机体实际状态经常偏离这一"目的点"，疾病往往是"阴阳欲和不能"，但机体的"自和"能力能克服偏离趋势而恢复阴平阳秘。故治疗不应乱用攻伐，而是"调其阴阳之所自，阴阳自和必自愈"。

中医学的系统论思想有待于进一步全面地发掘和整理，其内容是丰富的，思想是深刻的。但是，这种朴素系统论思想与现代系统论不能等同，两者之间存在着时代的差距。在传统中医的发展过程中，这种朴素系统论思想作为科学认识的工具，发挥了"推进器"的作用；但在中医的现代研究和发展中，这种朴素的认识工具已远不能适应，只有在已有基础上大步向前开拓，才能继续发挥其应有的作用。

中医学系统论思路的发展，应从两个基本方面进行开拓。

第一，更加深入、全面地揭示和总结人体和疾病过程的系统规律，使认识的水平与现代科学技术相一致，从而能用现代科学语言加以表达，能用现代技术手段在临床上予以应用。这里关键是要发展基础实验研究，发展人体研究，对于已"知其然"的，要解决"其所以然"；对于既未"知其然"、也不知"其所以然"的，更要加强研究。要按照人体和疾病的本来面貌，将其系统规律如实地从人体和疾病本身加以阐明。这就是要发展中医系统论。

第二，强化技术手段，使中医按照系统规律对疾病进行预防、诊断、治疗的过程用现代科学技术手段武装起来。一方面，对现代技术要引进、消化、创新，形成一套充分表达中医新思路的技术体系；另一方面，要使中医调节和控制的各种信息，从内容到形式都提高到现代水平，能直接用现代技术手段进行提取、表达、处理。把这两方面统一起来，才能实现中医思路的现代技术化。这就是要发展中医系统工程。

实现这样的开拓，需要具备几个方面的条件。第一，搞好继承性研究，这是基础；第二，移植现代系统论和系统工程，这是最直接的武器；第三，运用现代科学技术的知识和方法，包括近代科学和西医学的一切必要内容，这是登上时代高峰的唯一阶梯；第四，改革研究方法，克服整体论的局限，发展和加强还原研究、白箱研究，克服单纯临床的局限，发展实验研究，两条腿走路，加强数学手段的运用，这是使传统中医与现代科学技术结合起来的关键环节；第五，学术思想要解放。

开拓中医传统思路的根本目标，应是发展医学系统论与医学系统工程。由于中医学有传统的系统论思想，在发掘的基础上首先发展中医系统论和中医系统工程，这可能是发展医学系统论与医学系统工程的一条捷径。西方医学的现代化发展，其思路也正在向系统论过渡。中西两医的思路在系统论上的统一，可望为中西两医的最终统一奠定基础。

## 参考文献

[1] 列宁. 哲学笔记 [M]. 北京：人民出版社，1956：207.

[2] M. Porkcrt. 中西科举结合的艰巨任务——以中医的现代解释为例 [Z]. 中医研究院中医药研究参考资料，1983（2）.

[3] 恩格斯. 反杜林论 [M]. 北京：人民出版社，1970：18.

[4] 恩格尔. 需要新的医学模型：对生物医学的挑战 [J]. 医学与哲学，1980，1（3）：88.

[5] 吕炳奎. 对当前中医工作中几个问题的看法 [J]. 上海中医药杂志，1981，（4）：1.

【原载于中医现代化研究. 黑龙江科学技术出版社，1989：131－141】

# 应开辟系统科学的教学

系统科学是 20 世纪的主要科学成就之一，是研究人体和疾病的最新的理论和方法，对于发掘和发展中医学具有重要的指导意义。山东中医学院于 1983 年开始为硕士研究生举办系统科学讲座，1985 年自编教材《中医系统论导论》，正式为硕士研究生开课，每年 36 学时，并为进修班和本科生举行讲座。几年的实践使我们深切体会到，开辟和加强系统科学的教学，是中医教学改革的一项重要内容，应当引起重视。

## 一、开辟系统科学教学的意义

中医学院开辟系统科学教学的重要性，主要之点不在于从一般意义上增加对现代科学知识的了解，而在于系统科学为发掘和发展中医学提供了其他科学知识无法取代的、最为恰当和有效的理论与方法。

首先，系统科学能科学地阐明中医学的特色。1929 年的"废止旧医案"把"阴阳五行，三部九候""治病必求本，用药如用兵"等中医基本理论宣布为"实属反动"，但从系统科学来看，这些理论却是科学而深刻的。历史上之所以产生这种误解，是因为中医学是系统论思路，西医学是还原论思路，按照还原论思路来看待中医学是无法理解的。只有从系统科学的角度才能恰当地理解中医学。但是，迄今为止，包括我们中医队伍中的许多人在内并没有从这种困惑中真正清醒过来，而系统科学能够给我们以十分明确的思想指导，把中医学不同于西医学的特色，从各个方面贴切而又充分地予以阐明。

其次，系统科学能够深刻地阐明中医学的科学实质。中医学把握着人和疾病的深层规律，包括气、阴阳、五行、天人相应、五运六气、藏象、经络、辨证论治、组方配伍等，临床有可靠疗效。但由于历史条件的限制，中医学未能（迄今的现代科学也还难以）把这些客观规律阐释清楚。系统科学提供了一系列崭新的理论和方法，如整体不等于部分之和、系统质与要素质、结构与功能、等级秩序、有序与无序、耗散结构、平衡态与非平衡态、稳定、熵、信息、控制、反馈、自组织、协同、自主性、目的性等，与中医理论十分一致，只有从这新的角度，才能阐明中医理论的科学精髓，并以此为突破口，深入对人体和疾病的现代研究。

再次，运用系统科学能够最有效地发扬中医学的优势。科学已从"分析时代"进入"系统时代"，"系统方式"已成为新的时代标志。西医学正在进行医学模式的调整，向"系统方式"转变。而中医学本来就是系统模式，它考虑问题的方式，它所提出的人和疾病的那些规律和问题，与科学和医学的最新发展趋势相一致，可迎头赶上时代发展的最新潮流。问题在于中医学的"系统方式"是朴素的，但系统科学已为它准备了提高和发展到现代水平的阶梯和支柱，只要自觉地拿起和应用系统科学的武器，就能够充分发扬中医学的优势。

## 二、建立独立的教学体系

系统科学包括一个庞大的学科群，涉及较广泛的研究领域和一批前沿课题，内容的广度、理论的高度、思想的深度，都具典型的现代水平，要把它完整地纳入中医教学体系之内，显然既不可能也没必要。应当从研究和发展中医学的实际需要出发，选择那些与中医学关系最为密切的内容，组织成一个相对独立的教学体系。

讲授系统科学的相关原理和方法，是这项教学的首要任务，但它不是唯一的，甚至不是最重要的。这项教学的实质性内容，应当是运用系统科学的这些原理和方法，深入地发掘并阐明中医学的系统论思想和方法，对于一些基本内容，应当做出有足够分量的理论概括和说明。这就是说，不是一般意义上的"理论联系实际"，更不是简单地"挂钩""对号"，而是要做出实实在在的研究，要从系统科学的角度，对中医学提出有实质性内容的新见解。

把移植系统科学的有关内容，与发掘中医学的系统论思想结合起来，应当是建立独立的教学体系的基本要求。我们在教学中，把信息论、控制论、耗散结构论等有关内容有机地统一起来，有针对性地、系统地发掘和阐发中医学的整体观与全人调节、联系观与矛盾调节、稳态观与功能调节、动态观与自主调节等方面的内容，初步形成了一个教学体系，在教学中不断地充实、提高。这样，既有较高的理论水平，又有很强的实用性，教学效果比较令人满意。

## 三、循序渐进，逐步展开

目前，高等中医院校开设这门课程尚有一定困难，一是缺乏师资，二是没有现成的教材。其中，关键是师资问题。国内有关的高等学校迄今还不能为中医学院的这门课程提供现成的师资，必须走自己培养的道路。一是"派出去"，从医学专业教师中选派有志于系统科学研究的教师出去学习、进修；二是"请进来"，吸收系统科学专业的人员学习和研究中医；三是从科研中培养人才，支持对这项内容有兴趣的教师，边学习系统科学知识，边研究中医学的有关内容，逐步提高教学能力。

鉴于这门课的内容属于较高层次的教学内容，特别是对中医学有了较全面和深入的了解之后再学更为适宜，因此，安排在本科高年级、研究生和各类进修班学习较好。

在目前条件下，这门课要全面铺开是不现实的。应当列入教学改革的日程，作为新的课程建设的内容之一，特别是作为加强现代科学的教学主要内容来考虑和安排，积极地创造条件，循序渐进地开展。可以先开讲座，条件成熟时再正式开课；可以先为本科生讲，奠定一定基础后再为研究生讲；可以先单纯地讲授系统科学的原理和方法，再逐步向中医学内容渗透。

这门课的教学内容宽泛而灵活，应是开放式的，不宜一开始或发展的早期阶段就制定统一的大纲和教材，应支持各校充分发挥自己的优势，通过多渠道的探索和创新，在适当的时候再加以集中，使之形成一个较为合适的教学体系。

【原载于中医教育，1988（5）：42－43】

# 组合系统与分化系统

## ——兼谈对系统定义的一点修改

有必要提出"组合系统"与"分化系统"这两个概念。

关于系统的类别，已经有多种分类方法，从不同的角度把系统分为开放系统与封闭系统、自然系统与人工系统等。现在看，有必要从发生学的角度，研究并揭示"组合"与"分化"两种发生机制、"组合系统"与"分化系统"两种类型的系统。这两种机制、两类系统的现实存在是普遍的，它们各有自己鲜明的特点，两者之间存在原则性区别，而东方和西方对这两种机制、两类系统的认识各有侧重，现代系统论的系统观仍然打着西方观点的烙印。全面考察和了解这两种系统，特别是充实关于分化系统的研究，建立更加科学的系统观，对于发展系统论，推进对复杂现象（特别是生命、人体）的研究，具有重要的理论和实践意义。

## 一、组合系统

组合系统是指由分散的要素组合为统一体而形成的系统。例如机器，先生产好一个一个零件，然后组装起来，构成一台机器，产生出机器特有的整体性能。其他如原子核与电子组合为原子，原子与原子组合为分子，砖瓦组合成房屋，单词组合成语句，战士组合成军队等。这样的组合系统在现实世界上是一种广泛的存在。

组合系统的特点主要是：

（1）要素是系统的本原，是"第一性的"，先于系统而存在，是系统的逻辑前提，由要素组合成系统，没有要素就没有系统。

（2）系统是以要素为基础产生出来的整体，是"第二性的"，后于要素而存在，它依赖于要素。

（3）系统的本质在于要素的组合建立起特定的结构，形成统一体，在整体水平产生出新的性能。组合式结构是系统的实体，结构瓦解系统就不复存在。

（4）在局整关系上，要素是本原的、第一性的，系统是派生的、第二性的；先有要素，后有系统；要素形成和产生着系统，因而对系统有基础决定作用；系统由要素形成和产生，因而从根本上依赖于要素；要素的本性和变化不以系统整体为根据，而系统的本性和变化则以要素及其组合为根据；要素在系统中保持着独立性，可以脱离系统单独存在或再参与其他系统的组合。

## 二、分化系统

分化系统是指由混沌统一的元整体分化出其要素而形成的系统。例如人体，它不是先生产好一个一个零件（细胞、组织、器官等），然后组合成人体，恰恰相反，它是从一个受精卵通过细胞分裂，一步一步发育而成的。它一开始就是一个"元整体"，系统内诸要素是由整体分化产生的，其发生机制与组合系统十分不同甚至完全相反。其他如宇宙的起源和演化，太阳系的起源和演化，地球的起源和演化，生物圈的起源和演化，生物物种的进化，人类种族的繁衍，细胞的分裂繁殖，生物大分子的解链复制等。这样的分化系统在现实世界上，同样是一种广泛的存在。

分化系统的特点主要是：

（1）混沌统一的"元整体"是系统的本原，是"第一性的"，先于要素而存在，由它分化出内部诸要素，它是要素的逻辑前提。

（2）要素是由整体分化产生的，是"第二性的"，后于整体而存在，没有整体就没有要素，要素依赖于整体。

（3）系统的本质在于元整体内部分化出要素及功能上、时间上、空间上的结构和层次，发育为具有新的整体性能的系统。

（4）在局整关系上，整体是本原的、第一性的，要素是派生的、第二性的；先有整体，后有部分，没有整体就没有部分；整体产生部分，因而决定、支配部分；部分由整体产生，从根本上依赖于整体；系统的本性和变化不以其要素及组合为根据，而要素的本性和变化则以系统整体及其分化为根据；要素从来没有离开系统单独存在过，其独立性是相对的。

## 三、两种系统的差别

由于发生机制不同，组合系统与分化系统之间，在基本性质和规律上存在根本性区别，从总体上可用如下模式图表示（图4－22－1）。

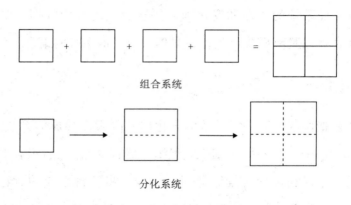

**图4－22－1　组合系统与分化系统**

组合系统与分化系统之间的原则性差别主要是：

（1）系统本原不同。组合系统的本原是分散存在的要素，分化系统的本原是混沌的元整体。

（2）发生机制不同。组合系统的发生机制是组合，由下而上地产生、由下而上地决定；分化系统的发生机制则是分化，由上而下地产生、由上而下地决定。

（3）整体性不同。两种系统都具有整体性，都具有"整体不等于部分之和"的性质。但是，组合系统的整体是"合整体"，是"部分的集合"，其整体性是部分组合的产物，是非本原的、"后天"的；相反，分化系统的整体是"元整体"，其整体性先于部分而存在，是与生俱来的、本原的、"先天"的。

（4）局整关系不同。组合系统的部分是整体的逻辑前提，部分产生出整体，因而从根本上决定整体，整体对部分有反作用；分化系统则相反，整体是部分的逻辑前提，整体产生出部分，因而从根本上决定部分，部分对整体有反作用。

（5）可控性不同。组合系统的"组合"性决定了其可"拆卸"性，故分析、还原研究比较有效，易于打开进行白箱考察和控制。相反，分化系统的"元整体"性决定了其不可"拆卸"性，故分析、还原研究比较困难，不易（甚至根本不可）打开进行白箱考察和控制。

## 四、两种系统观

组合与分化，这两种机制和两种系统的历史，差不多与整个宇宙的发展史一样长。宇宙演化到第 200 亿年才产生出智慧人类，人类的认识活动一开始就面对着这样两种机制、两种系统。然而，由于种种原因，对于这两种机制、两种系统，西方和东方却各有侧重、各有偏爱。西方爱"组合"，形成延续几千年的组合系统观；中国爱"分化"，形成延续几千年的分化系统观。

古希腊的元素论和原子论，是组合系统观的早期代表，认为元素或原子是世界的本原，世界和万物是由元素或原子组合而成的。亚里士多德的名言"整体大于它的各部分的总和"被贝塔朗菲尊为"基本的系统问题的一种表述"，但亚里士多德却是一个著名的元素论者，在他的心目中，整体是由各部分组合而成的。被称为辩证法的奠基人之一的赫拉克利特，也是一位著名的元素论者，对世界的理解也是组合式的，称："因为统一体是由两个对立面组成的，所以在把它分为两半时，这两个对立面就显露出来了。"[1] 道理讲得分明，统一中之所以有对立，是因为统一体是由两个对立面组合而成的。

原子论在近代欧洲文艺复兴中得到复兴，以原子论为基础的组合系统观在西方近代科学技术革命中进一步深化、发展。16—19 世纪所建立起来的经典科学体系（除生物进化论、细胞学说之外）及蒸汽技术和电力技术，所研究和处理的全部是现实世界的组合系统。以机器为典型，进而是晶体、分子、原子等系统层次，对其组合特性和规律有了深入的了解，人们可自由地组合或拆卸一个系统，组合系统观成为占统治地位的思想。

中国传统的科学思想与西方恰恰相反。从周易到后来的道家和元气论，都把某种混沌统一的"元整体"作为世界的本原，认为世界和万物是由"元整体"逐步分化而形成的，是一种分化系统观。《老子》说："道生一，一生二，二生三，三生万物。"《易传》说："易有太极，是生两仪，两仪生四象，四象生八卦。"作为宇宙模式的六十四卦，是从太极生两仪、两仪生四象，一步步地分化而成的。《列子·天瑞第一》说："有太易，有太初，有太始，有太素。太易者，未见气也；太初者，气之始也；太始者，形之始也；太素者，质之始也。气形质具而未相离，故曰浑沦。浑沦者，言万物相浑沦而未相离也……清轻者上为天，浊重者下为地。"《礼记·礼运第九》说："礼必本于太一，分而为天地，转而为阴阳，变而为四时，列而为鬼神。"《淮南子·天文训》说："天地未形，冯冯翼翼，洞洞漏漏，故曰太昭。道始于虚廓，虚廓生宇宙，宇宙生气，气有涯垠，清阳者薄靡而为天，重浊者凝滞而为地。"

这种分化系统观在中国历史上一直占统治地位。问题在于，近代以来人类科学研究和发展的主攻方向是组合系统，分化系统的研究一直没有被列入科学的主旋律，对分化系统的研究没有得到必要的发展，中国传统的分化系统观没有也不可能引起人们的注意，更谈不上发展。直到 20 世纪七八十年代以来，现代科学前沿的最新开拓，才开始重新发现和重视中国传统的分化系统观。

组合与分化，这两种不同的发生机制、两种不同的系统、两种不同的系统观，其理论概括已有两个著名的哲学命题，即"合二而一"和"一分为二"。世界在本质上是"合二而一"的，还是"一分为二"的？哪一个命题能更准确地反映世界的本质特性和规律？这曾经发生过一场尖锐的争论。

## 五、建立更科学的系统观

如果割断历史，仅就人类今天面对的现实世界的既定形态而论，会发现组合机制、组合系统与分化机制、分化系统同时存在，都具有普遍性；而且，组合系统中往往有分化过程，分化系统中往往有组合过程，很难分清哪一种更基本。

但是，只要进入历史（宇宙演化史、天体演化史、地球演化史、生物演化史、社会发展史等），就不难发现，各种组合系统的要素虽然就各系统而言具有本原性，但这些要素本身却有它自己的历史和本原，归根到底是分化的产物。现代科学迄今提供的材料显示，现实世界首先是一种分化过程和分化系统。现代宇宙学指出，今天人类认识所及的宇宙，是由一个原始火球爆炸膨胀开来而形成的，原始火球是一个混沌的"元整体"，在膨胀过程中，产生（分化）出夸克、基本粒子，为此后各个层次上的组合过程准备了最基本的要素，然后才有了核的合成、原子的合成、分子的合成过程，以及分子以上各种宏观系统的组合过程。生物学的材料证明，胚胎发育是分化过程；发育的起点受精卵是"组合"系统，而卵子和精子都是由细胞分裂产生的；说到底，受精（"组合"）这种生殖机制，是生物进化中，从无性生殖分化出有性生殖、从雌雄同株分化为雌雄异株而出现的。

本文的任务不在于论证组合与分化这两种机制、两种系统哪一种更基本，而在于强调，即使不讲分化机制和分化系统更基本，也必须充分肯定这两种机制、两种系统是同时存在、同样普遍的。至少，分化机制和分化系统并不比组合机制和组合系统次要一些、可忽视一些。因此，系统观应当全面地反映和包容这两种情况，不应当片面地突出这一种、抹杀另一种。

然而，近代以来人们对现实世界的研究忽略了分化机制和分化系统，过分地看重甚至孤立地注意了组合机制和组合系统，误将其当作现实世界的唯一情况和普遍规律。尽管已经遇到了生命这类分化系统的现实问题，但也力图按"动物是机器""人是机器"的观点来对待。组合系统观在科学中的统治地位至今仍未从根本上被动摇，以至于对现代系统论的系统观也产生了深刻的影响。

现代系统论第一次提出了科学的系统概念和系统观点，揭示了世界的系统特性和系统规律，对世界的理解有了划时代意义的巨大进步。但仔细推敲会发现，其思想仍保持着西方组合系统观的传统。在已经发表的众多系统论文献中，为"系统"所下的定义有40多种，不论其使用的术语是哲学的、科学的、技术的、还是数学的，都异口同声地按照组合系统观，把系统定义为由要素（或部分）"组成"（或"联结""整合""集成"）的"诸客体的汇集或结合""诸元素的复合体""诸元素的整体化总和""诸元素的集合""有组织的集合""整体性复合体"等[2]。尚未找到一个从分化机制或分化系统的角度下的定义。

　　一般系统论的创始人贝塔朗菲的研究是从生物学入手的，他从 20 世纪 20 年代提出"机体论"开始，就力图揭示生命现象不同于机器的系统特性。后来，他明确提出了组合系统与分化系统的区别问题，指出："一般说来，物理的整体组织，诸如原子、分子以及晶体，来源于先存要素的联合。反之，生物的整体组织则是由原始整体的分化（即分离为部分）而逐渐建起来的。"[3]他从生物学、心理学、社会学等方面作了有一定深度的分析，这是非常重要、非常有价值的。但十分可惜，他没有由此深入和展开，把分化系统问题提到应有的位置，对分化系统的特点和规律做出必要的研究和阐明，作为其系统观的现实基础之一。他的系统观仍然立足于组合系统，仍然深陷于西方传统的组合系统观的桎梏之中。他曾不止一次地为系统下定义，其核心思想是："系统可以定义为相互作用着的若干要素的复合体。"[4]

　　现代系统论虽然在十分广泛的领域取得了重大应用成就，但其系统观上的这种局限性，使它在研究和处理分化系统时仍然面临困难。特别是在生命科学、人体科学、医学科学中，生命、人体及其心理的、生理的、病理的等内容，在本质上首先是"分化"的，其特性和规律从根本上与"组合"相悖，沿袭组合系统观难于真正揭示和阐明其系统特性和系统规律。这一矛盾目前已在实践和理论上深刻地反映出来。

　　现代科学的发展已越来越深地介入了事物乃至整个宇宙的起源和演化史，21 世纪又将是生命科学的世纪，人们越来越多地面对着大量现实的分化系统，迫切需要把分化系统问题提到应有的高度乃至时代主题的地位，揭示并阐明其特性和规律，建立起能够全面地涵盖组合系统、分化系统乃至更复杂情况的、更加科学的系统观。

## 六、对系统定义的一点修改

　　目前关于系统定义的具体表述虽然多种，但通行的基本含义是："系统是由相互作用的若干要素组成的具有特定性能的整体。"鉴于这种定义侧重于反映组合系统，将分化系统排斥于定义之外，有必要对系统定义做适当修改。

1989 年有人提出了一种新定义："系统是包含相互作用的若干要素并具有特定性能的整体。"[5]这一定义显得更加完善，涵盖了"组合"与"分化"两种情况。它与传统定义之间，只有两字之别，即将"组成"改为"包含"。"组成"与"包含"两个概念的内涵都在于反映系统与其要素之间的关系，但"组成"所反映的主要是组合系统的情况，并明显地强调了其组合式发生机制；而"包含"所反映的是系统与要素之间包含与被包含的关系，强调系统包含着要素或要素包含于系统之内，不直接涉及更不强调是"组合"还是"分化"的发生机制，更全面地反映了组合系统与分化系统两种不同的客观存在，具有更为广泛的普适性。

对于主要与组合系统打交道的工程技术领域来说，是否做这样的修改可能没有多大实际意义。但是，对于研究宇宙、生态、生命、人体这类分化系统的领域，这种修改绝不是可有可无的，传统的以"组合"概念为核心的系统定义与这些领域的实际情况有悖，对系统定义做适当的修改，有利于系统论在这些领域的应用和发展，有利于系统论在理论上进一步成熟。

## 参考文献

[1] 列宁. 哲学笔记 [M]. 北京：人民出版社，1956：325 – 326.

[2] 张全新. 系统方法概论 [M]. 济南：黄河出版社，1989：80 – 90.

[3] 贝塔朗菲. 一般系统论 – 基础、发展和应用 [M]. 北京：清华大学出版社，1987：64.

[4] 贝塔朗菲. 一般系统论 – 基础、发展和应用 [M]. 北京：清华大学出版社，1987：51.

[5] 宋传玉，祝世讷. 自然辩证法概论 [M]. 上海：上海医科大学出版社，1990：30.

【原载于齐鲁学刊，1997（3）：11 – 15】

# 生命中整体与部分的关系

按照传统观念，整体是由部分构成的，整体是部分的总和，因而，可以把整体分解为部分来认识，认识了部分，也就认识了整体。

但是，现代系统科学，特别是其中的系统论、耗散结构论、协同论、突变论，却明确地提出了与此相反的观点，一再重申亚里士多德的名言："整体大于它的各部分的总和。"系统科学建立了"系统与要素"范畴，强调"系统质"与"要素质"存在原则性差别，认为在"整体最佳"与"部分最佳"之间不存在"等价"或"加和"关系。

早在 19 世纪，恩格斯就指出："部分和整体早已在有机的自然界中愈来愈变成不够用的范畴了。""单一的和复合的：这对范畴也已同样地在有机的自然界中失去了它的意义，是不能应用的了。"[1] "整体和部分""单一和复合"这两对范畴之所以愈来愈不够用，在于有机系统中整体与部分的关系十分复杂，按照传统观念愈来愈难理解。现代系统科学把这种认识大大深化了，提出了一系列新观点，促使我们的思想明晰起来。这对于医学具有特别重要的意义。

## 一、整体不等于部分之和

系统论认为，系统是由若干要素通过相互作用组成的具有确定性能的整体。系统是现实事物的普遍的存在形式，生命是已知事物中最复杂的系统。以系统形式存在的事物，其整体与部分的关系，最少有以下四种情况。

**1. 整体等于部分之和**

例如，$H_2O$ 的分子量，等于 H 的原子量和 O 的原子量之和。在化学现象中，所有分子量与原子量之间都具有这种关系。

**2. 整体大于部分之和**

例如，$H_2O$ 的分子属性，只存在于分子水平，既不同于 H 的属性或 O 的属性，也不等于 H 属性与 O 属性的相加和，是在 $H_2O$ 的分子水平上新产生的（或"大于"原子属性及其相加和）。

**3. 整体小于部分之和**

例如，用可靠性系数为 0.9 的电子元件串联，4 联体的总可靠系数为 0.6561，10 联体的总可靠系数为 0.3487，100 联体的总可靠系数为 0.00002。

**4. 整体等于部分**

例如，全息照相，全息照片的局部包含整体的信息，可由部分复原出整体；生命中的全息现象，生命的相对独立部分包含整体的信息，在许多情况下，由生命的一部分可发育为一个完整的生命。

由于科学水平和认识水平的限制，整体与部分关系的传统观念着重反映了上述第一种情况，这种情况在现实世界中是最简单、最肤浅的。在生命现象中，当然存在这种"整体等于部分之和"的情况，但它不是本质的方面，本质的方面是"整体不等于部分之和"，特别是"整体大于部分之和"的情况。

系统论的创始人贝塔朗菲是美籍奥地利生物学家，他在研究中发现，生物学的传统研究方法有两种，一是"整体—活力论"，二是"简化－还原论"。前者强调了生命的整体性，但不能科学地找到其整体性的根据，把它归结为神秘的"活力"；后者对生命分解、还原，认识深入、具体了，但把生命大大简化了，导致"整体等于部分之和"的认识。贝塔朗菲于 20 世纪 20 年代创立了机体论，认为用简单分解和简单相加的方法不能真正认识生命的本质，需要特别注意的是，被上述方法破坏或丢掉的、存在于各个等级上的组织现象。

在此基础上，贝塔朗菲于 20 世纪 40 年代创立了一般系统论，指出："亚里士多德的论点'整体大于它的各部分的单和'是基本的系统问题的一种表述，至今仍然正确。"[2] 此后，一般系统论得到多学科的充实和发展，形成一门系统科学，"整体大于部分之和"的观点成为其理论的逻辑起点。英国著名科学家、剑桥大学动物病理学教授贝弗里奇强调："整体所具有的特征并不存在于分离的部分中，统一体要比它的各个部分的简单集合包含的东西更多。"[3]前苏联哲学博士、全苏系统研究研究所高级研究员萨多夫斯基指出："在任何情况下，作为系统的客体的整体性都意味着原则上不能把它的属性归结为构成它的各要素的属性的总和，和不能从各元素的属性中引申出整体的属性。"[4]

系统论并非否定"整体等于部分之和"的客观存在，而是强调了"整体不等于部分之和"特别是其中"整体大于部分之和"的客观存在及其特殊重要性。"整体大于部分之和"是从量变到质变飞跃的一种表现形式。

"整体大于部分之和"是自然界演化中发生层次跃迁的反映。现代宇宙学指出，早期的宇宙物质形态是夸克，在演化中，夸克与夸克组合形成基本粒子，基本粒子中的质子与中子组合形成原子核，原子核与电子组合形成原子，原子与原子组合形成分子，分子与分子组合形成宏观物体……这个演化系列，形成了现代物质结构理论所证实的基本层次。在这里，从低级到高级，每进到一个新的层次，都产生新物质；上、下两个层次，不仅在属性和功能上，而且在行为规律上，都存在着质的差别。

"整体大于部分之和"是生物演化的反映。已知生命的基本物质是蛋白质和核酸，但单独的蛋白质或核酸并不具有生命特征，只有两者耦联起来形成统一体，才能在整体水平上产生出生命的特征——自我更新、自我复制、自我调节。生物体的形态结构从原核细胞到真核细胞、多细胞、多胚层，生物物种出现门、纲、目、科、属、种的层次分化，都反映出从低级到高级、从简单到复杂的进化中，在每一个新层次中产生出新质的规律。

整体与部分这两个层次之间，有量的联系，更重要的是质的差别，按照简单相加的观点来理解和处理它们的关系，当然不符合实际情况。

## 二、整体与部分关系的三种类型

整体之所以不等于部分之和，在于各部分之间存在着相互作用，在各部分的基础上，相互作用产生出新东西。关于这一点，黑格尔和恩格斯早就十分明确地强调："交互作用是事物的真正的终极原因。我们不能追溯到比对这个交互作用的认识更远的地方，因为正是在它背后没有什么要认识的东西了。"[5]

系统科学指出，对相互作用要注意两点：一是有与无，二是线性关系（具有叠加性、均匀性、可逆性）与非线性关系（具有非叠加性、非均匀性、非可逆性）。它认为，在各部分之间没有相互作用（或有，但弱到可以忽略不计），以及相互关系是线性的情况下，对整体进行先分解后相加的研究往往行得通。但是在现实世界中，各部分之间一般没有任何相互作用的整体几乎找不到，差别在于相互作用的强、弱在程度上不同，相互作用在性质上属线性或非线性的不同。

根据各部分之间相互作用由弱到强的程度，和相互关系由线性到非线性的复杂化程度，"整体大于部分之和"的效应也可由小到大分出若干梯度。大体来说，可以分为三类基本情况。

**1. 积木式**

整体由部分构成，部分之间相互作用不强，整体近似等于部分之和。部分在整体中保持独立性，可以脱离整体单独存在，它在整体中和在独立状态中的性能没有原则性差别。例如，一盘散沙，一群乌合之众。

**2. 机器式**

整体由部分构成，部分之间相互作用较强，或较弱但也不可忽略不计。整体具有明显的大于部分之和的性质，并对各部分具有控制支配作用。各部分在整体中保持一定独立性，可离开整体独立存在，但它在整体中的性能和独立存在时的性能有原则性差别。例如，各种机器，各种编码系统。

**3. 生命式**

整体由部分"构成"，部分之间相互作用甚强，整体远大于部分之和。部分在整体中只是名义上的部分，它是由整体分化产生的，整体是部分的前提，部分只有在整体中才能存在并发挥其性能，没有转化为独立性的可能，离开整体就失去意义。例如，细胞，人体。

上述三类情况的不同特点及其原则性差别客观存在，但人们往往重视不够，喜欢用"机器式"来解释一切，特别用来类比说明生命和人。笛卡尔认为"动物是机器"，拉美特利主张"人是机器"，近代这股时髦思潮的影响迄今不可低估，使人们习惯于像拆卸、组装机器那样来对待人和人体。这里包含一个严重错误，即忽略了生命与机器之间的原则性差别，这种差别最突出地表现为以下两条。

第一，机器是先有部分，后有整体，部分是整体的前提，没有部分就没有整体。机器的"组装式"发生机制决定"拆卸式"研究方式的可行性。生命恰恰相反，先有整体，后有部分，部分是由整体分化产生的，没有整体就没有部分，整体是部分的前提。生命的"分化式"发生机制决定"拆卸式"研究方式的不可行性。

第二，机器是"死"结构，机体本身不能进行代谢和繁殖；在结构与功能的关系上，是先有结构，后有功能，结构决定功能（当然功能对结构有反作用），功能异常原则上根源于结构异常。机械原理和机械工程说明了这一点。相反，生命是"活"结构，机体本身进行代谢、繁殖；在结构与功能的关系上，是代谢、繁殖等功能活动决定生命的形态结构的形成、发展、瓦解，是功能决定结构，结构异常源于功能异常。耗散结构理论对此作了深入说明。

近代以来，运用分析、还原方法，已经把生命、人体"拆卸"到分子、亚分子水平，证实了一大批重要的微观机制。但事情远非如此简单，许多生物学家和基础医学家在分子水平的一系列重大成就面前仍感失望。分解得越细，了解得越多，反而懂得更少了，失去了全貌，对生命的理解仍很渺茫。匈牙利著名生物物理、生物化学家圣·乔其在《电子生物学与癌》一书中警告说："我们的基础知识有很大的空白，我们的整个生命观可能是有缺陷的。我们过去可能是'网外捕鱼'，生物大分子在生命之剧中，更像是舞台而不是演员。"

看来，彻底冲破"机器式"的束缚，从更深的原理上如实理解生命中整体与部分的关系，对于生物学和医学都是迫切的课题。

## 三、整体最佳与部分最佳

系统论提出了系统质与要素质这对概念。系统质是指由"整体大于部分之和"效应所产生的存在于整体水平的属性、功能、行为。要素质是指整体的各个部分所具有的属性、功能、行为。与此相对应，提出了整体最佳（系统质最佳）与部分最佳（要素质最佳），以及两者的关系问题。

在机器中，整体最佳与部分最佳具有直接的等价对应关系。因为部分是整体的前提，所以，部分（零部件）最佳就必然是整体（机器）最佳的前提，要追求整体最佳，必先追求部分最佳。

在生命中，整体最佳与部分最佳之间并不具有这种直接的等价对应关系。首先，生命的整体是其部分的前提，整体是否最佳，决定着由它分化产生并支配控制的各部分是否最佳，整体最佳是部分最佳的前提。其次，整体最佳的判定较易找到可测客观标准，部分最佳的判定标准是什么？机器零部件是在离体的情况下生产和判定其最佳与否的，生命中的部分的产生和功能的发挥不是离体的，何以判定其最佳与否？假设细胞的代谢或繁殖功能趋于最大值为最佳，那么癌细胞不正是如此吗？甲状腺功能亢进、脾脏功能亢进等，其功能都有趋向最大值的性质，但在医学上被判定为疾病。所以，在生命中的所谓部分最佳，既不是在离体情况下判定的，也不是依其本身功能的发挥是否趋向极大值，而是依据另一条特定标准——在整体中满足整体最佳所需的最佳适宜状态。对于生命中的部分来说，能满足整体最佳就是最佳，不能满足整体最佳就是不佳。

这对于医学具有重要意义。第一，疾病发生在哪里？是整体失佳还是部分失佳？在两者都发生的情况下，本质在哪里，重点应当放在哪里？第二，治疗所追求的目标是恢复整体最佳还是部分最佳？两者都存在的情况下哪一方面是重点？

经典西医学沿着器官病理、组织病理、细胞病理的思路，把注意的重点放在了人体各部分的失佳及对这些失佳状态的纠正上。魏尔肖甚至宣称，一切疾病都是局部的，谁再提出全身性疾病问题，那是他把时代搞错了。现代医学正在从根本上调整这些观念，1948 年世界卫生组织在宪章中提出："健康是身体上、精神上和社会上的完善状态，而不仅是没有疾病和衰弱现象。"十分明确地把注意的重点放在了人的系统质及其最佳上，其具体的生理、病理及临床应用细节的研究正在深化。

经典中医学重于整体而略于部分。从"养生知本"到"治病求本",始终把注意的重点放在人的系统质;"阴平阳秘"则是对人的整体最佳的高度概括;辨证论治的"证",是系统质的整体失佳,它应当也必然地包含着部分失佳的内容,但不能直接地归结为部分失佳或部分失佳之和;治疗,则是针对"证"从整体上进行调节,以恢复整体最佳为目标,这就可以在不了解机体内部的结构和功能细节的情况下进行"黑箱"调节,以求从整体上、功能上恢复正常。

生命中整体最佳与部分最佳的不直接等价对应关系,往往反映为疾病中的一些复杂情况,有时出现全身性症状而找不到局部病理改变依据,有时局部发生病理改变而整体状态没有任何异常;有时按中医辨证论治明确诊断为某"证",而按西医辨病难找到病理改变的依据;有时按中医辨证论治认为"证"已消除,但按西医辨病某些病理改变并未纠正等。问题在于,影响整体最佳的不仅是(甚至主要不是)部分是否最佳,还有各部分之间的相互作用,以及人体与环境之间的相互作用。只要这些相互作用正常,机体可以在"损元""缺元""换元"的情况下保持整体最佳。

系统科学的理论和方法大大深化了对整体与部分,特别是生命中整体与部分辩证关系的认识,这对于医学具有重要意义。美国医学家恩格尔指出:"对于医学,系统理论提供了一个不仅适合于疾病的生物 – 心理 – 社会的概念,而且适合于把疾病和医疗保健作为相互关联的过程来研究的概念方法。当一般系统方法成为未来医生和医学科学基本的科学和哲学素养时,可以预期对疾病的生物 – 心理 – 社会观点就更易容纳了。"[6]系统方式是20世纪下半叶以来科学和技术的基本特点之一,它正引起科学思维的革命性变革。把系统科学应用于医学,将导致研究思路的根本性调整,推动医学从新的研究角度向新的认识领域开拓。

## 参考文献

[1] 恩格斯. 自然辩证法 [M]. 北京:人民出版社,1984:85,86.

[2] 贝塔朗菲. 普通系统论的历史和现状//中国社会科学院情报研究所. 科学学译文集 [M]. 北京:科学出版社,1980:305.

[3] 贝弗里奇. 系统论//自然科学哲学问题 [M]. 北京:中国社会科学出版社,

1985：19.

［4］萨多夫斯基．一般系统论原理［M］．北京：人民出版社，1984：254.

［5］恩格斯．自然辩证法［M］．北京：人民出版社，1984：96.

［6］恩格尔．需要新的医学模式：对生物医学的挑战［J］．医学与哲学，1980
（3）：88.

【原载于山东医科大学学报（社科版），1987（1）：56－60】

# 中医学整体观的深层内涵

整体性是人的一种根本特性，整体观是中医学的一个根本观点。近些年来不少研究指出，西方医学也开始注意人的整体性，逐步建立起整体观点，因而，整体观正在失去作为中医特色的性质。这是一个十分值得注意和研究的问题。需要考虑，人的"整体性"究竟有哪些基本内容？中医学与西医学认识的深度和广度是否真的一致了？有没有中医学已经掌握而西医学至今尚未认识到的东西？

现有各种论著和教科书一般把"中医学的整体观"表述为："重视人体本身的统一性、完整性及其与自然界的相互关系。"[1]这种概括所表达的内容本身是真实的。但是，中医学的全部理论和实践所驾驭的人的整体性的特性和内容，比这些要深刻得多、丰富得多，还有比这更深的内涵。这种概括所反映的只是较为表浅的部分，恰恰是在这里，西医学的观点正日益与中医学取得一致。而这种概括之外的那些更深层次的内容，才是中医学的整体观中更重要、更具本质意义的东西，恰恰也是西医学迄今尚未企及的，它更深刻地体现着中西医的差异。中医学的各项基本理论，十分突出地反映着这些深层次的整体性内容。在这种深层内容中，首先需要注意和强调的是，中医学对人的系统质和人的元整体性的认识。目前对中医基本理论进行的中西医结合研究和一些现代化研究所遇到的困难中，重要的一条就是对这种整体性内容不认识、不理解。

## 1. 对人的系统质的驾驭

"系统质"是现代系统科学的一个重要概念，指系统整体水平的属性、功能、行为。其突出特点是只存在于整体水平，不能用要素质（即系统内要素的属性、功能、行为）或其相加和来解释。

例如，水分子的属性和功能不同于构成它的氢原子和氧原子的属性和功能，也不等于其相加和；王水有溶化黄金的性能，但构成王水的浓硝酸和浓盐酸都不具有这种性能；生命的物质基础是蛋白质和核酸，但它们本身不是生命，生命的本质是自我更新、自我复制、自我调节，这是在由蛋白质和核酸形成的统一体的整体水平上呈现的系统质；细胞是高级生命的结构单元、功能单元、繁殖单元，细胞的这种属性、功能、行为是细胞的系统质，不是细胞核、细胞质、细胞膜的属性、功能、行为的代数和。

系统质是一种客观存在，但人们长期未理解它。特别是以西方传统为背景发展起来的近代科学和医学，按机械论和还原论的观点，几乎把所有的整体，包括人体在内，都理解为是"整体等于部分之和"的，把系统质这种整体性的本质遗漏在视野之外。这种思想传到中国，对中国医学界及 20 世纪中期以来的中医研究，都产生了不良的影响。

直到近半个世纪来，系统论才指出了这种观点的荒谬性，提出了"整体性原理"，揭示出系统整体与其内部诸要素之间的关系是复杂的，虽然在一定角度上存在着"整体等于部分之和"的情况，但更本质的是"整体不等于部分之和"，存在着整体"大于""小于"部分之和乃至"部分近似等于整体"（全息）等多种情况，呈现出系统整体水平特有的系统质。[2] 系统质是"大于部分"、"超于部分"、"高于部分"、只存在于整体水平的整体性内容，是系统作为整体的本质所在，它从根本上原则性地区别于要素质或其相加和。研究某一系统的整体性，就要揭示该系统的系统质的存在方式及其具体内容。

系统质有许多重要的特点，最为突出的是：

第一，它只存在于整体水平，它与要素质之间的差别，不是量的，而是质的；在要素水平找不到它，从要素质或其相加和也不能直接导出它。

第二，它是系统整体的属性、功能、行为，因而无法把它归结为某种"物质成分"或形态结构上的某种实体，不能提纯成某种"素"。

第三，它在系统整体与内外环境的交互作用中呈现和表达出来，只能在这种交互作用中对它进行考察，不能离开这种交互作用进行"静态"考察，也不能把它"抽取"出来"离体"地进行研究。

人是迄今已知最高级、最复杂的系统，其系统质的存在形式和具体内容更加深刻复杂。如人的意识现象和精神活动，人的社会属性和社会行为，人对环境因素的适应、利用、改造，人的婚育繁衍，人身整体水平的各种生命活动等，都是高级水平的系统质。从医学的角度讲，人的系统质有正常与异常之变，故有人的系统质的生理、病理内容，有"系统质病"，这些内容不能由器官、组织、细胞、生物大分子的生理、病理内容或其代数和直接导出。

在中医学的发展中，由于历史条件的限制，没有走分析还原的道路，注意的中心没有放在人体的微观细节，而是集中于人的整体水平，反复接触和研究的主要是人整体水平的属性、功能、行为，即人的系统质的状态和变化。因而，首先在实践上，同时也在理论上，自觉不自觉地如实反映了人的系统质的生理、病理的大量内容，这在中医学基本的理论和实践中，已经清清楚楚地显现出来。

在生理上，实际把握了人的系统质的主要内容。如气，气化，阴阳二气，阴平阳秘；经络，经气；藏——藏于内的系统质，象——表现于外的系统质，观象——考察系统质的典型方法；神（魂、魄、意、志、思、虑、智），情（喜、怒、忧、思、悲、恐、惊）；等等。

在病理上，病因病机病证的主要内容几乎都是人的系统质异常。如正与邪，"正气存内""正气虚损""内邪"；阴阳失调，是系统质阴阳的"失调""失和"；气机失常，是系统质气机的异常；八纲辨证的阴阳、虚实、寒热、表里证，六经辨证的太阳、阳明、少阳、太阴、少阴、厥阴证，以及脏腑辨证、三焦辨证、卫气营血辨证的各种证，都是系统质异常的各种"态"，是不同类型的"系统质病"。

在治疗上，各种治疗的实际内容主要是对系统质的调理。如扶正祛邪、燮理阴阳、调和气血、调整脏腑、治病求本等原则；滋阴、壮阳、解表、清热、温里、理气、理血、祛湿、治风等方法；针灸的"得气"，对经气的调理；气功的"入静""调气""调神"等。

作为主要治疗手段的中药方剂，用的也是其系统质。如中药的四气、五味、升降浮沉、归经，都是在每一味药的整体水平特有的系统质；方剂是在方内诸药的基础上，通过君臣佐使、七情和合的相互作用，形成整体水平特有的整体功效，是方剂的系统质；用中药和方剂治病，实际是用中药和方剂的系统质来调理人的系统质。

中医学所掌握的人的这些系统质，都典型地具备系统质的上述三个基本特点。作为医学理论，这是对人的系统质的真实反映；作为医疗实践上，这是对人的系统质的考察和调理；作为整体观点，这是对人的整体性的深层本质的反映。

**2. 对人的元整体性的把握**

对于人的整体性的理解，不仅有"加和"与"非加和"两种观点的区别，而且还有"元整体"与"合整体"两种整体观的区别。

所谓"元整体"，也称为"分化系统"，是由混沌未分的整体分化出其内部诸要素而形成的。例如，我们今天的宇宙是由一个原始火球通过150亿年的分化形成的；太阳系是由一块原始星云分化出太阳和九大行星形成的；地球是由一个原始均质球体分化出六大圈层而形成的；生物圈是由最原始的生命经过35亿年的分化而形成的；人的机体是由一个受精卵分化而成的等。

所谓"合整体"，也称为"组合系统"，是由分散的要素组合为统一体而形成的。例如，质子和中子组合成原子核，核和电子组合成原子，原子和原子组合成分子，零件组合成机器，砖瓦组合成房屋等。

"元整体"与"合整体"是完全不同的两种整体，可用下图表示（图4-24-1）。

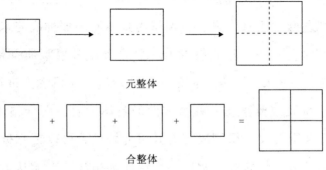

**图4-24-1　元整体与合整体**

元整体与合整体在根本性质上存在着原则性差别，最突出的有：

第一，本原不同。元整体的本原是混沌一元的整体，整体是"原生"的、第一性的，部分是"派生"的、第二性的，整体是部分的前提，整体产生出部分。合整体恰恰相反，其本原是部分，部分是"原生"的、第一性的，整体是"派生"的、第二性的，部分是整体的前提，部分产生出整体。

第二，发生机制不同。元整体由一个混沌一元的整体分化而成，是由整体的分化过程产生出部分。合整体由分散的要素组合而成，是由部分组合产生出整体。

第三，系统质不同。元整体的系统质是"原生"的、"先天"的，是直接由整体产生和发展的，由它分化出要素质，是要素质的逻辑前提。合整体的系统质则是"派生"的、"后天"的，是在要素质的基础上产生的，要素质是其逻辑前提。

第四，局整关系不同。在元整体中，部分的独立性是相对的、名誉上的，它未先于整体而存在过，始终是作为整体的部分在整体中生活着，一旦离开整体就会变性甚至死亡；整体产生、决定、支配着部分，部分反作用于整体，部分的变化（健康与疾病）从根本上受制于整体，是整体变化的表现或结果。而合整体则恰恰相反，其部分的独立性具有绝对性，部分先于整体而存在，组成整体后其独立性受到了整体的制约，但仍可离开整体而单独存在，并可再参加另一整体的再次组合；部分产生、决定、支配着整体，整体反作用于部分，整体的变化（健康与疾病）从根本上受制于部分，是部分变化的表现或结果。

第五，可分析性不同。元整体的本原的整体性和分化发生机制决定着其不可分解性，对其进行"还原"只能还到作为其本原的那种混沌未分的整体，而不可能还原为其部分；一旦把它拆卸开来，系统质和要素质都被破坏；但是，可以在不破坏整体的前提下，从不同的角度或层次，从概念上进行分析性研究，以考察和调节系统质或要素质的各个方面的具体内容。而合整体则完全相反，其本原的部分性和组合发生机制决定着其可分解性，可以把它拆卸开来，还原到作为其本原的部分；整体被分解后，系统质被破坏了，无从考察，要素质仍保持着，但不能从要素质直接导出系统质，可循组合机制重新组合成整体并重新产生出系统质。

医学面对的人和人体是元整体还是合整体？

在理论上提出和划分这两种不同的整体之前，人们虽然没有意识到客观上存在这样两种不同的整体，但在事实上，西方和东方却依不同的传统，分别按"合整体"和"元整体"两种不同的整体观来理解世界、事物和人。

西方习惯于把世界和事物理解为合整体。在古代，占统治地位的是"原子论"和"元素论"，认为世界及万物是由最小的不可再分的"原子"或"元素"组合而成的；到了近代，又按机器模式把世界和万物理解为由"零件"组合而成的，在科学上找到了分子、原子、原子核等"原子"或"零件"及由其组合成整体的机制和规律，并可循其机制和规律自由地进行组合、拆卸、再组合。由此也引导医学把人理解为合整体，按组合系统的机制和规律对人进行分解、还原、再组合，虽然认识了器官、组织、细胞、分子等要素和要素质的生理、病理内容，但再以这些内容来"复原""整合""推导"已被破坏的整体性内容时，道路却是不通的，原因何在，许多困惑于此的医学家至今并未觉醒。

中国习惯于把世界和事物理解为元整体。有代表性的是元气论和儒、道两家的思想。元气论把世界和事物理解为由混沌一元的元气分化演变而来，气分阴阳，阴阳生万物；儒、道两家各有所重，但有一种共同的思想——认为世界和事物是由混沌整体分化产生的。儒家的《易传》说："易有太极，是生两仪，两仪生四象，四象生八卦。"道家的《老子》说："道生一，一生二，二生三，三生万物。"都强调世界和万物是一种元整体，是由混沌一元的整体分化产生的。中医学在这种思想的孕育下形成和发展，把人理解为元整体、分化系统，在临床上诊察和调理的实际内容，如气、阴阳、藏象、经络、证等，本质上都是人作为一个元整体的那种整体性内容。

现代科学提供的材料证实，人是最典型的元整体。人是由一个受精卵分化发育成的，体内的各个部分及其功能，都是由整体在结构上的分化和功能上的分化产生的。人类已有 300 万年历史，还没有发现一个人体是先生产好一个个细胞，或组织、器官，然后组合成的。在人身上，细胞水平以上（或说具有"生命"的层次上），到处都呈现着分化系统的元整体性，只有在分子和分子水平以下，才存在着组合系统的合整体性，而那种组合过程又是在细胞水平以上的元整体性的支配下进行的。前述元整体不同于合整体的那五种特性，在人身上都充分地体现出来。

中医学区别于西医学的一个深层特色，就是如实地把人理解为元整体，从不按合整体的模式来研究和理解人。所把握的生理、病理、药理的各项整体性内容，除了方剂的整体功效属于通过组合过程形成的合整体的整体性内容之外，其余的，特别是关于人身的气、阴阳、藏象、经络、"证"及中药的性味等，都是属于元整体的整体性内容。认识人的元整体特性，掌握人的元整体性的运动变化规律，循其规律在临床上进行具体的考察和调节，这是对人的整体性的又一深层次内容的驾驭，是中医学整体观的更为重要的组成部分。

人是一种元整体，如果把人理解为合整体，或按合整体的模式来研究和说明人的整体性内容，都是原理性的错误。在中医学关于人的元整体性的各种问题的研究中，如果按合整体的观点和模式来理解和处理，必然会遇到原则性的困难。

### 3. 树立更深刻的整体观点

中医学的理论和实践所驾驭的人的整体性的这些深层内容，应当进行深入的挖掘和总结，对"中医学的整体观"做出更加全面、准确的理论概括，以推动整个医学对人的整体性认识的深化。

首先，"中医学的整体观"应集中于"人本身"，关于"人体与自然界的相互关系"（或人与自然界的统一性、不可分割性）的内容应当另作专论。这方面内容的重要性是毋庸置疑的，但其性质已超出了"人本身"，严格地说，属于"联系观"或"系统观"，而不属于"整体观"。如果广义地讲整体观，讲人与周围环境的统一性、不可分割性，则与人及其疾病有关的不仅是自然界，还有社会存在、意识现象等，只提"与自然界的相互关系"这一个方面显然不妥。同时，这项内容的丰富和重要，并不亚于人本身的整体性，把它仅仅作为整体观的内容之一，反而被限制和削弱了。从理论的严格性出发，应当把整体观的内容狭义地限定在"人本身"，把人与自然、社会、意识等的相互关系，作为专门的"联系观"或"系统观"充分展开，做更集中更深入的讨论。

其次，要把关于"人本身"的整体观概括得更加深刻、全面、准确。鉴于西医基于解剖学注重"人体"而忽略心神，中医学注重包括心神在内的完整的"人"，因而，中医学的整体观是关于"人"的而不仅是关于"人体"的。目前关于"人本身"的整体观的研究和发展，关键是要向纵深开拓，把深层内容充分地挖掘出来，从理论上作出新的概括。在现有认识水平上，"中医学的整体观"最少应当包括以下三方面内容：第一，人本身的统一性、完整性；第二，人的系统质的特性和内容；第三，人的元整体性的特性和内容。需要强调，在中医学的整体观的全部思想中，后两项内容比第一项更为重要，更具本质性。

再次，要加深对中医学整体观的理解，关键是要认识人的系统质和元整体性。目前迫切需要克服认识上的"不自觉"状态。虽然中医的理论和实践已经抓住了并在调理着人的系统质和元整体性内容，但一直并不懂得什么是系统质，什么是元整体性；就是中医现代研究和中西医结合研究中，也仍处于一种盲目状态，不能真正理解它，不能按其特有的规律来揭示它，更不能准确地阐明它。直至系统科学日益普及的今天，仍有不少学人发问，怎么能"整体不等于部分之和"呢？怎么能有不可分解成部分并用其部分来说明的整体性内容呢？这个问题不解决，对人的整体性的认识就难于深入，对中医学的理解就难于准确，涉及人的整体性的各种研究就难有突破。目前，关于气、阴阳、藏象、经络、证及中药和方剂的功效等属于系统质和元整体性的问题研究，相当多的人带着"加和"观和"合整体"观的思想枷锁，走入一种认识误区，无论是对问题的理解，还是解决问题的思路，都带有"驴唇不对马嘴"的性质。要在这些问题的研究上取得突破，必须在整体观上做根本性调整。

## 参考文献

[1] 北京中医学院主编. 中医学基础 [M]. 上海：上海科学技术出版社，1978：4.

[2] 祝世讷，孙桂莲. 中医系统论 [M]. 重庆：重庆出版社，1990：56.

【原载于山东中医学院学报，1996，20（4）：217－220】

# 对中医整体观的理解需要深化

整体观是中医学的一个根本观点，近些年来不少研究提出，西方医学也开始注意人的整体性，逐步建立起整体观点，因而，整体观将失去作为中医特色的性质。这是一个十分值得注意和研究的问题。

中医学对人的整体性的根本特性和具体内容的认识和把握非常丰富、深刻。目前一般论著和教科书把中医学的整体观表述为："重视人体本身的统一性、完整性及其与自然界的相互关系。"[1]这一表述所反映的内容是正确的，是中医学整体观的首要内容。但现在看来，这一表述还不充分，这只是中医学整体观全部内容的一部分，是西方医学正在接近的一部分；除此而外中医学的整体观还有许多更深刻的内容，是现有西方医学难以接近的，而从现代系统科学来看是更重要更有价值的东西，需要深入研究和理解，特别值得注意的有以下几个问题。

## 一、对人的系统质的把握

人是世界上最典型最复杂的系统。系统论指出，系统具有整体不等于部分之和的性质，即整体除了具有等于部分之和的性质外，更有大于、小于部分之和乃至部分近似等于整体（全息）的性质。例如，由 2、3、4 这三个数形成的整体值，因运算法则不同，可以是其和 9，更可以是小于 9 的负值、小数值，大于 9 的各种值，如连乘得 24，连乘方得的最大值是个 25 位数，其前 8 位数是

24178516。在化学上，水分子的属性和功能不等于构成它的氢原子和氧原子的属性和功能之和；王水可以溶化黄金，但构成王水的硝酸和盐酸都不具有这种性质，等等。这种整体的属性、功能、行为，既不同于其部分，也不能用其组成部分之相加和来解释，它只存在于整体层次上，是系统的整体性的实质所在，系统论把它称为系统质。

系统质有许多重要的特性，最为突出的是：第一，它属于系统整体，只存在于整体水平，无法把它分解还原为系统各要素的性能或其相加和；第二，它是系统整体的属性、功能、行为，无法把它归结为形态结构上的某种实体；第三，它在系统与内外环境的交互作用中呈现和表达出来，无法离开这种交互作用来考察，无法把它"抽取"出来，或把它提纯成某种"素"。在生命现象中，系统质的存在更加典型和普遍。生物大分子核酸和蛋白质的性能，不是构成它们的各种核苷酸或氨基酸的性能的代数和；细胞的性能，不是构成它的细胞核、细胞质、细胞膜的性能的代数和；人的生命活动在整体水平上呈现的许多性能，更不能用构成人体的器官、组织、细胞、生物大分子的性能及其代数和来解释。

中医学在几千年的发展中，由于历史条件的限制，没有能够对人体的微观细节进行深入研究，一百多代医家都把精力主要集中于人的整体水平。在临床实践中，他们反反复复地接触和研究的，是人的整体水平的属性、功能、行为，即人的系统质，把对人的各种系统质的认识概括为理论，成为中医学的基础性内容，这集中反映在气、阴阳、藏象、经络、"证"等学说中。

历代临床实践和近几十年的现代研究证实，人身之气、阴阳、藏象、经络、"证"等，都具备系统质的上述三种基本特性，无法把气、阴阳从人身上"抽取"出来研究，或提纯成"气素""阴素""阳素"；难以把藏象、经络归结为解剖学上的实体形态；而神（魂、魄、意、志、思、虑、智）、情（喜、怒、忧、思、悲、恐、惊），以及中药的四气五味、升降浮沉、归经，方剂的整体功效等，更是典型的系统质；阴阳失调、正不胜邪、气机失常是人的系统质在与内外环境交互作用中不利或失调，各种"证"是系统质失常的各具特征的"态"，可分别呈现为寒热、虚实、气血津液异常等具体特征。

系统质具有不可还原的性质，人的各种系统质不可避免地落在西方医学还原研究的视野之外，因而在西医学中缺乏关于人的系统质的内容，用这样的知识和思路方法来研究中医关于人的系统质的那些理论，不可避免地遇到困难。目前各种关于气实质、阴阳实质、脏腑实质、经络实质、"证"实质的研究，大都受还原思路的影响，力图从解剖形态、实物粒子上得到证实和说明，面临着难以克服的障碍。这里一个重要的问题，是缺乏对于人的系统质及其特性的了解，在研究思路和理论设计上，没有把气、阴阳、藏象、经络、"证"如实地理解为人的系统质，不懂得系统质的那三种重要特性，陷入一种误区，只要了解了系统论的整体性原理，就不难把思路调整过来。

## 二、对人的元整体性的把握

系统质的根源是什么，怎样产生的？大体来说有两种基本类型。从发生学角度，可以把世界上的系统分为两类：分化系统，组合系统。在这两种情况下系统质的根源和产生非常不同，在根本特性及其与系统内各要素的关系等方面有着原则性差别。

分化系统是由混沌统一体分化出其要素而形成的系统。系统的本原是混沌统一体，通过分化产生系统内部的要素（子系统）。在这种系统中，整体是原生的、先天的，部分是派生的、后天的，整体分化出部分，整体产生、决定、支配部分。例如，我们今天的宇宙是由一次大爆炸通过150亿年的分化形成的；太阳系的一颗恒星、九大行星及众多的其他天体，是由一块原始星云分化而成的；地球的六大圈层是由一个均质的原始地球分化而成的；生物圈是由最原始的生命经过35亿年的分化而成的；人的机体是由一个受精卵分化而成的；细胞是通过分裂繁殖产生的；生物大分子DNA是通过解链复制产生的等。

组合系统是由分散的要素组合为统一体而形成的系统。系统的本原是分散存在的"原子"（古希腊的"莫破质点"及后世科学研究捕捉到的它的影子如分子、原子、基本粒子等），经过组合过程建立结构，统一起来形成一个整体。在这种系统中，要素（部分）是原生的、先天的，整体是派生的、后天的，部分组合成整体，部分产生、决定、支配整体。例如，质子和中子组合成原子核，核和电子组合成原子，原子和原子组合成分子，零件组合成机器，砖瓦组合成房屋等。

　　分化系统与组合系统在根本性质上存在着原则性差别，其发生学特征及整体与部分之间关系的不同，可用下图表示（图 4 – 25 – 1）。

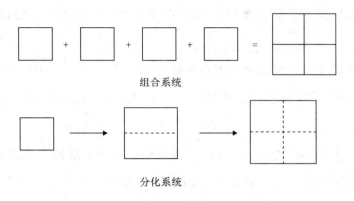

**图 4 – 25 – 1　组合系统与分化系统**

　　分化系统与组合系统的原则性差别最突出的有：第一，分化系统是先有整体后有部分，整体产生出部分；而组合系统则是先有部分后有整体，部分产生出整体。第二，分化系统的整体是"本原"的、"先天"的、第一性的，部分是"派生"的、"后天"的、第二性的，整体是部分的前提、基础，没有整体就没有部分；而组合系统恰恰相反，部分是"本原"的、"先天"的、第一性的，整体是"派生"的、"后天"的、第二性的，部分是整体的前提、基础，没有部分就没有整体。第三，在分化系统中，部分不是先于整体而存在的独立实体，它始终是整体的部分，其独立性是相对的、名誉上的，不能离开整体而单独存在，一旦离开整体就会变性甚至死亡；而组合系统则相反，其部分是先于整体而存在的独立实体，组成整体后其独立性虽然受到了整体的制约，但其独立性的绝对性仍然保持着，可离开整体而单独存在，并可再参加别的整体的另一种组合。第四，分化系统的整体是"元"整体，是不可分解的，不能把它拆卸还原为部分来研究和理解；而组合系统的整体是"合"整体，是可以分解的，可以把它拆卸还原为部分来研究和理解。第五，在分化系统中，整体产生、决定、支配部分，部分反作用于整体，部分的变化（健康与疾病）从根本上受制于整体，是整体变化的表现或结果，而整体的变化（健康与疾病）虽有来自部分之反作用的影响，但其根本原因和根据在于系统整体本身及其母系统；在组合系统中，部分产生、决定、支配整体，整体反作用于部分，整体的变化（健康与疾病）从根本上受制于部分，是部分变化的表现或结果，而部分变化（健康与疾病）的根本原因和根据在于部分本身及引起部分变化的特定因素（包括整体对部分的反作用）。

在现实世界中，分化系统与组合系统同时存在，各有一些复杂的存在形式。但是，在对现实世界的研究和理解上，东方人和西方人却各有侧重甚至各执一端。

在中国几千年的思想史上，虽然出现过类似组合系统的"元素论"，但未得到发展，贯彻始终的是元气论和儒、道两家的思想。元气论把世界理解为由混沌一元的气分化演变而来，儒、道两家虽然一家侧重研究社会、一家侧重研究自然，但对世界的理解却始终坚持一种共同的观点：世界是分化产生的。儒家的《易传》说："易有太极，是生两仪，两仪生四象，四象生八卦。"道家的《老子》说："道生一，一生二，二生三，三生万物。"都强调世界和万物是一种分化系统。中医学正是在这种思想的孕育下形成和发展的，从理论思想到学术内容，都把世界和人理解为分化系统，把人理解为由宇宙分化而来的子系统，吸收了元气论和阴阳学说，强调"气分阴阳""一物两体"，太极图是分化系统的一个深刻而准确的模式图。中医学虽然对人体做过一些解剖研究，但在临床上诊察和调理的实际内容，本质上都是人作为一个"元整体"的那些不可分解的东西。对于气、阴阳、脏腑、经络、"证"来说，它们根本就不是、中医也从未把它们理解为是由什么"子"或什么"素"组合而成的，因而也从未把它们分解还原为这类"子"或"素"来说明。迄今的生命科学和人体科学已经证实，人体内部包含着器官、组织、细胞等要素，气、阴阳、脏腑、经络、"证"等虽然也包含或涉及这类要素，但这些要素是在人体分化发育过程中产生的，既未先于人体存在过，亦未离开人体单独存在过，更不是先有了它们然后由它们组合起来才构成了人体及气、阴阳、脏腑、经络、"证"。这是中医学的整体观所反映的人的整体性的一种更深刻的本质。

西方的情况则截然相反，虽也出现过类似分化系统的一些观点，但未得到发展，占统治地位的是以德谟克利特为代表的"原子论"，认为世界及万物是由最小的不可再分的原子组合而成的；欧洲古代辩证法大师、被称为"西方老子"的赫拉克利特也认为统一体是由两个部分组合而成的，他说："因为统一体是由两个对立面组成的，所以在把它分为两半时，这两个对立面就显露出来了。"[2]这种思想源于古希腊，复兴于近代欧洲，随着牛顿力学的建立和机器时代的发展而普及和深入，人们习惯于按机器模式把世界和万物理解为组合成的和可以拆卸的，以此为基础形成西方科学研究中的还原论思维方式。在对组合系统的研究中，这种思路取得了巨大的成功，对世界物质结构的认识突破了分子、原子、原子核、基本粒子等层次。西方近代医学移植和应用这种知识和方法，沿着解剖、还原的道路，向人体内部各层次开拓，认识了器官、组织、细胞、分子水平上的生理、病理等内容。但是，在用已有的这些知识和方法来回答人的整体水平的生理、病理问题时，却遇到了困难，与中医学那些关于人的整体性内容的理论更是格格不入，形成百多年来中西医之间反复未休的学术争鸣。

分化系统和组合系统具有根本不同的性质，因而研究它们需要运用不同的思路和方法。人是典型的分化系统，中国传统思维方式符合人的实际，中医学所驾驭的人的整体性的那些内容及其不可还原性是本质的、客观的，体现着人作为分化系统的根本特性。中医基础理论现代研究中面临的困难，从实质上来看，在理论观点上没有分清分化系统与组合系统的界限，误把人作为组合系统来对待，在思路方法上误把在组合系统通行的还原方法用到了不可还原的分化系统中。

## 三、对人的功能子系统的把握

由于系统的发生有分化和组合两种机制，因而系统质的发生也有两种机制，前者是以母系统的分化为基础形成的，后者是以要素的组合为基础形成的，在这两种情况下，系统质又各有不同的特性，本文来不及全面讨论，仅着重讨论一下中医所驾驭的人这种分化系统的系统质的一种重要的存在形式——功能性子系统。

功能性子系统是母系统从功能上划分出来的一种子系统。其特点：第一，它是母系统从功能上而不是从形态结构上划分出来的，功能性是它的本质特征。第二，它内部包含若干要素（子系统、单元），这些要素也是功能性的，而不是形态结构上的。第三，它的每一功能要素往往是人体解剖形态上某一结构单元的若干项功能的一项或几项，功能性子系统可以覆盖两个至多个解剖学单元，但并不包含这些解剖单元的全部功能，而只将其各自若干功能的一项或多项包含于其内。第四，它与所覆盖的解剖单元之间，在空间上相交叉，在功能上相联系，因而可以从这些解剖单元发现它存在和活动的某些内容和特点，但它本身不是解剖单元，也不是由它所覆盖的那些解剖单元组成的解剖系统，因而不能用解剖的方法把它从人体上分解或抽取出来，只能从概念上把它作为一个独立的单元，故也把它称为"概念性单元"。第五，它是人的整体生命活动的重要内容，只存在于活的功能过程中，一旦人的生命活动终止，在尸体解剖台上是找不到的。第六，它在功能上的异常呈现为人的功能性疾病，这可以与相关的解剖学单元的器质性疾病（及由此而来的该解剖学单元的功能异常）联系，但它不是这种器质性疾病。

在现有中医基础理论的研究中，已经触及或发现了一些这类的内容，但因没有冲破解剖学框架和还原论思路的束缚，往往难以理解和接受。上海医科大学等单位对肾本质的研究证实，肾藏确非解剖学上的肾器官，它在功能上包括下丘脑、垂体及甲状腺、性腺、肾上腺等解剖单元的某些功能项，但它又不是由这些解剖单元构成的解剖系统，也不包括这些解剖单元的全部功能，而是一种"下丘脑－垂体－靶腺（甲状腺、性腺、肾上腺）功能轴"，这是一种典型的功能性子系统。近年关于脾本质的研究也已提出，"中医脾是人体内将食物潜在能量转化为人体可利用能量并将其提供给人体各部分的一个包括多器官系统的综合功能单位，像现代药代动力学中的'房室'（compartment）一样，是一种现代系统论中的'概念单元'，又不能从系统整体中分割开来研究，而只能在研究者的概念中把它当作一个'单元'或'统一体'来研究"[3]。目前五脏的现代研究所提供的材料大都趋向于这种情况。

人是分化系统，人的机体作为一种"元整体"及其系统质和功能性子系统，都是客观实在，是人的整体性的更深刻的本质，它在人的健康与疾病过程中活生生地表现出来，被中医在几千年的临床实践中反复地接触和认识，概括在其理论中。人的机体的这些整体性内容的不可分割性也是一种客观存在，无视这种客观存在而对它们进行分解和还原，显然是不对头的。因此，中医基础理论的现代研究在涉及这类整体性内容时，需要在理论观点和思路方法上进行调整和提高，如实地认识和理解人的整体性的这种深层本质。

## 参考文献

［1］北京中医学院主编.中医学基础［M］.上海：上海科学技术出版社，1978：4.

［2］列宁.哲学笔记［M］.北京：人民出版社，1957：325.

［3］侯灿.对中医基础理论科研的几点意见［G］.中西医结合研究回顾与反思.临床荟萃杂志社，1994：77.

【原载于南京中医学院学报，1995，11（1）：1－3】

# 五行学说的方法论意义

五行学说的存废之争历经几起几落，迄今未已。现代科学所形成的关于世界的新景观及其思维方式，正推动人们注目于人体研究，对于这种高度复杂的有机现象，东方的科学传统要比西方的科学传统更加适应。重新认识中医，成为当前科学界的一股新思潮。过去被争议甚至被否定的许多内容，换一个新的角度来观察，往往会惊奇地发现，正是在那里，闪耀着灿烂的科学之光。五行学说就是其中一个。

爱因斯坦曾讲："真理必须一次又一次地为强有力的性格的人重新刻勒，而且总是使之适应于雕塑家为之工作的那个时刻表的需要；如果这种真理不总是不断地重新创造出来，它就会完全被我们遗忘掉。"[1]

科学的认识是随着科学的发展而转变的，新时代发现的在旧时代被埋没的真理，一旦被发掘出来重新刻勒，常会导致革命性的创造。五行学说源远流长，难免因掺杂历史的泥沙而使其光彩淡没，近世各种肯定五行学说的观点，多为肯定其唯物主义思想。从现代科学角度来看，中医学五行学说包含的唯物主义思想当然应当首先指出和肯定，但这不是主要的。五行学说在中医学理论体系和临床实践中的作用和地位，主要在于其方法意义。有的学者强调了它的方法论意义，认为是一种"说理工具"，这似乎仍不充分。因为，五行学说作为一种方法武器，其作用主要似不在说理，而是对人体内在的五行关系的一种反映，是人体自我调节的一种模型，是依靠和推动人体的自我调节机制防病治病的手段和途径。

五行学说的实质是一种以机体整体稳定为目标的反馈控制。要理解这种模型和方法的科学性，需要对人体自我调节控制的深刻背景和五行反馈控制的主要特点做必要的分析。

## 一、"五行"背后的客观规律

联邦德国学者拜因豪尔等人在《展望公元 2000 年的世界》一书中提出："只要弄清了调节机制和防卫反应机制的活动原则，就意味着在医学发展中有质的飞跃。"

现代科学和医学正为揭示人体的调节机制和防卫反应机制的活动原则提供日益丰富的材料，在已经形成的认识中，比较突出的是"自组织原则""自主性原则""目的性原则"等。令人惊奇的是五行学说提供了一种简要地反映这些活动原则的模型。

首先，五行模型表达了人体的自组织机制。人是地球物质长期演化的产物，把非生命物质组织为生命机体，把低级的物理化学运动组织为高级的生命运动，建立起有序稳定状态，并在内外环境条件涨落的干扰和冲击下自我维持这种有序稳定状态，是人的机体的一种本质特征，既是生长发育的基础，也是防病治病的基础。现代协同学提出了系统通过与系统之间的协同动作实现自组织，以维持有序稳定的原理。现代控制论提出了子系统之间通过负反馈相互作用以维持有序稳定的原理。五行模型则是对这些原理的粗略表达。它以五行类比五脏，实际上把人体理解为由肝、心、脾、肺、肾五个子系统构成的统一体；在于系统之间存在"比相生，间相胜"的生克关系，构成了一种反馈回路，通过五行之间的负反馈效应使五脏在整体上维持稳定。例如，把用五行表达的五脏关系模式化，可得图 4 - 26 - 1。

按图，如肝木亢盛，以（＋）生火，则心火得生应为（＋＋）；火以（＋＋）生土，则脾土应为（＋＋＋），但木以（＋）克土，脾土实生（＋＋）；土以（＋＋）生金，肺金应为

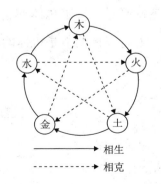

**图 4－26－1 五行之五脏关系模式**

（＋＋＋），但火以（＋＋）克金，肺金实生（＋）；金以（＋）生水，肾水应为（＋＋），但土以（＋＋）克水，则肾水实为（0）；同时，金以（＋）克木，则肝木原亢盛之（＋）得克而平为（0）；至此，五行中的每一行都发生了运动变化，但变化的结果在五行总体上是（0），即稳定不变。五行的这种反馈控制模式，十分简明合理地表达了机体在运动中维持整体稳定的机制。

其次，五行模型表达了机体对于外界刺激的自主性反应机制。人体生活于外界环境中，对于外来的各种作用因素（包括营养作用因素、致病作用因素、治疗作用因素等）所做出的反应，一般不是直接的、被动的，而是间接的、主体性的。如一杯水的温度被动地随环境温度的变化而变化，而人体体温在环境温度变化的干扰下，引起体温调节机制的一系列运动，其结果——机体对环境温度变化的反应，却是体温稳定不变。在环境作用与机体反应之间，存在一个中介环节——机体的自组织过程。外来的一切作用因素，都要经过这一自组织过程的"加工"，"加工"之后的结果才是机体做出的反应。这种"加工"，包括对外来作用因素的吸收、同化、耗散、转换、放大、缩小、滞留等，因而使机体所做出的反应具有适应、缓冲、抵抗、变性、触发、衰减、滞后等特性。正如恩格斯在100年前指出："有机的物体具有独立的反应力，新的反应必须以它为中介。"[2]五行学说实际上正是揭示了机体这样一种自主性反应机制，即以五脏为核心形成一个反馈调节系统，外来的一切作用因素，都首先作用于这个反馈调节系统，引起它的一系列运动，其结果才是机体做出的反应。如按前述，外来因素引起肝木亢盛，导致五脏皆相应变动，经过两三个反馈回路，肝木的亢盛即平息，五脏总体亦仍稳定，机体做出的反应是稳定。故从现代控制论来看，五行反馈调节是机体的一种"内稳定器"（如图4－26－2）。

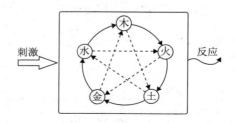

**图4－26－2 五行反馈调节机制**

再者，五行反馈调节表达了机体的"目的性"机制。人体的"目的性"，是指机体的自组织活动在追寻一个目标，从受精卵开始，不管经过多么不同的后天发育过程，最终要达到或接近人的各项生命活动的正常值，并在这一值上稳定下来，称最佳有序稳定状态，中医学把这一状态称作"阴平阳秘"。机体在这一状态上就稳定，离开了就不稳定，系统的自组织活动会把机体再拖回到这种稳定状态，中医学把这称为"阴阳自和"。然而，机体为什么离开了那个"目标"就不稳定，又是怎样"拖回来"的？五行学说是一个极好的说明。五脏之间的关系是"亢则害，承乃制"，阴平阳秘是机体自发形成的最佳承制状态，一旦某脏亢盛，离开了这个"目标"，就要引起其他四脏按五行模式进行一系列变动，打破了原有稳定，这确是离开了"目标"就不稳定。而按五行模式发生变动的结果，又克服了出现的偏亢偏盛，恢复到承制状态，这就把机体又拖回到"目标"上来。现代生物学、系统论、控制论、信息论各自从不同角度对机体的"目的性"机制做出了说明，五行学说则主要从反馈控制的机制表达了机体的"目的性"。

总之，拨开蒙在五行学说身上的那些障眼物，我们发现，五行学说不是别的，而是对世界的普遍的相互联系与相互作用的一种特定方式的反映。中医学的五行学说，则是对人体以五脏为中心的各子系统之间协同作用的一种特定方式的反映，它为我们驾驭机体的自组织性、自主性、目的性等规律，提供了一个很好的模型。由于历史的局限，五行学说的全部科学内涵未能充分阐明，而这正是我们今天的使命。

## 二、五行反馈调节的特点

曾有人批评五行学说，认为五行中任意两行之间的关系是单向的、不可逆的，不像阴阳之间对立、互根、消长、转化的辩证关系，因而责备五行学说不如阴阳学说辩证、全面。其实，这是一种曲解。从方法论来看，阴阳和五行是从两个不同的角度和层次进行调节，调整阴阳是由两个可调要素构成的调控系统，是较典型的矛盾调节；五行调节是由五个可调要素构成的调控系统，是较典型的反馈调节。五行调节是对阴阳调节的必然的、恰到好处的补充，具有不同于阴阳调节的许多特点。

第一，多体关系。人体是个巨系统，包含千千万万个要素或子系统，阴阳学说把如此复杂的内容归结为阴与阳两方面，是典型的"两体"关系，一些更复杂的"三体""四体""五体"乃至"N体"关系就难以反映。五行学说则反映了五行之间的"五体"关系，尽管其复杂程度远不充分，但已比"两体""三体""四体"关系复杂得多，相比之下更接近于人体实际，因而能在一定程度上解决阴阳学说所不能解决的一些问题。

第二，多种作用。"两体"之间的关系最多是双向的——只有两种，但五行反映的"五体"关系则复杂得多，基本的相互关系是相生、相克，并派生出相乘、反侮两种。每一行所处的关系是"n－1"，即"5－1＝4"种，即"我生""生我""我克""克我"。正是这种复杂的关系构成了非线性相互作用，形成了机体自组织机制，而机体的实际情况要比这还要复杂得多。故五行学说所表达的多种相互作用也更加接近人体实际。

第三，反馈调节。五行的调节机制不是双向平衡调节，而是单向反馈调节，即任意两行之间的相互作用是单向的，只有通过第三行，才构成反馈回路，其调节作用是通过反馈实现的，五行整体构成了多级反馈回路的组合，反馈作用具有多级和综合的效果。例如，按前述肝木亢盛以（＋）生火，心火得生以（＋＋）生土，脾土得生应为（＋＋＋），但同时受肝木（＋）的克的反馈，实只为（＋＋），脾土以（＋＋）生金，肺金应得生为（＋＋＋），但同时受心火（＋＋）的克的反馈，实只为（＋），肺金以（＋）克木，肝木原亢盛之（＋）得克为平。至此，经过三次"生"的作用和三次"克"的反馈作用，其结果是调节为平。

第四，不可逆性。五行之间的相互作用不仅是单向的，而且是不可逆的。生的方向是木→火→土→金→水→木。克的方向是木→土→水→火→金→木。在相生方向上，前后是"母子"关系，在相克方向上，前后是"胜"与"不胜"的关系。在这种关系中，相互作用的结果总是沿时间方向一去不复返，这种关系是不可颠倒的，"神转不回，回则不转，乃失其机"。相乘和反侮两种作用虽然在性质上带有"反向"的特点，但它们不是生和克的直接的可逆过程。

五行关系的不可逆性曾是被批评的重要方面，从现代科学来看，这正是五行关系的本质特性，是深刻而合理的。宇宙间存在着与时间无关的可逆过程，也存在依赖于时间的不可逆过程。一切前进、上升、有序、组织、稳定等，都是由不可逆过程形成的。生命是由生、长、壮、老、已构成的过程流，无论是宏观的还是微观的生命活动，也无论是正常的还是非正常的生命活动，都是不可逆过程。五行关系正是对这种不可逆性的如实反映。吴昆说："言天真元神旋转如斡，无有反逆，则生生之机无所止息。如木火土金水次第而周，周而复始，是转而不回也……若五者之中，一有反逆，则谓之回。回则不得旋转，五行倒置，而生理灭矣，是失天真运化之枢机也。"[3]

第五，整体稳定。五行模型实际上表达了机体如何在运动中保持整体稳定的机制。就任一行来说，由于是多体关系，它处于其他四行的制约之下，它的变化虽然可影响到其他四行，但总体来说，它的变化是其他四行变化的结果。由于相互关系是多种性质的，又存在反馈回路，因而它的任何偏离正常状态的变化，不仅受到其他四行的相应调节控制，也受到自己变化结果的调节控制，因而变动的最后结果是回到正常状态。由于关系是不可逆的，因而稳态建立之后，会得到肯定、巩固。就五行总体来讲，虽然任何一行的变化都会引起其他四行的相应变化，但变化的总结果是回到稳定，因此，在内外环境条件涨落的扰动下，五行中的任一行随时随地都会发生变动，并引起其他四行的连锁变动，但其结果总是趋向于稳定。就是说，在现实条件下，五行中的每一行都在变动着，但这些变动的总结果，是造成五行整体的稳定。

## 三、"五行"之后——"N 行"

五行学说不仅较好地反映了人体内在的复杂相互关系，而且严格地符合相应的数学原理。根据拓扑学"有两个以上奇点的图形不能一笔画出"的定理，能一笔画出的图形只能有一个奇点，即组成该系统的要素的个数是奇素数（素数是大于 1 而只能被 1 和它本身整除的整数，除 2 以外，所有素数都是奇素数。如 3、5、7、11、13、17、19、23 等）。五行的"五"是个奇素数，五行关系符合拓扑学的许多严格规则，如系统中所有关系的种类为（n－1）／2（n＝系统中要素的个数），五行是（5－1）/2＝2，即生和克两种基本关系；系统中任一要素与其他所有要素都有关系，但任意两行之间只有一种单向关系，而每一要素所处的关系总数为（n－1）种，五行中每一行都与其他四行有关系且任意两行间只有一种单向关系，而每一行所处的关系总数为5－1＝4，即我生、生我、我克、克我；系统中每种关系都可按一定顺序连接构成一个闭合环（即可一笔画出无重复），而各种关系构成的闭合环互不重叠，五行之间可按生的顺序一笔画出构成闭合环，也可按克的顺序一笔画出构成闭合环，两个闭合环互不重叠。

值得注意的是，在奇素数序列中，中医学没有选"3"或"7"，而选用了"5"，这就有两个值得研究的问题：第一，选用"5"，表明认识水平已超过"3"，因为由五个要素构成的系统比由三个要素构成的系统要复杂许多，"五行"模型的内容要比"三行"模型丰富，因而，对于人体这个复杂对象来说，"五行"要比"三行"更加符合实际，这是五行学说的先进性。第二，选用"5"，表明认识水平还没有达到"7""11""13"等更复杂、更高级的水平，对于由七个要素、十一个要素、十三个要素等构成的更复杂系统，还没有相应的模型来表达，因而许多情况下不得不用"五行"这一种模型来表达诸多复杂情况，这往往就难以恰如其分，有时显得牵强附会，这又是五行学说的局限性。

已如前述，人体是地球上最复杂的系统，其要素的个数及关系的种类数，恐怕不会限于百以内、千以内的奇素数。由此看来，五行模型未免把人体过于简化了，但这绝不能成为废弃五行学说的根据。有模型比无模型进步，"五行"比"三行"进步，这是必须肯定的，因而五行学说废弃不得。问题在于"五行之后"，即五行学说的发展问题。这里也有两个值得研究的内容：第一，如何使五行学说更加完备。一方面把五行学说已提出的内容，用现代科学手段进行研究，把其科学内涵加以阐明；另一方面，把人体和疾病过程中客观存在、应该用五行模型表达而尚未纳入传统五行学说的内容，充分地揭示出来充实到五行学说中，使五行学说在内容上更加完备，在科学水平上达到现代水准。第二，要发展"N行"学说。对于人体和疾病过程中不能完全用"五行"来表达的更加复杂的关系，不应当继续牵强附会地用五行模型来简化，应当建立能够恰如其分地反映这些复杂关系的"七行""十一行""十三行"等模型，我们可概括称为"N行"方模型。例如,"七行"的关系种类为(7-1)/2=3,每行所处的关系为7-1=6;"十一行"的关系种类为(11-1)/2=5,每一行所处的关系为11-1=10。其模型见图4-26-3。当然,这还只是一种大胆的假设,这种新模型的建立,绝不应是数学公式的简单套用,需要通过具体的研究,把人体内在的这种复杂关系如实地揭示出来,阐明其内容和性质,然后才可能用模型概括起来。现在看,这种新模型的建立可能还须走一段较长的路程,但无论怎样,从理论上来看,这是五行学说提示的一种方向,也是五行学说发展的前景。

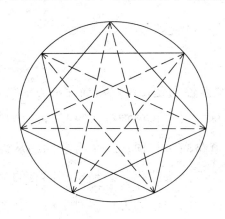 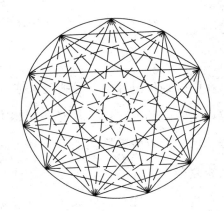

图4-26-3 "N行"方模型

## 参考文献

[1] 爱因斯坦文集·第一卷 [M]. 北京:商务印书馆,1978:84.

[2] 恩格斯. 自然辩证法 [M]. 北京:人民出版社,1984:277.

[3] 程士德. 素问注释汇粹·上册 [M]. 北京:人民卫生出版社,1982:209.

【原载于山东中医学院学报,1988,12(1):2-6】

# 混沌，中医现代研究的新课题

在中医现代研究中，遇到越来越多地复杂性问题，难以用简化的方法处理。这里可能有两种情况：一是有些问题本身是可以简化处理的，只是目前的研究深度不够，没有找到恰当的理论和方法，道路尚未打通；二是有些问题从性质到内容复杂程度太高，它本身不能简化也没有办法简化，必须按其固有的复杂特性和规律来处理，需要关于这种复杂性的专门理论和方法。对于前一种情况来说，只要找到恰当的简化方法，道路必将打通。对于后一种情况来说，则只有移植和应用现代科学中关于复杂现象的专门理论才能奏效。研究世界的复杂性是 20 世纪中叶以来现代科学的主攻方向，其成就在系统科学中体现得尤为突出，已为大家周知。20 世纪 70 年代以来新兴的"混沌学"，深刻揭示出"混沌"这种典型的复杂现象的本质和规律，显示出研究人体复杂现象的巨大应用价值，无疑又是促进中医现代研究的一把利剑。

## 一、混沌现象与混沌概念

"混沌"概念在中国的历史悠久，同义或近义的还有"浑沌""浑沦""浑敦""混茫""鸿蒙"等。其经典含义虽略有差别，但核心性内涵是指"气似质具而未相离"，即宇宙万物起源和演化过程中"元气未分，混沌为一"的状态。

《老子》没有使用混沌概念，但所论之道，其实就是混沌，描述之生动无与伦比："道之为物，惟恍惟惚。惚兮恍兮，其中有象；恍兮惚兮，其中有物。""无状之状，无物之象，是谓惚恍。""有物混成，先天地生。寂兮寥兮，独立而不改，周行而不殆，可以为天地母。吾不知其名，字之曰道。"《庄子·应帝王》提出了"浑沌"，讲了混沌开窍的过程："南海之帝为儵，北海之帝为忽，中央之帝为浑沌。儵与忽时相与遇于浑沌之地，浑沌待之甚善。儵与忽谋报浑沌之德，曰：'人皆有七窍以视听食息，此独无有，尝试凿之。'日凿一窍，七日而浑沌死。"混沌开窍，由浑然为一的整体分化为实有的万物。

易家、道家、儒家都论及混沌，其观点几乎是完全一致的。《论衡·谈天篇》对混沌的论断最简明："元气未分，浑沌为一。"而《易纬·乾凿度》为混沌下的定义更有代表性："太易者，未见气也。太初者，气之始也。太始者，形之似也。太素者，质之始也。气似质具而未相离，谓之混沌。""混沌者，言万物相混成而未相离。"其基本思想是说，混沌是元气未分、万物混成的状态，宇宙万物是从这里分化发展而来，即所谓"易有太极，是生两仪，两仪生四象，四象生八卦""道生一，一生二，二生三，三生万物"。

20 世纪以来，现代科学的发展重新触及混沌现象，重新建立混沌概念，重新研究和处理混沌问题，形成一门崭新的"混沌学"。现代混沌学所研究的混沌现象，有些内容与中国古代混沌概念的内涵十分接近，而更多更本质的内容在于揭示出，混沌是现实世界的复杂性的一种存在方式或表现形式，复杂现象的本质或本质之一是混沌。目前的研究正在三个方向上进展。

一是宇观方向。宇宙起源问题，现代宇宙学认为我们的宇宙是从一个"原始火球"爆炸、演化而来，作为宇宙本原的"原始火球"，物质的密度无限大，温度无限高，现有的各种物质形态均未产生，是一种混混沌沌的"宇宙场"。

二是微观方向。对于世界的物质结构的研究已深入到原子、核、基本粒子及其以下，基本粒子背后是什么？物理学家们认为，可能是有着分化为一切基本粒子的可能性，但事实上尚未分化的某种东西。诺贝尔奖获得者、日本物理学家汤川秀树，受庄子论混沌开窍的启迪，干脆提出："可以把混沌的无序状态看成把基本粒子包裹起来的时间和空间。"[1]

三是宏观方向。宏观领域是我们最熟悉、科学研究最多的一个层次，现代科学正从横向上向其复杂性进军，混沌问题是一个热点。动力学的研究发现，确定性系统并非任何行为都是确定的，绝大多数确定性系统都会表现出非确定性的混沌的行为；系统自组织理论（耗散结构论、协同学等）研究了"平衡热混沌"，着重揭示了远离热力学平衡的"非平衡混沌"；现代数学已对混沌现象提出了多种描述和方程。

现代科学对混沌现象的研究萌芽于 19 世纪末，兴起于 20 世纪 50 年代，70 年代形成一门独立的混沌学。现代混沌学所研究的混沌现象，已不是古代"混沌"概念所指的猜测中的存在或状态，而是实际存在的，特别是在宏观领域动态系统极为普遍的一种复杂现象。其特点是在确定性系统中呈现的一种不确定，在有序系统中呈现的一种无序，在表面无序的背后深藏丰富的有序。我国混沌学研究带头人物理学家郝柏林指出："混沌绝不是简单的无序，而更像是不具备周期性和其他明显对称特征的有序态。""可以说自然界中存在着有理序（周期性）、无理序（准周期性）和混沌序（内在随机性），而混沌序可能比前两者更高级。"[2]

混沌学的"混沌"（chaos）不同于"混乱""紊乱"，而是一个具有严格定义、可以用数学工具精确刻画的科学概念。其基本定义可表述为："混沌是确定论系统的内在随机性。"[2]其他有代表性的表述有：

哈肯："混沌性为来源于决定论性方程的无规运动。"[3]

福特："混沌意味着决定论的随机性。"[4]

斯特瓦尔特："混沌是'完全由规律支配的无规行为'。"[4]

## 二、混沌学为中医提供了什么

混沌学（chaology）是研究混沌现象的一门学科。对混沌现象的认识历史久远，混沌学作为一门学科诞生不到 20 年（图 4 - 27 - 1）。混沌学是从各个不同学科对混沌现象的研究交汇到一起的，尚未形成统一的理论体系，也还没有公认的首席代表人物，但其学说的深刻性、开拓性已充分地显示出来。它不是在现有科学学科的研究领域之外另辟新的处女地，而主要是在已被各学科研究过的领域向深层次挖掘，向复杂性的内部钻探，揭示出更深层的本质和规律，是系统科学的进一步深化，有人认为它是系统科学的最新成果。

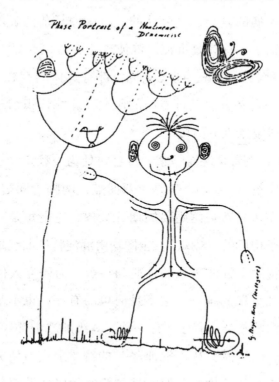

**图 4 - 27 - 1　混沌学风光照**

　　混沌学正在发展中，已经建立的理论有混沌动力学、分叉理论、分形几何、奇异吸引子理论及 KAM 定理和李 – 约克定理等。这些理论所揭示的规律具有普遍性，几乎可覆盖所有的学科领域，具有广泛的应用价值，目前已在物理学、天体力学、数学、生物学、经济学等领域的应用中取得重要进展。哪里有复杂性，哪里就有混沌，哪里就需要混沌学。

　　人是世界上最复杂的物质系统，混沌现象的存在和有待探索的价值都是不言而喻的。中医学的许多思想、观点与中国古代对混沌的认识和理解有着深刻的联系，在理论和实践上涉及大量人体的混沌现象，但苦于没有恰当的知识和方法，不能如实地予以揭示，成为知其然不知其所以然的主要问题之一。在中医现代研究中，由于混沌学建立之前的整个科学大厦都没有通向混沌问题的门窗，因而仍然找不到打开混沌之门的钥匙，使中医面对的人体混沌现象仍然处于科学研究的混沌之中。

混沌学第一次明确地向中医学启示，需要对人体的混沌现象进行专门的研究。人及其健康和疾病的复杂性是公认的，但这种复杂性表现为什么？有什么实际内容？混沌学揭示，这就是混沌。混沌现象在人的正常与异常的生命活动中，在气、阴阳、藏象、经络、证等领域，都有具体的存在方式和表现形式，只有运用混沌学的理论和方法进行专门的研究，才能认识、理解、驾驭这种复杂性内容，才能迈进复杂性的门槛。

图4-27-1中，立者是混沌学家，百会穴处为一稳定结点，两眼为不稳定焦点，两耳为保守系统KAM环，嘴是一双曲点，两脚为同宿轨道的横截栅栏，地面是混沌频谱，左边是费根鲍姆倍周期分叉树，左上角是一霍普夫分叉，右上角是洛仑兹吸引子构成的"蝴蝶"。全图均由混沌特征曲线描绘。

混沌学第一次揭示了混沌现象的性质和特点，为研究人体混沌问题指示了方向。混沌是有序和无序的统一。它不是简单的有序，也不是简单的无序，是在表面无序的背后深藏复杂的有序，是一种更高级的"混沌序"。不但需要从有序与无序的统一上，而且需要从"混沌序"的特质上进行研究。混沌是确定性与随机性的统一，它是随机性的，但不是一般的随机性，而是确定性系统的内在随机性，是系统中确定性与随机性两种成分都明显存在时所合成的一种运动体制。不但需要从确定性与随机性的统一上，而且需要从内在随机性的特质上进行研究。混沌是稳定与不稳定的统一，它的整体结构是稳定的，但运动轨道是不稳定的，是多种随机运动自我约束的一种稳定态，在热力学条件上是远离热力学平衡的。不但需要从稳定与不稳定的统一上，而且需要从混沌稳定态的特质上进行研究。混沌是系统的一种整体行为方式，具有不可还原的性质，既不能解析为部分来研究，也不能多对其部分的归纳、综合得出，迄今的定量化、精确化方法不能发现和描述它，需要定性方法、数值方法和形象思维方法，更需要处理混沌这种系统质的专门方法。

混沌学第一次提出了研究混沌现象的专门理论和方法，为中医解开人体混沌之谜开辟了道路。混沌现象的上述性质和特点，在人的生理、病理、治愈过程中，特别是在中医理论和实践的基本领域，表现得十分广泛和鲜明，但迄今的全部医学都无法处理它，中医现代研究一涉及这类现象就胶着不前，医学家们高叹"太复杂了"而一筹莫展。移植和应用混沌学的理论和方法，可逐步打开人体混沌之门。历史上，微生物学打开了病原微生物世界，细胞学说开通了细胞生理、病理研究，分子生物学带来更深广的分子医学。今天的混沌学，将帮助医学打开人体混沌世界，开辟混沌生理、混沌病理，乃至混沌医学。不过，其方向已不是沿着细胞、分子的轨道向更深的微观层次挖掘，而是在已研究过的宏观层次上横向的、复杂性的内涵开拓。

### 三、中医面临的混沌课题

对于中医学来说，混沌概念并不生疏，但运用现代混沌学的理论和方法来研究和解决中医学领域的混沌问题，却是一项新的探索。如果说，系统科学特别是其中的系统论和耗散结构理论敞开了人体复杂性的大门，那么，混沌学则要登堂入室去具体深入地揭示和回答各种复杂性问题。近几十年的实践已经证实，中医现代研究面临的各种困难，实质是现有的科学知识、方法与中医学所反映的人体复杂情况之间存在距离，是在复杂性面前的无能为力。混沌学是克服这种困难的又一新武器，研究人体混沌现象，是中医现代研究的纵深课题，是克服困难，把中医现代研究推进一步的拓展性努力。

周期是混沌学研究的重要内容，证明动态系统有周期、准周期、非周期等不同周期特征，混沌是在周期、准周期运动的基础上形成的非周期运动。华人李天岩和他的美籍导师约克共同创立的"李－约克定理"指出，"周期三则乱七八糟"。是说，只要有三个互不相关的运动周期相互耦合，就会形成有无穷多个频率成分的耦合，呈现非周期性，即混沌。人的生命活动在不同层次和同一层次的不同方面同时存在多种周期运动，三种或三种以上不同周期耦合的整体状态到处都是，在分子、细胞、组织、器官、系统水平上都可做出具体研究，这种整体性的非周期混沌运动及其状态的变化具有深刻的生理、病理意义。典型的例子如人的整体水平的体力、情绪、智力状态呈鲜明的周期变化，而这三种不同的节律耦合在一起的整体状态呈非周期性，是一种混沌运动。心脏的搏动包含着各个部分的周期运动，发生纤维性颤动时，心脏各部分仍在工作，但整体上呈现准周期或非周期状态。1946 年卡兹（L. N. Katz）在《心电图学》中就提出"混沌心动"概念，用以表述心脏跳动中的非周期现象。在大脑的运动中，正常人的脑电图很像是混沌运动的记录，而癫痫发作者的脑电图则呈现规则的周期性。

确定性系统的内在随机性是典型的混沌。其特征是，系统的条件是确定的而不是随机的，在运动过程中也不存在随机的外部干扰，系统内部存在非线性相互作用。该系统的长期行为呈不可预测的随机性。这是由确定性系统内部自发产生的随机性，是一种内禀随机性，不是由外部随机干扰造成的。其实质，是系统的行为敏感地依赖于初始条件所造成的。系统的初始条件是确定的，但它的微小差异，在非线性系统中都会被一步步放大导致巨大的后果。所谓"差之毫厘，失之千里"，正是这种现象。混沌学的"蝴蝶效应"讲，巴西的一只蝴蝶拍几下翅膀，可能会改变三个月后美国得克萨斯州的气候。由对于初值的敏感依赖性而呈现的内在随机性这种混沌现象，在人体中是广泛、深刻的。家族遗传特征的发展变化，个体发育中个体特征和差异的分化和展开，遗传特征和遗传病由隐到显的转化和充分表达，分子和细胞在结构或功能上的微小异常导致严重的生理异常或疾病，机体对药物敏感性的微小差异会表现为整体治疗效果的巨大差别，组方配伍的微小变化会造成方剂功效乃至整个疗效的巨大差异等，这种内在随机性俯拾即是，急需科学地阐明和处理。

分叉理论揭示了系统在运动过程中发生质的飞跃，突变时呈现的混沌现象。"分叉"是用数学的参数空间理论来表述的，系统由稳定态变得不稳定又跃进一种新的稳定态的变化，变化的关节点称为分叉点。由不稳定态可以跃迁和分化为俩种或多种新的稳定态，这种分叉如果每次都按一分为二进行，则称倍周期分叉。一旦参数越过周期区，系统则呈现不规则的运动状态，即混沌。1978 年费根鲍姆证实，在倍周期分叉时，各相邻两次分叉对应的参数之差的比值惊人地趋于一个常数：4.6692016091029909……学术界认为它是自然界的一个普适常数，称为费根鲍姆常数。这是 20 世纪最重要的发现之一，是从有序稳定转向混沌的关键常数。在人的生命过程中，有序稳定态与混沌态的相互转化、费根鲍姆常数的具体体现是普遍的。人的发育过程，不同年龄段的过渡（典型的如青春期、更年期），由健康到亚病态再到既病态的转化，六经病的传变，病证的转归，向愈的迟速长短，乃至阴平阳秘与阴阳失调和阴阳离决之间的转化过程，都存在着分叉、分叉周期，存在着有序稳定与混沌的相互转化。将其揭示出来，特别是把费根鲍姆常数的医学意义揭示出来，对于医学的推动将是革命性的。

系统自组织理论用相空间概念来描述系统的自组织过程，指出相空间中有一个代表有序稳定的点或环，系统在组织过程中自发地趋向并稳定在这点或环上，它称为目的点或目的环。混沌学发现，系统在混沌状态下，会呈现比上述目的点或环更复杂的点或环，系统的组织过程自发地趋向（或说被吸引向）这一点或环，它在整体上保持稳定，但内部充满运动。"出不去又安定不下来"，其几何形状呈分形几何体，具有分数维度，以其复杂性被称为奇异吸引子或混沌吸引子。它是系统的一种复杂的混沌稳定态。人体的有序稳定，实际上包含更复杂的混沌态，存在着混沌吸引子，须深化研究和理解。例如阴平阳秘，过去认为是一种有序稳态，现在看可能更复杂，它是阴阳自和的自组织过程的目标，阴平阳秘态实际包含着阴阳互根、互生、互化、互用的复杂相互作用过程，是一种极不安定又极力保持的稳态，具有多维和多层曲面的特征。以太极图表达的阴阳关系及阴平阳秘，虽然已较实际情况大大简化，但仍体现出其分形几何和分数维度数的许多特征。

分形几何和分数维度数是混沌学揭示和描述混沌现象的复杂性的数学理论。分形几何体与整形几何体的光滑性、可切性不同，具有不光滑性、不可切性，有线性分形亦有非线性分形，可精确描述具有层次结构的复杂多变的几何特征，如海岸线、复杂多变的云朵形体、人体复杂的各层次形态。分数维度是分形几何的主要特征，它证明除了线的一维、面的二维、体的三维之外，实际还存在着大于 1 小于 2、大于 2 小于 3 等的分数维度。而且比那种整数维度更多、更普遍，是复杂性的一种表现或特征。分形几何体的整体与部分之间，在几何形态上具有自相似性、自嵌套性，是自相似与非自相似的统一。这一理论揭示了人体及其他事物在形态上所谓"全息"性的实质和规律，揭露了预成论和宇宙全息统一论关于整体与部分关系的观点的虚妄性，为研究人体的自相似性这种复杂现象提供了真正的科学武器。

混沌学还在发展，它在各个领域的应用也刚刚开始。人体及其健康和疾病的混沌现象，困人又迷人，混沌研究的突破，只是迟早的事，它像一个混沌吸引子吸引着有识之士。混沌学已经打开了通向这一新领域的大门。

## 参考文献

［1］汤川秀树．创造力和直觉［M］．上海：复旦大学出版社，1987：50.

［2］郝柏林．自然界中的有序和混沌［M］．百科知识，1984，（1）：69.

［3］哈肯．协同学引论［M］．北京：原子能出版社，1986：403.

［4］苗东升，等．混沌学纵横论［M］．北京：中国人民大学版社，1993：240.

【原载于山东中医学院学报，1994，18（5）：290－294】

# 周易的自然观对中医学的影响

中西医学之间的差异，既有复杂的社会背景，又有深刻的思想根源。西医思想源于古希腊的原子论，中医思想源于周易。周易的自然观对中医学的深刻影响，形成了中医迥异于西医的本质特征。

## 一、周易的"太极一元"论与中医学的整体观

西方医学也有整体观，但其基本观念是"整体等于部分之和"，它是西方古代和近代的原子论自然观的根本思想。按照原子论，原子是"不可再分的宇宙之砖"，世界和万物都是由原子"组合"而来的。这反映在整体与部分的关系上，部分是基本存在，是整体的前提，整体由部分组合而成；应当也可以把整体分解为部分来认识，把对各部分的认识累加起来，也就认识了整体；整体的变化是由部分的变化引起的，整体的变化应当从部分的变化找到根据和解释。由此，西医学把人体理解为可以任意分解的整体，把注意的重心放在器官、组织、细胞、分子等结构单元（部分）上，似乎了解了这些部分，也就了解了整体，人的全部生理、病理变化都可以从这些部分找到根据和解释。

与此不同，中医学遵循着另外一种整体观——"整体不等于部分之和"。这一思想源于周易，《系辞》曰："易有太极，是生两仪，两仪生四象，四象生八卦。"道家也有类似的思想，《老子》曰："道生一，一生二，二生三，三生万物。"这些思想与西方原子论截然不同，是中国古代有机自然观的根本观点。按

照这一思想，世界的本源是一元化的太极（或道），世上万物是分化产生的。这反映在整体与部分的关系上，整体是基本存在，是部分的前提，部分由整体分化而来；整体具有大于、小于、等于部分之和的内容，把整体分解为诸部分，就无法如实地认识和理解整体；部分离不开整体，部分的变化是整体的变化的表现和结果，部分的变化应从整体的变化找到根据和解释。

这种自然观渗入中国古代的医疗实践和医学理论，形成中医学的整体观。这种观点原则上区别于西医学的特点在于把注意的重心放在作为整体的人（而不是器官、细胞、分子）的健康与疾病，建立起精气神、藏象、经络、阴阳、五行、"证"等学说；人的整体的健康或疾病必然表现在各部分上，应当从整体的状态和变化来说明各部分的状态和变化，而不应当相反；治疗是从整体水平调节"人"，纠正"证"状态，是对人的整体性能状态的目标控制，故可在不了解内部细节的情况下采用黑箱调节。

## 二、周易的"阴阳之道"与中医学的"不和模式"

按照原子论，事物的差别和变化是由构成事物的原子的形态和数量上的差异造成的。因此，要弄清事物的差别和变化，就要把事物分解为构成它的那些原子来认识，由此发展出西方近代的分析还原思路，笛卡尔提出了著名的方法原则，要求把每一研究对象都尽可能地分成细小部分来考察。在此思想推动下，西方医学在近代的发展，呈现出鲜明特点：一方面，把人的生命活动还原为物理的、化学的过程，力图用物理、化学语言来说明一切生理、病理变化；另一方面，把人"尽可能地分成细小部分"，把疾病先后定位在器官、组织、细胞、分子上，把病因归结为细菌、病毒、有害理化因子，在药物方面则找到了磺胺（素）、抗生素、维生素等"素"，力图把病理、病因、药理的"实质"归结为作为原子化身的各种有形实物粒子上，是一种"实物中心论"。

《周易》的思想与此截然不同。把复杂的六十四卦"提纯"或"尽可能地分成细小部分"，得到的"原子"只有两个——阴阳两爻。例如"泰""否"两卦，其性质截然相反，但运用分析还原方法可发现它们均由三阴爻、三阳爻构成，没有什么不同。是什么造成了六十四卦的复杂卦象，不是"原子"，是关系、关系的变化，是黑格尔和恩格斯反复强调过的，交互作用是事物的真正的终极原因。按周易的思想，世界的复杂性及其变化不是取决于物质成分（原子、要素），而是取决于交互作用。主张"一阴一阳之谓道""阴阳交而生物"，是分阴分阳、阴阳互更、刚柔相摩、八卦相荡等交互作用决定事物的发生、发展、变化。

这一思想渗入中医学，必然把对生理、病理研究的重心不是放在"原子"而是放在"关系"上，这突出地表现在三大病机中。①正邪。本质是一种关系，一方面是运气变化之当位与不当位，另一方面是人体内气与外气之间的应与不应，不可能"提纯"出"正素""邪素"。②阴阳。其失调与否，在于阴阳之间互根、互生、互化、互用交互作用的状态，绝不能归结为"阴素""阳素"的增加或减少。③气机。其常守与失常，同样是气的出与入、升与降，以及出入与升降之间的关系的状态，不能归结为多了或少了什么"素"。总之，这些关系"和"为健，"失和"为病，是一种"系统中心论"。

## 三、周易的"变易无体"与中医学的功能病理

循着原子论，很自然地走向结构主义，认为事物的结构决定其功能，功能反作用于结构。这一思想渗入西医学，表现为以解剖学为基础，注重形态结构，强调疾病在本质上是可定位的器质性改变，功能性疾病源于器质性改变。

与此相反，周易倡导的是一种功能主义，建立了功能动态模型，认为"神无方而易无体""六爻之义易以贡"。六十四卦是阴阳两爻变易的六十四种时相，每一卦的形和象，都是变易的表现或产物，是变易（功能过程）产生和决定卦象（形态结构），而不是相反。在结构与功能的关系上，明确地主张功能决定结构，结构表现（及反作用于）功能。

这一思想渗入中医学，使中医学表现出强烈的功能主义倾向，尽管早期的解剖学比较发达，但由于重心放在了人的功能上，形态结构研究处于服从地位，真正发展了的是功能生理学、功能病理学、功能治疗学，成为不同于西医的又一重大特色。主要表现：①形质失宜概由气行失序。认为气为本，形为末，气机变化决定形态结构，"大凡形质之失宜，莫不由气行之失序"，作为人的基本

生命活动的气机的状态，是健康与疾病的中心内容。②"证"是异常功能态。辨证论治所考察的，虽然包括器质性改变，但各种辨证所辨的共同的本质内容，是人的功能状态的异常化表现，是一种功能病理。"证"可以包括或表现为某种器质性改变，但不能把它归结为器质性改变的表现或产物。③以"调"为法的功能治疗。把疾病理解为功能失调，治疗必然是对失调的功能进行调理。"夫所谓调者，调其不调之谓也。"调节阴阳，调理气机，扶正祛邪，以及药治八法、针灸、气功等，其调治的内容无一不是功能性的。

【原载于陕西中医，1989，10（10）：451-452】

# 《周易》的思想孕育了中医的特色

《周易》对中医的影响是多方面的。从整体来看，是《周易》的有机自然观孕育了中医模式，形成了中医不同于西医的特色。

西医思想源于古希腊的原子论，经过近代原子论的复兴和科学革命、医学革命的发展，形成了一种"实物中心论"，强调粒子观念、结构观念、加和观念。中医思想源于古代中国的《周易》思想，经过后来对道家理论和元气学说的吸收和发挥，形成一种"系统中心论"，强调整体观念、矛盾观念、功能观念。中医思想是一种典型的东方模式，它不仅仅是打着《周易》思想的烙印，简直可以说，中医学是《周易》思想的一种化身。

## 一、《周易》的"分化"思想与中医学的整体观

中医和西医都有整体观，问题在于，两种整体观在性质和内容上存在原则性差别。

微尔肖的时代是忽视整体的，这个时代终于过去了，今天的西医学也在研究整体，但其思想基于一个基本观点——"整体等于部分之和"。这一观点源于原子论，在近代形成一种"原子－还原论"思路，其特点表现为原子是世界的本原，世界及万物都由原子"组合"而成，故研究事物的差别及其变化，就要把它分解还原为原子。表现在整体与部分的关系上，部分是基本存在，先有部分，后组合成整体，部分决定整体，要认识整体及其差异和变化，必须把整体

分解为其各个部分。可用图 4 - 29 - 1 表示。

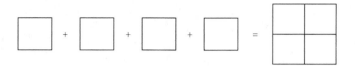

**图 4 - 29 - 1　原子论的世界模式**

这一思路反映在医学中，则把人体理解为由各个部分组装起来因而可以拆卸的客体，生理、病理、药理研究的重心放在各结构层次的各种有形粒子，诸如器官、组织、细胞、分子，细菌、寄生虫、病毒，磺胺（素）、抗生素、维生素、激素等。

中医模式与此格格不入，它遵循相反的另一种整体观——"整体不等于部分之和"，特别是"整体大于部分之和"。这一思想源于《周易》，是东方有机自然观的核心，与现代系统论的思想十分一致，其特点表现为以下几点。

（1）世界的本原是混沌一体的太极，世上万物都是由太极分化产生的。《周易》论曰："易有太极，是生两仪，两仪生四象，四象生八卦，八卦定吉凶，吉凶生大业。"后来的道家思想一脉相承，《老子》论曰："道生一，一生二，二生三，三生万物。"对世界本原和发生机制的回答，与西方原子论恰恰相反，可用图 4 - 29 - 2 表示。

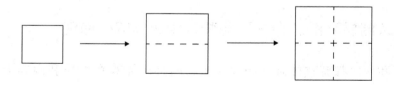

**图 4 - 29 - 2　周易的世界模式**

（2）在整体与部分的关系上，其观点是：整体是基本存在，整体分化出部分（具有母子关系），整体是部分的前提，整体不可任意分割，从整体中分割出的部分会失去原有的性态和意义。整体的变化取决于与整体有关的多种因素，部分变化是整体变化的表现并可反作用于整体，了解部分的变化只能说明整体变化的性态而不能阐明其原因，对各部分的了解累加起来远非整体的实际情况。

（3）在医学中，把人理解为不可分割的整体，生理、病理研究的重心放在人的整体水平，提出了气、阴阳、藏象、经络、正邪、"证"等理论；治疗学则发展了"调节人"的辨证论治和黑箱方法；药理研究则强调药的整体"气""味"和方剂整体水平的功效。

原子论的"组合"观点和《周易》的"分化"观点在哲学上可概括为"合二而一"和"一分为二"两个命题。从世界的现有既定形态来看，两种形式是并存而普遍的；但从世界的演化史来看，"分化""一分为二"却是基本的、更本质的形式。宇宙是通过膨胀分化发展的，没有分化，就没有核的合成、原子的合成、分子的合成、聚集态的合成；太阳系是由一块星云分化来的，地球的六大圈层是从原始地球分化来的。没有太阳系和地球的分化，就没有地球化学元素和化合物的合成；生命也是分化产生和发展的，物种从单一到多样，个体从简单到复杂，分子复制是从 DNA 解链开始，细胞繁殖是靠分裂实现，人的五尺之躯是由一个受精卵分化而来，受精（组合）过程是以生殖细胞的分裂和生物分化出雌雄异株为前提的等。因此，《周易》的自然观及由此孕育的中医整体观，更加符合世界特别是生命和人类的本质特征。

## 二、《周易》的"阴阳之道"与中医学的"不和模式"

对病因病机的认识，西医要求把疾病定位在局部性解剖部位上，把病因追寻到病原微生物或特异性理化"因子""因素"。

《周易》的思想与此截然不同，把六十四卦"提纯"，得到的"原子"只有两个，即"—"和"－－"两爻。在那样复杂的卦象变化中，阴阳两爻的性质是不变的。是什么造成了复杂的卦象变化呢？不是"原子"，是"关系"。

例如泰、否二卦（图 4－29－3），运用还原方法可发现，两卦都是由三阴爻、三阳爻构成，爻的数量和性质均相同，但二卦的整体属性却截然相反。"泰"为"天地交而万物通也；上下交而其志同也"，"否"为"天地不交而万物不通也；上下不交而天下无邦也"。造成两卦差异的是天地之间、上下之间的"交"与"不交"。

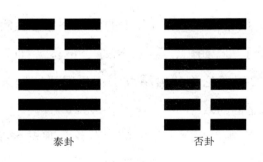

泰卦　　　　　　　　否卦

图 4 – 29 – 3　泰卦与否卦

"阴阳交而生物"是《周易》的一个根本性观点。一方面认为"一阴一阳之谓道"，阴阳的对立统一、阴阳的进退互更是世界的根本规律；另一方面认为，一切事物的发生和发展，都是由阴阳的交互作用（"刚柔相摩""八卦相荡"）决定的。这一思想后来由德国的黑格尔和恩格斯做了更明确的说明："交互作用是事物的真正的终极原因，我们不能追溯到比对这个交互作用的认识更远的地方，因为正是在它背后没有什么要认识的东西了……只有从这个普遍的交互作用出发，我们才能达到现实的因果关系。"[1]

《周易》的这一思想十分透彻地贯彻于中医学。在中医的病因病机理论中，不能说没有给"原子"留下任何余地，但十分鲜明地把注意的重心放在了"交互作用"上，突出地表现为三大病机。

**1. 正邪**

何为"正"，何为"邪"？《吕氏春秋》曰："四时之变，万物之化，莫不为利，莫不为害。""气失其和则为邪气，气得其和则为正气。"[2]这里不存在因而也不可能"提纯"出"正素"和"邪素"，关键在于气的"和"与"不和"。

**2. 阴阳**

"阴平阳秘"为健，"阴阳失调"为病，两者之间的差别，不是由于不能归结为多了或少了"阴素"或"阳素"，而是阴阳之间互根、互生、互化、互用这些交互作用的"调"与"不调"。

**3. 气机**

气机失常为病，同样不能归结为多了或少了什么"素"，而是气的出入之间、升降之间以及出入与升降之间关系的异常。《素问·六微旨大论》曰："四者之有，而贵常守，反常则灾害至矣。"病与不病，取决于出入升降的"失常"与"守常"。

总之，中医学如实地把"交互作用"理解为健康与疾病的终极原因，美国的凯普特查克称它为"不和的模式"。

## 三、《周易》的"变易无体"与中医学的功能病理

按原子论的"组合"思想，必然走向结构主义，即各部分组合的结构决定事物整体的功能。近代以来机器的研制和发展，证实并丰富了这种思想，在结构与功能的关系上形成一种基本观点：结构决定功能，功能反作用于结构。可表示如下（图4-29-4）。

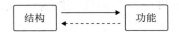

**图4-29-4 结构与功能的关系**

在这一思想指导下，西医以解剖学为基础来研究疾病，注意的重心为器质性改变，认为"多数已知疾病均属器质性疾病"，"功能性疾病最终会找到组织结构上的变化"[3]。

与此相反，从《周易》的"分化"思想出发，必然走向功能主义。其论曰"形而上者为之道，形而下者为之器""神无方而易无体""六爻之义易以贡"。认为变易的规律和过程高于形体而产生形体，是一种典型的动态功能世界模型。经过后来道家等思想的发展，在结构与功能的关系上，形成一种基本观点：功能决定结构，结构反作用于功能。可表示如下（图4-29-5）。

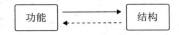

**图4-29-5 功能、结构相互作用**

这一思想与现代系统科学十分一致。贝塔朗菲的一般系统论认为，结构是过程流的记录和表现；普利高津的耗散结构论认为，特定条件下的耗散活动形成活的耗散结构；哈肯的协同学认为，子系统间的协同作用产生宏观有序结构。

中医学实际上把人理解为一种活的耗散结构或气化结构，以人的生命活动过程流为基础，把注意的重心放在了生命活动的功能过程，形成一种功能病理学（这是中医解剖学在中后期未得充分发展的内部原因）。其特点突出地表现在以下几个方面。

**1. 以"气"为核心的功能生理**

认为气者人之根本，"气聚成形，气散形亡""大凡形质之失宜，莫不由气行之失序"。气的聚与散、有序与无序，决定形的存与亡、宜与失宜。强调的是"气"，而非"体"。

**2. 以"证"为核心的功能病理**

中医辨证，以阴阳、虚实、寒热、表里而论，不能说它不涉及任何器质性内容，但它在本质上是功能性的。按现代人体科学的观点，"证"是人体异常功能态。

**3. 以"本"为核心的功能调理**

养生知本，治病求本，扶正固本；病变万端，各有其本，一推其本，诸证悉除。中医讲的"本"，实质是人的基本的生命活动，扶护、增强、推动这种生命功能，是防治疾病的中心环节。所有治则和治法，大都是以功能调节为内容。

生命科学的发展正在证实，生命和人在本质上首先是一种功能系统，中医学的功能病理学更加符合人的实际情况。

**参考文献**

[1] 恩格斯. 自然辩证法 [M]. 北京：人民出版社，1984：96.

[2] 张景岳. 类经·上册 [M]. 北京：人民卫生出版社，1982：363.

[3] 辞海·医药卫生分册 [M]. 上海：上海辞书出版社，1978：9.

【原载于山东医科大学学报（社科版），1990（3）：1-4】

# 道家思想对中医学的影响

《周易》以降，中国古代哲学百家争鸣，但纵观三千年史，儒道两家实为主脉，可谓一河两端。儒家以"仁"为核心，侧重于社会哲学；道家以"道"为核心，侧重于自然哲学。无可争辩，中医学深受儒家思想的影响，但从根本上来讲，道家思想对中医学的影响是更具本质性的，使中医学从指导思想、理论内容到方法体系，形成迥异于西方医学的风格。从中西医学的比较研究中，可深刻反映出东方的道家和西方的原子论对医学产生的不同影响。

## 一、《黄帝内经》是黄老之学的重要著作

道家思想形成于战国时期，其发展，有的主张分为早期道家（包括老庄学派和稷下学派）与秦汉新道家（亦称黄老道家）两大阶段[1]，有的主张分为"原生"（先秦）、"次生"（秦汉）、"再生"（魏晋）三个阶段[2]。不论分期有何不同，晚近的研究大都认为，道家思想发展到秦和汉初，有了新的内容和形式，或称黄老之学，或称秦汉新道家。新道家托名黄帝，为黄帝君臣立言，改造老子学说，并综合吸收了先秦各家学说的重要内容，形成一种新的理论体系，称为"黄帝老子之言"或"黄帝老子之术"。《史记》的"世家""列传"中多次记述"善治黄老言""本好黄帝老子之术""皆学黄老道德之术""本于黄老而主刑名""韩非之学归本于黄老"等。王充后来在《论衡》中称之为"黄老之操"。

秦汉新道家的哲学思想有两个基本特征。

第一，宗老子之"道"，以论宇宙本原、万物成因，述"清静无为"之术，以明理事处世之法。这与早期道家一致，体现出作为道家的本质特征。

第二，取各家之长补早期道家之短，发展为更积极的思想。一方面，以道家理论为核心，对阴阳、儒、墨、名、法各家之"善"和"长"，予以采、撮、兼、合，形成内容更加充实和丰富的理论。另一方面，在"自然无为"理论上，克服早期道家消极的"无为"主义，提倡积极的"待时而动""因时制宜"，强调"无为而无不为"，包含着主客观相统一的积极思想，故司马谈在《论六家之要旨》中评曰："其为术也，因阴阳之大顺，采儒墨之善，摄名法之要……道家无为，又曰无不为，其实易行，其辞难知。其术以虚无为本，以因循为用，无常势，无常形，故能究万物之情。不为物先，不为物后，故能为万物主。"

秦汉新道家也可分为两支。一是由稷下道家发展而来的齐国黄老学派，其代表人物有河上丈人、安期生、盖公等，其著作现已散失；二是由老庄学派发展来的楚国黄老学派，其主要著作包括《黄老帛书》《鹖冠子》和曾被称为"杂家"的《吕氏春秋》《淮南子》等。西汉初年，由于黄老之学适应新兴统治阶级的需要而备受推崇，从高祖至武帝初年，历代皇帝大都"好黄帝老子之术"，呈现"文景之治"的新局面，直至武帝"黜黄老刑名"而"独尊儒术"，道家的地位才发生改变。

值得注意的是，在《汉志》所录托名黄帝君臣的论著 27 种中，医学方面占了 9 种：医经 2 种——《黄帝内经》18 卷，《黄帝外经》37 卷；经方类 2 种——《泰始黄帝扁鹊俞拊方》23 卷，《神农黄帝食禁》7 卷；房中类 1 种——《黄帝三王养阳方》20 卷；神仙类种 4 种——《黄帝杂子步引》12 卷，《黄帝岐伯按摩》10 卷，《黄帝杂子芝菌》18 卷，《黄帝杂子十九家方》21 卷。这些著作大都散失，从今存《黄帝内经》可明显地看出：第一，它的整个思想倾向属于道家；第二，它鲜明地体现着秦汉新道家的特征，例如在形式上托名黄帝君臣，在内容上"因阴阳之大顺，采儒墨之善，摄名法之要"，有别于早期道家。

养生、祛病、延年是新道家的重要研究内容，《黄帝内经》既是秦汉新道家的重要著作，又是中医学理论体系的基础，因此，把岐黄之学看作秦汉新道家的一个分支不无道理。从历史来考察，自汉武帝"独尊儒术"之后，新道家在政治上失势，养生延年之术渐受重视。汉末以后，儒学地位日衰；至魏晋，又呈"学者以老庄为宗，而绌六经"的局面；到了唐代，儒、佛、道三教并重。特别自汉以降，道教大兴，道学被尊为教义，虽掺进大量宗教迷信内容，但使道家思想进一步延续发展，并且更多地发展了养生、炼丹之术，被称为"变质的道家"。这时的医学继续在道家思想的直接影响下发展。如东晋葛洪，少好学道，是著名的炼丹家和道学家，著《抱朴子》，是道教理论的主要代表者之一。再如南朝陶弘景，精于医药，又是著名道教思想家，宗老庄、葛洪之说，主张三教合流，开道教之茅山宗。又如唐代孙思邈，也"善言老庄"。这些情况说明，不仅在《黄帝内经》时代，而且直至隋唐，中医理论的形成、巩固、发展都与道家紧密地联系在一起。

## 二、道家的创世哲理与中医学的整体观

中医学对生命、人体、疾病的总观点，原则上区别于西医学，其思想源于道家。

西医学的思想基础是以古希腊原子论为发端的还原论。这种思想认为，世界的本原是原子，原子是"不可再分的宇宙之砖"，世上万事万物都是由原子"组合"而成，事物的变化或差异是由组成它的原子的形状或数量的不同造成的。因此，把事物分解为组成它的那些原子，成为揭示事物的差异或变化的原因和机制的基本思路。这种世界模式可用图 4 - 30 - 1 表示。

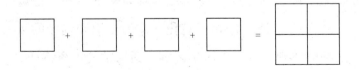

图 4 - 30 - 1　还原论世界模式

西方医学在这种思想的影响下，对人和疾病进行分解、还原，把注意的重心放在了作为"原子"化身的各种实物粒子上。如器官、组织、细胞、分子、细菌、病毒、特异性理化因子，以及磺胺（素）、抗生素、维生素等"素"。

中医学对人的生命、疾病的认识，遵循了道家的创世哲理。老子曰："道生一，一生二，二生三，三生万物。"这与原子论的"组合"方式相反，认为世界是"分化"发生的。其实这一思想非为道家独有，早在《周易》中就已提出："易有太极，是生两仪，两仪生四象，四象生八卦，八卦定吉凶，吉凶生大业。"中国古代不是从来没有类似西方那样的原子论或元素论（如五材说和墨家的"端"等），但它始终没能得到发展，在中国历史上占统治地位的，一直是发端于《周易》、发挥于道家的有机自然观，其世界模式可用图4－30－2表示。

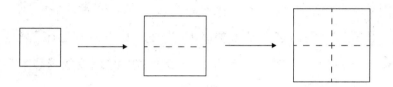

图4－30－2 中国传统世界模式

从道家这种创世哲理来看，整体是基本存在，整体分化出部分，部分从属于整体而不能脱离整体，整体决定和支配部分，把整体分解为部分，就失去了原貌。因此，认识和调控世界或事物，必须立足于整体。要认识和调控部分，也应通过认识和调控整体这一根本途径。

正是在道家这一思想的支配下，中医学确立了关于人和疾病的整体观，注意的重心没有放在生理、病理、药理中的那些实物粒子，而是放在了人的整体。第一，如实地把人理解为自然界分化的产物，确立了"天人相应"观，从运气、四时、正邪等关系认识和调控人的健康与疾病。第二，如实地把整个人的生命活动（而不是器官、细胞的生物学过程）理解为基本存在，把这一基本存在的正常与否——"正"与"证"的相互转化，作为认识和调控的重心，建立了辨证论治体系。这种整体观，成为中医学区别于西医学的本质特征之一。

## 三、道家的元气论与中医学的功能病理学

西方病理学以解剖学为基础，注重在形态结构上可以定位的器质性改变，并断言：多数已知疾病均属器质性疾病，功能性疾病最终会在组织结构上找到根据。因此，可称之为器质病理学或结构病理学。

中医学则相反，把病理研究的重心放在人的生命活动的过程流上。认为人的生命活动的本质过程是气化，气化这一功能过程正常与否，决定"形"即人体形态结构的健康与否，断言"大凡形质之失宜，莫不由气行之失序"。并提出了总的可测指标——阴阳。气化活动的正常（健康）状态是阴平阳秘，是"正"；气化活动的失常状态是阴阳失调，是"证"。"证"是人的异常功能态，它可以导致也可以不导致器质性改变。因此，可称为功能病理学。

阴阳、正邪、气机是中医病理的三大病机，而实际上，阴阳、正邪变化的基础也是气机；因此，气化活动、气机变化是中医学对人的生理、病理的深层本质的认识。而这一理论是道家思想在医学领域的应用和发挥。

元气论是道家的基本理论之一。"气"的概念流行于春秋战国，《左传》《国语》等多有论述。道家高举元气论的旗帜，把对气的研究推向特有高度，使之成为中国有机自然观的核心性内容。元气论的基本思想：元气是世界的本原，聚而成形，散而归之太虚，气与形相互转化的气化过程，是事物生生灭灭的实质，因而也是生命活动的实质性内容。它反映在功能与结构的关系上，表现为形态结构是气化活动的产物，气化活动正常与否决定形态结构正常与否，是功能决定结构。

《黄帝内经》对元气论作了多方面的阐发，此后历代医家和医著又做了多种发挥，发展出表达医学专业内容的"气""气化"等概念。元气论成为中医学最重要的基本理论之一，其思想可概括为：

（1）气是人体之形的本原，"气聚则形成，气散则形亡"。

（2）人之形体的生、结、育、变，是气的始、流、布、终的变化过程的表现，"气始而生化，气散而有形，气布而善育，气终而象变"。

（3）升降出入的气机变化决定人的生命活动，也决定人的形体变化，"出入废，则神机化灭；升降息，则气立孤危"。

以这样的理论为基础建立的病理学，当然以人的生命功能为主轴，其特点表现为：

（1）从生命功能考察病因病机，阴阳、正邪、气机等都是功能病理。

（2）功能病理的核心是"证"，"证"是人体异常功能态，八纲辨证、脏腑辨证、六经辨证、三焦辨证、气血津液辨证等内容都是功能性的。

（3）论治是功能调节，从治病求本、调整阴阳、调理气机等基本治则，到汗、和、下、消、吐、温、清、补八法，以及解表清里、越上引下、升清降浊、寒热温清、虚实补泻等具体治法，均是以"证"为对象的功能调节。

## 四、道家的"道法自然"与中医学的自主疗愈学

在治疗学上，中西医学之间同样存在深刻的差别。西方医学以对器质性病理改变的认识为基础，注重特异性病因引起特异性病理改变，强调以特异性药物消除特异性病因，特异性地纠正病理改变，形成某种"以箭射靶"的治疗模式。虽然也注意到人体固有的自愈力，但没有摆到足够的位置。

中医治疗学与此不同，它以功能病理为基础把治疗过程如实地看作对人的固有生命活动功能的调节，尊重、依靠、调动机体固有的自愈力量来战胜疾病，是一种自主调节。其特点突出表现在：

（1）施治于外，神应于中。肯定机体的自主性，认识到机体对外来作用（致病的与治病的）均作主体性反应，故强调"攻邪在乎针药，行药在乎神气"，神气不应，针药难效。

（2）调其阴阳之所自，阴阳自和必自愈。认为阴阳自和而致阴平阳秘，是一阴一阳之道的自然趋势。疾病是阴阳自和而不能，能推动阴阳自和，病必自愈。

（3）壮水之主以制阳光，益火之源以消阴翳。壮的是"主"而非"水"，益的是"源"而非"火"，这是养生知本、治病求本在治疗学上的直接体现，是推动机体之"本"实现向愈。

中医的这种治疗学是道家"道法自然"思想影响的产物。法自然者，就是肯定世界、事物发展变化的规律是客观的，是不以人的主观意志为转移的自然而然，人们不能改变它，只能遵循它、法则它。人的健康和疾病过程同样存在着自然规律，这就是在30多亿年的生物进化和300多万年的人类进化中锻炼和选择的自我组织、自我调节能力，中医把它称为"正气""阴阳自和"。现代系统自组织理论正对它进行深刻的揭示，证实了对系统的一切作用，只有通过系

统的自组织过程才能产生某种效应。

秦汉新道家克服早期道家"无为"的消极思想，提出了许多积极思想，突出的是：①"因循"，即因自然之势，循万物之理。主张循理而举事，因事而立功，不易自然，因物之自然。②"待时"，即待时而动，适时兴作。主张不为物先，不为物后，因物之所为，故能为万物主。这些思想也都渗透到中医治疗学中，中医强调以和为贵，以通为顺，主张"治病之道，顺而已矣""未有逆而能治之者""化不可代，时不可违""必养必和，待其来复"，坚决反对"粗工凶凶"，乱用攻伐。同时，创造了气功、针灸、子午流注等更典型的"道法自然"治疗方法。

## 参考文献

[1] 吴光.黄老之学通论 [M].杭州：浙江人民出版社，1982：5.

[2] 熊铁基.秦汉新道家略论稿 [M].上海：上海人民出版社，1984：191.

【原载于山东中医学院学报，1990，14（1）：5-8】

# 中医学方法论研究之方法

中医学方法论作为一门专门的学问，是 20 世纪 70 年代以来形成和发展的。至 20 世纪 80 年代，发表的相关论文数以百计，论及中医学方法论的著作、教材 10 余部，关于中医学方法论的专著 5 部，高等中医院校大都在硕士研究生（有的还是本科生）的课程中讲授中医学方法论内容，中华全国中医学会于 1985 年举办了全国中医学方法论学习班，山东中医学院开创性地于 1988 年首次招收了以中医学方法论为研究方向的硕士研究生 3 名。目前，中医学方法论的研究呈现出开放、活跃、深化的趋势，并得到非医多学科专家，特别是一些著名科学家的支持和参与。就现有研究进展和未来发展方向看，有几个问题值得进一步讨论。

## 一、理论突破以方法更新作先导

从理论上来讲，一门学科的理论与方法之间的关系是辩证的，新的理论可转化为新的方法，也只有采用新方法才能发现新规律、创立新理论。从科学史来看，无论是具有划时代意义的科学革命，还是一个学科内新理论的形成，大多是以方法的更新为先导。中医学正在孕育理论的突破，历史地把方法论问题尖锐地提出来。近 30 年来，中西医结合研究和中医现代研究的实践一再证明，不解决方法论问题，理论的突破是困难的，这突出地表现在两方面。

首先，以探讨"××实质"为题的一系列重大课题不同程度地遇到困难。

"经络实质"已提出 10 多种假说，"脏腑实质"设立了若干攻关项目，都未真正解决问题。问题不在于有没有"实质"，而在于把"实质"设想为什么。这里的要害，是按西方的还原论思路把"实质"设想为可解剖定位的形态结构，这不仅违背中医学原理，更违背中医学的思路，在方法论上走入一条斜路。还有制剂的拆方研究、中药的有效成分提纯，在显微镜下、在化学元素上找不到四气五味、升降浮沉。

其次，各种打上"现代"标记的研究项目，由于思路和方法不清晰、不符合中医特色，其结果难予肯定。四诊客观化、辨证规范化等研究借用大量西医指标，有的很有价值，但相当多的指标特异性不强，而从总体上难以完全符合临床辨证实际。日益增多的各种实验研究，特别是动物实验，在许多情况下并不能恰当地验证中医理论，问题也在实验设计和造模方法上。

## 二、目前中医方法论问题的焦点

上述这些方法论问题是中医的现代发展必然要遇到的。一方面，中医的现代发展需要吸收和运用新的理论和方法；另一方面，西医学的理论和方法是最近的邻居，又有中西医结合研究的成果作桥梁，吸收和运用西医理论和方法是客观的必然。这样，在方法论上必然遇到"衷中参西"还是"以中符西"的问题，迄今所呈的状态实质是后者占着上风。因而，中西医学的方法论比较研究，以及如何坚持和发扬中医方法论的特色和优势，是一个迫切的课题。

李约瑟[1]早就指出，西方的世界观和方法论是机械论的，而中国的世界观和方法论是有机论的。德国学者波克特[2]于 1980 年前后一再评论，中医学因缺乏一种始终如一的方法学概念而正从内部腐蚀下来，中国的学者应该觉醒，不应不加批判地接受和使用西方的方法学。美国中国医药中心主任邱国柱[3]认为，用分析方法把中医分割成一点一线，将"有用"的部分"证实"后，置于西医框架之中，并非中医现代化。

通过多年中西医比较研究，在理论界目前较一致地认识到，中医和西医是东西方两种文化体系、两种科学母体孕育的产物。在方法论上，中医是系统论的，西医是还原论的[4]，两者之间存在根本性的区别，不仅难以"结合"，更不能用还原论思路解决系统论的问题。这是前述各种现代研究在方法论上遇到的一个焦点困难。对这个问题的研究需要深入，更需要普及，使越来越多的人从比较中理解和觉醒。

## 三、系统论思路是研究的主方向

中医方法论的研究已形成两个研究方面。①对于中医学各种传统方法的发掘、总结、阐发，可称为"小方法"研究。其特点是对四诊、辨证、治则、阴阳、五行、内景返观等方法进行具体的个别的研讨。已发表论文中的半数左右，以及黄建平的《祖国医学方法论》（1979）、刘长林的《内经的哲学和中医学的方法》（1982）、祝世讷的《中医学方法论研究》（1985）、孙朝宗的《经方方法论》（1989）等著作，大都属于这个领域。这项研究达到了历史上从未有过的系统和全面，促使对各种传统方法的认识和运用更加自觉。研究正在深入，历代医家经验的方法论总结和中医传统方法的特点的理论总结尤需加强。但是，对于中医现代研究所面临的方法论难题，这种研究难于给出有力的回答。②对于中医学术思想和研究思路的研究，可称为"大方法"研究。其特点是探讨中医传统方法的共同特征，揭示中医学术思想的精髓是系统论思路。钱学森倡导了这项研究。已发表论文的半数左右，以及祝世讷的《系统中医学导论》（1989）、《中医系统论》（1990），张士舜的《中医现代化研究》（1989）等著作，大都属于这一领域。这项研究旗帜鲜明地强调，科学已从"分析时代"进入"系统时代"，中医学包含系统论思想，中医现代化是医学发展的正道[5]，系统论思路是中医特色和优势的实质和精髓。坚持和发展系统论思路，是保证中医学独立发展的方法论前提[6]。这项研究带有全新的开创性，抓住了中医学方法论研究、中西医方法论比较研究的关键，对于中医现代研究所面临的方法论难题能够从理论上做作出回答。但目前的研究尚处于理论阶段，迫切需要向实践方面深入和转化，成为广大研究工作者和临床工作者用于实践的思考方式和操作方法。

## 四、需要移植和创造全新的方法

为促进中医学术的发展，方法论研究不应满足于总结已有方法的内容和体系、评价中医方法的特色和优势，更应当根据中医学现代研究所面临的困难，创造性地研究和发展新方法。

前些年提出的"继承、移植、创新"相结合的原则，经实践证明是正确的。继承性研究虽然做得远远不够，但实际上是迄今为止研究工作的主体部分。移植性研究兴起于 20 世纪 80 年代，多种学科的专家积极参与，将数学、物理学、分子生物学、系统论、信息论、控制论、耗散结构论、协同学、电子计算机等学科领域的方法移植到中医学，从这些新的角度来发掘和阐发中医方法的科学精华，使之提高到现代水平。发表论文几十篇，各种方法论著大都包含这方面内容，并形成了泛系方法系统论、中医系统论、中医电脑技术等专项研究。这些研究带来新的信息，启发人们的思想，确有开拓和升华。但它毕竟以移植为主，还没有真正创造出中医学的新方法，对于解决中医现代研究所面临的方法论难题，虽然方向和道路是对头的，但离目标仍有一段较长的路程。

钱学森先生在今年 3 月给我的信中批评我的中医系统研究"尚未'现代化'"，还停留在耗散结构理论和协同学的水平上；指出人体是开放的复杂巨系统，不能用普利高津的方法和哈肯的方法，只能用从定性到定量综合集成法[7]。中医系统论也必用这一概念，老的一套是不能解决问题的，中医理论其实已孕育着上述现代化的观点。钱老的这些意见是战略性的，系统科学的确为中医现代研究提供了有史以来最合适的理论和方法。但它到 20 世纪 80 年代为止已有的成果仍然不能解决中医现代研究所面临的问题，有待系统科学和人体科学的新发展提供新的理论和方法。

## 参考文献

[1] 李约瑟. 李约瑟文集 [M]. 沈阳：辽宁科学技术版社，1986：65 – 85.

[2] 波克特. 中医药研究动态，1980（10）.

[3] 张士舜. 中医现代化研究 [M]. 哈尔滨：黑龙江科技出版社，1989：2 – 3.

[4] 祝世讷. 系统中医学导论 [M]. 武汉：湖北科技出版社，1989：2 – 3.

[5] 吕炳奎. 上海中医药杂志，1981（4）：1.

［6］祝世讷．中医系统论［M］.重庆：重庆出版社，1990：45 – 48.

［7］钱学森．自然杂志，1990（1）：3 – 10；1991（1）：3 – 8.

【原载于中医药时代，1991，1（1）：15 – 16】

# 系统论的几个理论问题

系统论在中国的研究和应用已经 40 多年，理论研究日益深化和成熟，实际应用日益广泛和复杂，有些概念和论点也反映出一些不同理解，有必要深入探究和推敲。兹谈几点认识参与讨论。

## 一、系统的定义应改"组成"为"包含"

关于系统的定义，20 世纪 80 年代以来，大多引用贝塔朗菲《一般系统论》的"系统可以定义为相互作用着的若干要素的复合体"[1]。

几十年来，系统论的各种研究提出的系统定义，大同小异有 40 余种，张全新的《系统方法概论》从国内外搜集的系统定义列出了 34 种，其共同的基本含义是："系统是由相互作用的若干要素组成的具有特定性能的整体。"

其中关键词主要有要素、相互作用、组成、整体。而从贝塔朗菲的定义到张全新搜集的 34 种定义，对系统的定义、核心都是"由要素'组成'的整体"，对系统"整体"的定义，半数以上称为"集""集合""汇集"，有的称为"群""集团""结合""总和""复合体""综合体"等。[2]

从中可以看到两个基本情况：第一，这些定义都把系统理解为用"集合""复合体"表述的组合系统，无视或忽略了分化系统，是不完备的；第二，这些定义的提出主要基于数学或工程技术的研究，而非基于宇宙研究和生命研究。贝塔朗菲虽然是理论生物学家，基于生物学研究从有机论发展到了系统论，但仍然深受西方原子论思想的影响，多篇文献论及系统的定义讲的都是"系统是由要素'组成'的整体"。

组合系统是一种相当普遍的客观存在，但不是唯一的，还有分化系统。而且，从整个宇宙来看，分化系统比组合系统更基本。

因此，系统的定义，应当同时包含这两类系统。我们研究后，提出对系统的常用定义修改两个字——将"组成"改为"包含"，修改为：

"系统是包含相互作用的若干要素并具有特定性能的整体。"[3]

"包含"一词能够同时反映组合与分化两类系统，更完备一些。我们已于1990年将这一修改的定义写进了自然辩证法教材。

## 二、原子论已被现代科学彻底否定

组合系统观的基于欧洲特有的原子论。代表人物有古希腊的留基伯（前500—440）、德谟克利特（前460—370）、伊壁鸠鲁（前341—270）等，认为世界的物质本原是原子（Atomos），即"莫破质点"，事物和整个世界都由原子组合而成。由此形成的整体观认为，整体是由部分（原子）组合而成的复合物、集合体。

在中世纪那"黑暗的一千年"，原子论思想因违背教义而被扼杀，直到1626年法国国会还以死刑来禁止原子论思想的传播。在欧洲文艺复兴中原子论得到复兴，并且由古希腊的哲学思辨的原子论，发展成为科学实证的原子论。对复兴原子论做出贡献的有布鲁诺（1548—1600）、伽利略（1564—1642）、伽桑狄（1592—1655）等。特别是牛顿（1642—1727），确立了机械原子论，以其力学原理建立起原子论世界模式。他认为原子是不可再分的最小微粒；原子之间有吸引、排斥两种作用力，吸引使原子结合，排斥使原子分离；粒子按大小分为几个等级，大粒子中包含着小粒子，小粒子中包含着更小的粒子，最小的粒子是原子。到18世纪，牛顿的这一思想随着其力学成就的影响而逐步占据统治地位，形成组合性、机械性世界观。

到19世纪，又进一步发展成为化学原子论。道尔顿（1766—1844）把原子论引入化学领域，认为一切物质皆由最小的不可分割的质点所组成，这些质点就是原子。原子既不可创造，也不可消灭；在一切化学变化中，原子的属性不变；化学的化合与分解就是原子的组合与分解。在此基础上，阿佛加德罗（1776—1856）提出了"原子－分子论"，认为原子是参加化学反应的最小质点，分子由原子组成。

经过这一系列发展，"原子"从哲学思辨的概念变成了科学实证的实体。证明了，原子是用化学方法不可再分的最小物质颗粒，可以自由地把原子组合成分子，或把分子分解还原为原子。由此，科学界坚信，已经找到了世界的物质本原——原子，掌握了由原子组合成分子及世界万物，或将其再分解还原为原子的机制和规律。

"这是一种信仰，它相信，坚硬不破的死的物质，或牛顿的坚实不可穿透的质点，或现代物理学中的复杂的基本质点，乃是宇宙的唯一的终极实在；思想与意识不过是物质的副产品，在物质底下或以外，更没有什么实在。"[4]

但是，从 19 世纪末的物理学危机开始，自然科学的现代发展至少从四个方面，以重大的事实彻底否定了原子论及以此为基础形成的世界观。①19 世纪末物理学的三大发现（电子、X 射线、放射性）证明，原子不是"莫破质点"，是由原子核和电子构成的，不具有本原性，不是什么世界的物质本原。②20 世纪以来的宇宙起源研究证明，宇宙的本原是原始火球，整个宇宙浓缩于一个奇点，从爆炸开始演化 137 亿年，才有了今天的世界。参与组合的各种物质要素都是在演化过程中分化产生的。③量子场论的研究证明，比原子更小的基本粒子（质子、中子、电子等）是量子场的能量激发而生，粒子是能量的聚集。宇宙在演化的早期，发生能量与质量的分化、场与粒子的分化，产生出早期的质子、电子等物质粒子，为此后的组合演进准备了材料。④化学元素的起源与演化研究证明，已知的 90 多种天然元素，是在宇宙演化过程中一步一步生成的，最早的原子生成于宇宙膨胀到第 38 万年左右，由 1 个质子与 1 个电子相结合生成氢原子，其他原子（元素）在宇宙演化的不同阶段以不同机制生成，都不具有本原性。

总之，世界的本原是原始火球，古希腊人设想的作为世界本原的原子不存在，被物理学和化学认识的原子——构成分子的在化学上不可再分的最小物质单元，是由质子与电子构成，只是物质结构的一个层次，不具有本原性，更不是什么世界的本原，是在宇宙演化过程中产生出来的。那种认为原子是世界的本原，世界万物由原子组成的世界观，被科学事实彻底否定了。

## 三、世界在市质上是分化系统

地球人所面对的现实世界，横向看去，既有组合系统，又有分化系统，而且从某种特定角度看，组合系统似乎更多。但是，从纵向看，从宇宙全局特别是整个演化史来看，世界在本质上是分化系统，或在本质上首先是分化系统，组合过程和组合系统不过是以其为母分化出来的一个分支。

这种认识基于现代科学提供的事实，特别是七大"起源与演化"研究，即宇宙的起源与演化、天体的起源与演化、太阳系的起源与演化、地球的起源与演化、化学元素的起源与演化、生命的起源与演化、人类的起源与演化。这些研究发现，目前观测所及的宇宙有137亿年历史和137亿光年空间范围，这个宇宙的本原是个"原始火球"，世界万物是由它从膨胀开始一步一步地分化发展而来。

宇宙的起源与演化研究证明，宇宙的本原是个温度无限高、密度无限大的原始火球（奇点），演化从爆炸开始，通过膨胀分化产生出宇宙的现有一切，主要的分化包括时间与空间、质量与能量、明物质与暗物质、明能量与暗能量、场与粒子、粒子的正负电荷等。天体的起源与演化研究证明，银河系、太阳系等天体是由原始星云演化而来，是个分化过程，太阳系的恒星和行星由一块原始星云分化而成。地球的起源与演化研究证明，地球由太阳系分化而生，经过46亿年的分化，生成六大圈层（地核、地幔、地壳、大气圈、水圈、生物圈）。地球生命是由地球分化而生，其演化的35亿年同样是分化过程，分化为微生物、植物、动物三极及数以万计的物种，在最后的300万年，分化出了最高级的人类，"生物进化树"描述了地球生物的分化路径。人类由其母系（宇宙、太阳系、地球、生物圈）分化而生，人类的个体更是分化系统，从受精卵开始通过细胞分裂发育，从母体以"分娩"而生。

值得注意的是，现实世界确实存在众多组合系统。问题在于，第一，组合系统本身都是次生品，不是本原的；第二，参与组合的各种要素，也不具有本原性，而是在宇宙演化中分化出来的。最常说的原子，不具本原性，是宇宙首先分化出质子、中子、电子等，然后在一定条件下组合成原子，才逐步出现原子水平及原子以上水平的组合。量子场论的研究则阐明了，质子、中子、电子等基本粒子不具本原性，是由量子场的能量激发而生，故由基本粒子参与的组合同样不具本原性。有人说，作为人的个体之本原的受精卵，不是卵子与精子的是组合么？表面上看似乎是，但实际不是。受精不是简单的组合，而是个复杂的生命运动过程，受精卵是个找不到精子和卵子的新的生命体；再往前看，精子和卵子都是通过细胞分裂而生，男人和女人都是由其母亲"分娩"而生，男女两性又是在生物进化中从无性生殖分化出有性生殖而来。

总之，现代科学以事实证明，世界在本质上是分化系统，或者，在本质上首先是分化系统。现知的参与组合的各种要素，都不具有本原性，都是宇宙分化的产物。没有分化，就没有组合。

## 四、中国传统的分化系统观

客观存在分化系统与组合系统，也产生了分化系统观与组合系统观，在哲学上抽象分为"一分为二"与"合二而一"。哪一种更符合实际，是宇宙的根本规律？在 20 世纪 50 年代的争论，曾演变为一场政治风波。

中国的传统思想，以周易、道家、儒家为代表，虽有多种流派和观点，但对于宇宙和世界万物的本原、发生、发展的特性和规律的理解，却高度一致，认为是一种分化系统观。其外在形式是古朴的，但其思想却有极其深刻的"深层内核"，最重要的有以下五条。

### 1. "太极"宇宙本原观

哲学的基本问题是对世界本原的回答，由此形成唯物论和唯心论两种思想。但是，哲学界很少讨论或没有解决的一个问题是唯物论的回答也有相悖的两种，已经并立存在了几千年，至今没有分清是与非。

一种回答是欧洲的原子论。认为世界的本原是分散存在的原子，原子是不可再分的最小物质颗粒（莫破质点），由原子组合成为世界和万物。这种本原观已被现代科学彻底否定（已如上述）。

另一种回答是中国的，其代表是阴阳学说。认为宇宙的本原是混沌未分的原始整体，周易讲"易有太极"，道家讲"道生一"，儒家讲"礼必本于太一"，其共同观点是认为，宇宙本原是"有物混成，先天地生"的，可用"一"或"太极"来称谓的原始整体。《易纬·乾凿度》讲得更具体："有太易、有太初、有太始、有太素。太易者，未见气；太初者，气之始；太始者，形之始；太素者，质之始。气形质具而未相离，故曰浑沦，言万物相浑沦而未相离。"

19 世纪以来，自然科学先后 4 次以事实证明，原子不是世界的本原。20 世纪以来关于宇宙起源的研究证明，宇宙的本原是个原始火球，它密度无限大、温度无限高、时空无限弯曲、熵值无限趋近于 0，宇宙的一切浓缩在一个奇点。宇宙学研究已经追溯到宇宙年龄的 $10^{-44}$ 秒，现有的一切存在那时都还没有产生，从那时的爆炸开始一步一步分化产生出现有的一切。作为宇宙本原的"原始火球"或"奇点"，正是阴阳学说所论的"太极"或"一""无"，世界万物正是"有生于无"，正是从"太极"一步一步地分化产生出来的。

总之，阴阳学说的"太极"本原观，与现代科学所揭示的宇宙本原本质上一致，是阴阳学说关于宇宙本原的基本原理。

**2. "一生二"发生观**

世界万物是怎样产生的，同样有两种不同回答。

一种是"一分为二"论，即分化发生观。其代表是中国的阴阳学说，认为是从一个混沌未分的原始整体通过一分为二地分化一步一步产生的。其原理是"一生二""太极生两仪""气分阴阳"，这是世界万物发生的根本规律。

《老子》言："道生一，一生二，二生三，三生万物。"

《易传·系辞上》言："易有太极，是生两仪，两仪生四象，四象生八卦。"

《礼记·礼运》言："礼必本于太一，分而为天地，转而为阴阳，变而为四时，列而为鬼神。"

这些理论，是最早、最一致、最明确、最系统的"一分为二"发生论，一脉相承地发展了几千年，其思想与现代科学所揭示的世界万物的发生规律完全一致。这种一分为二的观点，被马克思主义哲学总结为辩证法的实质。列宁讲："统一物之分为两个部分以及对其矛盾着的各部分的认识，是辩证法的实质。"[5]强调辩证法所揭示的，是"统一物之分为两个部分"及其矛盾关系和运动。

另一种是"合二而一"论，即组合发生观。其代表是欧洲的原子论，认为世界万物由分散存在的原子组合而成。古希腊时期的辩证法大师赫拉克利特，曾提出著名论断"不能两次踏进同一条漂流"，但是对于"对立统一"，作的却是原子论的组合式说明："因为统一体是由两个对立面组成的，所以在把它分为两半时，这两个对立面就显露出来了。"[6]他强调的是，统一体是由两个对立面"组成"的，所以把它分开时就看到了两个对立面。

世界万物的发生，究竟是本于一、分为二地"一分为二"，还是本于二、合于一地"合二而一"？从事物的现存状态来看，这两种发生机制几乎同时存在；但是，从宇宙的高度和宇宙的全部演化过程来看就明白无误，根本机制和规律是"一分为二"。首先是由原始火球一分为二地分化产生出各种存在物，然后才有了由各种存在物合二而一地组合成新物。一分为二是本原的、根本的，合二而一是次生的、枝节的，没有一分为二，就没有合二而一。

总之，阴阳学说的"一生二"发生观，与现代科学所揭示的世界万物发生的事实和规律本质一致，是阴阳学说关于世界万物发生的基本原理。

### 3. "二生三"发展观

发展是前进、上升，不仅增加新量，更产生新质，产生新质是发展的本质。阴阳学说所论"一生二，二生三，三生万物"，正是这样的发展观，其思想要点有三。

第一，"一生二"是产生新质。由"一"所生的"二"，不是从量上由一分为二，而是产生第二种新质。"太极生两仪"，两仪是阴阳，是太极所没有的第二种新质。宇宙从原始火球爆炸膨胀开始，一生二地分化为时间和空间、物质和能量等。特别是，所生的"二"的性质不但与"一"不同，而且"二"是两种不同甚至相反的性质，具有对称破缺的性质，例如太极所生的阴阳两仪。因此，世界才有发展，才有了复杂性。

第二，"二生三，三生万物"是新质的叠生和复杂化。"二生三"也不是从量上由二扩展为三，而是产生"二"所没有的第三种新质。第三种新质是怎样产生的？是由"一"所生的两种新质相互作用而生，即"阴阳交而生物"。"两仪生四象"，是阴阳两仪相互作用而产生阴阳所没有的第三种新质——"四象"。"三生万物"，同样不是从量上由三扩展为万，而是从质上由三种质发展为万种质，万物之"万"的本质是万种质，没有质的差别，只在数量上以万计，不是"万物"。"三生万物"是从"三"开始，一步一步地产生万种新质，发展出复杂的万物世界。周易以六十四卦的简易模式，概括地表达了新质逐层次地产生和复杂化的发展规律。发展的本质不是量的增加，而是新质的产生，只有不断地产生新质，才有世界的前进、上升、复杂化发展。

第三，"阴阳交"是质变的复杂化机制。所谓"一阴一阳之谓道"，不只是分阴分阳和阴阳的各自变易，更重要的是阴阳的交合，"阴阳交而生物"是阴阳交而产生新质的复杂化机制。"天地合而万物生，阴阳接而变化起。"（《荀子·礼论》）"阴阳和合而万物生"（《淮南子·天文训》），"阴阳交而生物"（《东坡易传》）。唯物辩证法认为，交互作用产生新事物。但是，交互作用的主体是什么？为什么交互作用能产生新事物？阴阳学说明确地回答了，是阴与阳的交互作用，是相异相反的两种属性（质）的交互作用才产生新属性（质），是阴阳两仪交互作用生四象，四象交互作用生八卦。只有不同的质交互作用，才能产生新质，相同的质交互作用不能产生新质。"和实生物，同则不继"（《国语·郑语》），同性恋可以恋，但不能生育，不能发展。

总之，不同的质交互作用而"二生三"，是宇宙由简单到复杂的发展规律，是阴阳学说关于宇宙发展的基本原理。

### 4. "阴阳自和"有序观

宇宙分化产生的万事万物是多样和复杂的，但其发展的方向并非分散化、无序化，而是组织化、有序化，即"和"。

宇宙在演化中如何走向组织化有序化的"和"？没有什么上帝的意志，而是自组织、自有序的，即"自和"。正是在这里，阴阳学说提出了"阴阳自和"论，认为世界是通过阴阳之间的交互作用自我组织自我有序的。

首先，阴阳自和论指明了宇宙的演化方向是"和"。"道生一，一生二，二生三、三生万物，万物负阴而抱阳，冲气以为和。"（《老子》）宇宙的分化发生和发展的方向不是走向分散、无序，而是组织化、有序化，是协调、和谐，是走向"和"。现代科学所研究和认识的宇宙正是如此，因而在 20 世纪后半叶出现了多门系统自组织理论，开始系统地研究和总结世界的自组织特性和规律，阴阳自和论可视为最早的系统自组织理论。

其次，阴阳自和论指明了"和"的本质是"自和"，不是"他和"，其机制是"阴阳交"。《庄子》曰："至阴肃肃，至阳赫赫；肃肃出乎天，赫赫发乎地。两者交通成和，而物生焉。"王充《论衡》曰："正身共己而阴阳自和，无心于为而物自化，无意于生而物自成。"这些论断指明了，世界的组织化有序化走向"和"，不是靠外力，而是自化、自成、自和。而自和的动力和机制，源于阴阳有对称破缺而来的相反而相成之本性和本能，故可自生自化而交通成和。现代系统自组织理论从不同学科的具体领域揭示了，通过矛盾运动实现自组织的机制和规律，包括耗散导致有序、协同导致有序、超循环导致有序等，从哲学的高度抽象，就是阴阳自和。

总之，阴阳自和论是阴阳学说的自组织理论，是关于宇宙发展自我走向组织化和有序化的基本原理。

### 5. "本一"元整体观

现实存在着两种整体性，两种整体观，哪一种整体性是世界的本质？哪一种整体观更符合世界整体性的本质？事实证明，阴阳学说的整体观，是对世界的整体性本质的正确认识。

（1）世界的元整体性和阴阳学说的元整体观

阴阳学说的整体观是元整体观。认为世界的本原是一个混沌未分的原始整体，即"一"或"太极"，由这个原始整体分化出内部各部分而形成宇宙系统。其发生机制和过程是"道生一，一生二，二生三，三生万物"，或"太极生两仪，两仪生四象，四象生八卦"。在这里，整体是本原的，是"元整体"；部分是次生的，是整体产生和决定部分；部分先天地统一于整体，始终从属于整体而不能离开整体单独存在。宇宙中自然产生的一切，都是沿"一生二"的路线分化发生，因而其整体性都是本原的，具有元整体性。

现代科学证明，宇宙的本原——原始火球是个元整体，是通过内部分化产生出今天所见的一切（部分）。世界的整体是本原的，是元整体，阴阳学说以"一"或"太极"来概括世界的整体性，符合事实，明确而深刻地表明了世界的元整体性。

（2）原子论的合整体观反映的是次生整体性

欧洲原子论的整体观是合整体观。认为世界的本原是数量无限多而分散存在的原子，世界万物都是由原子组合而成，其整体是"合整体"。例如，原子组合成分子，木块搭成积木，零件组装成机器等。这种整体的部分是先有的，整体是次生的；部分产生和决定整体，整体的性状取决于部分；部分可离开整体单独存在，或可再组合成另外的整体。

现代科学研究了这类合整体，证明它也客观存在。问题在于，这种整体不是本原的，而是次生的，组成这种整体的各种部分都是由元整体分化而来的，没有元整体的分化，就没有参与组合的部分，也就没有合整体。而且，这种整体之整体性的根源和动力，不是来自内在的"元"，而是外力的"合"，没有进行"合"的动力和机制就没有这种整体，它是被产生（制造）出来的。

总之，宇宙是个元整体，宇宙分化产生的万物是元整体，元整体性是世界整体性的本质。只是在宇宙分化出部分之后，才出现了组合而成次生整体的过程。阴阳学说本于"一"的元整体观正确地反映了世界的整体性。

（3）人与天的统一性是"本一"而非"合一"

人与天的关系是整体观的一项重要内容。问题在于，人与天的统一性是"本于一"，还是"合于一"？

阴阳学说认为，人是天（宇宙）分化而生的子系统，是"一生二，二生三"而来，强调"人生于地，悬命于天""生气通天""人天相应"。人与天的统一性就在于人本于天、生于天，人与天的统一性是"本于一"或"本一"。

但是，有些人被欧洲原子论洗脑，崇拜西式合整体观，把宋代张载偶尔讲的"天人合一"四字拣来奉若神明，到处讲天人合一，甚至将其硬塞给中医，将中医的"天人相应"论阉割和篡改为"天人合一"论（在中医的经典文献中，找不到"天人合一"概念），错解人与天的关系，制造理论混乱。其实，张载虽然讲过"天人合一"，是讲人的德行要合天理，而他对人天关系的本体论理解，强调的是"天人本一"。他说："以万物本一，故一能合异……天性，乾坤，阴阳也，二端故有感，本一，故能合。"（《正蒙·乾称》）

问题关键，不在于人与天是否统一，而在于怎样统一，为何统一。难道人与天不是源于一、本于一，因而本性是内在地统一，而是本于二、合二为一的？天人合一论的要害在"合"（连"和"都不讲），是强调本于二、合于一，是以西方的原子论思想和组合观，来篡改中国传统的天人本一、天人相应的思想和理论。

总之，只有从本体论，从发生机制和过程，才能认清人与天的"本一"关系，认清"合一"论的谬误。阴阳学说所论人与天的"本一"关系，符合实际的人天统一性。

## 五、系统论不是"整体论加还原论"

有不少人认为，系统论就是"整体论加还原论"。为简明地说明系统论与整体论、还原论的关系，这样说尚未不可。但严格来说，这一论断是不成立的，关键在于系统论所认识和掌握的系统特性和规律，完全超出整体论和还原论视野，远远地高于和超出整体论与还原论及其相加之和。

这三"论"，都是观点和方法的统一体，有人称其为三种不同的思维方式。它们是在科学史和哲学史上，基于不同的历史条件依次形成和发展的，即古代的整体论、近代的还原论、现代的系统论。

### 1. 古代的整体论

人们经常提及整体论，但迄今为止，还找不到一个"什么是整体论"的公认的明确定义，也没有权威性论断。能够找到的，有代表性的，只有恩格斯的论述。

整体论——就整体论整体的思维方式。它产生于古代，其特点主要有三：

第一，注意的焦点在事物的整体，集中于认识事物的整体特性和规律。

第二，由于古代生产水平和科学技术水平低下，没有条件和手段把事物的整体打开，去认识整体内部的各个部分和细节，所研究的整体是没有"打开"的"黑箱"。因此，对整体的认识原则上正确，但因对内部各部分和细节缺乏了解，因而对整体的认识是笼统和模糊的。

第三，没有打开整体，没有研究整体内的各部分，没有认识整体与部分之间的关系（例如是整体等于部分之和，还是整体不等于部分之和，是整体产生和决定部分，还是部分产生和决定整体等），没有认识整体内各部分的相互作用及由其产生的复杂性（例如由相互作用产生系统质，相互作用特别是非线性作用产生复杂性，以及各种关系的有序与无序变化等），找不到事物的整体特性的内在根据和机制。这种认识往往"知其然不知其所以然"。

对于整体论的这种特点和局限，恩格斯曾有深刻的剖析：

"正因为他们还没有进步到对自然界的解剖、分析——自然界还被当作一个整体而从总的方面来观察。自然现象的总联系还没有在细节方面得到证明，这种联系对希腊人来说是直接的直观的结果。这里就存在着希腊哲学的缺陷，由于这些缺陷，它在以后就必须屈服于另一种观点。"[7]

"这种观点虽然正确地把握了现象的总画面的一般性质，却不足以说明构成这幅总画面的各个细节；而我们要是不知道这些细节，就看不清总画面。为了认识这些细节，我们不得不把它们从自然的或历史的联系中抽取出来，从它们的特性、它们的特殊的原因和结果等方面来逐个地加以研究。这首先是自然科学和历史研究的任务……把自然界分解为各个部分，把自然界的各种过程和事物分成一定的门类，对有机体的内部按其多种多样的解剖形态进行研究，这是最近四百年来在认识自然界方面获得巨大进展的基本条件。"[8]

整体论的局限是历史性的，它限制了研究视野和认识深度，只要有了条件，人们必然地为克服这种局限而努力，其结果也必然是走向其反面——逐步地打开整体，了解部分，这就导致了还原论思维的形成。

同时，恩格斯提出：

"部分和整体早已在有机的自然界中愈来愈变成不够用的范畴了——种子的萌芽、胚胎和生出来的动物，不能看作从'整体'中分出来的'部分'……只是在尸体中才有部分。"[9]

到 19 世纪，日益增多地出现了用整体论无法解释的科学事实，例如相互作用、结构的多样化、能量转化、熵、有序（麦克斯韦妖）等，恩格斯预见了比"整体"更加深刻和复杂的"系统"概念和系统论必将产生。

中医的思维方式虽然在性质上是系统论的——如实地反映了人的健康与疾病的系统特性和规律，但其发展水平还是古代的，带着整体论的浓厚烙印和局限，突出地表现为许多认识"知其然不知其所以然"。

**2. 近代的还原论**

整体论之所以发展为还原论，根于思维方式发展的内在逻辑。既然整体论的局限在于没有打开整体，那么克服这种局限的方向，就是要打开整体，了解部分，发展还原论。

还原论思维主要形成和发展于欧洲，基于欧洲特有的两个条件。

第一，欧洲有原子论思想。原子论是还原论的思想基础，还原论是原子论的方法化。还原论有三个要点：①原子论世界观。认为世界万物都由原子组合而成。②组合分解观。世界万物的组合性，决定了其可分解性，一切事物（整体）都可分解。③原子本原观。原子是世界万物的本原，把事物分解"还"到此本原，就揭示了本质、根源，得出终极解释。总之，还原论的理论原理是原子论。

第二，在欧洲近代科学革命中形成和发展。从 15 世纪开始，欧洲发生了文艺复兴及两次科学技术革命，复兴了古希腊的原子论，物理学和化学的革命又把原子概念科学化，进而把原子论转化成为科学研究的还原原理和还原方法来，大力发展了分解还原研究，使还原论思维主导了近代科学和哲学，直到 20 世纪还占据主导地位。

哲学家们指出："原子论假说既是一种科学思想，又是一种方法论思想。作为一种科学思想，它为我们提供了一个对事物结构进行理性思考的原则；作为一种方法论思想，它为我们提供一个从次一层次去寻求原因的研究方法。"[10]

对还原论思维的形成和发展做出杰出贡献的，代表人物有笛卡尔（1596—1650）和牛顿（1642—1727）等。笛卡尔认为物质宇宙是一架机器，且仅仅是一架机器，植物、动物、人体都是一架架的机器。他在《方法论》一书中，第一次明确地表述了还原论的基本思想："把我所考察的每一个难题，都尽可能地分成细小的部分，直到可以而且适于加以圆满解决的程度为止。"[11]

后世科学家们明白无误地体会到笛卡尔这一思想的价值："这种分析的推理方法可能是笛卡尔对科学的最伟大贡献……过分强调笛卡尔的割裂成碎片的方法成为我们一般思维和专业学科的特征，并且导致了科学中广泛的还原论的态度——一种相信复杂现象的所有方面都可以通过将其还原为各个组成部分来理解的信念。"[12]

牛顿则以其力学原理建立起机械性的原子论世界观，认为世界万物像机器一样，是按力学原理由零件组装起来的，最小的零件是惯性实体原子。他从这种世界观出发，提出了"分解－还原"的方法论原理："在自然科学里，应该像在数学里一样，在研究困难的事物时，总是应当先用分析的方法，然后才用综合的方法……用这样的分析方法，我们就可以从复合物论证到它们的成分，从运动到产生运动的力，一般地说，从结果到原因，从特殊原因到普遍原因，一直论证到最普遍的原因为止。"[13]

还原论克服了整体论的局限，是思维方式的历史性转折和进步。它打开了整体，深入到整体内部，但却丢掉了整体，把注意的焦点集中在部分，强调事物的本质在微观，试图从微观粒子（原子或其化身）来解释一切。

这种局限，首先被研究生命现象的学者们注意到，1865 年伯尔纳在《实验医学研究引论》一书中指出："我认为生命现象不可能全部用无生命世界中所阐明的物理－化学现象来说明。"

后来被哲学家们从更深刻地层次发现了，恩格斯总结性地指出："正如高级的运动形式同时还产生其他的运动形式一样，正如化学作用不可能没有温度变化和电的变化一样，有机生命不可能没有机械的、分子的、化学的、热的、电的等变化一样。但是，这些次要形式的在场并没有把历次的主要形式的本质包括无遗。终有一天我们会用实验的方法把思维'归结'为脑子中的分子的和化学的运动，但是难道因此就把思维的本质包括无遗了吗？"[14]

到了 20 世纪，科学的发展日益深刻地暴露出还原论的局限和困难，科学家们也明确地认识到并指出，必须克服还原论的局限，发展新的思维方式——系统论。美国物理学家卡普拉说：

"这种还原论的态度根深蒂固地渗透到我们的文化之中，以至于经常被看作是科学的方法。其他的科学也接受了这种古典物理学的力学观和还原论，把它们看作是对实在的正确描述，并以此来构造自己的理论。"[15]

"科学家们把一个整体还原为基本的建筑材料——无论是细胞、基因，还是基本粒子——并试图用这些要素来解释所有的现象时，他们失去了认识整个系统的协调活动的能力。"[16]

美国社会学家托夫勒在为普里戈金的《从混沌到有序》写的序言中指出：

"在当代西方文明中得到最高发展的技巧之一就是拆零，即把问题分解成尽可能小的一些部分。我们非常擅长此技，以致我们竟时常忘记把这些细部重新装到一起。"

"这种技巧也许是在科学中最受过精心磨练的技巧。在科学中，我们不仅习惯于把问题划分成许多细部，我们还常常用一种有用的技法把这些细部的每一个从其周围环境中孤立出来……这样一来，我们的问题与宇宙其余部分之间的复杂的相互作用，就可以不去过问了。"[17]

特别是美国理论生物学家贝塔朗菲，根据系列新的科学事实，对还原论进行了深入的批判，建立起与之相反的系统论。他说：

"无论是物理主义，还是还原论，它们都要求通过简单地'还原'为组成部分的途径来了解研究对象，并服从传统物理法则，它们都不能作为现代生物学、行为科学和社会科学的适当的分析方法和思维方法。"[18]

"还原论假说的提出，其要点是生物科学、行为科学和社会科学都要按照物理学的范式去把握，最终还原为物理层次的概念和实体。由于物理学本身的发展，物理主义和还原论的论点成了问题，真正成了形而上学的偏见。"

"机械论世界观把物质粒子活动当作最高存在，它在崇尚物质技术的文明中表现出来，终于给我们的时代带来巨大的灾难。也许把世界看作庞大组织的模型会有助于增强生命的尊严感，这种尊严感在最近几十年血腥的人类历史中几乎已丧失殆尽。"[19]

克服还原论局限的结果，必然走向其反面——发展系统论思维。

### 3. 现代的系统论

系统论思维虽然在历史上有其先驱性思想（对事物的系统特性和规律的自发认识），但作为正式的系统论思维方式，是在 20 世纪 20 年代萌芽，到 40 年代正式形成。做出代表性贡献的是美籍奥地利生物学家贝塔朗菲，他先建立起有机论，然后发展为系统论和一般系统论，提出 4 条基本原理：整体性原理、联系性原理、有序性原理、动态性原理。这 4 条原理揭示和总结了世界的复杂性，即系统特性和规律，不仅是还原论所根本无从理解和研究的（非还原和反还原的），更是整体论所无从理解和研究的（从"整体、部分"这样的概念完全不可理解和研究），事物因为具有这样的特性和规律才成为系统，能够从这样的特性和规律来理解和研究事物的思维方式，才成为系统论思维。

一般系统论的创始人贝塔朗菲指出：

"现代科学和生活的整个领域里都需要按新的方式抽出概念、新的观念和范畴，而它们都是以'系统'概念为中心的。"

"现代系统论，虽然看起来是从上次大战中涌现的新成果，但却可以看成是顽强地支配了过去几个世纪的那种科学观念全面变更的一个高峰。"[20]

生物学家们说：

"生物学家越来越试图用定量的、精确的但又非还原的（non – reductive）方法去研究复杂的和相互作用的种种系统。"[21]

前苏联系统科学研究所高级研究员瓦·尼·萨多夫斯基认为：

"现在已经有充分的根据可以说：现代科学和技术所完成的转变，即把自己的客体当作是一种系统来进行分析，实质上意味着科学知识和我们对世界的理解的重大变革……系统方式是 20 世纪下半叶科学和技术的基本特点之一。"[22]

在贝塔朗菲一般系统论的同时和稍后，出现了控制论、信息论、耗散结构理论、协同学、超循环理论、系统工程学，从不同的角度和层次揭示了世界的系统特性和规律。1980 年钱学森院士集其大成，建立起系统科学体系，系统论作为现代思维方式走向成熟。

### 4. 系统论与还原论的区别

系统论与还原有历史联系，但其区别是本质的、划时代的。

第一，系统论在还原论的基础上发展而来，吸收了还原论的合理内核，发展成为系统分析方法。

第二，系统论是对还原论的革命。它超越还原论，着重地认识和掌握了世界的不可还原和反还原的特性和规律，总结为系统论的基本原理。例如，整体性原理揭示了整体不等于部分之和；联系性原理揭示了要素与要素、要素与系统、系统与环境之间的相互作用关系，以及这些相互作用关系形成和支配着系统质；有序性原理揭示了系统的有序度及其变化，以及混沌、反混沌、熵、信息等深层本质特性和规律；动态性原理揭示了系统的结构与功能及其复杂性，结构的形成、调节、演变机制和规律，实体结构与时间结构、功能结构等复杂特性和规律；元整体原理揭示了世界上有组合系统与分化系统，这两种系统的整体与部分的关系相反而复杂，世界在本质上首先是分化系统，其特性和规律与原子论世界观刚好相反；自主性原理揭示了自组织与他组织两类系统，其特性和规律非常不同，自然系统在本质上是自组织系统，生命是最典型的自组织系统，自组织系统的突出特性是自组织、自调理、自适应等，这对生命科学和医学特别重要。这些被称作系统特性和系统规律的东西，是不可还原或反还原的，完全在还原论视野之外，为系统论思维专属，是系统论从根本上远远地超越还原论的所在之处。

**5. 系统论与整体论的区别**

还原论把整体分解还原为碎片，系统论重新回到整体，并把注意的焦点放在整体。在这一点上，与整体论是一致的。

但是，系统论所"回到"的整体，早已不是整体论所认识的那种整体，而是系统。其根本区别有三。

第一，系统论不再就整体论整体，而是把整体"打开"了。不但认识了整体内的各个层次和部分，而且认识了整体内各层次和部分之间的相互作用关系、整体与环境的相互作用关系及所有这些相互作用的复杂内容和复杂效应，认识了整体不等于部分之和及造成这种复杂效应的机制和规律。因而对整体的认识不再是笼统和模糊的，而是精确和严格的。

第二，系统论的整体不只是整体，而是系统。如果说整体论的整体是没有打开的"黑箱",还原论把整体打开并碎片化为"白箱",那么系统论的整体则是"水晶箱",是整体的,又是透明的,内部清楚的。就如贝塔朗菲所说的"透视论":"这样,我们就得到一个与还原论完全相反的概念。我们可以称之为'透视论'(Perspectivism)。我们不能把生物、行为和社会各层次还原为最低层次,即物理构想和物理定律。但是,我们能够找出在各个个别层次内的构想和定律。正如阿尔多斯·赫胥黎所指出的:世界象一块分层花色冰砖,它有几层,巧克力、草莓、香草精分别代表物理领域、生物领域和社会精神领域。我们不能把草莓还原为巧克力,至多我们只能这样说,也许归根结蒂所有一切都是香草精,所有一切都是思想或精神。把世界统一起来的原理使我们发现在所有层次上都存在着组织。"[23]

第三,系统论的基本原理所揭示和掌握的那些系统特性和规律(已如上述),不仅是超还原论的,也是超整体论的,从整体论根本无法理解和研究,只有系统论能够独到地认识、理解、驾驭、运用。

总之,系统论与整体论、还原论的区别,关键在系统论的基本原理。它是系统论超越整体论和还原论的"差距"所在,是整体论与还原论无论怎样"相加"都产生不出来的,特别是遵循系统论思维所研究的世界复杂性,是整体论和还原论不可企及的,系统论划时代地进到了高一级的档次和程度。

### 6. "整体论—还原论—系统论"螺旋式发展

在思维方式的发展历史上,还原论是对整体论的辩证否定,系统论又是对还原论的辩证否定,形成"古代整体论—近代还原论—现代系统论"的螺旋式发展,在前进、上升中呈现出深刻的内在逻辑性、时代转折性、历史进步性。

理解系统论与整体论、还原论的区别,关键在系统论的基本原理,它是超越整体论、还原论的本质所在,是系统论的时代水平和历史高度所在。整体论和还原论各有其历史特点和时代性局限,都带有自发性,没有形成关于"整体论"和"还原论"的专门理论或学说。系统论则不同,已经建立和发展了专门的"系统论"和"系统科学",建立起专门的概念、理论、基本原理、科学体系,进到了高度自觉和理性的程度。

从科学史、科学思想史、科学方法史可以清楚地看到,整体论、还原论、系统论是依次发展的 3 个不同阶段，分别达到了不同的水平，是一种前进、上升的螺旋式发展。正如列宁所说："发展似乎是重复以往的阶段，但那是另一种重复，是在更高基础上的重复（'否定的否定'），发展是按所谓螺旋式而不是按直线式进行的；发展是飞跃式的、剧变的、革命的。"[24]

系统论在某些方面"重复"了整体论和还原论，但那是在更高基础上的"否定之否定"式重复，已发生了飞跃、剧变、革命，螺旋式地进到了高一级的程度。

## 参考文献

[1] 贝塔朗菲．一般系统论 [M]．北京：清华大学出版社，1987：51．

[2] 张全新．系统方法概论 [M]．济南：黄河出版社，1989：80 - 90．

[3] 宋传玉，祝世讷，萧俊．自然辩证法概论 [M]．上海：上海医科大学出版社，1990：30．

[4] 丹皮尔．科学史（上册）[M]．北京：商务印书馆，1975：281．

[5] 列宁．哲学笔记 [M]．北京：人民出版社，1957：325．

[6] 列宁．哲学笔记 [M]．北京：人民出版社，1957：361．

[7] 恩格斯．自然辩证法 [M]．北京：人民出版社，1984：48．

[8] 恩格斯．反杜林论 [M]．北京：人民出版社，1970：18．

[9] 恩格斯．自然辩证法 [M]．北京：人民出版社，1984：85．

[10] 孙世雄．科学方法论的理论和历史 [M]．北京：科学出版社，1989：55．

[11] 十六—十八世纪西欧各国哲学 [M]．北京：生活、读书、新知三联书店，1958：110．

[12] 费里乔夫·卡普拉．转折点 [M]．成都：四川科学技术出版社，1988：41．

[13] 塞耶．牛顿自然哲学著作选 [M]．上海：上海人民出版社，1974：212．

[14] 恩格斯．自然辩证法 [M]．北京：人民出版社，1984：151．

[15] 弗里乔夫·卡普拉．转折点 [M]．成都：四川科学技术出版社，1988：41．

[16] 弗里乔夫·卡普拉．转折点 [M]．成都：四川科学技术出版社，1988：98．

[17] 普利高津．从混沌到有序 [M]．上海：上海译文出版社，1987：5．

[18] 贝塔朗菲．普通系统论的历史和现状//中国社会科学院情报研究所．科学学译

文集［M］.北京：科学出版社，1980：322.

［19］贝塔朗菲.一般系统论［M］.北京：清华大学出版社，1987：85，45.

［20］贝塔朗菲.一般系统论［M］.北京：清华大学出版社，1987：2，7，15.

［21］艾伦.二十世纪的生命科学［M］.北京：北京师范大学出版社，1985：195.

［22］萨多夫斯基.一般系统论原理［M］.北京：人民出版社，1984：13.

［23］贝塔朗菲.一般系统论［M］.北京：清华大学出版社，1987：45.

［24］列宁选集（第二卷）［M］.北京：人民出版社，1972：584.

【2018年5月20日，致中国科学院数学与系统科学研究院郭雷院士，就几个理论问题商榷】

# 中医系统论基本原理阐释

## 一、导论

中医系统论是中医学关于人的生命及健康与疾病之复杂性的现代理论。它是中医学与系统科学的交叉学科，是产生和发展于中国的系统论，是系统科学的医学分支，是系统中医学研究的理论基础。中医系统论原理，主要有非加和原理、元整体原理、天生人原理、有机性原理、功能性原理、有序性原理、自主性原理。

### 1. 人是世界上最复杂的系统

人的生命及健康与疾病的复杂特性和规律（简称为人的复杂性），是人的研究和医学研究的根本方向，现代科学刚刚将人的复杂性纳入研究视野，必将上升为医学研究的主题。

### 2. 中医学是起源和发展于中国的医学

中医学是中华民族关于人的生命及健康与疾病的智慧，是中国的第一大科技发现与发明。中医学最早地广泛接触、大量认识、紧紧抓住了人的复杂性，是世界上第一门复杂性科学。

### 3. 中医学的发展分为经典阶段和现代阶段

经典中医学是从起源发展到 1840 年的学术体系，它如实地研究和调理原生态的人，特别是根据人的复杂性，形成系统论思维，成为中医特色和优势的实质和核心。由于当时的自然科学没有进步到研究世界的复杂性，中医学找不到破解人的复杂性的科学武器，对人的复杂性的认识只能知其然，不知其所以然，成为束缚经典中医学发展的瓶颈。中医现代化的根本任务，就是要冲破这一发展瓶颈，从人的复杂性进行突破和创新，建设和发展现代中医学。

**4. 西医学是起源和发展于西方的医学**

古希腊时期带有自然医学的性质。在中世纪那"黑暗的一千年"，西医学变成神学的"恭顺婢女"，用"上帝造人"解释一切。16 世纪以后发生革命，西医学运用近代欧洲科学革命的还原论思维和还原性知识，对人体进行还原研究，提出"人是机器"、人是"细胞联邦"或"原子堆"等观点，把病变还原为形态结构的异常，人的复杂性被排除，变成还原论医学。

**5. 人的复杂性是中医学与西医学的分水岭**

人的复杂性客观存在，研究它还是背离它，是中西医学术的分水岭。中医如实地研究和掌握它，研究过程贯彻着系统论思维，形成中医特有的学术体系。西医按还原论思维背离和排斥人的复杂性，形成西医特有的学术体系。由此，造成中医学与西医学的基本原理不可通约。

**6. "复杂"的根本特征是"超还原"**

复杂是世界的根本特性，是系统科学（复杂性科学）的研究对象，其复杂性使得迄今难下定义。复杂的根本特性是不可还原、反还原。钱学森[1]指出："凡现在不能用还原论方法处理的，或不宜用还原论方法处理的问题，而要用或宜用新的科学方法处理的问题，都是复杂性问题，复杂巨系统就是这类问题。"系统科学研究和遵循世界的复杂性，突破近代以来的还原论思维的局限，建立起关于复杂性的专门理论和思维方式，为研究世界和人的复杂性提供了科学武器。

**7. 还原论由古希腊的原子论在近代复兴而成**

原子论由古希腊德谟克利特创立，在中世纪被否定和埋没，16 世纪开始在欧洲复兴，在科技革命中发展为还原论，它是原子论的世界观与方法论的统一。还原论的代表人物是牛顿和笛卡尔，认为世界的本原是原子（莫破质点），世界万物由原子组合而成；因其组合性而可分解，还至其本原——莫破质点，就能揭示出事物的本质和根源。

**8. 中医系统论思想有两种基础**

一是事实基础，根于人的复杂性。人是世界上最复杂的系统，中医有世界上最大的临床样本，从人的本态不间断地连续研究了几千年，如实地认识了人的复杂特性和规律，由此必然地形成系统论思想。二是思想基础，源于中国传统的系统论思想。中国传统思想文化的主干是系统论思想[2]，从来没有西方那种原子论和还原论，中医是在中国传统的系统论思想孕育和指引下，来研究和认识人的复杂性，把中国传统的系统论思想与对人的复杂性的医学认识统一起来，形成中医学特有的系统论思想。

**9. 中医系统论研究始于 1980 年**

20 世纪中叶，科学进步到研究世界的复杂性，兴起系统科学（复杂性科学），系统论、控制论、信息论等传入中国，由中国科学家钱学森倡导建立起系统科学体系。系统科学引入中医现代研究，首先形成中医系统论研究，然后在系统科学主导下，发展为以研究和调理人的复杂性为方向的系统中医学。

**10. 挖掘和总结经典中医学的系统论思想**

中医系统论研究的首要任务，是继承和总结经典中医的系统论思想。主要解决两个问题。

第一，基本认识。研究并阐明经典中医学研究了人的复杂性，所形成的思维方式是系统论的，包含着一般系统论的原始思想，与还原论思维相悖，须划清与还原论的界限。但是，中医系统论思想的水平还是朴素的，应克服其朴素性，发展为现代系统论。

第二，挖掘总结。将经典中医学的系统论思想从其理论和实践中找出来，并从其理论和实践来阐明。1985 年，总结为四条基本原理，即整体性、联系性、有序性、动态性原理[3]。

**11. 研究人的复杂性，发展现代中医系统论**

在挖掘总结经典中医学的系统论思想的基础上，在系统科学主导下，对人的复杂性进行新研究，从三个层次开拓和突破。

第一，探究人的复杂性事实。即把人的复杂特性和规律从人身上找出来，并从人身上加以阐明，破解经典中医学的那些"不知其所以然"问题。

第二，探究经典中医学没有认识到的复杂特性和规律。即冲破经典中医学的视野局限，在系统科学指引下，开拓研究的广度和深度，揭示和掌握更多更深的复杂特性和规律。如人的非加和性与系统质、天生人与人天关系、人的非解剖特性、人的有序性与失序为病、人的熵变化与熵病、人的自组织与自主调理等。

第三，进行现代中医系统论的理论建设。对上述开拓性研究进行新的理论总结，建设为现代中医系统论。中医系统论的基本原理于 1990 年总结为 6 条[4]，2020 拓展为 7 条，即非加和原理、元整体原理、天生人原理、有机性原理、功能性原理、有序性原理、自主性原理。

### 12. 以中医系统论为基础发展系统中医学研究

在中医系统论研究的基础上，全面推进系统科学主导的中医现代研究，就形成系统中医学研究。系统中医学是系统科学主导的中医现代化的新方向、新学派，是中医学与系统科学的交叉，其方向是从人的复杂性来认识和调理人的生命及健康与疾病。系统中医学是从人的复杂性来突破经典中医学的发展瓶颈而实现的中医现代发展。1989 年的《系统中医学导论》开辟了这个研究方向[5]，2019 年的《中医学原理探究》首次全面总结了系统中医学的基本原理，包括系统思维、以人为本、超解剖、辨证论治、生态调理、中药方剂、阴阳等[6]。

### 13. 中医系统论是一般系统论的深化发展

一方面，中医系统论在理论思想上与一般系统论高度一致，中医系统论是一般系统论的医学化。另一方面，中医系统论又超出一般系统论，在一般系统论研究薄弱甚至空白的领域——人的生命及健康与疾病，着重地进行研究和开拓，专门地揭示和总结了这些领域的复杂特性和规律，建立起属于中医系统论的概念、理论、原理。因此，中医系统论研究是在一般系统论基础上的突破和创新，认识的内涵和外延都有重要的丰富和发展。

### 14. 钱学森对中医系统论研究的引领和指导

从战略上提出和引领中医系统论研究方向的，是中国系统科学创始人——

中国著名科学家钱学森。他在 20 世纪 80 年代以来多次指出，人是开放复杂巨系统；人体科学一定要有系统观，而这就是中医的观点；人体科学的方向是中医，不是西医，西医也要走到中医的道路上来；医学的前途在于中医现代化，不在什么其他途径；中医现代化要抓什么？抓系统论。中医系统论研究是古老的中医学与新兴的现代系统科学在这个世纪之交的历史性交叉，将由系统科学点燃中医学导火索，引发以人的复杂性为主题的医学革命和科学革命。

## 二、非加和原理

非加和原理是中医系统论的第一原理，揭示和总结人的整体复杂性。该原理表述为：人的复杂性首先在于整体性，即整体不等于部分之和，人的整体性能不可从其部分或部分之和来解释。

**1. 系统是事物存在的复杂方式**

系统论对还原论的突破，始于对世界复杂性的研究，揭示出"复杂"的本质，在于反还原和超还原性，系统是事物存在的复杂方式。系统论创始人贝塔朗菲给出了系统的定义："系统的定义可以确定为处于一定的相互关系中并与环境发生关系的各组成部分（要素）的总体（集）。"[7] 系统是整体，包含两个以上要素，要素与要素、要素与系统、系统与环境之间相互作用，由此形成系统的整体性能，不可将其还原为要素性能，或要素性能的相加和。这是系统的整体复杂性，只要事物以系统方式存在，就具有这种整体复杂性。

**2. 整体复杂性在于"整体大于部分之和"**

贝塔朗菲一般系统论的第一原理——整体性原理，揭示了"整体大于部分之和"的复杂特性和规律。按照还原论的世界观，世界万物由原子组合而成，整体等于部分之和。因此，整体可以分解还原为其部分，从部分或其相加和来解释。但是，以系统方式存在的事物却非如此，要素、系统、环境之间存在着众多相互作用，由此形成的系统并非要素的简单相加，而是发生了质变和层次跃迁，形成了只属于系统的整体性能，它大于、多于、高于"部分之和"。

**3. 中医系统论总结为"非加和"原理**

中医系统论研究发现，人是世界上最复杂的系统，其整体复杂性比一般系统论总结的"整体 > 部分之和"还要深刻，实际上同时包含"整体 = 部分之和""整体 > 部分之和""整体 < 部分之和""整体 ≈ 部分"等多种情况。可以把"整体 = 部分之和"之外的复杂关系，概称为"整体 ≠ 部分之和"，即"非加和"[8]。这是人的整体复杂性的首要特征。

**4. 系统质是系统之"非加和"的本质**

系统整体的非加和性在于系统在整体水平产生了系统质。系统质是系统的整体规定性，是系统整体特有的质，即系统整体的属性、功能、行为。理解系统的非加和性关键在于理解系统质，有三个要点：第一，系统质的内容是系统整体的属性、功能、行为，不是特定的物质成分。第二，系统质只存在于系统的整体水平，高于要素质（要素的属性、功能、行为）。它不是要素质的相加和，与要素质存在质的差别和层次跃迁。第三，系统的整体性、不可分解性，就在于系统质不可分解、还原，系统质是系统之不可还原的复杂性所在。

**5. 系统质的载体是系统的结构**

系统质并非凭空产生，它由系统的结构产生和负载，系统的结构是要素质与系统质之间发生质的飞跃的桥梁。如原子的结构产生和负载原子的系统质，分子的结构产生和负载分子的系统质，浓硝酸和浓盐酸以 1 : 3 相混合的结构产生和负载王水的系统质等。但是，结构只是载体，并不就是系统质，不能把结构归结为系统质。

**6. 系统质的根源在于系统所含的相互作用**

系统结构的本质是相互作用关系，是相互作用的序、网。形成系统结构的相互作用关系才是系统质的根源，由它产生并决定系统质的生成、性态、变化，这是医学追究人的系统质之健康与疾病必须认清的一条规律。

**7. 人的系统质**

人的"非加和"性更加典型，其系统质也更加复杂。一方面，它基于"生命"的系统质，是自我更新、自我复制、自我调节的统一，为非生命系统所不具备；另一方面，它又超出一般生命，具备"人"所特有的高级系统质，即自然属性、社会属性、思维属性的统一，为"非人"的生命所不具备。人的系统质的正常与失常是人所特有的健康与疾病问题，但还原论医学排斥它，只有中医学认识了，如气、元气、生生之气、精气神等。由此深入，全面地研究和揭示人的系统质及其健康与疾病，是医学从人的复杂性进行突破的一项重大课题。

### 8. 人的系统质病变

人的系统质失常，即为系统质病，这是"人病"的本质。其特点有二：一是整体性，不可分解为器官、组织、细胞等任何要素的病变，只能进行整体诊察和整体调理。二是功能性，是人的生命整体的属性、功能、行为失常，不能归结为形态结构及其功能的病变，可表现为某些物理、化学指标的异常，但那不是病变的本质。

### 9. 辨证论治之"证"首先是系统质病

证的分类有几百种，其本质或核心，是人的系统质异常。它不可解剖定位，不进太平间，不能分解，不能归结为要素病变，显现出系统质的根本特征。人的系统质在不同条件下，呈现为不同的态，大体分为正态与失正态。证，是人的系统质的失正态或疾病态。"八纲辨证"的寒热、虚实、阴阳、表里，是系统质病变的八种态。"六经辨证"所辨，是系统质病变的层次演进的六种态。

### 10. 系统质病变的病机与调理

系统所含的相互作用是系统质产生的根源，也是系统质病变的枢机。中医的辨证论治，正是从这里来考察病机，并针对病机进行调理。病机学所抓的是失常为病的相互作用关系，典型的是三大病机——阴阳、正邪、气机，这是影响人的系统质之态的基本相互作用关系。治则是调理相互作用关系的途径和方法，典型的是三大治则——燮理阴阳、扶正祛邪、调理气机，这是针对相互作用关系的斡旋调理，不是对抗杀伐。

## 三、元整体原理

元整体原理是中医系统论的第二原理，揭示和总结人的整体之本原特性。该原理表述为：区分分化系统与组合系统，区分元整体与合整体；人是分化系统、元整体，要遵循人的分化发生机制和元整体特性来认识和调理人的健康与疾病。

### 1. 区分两种系统——分化系统与组合系统

从发生方式而言，系统分为两种。一种是分化系统，由一个混沌未分的原始整体分化出内部各要素而形成。例如，宇宙系统、天体系统、太阳系统、地球系统、生命系统、人的个体等。另一种是组合系统，由分散存在的要素组合成为一体而形成。例如，积木、机器、房屋、化合物、机器人等。

### 2. 区分两种整体——元整体与合整体

元整体是本原性整体，"元者，原也"，元整体的整体是本原的、先天的，它内部分化而生出各部分，分化系统的整体是元整体。合整体是由分散存在的部分组合而成的整体，整体是次生的、后天的，由先于整体而存在的各部分组合而成，组合系统的整体是合整体。

### 3. 两种系统的生成机制方向相反

分化系统的本原是原始整体，分化是系统的生成机制，没有分化就只有整体而没有要素，由整体分化出内部各要素，才成为系统。组合系统则相反，其本原是分散存在的要素，组合是其生成机制，没有组合就只有要素没有整体，由要素组合成为一体，才成为系统。

### 4. 两种整体的性质截然不同

元整体是本原的、先天的，整体可内部分化，但不可分解；整体产生出部分，整体是部分的前提和基础，整体的性态决定部分的性态，部分的性态正常与否要从整体找根据。合整体则相反，部分是本原的、先天的，整体是次生的、后天的，由部分组合成整体；整体的组合性决定了其可分解性，整体可分解为各部分，各部分可离开整体单独存在，并可再组合为整体；部分是整体的前提和基础，部分的性态决定整体的性态，整体性态的正常与否要从部分找根据。

### 5. 区分两种整体观——元整体观与合整体观

元整体观把世界万物理解为分化系统、元整体，其代表是中国传统的宇宙观。认为宇宙的本原是"一""太一""太极"，世界万物由其分化生成。《周易》讲："易有太极，是生两仪，两仪生四象，四象生八卦。"《老子》讲："道生一，一生二，二生三，三生万物。"《礼记》讲："礼必本于太一，分而为天地，转而为阴阳，变而为四时，列而为鬼神。"这是元整体观的经典论述。而合整体观则把世界万物理解为组合系统、合整体，其代表是西方传统的原子论宇宙观。认为宇宙的本原是"原子"（莫破质点），世界万物由原子组合而成。原子论在近代复兴，发展为西方特有的还原论和机械论世界观。

### 6. 宇宙是最大的分化系统、元整体

地球人所面对的现实世界，既有组合系统又有分化系统，对组合系统的接触和认识往往更多。但只要考察发生机制，就会发现，首先是宇宙暴胀分化出基本粒子等微观物质形态，然后才出现了以这类微观物质形态为基础的组合过程和组合物。宇宙的本原是原始火球，从 137 亿年前开始暴胀，暴胀是个分化过程，分化出时间与空间、能量与质量、粒子与场、正与负、对称破缺，以及太阳系的分化、地球的圈层分化、生物圈的分化、细胞的分裂、分子的解链复制等。整个宇宙史就是一部分化史，没有分化就只有原始火球没有万物。今天可见的组合过程，是宇宙分化到 70 万年左右才产生的，是由能量分化出粒子（现知可参与组合的最小物质单元），由质子和电子组合成第一种原子氢，后逐步生成 90 余种天然化学元素（原子），从此有了化学的化合反应及更复杂的组合过程。现在所见的各种组合物，都不是本原的，不过是宇宙分化产物的次生组合物。总之，世界万物归根结底是宇宙分化的产物，宇宙在本质上是分化系统、元整体。

### 7. 把系统定义中的"组成"改为"包含"

关于系统的定义可查的最少有 40 余种，多遵贝塔朗菲的观点："系统可以定义为相互作用着的若干要素的复合体。"[9] 大都把系统定义为"由要素'组成'的整体"，是"集""集合""汇集"，或者"群""集团""结合""总和""复合体""综合体"等。这些定义大都出自西方，秉持组合观，强调系统是"组成"的"集合"或"复合体"。显然，这只是对组合系统的定义，不包含分化系统。严格地讲，系统的定义应该全面涵盖分化系统与组合系统。因此，我们主张将"组成"改为"包含"，将系统的定义修改为："系统是包含相互作用的若干要素并有特定性能的整体。"[10]

### 8. 人是分化系统、元整体

对于人的整体性的理解有两种。一种是合整体观，把人理解为组合系统、

合整体，用"构成""组成"来解释，这显然违背事实。另一种是元整体观，把人理解为分化系统、元整体，中医就是这种观点。中医系统论强调，不仅要承认人有整体性，更要认清人是什么整体。必须强调，人是典型的分化系统、元整体，不是组合系统、合整体，必须坚持和发展中医的元整体观。一方面，要认清人的个体是分化系统，是从一个受精卵，通过细胞分裂一步一步地分化发育而成。另一方面，要认清人是宇宙分化而生的子系统，要从人与天的子母关系来理解人的整体性。

### 9. 分化系统的系统质

组合系统的系统质是以要素质为基础，通过要素之间的相互作用发生质变和层次跃迁而生成。但分化系统不同，其系统质是由母系统分化而生的，然后它又分化生成要素质。要认清人是分化系统，其系统质是由母系统的系统质分化而来，不是由要素质相互作用而生成。同时，人的系统质与要素质的关系，也与组合系统的特性相反，是人的系统质分化产生出要素质，然后才有要素质对系统质的反作用。人的系统质及其与要素质的关系，与组合系统的特性截然相反，不可混淆，更不可颠倒。这对于认识和处理人的整体性病变与局部性病变，关系极大，不可不察。

### 10. 中医学的整体观是元整体观

中医学如实地认识到人是分化系统、元整体，强调要从人的分化发生机制和元整体特性来认识和调理人的健康与疾病。一方面，如实地把人的个体理解为分化系统和元整体，从整体产生和决定部分的规律，来认识和调理局部性病变，把局部性病变放到整体背景中，通过整体调理来防治局部性病变。另一方面，认识到人是母系统"天"的分化产物，要求从人与天的子母关系，来认识和调理人的生命运动及其健康与疾病。

### 11. 人的整体与部分的关系

整体与部分是什么关系？其在元整体与合整体中表现的特性和规律截然相反，不可混淆，更不可颠倒。在合整体，由部分组合成整体，故部分对整体的上向性作用是基础和决定性的，整体对部分的下向性作用是反作用性的。在元整体，由整体分化而生出部分，故整体对部分的下向性作用是基础和决定性的，部分对整体的上向性作用是反作用性的。人是元整体，由整体分化出各部分，故整体对部分的下向性作用是基础和决定性的。人的任何部分，从未先于整体或离开整体单独存在过，始终在整体内受整体的调节控制，其失常为病，是整体失常的效应或产物。人的病变，在本质上首先是整体性的，需要把部分性病变放到整体中，认清其整体背景，认清它是整体失常的结果。

### 12. 整体最佳与部分最佳

在系统中，整体最佳即系统质最佳，部分最佳即要素质最佳。整体最佳与部分最佳是什么关系？在合整体与元整体中截然不同。在合整体，整体最佳依赖于两个条件：一是部分最佳（实际是满足整体最佳的最佳适宜态），二是部分之间相互作用的最佳适宜态。因此，整体最佳并不就是部分最佳之和，追求整体最佳，需要从整体最佳的需求向下设计和调理部分之和的关系，使其达到满足整体最佳的最佳适宜态。而在元整体，整体最佳首先是与母系统的最佳适宜态，而部分最佳是满足整体最佳的最佳适宜态。因此，整体最佳的实现，首先是对整体进行调理，达到适应母系统的最佳适宜态，其次才是对整体内的各部分进行调理，使其对整体的上向性作用达到满足整体最佳的最佳适宜态。医学面对的是人，需要从人的元整体特性来理解和对待整体最佳与部分最佳。

### 13. 建设现代中医学的整体观

整体观是中医学的突出特色，20 世纪 70 年代曾被总结为："重视人体本身的统一性、完整性，及其与自然界的相互关系。它认为人体是一个有机的整体，构成人体的各个组成部分之间，在结构上是不可分割的，在功能上是相互协调、相互为用的，在病理上是相互影响的。"[11]这种概括没有错，但远不深透。没有揭示清楚人的"整体性"何在，为何不可分割，更未揭示人的整体复杂性，关键是没有认清人有系统质、人是分化系统和元整体、天生人的根本特性和规律。需要以系统论揭示的人的整体复杂性，深化对人的整体性的现代科学认识，把中医的整体观提升到现代系统科学的高度，发展为现代中医学的整体观。

### 14. 黑箱、白箱、水晶箱

人的整体不可分割，如何从整体进行考察和调理？系统科学指引的方向是，在黑箱、白箱研究的基础上，发展水晶箱。黑箱是在内部结构和作用机制不清楚的情况下研究系统，白箱是打开系统认清其内部结构和作用机制。黑箱原理历史悠久，它在不破坏系统整体的情况下，通过考察和比较输入、输出，判断系统对输入的响应规律，可据以有目的地给系统以输入，使其做出所需要的输出，实现对系统的计划性调节。中医的辨证论治就是这种原理。但是，黑箱对系统的认识不透彻，调节也就不精准，为克服这种局限而产生了白箱研究。白箱把系统打开，认识和调节都走向精准，但它破坏和丢掉整体，背离人的整体性，在医学中有很大局限。系统科学指出，应保持和遵循人的整体性，在黑箱研究和白箱研究的基础上，发展为水晶箱——透明的整体。系统是整体的，又是透明的，结构和作用机制都被认清，可进行精准的调节。这是医学对人进行整体调理的发展方向。

## 四、天生人原理

天生人原理是中医系统论的第三原理，揭示和总结人天关系的复杂特性。该原理表述为：人是宇宙（天）分化而生的子系统，天为母，人为子，人天相应。人天关系是人的更高复杂性。

### 1. 天生人是人的元整体特性的更深内涵

元整体原理揭示了人是分化系统、元整体，但人的元整体特性不仅仅指人的个体是元整体，更重要的还在于人是由母系统"天"分化而生的子系统，这是人的元整体特性的更深内涵，可概括为"天生人"。"天"是地球人对宇宙的称谓，现代科学对宇宙的研究，认识到137亿年历史、137亿光年范围，其本原是一个温度无限高、密度无限大的原始火球，通过暴胀分化出世界万物。人所居住的地球，是宇宙分化出银河系、太阳系又分化而生的，它又分化出地核、地幔、地壳、气圈、水圈、生物圈，人由生物圈分化而生。事实证明，人是宇宙分化的产物，由此形成人与宇宙的复杂关系，它成为人的与生俱来的复杂特性。

### 2. 中医学认定天生人

人从哪里来？这是医学研究人首先思考的问题。当西方医学在黑暗中迷信"上帝造人"的时候，中医学早就认清了天生人的事实和规律，做了系列理论总结。认定天生人，指明"人之有生，受气于天，故通乎天者，乃所生之本"；认定人天相应，指明"人与天地相参""人能应四时者，天地为之父母"；认识了人天相应的规律，总结出五运六气、子午流注、外淫六邪等理论。中医的这些认识在医学中具有先驱性，还原论医学迄今望尘莫及。

### 3. 现代科学证明宇宙生人

1900 年以来的现代科学，研究了宇宙的起源与演化、天体的起源与演化、太阳的起源与演化、化学元素的起源与演化、地球的起源与演化、生命的起源与演化、人类的起源与演化、智慧的起源与演化等，以极其丰富的事实证明，人是宇宙演化到第 137 亿年的最后 300 万年，在地球这一小小天体上产生的，人是宇宙分化出的一个小小子系统。

### 4. 科学揭示天生人的宇宙条件

人是宇宙演化到高级阶段开放的"最美花朵"，她为何不在宇宙演化的早期产生，而要等到第 137 亿年？原因在于人的高度复杂性。现代科学进行了"人的宇宙学研究"，提出"人择原理"[12]，认为人是"选择"宇宙演化到特定的"大数巧合"时间和空间产生的。最有代表性的大数巧合是，氢原子中静电力与万有引力之比为 $2.3 \times 10^{39}$，以原子单位来量度的宇宙年龄为 $7 \times 10^{39}$，$10^{39}$ 是表征产生人类的宇宙条件的一个特定参数。

### 5. 人是宇宙分化出的最复杂产物

宇宙的演化不仅是分化，而且是由低级到高级的复杂化。从力的运动、物理运动、化学运动，复杂化到生命运动，生命的进化又一级一级地复杂化。生命的物质基础是蛋白质和核酸，但它不是生命，唯有二者相互作用形成系统，产生出系统质——自我更新、自我复制、自我调节的统一，才是生命。生命在地球上产生于 35 亿年前，其进化首先形成细胞，又从单细胞到多细胞、从水生到陆生，再分化为微生物、植物、动物"三极"，然后从动物界分化出人类。人类又从早期猿人、晚期猿人、早期智人、晚期智人，进化到现代人类。人，站到了宇宙演化的复杂化顶峰。

### 6. 天生人形成复杂的人天关系

天生人不是一次事件，而是一个复杂过程，经过了 137 亿年孕育，浓缩了宇宙演化 137 亿年所形成的复杂，人的生命是宇宙复杂化的历史与逻辑的统一。这种复杂性就表现为人天关系，其复杂度远远超过人的个体复杂性。其中，有天文学的，如太阳系、银河系及其之上的天体特性和运动对人的生命的影响；有力学、物理学、化学的，宇宙的，特别是太阳系内的这些方面的变化对人的生命的影响；有生物学和生态学的，人类产生的生物学和生态学条件及其变化对人的生命的影响等。人的生命产生和生活于这些条件中，它直接或间接地影响人的健康与疾病，除了中医学的五运六气、外淫六邪等理论之外，迄今的认识还很不充分，迫切需要深化研究。

### 7. 坚持和发展中医的"生气通天"论

中医学的一项重大贡献，是首先从医学角度认识了生命运动——生气，提出"生气通天"论。气是物质运动，生气是有生命之气，即有生命的物质运动，这是中医学对生命运动的认识和抽象[13]。现代科学证明，天生人是生气通天、人天相应的本质，应当在现代科学的支持下，把中医的生气通天论提高和发展到现代水平。

### 8. 天人相应的本质是以人应天

中医学有深刻的"天人相应"论，其原理是从天生人来认识人与天的相应关系，本质是人应天，不是天应人。宇宙分化出的世界万物，大都没有智慧，只有人是智慧者，有意识、理性，有主观能动性。虽然人不能选择父母，不能选择和改变人与天的子母关系，但是人能认清天生人的规律，认清自己与天的子母关系，意识到自己有主观能动性，可以有目的有计划地调理自己，以更好地适应人与天的关系，达到"人能应四时者，天地为之父母"的最佳状态。

### 9. 人天关系是重大病机

天生人铸就的人天关系，是影响人的健康与疾病的重大基本条件，因而是病机的重大基本内容。经典中医学早就抓住了它，需要以现代科学提供的新认识将其提高到现代水平。要深化研究人的生命应天而立的规律，阐明人天关系之应与违的关键在人，强化"以人应天，顺天为养"观点。要深化研究人天关系失调病机，发展五运六气等研究，进一步掌握人天失调为病的具体机制和调理方法。要深化研究通过调理人来理正人天关系的方法手段，发展"调人"以

"应天"的原则和方法。应当把中医学这方面的特色和优势发展到现代化和普及化。

**10. 人与天的统一性是"本一"而非"合一"**

有人硬将"天人合一"概念塞给中医，但迄今在中医经典文献中找不到这四个字，因为它不是中医理论。中医（包括中国思想主流）对人和人天关系的认识，秉持的是分化观而非组合观，讲的是天生人、人天本一，从未讲什么"天人合一"。"天人合一"不是中国传统思想的正统和主导理论，只有宋代的张载提出和使用过。张载是元气论者，其人天观的基本观点是"人天本一"，只在讨论人的德行时提出德行要合于天道，谓"天人合一"。他更基本的观点是主张"以万物本一，故一能合异……二端故有感，本一，故能合"（《正蒙·乾称》）。把中医以天生人为核心的人天观篡改为"天人合一"，实质是用西方的原子论来阉割和篡改中医的"人天本一"观。

**11. 批判神创论和还原论**

《圣经》讲"上帝造人"，违背事实，根本错误。西方医学一千多年将其奉为圭臬，用"上帝造人"来解释和解决医学问题，背叛科学，必须批判。还原论不问人的自然发生来源，视人为"原子堆"，完全背离天生人的事实和规律。

## 五、有机性原理

有机性原理是中医系统论的第四原理，揭示和总结人的有机复杂特性。该原理表述为：相互作用使系统有机化，是人的复杂性的内在机制和特性，是影响人的健康与疾病的首要机制，是疾病防治的首要途径。

**1. 有机性是人的复杂性的突出特征**

这里的"有机"不是化学概念，而是指"相互作用""关系""组织"，即李约瑟讲的"有机的关系模式"[14]。有机性是系统的内在复杂性，是相互作用把系统内的要素组织起来，一体化为有机的整体。由此而产生出大于部分之和的系统质，成为系统的不可分解的硬核，成为支配系统内各要素的中枢。各要素不再自由，受制于整体的联系和控制。因此贝塔朗菲提出"把世界'看作一个巨大组织'的机体主义观点"[7]。人作为最复杂的系统，也最为典型地具备这种有机性。

### 2. 有机性的本质是相互作用

相互作用是要素与要素、要素与系统、系统与环境（母系统）之间的作用，建立起系统的内在关系、网、结构，使系统成为一个整体，整体具有不可分解性；要素融于组织中，失去其自由性，要素的性态由其在组织中的地位来决定，其行为由组织来支配，其作用按组织的需求来发挥，它不能在不影响其他要素的情况下单独接受影响，要素的变化都有整体背景或被打上整体烙印。这些有机特性不与任何物质成分相关，只产生于系统所含的相互作用，具有反还原性，是系统的内在复杂性。

### 3. 还原论立足于实体中心论

"实体"是亚里士多德提出的一个概念，是"原子"的物理化。他认为实体是构成世界的永恒砖块，不生不灭，不增不减，万物由它组成，最后又复归于它，是世界的起点和终点。实体即物质，其质量、广延性等是第一性质。由它构成的事物出现第二性质，如颜色、气味、冷热等。实体及其第一性质是世界万物及其第二性质的本原和本质，把事物及其第二性质还原到实体及其第一性质，就可揭示和阐明事物的本原和本质。实体中心论是还原论的思想核心，排除相互作用，"想把一切还原为用本质和实体作的终极解释，既不能够、也不需要作进一步解释的一种解释"[15]。

### 4. 现代科学否定了"实体"

现代科学对世界万物的起源与演化的研究，证明宇宙最早的物理量是能量，最小的物质粒子（基本粒子）是能量的聚集，然后由其一级一级地组成核、原子、分子和各种物体。"能量实际上是构成所有基本粒子、所有原子，从而也是万物的实体。"[16]现实世界没有作为"永恒砖块"的"实体"，质量更不是"第一性质"，相对论的质能关系式揭示了质量与能量相互转化的特性和规律。

### 5. 相互作用是事物的真正终极原因

实体中心论是典型的机械唯物论，唯物辩证法批判和否定了它，揭示并论证了相互作用产生新事物，是事物的真正的终极原因。"相互作用是因果关系的最切近的真理。"[17]"交互作用是我们从现代自然科学的观点考察整个运动着的物质时首先遇到的东西……交互作用是事物的真正的终极原因。"[18]

### 6. 相互作用造成"非加和"

系统的非加和性不在于要素众多，而在于相互作用。"造物主并非只会做加法"，系统质不是要素质的累加和，而是由相互作用引发的质变和层次跃迁。从相互作用才能理解系统的非加和性，才能理解系统质的产生和特性。一般系统论的联系性原理揭示："为了理解一个整体或系统，不仅需要了解其各个部分，而且同样还要了解它们之间的关系。"[7]要素之间的相互作用形成整体性，产生系统质，只有从相互作用才能理解系统质，找到调理系统质的道路。

### 7. 阴阳学说阐明相互作用产生复杂性

阴阳学说论指出："一生二，二生三，三生万物。"一生二，气分阴阳，是宇宙的分化发生。二生三是"阴阳交而生物"，是性质相反的事物相互作用，产生阴阳之外的第三事物。三生万物不只是相互作用的要素的数量为三，而且是三种要素之间的相互作用性质多样化，所生万物不只在量上成万，更在质上成万种，由此而形成世界的复杂化。"生"的每一步，都是产生新质，发生质变，因质变而复杂。

### 8. 关系网与网上钮结

世界的现实存在，既有关系，又有关系者，问题在于谁是第一性的。按实体中心论，实体是第一性的，关系是在实体之间发生的，没有实体就没有关系。而现实的存在却相反，实体（实物）是由能量转化而生的，不具第一性，它存在于关系中。这里的本质是"关系与关系者"的逻辑问题，没有关系，就只有"者"，"关系者"是发生关系并由"关系"联系着的"者"。"关系即实在，实在即关系，关系先于关系者"[19]，这是复杂性研究的基本结论，是复杂现象的基本点，是理解复杂的逻辑起点。现实世界的复杂性就从关系与关系者的交织开始。系统是个关系网，任何要素（子系统）都是处于关系中的关系者，并往往处于多种关系中，成为关系交叉点上的"钮结"；一种关系往往联系多个钮结，多种关系又相互作用形成"关系网"，关系者成为关系网的网上钮结。钮结的性态和变化，都联系和取决于关系网的性态和变化。这种关系者产生和存在于关系网的特性，在人的生命及健康与疾病中相当突出，需要从关系者与关系网的规律来认识和对待。

### 9. 病机的本质是关系失调

中医如实认识人的复杂性，发现人的生命是个关系网，病变的本质是关系（网）失调。病机是关系失调，包括阴阳失调、气机失常、正不胜邪等。因此，诊病要审察什么关系发生了什么样的失调（谨守病机），治疗要针对失调的关系进行调理。"调者，调其不调之谓也"，调理的是失调的关系。

### 10. 相互作用造成非特异性

特异性是线性关系，复杂性是其反面——非特异性，非特异性是相互作用的复杂化效应。人的复杂性在病变中突出地表现为非特异性，病因、病机、病证、病候及治疗都表现出深刻的非特异性。其机制包括作用因素在作用过程中发生变化，各种作用又相互作用形成新作用，以及作用的转化、催化、激发、蝴蝶效应等。中医所认识的病机、病证如此，治疗法则和作用机制如此，药物和非药物的治疗效应更是如此。只有从人的有机性，从相互作用，才能打开医学的"非特异性"难题之锁。

## 六、功能性原理

功能性原理是中医系统论的第五原理，揭示和总结人的结构与功能的复杂特性。该原理表述为：人的生命是物质、能量、信息运化系统，运化功能是根本属性，它形成并调控结构，人的病变在本质上首先是功能性的。

### 1. 人的本质在生命，不在人体

在太平间里，人死了，人体还在。死了的是生命，它不进太平间。生命是宇宙演化到第 100 亿年后，在产生出机械运动、物理运动、化学运动的基础上，才产生的高级物质运动方式，其特性是自我更新、自我复制、自我调节的统一。还原论医学只研究人体，从解剖结构及其负载的功能考察疾病。但人比这复杂得多，人还有非解剖结构及其产生和调理结构的功能，人的病变更多地发生在这些领域。中医学如实地认识和驾驭了它，成为中西医不可通约的隔阂之一。

### 2. 生命的结构是过程流

人的结构不像还原论医学讲得那么简单，结构是解剖形态，功能是解剖结构产生和负载的功能。实际上，生命的结构与功能是一回事，功能是过程的秩序，结构是部分的秩序。贝塔朗菲讲："归根结底，结构（即部分的秩序）和功能（过程的秩序）完全是一回事：在物理世界中物质分解为能量的活动，而在生物世界里结构就是过程流的表现。"[9]

### 3. 结构是系统的组织形式

什么是结构？还原论把结构理解为硬邦邦的解剖形态，系统论揭示了系统的结构的本质，是要素之间相互作用所形成的组织方式，是"系统的诸要素所固有的相对稳定的组织方式或联结方式"[20]。因此，结构常常是"软"的组织形式、关系网。人的结构同样如此，是系统内要素之间相互联系的组织形式，解剖形态不过是结构的形式之一。

### 4. 人的结构复杂，有解剖的，更有非解剖的

系统结构的复杂性，首先表现在结构的内容复杂，有实体性的，有非实体性的。其次表现在结构的形态复杂，有空间的、时间的、功能的及以功能为基础的"功能－时间－空间"结构。再次，往往一个系统同时包含多种内容和形态的结构，人的结构就是这样。最为突出的是，人的结构既有解剖形态的，又有非解剖形态的，复杂性更多地呈现为非解剖结构，如中医发现的经络、五藏等。

### 5. 更复杂的非解剖结构——功能子系统

功能子系统是由若干功能项相互作用形成的具有特定整体性能的子系统。其特点是，形成系统的要素是功能项，结构是"过程流"，功能过程一停止结构即消散，具有相对独立的整体性能，但不能作为实体从母系统中分割出来，有人称它为"概念性单元"。它是人的非解剖结构的一类，六经、三焦、各种功能轴，以及人的生命中的各种关系网等，都属于功能子系统。

### 6. 人的结构是典型的耗散结构

耗散结构理论以生命为样本研究耗散结构的特性和规律，主张"把生命系统定义为由于化学不稳定性呈现一种耗散结构的开放系统"[21]。人的生命具备耗散结构的三个典型条件（开放系统、远离热力学平衡、存在非线性机制），通过能量耗散建立和维持结构，是空间和功能两个方面的有序，结构的本质是

"过程流"。

### 7. 中医把人的结构理解为"气化结构"

生命的结构是过程流，这种客观存在早被中医认识到，把生命理解为生气，把生命过程理解为生化之宇，把生命的结构理解为气的运化所呈的态，揭示和描述了人的生命结构的耗散机制和特性。中医的气化理论指出："气始而生化，气散而有形，气布而蕃育，气终而象变。""始动而生化，流散而有形，布化而成结，终极而万象皆变。"把结构的生、形、育、变过程，理解为气的始、流、布、终的表现或结果。并认为，气化失常初可为虚、乱，继可为郁、滞、陷、逆，甚可为瘀、阻、痹、结，发展为结构性病变，故称"大凡形质之失宜，莫不由气行之失序"[22]。

### 8. 区分功能 A 与功能 B

结构与功能关系的复杂性，关键在功能复杂。还原论医学把功能仅仅解释为结构所产生和负载的功能是错误的，问题在于结构从哪里来。它不是本原的，有其发生和形成的机制和过程，是由结构的功能之外，先于结构的前驱性功能所产生和调理。因此，必须区分"功能 A"与"功能 B"。"功能 A"是建立和维持结构的功能，其正常与否影响和决定结构的正常与否。"功能 B"是指由结构产生和负载的功能，其正常与否取决于结构的正常与否。

### 9. 结构性病变的内在发生机制

结构性病变从哪里来？还原论医学特别是病理解剖学找不到内在根源，原因在于不懂"功能 A"。遵循系统论，应当从结构就是过程流来理解结构性病变的内在发生机制，认清结构性病变是由功能 A 异常引起的。要确认结构与功能的基本关系是"功能 A 产生和调理结构，结构形成和负载功能 B"。在发病学上，要确认"功能 A 异常引起结构异常，结构病变异常引起功能 B 异常"的内在发生学逻辑。应当将这种基本关系和发病的内在逻辑纳入生理和病理的统一视野。

### 10. 人的病变在本质上首先是功能性的

首先是"在本质上"，并非在任何具体情况下；其次是"首先"，是从发生逻辑上讲，并非单纯的时间先后。现有事实和研究，最根本的有两条：第一，被还原论医学视作焦点的器质性病变，是由功能 A 异常引起的，病变的首先是功能性 A；第二，存在大量的纯功能性病变，包括还未发展到结构性病变的功能 A 异常、人的非解剖结构异常为病、功能子系统（关系网）异常、人的系统质异常、更深的熵病等，这些病变量大面广，都不包含任何器质性异常。因此，从总体上讲，必须肯定人的病变在本质上首先是功能性的。

**11. 中医驾驭的"病机－病证－病候"病变系统**

"病机－病证－病候"病变系统被中医独到地认识和调理，它是人的生命运动失常为病的过程流，在本质上首先是功能性病变[6]。中医将其分为三个层次。一是病机，即病之动变，动于人的生命所含矛盾关系的失常（正不胜邪、气机失常、阴阳失调等），由此动而变为病证。二是病证，即病变所成的病态，是由不同病机引致的各具特征的疾病功能态（寒、热、虚、实、阴、阳、表、里等），其本质是人的生命之态的不同失常，是中医辨证的对象。三是病候，即病证呈于临床可见的外现征象（面象、脉象、舌象等），是中医四诊的对象，辨证的依据。"病机－病证－病候"病变系统是人的生命之病，包含着"功能 A 病－结构病－功能 B 病"，辨证论治是对这一病变系统的辨识和调理，其关键在审明和调理病机，其原理是把关注的焦点集中于功能 A 失常为病。

**12. 建立符合人的复杂性的疾病观**

需要以人的复杂性实际为坐标，参照系统科学对人的复杂性的最新认识，建立新的、更加符合人的复杂特性的疾病观。这种疾病观立足于人的生命，对疾病的认识从健康开始，包括未病、亚病、熵病、关系网失调、人的系统质失常、功能 A 异常、器质性病变、功能 B 异常、外现证候、临床征象等。这种疾病观注重人的整体性，紧紧抓住健康与疾病的复杂性，全面地认清病变的各个层次和环节，客观地将其放到各自应有的位置，系统地进行辨识和调理。

## 七、有序性原理

有序性原理是中医系统论的第六原理，揭示和总结有序是人的深度复杂特性。该原理表述为：人的健康不仅是稳定，更是有序，是有序稳定；疾病不仅是失稳，更是失序、失序而失稳。

### 1. 有序，系统复杂性的深层内涵

序，是系统所含相互作用关系的质的规定性，是系统科学发现的系统之复杂性的深层特性和规律。有序是指相互关系的规则和确定，无序是指相互关系失去规则和确定，混沌是微观有序而宏观无序，反混沌是宏观有序而微观无序。现实的系统难有绝对地有序或无序，大都保持在一定的有序度。有序度是指系统的有序化程度，有序度的变化对应着系统的进化与退化。进化是系统增进有序度的过程，退化是系统降低有序度的过程。序不可还原，完全在还原论视野之外。系统科学专门研究了系统的有序与无序的特性和规律，揭示了序的本质和量度标准，信息从正面量度，熵从反面量度。

### 2. 有序稳定与无序稳定

稳定，是系统的状态不随时间的延续而改变，系统的稳定态称为稳态。系统的稳态可以建立在不同的有序度上，有序稳定是在有序化水平上的稳定，无序稳定是在无序化水平上的稳定，两者都是稳定，但有序化程度不同，性质截然不同。有人用稳态来定义人的健康，不对。因为稳态只是表面现象，其内在的有序性可不同，如有序稳态、无序稳态、混沌态、反混沌态等，不能说凡稳定就是健康。生命的发展经常要打破旧稳态建立新稳态。

### 3. 生命以负熵为食

人的生命是靠非生命的物质和能量建立与维持的，非生命的物质和能量怎样转化为生命？耗散结构理论发现生命是典型的耗散结构，这种"活"结构与"死"的平衡结构的区别，在于其负熵机制，"生命以负熵为食"[23]。开放、非平衡、非线性机制，是形成耗散结构的三大条件，系统由此与环境交换物质、能量、信息，从环境摄入高级形态的能量，利用其自由能维持和发展生命，将低级形态的能量排到环境中，通过能量转化从环境摄取负熵。负熵的本质是信息，增加负熵就提高有序度，生命依靠负熵机制来提高和保持有序。"有机体通过从周围环境里吸取负熵来生存"，"一个有机体赖于生存的是负熵，它不断地从环境中摄走秩序"[24]。所谓"生命力"就是生命的负熵化能力，调理和维护负熵化机制，是维持生命健康的根本规律。

### 4. 不能用"平衡"定义健康

有些人用"平衡"来定义健康，硬将"阴平阳秘"篡改为"阴阳平衡"，这在理论上是错误的。只要懂得耗散结构理论，就明白生命是远离热力学平衡的。只有远离平衡，系统与环境之间及系统内部各局域之间，才有物质、能量、信息的交换和耗散，才有负熵产生，才能建立和保持有序，健康的本质是有序稳定。但有人不懂这些，错把稳定当平衡。"虽然在有机体中可能有一些系统处于平衡态，但是这样的有机体并不能被看作是一个平衡态系统。"[9] "生命系统任何时候都不是平衡的，它靠自己的自由能进行不断地工作来打破平衡。"[25] 有人主张把健康定义为"非平衡有序稳态"。

### 5. 有序是健康的深层本质

不能用"稳态"和"平衡"定义健康，需要从更深层次认清健康的本质。人的生命是开放的热力学系统，与环境有物质、能量、信息交换，但并不在这种交换中被环境瓦解，反而能从环境吃进负熵提高有序度。这就在于生命是耗散结构，存在着非线性机制，把高能态的物质和能量吃进，把低能态的物质和能量排出，从环境吃进负熵，建设和维持生命。负熵化的机制和水平，是生命健康与否的内在本质，每一个体在其具体条件下，正常地吃进负熵以提高和保持有序，才是健康的本质。

### 6. "气化"是中医认识的负熵化机制

中医如实地认识到人是开放系统，从气的出、入、升、降来讨论人的物质、能量、信息的交换和耗散，把气化分为"根于中者"和"根于外者"。"根于中者，命曰神机，神去则机息；根于外者，命曰气立，气止则化绝。"所谓"神机"，是指机体内部耗散物质、能量的机制和过程，是负熵化和有序化的机制和过程，这是生命的内在根据，失常则生气绝；所谓"气立"，是指机体与环境交换物质、能量的机制和过程，这是生命所依赖的负熵的来源，这种交换失常或停止，体内的耗散过程也就失常或停止，生气亦绝。故曰："出入废，则神机化灭；升降息，则气立孤危。故非出入，则无以生长壮老已；非升降，则无以生长化收藏。是以升降出入，无器不有。故器者，生化之宇，器散则分之，生化息矣。"

### 7. 百病生于气

中医如实地把人的生命失常视为病变之本，并以气化学说把人的生命理解为物质、能量、信息的耗散系统，从气的出入升降机制正常与否来认识病变的特性和规律，认为"非出入，则无以生长壮老已，非升降，则无以生长化收藏"。这实际上从气化抓住了人的生命的负熵化本质，气化机制守常就健康，失常就不健康。气机失常是最深的根本病机，故曰"百病生于气"。这是真正的关于人的生命及其健康与疾病的医学理论。

### 8. "熵病"是深度复杂性病变

所谓熵病，是负熵化机制和过程失常为病。其实质是人的生命运动的负熵化水平不足以抵消不可逆的熵增加，出现以熵增加为特征的病态。熵病分热熵病和广义熵病两种。热熵病是在能量代谢和熵产生过程中，因熵交换失调而形成热熵积滞，表现出一定症状的过程，典型的如中暑、感冒、内热、上火等。广义熵病是生命运动的有序度下降而呈现的病变，包括生命过程流的失序、功能子系统的失序、非解剖结的结构与功能的失序、建立和调理形态结构的功能 A 失序，以及由此造成的分子、细胞、器官等结构的有序度下降。已知的如糖代谢紊乱、酸碱平衡紊乱、电解质代谢紊乱，以及生物节律紊乱、分子结构畸变、细胞癌变等。熵病的防治只能从生命的熵变化机制来调理，不能还原为形态结构或物质成分来处理。

## 八、自主性原理

自主性原理是中医系统论的第七原理，揭示和总结人的自主调理的复杂特性。该原理表述为：人的生命是高级自组织系统，发病和愈病是人的生命的自主调理效应。

### 1. 人的生命是高级自组织系统

系统自组织理论研究证明，自组织是系统的复杂性机制和特性，由此而分为自组织系统与他组织系统。已知的系统自组织机制有耗散导致有序、协同导致有序、超循环导致有序等。宇宙的演化是个自组织过程，产生出众多自组织系统。在现实世界上，生命是复杂化的自组织系统（自我更新、自我复制、自我调节相统一），人是最高级的自组织系统（生命属性、社会属性、思维属性的自组织及其统一），自组织是其复杂性的突出特征。

### 2. 区分自组织与他组织

组织是系统有序化的机制和过程，其本质是减熵增序，提高有序度。自组织是指动力、指令、调节都来自系统自身的组织机制和过程；他组织是指动力、指令、调节都来自系统外部的组织机制和过程。据此，系统分为自组织系统与他组织系统。人是自组织系统的典型，机器是他组织系统的代表，人与机器的差别众多，但本质的差别在于自组织与他组织。自组织是系统自身的有序化机制，是"一只看不见的手"，与物质成分无关。

### 3. 自组织是健康与疾病之本

人的生命产生和存在于非生命的环境中，之所以不被破坏和瓦解，就在于生命的自组织。生命的有序稳定是在复杂的环境中自组织的结果，是自组织的机制和过程正常的效应。病变，即失序，并不是自组织机制的亡失，而是自组织机制或过程的失调。治病，就是要调理和纠正自组织机制或过程的失调。自组织是健康、发病、愈病的内在动力和枢机，健亦健在自组织，病亦病在自组织，治亦治在自组织，愈亦愈在自组织。

### 4. 自主性是人的自组织的突出特点

人作为最高级的自组织系统，具有自组织的各种基本特点，如自动性、方向性、目的性、自稳性、自主性等，而自主性最为突出。所谓自主性，是指系统对于来自内外的各种作用，都经过系统的自组织，自主地做出反应。不经过系统的自组织，既不能改变系统的结构和功能，也不能影响系统的状态。只有经过系统的自组织，系统才对各种作用做出相关反应，可以排斥、吸收、耗散、转化、适应，也可以滞留、积累、记忆，若干时间后再做出反应等。从医学来讲，对系统的扰动和冲击，经过自组织可产生不同的反应和效果，如营养的、致病的、治疗的，或无效、保健、发病、愈病等。

### 5. 自主调理使系统呈"不倒翁"特征

由于自主调理，人的生命可在运动中保持高度自稳性。系统状态的"正常值"是自主调理的"目的点"，系统状态在正常值上，就不会引起自主调理；一且偏离正常值，就引起自主调理，把系统状态调回到正常值，自主调理就休止。实际情况经常是，内外条件不断地变化，不断地扰动系统状态使其偏离正常值，不断地引起系统的自主调理，不断地把系统状态调理回正常值。结果就是，系统的状态无休止地变动，无休止地引起自主调理，使系统状态围绕着正常值波动，形成以正常值为核心的稳态。人的现实生命运动就是在围绕正常值的偏离与复正的波动中保持健康，这种特性就像"不倒翁"，无论扰动来自何时何方，都可自主地调回到以正常值为核心的稳定态。

### 6. "阴阳自和"是中医的自组织理论

中医认识并驾驭了人的自组织机制和规律，杰出代表是"阴阳自和"论。中医认识到阴阳互根、互生、互化、互用，由此而"自和"，走向和保持"阴平阳秘"。需要强调，中医认清了阴阳之和调，不是"他和"，而是"自和"；不只是"和"的态，更是"和"的机制——自和；这是对人的自组织特性和规律的中医式理论概括，独到而深刻。特别是，明确地从阴阳自和来认识健康、疾病、防治的规律，认为"自和"正则健，"自和"差则病，"自和"失则亡。揭示了"阴阳自和病自愈"的规律："凡病，阴阳自和者，必自愈。"创立了"调其阴阳之所自，阴阳自和必自愈"等治法。

### 7. 以"五行"模式表达五藏自主调理

复杂系统不仅要素数量多，更重要的是相互作用关系复杂。五行学说研究人的复杂性发现，五藏（心、肝、脾、肺、肾）的相互作用关系具有拓扑特性。一是关系总数为"n－1"种，即 5－1＝4 种，为生、克、乘、侮；二是基本关系为（n－1）／2 种，即（5－1）／2＝2 种，为生和克；三是五藏之五属于奇素数，其特性为相互关系包含闭环回路，即五藏之间的生或克可从单向通道形成闭路反馈。这样，五藏之间的生与克作用，就可通过闭路反馈进行自主调理，使五藏在变动中保持整体稳定，这是人的生命子系统进行自主调理的一种方式，可以用五行模式来表述[26]。这种"五藏自稳"模式是中医发现的复杂系统的一种较为简单的自主调理，其复杂特性表现在：多体关系；多种作用；作用不可逆；作用经第三者形成反馈回路；由五体（行）形成多级反馈回路网；由一行动引致多行都动，通过反馈作用形成动态的整体稳定。这种自主调理方式在人身上客观存在，实际情况复杂，用"五行"来表述存在局限性，但它毕竟表达了复杂性，为任何还原模式所不及，需要研究能更充分地反映复杂性的调理模式。

**8. 中医防治学的核心是自主调理原理**

中医防治学内容丰富，其核心是自主调理。有"标本"论和"治本"论，强调分清标本，重在治本，主张"养生知本，诊病求本，祛病治本，愈病固本"。治疗法则以"治病求本"为纲，认为"病变万端，各有其本，一推其本，诸证悉除"。在生命、病变、治疗中，标与本有多个层次，中医强调和注重的是最深病本，即人的生命的自组织机制和自主调理，称为"得一之道"。由此形成中医防治学的核心，即依靠、调动、发挥人的自组织机制进行自主调理。

**9. 中医驾驭人的自主调理已两千多年**

秦汉时期就认识到人的自主调理机制并用于临床防治，《汉书》总结了"八字金丹"（"有病不治，常得中医"），称不药自愈为"中医"；秦汉以降，医家们对"自和自愈"的研究和总结更多，谓"天下之病，竟有不宜服药者""病之在人，有不治自愈者""约略治之，自能向愈""阴阳自和病自愈"等；清代总结出"欲其阴阳自和，必先调其阴阳之所自"的规律。中药、方剂、针灸、气功等的调理作用，主要或更深的是依靠、调动、发挥人的自主调理机制而产生复杂化功效。

**10. 推动人的自主调理是高级艺术**

人是高级自组织系统，其自组织机制和过程高深而复杂，至今的研究和认识远不清楚。如何依靠、调动、发挥人的自组织机制进行自主调理，是一门复杂性极高的艺术。中医的防治原理对这一规律的认识还是自发的，需要大力开拓对人的自组织特性和自主调理机制的研究，把中医已经驾驭的，依靠、调动、发挥人的自组织机制进行自主调理，提高到更加自觉的现代水平，发展为人类医学的第一防治原理。

## 九、小结

人是世界上最复杂的系统，其复杂性表现在人的生命及其健康与疾病中。

中医系统论就是运用系统科学的理论和方法，来研究人的复杂特性和规律的现代理论。对于人的这些复杂特性和规律，经典中医学早就认识了、抓住了，但认识水平只达到"知其然不知其所以然"。现代系统科学提供了破解"知其所以然"的理论和方法，中医系统论的基本原理就是运用系统论的概念、观点、理论，向"知其所以然"求解和总结。总体来说，中医系统论研究虽然已有40多年历史，但从发展全局来看，目前还处于奠基阶段，所取得的进展和成果是阶段性的。需要研究而未研究的问题还太多，已经进行的一些研究也还有许多需要深入和拓展的方面，迫切地需要后续研究进行新一波的突破和创新，以发展为更加成熟的现代中医系统论。

## 参考文献

［1］钱学森．创建系统学［M］．太原：山西科学技术出版社，2001：7.

［2］刘长林．中国系统思维［M］．北京：中国社会科学出版社，1990：14.

［3］祝世讷．中医系统论导论［M］．济南：山东中医学院，1985：27－90.

［4］祝世讷．论中医系统论［J］．山东中医学院学报，1990，14（6）：8－13.

［5］祝世讷．系统中医学导论［M］．武汉：湖北科学技术出版社，1989：1－6.

［6］祝世讷．中医学原理探究［M］．北京：中国中医药出版社，2019.

［7］贝塔朗菲．普通系统论的历史和现状［C］//中国社会科学院情报研究所．科学学译文集．北京：科学出版社，1980.

［8］祝世讷，陈少宗．中医系统论与系统工程学［M］．北京：中国医药科技出版社，2002：210.

［9］贝塔朗菲．一般系统论［M］．林康义，魏宏森译．北京：清华大学出版社，1987.

［10］宋传玉．自然辩证法概论［M］．上海：上海医科大学出版社，1990：30.

［11］北京中医学院．中医学基础［M］．上海：上海科学技术出版社，1978：4.

［12］叶峻．人天观初探［M］．成都：四川教育出版社，1989：82－90.

［13］祝世讷．中医学原理探究［M］．北京：中国中医药出版社，2019：15.

［14］李约瑟．中国科学技术史：第2卷［M］．北京：科学出版社，1990：221.

［15］波普尔．科学还原与整个科学在本质上的不完全性［J］．科学与哲学，1982（5）：68.

［16］海森堡．物理学与哲学［M］．北京：科学出版社，1974：28.

［17］列宁．哲学笔记［M］．北京：人民出版社，1956：146.

［18］恩格斯．自然辩证法［M］．北京：人民出版社，1984：95.

［19］罗嘉昌．从物质实体到关系实在［M］．北京：中国社会科学出版社，1996：8.

［20］中国大百科全书．哲学［M］．北京：中国大百科全书出版社，1987：358.

［21］普利高津．结构、耗散和生命．见：湛垦华．普利高津与耗散结构理论［M］．西安：陕西科学技术出版社，1982：56.

［22］石寿棠．医原［M］．南京：江苏科学技术出版社，1983：16.

［23］埃尔温·薛定谔．生命是什么［M］．长沙：湖南科学技术出版社，2003：69.

［24］里夫金，霍华德．熵：一种新的世界观［M］．吕明，袁舟译．上海：上海译文出版社，1987：48－50.

［25］克雷洛夫．系统方法的基本原理适合于研究复杂客体［J］．自然科学哲学问题，1985（3）：21.

［26］祝世讷．五行学说的方法论意义［J］．山东中医学院学报，1988，12（1）：2－6.

**【原载于山东中医药大学学报，2021，45（1）：7－21】**

# 第五章

# 系统中医学研究

本章汇集祝世讷关于系统中医学研究的论文和报告。系统中医学是由系统科学主导的中医现代研究，是中医学与系统科学交叉的新兴学科，其研究方向和主题是人的生命及其健康与疾病的复杂性，20世纪80年代由祝世讷开创，从中医系统论研究发展而来。中医系统论属于理论医学和哲学层次，研究的是人的人的复杂特性和规律；系统中医学属于医学层次，研究的是如何遵循人的复杂特性和规律来认识和调理人的健康与疾病。本章各文具体地讨论了系统中医学研究的开创、深化、发展，特别是从系统科学对中医学基本原理的探究和阐明，其中包括了祝世讷在《山东中医药大学学报》开辟的4次专栏所发表的数十篇重要论文。专栏有"中医学重大理论问题系列研究"（1996—1998）、"中医药自主创新思路研究"（2007—2008）、"中医问题访谈"（2009）、"中医真理探究"（2015—2016），比较集中地讨论了系统中医学的理论和方法。

# 人不是机器

## ——纪念拉美特利《人是机器》发表 250 周年

　　1747 年，法国启蒙思想家、唯物主义哲学家拉美特利（JulienOffroy De La Mettrie）完成著作《人是机器》，他所提出的观点和所代表的思想，在医学哲学史上具有重要的革命作用和时代意义。250 年过去了，生命科学、医学、哲学对人的认识大大地发展了。今天，我们纪念拉美特利的这部名著，最有意义的当是在新的历史条件下对人的本质做出新的总结。可以把我们的认识概括为一句话——"人不是机器"。这不是对拉美特利观点的简单否定，而是继承和发展。因为，他的著作所表达的不只是"机器"两个字，更重要的是对旧的神学思想体系进行批判斗争的革命勇气，和把最新科学技术成就用于对人的解释的开拓精神。如果他生活到今天，了解现代科学技术并用于对人的研究，他一定会比当年更勇敢地承认，人不是机器。

## 一、鲜明的机械人体观

　　拉美特利 1709 年 12 月 25 日出生于法国布列塔尼区圣马洛一个富商家庭。当时，欧洲资产阶级革命运动的高潮正在到来，但在法国，僧侣和贵族仍牢牢地掌握着封建统治权，直到 1789 年资产阶级才夺取政权。拉美特利初读神学，后因厌恶而转攻医学，1733 年获博士学位，1743—1745 年在法兰西近卫团任军医，1745 年完成第一部哲学著作《心灵的自然史》。书中的唯物主义观点引起僧侣和当局的狂怒，被下令焚毁，他不得不逃到资产阶级已经取得政权的荷兰。1747 年他匿名发表了最著名、最有影响的《人是机器》一书，同样遭到教会法庭的迫害。第二年应邀到普鲁士任皇家科学院会员和御医，1751 年 11 月 11 日因在自己身上试验新的治疗方法而卒于柏林。他的著作还有《人是植物》（1748）、《伊壁鸠鲁的体系》（1750）、《幸福论》（1750）等。

机械唯物论是资产阶级革命的思想武器，18 世纪法国唯物论是其典型形式，拉美特利是杰出代表之一。他批判了笛卡尔的二元论和僵死的物质观，继承其"动物是机器"的思想，进一步发展为"人是机器"。

《人是机器》集中反映了拉美特利的唯物主义思想，它坚定地反对经院哲学、反对宗教神学，从根本上否定了关于人的神学观点，把人从上帝造物的圣殿中解放出来，还给物质世界，用机械唯物的观点来说明人的本质。"他在此书中更加大胆地、更加充分地并且极有特色地发挥了唯物主义的和无神论的观点。"[1]

《人是机器》充满唯物主义的战斗精神。它彻底地与笛卡尔的二元论决裂，反对把人的机体和精神分裂开来作为两种实体，强调意识对物质的依赖关系。它运用大量医学、解剖学、生理学的材料，论证人的心灵状况取决于人的机体状况，证明思维是大脑的机能，道德源于机体自我保存的要求，认为人是有感觉、有精神的活的机器。他指出："思想……和电、运动的能力、不可入性、广延等一样，是有机物质的一种特性。"

《人是机器》第一次以机器为模型来说明人的本质。从 1543 年哥白尼的《天体运行论》，到 1689 年牛顿的《自然哲学之数学原理》，建立起了经典力学体系，按机械运动规律来解释一切成为那个时代的最高原则。从 1690 年法国人巴本发明第一部活塞式蒸汽机，到 1763 年瓦特对蒸汽机进行系统改造，人类迎来了机械化时代，机器代替手工，工厂代替作坊，机器既是科学技术的最高成就，也是生产力的最高代表，成为这个时代的骄子。拉美特利站到了时代的制高点上，第一次以机器为模型来认识和说明人，认为"人是一架机器"，不过人这种机器比动物这种机器"多几个齿轮""多几条弹簧"罢了，"只是位置的不同和力量程度的不同，而绝没有性质上的不同"，人的机体组织是类似钟表那样纯粹由物质的机械规律支配的自动机。

《人是机器》阐明了机械唯物主义的人体观。也是在 1543 年，拉美特利的同胞维萨里发表了《人体的构造》，揭露了教会支持的盖仑医学关于人体解剖的许多错误，证明了人体许多类似机器的结构，吹响了医学革命的号角。从此西方医学走上了运用科学技术革命成果研究和回答医学问题的道路，出现了医化学派和医理学派，运用机械定律物理地解释生命现象和疾病问题成为时代的潮流。"人是机器，疾病是机器的故障，医生的任务是修理机器"成为那个时代的一种基本观念。拉美特利从医学哲学的高度作了总结，阐明了机械唯物主义人体观的基本观点。

机器是 18 世纪的骄傲，也是 18 世纪的局限。以机器为模型来解释世界、解释人是 18 世纪的时代精神，机械唯物论的局限和用机器来说明人所必然遇到的困难，也是那个时代的历史特征。

## 二、别了，机器时代

拉美特利之后的两个半世纪，人类历史发生了天翻地覆的变化。资产阶级革命成功了，又发生了新的无产阶级革命；资本主义生产方式建立了，又出现了更新的社会主义生产方式；机械唯物主义被实践批驳得千疮百孔，辩证唯物主义建立起来并长足发展。对人的认识影响更为深远的，是自然科学的两次革命性飞跃。

从 18 世纪中叶到 19 世纪，自然科学的突破从根本上动摇了机械唯物论。康德—拉普拉斯星云假说和赖尔地质渐变论、能量守恒转化定律、人工合成有机物和化学元素周期律、细胞学说和达尔文进化论等，从根本上否定了上帝创造自然界理论，开始揭示天、地、生命的起源和演化过程，证明不仅钟表、齿轮、发条，而且整个自然界都有自己的历史，"自然界不是存在着，而是生成着并消逝着"。

20 世纪以来的现代科学又一次从根本上改变了科学的世界图景和人类对自己的理解。相对论、宇宙学揭示出宇观世界的起源、演化及其规律，量子力学、粒子物理学揭示出微观世界的物质运动特性和规律，分子生物学、人体科学揭示着生命的物质基础、基本特征及人的复杂性，系统科学、非线性科学揭示出时间、信息、关系、有序、非平衡、非线性等有机性机制和规律。这为我们更深刻地认识人的本质提供了全新的观点和方法，把我们的思想提高到20世纪的新高度。

自然科学的这些进展标志着一个新时代的开始，哲学家、科学家、史学家们曾用不同的专业术语做出不同的概括，而其共同的认识是，"机器时代"已经过去，"信息时代"正在到来。托夫勒把它称为"第三次浪潮"，说："假如时代能尖叫的话（我们的时代当然像是能尖叫的），那么机器时代正尖叫着要停下来。工业时代的衰老迫使我们面对现实世界机器模型的讨厌的局限性。"[2]

恩格斯曾说："我们只能在我们时代的条件下进行认识，而且这些条件达到什么程度，我们便认识到什么程度。"[3] 时代条件把人的认识提高到一定水平，也把人的认识局限在一定水平。拉美特利在他那个时代条件下把人比作机器，在今天的时代条件下用什么模型来解释人更为准确呢？我们越是努力寻找新的模型，越是发现没有任何模型恰如其分，只能在拉美特利看到人是机器的地方，越来越多地看到人不同于机器的根本特性。如果一定要做出理论的概括，那最好的表述就是"人不是机器"。

## 三、人的非机器特性

当代科学家、哲学家对于人不同于机器的本质特征已做过多方面论述。其基本问题是，人的机体是世界上最复杂的物质形态，人的生命运动是世界上最高级的运动形式，它具有与机器相同的物质性，并包含着一些机械运动，有着类似机器的许多特征；但是，这毕竟只是人的最简单的部分特性，此外还有物理的、化学的、生物的、思维的等较高级的和最高级的物质特性和运动形式，是无法用机器来类比、用机械运动规律来解释的，是"超机器"或"非机器"的。在今天的认识水平上，人不同于机器的基本特性至少可简要地概括出以下十个方面。

发生起点不同。机器是先生产好一个个零部件，然后组装起来的。分散存在的零部件是机器发生的起点，是部分组合成整体，部分是整体的逻辑前提，部分产生也决定着整体，因而部分健康与否是整体健康与否的基础。而人则相反，不论在拉美特利时代，还是溯至人猿揖别时期，没有哪一个人是先生产好一个个细胞、器官然后组装起来的。恰恰相反，人的机体是由一个受精卵一步步分化形成的，受精卵这种混沌未分的元整体是人体发生的起点，由整体分化出部分，整体是部分的逻辑前提，整体产生也决定着部分，因而整体健康与否是部分健康与否的基础。不同的发生起点决定着，在局整关系上人与机器有原则性区别甚至截然相反，这在医学上是不可忽视的。

形成机制不同。机器是由工人制造的人工系统，是由外部力量组织起来的，组织的动力、指令都来自机器之外，是一种"他组织"系统。而人类是宇宙物质自然演化的产物，人的机体是通过自我复制、自我更新、自我调节自己把自己组织起来的，组织的动力、指令来自机体自身，是一种"自组织"系统。自组织机制是人区别于机器的"有机性"之一，它通过转化、利用外部条件来建设自身，其中也包括对致病因素和治疗因素的自组织，无论发病还是愈病，自组织过程都是枢机。耗散结构理论、协同学等现代系统自组织理论已经揭示出这种自组织的机制和规律。

调节方式不同。机器可以调节，但其调节的动力和指令都来自外部，对于外来作用的反应是被动的、机械的，机体发生损伤不能自我调节修复；虽然自动机有了越来越多的自动调节能力，但它是人工预设的一种运行功能，并非机体本身固有的物质属性。而人的调节能力是机体本身固有的物质属性，调节的动力、指令都来自机体本身，对于外来作用的反应是自主性的，外来因素只有对机体的自主调节过程产生某种作用，才能被自主调节过程转换为对机体的某种作用效应，这在医学上表现为人体的自主反应机制和自愈能力，是机体御病祛病的内在根据和基础。

代谢作用不同。机器的运转需要耗散能量，但机体本身不能进行物质能量代谢，简单的氧化过程也会把机体锈蚀瓦解，故必须有防锈措施。而人的机体则是靠耗散物质能量建立和维持的，通过同化和异化过程，一刻不停地建设自身，又一刻不停地瓦解自身，这种代谢过程决定机体的状态，其正常与否是健康与疾病的主要内容之一。正如恩格斯所说："在无机体的情况下，物料交换破坏了它们，而在有机体的情况下，物料交换是它们必要的存在条件。"[4]

结构与功能的性质和关系不同。机器的结构是由人来制造和维修的，主要是实体性的空间结构，特定的结构产生出特定的机能，机能异常要从结构上寻找原因，而结构的异常要从外部寻找原因。人体的结构是由人的生命活动自己建立和维持的，不仅有实体性的空间结构，更有非实体性的功能性结构（如功能轴）、时间结构（如生物钟），故结构性疾病既有解剖形态上的，又有功能性结构的、时间结构的。首先是生命活动建立和维持结构，然后才是产生出来的结构负载特定的机能，故功能性疾病有两种：一是建立和维持结构的生命活动异常，它可导致结构异常；二是结构所负载的功能异常，它可从结构异常寻找根据。

稳定的性质不同。机器的机体保持稳定必须达到热力学平衡，机体与环境不能有物质能量的交换，否则就会瓦解，这种稳定是一种热力学平衡态，是一种"死结构"。人的机体的稳定不是热力学平衡态，而是远离热力学平衡，机体与环境之间及机体内部各局域之间进行着快速的物质能量交换，通过新陈代谢来更新和保持机体的结构，这是一种非平衡的"活结构"。非平衡态热力学揭示了这种非平衡结构和非平衡稳定的机制和本质，健康与疾病不能单纯看是否稳定，还要看其热力学特性，非平衡稳定对应健康，平衡稳定对应死亡。

有序性不同。机器与环境交换物质和能量，遵循能量转化守恒定律和热力学第二定律，机体本身存在熵的恒增加，其有序度是恒降的，不可逆地走向无序化、老化。人的机体不仅遵循能量转化守恒定律和热力学第二定律，而且还遵循耗散结构规律，通过与环境交换物质能量从环境获取负熵，即"生命以负熵为食"，使机体的熵产生呈负值或0值，可以提高或保持机体的有序性，其有序度是可调的，故机体具有生长、发育、稳定、恢复健康等特有的有序性变化机制和过程。

信息交换不同。机器可由特定的装置按人的设计处理特定的信息，而其机体不能与环境进行自主的信息交换，特别是关于调节其结构与功能的信息交换；人工赋予机器的各种信息也不能自我"遗传"给后代。人的机体与环境有自主的信息交换，运用信息交换来调节物质能量交换，进而调节机体的功能和结构；

机体能够固定、保存、积累信息，以提高和保持机体的有序度，并可把它遗传给后代；信息交换和信息调节的异常表现为更深刻的病变，信息的错码表现为遗传病。

思维功能不同。拉美特利肯定了思维是物质的属性，但是，并非任何物质都具有思维属性。机器是物质的，构成机器的物质并不具有思维属性；电脑的某些功能达到甚至超过了人脑，但那只是功能模拟，并非构成电脑的物质具有了人脑那种思维属性。人的思维是大脑这种特殊物质的特有属性，这是宇宙物质演化到第200亿年才形成的；而其固有的思维属性要转化为现实的思维功能需要社会交往、信息交换等实践；人脑的思维不仅可以认识和改造客观世界，而且能够认识和调节自身，精神活动的正常与否是影响人的健康的一个重要因素。

社会属性不同。机器本身没有社会属性，更没有阶级性，它可以为不同的人、不同的社会服务，其性能不会因为所处的社会关系不同而有改变。人则具有社会性、阶级性，是社会之网的网上钮结，是各种社会关系的总和；不同的社会关系决定人的不同社会地位，进而决定不同的生存环境，也就决定着其与环境交换物质、能量、信息的状态；社会状态和人的社会角色正常与否，成为影响人的健康的重要因素。

当然，这些认识也还只是今天时代条件下的，它与当年拉美特利的观点一样，不可抗拒地带着历史的局限性。下个世纪，或再过250年，人们会提出新的批判，建立起更新的观点，我们盼望着那一天。

## 参考文献

[1] 简明不列颠百科全书·第五卷 [M]. 北京：中国大百科全书出版社，1986：34.

[2] 普利高津. 从混沌到有序 [M]. 上海：上海译文出版社，1987：8.

[3] 恩格斯. 自然辩证法 [M]. 北京：人民出版社，1984：118.

[4] 恩格斯. 自然辩证法 [M]. 北京：人民出版社，1984：284.

【原载于医学与哲学，1997，18（11）：612－615】

# 阴阳的本质究竟是什么

从 20 世纪 70 年代以来，关于阴阳本质的研究，取得了一些重要进展。但近 10 年来，研究处于胶着不前的状态，面临着一些困难。这一问题已成为中医"跨世纪"发展的前沿之一，要取得突破，不能不对问题和困难进行深入的反思。究其症结，困难不仅是研究方法和实验技术上的，更是理论观点和指导思想上的。

**1. 要揭示什么的本质**

在现有研究和发表的文献中，对于"阴阳本质"这一问题的指向，即究竟要揭示什么的本质，在理解和表述上还存在着差别甚至混乱，需要进一步明确和统一。

目前有代表性的提法有三种，即"阴阳学说的本质""阴阳的本质""人身阴阳的本质"。

第一种提法把问题指向关于阴阳的"学说"的本质，而不是"阴阳"的本质或"人身阴阳"的本质。

第二种提法把问题指向"阴阳的本质"，由于"阴阳"是整个宇宙的普遍现象，存在于自然、社会、生命等各个领域；就是在中医经典理论中，其含义也包括哲学的、生理的、病理的、药理的等多个层次，因而，笼统地提揭示"阴阳的本质"，就把研究范围无限制地扩展到人身和医学之外，使研究思路泛化。

第三种提法把问题指向"人身阴阳"，旨在揭示人身存在的阴阳现象的本质，即在人的生理、病理乃至药理过程中的阴阳现象的本质。

在中医现代化研究中，上述三种提法所涉及的不同内容都需要研究。但是，作为中医现代研究的一个专题，所要研究的"阴阳本质"应当是"人身阴阳"的本质，不是关于阴阳的"学说"的本质或超出"人身"的一般的"阴阳"的本质。20多年来的研究实践，实际上也正是集中于"人身阴阳"这一点。因而，对这一科学问题的理论表述，应更加统一、严格地确定为"揭示人身阴阳的本质"。

### 2. 把"本质"设想为什么

人身阴阳是一种客观存在的物质现象，必然有其物质基础，有其本质。

迄今所进行的各种研究，似乎遵循着一条约定俗成的思路，把"阴阳的本质"设想为某种物质实体，等同于"阴阳的物质基础"；又进一步把"阴阳的物质基础"设想为某种"物质成分"，即"阴物质""阳物质"。

从1973年美国生物学家Goldbergr提出环磷酸腺苷（cAMP）、环磷酸鸟苷（cGMP）是阴阳的物质基础的观点以来，我国学者也在类似的思路指导下，进行了大量临床的和实验室的研究，已取得的进展主要有"阴阳学说与环核苷酸""阴阳学说与核酸""阴阳学说与阴阳离子""阴阳学说与内分泌状态""阴阳学说与神经系统""阴阳学说与免疫功能"等。[1]

这类研究的共同特点，是要揭示人身阴阳的具体的物质实体，力图寻找到（或提纯出）能特异性地决定并呈现为人身阴阳变化的物质成分，这种物质成分在量上的减少或增加，决定并呈现为人身阴阳的虚实变化。

有的学者对这种思路作了精辟的概括："要探讨中医的阴阳本质和阴阳的物质基础，必须满足以下两个条件：①这种物质的生理作用应能解释阴、阳的主要表现，包括主要的临床证候及实验室指标，该种物质的代谢变化应与临床阴证、阳证（或阳虚、阴虚）的外观表现相对应，甚至这种物质的变化出现在前，虚证的症状表现在后，与中医关于阴阳对立统一的规律基本相符；②临床上出现阴证、阳证（或阳虚、阴虚）的动态变化时，这种物质也要有相应的动态变化。"[2]

面对研究所遇到的困难，我们不能不提出和反思如下问题：

第一，阴阳的本质与阴阳的物质基础是不是一回事？

第二，人身阴阳的物质基础能否归结为特异性的物质成分（"阴物质""阳物质"）？

第三，人身阴阳的本质能否理解为某种特异性的物质成分？

### 3. 科学史上的借鉴

揭示现象的本质是科学研究的一项基本任务，科学史上许多成功的和失败的例子，可作为人身阴阳本质研究的借鉴。其中，近代关于燃烧现象、热现象的研究，对于我们可能有更直接的启发意义。

自古希腊以来，欧洲对于世界和事物的理解，占统治地位的是原子论和元素论，并以此为基础发展为方法上的分析－还原论，认为一切事物都是由最小的物质粒子组成的，任何物质现象只要分析还原到其最小的物质成分，就找到了其物质基础和本质。在这种理论和方法的指导下，人们找到了化学现象的物质基础——化学元素。17世纪中叶，英国化学家波义耳（1627—1691）正式提出了"化学元素"概念并下了科学的定义。把物质现象还原为其"元素"来认识其本质的思路风靡整个近代，在燃烧现象的研究中，提出了著名的"燃素说"。

波义耳首倡"火微粒说"，认为火是由"火微粒"构成的物质现象。1703年，德国化学家施塔尔（1660—1734）正式提出了"燃素说"，认为"燃素"是构成燃烧现象的物质元素，可燃物质包含着"燃素"，燃烧是可燃物质释放"燃素"的过程，火是由"燃素"构成的物质实体。这种理论在当时能牵强地说明一些与燃烧有关的化学现象，并做了许多定量实验。但在一百多年的时间里，化学家们只是围着"燃素"的影子转，始终没有找到更未提纯出"燃素"。法国化学家拉瓦锡（1743—1794）在前人研究的基础上，于1779年正式确认了氧气的存在，于1780年在《燃烧概论》中提出了氧化燃烧学说，指出燃烧的本质是可燃物质与氧气的氧化反应过程，批判了燃素说，科学地解释了燃烧现象，在历史上被称为一次"化学革命"。

热也是一种普遍的物质现象，对其本质的探讨也走过类似的弯路。按照还原论思路，科学家们把热理解为一种微粒的机械运动。法国物理学家伽桑狄（1592—1655）提出，热和冷分别是由热原子和冷原子引起的。拉瓦锡否定了

"燃素"，却又提出了"热素"概念，认为热现象是由"热素"构成的。英国化学家布莱克（1728—1799）建立起系统的"热素"理论，认为不同物体的不同比热是因为对"热素"的吸收能力不同，物体的热传导过程就是"热素"的流动过程等。这种理论在当时也能牵强地说明一些热现象，但也始终不能找到更未提纯出"热素"。后来，化学和物理学发展，才逐步揭示出热现象的本质。现已知，热是大量实物粒子（分子、原子等）的混乱运动，这种运动越剧烈，由这些粒子组成的物体或体系就越热。

这两个例子在科学史上非常典型和著名，它向我们显示：

第一，物质现象的本质和物质现象的物质基础不是一回事。

第二，物质现象的本质不能归结为某种特异性的实物粒子。

燃烧现象的物质基础是可燃物质和氧气，没有可燃物质和氧气就没有燃烧现象；但是，燃烧现象的本质既不是可燃物质，也不是氧气，更不存在什么"燃素"，而是"氧化反应"。热现象也一样，其物质基础是分子、原子等实物粒子，没有分子、原子就没有热现象；但是，热现象的本质既不是分子，也不是原子，更不存在什么"热素"，而是这些实物粒子的"混乱运动"。

**4. 准确理解经典理论**

作为中医现代化的研究课题，对人身阴阳本质的探讨，一要遵循中医学的本义，二要运用现代科学和哲学的理论和方法。造成目前困难的，正是这两个方面存在的局限。首先值得反思的是，对阴阳本质的理解和设想是否与中医的理论和实践准确严格地相符。

第一，从人身阴阳的物质基础来看。

经典理论讲得明确，"气分阴阳"，称"阴气""阳气"。人身阴阳的物质基础是人身之气，阴阳是人身统一之气的相反相成的两个方面。揭示人身阴阳的物质基础，就要对人身之气及阴气、阳气作出现代科学的阐释。

中医经典理论认为，人身之气是精微物质和精微物质的运动。对于气本质的现代研究正在发展，尚未得出决定性的结论。现有研究倾向于认为，人身之气是人的生命活动中的深层物质运动过程，具有场的那种连续性、弥漫性，有人认为有量子场的特征；人身之气以恒动的方式存在，出入升降，由变由化，是以物质、能量、信息的形式运动和转化的一种过程流；这种过程流有质而无形，无法归结为某种物质实体，不可能还原提纯出"气粒子""气素"，更不可能把"阴气""阳气"还原提纯成"阴物质""阳物质"或"阴素""阳素"。这些认识向我们提示，人身之气可能超出于我们已有的知识视野，是一种比目前已知的物质形态更为复杂和深刻的物质过程。

既然人身之气和阴阳二气无法归结为某种物质元素或物质成分，而许多研究却把阴阳的物质基础设想为物质元素或物质成分，这显然与经典理论及人身阴阳的客观实际不吻合。

第二，从人身阴阳的本质来看。

经典理论讲得分明，"阳化气""阴成形""阴者，藏精而起函也；阳者，卫外而为固也"，阴阳"互根""互生""互化""互用"。阴阳是人身统一之气运化过程的相反相成并相互作用着的两个方面。

根据现代生命科学的知识和已有研究，可把阴阳理解为人的生命活动中统一的物质、能量、信息运化过程的两个方面或两种过程流。"阴藏精"，是机体"藏精"的过程流，是物质、能量、信息的自组织过程，"阴平"是其最佳状态。"阳化气"，是机体"化气"的过程流，是物质、能量、信息的耗散过程，"阳秘"是其最佳状态。"阴平阳秘"是这两方面的最佳状态的协调统一。"阴阳失调"是这两种过程流的运化机制、运化状态及相互作用机制和关系的异常，失去"调""和"，无法理解为多了或少了什么"阴物质"或"阳物质"；其具体原因是多方面、多层次、多性质因素的交互作用，无法归结为一种或两种特异性物质成分的增减或其比值的改变。

阴阳作为物质、能量、信息运化的两种过程流，必然存在于人的整体、器官、组织、细胞、分子等各个水平，和消化、循环、神经、分泌、免疫等各种系统功能及其生理、病理过程之中，表现为一些具体的内容和形式，可以从不同的结构水平和功能活动中发现这类具体表现，测得各种指标。然而，表现就是表现，它不是本质。因此，迄今各种研究提出的一些具体事实或指标，往往只能肯定某种相关性，远未触及阴阳的本质。

临床对阴阳的调理，是调理阴过程流的运化机制或阳过程流的运化机制，及两者之间的相互作用机制，即"所谓调者，调其不调之谓"。根本不是把阴虚理解为"阴物质"不足而以补"阴物质"来治，或把阳虚理解为"阳物质"不足而以补"阳物质"来治。对此，历代医家早有明论，如："气虚者宜参，则人之气易生，而人参非即气也；阴虚者宜地，服地则人之阴易生，而熟地非即阴也。善调理者，不过用药得宜，能助人生生之气。"[3] 如果说药物治疗还有一些物质成分进入了人体，那么针灸和气功则不向人体导入任何物质成分，同样可以调理人身阴阳，更深刻地说明了这一点。

**5. 迫切需要理论思考**

目前面临的困难，不在于阴阳有没有物质基础，而在于把物质基础设想为什么；不在于阴阳有没有本质，而在于把本质设想为什么。

如何理解"物质基础"？这涉及哲学上的物质观问题。

机械唯物主义把世界的本原理解为不可再分的实物粒子——"原子"，所谓物质，就是"原子"（及各种实物粒子）。认为事物和世界是由"原子"组合而成的，把事物分解还原为"原子"（或实物粒子、物质成分），就找到了其物质基础或本质。这种观点在西方的近代科学中盛行，以至于走上寻找"燃素""热素"那样的弯路。

辩证唯物主义把"物质"规定为一个抽象的哲学范畴，指不依赖于人的主观意识的客观实在。物质的现实存在有多种具体形态，分子、原子、各种实物粒子等不过是物质存在的具体形态之一，此外还有其他的多种具体形态。不能把物质与物质的具体形态相混淆，机械唯物主义的错误正是把"原子"等具体物质形态当作了物质本身。事物或现象的物质基础是指决定和呈现该事物或现象的具体物质形态，由于具体的物质形态多种多样，事物或现象的物质基础有的可能是，但更多的可能不是实物粒子或物质成分。

现代科学证实，具体的物质形态具有无限多样性，最基本的有两种，即场和实物粒子。场（如引力场、电磁场等）是连续的、弥漫的，实物粒子（如分子、原子等）是间断的、有静止质量的；场与粒子相互转化，粒子是能量的聚积，粒子是由量子场激发出来的。有形的物质形态是从物理真空即"无"产生出来的；微观物质形态既是波又是粒子，具有波粒二象性；物质的质量和能量按相对论的质能关系式相互转化；物质的运动既有量的变化，也有质的变化，即熵的增减，有序、无序、混沌的相互转化；物质的存在和变化不仅有空间形式，表现出解剖形态，而且有时间形式，表现为过程流，等等。

现代科学和哲学对物质与物质形态的区分，及对物质形态多样性的认识，为我们理解和设想阴阳的物质基础打开了更加深广的思路。看来，对阴阳的物质基础的理解需要展开和深化，把它仅仅设想为特定的"物质成分"过于简化了，还应考虑到场形态、波形态、能量形态，作为过程流的流变态和时间态，其有质而无形的特性及一些可能更为复杂的形态等。

如何理解"阴阳的本质"？这涉及哲学上"现象与本质"这对范畴。

"本质"（有的文献用"实质"，在汉语中"实质"与"本质"属同义词）的含义与"现象"相对，是事物的内部联系，事物的根本性质，由事物本身所具有的特殊矛盾构成。事物的现象是具体的，可以为人的感官直接感知；而事物的本质则是抽象的，不能被人的感官直接感知，只有借助理性思维才能把握。

"阴阳的本质"与"阴阳的物质基础"有着内在联系，但毕竟是完全不同的两个问题。阴阳的物质基础是具象的、可实证的，能找到其具体形态。而阴阳的本质是抽象的、不可实证的，只能通过理性思维，对人身阴阳的多种具体现象进行抽象，从个别中抽象出一般，从现象中抽象出本质，正如从多种多样的燃烧现象中抽象出"氧化反应"这一本质，从多种多样的热现象中抽象出"实物粒子的混乱运动"这一本质一样。

阴阳的本质可能比我们已有的理解和设想复杂得多、深刻得多，现代科学和哲学为我们拓展研究思路提供了许多新的理论。例如，系统科学揭示系统的"系统质"（只存在于整体水平的属性、功能、行为）不能归结为其要素的物质成分及性能，其形成和保持取决于系统内外的多种交互作用及有序、无序、混沌的变化。现代生命科学揭示，生命的物质基础是蛋白质与核酸，但是，单纯的蛋白质或核酸都不是生命，生命的本质是自我更新、自我复制、自我调节，这是在由蛋白质与核酸形成的统一体的整体水平上呈现的系统质。新兴的人体科学提出，人体不同于机器的最根本的特征在于，功能过程产生并决定形态结构，整体分化并支配部分，功能性、整体性是打开人体奥秘的突破口等。这类知识可帮助我们更深入地去探索阴阳的本质。

现代科学的科学思想也发生了划时代转折，正摆脱重物质实体和粒子、重分析还原的旧传统的束缚，转向世界的复杂性、整体、关系、功能，从"实物中心论"转向"系统中心论"。正如现代科学革命的号手普里高津所说："今天我们终于可以说，我们的兴趣正从'实体'转变到'关系'，转变到'信息'，转变到'时间'上。"[4]在阴阳本质的研究中，特别要注意警惕和摆脱"实物中心论"的影响和束缚。

21世纪将是生命科学的世纪，人身阴阳的本质是这个世纪最有价值和最有希望突破的科学问题之一。面对跨世纪的发展，我们关于阴阳本质这一问题的理解、设想、思路、方法，乃至整个头脑，都需要一种"跨世纪"式的调整和转变，冲破原有思想和知识框架的束缚，迈上现代科学和哲学为我们准备的新阶梯，"人身阴阳本质"的答案可能就在这一阶梯通达的新天地。

**参考文献**

[1] 国家中医药管理局编.建国40年中医药科技成就[M].北京：中医古籍出版社，1989：22-25.

[2] 沈自尹.中医理论现代研究[M].南京：江苏科学技术出版社，1988：43.

[3] 李冠仙.知医必辨[M].南京：江苏科学技术出版社，1984：43.

[4] 湛垦华.普里高津与耗散结构理论[M].西安：陕西科学技术出版社，1982：204.

【原载于山东中医学院学报，1996，20（1）：2-6】

# 阴平阳秘不等于阴阳平衡

一些年来，不少学者喜欢用"现代"概念来翻译、替换中医学的经典概念，许多情况下起了积极作用，但亦不尽然，有时把中医学的经典概念浅化、简化甚至阉割了。把"阴平阳秘"直接替代为"阴阳平衡"，就具有这种消极的性质。

从耗散结构理论引入中医学研究以来，不少学者已尖锐地提出这一问题，它涉及中医学的核心理论的内容，讨论亟待深化。为要说明问题，不能不讨论一些基本的理论内容。

## 一、形形色色的"平衡"

"平衡"不是一个现代概念，其历史可溯至近代以至更早，本质上是近代的流行概念。其含义具有多义性，大体来说分为两类：一是高度抽象的哲学范畴，二是多种多样具体的平衡概念。

作为哲学范畴，平衡的含义是："所谓平衡，就是矛盾的暂时的相对的统一。"[1] "相对静止即平衡。"[2]

现实存在的矛盾和运动都是具体的、特殊的，因而其"暂时的相对的统一"和"相对静止"都具有具体的、特殊的内容和形式，形成各种各样具体的、特殊的平衡现象，成为各门科学研究的具体内容。

物理学研究了力学、热学、光学、声学、电磁学等领域的平衡现象，提出了"力系的平衡""稳定平衡""不稳定平衡""随遇平衡""相平衡""多相平衡""热平衡""热动平衡""动态平衡"等概念，分别有其特定的具体的科学定义。如"力系的平衡"是指"几个力同时作用于一个物体，而物体运动状态不发生任何改变的情况"（如拔河、三脚架等）；"稳定平衡"是指"静止物体受到微小扰动后能自动恢复原位置的平衡状态"（如不倒翁）；"动态平衡"是指"物质系统在达到宏观热动平衡时相应的微观运动状态"（如在密闭容器内水和它的蒸汽的平衡）。

化学研究了各种化学运动中的平衡现象，提出了"化学平衡""均相平衡""多相平衡""相平衡""介稳状态""平衡常数"等概念，也都有其严格的定义。如"化学平衡"是指"在可逆反应中，当正向和逆向的反应速度相等时，两个相反的化学作用就达到了动态的平衡"。对于化学现象中的溶解平衡、电离平衡、氧化还原平衡、水解平衡、络合物平衡等，各项化学理论都做了具体的研究和说明。德国物理化学家奥斯特瓦尔德（1853—1932）因研究化学平衡的成就于1909年荣获诺贝尔奖。

在生命现象中，情况十分复杂，既有平衡，也有非平衡，不同学科已从不同角度提出了一些不同甚至对立的观点，特别值得注意的是以下三种。

第一，哲学观点。认为平衡（作为抽象的"矛盾的暂时的相对的统一"或"相对静止"）是生命的本质条件。恩格斯论断："物体相对静止的可能性，暂时的平衡状态的可能性，是物质分化的本质条件，因而也是生命的本质条件。"[2]

第二，生理学观点。因为生命现象包含着大量物理的、化学的现象，也当然包含着大量物理的、化学的平衡现象，经典的生理学和西方医学从这一角度作了较多的研究，建立起"对偶平衡""拮抗平衡"等概念，用以解释心脏跳动、一呼一吸、膈肌升降、胃肠蠕动、水电平衡、酸碱平衡、血糖平衡、抗原与抗体的单一对抗、特异病原与特异病理的单一对应、抗菌药与病原微生物的直接对应等现象和机制，并形成一种理论——健康就是平衡，疾病就是不平衡，治疗就是把不平衡调节为平衡。

第三，耗散结构理论的观点。认为生命是耗散结构，远离热力学平衡是一切耗散结构的首要条件，普利高津的原理强调"非平衡是有序之源"，他说：

"耗散结构的出现是作为系统对非平衡条件的响应。""有序的产生总是在远离平衡的条件下（超出具有通常热力学行为的状态稳定区域）才可能出现。"[3]

苏联学者巴乌埃尔更明确地指出："生命系统任何时候都是是平衡的，它靠自己的自由能进行不断地工作来打破平衡。"[4]

从上述这些相互对立的观点中，我们所得到的认识应当是：

首先，生命是复杂的，既包含非平衡现象，也包含平衡现象，是非平衡与平衡的统一。用"要么是非平衡的""要么是平衡的"这种"两择一"的方式来论断生命和人的健康，必然陷入片面性。把"阴阳平衡"规定为人的健康状态，否定阴阳之间的非平衡的极端重要性，这种对生命和健康的理解是肤浅而不完备的。在唯物辩证法看来，平衡只是运动的一种特殊状态，正是从这个意义上，恩格斯讲"平衡状态的可能性"是"物质分化的本质条件"和"生命的本质条件"。注意，恩格斯讲"平衡的可能性"是生命的"本质条件"而不是生命的"本质"。要正确地理解生命和健康的本质，就要全面地认识生命活动中的非平衡和平衡，及其相互之间的关系。对于非平衡和平衡在生命活动中的地位都应做出如实的反映，如果离开非平衡孤立地强调平衡的意义，就回到了一百年前贝尔纳的观点。

其次，平衡这一概念具有多义性，"阴阳平衡"这一概念的使用者几乎从未对"阴阳平衡"下过定义，以规定其特殊的、具体的含义。因而，人们对这一概念的理解也就带有多义性甚至任意性。有的人从哲学的平衡范畴来理解，有的人从物理学的力系平衡或动态平衡来理解，有的人从化学平衡或相平衡来理解，更多的则从西医学的对偶拮抗平衡来理解。这样做的实际结果，不仅离开非平衡片面地突出了平衡的意义，更糟地是给具有十分明确的经典含义的"阴平阳秘"概念硬生生地造出许多"新"理解来，以其理解的多义性和任意性突出"阴平阳秘"的表层含义，而将其更深刻更本质的内容"忘记"，实际造成浅化甚至歪曲的作用。

## 二、经典"阴平阳秘"概念未含"平衡"之意

"阴平阳秘"出自《素问·生气通天论》，曰："阴平阳秘，精神乃治；阴

阳离决，精气乃绝。"王冰注曰："阴气和平，阳气闭密，则精神之用日益治也。若阴不和平，阳不闭密，强用施写，损耗天真，二气分离，经络次惫，则精气不化，乃绝流通也。"张景岳注云："人生所赖，唯精与神，精以阴生，神从阳化，故阴平阳秘，则精神治矣。""有阳无阴则精绝，有阴无阳则气绝，两相离绝，非病则亡。正以见阴阳不可偏废也。"

在中医学的经典文献中，"平"和"秘"向来是分别对"阴"和"阳"的状态的一种规定，"阴平"和"阳秘"分别都有其特定的具体的内容。

"平"，是对于阴状态的一种规定，它既不涉及阳，亦不涉及阴阳之间关系的状态，更不包含阴阳平衡之意，只是阴的一种状态。"阴平"，即"阴气和平"，是阴的最佳状态。

"秘"，是对于阳状态的一种规定，它既不涉及阴，亦不涉及阴阳之间关系的状态，同样不包含平衡之意，只是阳的一种状态。"阳秘"，即"阳气闭密"，是阳的最佳状态。

阴的"平"状态与阳的"秘"状态之间是一种什么关系？是平衡的，还是非平衡的？问题正在这里，按照人的生命和健康的实际情况，按照中医学经典理论，这里绝不能作"二择一"的回答，因为"阴平"与"阳秘"的关系中，既有非平衡的内容，亦有平衡的内容。

首先，阴阳之间在性质上是对立的，是非平衡的，由此构成矛盾运动，成为人的生命活动的源泉。如果阴阳之间只有平衡，没有非平衡，矛盾就停止了运动，"同则不继"，生化必息。

其次，阴与阳之间不但在性质上是对立的，而且在功能上是互根、互用、互生、自和的。"阴者，藏精而起亟也；阳者，卫外而为固也。"阴藏精，需阳气推动，又为化生阳气提供物质和能量；阳卫外，需阴精化气，又为阴藏精起推动和固卫作用。在这里，阴与阳之间存在着复杂的相互作用，包含大量的物质、能量、信息的交换与流通，是不平衡的。

再次，"阴平阳秘"是阴阳相互作用的总状态，是最佳的。这种状态，是阴阳之间的一种"矛盾的暂时的相对的统一"，是"阴平"状态与"阳秘"状态在宏观整体水平上呈现的相互协调、适应、稳定，因而从哲学的观点看，它是

"平衡"的一种具体表现形式。由于它有自己特定的具体的含义，特别是包含着大量非平衡的前提条件和实际内容，因此用上述物理学的、化学的、西医学的任何一种平衡概念都难以表达清楚。

值得注意的是，在中医经典文献中，没有直接讨论阴与阳之间是否平衡的问题，从未把"平"和"秘"两个字抽象出来构成一个"平秘"概念，更未对"平秘"的定义做过什么规定，后世医家亦未从"平秘"注出"平衡"来，只是今人才望"平"生"衡"，直把"阴平阳秘"演为"阴阳平衡"。"阴阳平衡"概念的使用者，往往抽象地讨论阴阳之间的所谓"平秘"关系，并且绘出一幅表达"阴阳平衡"与"阴阳失衡"的图示（图5-3-1）。

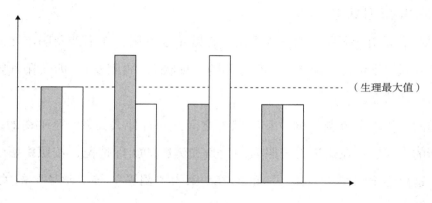

图5-3-1　阴阳平衡与阴阳失衡

上图所表达的这种"阴阳平衡"（和"失衡"），与"阴平阳秘"之间存在原则性差别。这种"阴阳平衡"观念主要是从阴与阳的虚实、盛衰变化的力量和水平的比值上来考察的，是一种定量的描述，突出了其对偶拮抗关系。但是，经典的"阴平阳秘"概念是阴与阳之间全部关系的总反映，主要的不是从定量的角度对阴与阳盛衰变化的力量和水平的比值的表述，而是从定性的角度对阴和阳的属性和功能分别做出的规定，阴的属性和功能的最佳状态是"平"，阳的属性和功能的最佳状态是"秘"，总体水平产最佳状态只能是"阴平阳秘"而不能是"阴秘阳平"。在阴阳之间这种关系的不对称性中，包含着阴阳之间互根、互用、互生、自和等全部关系，因此中医学表达阴阳关系采用的是太极图（图5-3-2）。

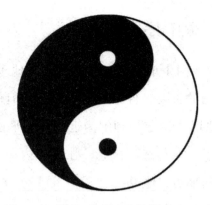

图 5 - 3 - 2　太极图

在这里，阴和阳是"统一体之分为两个部分"；阴中有阳，阳中有阴；一方的变化既是另一方变化的结果，又必然引起另一方的变化；双方变化的自然趋势是阴阳自和。但图 5 - 3 - 1 所示的那种阴阳关系，一不能表达阴阳是一个统一的整体，二不能表达阴中有阳、阳中有阴，三不能表达一方变化必然引起另一方变化，四不能表达阴阳相互转化，五不能表达阴阳自和。"不能表达"的这些内容，恰恰正是阴阳学说和"阴平阳秘"概念更深刻、更本质的东西，丢掉这些内容，就丢掉了"阴平阳秘"的精髓和灵魂。

以《周易》的"泰""否"两卦为例（图 5 - 3 - 3），单从定量的角度考察，两卦都是"平衡"的，比值关系无差别。但从属性和功能的角度考察，"泰"卦是"天地交而万物通也，上下交而其志同也"，是"阴平阳秘"之象；"否"卦是"天地不交而万物不通也，上下不交而天下无邦也"，是"阴阳离决"之象。因此，只有从阴阳学说的全部内容来理解"阴平阳秘"，才有可能准确地把握和阐明其科学含义。

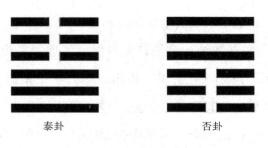

泰卦　　　　　　　否卦

图 5 - 3 - 3　泰卦与否卦

## 三、阴平阳秘是一种有序稳态

"稳态"概念首先由法国生理学家贝尔纳提出,他于1878年作了"内环境的稳定是自由和独立生命的首要条件"的著名论断,但他离开"外环境"而孤立地讨论"内环境",并把"稳定"理解为近于静态平衡的"恒定"。1926年,美国生理学家坎农创用了"内稳态"概念,强调"内稳态"不同于已知的封闭系统内的理化平衡或力的平衡,他说:

"在物体内部保持恒定的状态可以叫作平衡(equilibria)。这个词应用于相对简单的物理化学状态时,意思是表示在一个闭合系统中已知各力处于平衡。保持生命体内大多数稳定状态的协调一致的生理学过程,对于生物来说,如此之复杂,如此之专门化——包括脑、神经、心脏、肺、肾、脾等器官都要协调一致地工作着——以致促使我提出表示这些状态的专门名称:稳态(homeostasis)。这个词不表示某种固定不变的事物,不表示一种停滞状态,它表示这样一种情况——一种可变的而又保持相对恒定的情况。"[5]

1963年,在英国剑桥大学召开的内稳态主题讨论会上,专家们强调指出:"内稳态的根本特征就在于一些因素的相互作用,使得能在给定的时间保持给定的状态。"[6]

就是说,"稳态"是由若干因素相互作用形成的不随时间变化而变化的状态。一般系统论的创始人贝塔朗菲又指出,"不随时间变化而变化"的状态实际上有两种:一种是"平衡态",即"恒定";另一种是远离平衡的"稳定态"。他说:

"稳定态与真正的平衡态保持一定的距离,因此,与平衡态相反,像生命系统的情况那样能够做功。而且,尽管发生不间断的不可逆过程(组分的输入和输出、建设和破坏),这个系统的组分保持不变。"[7]

由普利高津创立的耗散结构理论,深刻揭示了远离平衡的稳定态的本质及其发生机制。其"最小熵产生原理"指出,热力学平衡态是一种"熵极大定态",而远离热力学平衡的有序稳态,是一种"最小熵产生定态"。平衡态与有序稳态都是"定态",都是不随时间变化而变化的,但两者有原则性差别,一个是无序的——熵极大,另一个是有序的——熵最小。这就是说,有序稳定与平衡态之间的界限，不在于宏观水平上是否表现出不依时间而变化的"定态"，而在于其有序还是无序的内在本质。

从表面来看，从阴与阳的力量和水平的数量比值来讲，阴平阳秘是一种"不随时间变化而变化"的"定态"。但是，从其本质来讲，它绝不是"熵极大定态"，不是平衡态；恰恰相反，它是一种"最小熵产生定态"，是最佳有序稳态。从耗散结构理论的观点来看，"阴平阳秘"有以下特点：

第一，不仅人的机体与环境之间的关系是远离热力学平衡的，阴阳之间的关系也是远离热力学平衡的，因此才存在机体气化活动的出、入、升、降，才存在阴阳之间的互根、互生、互用、互化的过程。只有进入"太平间"，机体和阴阳才逐步走向热力学平衡——"熵极大定态"。

第二，阴精和阳气之间的关系，在很大程度上反映着生命活动中物质和能量的转化关系。阴藏精，是以合成物质、贮能为主导的方面，实质是"吃进负熵"；阳化气，是以分解物质、释能为主导的方面，实质是耗散物质和能量，熵产生。阳化气推动阴藏精，阴藏精推动阳化气，在这个循环中，既存在物质和能量的流动，也存在熵的流动。生物进化的结果，锻造了一种"最小熵产生定态"，耗散结构理论把它称为"有序稳态"，中医学把它称为"阴平阳秘"。

第三，"阴平"是"阴藏精"过程流的最佳状态，"阳秘"是"阳化气"过程流的最佳状态，"阴平"与"阳秘"的统一，即负熵化和熵增加两个过程流的统一，其结果是机体的熵变化保持在"最小熵产生定态"。这种"定态"是不随时间变化的，但有其特定的具体内容，即机体的低熵状态不随时间变化，亦即机体的高度有序不随时间变化，因而是机体的最佳状态，故曰"阴平阳秘，精神乃治"。这种具有"最佳"含义的特殊定态，绝不同于其他任何意义上的"平衡"。

需要指出，机体的"最小熵产生定态"是由负熵化和熵增加两股熵流的"矛盾的暂时的相对的统一"形成的，因而，也是哲学上讲的"平衡"的一种具体表现形式，可称为熵的流态平衡。但是，这种平衡有其特定的具体含义，绝不同于物理学、化学、生理学上的那些"平衡"；同时，这种"平衡"又是以远离热力学平衡为前提的，是与"非平衡"交织在一起的。因此，"阴平阳秘"这种有序稳态，既不能用"要么是平衡的""要么是非平衡的"来定义，更不能用已知的物理学、化学、生理学的任何一种"平衡"来定义，应当尊重"阴平阳秘"的经典含义，从机体的实际过程（而不是字面）出发，作出更深入的认识和解释。

有人主张把"阴平阳秘"套换成"阴阳平衡"，"平衡"一词是从哲学意义上使用的。这在理论上是一种腐败。"阴平阳秘"具有特定的医学内容，对临床有实际的、具体的应用价值，把它退还为一种远离医学内容和临床实际的高度抽象的哲学术语，是对"阴平阳秘"的肆意践踏，除了玩弄概念游戏以满足诡辩的需要，没有任何"现代化"意义和积极作用。

不应当拒绝从平衡与非平衡的角度来讨论"阴平阳秘"，问题只在于，不可能也不应当试图仅用加法和减法来求解所有数学问题。"简单化"是目前中医研究中必须警惕的一种倾向。古希腊的"铁床匪"普罗克拉斯提斯在路口设置一长一短两张床，将过路的矮个子放在长床上拉长，将过路的高个子放在短床上砍去长出的部分。研究中医的"现代知识"不应变成这样一种"床"，研究方法要警惕普罗克拉斯提斯遗风。

## 参考文献

[1] 毛泽东选集·第五卷 [M]. 北京：人民出版社，1977：375.

[2] 恩格斯. 自然辩证法 [M]. 北京：人民出版社，1984：145.

[3] 湛星华，等. 普利高津与耗散结构理论 [M]. 西安：陕西科技出版社，1982：37，89.

[4] 克雷洛夫，等. 自然科学哲学问题 [M]. 北京：中国社会科学出版社，1985，(3)：24.

[5] 坎农. 躯体的智慧 [M]. 北京：商务印书馆，1982：8.

[6] 阮芳赋. "内稳态"概念的发展 [M]//自然科学哲学问题. 北京：中国社会科学出版社，1980，(2)：77.

[7] 贝塔朗菲. 一般系统论导论 [M]//自然科学哲学问题. 北京：中国社会科学出版社，1981，(3)：7.

【原载于山东中医学院学报，1989，13 (5)：2−6】

# 再论阴平阳秘不等于阴阳平衡

"阴平阳秘"是中医学的专用术语，本来已有其明确的医学含义和临床操作内容，完全没有必要用另外一个术语来代替它。在中医现代研究中，运用自然科学的知识和方法，包括用"平衡"概念，来讨论"阴平阳秘"的有关内容，以更深刻准确地理解其实质，其本意是积极的，无可非议。而问题在于，不少学者力图将人的健康态归结为"阴阳平衡"，甚至直接用"阴阳平衡"取代"阴平阳秘"，由此而引起了激烈的学术争论，成为中医跨世纪发展的理论问题之一。拙文《阴平阳秘不等于阴阳平衡》[1]对此曾提出一些基本认识，根据目前争论所及，有必要作进一步的探讨。

## 一、"阴平阳秘"比"平衡"深刻得多

"阴平阳秘"与"平衡"概念有一定联系，又有原则性区别。"阴平阳秘"的内涵比"平衡"深刻得多，也丰富得多，有些内容可以用"平衡"作讨论，而有些是无法用"平衡"来讨论或表征的，因而"阴阳平衡"不等于"阴平阳秘"，不能用"阴阳平衡"来取代"阴平阳秘"。

### 1. "阴平阳秘"可从一定角度用"平衡"来讨论

首先，"阴平阳秘"作为人的健康态，在生命活动的不同方面和不同层次上，有些变量呈现出"平衡"。如水电平衡、酸碱平衡、血糖平衡、代谢平衡，以及其他一些物理的、化学的平衡等，可用"平衡"作具体描述。但是，这些

指标的"平衡"不过是"阴平阳秘"的一些具体表现，其中的任何一项或各项的相加和，并不就是"阴平阳秘"本身。

其次，哲学有高度抽象的"平衡"范畴，即"运动的相对静止"[2]，"矛盾的暂时的相对的统一"[3]。"阴平阳秘"是哲学所论"平衡"在人身的一种具体表现形式，因此可以从哲学的高度对"阴平阳秘"进行哲学论证。然而，哲学上的"平衡"是抽象的，人身的"阴平阳秘"是具体的，两者是一般与个别、普遍与特殊的关系，不能直接等同。

### 2. "阴平阳秘"有不能用"平衡"表征的内容

自然科学各学科有多种"平衡"概念，各有其明确定义，大都从系统的变量而论，不反映系统的质的内容，如变量的性质、功能、变化机制及其交互作用等。而人身阴阳和"阴平阳秘"不仅有量的内容，而且有质的内容，这种质的内容是无法用现有的"平衡"概念来表征的。

首先，阴和阳的性质相反，各有其质的规定性，阴和阳的变化是两种不同的质的变化。两种不同质的事物无法从量上论其"比值"是否"平衡"。

其次，阴和阳的变化，分别都包含着量的变化和质的变化，其质的变化主要是指运化能力、运化机制，呈现为其质态。阴阳的虚实，可表现为量上的多少，而其内在本质是运化能力和机制的强弱与盛衰，即其质态的变化，中医更加注意和强调的是质的方面。"平"在根本上是指"阴"的运化能力和机制这种质态的最佳（而不是量的多少），"秘"在根本上是指"阳"的运化能力和机制这种质态的最佳（而不是量的多少），"阴平阳秘"是阴和阳的最佳质态的和合，无法把它归结为阴阳的量态并由此论其"比值"或"平衡"。

再次，阴和阳之间的关系也不仅是量的，更重要的是质的，即由阴"藏精"的性质、功能与阳"化气"的性质、功能所形成和保持的阴阳之间特定的相互作用的能力和机制，主要是"互根""互生""互化""互用"及由此而呈的"阴阳自和"。"阴平阳秘"是"阴阳自和"的过程和结果，这是阴阳关系的质态的最佳，无法用量的比值来表征。中医测评阴阳关系正常与否的标准是"和""调"，这也是质的，不是量的。"阴阳失调"失的是阴阳关系的最佳质态，失的是"和""调"。这种质的变化当然会表现为阴阳在量上的异常，但不能把阴阳关系的质态失佳归结为阴阳量态"比值"的失常。

总之，无论是阴和阳，还是阴阳之间的相互关系，质的内容是更深刻、更本质的，中医的理论和实践十分明确地强调和体现了这一点。然而，目前关于"阴阳平衡"的讨论，大都突出了阴阳的量的方面，忽视甚至抹杀了其质的方面，力图用量的"比值""平衡"来概括和说明一切，这与中医的理论和实践显然不符。

**3. "阴平阳秘"包含着非平衡内容**

人的生命和健康存在着大量的非平衡内容和机制，甚至可以说在本质上是非平衡的。已有的认识如人的生命全过程的抛物线轨迹是生长与衰亡的不平衡，整体生化反应的不平衡，离子浓度的不平衡（激态），物质、能量、信息运动的不平衡等。

新兴的非平衡态热力学揭示，人的生命是一种耗散结构，远离热力学平衡是其存在的三个基本前提之一。人身阴阳的运化是物质、能量、信息的流通和转化，是实实在在的热力学过程，在热力学上它是远离平衡的，一旦接近或进入平衡，这些流通和转化就会停滞或结束，生命也就瓦解。

"阴平"是"阴藏精"过程流的最佳，是远离平衡的，如果趋向平衡，"阴藏精"的过程就会停止；"阳秘"是"阳化气"过程流的最佳，是远离平衡的，如果趋向平衡，"阳化气"的过程就会停止；"阴平阳秘"是阴阳之间"互根""互生""互化""互用"的最佳状态，此时阴阳之间更是远离平衡的，如果趋向平衡，那么阴阳之间就没有物质、能量、信息的交换，其"互根""互生""互化""互用"就停止，结果就是"阴阳离决"。

从热力学来讲，远离平衡是生命的前提，平衡就是死亡。故科学家们早已明确指出："生命系统任何时候都不是平衡的，它靠自己的自由能进行不断的工作来打破平衡。"[4]

**4. "阴平阳秘"是一种远离平衡的"有序稳态"**

现代系统科学特别是耗散结构理论指出，系统的状态不随时间的延续而改变称为"稳态"。但在系统的变化中，"稳态"可以建立在不同的条件下，具有不同的性质，如无序稳态、低有序稳态、高有序稳态等。"平衡"是无序稳态，而远离热力学平衡能够建立起有序稳态；"有序稳态"与"平衡"的区别不在于是否稳定，而在于是否有序；更重要的是，"有序稳态"是一种自组织机制和过程，它依靠在远离平衡的条件下耗散物质能量来建立和保持，是一种有生机的稳定。在这里，"平衡"对应着死亡，决定系统的生命和健康的，不是"平衡"而是"远离平衡"，不是"稳定"而是"有序"，不是变量的比值而是变量的相互作用和自组织机制。

"阴平阳秘"作为人身的健康态，它不只是"稳定"，更重要的是"有序"，需要注意和强调阴阳各自内部及阴阳之间的有序化机制。阴和阳都是远离平衡的物质、能量、信息运化过程，"阴平"和"阳秘"分别是阴和阳这种运化过程的有序化、稳定化。"阴平阳秘"是阴阳之间物质、能量、信息交换与转化过程的有序化、稳定化，其形成和维持有特定的自组织机制，即阴阳之间互根、互生、互化、互用而"阴阳自和"。总之，"阴平阳秘"这种"稳态"的"有序"性质和"自组织"机制，是"平衡"概念根本无法描述和表达的，需要进行更深入的研究和揭示。

## 二、"阴阳平衡"概念的局限性

"阴阳平衡"概念使用多年一直没有专门的定义，往往仁者以仁而论，智者以智而解，易于产生歧义。

近年，终于有学者从数学的角度为"阴阳平衡"下了一个较明确的定义：

"阴阳平衡是健康的标志，阴阳平衡的意义是，人身阴阳的平均值近似的相等，并同时近似的等于一个正常值。"[5]

这一定义为"阴阳平衡"做了两个规定：一是"阴阳的平均值近似的相等"，二是"同时近似的等于一个正常值"。仔细研究这一定义，发现它虽然在逻辑上经过了认真推敲，但仍清清楚楚地暴露出"阴阳平衡"概念的根本困难。

**1. "阴阳平衡"的情况无限多，但绝大多数不健康**

从数学的角度来讲，阴和阳在量上的变化，都可以从无限小到无限大。如设"正常值"为1，则阴和阳偏盛的值可以是大于1的1.1，1.2，1.3……至无限，或1.1，1.11，1.111……至无限，或2.2，2.22，2.222……至无限；偏衰的值可以是小于 1 的 0.9，0.8，0.7……至无限，或 0.9，0.99，0.999……至无限，或 0.8，0.88，0.888……至无限。就是说，阴阳在量上变化的梯度是无限多的，在每个梯度上都可以形成"阴阳的平均值近似的相等"或"阴阳平衡"，即有无限多个"阴阳平衡"。显然不能说，无论在哪个梯度上，只要"阴阳平衡"就是健康。

为此，定义又做了第二个更严格的规定："并同时近似的等于一个正常值。"这才是要害。它强调，尽管"阴阳平衡"的值无限多，但绝大多数是不"健康"的，只有一种非常特殊且唯一的情况才是"健康"的，那就是"同时近似的等于一个正常值"。

**2. 决定阴阳健康的不是"平衡"，而是"正常值"**

定义的第二个规定意识到千千万万种"阴阳平衡"是不健康的，强调指明只有"等于一个正常值"的"平衡"才是健康。这就暴露出困难的本质。

首先，要用"正常值"来界定"平衡"。决定是否健康的关键，并不在于是否"平衡"，而在于是否"等于正常值"；不等于正常值，"平衡"也不健康。就是说，阴阳健康态的本质不是"平衡"，而是"正常值"，实质是用"正常"来定义"健康"。

其次，这一规定暗含一个数学原理——只要阴阳"同时近似的等于一个正常值"，它们不但"正常"，而且必定"相等"，因而必定"平衡"。这样，第一个规定"阴阳的平均值近似的相等"就完完全全是多余的了，只要规定阴阳"等于一个正常值"这一个条件就既必要又充分了。不满足这个条件，"平衡"也不健康；只要满足这个条件，不管是否论其"平衡"，阴阳自然是健康的。

总之，该定义无法用"平衡"来定义阴阳的健康态，必须用"正常值"来界定"平衡"，而"阴阳等于正常值"实际就是"阴阳正常"。由此可见，该定义是用"阴阳正常"来定义"阴阳健康"。

**3. 阴阳之间不存在"同一正常值"**

该定义立足于阴阳之间有"同一正常值"，如果没有"同一正常值"，阴阳之间就无法"相等"，也就谈不上"平衡"。这就提出一个更根本的问题——阴和阳的"正常值"究竟是"同一"的，还是"各自"的？

对于这个问题，上述定义在讨论中有些含糊，曾说"阴阳各自存在一个比较标准"[6]，但又从根本上强调"阴阳有同一正常值，记为 N"[7]。并以此为立论的基础，给出了"阴阳平衡"和"阴阳失衡"的数学表达式。

中医理论和实践的真实情况是什么呢？其实很清楚：阴阳不存在"同一正常值"，恰恰相反，是"各自存在一个比较标准"。即评价"阴"的标准是"平"，评价"阳"的标准是"秘"；把阴的"正常值"规定为"阴平"而不是"阴秘"，把阳的"正常值"规定为"阳秘"而不是"阳平"；把阴阳统一体的"正常值"规定为"阴平阳秘"，而不是"阴秘阳平"或"阴平阳平""阴秘阳秘"。"平"和"秘"是两个不同的标准，两者不"同一"，不可混淆和颠倒。

由此看来，所谓"阴阳有同一正常值"是没有根据的、虚设的，作为阴阳"相等"或"平衡"的中项的"同一正常值"是不存在的，因而，"阴阳近似的等于一个正常值"的规定也从根本上无法成立。

**4. 阴阳即使在量上等于"同一正常值"也未必健康**

该定义的困难，首先在于"平衡"概念的局限性，同时也在于单纯的定量描述，忽视了人身阴阳及"阴平阳秘"还有质的内容和质的规定。丢开质的方面，单纯从量上论其比值，是不能真正说明问题的。

以周易的卦象为例，泰（☷☰）、否（☰☷）两卦，分别都是由乾、坤两个单卦组成，都是一阴（坤）一阳（乾），可以说阴阳在量上都"相等""平衡"；在爻的水平上，都包含着三阴爻、三阳爻，阴阳在量上也都"相等""平衡"。按上述定义，这两卦没有什么区别，都是"阴阳的平均值近似的相等并近似的等于一个正常值"，都是"平衡"的、"正常"的、"健康"的。但是，这两卦的实际性质却完全相反，泰卦是"天地交"，对应着阴平阳秘；否卦是"天地不交"，对应着阴阳离决。这里的决定因素不是阴阳在量上是否"相等""平衡"并等于"同一正常值"，而是阴阳的性质、功能及其相互作用。

要正确理解和阐明"阴平阳秘"的科学内涵，弄清"平衡"与"阴平阳秘"的根本区别，不仅要深入到人身阴阳的实际，而且还须掌握中医学的乃至整个中国哲学的阴阳学说的真谛。

### 三、医学已建立比"平衡"更深刻的新概念

"平衡"概念在西方医学中有了较多的应用,其局限性也早已被人们注意到。19 世纪以来,医学家们已开始寻找和建立比"平衡"更丰富、更深刻的新概念。

1878 年,法国生理学家伯尔纳首先提出了"内环境的稳定"概念,用以表述机体内环境在与外环境的交流中保持稳定的机制和特征。

20 世纪初,美国生理学家坎农第一次明确指出了"平衡"概念的局限性,提出了包括和强调调节机制的"内稳态"概念,这在生理学上是一个重要的进步。他在"正常状态的生理调节:有关生物内稳态的一些试验性假设"(1926)一文中指出:

"身体内体液的稳定状态通常是为一系列生理反应所维持的,也就是一些较之单纯的理化平衡更为复杂的过程使然。因此,用一个特殊的词来标示它是比较合适的:'内稳态'可用来指有机体的稳定性。"

他在"生理内稳态的组织"(1929)一文中进一步指出:

"'平衡'(equilibrium)这个词本来可用于指这种恒定的状况,然而这词早已用在封闭系统内相对说来是单纯的理化状况,而已有精确的含义,即指在封闭系统内已知的种种力达成平衡……保持身体内的大部分稳定状态的协调的生理反应是很复杂的,很特殊的,1926 年我已建议用一个特殊的词来指这种状态,这个词就是'内稳态'。"

他的《躯体的智慧》(1932)一书中系统地阐述了"内稳态"概念,建立了内稳态学说,提出:

"在物体内部保持恒定的状态可以叫作平衡(equilibria)。这个词应用于相对简单的物理化学状态时,意思是在一个闭合系统中已知诸力处于平衡。保持生命体内大多数稳定状态的协调一致的生理学过程,对于生物来说,如此之复杂,如此之专门化——包括脑、神经、心脏、肺、肾、脾等器官都要协调一致地工作着——以致促使我提出表示这些状态的专门名称:稳态(homeostasis)。这个词不是表示某种固定不变的事物,表示一种停滞状态。它表示这样一种情况——一

种可变的而又保持相对恒定的情况。"[6]

坎农注意和强调的不是"稳态"本身，而是其机制，这是"内稳态"概念与"平衡"概念的根本区别，也是深入到健康和疾病的内在本质的重要步骤。他从代谢和调节方面对保持内稳态的机制作了初步阐述。

坎农的"小朋友"维纳在控制论的研究中，提出"负反馈"原理，对"内稳态"的机制有了更深刻的说明。他在《控制论或关于在动物和机器中控制和通讯的科学》（1948）一书中提出：

"一定形式的反馈不仅是生理现象中常见的例子，而且它对生命的延续也是绝对必要的……我们内部组织中必须是一个由恒温器、氢离子浓度自动控制器、调速器等等构成的系统，它相当于一个巨大的化学工厂。我们把这些总起来叫作内稳态机构。"

现代系统论研究的一个重点问题，也是系统保持稳定的机制，明确强调这种"稳定态"与"平衡"有着原则性区别。一般系统论的创始人贝塔朗菲指出：

"稳定态与真正的平衡保持一定的距离，因此，与平衡态相反，像生命系统的情况那样能够做功。而且，尽管发生不间断的不可逆过程（组分的输入和输出、建设和破坏），这个系统的组分保持不变。"[7]

1963 年，在英国剑桥大学召开的以"内稳态和反馈机制"为主题的讨论会，对"内稳态"作了更深刻全面的定义和说明：

"内稳态在其最广的含义上，包括了使有机体大多数稳定状态得以保持的那些协调的生理过程。类似的一般原理也可应用于结构层次的其他水平的稳定状态的建立、调节和控制。必须强调指出，内稳态并不意味着没有变化，因为内稳态是调节机制的作用所向，可随时间的推移而发生变动。然而通过这种种变化却仍保持在或多或少地紧密的控制之下……内稳态的根本特征就在于一些因素的相互作用，使得能在给定的时间保持给定的状态。"[8]

20 世纪 60 年代以来，耗散结构理论从热力学的角度揭示出稳态的有序机制，指出系统的"生命"和"健康"关键不在是否稳定，而在是否有序。平衡也是一种稳态，但它是熵极大的、无序的稳定态，是"死"态；而耗散结构这种复杂的、"有机"的稳定态，是在远离平衡的条件下，靠负熵产生而呈的最小熵产生定态，是一种有序稳态，是"活"态。生命是典型的耗散结构，健康是典型的有序稳态。

我国医学界从 20 世纪 80 年代以来，也先后提出了"非平衡有序稳态"等新的概念和观点。越来越多的研究认为，可以把平衡看作一种稳定态，而稳定态不一定是平衡态。"人体所处的最佳状态，应该是远离平衡的高度自组织性、高度有序的稳定态，可以将它简称为'非平衡适度稳态'。""我们可以把'非平衡适度稳态'看作一种健康状态，而'非适度稳态'和'失稳态'则是疾病状态。"[9]

总之，现代科学和医学对人的健康和疾病的研究日益深入，越来越明确地认识到"平衡"概念的局限，及其表征健康或疾病的困难，已经提出比"平衡"更深刻、更丰富的新概念，最终有可能建立起能够更加准确、全面地反映或表征"阴平阳秘"全部内涵的新的科学概念。因此，我们对"阴平阳秘"的研究，应当跨过"平衡"，接受和创造更新的概念和理论。

## 参考文献

［1］祝世讷. 阴平阳秘不等于阴阳平衡［J］. 山东中医学院学报，1989，13（5）：2.

［2］恩格斯. 自然辩证法［M］. 北京：人民出版社，1984：145.

［3］毛泽东选集（第五卷）［M］. 北京：人民出版社，1977：375.

［4］克雷洛夫. 系统方法的基本原理适合于研究复杂客体［J］. 自然科学哲学问题，1985（3）：21.

［5］杨学鹏. 阴阳——气与变量［M］. 北京：科学出版社，1993：125，121.

［6］坎农. 驱体的智慧［M］. 北京：商务印书馆，1982：8.

［7］贝塔朗菲. 开放系统的模型：超出分子生物学［J］. 自然科学哲学问题，1981（3）：20.

［8］阮芳赋. "内稳态"概念的发展［J］. 自然科学哲学问题，1980（2）：73.

［9］戴豪良. 融汇中西医诊治精华的理论与实践［M］. 上海：上海医科学大学出版社，1993：31，34.

【原载于山东中医学院学报，1996，20（2）：74-78】

# "阴阳自和"是人身阴阳的深层规律

"阴阳自和"是中医学的一项重要理论，具有极高的理论价值和临床意义。但是，历来对它的认识不足，重视不够，探讨不深，主要限于《伤寒论》的研究范围，没有作为阴阳学说的一项基本理论，没有提到应有的学术高度，没有进行专门的理论研究，临床实践也还十分薄弱，这是经典中医学已经提出但没有解决好的一个重大学术问题。今天，我们有必要也有条件把这个问题重新提出来，把研究进一步展开和深化，使对"阴阳自和"的理论认识和临床应用上升到新的时代高度，达到自觉和充分的程度。

现代科学的系统自组织理论为研究和理解"阴阳自和"提供了全新的理论和方法，发现中医学对于人身的自组织特性和机制早有深刻的认识和有效的驾驭，"阴阳自和"是从阴阳学说对人身自组织规律的理论概括，是中医学关于人的自组织理论，反映人身阴阳的深层规律，应当把它提高到阴阳学说的一项基本理论的高度，进行新的更深入的研究和阐释。

## 1. 《伤寒论》的"阴阳自和"观点

在现存可考的中医文献中，最早论"阴阳自和"的是张仲景的《伤寒论》，有两条经文讲："凡病，若发汗、若吐、若下，若亡血、亡津液，阴阳自和者，必自愈。""问曰：病有不战、不汗出而解者何也？答曰：其脉自微，此以曾发汗，若吐、若下、若亡血，以内无津液，此阴阳自和，必自愈，故不战不汗出而解也。"主要是指治当汗、吐、下而用有过，损伤津血，机能不衰，阴阳自和，病可自愈。明确认识到"阴阳自和"是机体自愈其病之机。

后世对"阴阳自和"的讨论，主要限于对《伤寒论》上述经文的注解，如成无己《注解伤寒论》、方有执《伤寒论条辨》、尤在泾《伤寒贯珠集》等都有一些独到的认识和体会。吴谦等的《医宗金鉴》则有所发挥，注曰："凡病，谓不论中风、伤寒一切病也，若汗、若吐、若下、若亡血、若亡津液，施治得宜，自然愈矣。即或治未得宜，虽不见愈，亦不至变诸坏逆，则其邪正皆衰，可不必施治，惟当静以俟之，诊其阴阳自和，必能自愈。"

对"阴阳自和"的认识有所展开和深化的是清代的柯琴，他可能是历史上从"阴阳自和"讨论治疗和向愈最多的医家，其《伤寒来苏集》到处可见"阴阳自和故愈""阴阳自和而愈""阴阳自和则愈""阴阳自和而自愈""阴阳和而病自愈"等论。仅在其《伤寒论注》中使用"阴阳自和"不下十五次。特别是他明确提出了"欲其阴阳自和，必先调其阴阳之所自"的观点，认为："其人亡血亡津液，阴阳安能自和。欲其阴阳自和，必先调其阴阳之所自。阴自亡血，阳自亡津，益血生津，阴阳自和矣。要知不益津液，小便必不得利；不益血生津，阴阳必不自和。"这实际上创立了"调阴阳自和"的治法。

仲景以降，关于"阴阳自和"的理论和实践，概而言之包括三方面基本内容：一是人身存在着"阴阳自和"的机制，它是祛病向愈的内在根据和客观基础；二是治疗不论得宜与否，均应诊察和依靠"阴阳自和"，只要"阴阳自和"必能自愈；三是不要仅着眼于症状的纠正，而要以"阴阳自和"为枢机，调理阴阳促其"自和"，病必自愈。

**2. 中国哲学的"阴阳自和"思想**

"阴阳自和"概念未见于《黄帝内经》而见于《伤寒论》，但并非张仲景所创，亦非中医学首倡，它是中国古代哲学的一个重要概念。现存可考文献最迟在王充的《论衡·自然》中已有论述，曰："正身共己而阴阳自和，无心于为而物自化，无意于生而物自成。"王充（27—97）是东汉初人，张仲景（约160—218）是东汉末人，王充早一百多年。从上文中可以看出，"阴阳自和"不像王充在此首创，似为当时流行用语，其始用可能在西汉或更早。

"阴阳自和"思想的核心不在"和"而在"自"。"以和为贵"是中国哲学的一个基本观点，讲求阴阳之间的和合、协和是阴阳学说的一个重要思想。但在"阴阳自和"这里，思想更深入了一个层次，即着重于揭示阴阳之间的"和"是怎样实现的？世界上有多种多样的"和""合"，其形成的机制有两种截然不同的情况：一种是主要靠外力的控制而组合成的（如搭积木、装配机器），是"他和"；另一种是主要靠内在力量自我实现的（如夫妻相爱、民族团结），是"自和"。那么，阴阳之间的"和"是怎样实现的呢？"阴阳自和"观非常明确地强调了，是靠阴阳的内在力量自我实现的，是"自和"，而不是靠外力支配的"他和"。

阴阳为什么是"自和"的？中国哲学有着明确的认识和说明。

第一，"自和"是阴阳的本性。"易有太极，是生两仪""道生一，一生二""气分阴阳""阴阳者，一分为二也"这些经典论述都明白无误地强调：阴阳是统一体的两个方面，"二"是"一"中的"二"，"对立"是"统一"中的"对立"。阴阳作为"二"首先是"一"的，作为"对立"的两个方面首先是"统一体"的，因而"和"是阴阳的先天根基、自然本性，是自身内在的规定性，完全无须任何外力来支配。

第二，阴阳之间的交互作用是实现"自和"的内在机制。"一阴一阳之谓道""阴阳交而生物""刚柔相摩，八卦相荡""生生之谓易"这些经典论述也都明白无误地强调：阴与阳在性质上是相反的，但在功能上是相成的。两者之间存在着互根、互生、互化、互用等相互作用，使阴阳在变化过程中自然而然地"和"起来，"和"是"阴阳运化之所为"。

第三，"阴阳自和"是普遍的客观的自然规律。"万物负阴而抱阳，冲气以为和""道法自然""为无为，则无不治""天地合气，万物自生""因其自然而推之"这些经典论述也都明白无误地强调："阴阳自和"是普遍的自然规律，万事万物都遵循它；"阴阳自和"又是一种客观规律，它不以人的意志为转移，人可顺而驭之，不可逆而更之；人们认识了它，它在起作用，不认识它，它也在起作用；人们可法其自然，就其"自和"之势而推之，使它为人们的一定目的服务，由此可以大有作为。

这些思想最早可溯至《周易》，其后的道家有了更深刻的论述，特别是秦汉之际的新道家思想更加具体明确。如《淮南子》说："万物固以自然。""是故天下之事，不可为也，因其自然而推之；万物之变，不可究也，秉其要归之趣。""所谓无为者，不先物为也；所谓无不为者，因物之所为。所谓无治者，不易自然也；所谓无不治者，因物之相然也。"

王充的《论衡》对"阴阳自和"的思想有了更系统的发挥。他认为，天道自然，阴阳自生自化，万物自生自灭。他指出，"自然之化，固疑难知，外若有为，内实自然""阳气自出，物自生长，阴气自起，物自成藏""天地合气，万物自生""天地合气，人偶自生""天动不欲以生物而物自生，此则自然也；施气不欲为物而物自为，此则无为也"。"黄老之操，身中恬澹，其治无为，正身共己而阴阳自和，无心于为而物自化，无意于生而物自成。"他认为，至圣至贤者黄帝、老子能提挈天地，把握阴阳，善顺"阴阳自和"之势而用。

**3. 从系统自组织理论看"阴阳自和"**

系统自组织理论是现代系统科学的前沿学科，主要包括耗散结构理论、协同学、超循环理论等，其共同点是研究和揭示系统如何自己组织自己、从无序到有序、并在内外扰动中建立和保持有序稳定的机制和规律。这些理论的研究证实，世界上没有"造物主"，除了人造的"人工系统"属于"他组织系统"之外，一切现实的自然系统都是"自组织系统"。根据现有的研究，"自组织系统"不同于"他组织系统"的主要特点可概括为以下几点。

第一，自动性。即系统进行组织的动力源泉在系统内部，是自己产生、自己发展、自己消亡。如人的"生长壮老已"。

第二，方向性。即系统的组织过程是不可逆的，沿着时间箭头去而不返，向着表征系统最佳的"目标值"运动，直至达到并维持在该"目标值"上。如人的胚胎发育、生长成熟及健康态"阴平阳秘"的建立和保持。

第三，自稳性。即系统在自组织机制的作用下，自己把自己保持在"目标值"上；一旦内外扰动使系统状态偏离开"目标值"，系统就不稳定，就引起系统内部自组织机制的作用，再把系统组织到"目标值"上。如人体在复杂的内外扰动中进行自我调节，各种生理指标在波动中保持着常数。

第四，自主性。即系统对于来自外部的作用，不是被动适应，而是由自组织机制自主性地处理，可吸收、同化、缩小、放大、储留、发散等，处理的结果表现为系统对外来作用的应答。如对于人身来说，"四时之化，万物之变，莫不为利，莫不为害"（《吕氏春秋·尽数》）。外来的各种作用都要通过机体的自组织机制的处理，才能呈现出致病或治病的效应。

自组织是自然系统的普遍的本质特性。宇宙的起源和演化、太阳的起源和演化、地球的起源和演化、生命的起源和演化、人的生长壮老已等，都是自组织的。自组织是事物的复杂性、有机性的实质性内容，是整个现代科学对世界进行新的探索的前沿领域。

人是世界上最典型的自组织系统，对人的自组织特性及其机制和规律的探索，是当代医学的新课题，也是现代科学最热的研究方向之一。而正是在这里，中医学作出了具有深远意义的重要贡献，即以"阴阳自和"为核心，在理论和实践上对人的自组织机制和规律有了相当深刻的认识和驾驭，"阴阳自和"是中医学关于人身自组织的理论。

当然，相对于人身自组织机制和规律的客观存在来说，"阴阳自和"所反映的还远不够全面和准确，理论认识和临床应用还不够深入和充分，还没有建立起专门的关于人身自组织的概念和理论，迫切需要吸收和运用现代系统自组织理论，把这方面的研究进一步展开和深化，这是中医学跨世纪发展的一个重大课题。

中医学的"阴阳自和"理论具有极高的科学价值。尽管尚不完备，但它毕竟已经触及并有效地驾驭了人的自组织特性和规律，为研究人身自组织现象打开了一扇大门，由此前进，可全面揭示人的健康和疾病乃至整个生命活动过程的自组织特性和规律，这不仅会有力地促进中医学的现代发展，而且将对整个医学和现代科学做出重要贡献。

### 4. "自和"是人身阴阳的深层本质

人身阴阳有层次性。除了通常按生理、病理、药理所做的划分以外，还存在着外在表现与内在机制、现象与本质及一级本质与二级、三级本质等层次。从这个角度来看，需要深入分析和研究三个层次。

第一，状态。即人身阴阳瞬时变化所呈现的状态。是"现于外"的，表现为临床可见的阴阳征象或证候，可以直接地观测到。人身阴阳的基本状态可分为三种：阴平阳秘、阴阳失调、阴阳离决。

第二，机制。即影响和决定阴阳状态的内在运化机制。它是"藏于内"的，不可见，但可调。阴阳的状态正常与否是这种机制正常与否的外在表现，要改变阴阳的状态必须调理阴阳的运化机制。阴阳的运化机制也包括三个方面：以"阴藏精""阳化气"为核心的阴和阳各自的运化机制，以"互根""互生""互化""互用"为主要内容的阴与阳之间的相互作用机制，阴和阳对于人身内外环境条件变化的应激性自我调节机制。这三种机制又相互作用，从整体上影响和决定阴阳的总状态。阴阳失调未必是单一机制的失常，往往是多种机制及其相互关系失常所致。

第三，规律。即阴阳运化所遵循的自然法则。它是更深的"藏于内"的，不可见，不可更易，但可驾而驭之。它支配阴阳的运化机制，制约阴阳运化的方向和过程，决定阴阳运化为什么征象或证候，是影响和决定阴阳变化的最深层因素。这种自然法则最根本的是"阴阳自和"。

在人身阴阳的这三个层次中，第三个层次是更深刻、更基本、更重要的，"阴阳自和"作为人身阴阳的深层本质和规律，更应当重视，更应当强调，更应当掌握。在目前的研究水平上，迫切需要从以下几点深化理解。

首先，"自和"是人身阴阳的本性。"阴阳自和"是人身固有的、内在的、本质的特性，是人身阴阳运化的一条根本规律。就是说，"和"是人身阴阳本性的内在要求和趋向，是"自生自化"的自然法则，它伴随人的一生，与人身阴阳俱在，不论是否发病，不论医家是否注意到它，它都在自然而然地发挥着作用。

其次，"自和"是人身阴阳的深层本质。阴阳的临床征象和证候是"阴阳自和"的外在表现，如果说阴阳的运化机制是一级本质的话，那么"阴阳自和"就是二级本质，是更深一层的本质。人身阴阳的临床征象和证候的正常与否，不仅仅是阴阳运化机制的正常与否，更深刻的根源还在阴阳"自和"的能力和过程正常与否。因而，对阴阳病机的认识和对阴阳的调理，需要透过阴阳的征象和证候深入到阴阳运化机制，再透过阴阳运化机制进一步深入到阴阳的"自和"能力和过程。

再次，"自和"是阴阳运化的动态过程。"阴阳自和"不是一个静止状态，而是一个动态过程。一方面，阴阳之间通过其相互作用达到"和"需要时间进程，被干扰失"和"后再自我调节回到"和"也需要时间过程，在时间延续的各个时相点上，"自和"的程度和状态往往是不一样的。另一方面，由于机体内外条件的振荡，阴阳"自和"的能力也发生着变化，"自和"的过程会受到这样那样的干扰，"自和"的程度和水平必然受着各种因素的制约，造成阴阳"自和"的最佳、失佳、破坏等不同状态，随着条件的变化，这些不同状态之间又可以相互转化，使阴阳的征象和证候也发生变化。阴阳"自和"的这种动态过程，大体可分为三种基本状态：一是"阴阳自和"的能力和过程正常，呈现为"阴平阳秘"；二是"阴阳自和"的能力削弱或过程异常，呈现为"阴阳失调"；三是"阴阳自和"的能力瓦解、过程中止，呈现为"阴阳离决"。这三种状态之间没有非此即彼的严格界限，存在着"亚态""过渡态"及三态之间的相互转化。特别是一、二两态之间的相互转化，为发挥人的主观能动作用留下了巨大的活动空间，可以通过养生、治疗对"阴阳自和"的能力和过程进行调理，促其从第二态向第一态转化。

**5. "阴阳自和"是发病和愈病的枢机**

在既病的情况下和愈病的过程中，如何认识和运用人身固有的"阴阳自和"规律，这是一个重要的原理性问题。人身作为自组织系统，其自动性、方向性、自稳性、自主性自然而然地发挥着作用，无论是致病因素还是治病因素，都要经过人身的自组织过程，才能被组织、转化为发病、不病、有效、无效等效应，人身的自组织机制是发病和愈病的枢机。"阴阳自和"是人身的自组织机制，发病必然通过它，愈病也必然通过它，应当深入研究和揭示损"阴阳自和"为病的病机，因"阴阳自和"愈病的法则，制定诊"自和"、用"自和"、助"自和"、调"自和"的治则治法。

第一，"阴阳自和"是发病的枢机。"阴阳自和"是人身的自组织过程，条件的变化如果不能改变"阴阳自和"的能力或过程，就不能使"阴阳自和"的状态失佳，就不能破坏"阴平阳秘"，就不会"阴阳失调"。哪里有"阴阳失调"，哪里就有"阴阳自和"的状态、过程、能力的失常。正如系统自组织理论所指出的，条件的变化如不改变系统的自组织过程，就不能改变系统的状态。人身之病归根结底是"阴阳自和"之病，"阴阳自和"失佳是最深的病机。可以说，健亦健在"阴阳自和"上，病亦病在"阴阳自和"上。

第二，"阴阳自和"是愈病的枢机。不但各种保健因素和致病因素只有通过影响"阴阳自和"的作用过程才能对人身的状态产生某种效应，而且各种治疗因素也只有通过调理"阴阳自和"的能力和过程才能从深层次调整阴阳的状态。中医学的一个重要特色是其治疗深度，即其治则、治法、方药、针灸的治疗作用点，大多在深层机制，是通过调理"阴阳自和"而发挥作用，故不仅可同病异治、异病同治，而且同一方、同一药可同时产生多种不同的治疗效应，即所谓"施治于外，神应于中""一推其本，诸证悉除"者。治病愈病归根到底是通过"阴阳自和"而奏效的，调"阴阳自和"是最深的疗愈机制。可以说，治亦治在"阴阳自和"上，愈亦愈在"阴阳自和"上。

第三，"阴阳自和"无病不在。"阴阳自和"作为愈病的枢机，不仅仅存在于仲景所论"若发汗、若吐、若下，若亡血、亡津液"的情况下，而是存在于《医宗金鉴》所论"不论中风、伤寒一切病"的情况下。"阴阳自和"失常是一切病、证最深的"病本"所在，只要没有"阴阳离决"，不论病的程度如何，"阴阳自和"的能力和过程仍然存在。"阴阳自和"的失常，失的是"阴阳自和"的能力之"常"、机制之"常"，而不是"阴阳自和"的能力和机制的丧失，问题只在于"自和"的能力和过程失常的性质和程度不同。要么内伤自耗使"自和"能力削弱，要么外邪过盛使"自和"能力相对不足，要么"自和"过程受到干扰，"自和"不顺；不是不欲"自和"，不是不趋"自和"，而是"自和"的力量不足，欲"自和"而不能。

第四，顺"阴阳自和"之势而用。"阴阳自和"是愈病枢机，临床诊治应察其"自和"而不能的病情，顺其"自和"之势而用，助其"自和"由"不能"转化为"能"，可从根本上扭转病机。在临床复杂的病变中，具体方法多种多样，根据仲景以来的认识和实践，最少可分为三种基本情况：一是"待自和"，即诊其病势，知可"自和"，不药不治，待其自愈。二是"助自和"，即虽有

"自和"之力，但有邪有损，单靠"自和"之力不足自愈，可因"自和"之势，扶正祛邪，助其"自和"而愈。三是"调自和"，即"自和"之力虚弱，"自和"过程受阻，需对阴阳"自和"的能力和过程进行深度调理，增其能力，畅其过程，强其"自和"而愈。

第五，立调理"阴阳自和"之法。因"阴阳自和"之机而用，是最深最活的治疗原理，应立为临床治疗的专门法则。根据已有的认识，可以概括为"调其阴阳之所自，阴阳自和必自愈"，可称为"阴阳自和法"。所谓"调其阴阳之所自"，是指对"阴阳自和"的能力和过程的调理，包括对阴阳各自的运化过程的调理，对阴阳之间互根、互生、互化、互用等相互作用的调理，对阴阳趋和机制和过程的调理，及对有碍阴阳"自和"的虚损、病邪的诊治等。其具体方法和方药，可以在对现有调理阴阳的多种方法和方药进行挖掘的基础上予以发挥和创造。

【原载于山东中医学院学报，1996，20（3）：147-151】

# 对阴阳学说的五点新认识

阴阳学说是中医学的基本理论之一，处于"察色按脉，先别阴阳"的关键地位，因而也成为反对中医者的首要攻击点。要坚持和发展阴阳学说，须以客观事实为依据，从哲学、科学、医学的统一上，更深入地研究和阐明阴阳现象、阴阳规律、阴阳学说的本质，本文就此提出以下 5 点新认识，其中第 4 点是本质和核心。

## 一、阴阳学说是唯物辩证法的第一学说

唯物论和辩证法在欧洲长期分立，直到马克思主义哲学才将两者统一起来，建立起辩证唯物论和唯物辩证法。中国哲学则不同，其主流一直是唯物论与辩证法思想相统一，阴阳学说是杰出代表，可称为唯物辩证法思想的第一学说。

第一，阴阳学说是唯物论与辩证法的高度统一。中国人对阴阳的认识起源于史前，是基于"仰则观象于天，俯则观法于地"的自然观察，是对天与地、昼与夜、向阳与背阳等事实和规律的认识和总结，形成阴阳观念。阴阳学说是中国的辩证法思想，其几千年发展始终是唯物的。

第二，从史前到清末一脉相承地连续发展 5000 多年。考古证明，阴阳观念产生于新石器时代中晚期，仰韶文化、红山文化、龙山文化等都有实物证据。河图和洛书是阴阳观念的明确表达，伏羲据以作八卦，使阴阳观念符号化和系统化。此后有了阴阳理论的持续发展，直到清朝末年。

第三，阴阳学说是中国哲学主流派的共同思想。西方哲学宣扬的大都是个人思想，而阴阳学说不是个人见解，而是周易、道家、儒家等中国哲学主流派所共同研究和发展的基本思想，一脉相承地发展了几千年，形成一个系统而完整的思想体系，成为中国唯物辩证法思想的主体。

第四，源于实践并广泛地应用于实践。阴阳学说不是束于书斋和头脑中的公理和逻辑，而是产生于自然观察和社会实践的思想，并深入而广泛地融于和应用于科技、生产、社会的各个领域，发挥着现实的世界观和方法论作用。

第五，阴阳学说与自然科学特别是其最新发展高度一致。阴阳学说所研究的阴阳现象和规律，是自然界普遍存在的，是哲学和科学的共同研究对象。只要自然科学研究到阴阳现象和规律，毫无例外地验证了阴阳学说的观点。特别是，阴阳学说关于宇宙本原、万物发生和发展、世界秩序等的认识，是其"深层内核"，已经被现代科学的最新发展，特别是关于宇宙起源与演化的新认识所证实，将成为唯物辩证法创新发展的最新支撑点和突破口。

## 二、阴阳是特化的对立统一

"阴阳"与"对立统一"是什么关系？这个问题长期争论至今没有厘清。需要看清两点：一是阴与阳是对立统一的；二是作为哲学概念，"阴阳"不同于或不等于"对立统一"，阴阳是特化的对立统一，阴阳概念的内涵更深，外延更窄。

"阴阳"作为"对立统一"的特化，主要有三点：

第一，属性规定特化。"对立统一"只规定矛盾的两个方面具有"对立"和"统一"的属性，不规定两个方面各有什么具体属性。"阴阳"则不同，矛盾的两个方面都有具体属性，一方为阴，另一方为阳，双方的属性不可互易，阴阳是两种不同的具体属性的对立和统一。与"对立统一"概念相比，阴阳概念的内涵深了一层，外延缩了一层，不具有阴阳属性的现象，不论如何对立统一，都被排除在外。

第二，抽象程度特化。"对立统一"是哲学的高度抽象，是抽去各种矛盾的具体属性，只强调其"对立"和"统一"特性。"阴阳"则不同，它也是一种抽象理论，但抽掉的是各种矛盾现象的其他属性，只保留和强调其阴阳属性。相较于"对立统一"，"阴阳"的抽象低了一个层次，"阴阳"是有具体属性的，是有具象性的抽象，或者说是有抽象性的具象。

第三，普遍程度特化。"对立统一"是对宇宙中所有矛盾关系的最高抽象，包括自然、社会、思维三大领域，是最普遍的规律。但是，"阴阳"只是对具有阴阳属性的矛盾现象的抽象，没有阴阳属性的矛盾现象不在其列。从阴阳学说的发展史看，其研究主要集中于自然现象，在社会、思维领域有局限。

总之，不能简单地把阴阳规律等同于对立统一规律，也不能因"阴阳"比"对立统一"的抽象程度低而否定阴阳学说，要认清其作为具象的抽象在科学研究和社会实践中的特有价值。

## 三、中医的医学专业阴阳学说

阴阳学说所研究的是阴阳规律，根据现代科学的最新研究所提供的事实，阴阳规律的本质是宇宙的对称破缺。对称破缺是从对称产生出不对称，形成不对称的两个方面，这是宇宙演化发生的第一大分化。例如，奇点分化为时间和空间，宇宙能分化为能量和质量，能量转化生成粒子，粒子分化出电荷性质不同的质子、中子、电子以及电荷相反的正粒子与负粒子等。对称破缺，非对称产生和发展，是"太极生两仪"，是阴阳的产生。

太阳与月亮、向阳与背阴、昼与夜、男与女等，是地球人首先和直接观察到的非对称。将各种非对称的共同本质从理论上进行抽象，中国人称之为阴阳，并认识到阴阳是世界万物的普遍特性和规律，谓"阴阳者，天地之道也"。

阴阳是现实的普遍存在，是哲学和科学研究的共同对象。哲学抽象地研究其内在本质和规律，形成哲学的阴阳学说；科学具象地研究其具体形态和内容，形成科学的阴阳理论。在18世纪之前，哲学研究和科学探索没有分化开来，人类的各种智慧融于"自然哲学"体系，中国对阴阳的研究同样如此，具象研究与抽象思考不分家。《国语·周语上》记周幽王二年三川地震，引太史伯阳父的话："阳伏而不能出，阴迫而不能蒸，于是有地震。"这是科学研究和哲学思考的统一，《黄帝内经》也是这种自然哲学式的经典著作。

阴阳规律可以抽象地研究，但现实存在的阴阳现象却是具象的，表现为多种多样的具体形态，成为各个科学学科的专门性研究对象。中国的数学、天文学、地学、律历学、气象学、物候学、农学以及堪舆、炼丹等，分别研究了各自学科范围的阴阳现象。刘徽《九章算术注·序》讲"观阴阳之割裂，总算术之根源"，说的就是算术源于阴阳研究。由于阴阳现象是阴阳规律的具象表现，所以研究阴阳现象需要从基本的阴阳规律来认识和理解，因此，各学科对阴阳现象的具体研究，大都包含和贯彻着关于阴阳的哲学思考。

中医的阴阳学说，是关于人的健康与疾病的阴阳现象和规律的专业理论，在中国各自然学科所研究的阴阳现象中，中医研究之专业、深刻、系统，堪称典范。中医阴阳学说包含着深刻的哲学思考，而其研究的阴阳，是医学专业的，是医学的阴阳学说，其内容大体可分 5 个层次。①人天阴阳。即从人与天的关系，认识人天统一的阴阳规律，如《黄帝内经》所论："阴阳者，天地之道也，万物之纲纪，变化之父母，生杀之本始，神明之府也，治病必求于本。"②生命阴阳。即人的生命运动的阴阳特性和规律，总结为"人生有形，不离阴阳"等理论，研究掌握了经络、脏腑等的阴阳特性。③病变阴阳。即人的健康与疾病变化的阴阳特性和规律，总结为"阴平阳秘，精神乃治，阴阳离决，精气乃绝"等理论，掌握了阴阳失调病机等。④防治阴阳。即病变表现于临床的阴阳以及对其进行诊治的规律，总结为"善诊者，察色按脉，先别阴阳"等理论，以及阴阳辨证、燮理阴阳等诊治法则。⑤方药阴阳。即方药、针灸等防治手段的阴阳特性和规律，包括药性药效的阴阳、组方配伍的阴阳、行针施灸的阴阳、治疗效应的阴阳等。总之，"医学之要，阴阳而已"（《景岳全书》）。

对于中医的阴阳学说，有一些模糊、混乱甚至错误的认识，需要澄清和纠正，有 3 个界限应划清。①中医的阴阳学说是医学的，不是哲学的。在中医研究阴阳的年代，哲学和科学没有分化，所建立的阴阳学说，虽然包含和渗透着哲学思考，但关于阴阳的理论和实践，具体内容主要是医学专业的，即上述那 5 个层次的内容。②《黄帝内经》的阴阳理论不是中医阴阳学说的全部。《黄帝内经》总结了中国医学到秦汉时期对阴阳的基本认识，但它不是中医阴阳学说的全部。在《黄帝内经》之外和之后，还有多种阴阳研究，有更广泛深入的阴阳实践，极大地丰富和发展了阴阳学说。如张仲景的六经辨证，临床诊治的阴阳研究和实践，经络和针灸、中药和方剂等的阴阳研究和实践等，把阴阳学说发展为更加系统和完整的体系。③中医的阴阳学说是科学的。有人不懂阴阳，更不懂人的阴阳特性和规律，攻击阴阳学说"不科学"，"足以废中医理论而有余"。但科学的新发展却以越来越充分的事实证明，阴阳学说是科学的、深刻的，是新兴的复杂性科学的新课题，是医学的新发展必将开拓的新领域，中医的阴阳学说正为医学的新突破开辟道路。

## 四、阴阳学说的"深层内核"

阴阳学说的思想精华，是关于世界的本原、生成、发展、有序化的认识，它是阴阳学说的"深层内核"，与现代科学的最新研究惊人的一致。然而，它被漠视和埋没太久了，直到近半个世纪，才被科学的最新探究从历史长河的深处打捞出来，以最新的科学事实证明，它对世界的辩证特性和规律的认识比已知的各种辩证法思想更加逼近世界的本质，是唯物辩证法创新发展的一个突破口，也是中华文明复兴的一个最富生命力的复兴点。

阴阳学说的"深层内核"内容丰富，最为重要或基本的，可概括为以下 5 条原理。

### 1. "太极"宇宙本原观

哲学的基本问题是对世界本原的回答，由此形成唯物论和唯心论两种思想。但是，哲学界很少讨论或没有解决的一个问题是，唯物论的回答也有相悖的两种，已经并立存在了几千年，至今没有分清是非。一种回答是中国的阴阳学说，认为宇宙的本原是混沌未分的原始整体，周易讲"易有太极"，道家讲"道生一"，儒家讲"礼必本于太一"，其共同观点是认为，宇宙本原是"有物混成，先天地生"的可用"一"或"太极"来称谓的原始整体。另一种回答是欧洲的原子论，认为世界的本原是分散存在的原子，原子是不可再分的最小物质颗粒（莫破质点），由原子组合成世界和万物。

近百多年来，自然科学的发展，先后 4 次以事实证明原子不是世界的本原，否定了原子论的本原观。①19 世纪末物理学的三大发现（电子、X 射线、放射性）证明，原子不是"莫破质点"，是由原子核和电子构成的，不具本原性。②
20世纪以来的宇宙起源研究证明，宇宙的本原是原始火球，整个宇宙浓缩于一
个奇点，是在后来的演化过程中，才分化产生现知的原子等各种实物粒子和万
物。③化学元素起源的研究证明，已知的90多种天然元素，是在宇宙演化过程
中一步一步生成的，最早的原子生成于宇宙膨胀到第38万年左右，由1个质子
与1个电子结合生成氢原子，其他原子（元素）在宇宙演化的不同阶段以不同
机制生成，都不具有本原性。④量子场论的研究证明，质子、中子、电子等基
本粒子"不基本"，是从量子场由能量激发而生，粒子是能量的聚集。

现代科学以越来越多的事实证明，阴阳学说的本原观才更符合实际。现代
宇宙学关于宇宙本原的研究，已经追溯到宇宙年龄的 $10^{-44}$ 秒，发现那时的宇宙
是个原始火球，温度无限高，密度无限大，时空浓缩在一个奇点，今天的现实
世界由它一步步分化演变而来，这与阴阳学说讲的"一""太极"及其本原性、
整体性、未分化性十分一致。阴阳学说对世界本原的认识和回答，虽然没有达
到现代科学的精确，但在本质上是正确的，这是阴阳学说的第一原理。

### 2. "一生二"的发生观

世界万物是怎样产生的？同样有两种不同回答。一种是"一分为二"，其代
表是中国的阴阳学说，是"一生二""太极生两仪"地分化发生。这种观点作为
对立统一规律的表述，列宁概括为："统一物之分为两个部分以及对其矛盾着的
各部分的认识，是辩证法的实质。"[1]另一种是"合二而一"，其代表是欧洲的原
子论，认为世界万物由分散存在的原子组合而成。这种观点也曾作为对立统一
规律的一种表述，古希腊的赫拉克利特概括为："因为统一体是由两个对立面组
成的，所以在把它分为两半时，这两个对立面就显露出来了。"[2]这两种观点究
竟哪种真正符合实际？

从世界的现状横向看，"一分为二"与"合二而一"这两种机制同时存在；
但是，只要纵向地从宇宙起源与演化看，就明白无误，根本机制和规律是"一
分为二"。首先是由原始整体一分为二地分化产生各"部分"，然后才有了由各
部分合二而一的组合。一分为二是本原的，合二而一是继发的，没有一分为二，
就没有合二而一。

现代宇宙学研究证明，宇宙万物发生的根本机制是一分为二地分化。从原始火球爆炸开始，时间与空间的分化、能量与质量的分化、场与粒子的分化、粒子的正负电荷的分化，以及星系的分化、太阳系的分化、地球的圈层分化、生物圈的物种分化、人的个体的发育分化等，分化是世界万物生成的主线，只有分化出各种"部分"，才以其为基础出现了把"部分"组合成为新事物的机制和过程。

《老子》讲："道生一，一生二，二生三，三生万物。"《易传·系辞上》讲："易有太极，是生两仪，两仪生四象，四象生八卦。"《礼记·礼运》讲："礼必本于太一，分而为天地，转而为阴阳，变而为四时，列而为鬼神。"阴阳学说的这些理论，是最早、最一致、最明确、最系统的"一分为二"发生论，一脉相承地发展了几千年，与世界万物的真实发生机制本质地一致。虽然清初方以智提出过"合二而一"命题，但他也明确提出："有一必有二，二本于一。"（《东西均·反因》）

### 3. "二生三"的发展观

发展是前进、上升，不仅增加新量，更是产生新质，产生新质是发展的本质。阴阳学说所论"一生二，二生三"，正是这样的发展观，其思想要点有三。

第一，"一生二，二生三"都是产生新质。"一生二"所生的"二"，不是从量上由一增加为二，而是产生第二种新质；"二生三"也不是量从二扩展为三，而是产生"二"所没有的第三种新质。"太极生两仪，两仪生四象"，两仪是太极所没有的第二种新质，四象是两仪所没有的第三种新质。发展的本质是新质的产生，而不是量的增加。只有通过这种机制产生新质，只有新质的不断产生，才有世界的前进、上升、复杂化发展。

第二，"三生万物"是生成万种新质。万物之"万"不在数量为万，而在万种不同的质。"三生万物"是从"三"开始，一步一步地产生万种新质，发展出复杂的万物世界。周易以六十四卦的简易模式，概括地表达了新质逐层次产生和复杂化的发展规律。

第三，"阴阳交而生物"是新事物的发生规律。"二"怎样生"三"和万物？阴阳学说总结为"阴阳交而生物"。所谓"一阴一阳之谓道"，不只是分阴分阳、阴阳变易，更重要的是阴阳交。"天地合而万物生，阴阳接而变化起。"（《荀子·礼论》）"阴阳和合而万物生"（《淮南子·天文训》），"阴阳交而生物"（《东坡易传》）。唯物辩证法认为交互作用产生新事物，但什么东西交互作用？为什么交互作用产生新事物？阴阳学说的"阴阳交"给了明确的回答，指出"阴阳交"是阴与阳这两种性质相反的质交互作用，只有不同的质交互作用才能产生新质，同质相交不能产生新质，也就没有发展。"和实生物，同则不继"（《国语·郑语》），同性恋可以恋，但不能生育，不能发展。

### 4. "阴阳自和"的有序观

世界产生出万物，是分散化、无序化，还是组织化、有序化？阴阳学说给出了明确回答，是走向"和"，并且是"自和"，提出了"阴阳自和"论，即世界是自我地走向有序。其贡献主要有二。

第一，宇宙演化的方向是"和"。"道生一，一生二，二生三，三生万物，万物负阴而抱阳，冲气以为和。"（《老子》）宇宙的分化发生和发展并非走向分散、无序，而是通过阴阳的矛盾运动走向"和"。"和"是组织化、有序化，是协调、和谐。现代科学所研究和认识的宇宙，正是这样的过程。

第二，"和"是"阴阳交"的自组织效应。"和"不是外力控制的结果，而是阴阳相交的自然效应，是"自和"而非"他和"。"至阴肃肃，至阳赫赫；肃肃出乎天，赫赫发乎地。两者交通成和，而物生焉。"（《庄子》）"正身共己而阴阳自和，无心于为而物自化，无意于生而物自成。"（《论衡》）"凡病，阴阳自和者必自愈。"（《伤寒论》）"自和"是阴阳的本性，不以人的意志为转移，因而强调"法自然"，"为无为，无不治"。现代自组织理论揭示了自然界的自组织特性和规律，证明了"阴阳自和"论深刻而正确，是中医的自组织理论，也是最早的自组织理论。

### 5. 本于"一"的元整体观

当代哲学和科学越来越认清世界的整体性，强调整体观。但实际上有两种整体性，两种整体观。

一种是合整体和合整体观。合整体观基于原子论，认为世界的本原是数量无限多而分散存在的原子，由原子组合成为分子及木块搭成积木、零件组装成机器等，世界万物都是这样由分散存在的部分组合而成的整体，这种组合而成的整体可称"合整体"，其规律是部分产生和决定整体。

另一种是元整体和元整体观。阴阳学说的整体观是元整体观，认为整体是本原的，是"元整体"，世界本原于一个原始整体，即"一""太极"，其内部的各部分是由原始整体分化而生，各部分始终从属于整体，不能离开整体单独存在，其规律是整体产生和决定部分。

现代科学证明，宇宙的本原"原始火球"是个元整体，在其内部分化产生出今天所见的一切（部分）；其内部的银河系、太阳系、地球、生物圈、人等，其整体也都具有元整体性，都是内部分化而成系统，没有哪个是组合而成，整个世界是个元整体。合整体观的逻辑前提——作为世界本原的原子根本不存在，所见的各种合整体不过是宇宙演化到一定阶段，由分化而生的各部分进行的局部性组合现象，不是宇宙的整体特性。

人与天的统一性究竟是"本于一"还是"合于一"？这是元整体观与合整体观的一个具体问题。阴阳学说认为"本于一"，是"一生二"的关系。现有的科学事实证明，人是由天分化产生的一个子系统，人源于和本于天，从未离开天而另存，不存在什么"合一"的问题。但有些人按合整体观大论天人"合一"，并将它强加于中医，严重违背事实。

## 五、发展现代阴阳学说

进入新世纪新千年，阴阳学说的命运不是存废问题，而是如何复兴，复兴为什么的问题。特别是其"深层内核"，得到了现代科学的有力验证，是必将复兴的重大哲学理论。19世纪，马克思主义哲学吸收了费尔巴哈机械唯物论的"基本内核"和黑格尔唯心辩证法的"合理内核"创立。今天，马克思主义哲学特别是唯物辩证法的新发展和中国化，都需要吸收新的思想营养，阴阳学说的"深层内核"正是最切其需要的理论。应当运用当代科学和哲学的新成就，对其进行深度挖掘和创新研究，发展为现代阴阳学说，以复兴的中国思想之珠贡献给唯物辩证法的现代发展。

阴阳学说的"深层内核"，也是中医阴阳学说的"深层内核"。本于一的本原观、一生二的发生观、阴阳交的发展观、阴阳自和的有序观、元整体观等，正是中医研究和调理人的健康与疾病的最根本观点。中医的复兴，需要这些"深层内核"的深层复兴，应以现代哲学和科学的最新成就为杠杆，研究和建立中医的现代阴阳学说，解决中医和整个医学当前面临的思想和理论困难，推动医学学术研究的突破和创新。

## 参考文献

[1] 列宁. 哲学笔记 [M]. 北京：人民出版社，1957：325.

[2] 列宁. 哲学笔记 [M]. 北京：人民出版社，1957：361.

【原载于山东中医药大学学报，2016，40（6）：491－494】

# 挖掘发展阴阳学说的"深层内核"

阴阳学说是中国哲学的主要理论之一，是包括周易、道家、儒家在内，整个中国哲学对世界的阴阳规律的认识和总结，一脉相承地发展了 5000 多年，在中国社会和科学的发展中，发挥了重要的世界观和方法论的作用。

阴阳学说与自然科学的关系，不是一般意义上的"相关性"，而是"内在同一"，自古以来就融于中国传统科学中。现代科学所揭示的世界特性和规律，与阴阳学说所认识的阴阳规律深刻地内在同一；特别是阴阳学说的"深层内核"，对世界的辩证性质的认识，比唯物辩证法的对立统一规律还要深刻，具有重大的哲学价值、科学价值、发展价值。研究和发展现代阴阳学说，可成为新世纪唯物辩证法的新理论，为马克思主义哲学的现代发展和中国化，为中华文明的复兴，做出其特有贡献。

## 一、阴阳学说与阴阳规律

讨论阴阳学说与科学的关系，首先要确定对阴阳学说的基本认识。要区分其精华与糟粕，关键在于其精华与科学的关系；要厘清阴阳规律与对立统一规律的关系，以认识阴阳学说与科学的内在同一性。

**1. 要一分为二地认识阴阳学说**

阴阳学说是中国传统哲学的重大理论，是中国的唯物辩证法思想的杰出精华。

第一，要正确认识阴阳学说的精华。

阴阳学说的精华是主体，是中华民族认识世界的辩证性质的思想结晶，其核心是正确认识世界的阴阳规律。从整体上讲，需要认清阴阳学说有四个突出特点。

一是不间断地持续发展 5000 多年。对于阴阳规律的认识，是坚定的唯物主义思想，从观念、概念到理论学说，一脉相承地连续发展 5000 多年，其中有高峰有低谷也分阶段，但基本思想从未发生转折和中断。不像欧洲的辩证法思想那样，在古代与近代之间中断 2000 多年。

二是中国哲学各学派共有的辩证法思想。阴阳学说不是一人一时之见，是中国哲学各个学派的共同思想，特别是作为中国哲学主干的周易、道家、儒家，是创立和发展阴阳学说的主体，把对阴阳规律的认识拧为一绳。阴阳学说经过了一百多代人的继承与发展，基本思想一以贯之，成为由多个学派几千年的思想精华凝聚成庞大的理论体系。

三是与自然科学有深刻的内在同一性。阴阳学说所研究的阴阳规律，是客观存在的自然规律，既是阴阳学说的哲学研究对象，又是各门自然科学的研究对象，因此，阴阳学说与自然科学内在同一，早就融入于中国古代的各门自然科学，与现代科学的内在同一性正在深刻地显现出来，得到现代科学的最新验证和支持。

四是在新世纪有重大的创新发展价值。阴阳学说所认识的阴阳规律，许多地方比对立统一规律还要深刻，是阴阳学说的"深层内核"，正被现代科学的最新发展所揭示，进行新的研究和总结，可发展为现代阴阳学说，为唯物辩证法的创新发展做出新贡献。

总之，阴阳学说以其历史之长久、唯物之坚定、思想之一贯、理论之系统、应用之广泛、发展潜力之大，在辩证法思想史上是唯一的，堪称唯物辩证法思想的第一学说。

第二，要客观认识阴阳学说的局限。

阴阳学说毕竟是中国古代的哲学思想，不可避免地带有时代的局限，这主要表现在两个方面。

一方面，阴阳学说带有自发性和朴素性。虽然认识源于事实，但认识是直观的，不充分的，在事实不足的地方往往以猜测性的思辨来补充，理论的总结也缺乏严格的逻辑论证，概念的内涵揭示得不够清楚，观点的表述不够统一，尚未建立起逻辑严密的理论体系，长期处于"各家学说"的状态，还没有发展到现代哲学的水准。

另一方面，阴阳学说中混杂有糟粕。其发展过程经历的朝代和变革众多，不同时期有不同发展，也有不同的思想汇入，非主流或背主流的思潮时有发生，甚至被扭曲成"相命卜筮"之术，或者掺上唯心论杂质和政治观点，变成论证封建帝王统治合理性的理论工具。需要区分鱼龙，剔除泥沙。

第三，对于1840年以来对阴阳学说的错误评判要拨乱反正。

鸦片战争以来，在否定中国传统思想文化的历史逆流中，同样否定了阴阳学说。170多年来，没有对阴阳学说进行系统的总结研究，没有认真剖析其精华与糟粕，没有认清其有重大价值的真理内核。马克思主义哲学在中国的实践取得重大成功，但在理论上还没有解决好与中国传统哲学的关系，没有厘清唯物辩证法的对立统一规律与阴阳学说的关系，更没有认清阴阳学说具有比对立统一规律更深刻的思想内核，这是一种时代性局限。一个新的时代正在开始，实践正在检验和纠正那些过时的和错误的观点，需要站到新的时代高度，确立对阴阳学说的正确认识。

**2. 阴阳学说的核心是阴阳规律**

阴阳学说涉及多方面的内容，但其核心，是对世界的阴阳特性和规律的认识和总结，可称为阴阳规律。

阴阳，是中国思想家对世界的辩证特性特别是对立统一特性的认识和概括。这种认识，既不同于欧洲那种从公理出发的逻辑推演，也不同于黑格尔那种基于绝对精神的论证，完全是唯物的，是从对现实世界的观察中得出。

阴阳观念产生于自然观察。阴阳观念是中华先民在生存和生产活动中，观察与之关系最为密切的天地变化规律而形成。"仰则观象于天，俯则观法于地"，天与地、昼与夜、向阳与背阴等，是最为切近也被最先接触和认识的现实，阴阳观念正是基于向阳与背阴这种普遍现象而形成。现有考古证明，阴阳观念形成于新石器时代的中晚期，在仰韶文化（距今 5000～7000 年）、红山文化（距今 5000～6000 年）、龙山文化（距今 4000～5000 年）等出土物中，都有反映阴阳观念的图形和符号。

阴阳观念的经典表达是河图和洛书。《易·系辞上》讲："河出图，洛出书，圣人则之。"相传伏羲氏时（距今 5000～7000 年），有龙马出黄河，背负"河图"；有神龟出洛水，背负"洛书"。伏羲氏据以作八卦，是为周易起源，八卦是阴阳观念的符号化和系统化。在北京中华世纪坛的《中华千秋颂》环形浮雕壁画中，河图、洛书和太极八卦作为第一组"文化经典"列于中华 5000 年文明之首（图 5 – 7 – 1）。

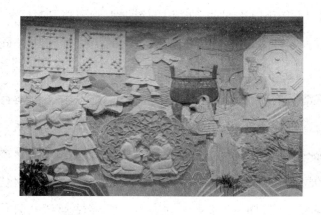

**图 5 – 7 – 1　中华世纪坛《中华千秋颂》的河图、洛书和太极八卦**

阴阳概念产生于西周晚期。《国语·周语上》记述，周幽王二年（前 780）三川地震，引太史伯阳父的话："夫天地之气，不失其序，若过其序，民乱之也。阳伏而不能出，阴迫而不能蒸，于是有地震。"该书还用阴阳概念记述和解释土地解冻、春雷震动等。表明至少到西周晚期，阴阳作为哲学概念已经形成并正式使用。

阴阳学说在春秋晚期开始建立，此后持续发展两千多年。道家以《道德经》为代表，儒家以《易传》为代表，阴阳家以邹衍为代表，建立起系统的阴阳学说。由于阴阳规律的客观性和普遍性，此后各个时期的哲学流派都来研究，成为中国哲学的辩证思想的主干。周易以阴阳学说为核心，发展为系统的易学；道家的老庄学派、黄老学派、道教等，以道为纲深化了对阴阳的研究；儒家则发挥"独尊儒术"的优势，对阴阳学说作了儒学的发展；气学和元气论的发展，则从气分阴阳、阴阳气交、气化等作了特有的开拓；宋明理学贡出太极图，以理为核心深化了对太极阴阳的研究和发展，直至明清的王夫之等，把阴阳学说发展到一个新水平。

**3. 阴阳规律与对立统一规律**

阴阳学说与对立统一规律的关系，是哲学界长期争论没有厘清的一个问题，问题的本质，是"阴阳"与"对立统一"的关系。

根据科学和哲学的最新研究和发展，"阴阳"与"对立统一"的关系需要看清三点。

第一，阴阳与对立统一是内在同一的。阴与阳的关系，就是一种对立统一的关系。可以说，阴阳是对于世界的对立统一规律的中国式认识和概括，阴阳学说是中国式的对立统一理论。

第二，阴阳是对立统一的特化。阴阳规律并不完全等于对立统一规律，阴阳从两个方面特化因而有别于对立统一。首先，规律的范围特化。对立统一规律是关于自然、社会、思维的最一般的规律，但阴阳规律则主要是宇宙、自然的，原则上不包括社会和思维领域。其次，抽象程度特化。对立统一高度抽象，"对立"和"统一"都没有具体属性的规定。但阴阳不同，有了具体属性的规定，阴就是阴，阳就是阳，性质不可互易。就是说，对立统一是高度抽象的，没有具象性；而阴阳则是有一定具象性的抽象，是抽象与具象的交叉，是有具象性的抽象、有抽象性的具象。阴阳的抽象程度比对立统一降了一度，向具象靠近了一度，比对立统一更贴近现实。因此，从阴阳规律可具象而抽象地研究自然，可直接地融入科学研究，形成阴阳学说与科学的内在同一关系。

第三，阴阳规律有比对立统一规律更深刻的内涵。阴阳规律客观存在，中国多个学派经过几千年的研究，从不同的角度聚焦，极大地深化了对阴阳规律的研究，十分一致地认识到阴阳规律的一些深层次内容，构成阴阳学说的"深层内核"，回答了对立统一规律所没有回答的一些更深层问题，主要是世界的"太一"本原观、一分为二的发生观、阴阳交而生物的发展观等，得到现代科学最新发展的验证和支持。

## 二、阴阳学说与自然科学内在同一

阴阳学说与自然科学的关系，本质上是阴阳规律与自然科学的关系。由于阴阳规律是阴阳学说与自然科学共同研究的一种规律，因此阴阳学说与自然科学内在同一。

**1. 阴阳学说与自然科学交叉于阴阳规律**

唯物论哲学与科学有双向相关关系，哲学思考要以科学事实为依据，科学研究要有哲学的理论思考。但阴阳学说与科学的关系比这更深刻，是一种更直接的内在同一关系——以阴阳为共同的研究对象，在阴阳的研究上相同一。

阴阳学说与科学的这种内在同一性，取决于阴阳学说的两个基本特性。

第一，阴阳学说是彻底唯物的。阴阳学说对于阴阳的认识，既非公理推演，也非源于绝对精神，而是对客观存在的阴阳规律的如实反映。恩格斯讲："事情不能在于把辩证法的规律从外注入于自然界中，而是在于在自然界中找出它们，从自然界里阐发它们。"[1] 阴阳学说正是如此研究和产生的，是从自然界中找出阴阳，并从自然界本身来阐发。阴阳学说所认识的阴阳规律客观存在，是自然界的固有规律，自然科学也来研究，在这里阴阳学说与自然科学相交叉。

第二，阴阳规律的亚抽象性。阴阳学说认识的阴阳规律，不是对立统一规律那样的高度抽象，而是有具象性的抽象，或有抽象性的具象，是自然界最为基本和普遍的可做第一度抽象的具象。因此，既可从抽象的角度做哲学研究，又可从其具象的角度做科学研究。这样，阴阳成为哲学思考和科学研究共同聚焦的研究对象，以阴阳规律为钮结，使阴阳学说与自然科学内在同一。

特别是，在古代条件下，在阴阳学说研究和发展的那个时代，哲学与科学还没有分化，各种知识和智慧，都融合在自然哲学中。那时对自然界的阴阳规律的认识，尚未分为哲学研究与科学研究，科学认识和哲学思考融于一体。中国古代的代表性论著，都体现着这一特点。一部《周易》，既有对阴阳现象的知识表述，也有对阴阳规律的哲学总结，所论八卦（天、地、水、火、山、泽、风、雷）是对自然现象的抽象，哲学与科学在这里本就同一。

**2. 中国古代科学贯串着阴阳研究**

阴阳是自然界基本和普遍的现象和规律。人类从诞生开始，就直接地面对它。它不能不接触和对待它。它成为生产和生活中必须研究和处理的现实问题。昼夜四时变化、作物的生长收藏、居所的阴阳冷暖、人的生老病死等，其阴阳规律成为科学研究的普遍课题。在中国古代自然科学知识和理论中，对阴阳规律的认识和总结，带有基础和纲领的性质。

例如，刘徽《九章算术注·序》论"观阴阳之割裂，总算术之根源"，概括了数学与阴阳的内在关系。其他学科如天文学、地学、律历学、气象学、物候学、农学以及堪舆、炼丹等，基本都具有这种特征。

最典型的是医学，《黄帝内经》既讲"阴阳者，天地之道也"的哲学原理，也讲"人生有形，不离阴阳"的人身阴阳，更研究和总结了健康与疾病的阴阳规律，讲"阴平阳秘，精神乃治，阴阳离决，精气乃绝""阴胜则阳病，阳胜则阴病""善诊者，察色按脉，先别阴阳"等。对于脏腑、经络、病机、证候、药性、药效等的阴阳特性，都做了具体研究和总结。医家们总结称："医学之要，阴阳而已。"（《景岳全书》）

阴阳规律不仅反映到科学认识中，而且作为技术原理贯彻于技术中，中国最早的计时器日晷（图5-7-2），其技术原理就是阴阳。

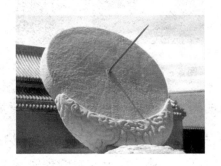

图5-7-2 故宫的日晷

**3. 现代科学对阴阳规律的新认识**

20世纪以来，现代科学对世界深层本质的研究，所揭示的新的特性和规律，在原理上与阴阳学说高度一致，证明阴阳规律是世界的更深刻的规律，现代科学特别是其最新发展，与阴阳学说越来越紧密地走到一起。

现代科学的研究发现，阴阳，本是宇宙演化的分化过程所产生的基本的特性，科学研究只有到 20 世纪才开始认识它。上个世纪之交，物理学晴空的"两朵乌云"暴露出经典物理学的局限，相对论和量子力学引导的科学革命揭示了世界的深层规律。相对论揭示的"四维时空"和质能关系（$E = mc^2$），量子力学揭示的微观粒子"波粒二象性"，量子场论揭示的粒子是能量的聚集等，都是现代科学对阴阳规律的新认识。玻尔就微观粒子的波粒二象的测不准特性提出"互补原理"，其"互斥互补"概念从西方理论难以表达，发现中国的太极图是其互补原理的最好表达式。1947 年丹麦政府封他为爵士，玻尔亲自设计的族徽（图 5 - 7 - 3）把太极图放在核心，刻上铭文"互斥互补"。

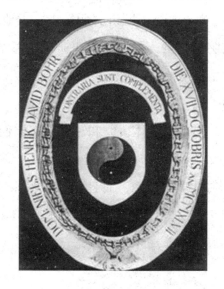

**图 5 - 7 - 3　玻尔亲自设计的族徽**

以阴阳为基础推演的四象、八卦、六十四卦，其背后是宇宙演化的第一步"一生二"的数学规律，即一、二及一与二的关系。这是莱布尼茨发明二进制的现实基础，也是两仪、四象、八卦、六十四卦的现实基础。六十四卦与二进制、与 64 个遗传密码、与中国象棋和世界象棋的棋盘都是 64 格、与匈牙利魔方的 64 块等的关系，都是以 2 为基础的数学变化关系，即 $2^6$。

现代科学研究的"反物质""暗物质""暗能量"和"黑洞"等，正在从更深层次探究宇宙对称破缺而生的性质相反而相成的阴阳特性和规律。现代科学的新发展，需要阴阳学说的智慧，也将把阴阳学说的正确思想提高和发展到新的水平。

## 三、阴阳学说的"深层内核"

阴阳学说内容丰富，值得复兴的精华有哪些？多年来，研究大多集中于其常讲的一些基本点，如阴阳一体、阴阳对立、阴阳互根、阴阳消长、阴阳转化等。

但是，从现代科学的最新事实和理论来看，阴阳学说的精华不只这些，其更深刻、更本质的，是阴阳学说的"深层内核"，它是阴阳规律的基本点，是现代科学正在揭示的深层原理。

### 1. "太一"本原观

哲学的基本问题是对世界本原的回答，有唯物论和唯心论两种思想。

但是，唯物论的回答也有两种，一种是欧洲的原子论和元素论，一种是中国的阴阳学说和元气论，这是关于宇宙物质本原的两种不同甚至截然相反的回答。

这两种不同的本原观已经存在几千年，至今没有进行系统的比较，没有分清是非，更没有认清中国的阴阳学说才是真正符合实际的思想。这是阴阳学说深层内核的首要内容，已被现代科学的最新发展所验证。

欧洲的原子论（及元素论）认为，世界的本原是分散存在的不可再分的最小物质颗粒"原子"，由原子组合成世界万物。原子论在中世纪被取消，16世纪开始复兴，以牛顿力学和化学原子论为基础，发展为机械唯物的原子论，认为原子是世界的物质本原，物质就是原子。

但是，一百多年来的科学事实证明，原子不是世界的本原。19世纪末的物理学三大发现（电子、X射线、放射性），证明原子可分，原子是原子核和电子构成的，不是"莫破质点"，不是世界本原。由此引起欧洲哲学界的一场思想混乱，认为原子非原子化了，物质破灭了，唯物主义完蛋了。列宁对这一科学进展做过总结，主要解决的是物质观问题，批判了"原子就是物质"的观点，把物质定义为"标志客观实在的哲学范畴"。但是，哲学界并未由此进一步回答宇宙的物质本原不是原子又是什么。

20世纪以来的现代科学，从三个层次彻底否定了原子是世界本原的观点。①关于宇宙起源的研究。暴胀宇宙论证明，宇宙的本原是一个原始火球，整个宇宙浓缩于一个奇点，并不是分散存在的原子。相反，现知的所有的原子和实物粒子，都是在宇宙演化过程中一步一步地产生出来的。②化学元素起源的研究。证明已知的90多种天然元素，是在宇宙演化过程中逐步生成的，最早生成的原子是宇宙膨胀到第70万年左右，由1个质子与1个电子结合生成的氢原子，其他原子（元素）先后在宇宙演化的不同阶段以不同方式生成，证明原子是次生品，不具本原性。③量子场论的研究。证明质子、中子、电子等基本粒子"不基本"，是从量子场由能量激发而生，粒子是能量的聚集，不是本原的。总之，迄今的科学已经充分证明，原子是宇宙演化产生的一种物质存在形态，不是世界的本原。

中国的阴阳学说认为，宇宙的本原是混沌未分的原始整体，被称为"一""太一""太极"。周易讲"易有太极"，道家讲"道生一"，儒家讲"礼必本于太一"，思想一致，核心观点是认为，宇宙本原是"有物混成，先天地生"的只可用"一""太一""太极"来称谓的原始整体。有些展开的论述称："有太易，有太初，有太始，有太素。太易者，未见气；太初者，气之始；太始者，形之始；太素者，质之始。气形质具而未相离，故曰浑沦，言万物相浑沦而未相离。"（《易纬·乾凿度》）

阴阳学说关于宇宙本原的理解，无疑是思辨的，却是天才的，与现代宇宙学的最新认识完全一致。宇宙起源的现代研究证明，宇宙的本原是个原始火球，温度无限高、密度无限大，时空浓缩在一个奇点，它正是阴阳学说所讲的"太一"，世界万物正是从这个原始火球的爆炸开始，一步步地膨胀演化而生。科学事实证明，阴阳学说关于宇宙本原的基本观点，在本质上是正确的。

**2. "一分为二"发生观**

阴阳学说在回答世界本原的基础上，又进一步回答了世界万物如何发生的问题，与现代科学的最新认识十分一致，其要点有三。

第一，世界万物一分为二地发生。

世界万物是怎样发生的？这是世界观的又一基本问题，历来有两种截然不同的回答。

一种是"合二而一"论。其代表是欧洲的原子论，认为世界万物是由分散存在的原子（元素）组合而成。

另一种是"一分为二"论。其代表是阴阳学说，《老子》讲："道生一，一生二，二生三，三生万物。"《易传·系辞上》讲："易有太极，是生两仪，两仪生四象，四象生八卦。"《礼记·礼运》讲："礼必本于太一，分而为天地，转而为阴阳，变而为四时，列而为鬼神。"阴阳学说的"一分为二"思想，不是一人一时之论，而是各主要哲学流派的共同思想，从周易、道家、儒家到宋明理学，一脉相承地秉持和发展了几千年。就是清初方以智提"合二而一"时，也是讲"有一必有二，二本于一"（《东西均·反因》）。

"一分为二"与"合二而一"曾经长期争论，没有分清是非。现代科学以充分的事实证明，分化、一分为二是宇宙演化的根本机制，组合、合二而一是宇宙演化到一定阶段才出现的继发过程。现代宇宙学已经研究到宇宙年龄的 $10^{-44}$ 秒，原始火球爆炸开始，时间和空间从奇点分化开来；生成的第一可测物理量是能量，然后能量分化出质量，生成具有质量的质子、电子等实物粒子；实物粒子又分化出电荷相反的正粒子与反粒子；然后才出现质子与电子结合成为原子的过程，更后才有了原子相互结合成为分子的过程，以及其他更复杂的组合过程。而在宏观层次上，星系的演化、天体的演化、地球的演化、生物的演化等，都是由分化过程主导的，在分化的基础上出现特定层次和环节的组合机制和过程。因此，世界万物的发生机制，一分为二是本原的，合二而一是继发的，没有一分为二，就没有合二而一。

第二，"对立"和"统一"的根源在"一生二"。

对立统一规律揭示了对立统一的普遍性，但为什么对立、为什么统一？迄今的研究还没有明确回答，有些经典论述是矛盾的。关于对立统一规律的两个经典表述突显出这种矛盾。一是古希腊的赫拉克利特："因为统一体是由两个对立面组成的，所以在把它分为两半时，这两个对立面就显露出来了。"[2] 二是列宁："统一物之分为两个部分以及对其矛盾着的各部分的认识，是辩证法的实质。"[3]前者是合二而一论的，后者是一分为二论的。

对立面为何对立？其本质是对立面的发生问题。阴阳学说讲得分明："阴阳者，一分为二也。"是因一分为二，才出现二的对立；没有一生二，就只有一，没有二，没有二的对立。现代科学提供的事实证明，现实世界的各种对立现象，其对立面及对立关系，都不是本原的，都是产生出来的，是在宇宙演化过程中一分为二地分化产生的。没有分化，没有一分为二，就没有对立。

对立面为何统一？其本质同样是对立面的发生问题。阴阳学说认为，因为阴阳是一分为二而生，对立面是源于一、生于一、根于一、本于一，所以内在地统于一，阴阳一体、孤阴不生、孤阳不长。现代科学提供的事实证明，宇宙、星系、太阳系、地球、生命等，现实世界的各种对立面，因为二生于一，才统之于一。

第三，本原于一的元整体观。

整体观有两种，一种是原子论的，认为整体由分散存在的各部分组合而成，可称为合整体。部分是本原的，整体是后生的，部分产生和决定整体。积木、机器是其典型。另一种是阴阳学说的，认为整体由混沌未分的原始整体内部分化出各部分而成，可称为元整体。整体是本原的，部分是后生的，整体产生和决定部分。宇宙、星系、生命是其典型。

现代科学研究发现，整体性是世界的根本特性，这是宇宙的分化发生机制决定的。从原始火球那个整体开始，一步步地分化出各部分，没有任何一个部分先于这个整体或离开这个整体。星系、天体等宏观层次，以及微观粒子层次，都是由分化发生机制决定其元整体性。在这些元整体中，在分化的基础上，产生出组合机制和合整体，它们是宇宙演化中的后续和分支现象。

阴阳学说以一分为二为基础，强调的是鲜明的元整体观。一分为二的二，是一内的二，一是整体，二是一内的部分。所谓分阴分阳，是原始整体太极内的分化，是在太极内分阴分阳。太极图（图5-7-4）非常明确地表达了这一思想。

### 3. "阴阳交而生物"发展观

运动、变化、发展是辩证法的根本观点，其根源和机制是什么？

恩格斯曾明确论断："交互作用是事物的真正的终极原因。我们不能追溯到

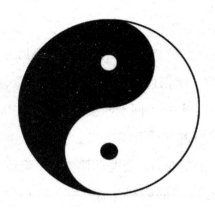

图 5 - 7 - 4 太极图

比对这个交互作用的认识更远的地方，因为正是在它背后没有什么要认识的东西了。"[4]但迄今的哲学并未就此做出进一步研究和阐明，倒是阴阳学说有更具体的论述并得到现代科学的证明。

第一，阴阳分化形成内在矛盾。

辩证法强调，运动的动力源泉在内部，内部动力从何而来？

亚里士多德强调"对立面的对立"，黑格尔强调"对立面的统一"，都没有揭示矛盾运动的"动力"所在。

阴阳学说的"阴阳交而生物"论做了明确的回答。认为一分为二不是简单的量的分化，更重要的是质的分化，产生出不同的新质，即阴与阳。阴与阳形成不同质之间的矛盾，是推动矛盾运动的动力源泉。

现代科学的新进展证明，阴阳学说的这种认识是深刻和符合实际的。宇宙的分化式演化不只是量的扩张，更重要的是质的一分为二，产生出质的多样性和复杂性。万物之"万"的本质不在数量成万，而在万种不同的质。质的分化和演进才是宇宙进化的真正本质。从宇宙演化的过程来看，空间与时间的分化，能量与质量的分化，场与粒子的分化，正粒子与反粒子的分化等，都是质的分化，形成不同质之间的矛盾。这种不同质之间的对立和相互作用，才是产生新质的内在动力。阴阳学说所认识的阴阳矛盾，正是宇宙演化的质的分化所产生的性质相反的两个方面的矛盾。这种质的分化，不同质的矛盾（阴与阳），是宇宙演化发展的内在动力。

第二，阴阳交而生物。

阴阳学说提出的"二生三"，不是从量上由二增加为三，而是阴阳之间相互作用，产生出第三种新质。所谓两仪生四象、四象生八卦，都是质的飞跃，四象是不同于两仪的新质，八卦是不同于四象的新质。

"二"怎样生"三"？基于"阴阳交"。易传讲"一阴一阳之谓道"，该"道"不只是分阴分阳、阴阳变易，更是阴阳交。"天地合而万物生，阴阳接而变化起。"（《荀子·礼论》）"阴阳和合而万物生"（《淮南子·天文训》），"阴阳交而生物"（《东坡易传》），所讲的都是阴阳之间交互作用而产生新事物。

宇宙演化中化学元素的生成过程，由原子生成分子的过程，系统论揭示的整体产生大于部分之和的新质，复杂性科学所揭示的"突现"等，所揭示的都是这一规律。

阴阳学说的突出贡献在于，不但在恩格斯总结"交互作用是事物的真正的终极原因"之前就提出了"阴阳交而生物"，而且明确认识到，交互作用之所以能产生新事物，关键在于不同的质交互作用，同质的事物交互作用不能产生新质，即"和实生物，同则不继"（《国语·郑语》）。同性恋可以恋，但不能生育。

第三，"阴阳自和"而有序。

对立面是怎样统一的，统一的机和方向是什么？

阴阳学说给出了回答，提出"阴阳自和"论，认识和总结了世界的自组织特性和规律。认为宇宙"一生二，二生三，三生万物"地分化发展，并非走向分散、无序，而是"万物负阴而抱阳，冲气以为和"（《老子》），即"阴阳自和"。"和"是组织化、有序化，走向协调、和谐。向这一方向发展的动力不是来自外部，而是来自内部，是阴阳交而自和。"至阴肃肃，至阳赫赫；肃肃出乎天，赫赫发乎地。两者交通成和，而物生焉。"（《庄子·田子方》）"正身共己而阴阳自和，无心于为而物自化，无意于生而物自成。"（《论衡·自然》）这种"自和"的机制是阴阳本身固有的，是一阴一阳之谓道的规律性，不依人的意志为转移。因此道家强调"道法自然""为无为，无不治"。

现代科学证明，宇宙的演化方向是进化，从低级到高级，从简单到复杂，提高有序度，这种进化不是源于上帝之手，而是基于自组织机制。现代科学的自组织理论从不同角度揭示了这种自组织机制和规律，"阴阳自和"论是对自组织机制的最早明确认识。

## 四、研究和发展现代阴阳学说

一百年前，马克思主义哲学的创立，有两个基础：一是 19 世纪自然科学的三大发现（细胞学说、能量转化守恒定律、达尔文进化论），二是批判地继承德国古典哲学的精华（费尔巴赫的唯物论"基本内核"、黑格尔的辩证法"合理内核"）。

一百年后的今天，有两种全新发展。

第一，1900 年以来，发生了现代科学革命，新的科学成就比 19 世纪那三大发现高了许多倍，对世界的辩证性质的理解比 19 世纪深了许多倍，已经划时代性地从根本上改变了人类对世界的认识，迫切需要进行新的哲学总结，把唯物辩证法从经典阶段发展到现代阶段。

第二，现代科学的最新发展，需要也找到了新的哲学智慧——中国的阴阳学说。阴阳学说以朴素的形式，包含着重大而宝贵的"深层内核"，它比费尔巴赫的"基本内核"和黑格尔的"合理内核"更深刻，特别是其"太一"本原观、"一分为二"发生观、"阴阳交而生物"发展观，正是现代科学所揭示的世界的深层本质的基本点，与现代科学的最新认识高度地内在同一，是实现唯物辩证法现代发展的重要思想基础。

基于这两种新发展，把对现代科学最新成就的哲学总结，与阴阳学说的现代研究结合起来，可以实现唯物辩证法的现代创新，研究和发展为现代阴阳学说。

现代阴阳学说的研究核心是阴阳规律，它是宇宙起源从对称破缺开始演化的基本规律。要充分地运用现代科学的基本事实和理论成果，对阴阳学说以其"深层内核"为核心的思想精华进行深入的挖掘和总结，揭示和阐明其真理性思想，改造其朴素的形式，剔除掺杂于其中的各种糟粕，提高和发展为唯物辩证法的现代新理论。

研究和发展现代阴阳学说，是已经提出和迟早要完成的时代性课题。它是现代科学新发展的需要，是唯物辩证法现代发展的需要，是马克思主义哲学中国化的需要，是在中华文明复兴中复兴中国哲学的需要。

中华民族将在新世纪为人类贡献出阴阳学说的哲学智慧。

## 参考文献

[1] 恩格斯. 自然辩证法［M］. 北京：人民出版社，1984：344.

[2] 列宁. 哲学笔记［M］. 北京：人民出版社，1957：325.

[3] 列宁. 哲学笔记［M］. 北京：人民出版社，1957：361.

[4] 恩格斯. 自然辩证法［M］. 北京：人民出版社，1984：96.

【2015 年 12 月 6 日在山东省科协第 9 期泰山学术沙龙"儒学促进科学发展的可能性与现实性"做的大会发言。收载于马来平. 儒学促进科学发展的可能性与现实性. 山东人民出版社，2015：85 - 94】

# 研究和发展现代天人相应论

　　"天人相应"是中医学的一个根本观点，其核心思想是把天、地、人统一起来，把人作为"天"的一个子系统，强调人与"天"的相应性。其内容的主要之点是"人以天地之气生，四时之法成""人与天地相参""人能应四时者，天地为之父母""从其气则和，违其气则病"等。"天人相应"观的立足点很高，眼界很宽，植根于中国古代哲学思想和科学知识，在《黄帝内经》时代就已确立为一项原理性内容。

　　"天人相应"的观点是完全正确的，其理论和实践价值已被公认。但是，由于受古代哲学和科学水平的限制，对"天"及"天人关系"的认识十分粗浅，具体机制和规律不可能作出科学的揭示，论断还是自然哲学式的，一些具体解释并不确切，有的甚至是错误的，限制了它在临床应用的发展，这项理论本身迫切需要现代化。

　　20 世纪下半叶，随着环境问题的突出，"天人关系"问题已成为全球性的热点，作为现代医学的新分支，宇宙医学、环境医学、气象医学、时间医学等纷纷兴起，逐步建立起与中医学相一致的"天人相应"观点，提出许多临床操作内容和方法，对中医学构成又一严峻挑战。

　　中医界对"天人相应"研究并非不重视，问题在于目前的研究水平太低，仍停留在对经典理论的挖掘、总结和部分地验证，尚未发展到现代水平的研究，认识和实践都没有突破。要实现跨世纪的发展，迫切需要运用现代科学知识，对"天人相应"进行新的更深入的研究，开拓认识，建立更加准确、系统的理论，发展为现代"天人相应论"。

**1. 从宇宙演化看天人相应关系的本质**

"天人相应"的首要问题是何谓"天"，"天"怎样生人，"天人相应"关系是怎样形成的。

对于"天"的认识，《黄帝内经》时代先后流行的是发源于先秦的论天三家。"盖天说"认为："天员（圆）如张盖，地方如棋局。""宣夜说"认为："天了无质，仰而瞻之，高远无极……日月众星，自然浮生虚空之中，其行止皆须气焉。""浑天说"则认为："天如鸡子，地如鸡子中黄，孤居于天内，天大而地小。天表里有水，天地各乘气而立，载水而行。"[1]

中医学的"天人相应"观正是建立在这种认识的基础上。《黄帝内经》多处论"天圆地方，人头圆足方以应之""地为人之下，太虚之中者也……大气举之也""太虚寥廓，肇基化元，万物资始，五运终天""清阳为天，浊阴为地""阴阳合气，命之曰人"等，反映了当时的认识水平。

对天人相应的这种认识，是以裸眼观察所及的事实为基础，加上猜测和想象，通过思辨形成的。它虽然鲜明地坚持了唯物和辩证的思想，但毕竟远未弄清"天"的究竟，事实也不是"清阳为天，浊阴为地"，因而不能真正说明"天人相应"关系的本质，更不能确切说明"天人相应"关系的具体内容和机制。

现代科学对这些问题已经给出了明确的回答。

所谓"天"，实际上指的是宇宙。现代宇宙学的观测证实，"天"确实"高远无极"，目前的观测已达200亿光年之遥，这个范围称为观测宇宙。它包括10亿多个星系，银河系是其中的一个；银河系又包括1500亿颗恒星，太阳是其中普通的一颗。观测宇宙起源于200亿年前的一次大爆炸，爆炸前的物质密度无限大、温度无限高，物质、运动、时空都浓缩在一个点上，称为原始火球。爆炸膨胀开始后3分钟产生了最早的原子核，100万年左右开始形成原子，10亿年后开始形成星系，第150亿年形成太阳系，第200亿年的最后300万年才产生了地球上的人类，至今天演化出了我们所见的各种物质形态。

太阳系是在银河系的演化过程中由一块原始星云演化而来的，至今已有 50 亿年历史，大约再有 50 亿年可完成演化过程而瓦解。星云物质的 99.87% 浓缩在一起形成太阳，其余的 0.13% 分散开来形成绕日运行的 8 大行星和其他小型天体，行星从内向外的排列是：水星、金星、地球、火星、木星、土星、天王星、海王星。被古人视为"方如棋局""如鸡子中黄"的"地"，不过是太阳系内一块非常渺小的球形物体，其质量是太阳的 33 万分之一，也是"天"的一部分，是宇宙演化中产生的无数种小型天体之一。

地球形成于 46 亿年前，从一个均质球体逐步分化出地核、地幔、地壳、大气圈、水圈。距今约 35 亿年前产生出生命，然后逐步发展为生物圈，这在太阳系的各种天体上是唯一的。人类由生物圈分化出来，其 300 万年历史占地球史的 0.065%，如果把地球的 46 亿年历史比作一年，人类是在这一年的 12 月 31 日 18 时 17 分诞生的。

人类是宇宙演化到一定阶段产生的一种特定物质形态，其产生与宇宙演化出一种特定条件相对应。现代宇宙学的"人择原理"指出，人类产生于宇宙演化出现一些大数巧合的时刻，最有代表性的大数巧合是，氢原子中静电力与万有引力之比为 $2.3 \times 10^{39}$，以原子单位来量度的宇宙年龄为 $7 \times 10^{39}$。$10^{39}$ 是表征产生人类的特定条件的一个特异性参数，人类之所以在这个时间、空间产生，是由宇宙演化到这个阶段所造成的特定条件决定的。[2]

宇宙中产生人类的条件并不存在于任何时刻、任何地点，它是非常特殊、非常严格的，也是必然的、有规律的，它典型地体现为太阳系和地球的特定条件。也就是说，什么时间出现了太阳系和地球的条件，什么时间就产生人类；什么地方出现了太阳系和地球的条件，什么地方就产生人类。人与天的相应，本质上就是人类与这些特定条件的相应。据此，科学界认为，宇宙中生命和人类的存在具有相当普遍的可能性，从理论上计算，仅在银河系内，具有太阳系这种条件的恒星大约有 170 亿颗，其中可供人类生存的行星约有 6 亿颗，而达到地球人类智慧水平的可有 30 多万颗。为寻找地球人类的兄弟姐妹，科学界已开始了地外生命的探索。

### 2. 从地球条件看天人相应的物质内容

"天"与"人"之间以什么相应？中医学历来坚持"人以天地之气生"的唯物主义观点，认为"天人相应"是一种物质关系。但汉代董仲舒提出的"天人感应"论却作了唯心主义解释，今天又有人把"天人相应"（包括中医学的观点）歪曲为唯心主义的"天人感应"（如"宇宙全息统一论"等）。究竟是以物质为基础的"天人相应"，还是以神灵为基础的"天人感应"，今天必须以科学事实为依据作出新的明确回答。

"天人相应"的物质内容，本质上就是宇宙演化出的太阳系和地球的特定物质条件。人与这些条件的相应关系包括物质、能量、信息等多方面，从根本上来说是一种物质关系。

生命是通过化学途径产生的，人类达到了生物进化的最高阶段，人体成为世界上最复杂的化学物质体系。现已知天然化学元素 92 种，人体内含 60 种以上。人的生命所需化学元素不但种类多，而且铁以后的重元素甚多，这样的化学条件，是太阳系和地球所特有的。

化学元素是原子层次的物质形态，是在宇宙演化中逐步产生的。大约在宇宙膨胀到 100 万年时开始生成氢元素，然后在恒星的演化中从轻元素到重元素一种一种地产生出来，较轻的元素在第一代恒星演化中生成，较重的元素要在第二代、甚至第三代恒星演化中才能生成。像地球和太阳系这样的化学条件，只有在第二代恒星演化中，也就是宇宙演化到第 150 亿年之后才具备的，人类只有在这个时候才能产生出来。

各种化学元素在自然界的含量不同，形成一条丰度曲线。人体所含的 60 多种化学元素，在人体内的含量丰度曲线，与在地壳中的含量丰度曲线是一致的，其中任何一种化学元素丰度的异常（如缺硒、缺碘），都会引起疾病。这表明了人与地球化学条件相应的严格性。

人类赖以生存的大气是地球演化的产物，现有成分以氮、氧为主，是地球演化到第 46 亿年的特定状态。地球的原始大气成分主要是 $CO_2$、$CH_4$ 及 $CO$、$NH_3$ 等，是还原性的，不含游离氧，这种条件对于今天的生命是毁灭性的，但却是原始生命诞生的基础。现有大气中的氧气是绿色植物出现后通过光合作用产生的，距今 5.7 亿年前刚达到现有氧浓度的 1%，大约 3.5 亿年前才达到了现在的水平，需氧生物才产生并发展起来。人类是从需氧生物中分化出来的，有最发达的呼吸系统，与这种大气状态相应。现有大气成分一旦有所改变，如氧气含量下降，二氧化碳量增加等，人类将因生理功能不适应而被毁灭。

地球是一个温暖的行星，表面平均温度为 25℃，这是人类生存的严格条件之一。这一温度取决于接受适量的太阳辐射和大气圈的保温作用，这在太阳系内是独一无二的。离地球最近的金星为 480℃，火星为 28/−132℃，月球为 127/−183℃，都不适合生命。

地球在太阳系的特定位置形成了地球特有的时间周期，即昼夜、二十四节气、四季、年等。昼夜是地球自转的周期，年是绕太阳公转的周期，节气和四季的变化是由地轴与公转轨道的交角 66°33′ 造成的。这些时间节律的背后，是地球所受太阳能量辐射的周期性改变，人的生命活动节律是由地球的这种特性造成的。

**3. 从生物进化看人与天相应的自主性**

宇宙间的一切事物都是由"天"演化产生，因而都与"天"有着内在的统一性、相应性，太阳、地球、砂石、草木、人类概莫能外，可以说万物皆与天相应。但是，不同事物的进化水平不同，复杂程度不同，其与"天"相应的复杂程度、紧密程度也各不相同。

人类出现在宇宙物质进化的宝塔尖上，与"天"的相应达到了最高级的程度。

首先，在化学相应上达到生物化学水平。地球的化学运动最初只是无机化学变化，形成无机物；后来才发展出有机化学运动，产生出有机物，如氨基酸、核苷酸等；后再进化到生物化学运动，产生出生物大分子，如蛋白质、核酸等，生命以此为基础才产生出来。人与"天"的化学相应高于无机物和一般的有机物，是以更复杂的生物化学为主要内容的。

其次，具有生命特有的自主相应机制。生命的本质是自我更新、自我复制、自我调节。自我调节机能在对"天"的关系中取得了主动，对环境条件由被动适应上升为主动适应，并能吸收环境条件组织为机体的组成部分，外部因素必须经过这种自主性组织过程才能对生命产生某种影响。人的自主相应机能随着生物的进化也达到了高级程度，弄清这种机制是阐明生理、病理中天人相应因素的作用的关键。

例如，生物进化到细胞形态，形成外膜，能主动地控制物质的进出，使生命体作为一种开放系统，在与外环境密切联系中保持着自己的独立性。人体的细胞膜控制膜内外各种离子的通透性，维持一定的浓度梯度；在外部因素的作用下，膜的通透性发生变化，使膜内外电势差和化学反应在波动中控制着细胞的化学反应过程，能自主性地适应外环境的各种变化。

再如，生命离不开水，人体含水量占体重的 65% ~ 70%，细胞内含水 20% 是保持细胞膜双轨结构的必要条件。但水进入人体后，结构形态、存在方式被组织为特定的有序态，一般是有序的类冰结构与单体水分子、双聚体水分子的混合体，在细胞内以紧密结合水、结合水、容积水三类不同状态存在。人与"水"的相融是通过机体对水的组织过程这一中介环节实现的。

再次，能认识和驾驭天人相应的规律。在 30 多亿年的生物进化中，人类最终继承了适应环境的各种优良性状，达到了最高水平，赢得了生存竞争和自然的选择。生物物种数以亿计地产生出来，又数以亿计地先后灭绝，幸存至今的不过数百万种，人类是其中的佼佼者。之所以能够幸存，就在于与地球条件的严格相应。特别是，人类有发达的大脑，能够认识天地及人与天地的关系，揭示并掌握其规律，有计划地来调节人与天地的关系，使"天人相应"达到了人类所特有的、有意识的、自觉的程度。

**4. 建立和发展现代天人相应理论体系**

应当在继承传统"天人相应"观点的基础上，充分吸收和运用现代科学知识，对"天人相应"的基本内容、具体机制和规律及当代面临的现实问题等分别进行新的系统研究，建立新的理论体系，发展为具有现代水平的"天人相应论"。

首先，要建立现代"天人相应"观点。其基本观点可有：其一，人是宇宙演化的产物的观点，包括"天"是演化着的宇宙的观点，"地"是太阳系的一个特殊行星的观点，"人"是宇宙演化到特定阶段的产物的观点。其二，"天人相应"的本质是人与产生人类的宇宙条件相应的观点，包括人类的产生取决于宇宙演化形成特定条件的观点，"天人相应"主要是人与太阳系和地球的特定条件相应的观点。其三，"天人相应"是一种物质关系的观点，包括"天人相应"有具体的物理、化学、生物等物质内容的观点，人的生命节律与地日、地月等相对运动周期相应的观点。其四，在"天人相应"中人具有主动性的观点，包括人体对天地的影响有自主反应能力的观点，人对人天关系能够自觉地认识和驾驭的观点，人可发挥主观能动性有目的地调节人天关系的观点。其五，"天人相应"是影响人的生理、病理的基本因素之一的观点，包括把人作为"天"的一个子系统放到其母系统中对待的观点，人的健康依靠与天相应的观点，人天不应是基本病因之一的观点，各种疾病的防治都要考虑"天人相应"因素的观点等。

其次，要提出调节人天关系的知识和方法。在人天关系中，医学能够给以调节的是"人"这方面，"无力回天，有方调人"。应大力发展实验研究，具体地揭示人天相应的机制和规律，及对人的"应天"能力进行调节的途径和方法，为临床应用提供可操作的知识和方法。可从宇观领域弄清太阳系、银河系及以上层次天体的运行周期、能量活动、磁场变化等对人的具体影响（如千年、百年、60年、18年周期，太阳黑子活动等）；从宏观领域弄清地球及其物质、能量、水体、大气、磁场、地月关系、地日关系等对人的具体影响；从微观领域弄清来自宇观、宏观领域的影响因素在人的器官、组织、细胞、分子等层次上的作用过程和特点；从临床上弄清各种疾病的病因、病机中"天人相应"因素的具体内容，及对其进行调节的方法和手段，等等。

再次，对当代与"天人相应"有关的医学问题给出中医的现代解。目前天人关系的许多因素发生着剧烈变动，天人不应的矛盾日益突出，许多未遇到过的医学问题被提到日程上。例如，随着物质文明的发展，人们的生活环境日益人工化，非天然因素充斥各个角落，原生的"天人相应"关系被极大地扭曲；人口膨胀、环境污染，生存环境在几十年的时间恶化到从未有过的境地，人类被置于突然"变脸"的天地之间，"法自然"30多亿年的适应能力难以适应这突如其来的改变，与环境因素相关的大病、新病发病率迅速上升，环境因素、生活方式在病因、死因谱中占位达到70%以上；随着人类对地外空间的开发利用，地外空间的各种非地球条件对人的生命活动的影响成为新的医学难题；在气功和特异功能研究中，出现了人天关系因素影响人的生理、病理的一些新情况、新问题，也出现了一些唯心和半唯心主义的解释，迫切需要给出科学的回答。类似这些问题的解答的紧迫性是众所周知的，中医学"天人相应"的现代研究应当面向这一现实，发挥自己的优势，贡献出自己的解决方案。

## 参考文献

[1] 唐·房玄龄，等. 晋书 [M]. 北京：中华书局，1974：279，281.

[2] 叶峻，等. 人天观初探 [M]. 成都：四川教育出版社，1989：82-90.

【原载于山东中医学院学报，1996，20（5）：288-292】

# 研究和建立中医微生态学

    微生态学（Microecology）是 20 世纪六七十年代兴起的一门新学科，是现代生命科学的一个新分支，它研究微生物与其宿主（人类、动物、植物）之间的对立统一形成的生态系统的变化和规律。微生态学为医学进一步认识人的生理、病理提供了新的理论和方法，正在成为医学跨世纪发展的新的生长点。

    中医学的理论和实践实际上涉及或包含着大量的微生态问题，但由于历史条件的限制，古代不能认识和揭示它，当代的中医现代研究和中西医结合研究也还没有介入这一领域，使有关微生态的许多重要问题游离于研究视野之外。把微生态学的理论和方法引入中医研究，可为解决众多的"未知其所以然"问题开辟新的道路，并由此建立和发展中医微生态学。

**1. 不可忽视的人体微生态系统**

    19 世纪病原微生物学的建立有力地推动了医学的发展，证实了许多疾病是由病原微生物引起的，运用抗菌疗法和抗菌药物可有效地进行防治，对传染性疾病的抗御取得了历史性的胜利，但也由此形成了微生物主要对人体有害的观点。

    20 世纪后半叶微生态学的建立和发展，把对人体微生物的认识推进到一个新的阶段，发现实际情况比病原微生物学所描绘的要复杂得多、深刻得多，揭示出一系列新的规律，建立起一整套新的理论。微生态学的研究证实，人类和人体生活在一个微生物世界中，人体内存在着一个庞大的微生态系统，这个系统是体内微生物与人的生命活动的对立统一体。这种对立统一关系是人的正常生命活动的前提或基础之一，对立统一关系被破坏才转化为一定的致病作用。微生态学从根本上否定了微生物主要对人体有害的观点，提出了积极地利用人体微生态系统来增进健康、防治疾病的观点和方法，为医学开拓了一个全新的视角。

人体微生态系统的主体是微生物，同时包括人体及其生命活动的相关内容。目前已知的微生物有细菌、衣原体、支原体、立克次体、螺旋体、放线菌、真菌、病毒等类，每一类又分为若干种。人体的皮肤及与外界相通的部位都是微生物的寄居地。据测定，一个健康的成年人自身的细胞约有 10 万亿（$10^{13}$）个，而所带各种微生物约有 100 万亿（$10^{14}$）个，微生物的总重约 1271g，其分布大约是肠道 1000g，皮肤 200g，口腔、肺脏、阴道各 20g，鼻腔 10g，眼睛 1g。[1]

人体微生态系统十分庞大、复杂，包含着若干个层次，每个层次在生态结构和功能上具有相对独立性，在整个微生态系统内部可分出以下基本层次：微生态子系统——指以解剖系统、器官为单位的微生态层次，如肠道、皮肤、肺脏等，每个微生态子系统包括若干个微生态区；微生态区——指以亚器官结构为单位的微生态层次，一般由一个相对独立的微生物群落形成，如在口腔微生态子系统内，可分为舌、颊、齿、齿龈、上下颚等微生态区，每个微生态区又包括若干个微生态位；微生态位——由特定微生物种群占统治地位的微生态部位，每一微生态位的特定的物理、化学、生物学特性形成特定的定植条件，只适宜于某种特定微生物在此定植生存，其他微生物不能在此生存，例如，口腔黏膜上的菌群，表层是需氧的如卡他球菌，中间层是兼性厌氧的如链球菌，底层是专性厌氧的如类杆菌等。

人体微生态系统是人体的一个子系统，同时也是人类生活的整个生态系统的一个子系统，人与天地相应不仅是与宏观生态环境的相应，也包括与体内微生态环境的相应。人与微生态环境的这种相应，和对宏观生态环境的相应一样，是由生物和人类的全部演化史造成的。

在地球生物的 35 亿多年进化史上，首先分化出的是动物、植物、微生物三大系统，然后才在晚近的 300 万年从动物界分化出人类。微生物是广义"天地"

的重要组成部分，是人类产生的生态基础之一。人类诞生在一个充满微生物的世界，微生物是人类生存的必要条件，它参与并影响着人的生命活动，同时对人类的生物性状进行选择，而人的生命活动也对进入人体的微生物进行选择。自然选择、适者生存的矛盾同样贯穿于人类与微生物的关系中，人体微生态系统的形成和变化，正是这样一种自然的历史的过程。

从个体发育来看，胎儿是无菌的，新生儿从产道开始接触微生物，降生后1~2小时微生物进入肠道。新生儿在与母亲及环境的接触中，全身可定植的部位很快被微生物占领，微生物的种类、数量、结构、功能与每一个个体所提供的生存条件相适应，形成其特定的微生态系统。人体各部位不同的微生态条件对寄居的微生物起着选择作用，被选择定植的微生物又在特定部位参与人的生命活动，同时刺激和促进人体免疫功能的形成。正常状态的微生态系统对于人的生命活动的作用是良性的。

**2. 微生态平衡是健康的微生态基础**

人体微生态系统作为一个对立统一体，包含着三种基本矛盾：微生物与人体之间的相互作用，各种微生物之间的相互作用，外生态环境对人体和微生物的影响。各种微生物之间以及它们与人体、外环境之间的相互适应、相互协调状态，称为微生态平衡。这种状态是在自然条件下自我形成的，在受干扰的情况下可以通过自我调节再度重建。

微生态系统的平衡与失调的变化，是人体内气的正邪交争的一项极其重要的内容。中医论气之"正"与"邪"，是根据其"当位"与"失位"及与人的"相应"与"不应"，这一原理在人体微生态系统得到生动体现。微生态平衡是各种微生物在微生态系统中"当位"，人与微生物"相应"，是"正气"；微生态失调是微生物种群在微生态系统中"失位"（比例失调、易位转移），人与微生物"不应"，是"邪气"。

微生态平衡是微生态系统的健康状态，是人体健康的微生态基础，也是人体健康的一个方面。体内微生物以人的生命活动的特定物质内容为定植条件，依靠人体的代谢产物生活，适合定植条件的微生物能够生存，不适合定植条件的微生物不能生存；人体不同部位的物质条件不同，成为不同的定植条件，适合不同的微生物定植，形成不同的微生态区和微生态位。人的正常生命活动使定植于人体的微生物的种类、数量、区域分布、比例搭配、相互作用形成正常的体系和秩序，并在动态变化中保持稳定，微生物的种群之间是共生关系，微生物与人体之间也是共生关系。

微生物以其特定的生命运动参与人体的生命活动，成为人体后天生命的重要组成部分。在微生态平衡的条件下，微生物的作用是生理性的，对代谢、营养、防御、免疫等功能的形成和发挥有重要作用。动物实验表明，在无菌条件下培养的动物生长发育迟缓，抵抗力低弱，寿命较短；在其饮食中加入一二种或多种正常微生物，其生命力随之增强；在饮食中加入所需全部正常微生物，可达到正常生理功能。

人的气化过程的物质、能量、信息的运化，离不开微生物的参与。谷入于胃，营养物质的消化、吸收主要靠肠道，而肠道是个微生物王国，肠道功能的发挥依赖微生物的参与和推动。肠道微生物重量占人体微生物的78%以上，其数量超过了人体细胞的总数，粪便重量的30% ~ 40%是微生物，其中大约90%是活的。肠道原籍菌群以专性厌氧菌为主，占95%以上，同时有少量外籍菌和环境菌。肠道微生物不仅参与一般的发酵、分解过程，而且参与更复杂的转化和吸收过程。肠上皮细胞的微绒毛表面覆盖一层非常密集的微生物，形成一层"膜菌群"，在绒毛上皮细胞和"膜菌群"之间，存在着能量转移、物质交换和基因传递。某些肠道菌群参与胆固醇和胆汁酸的肠肝循环，对于进入肠道的胆汁酸具有脱饱和作用，使之生成胆酸，再经氧化、还原、脱羟基生成石胆酸及其衍生物；对于胆固醇也有一定作用，将其氧化还原成类固醇等，随粪便排出。

"正气存内，邪不可干"，微生态平衡是一个重要环节。在微生态平衡情况下的定植抗力是机体"正气"的重要内容。定植抗力是机体限制和抵抗外籍菌或环境菌在机体定植的能力，由各微生态区和微生态位特定的解剖、生理、生化等条件及定植的原籍菌的拮抗作用形成，只允许相应的正常菌定植，抗御外籍菌或环境菌定植。只要定植抗力正常，外籍菌或环境菌就不能定植生存，也就不能为害。

在微生态平衡的情况下，微生态系统的各个层次都具有"自净"机制，这也是机体"正气"的重要内容。原籍菌具有生态优势，它在寄居地形成一层生物膜，起着占位性保护作用，与人体免疫系统配合，产生一种特殊的生物和生化环境，抗御和排除外籍菌，成为一道御邪的生物屏障。如健康女子阴道中的微生物多达 30 种，在阴道的外、中、内部及宫颈形成不同的微生态区，在生态平衡的条件下，阴道具有自净作用，并保证子宫和输卵管的无菌状态。在生态失调的情况下，可发生阴道炎症，并可累及子宫或输卵管。

**3. 微生态失调是微生物致病的本质**

人体在受到某种异常影响（如生活环境突变、不当的药物、手术、外伤、情绪激动等）时，可导致微生态平衡受到干扰和破坏，出现微生态失调。微生态失调是微生物与人体、微生物与微生物、微生物与外环境之间相互关系的异常化，此时微生物发生定性的、定量的或定位的改变，微生态系统的生物屏障作用被削弱，外籍菌或环境菌入侵、定植、繁殖，微生物的一些作用由生理性转变为病理性，形成微生物致病的机制，微生态系统由"正气"向"邪气"转化。这首先是一种结果，它又作为原因引起疾病。微生态失调及其病理作用的表现主要有以下几种。

一是菌群失调，即微生态系统中各种微生物在数量上的比例失调，特别是原籍菌的数量和密度下降，外籍菌和环境菌的数量和密度升高。其中，一度失调属生理波动范围，一般可自我调节恢复；二度失调是病理性异常，多造成炎症改变；三度失调是严重的病理性改变，也称二重感染，往往出现急性炎症。例如，肠道菌群失调，可引起小肠内细菌过度繁殖，导致腹泻、脂肪泻、贫血和体重下降等症；长期、大量使用广谱抗生素，易引起肠道菌群失调，往往表现为伪膜性结肠炎、金黄色葡萄球菌感染性结肠炎、真菌性结肠炎等；慢性腹泻与慢性痢疾 90% 的患者有原籍菌（即双歧杆菌、类杆菌）消失、外籍菌增多的情况；急性肠炎是菌交替症，敏感菌被杀死，耐药菌迅速增生；急性菌痢患者往往 87% 的常住菌消失或下降到 $10^2$ 以下；溃疡性结肠炎菌群失调明显，常表现为原籍菌大部分消失，而其中某一种细菌的菌量猛增；婴幼儿腹泻的几种类型也都有菌群失调现象。

二是菌群易位，即菌群从固有的生态区或生态位向别的生态区或生态位转移，引起微生物种群之间的斗争，改变了微生态区和微生态位的微生物作用性质。轻度易位可无临床症状，重度易位会引起明显的或严重的病变。例如，下消化道菌转移到上消化道，下泌尿道菌转移到肾盂，阴道菌转移到子宫和输卵管；或微生物从表皮进入上皮细胞，再进入淋巴组织、网状内皮细胞等。再如大肠杆菌易位到呼吸道能引起肺炎，易位到胆道能引起胆囊炎，易位到泌尿道能引起肾盂肾炎和膀胱炎，易位到阴道会引起阴道炎等。

三是外籍菌入侵，在微生态失调的情况下，机体的定植抗力受到干扰或破坏，对外籍菌的抵抗力下降，使外籍菌能够入侵定植并引起感染。如二重感染是因大剂量使用抗生素，杀伤大量原籍菌，破坏了定植抗力，而使具有耐药性的菌株菌种定植繁殖，形成新的感染。

四是血行感染，由菌群易位到血液中形成。较轻的形成菌血症，菌群经血转移到其他部位，可引起严重感染，再由感染部位重新进入血行，引起更严重的感染，如脓毒败血症。

另外，微生态失调会使具有潜在致病作用的微生物失去制约，从无害转化为有害，呈现出致病作用。据研究，凡有细胞的地方都会有病毒，细胞内的超微生态环境有规律地支配正常病毒的释放与整合，许多病毒可长期（几十年甚至终生）地存在于人的细胞甚至脑细胞中，通常所说的潜伏病毒、内源性病毒，在微生态平衡条件下是正常病毒群，对细胞具有生理作用，而在微生态失调的情况下，这些病毒可引起各种感染或癌变。

微生态失调是微生物引起人体发病的根本原因，其表现形式主要是感染。从微生态学来看，没有对任何宿主都能绝对致病的微生物，微生物作为病原体是相对的，感染不过是一种微生态学现象，其本质是微生态失调。一般来说，感染是广泛的，发病是特定的或偶然的。

### 4. 治疗的微生态背景和机制

微生态学提出了如何自觉地运用微生态系统为防治疾病、增进健康服务的问题。克服抗生素的副反应可以从这里找到出路，中医治疗及中药、针灸、气功、食疗的取效机制中的许多不解之谜，可望从这里找到答案。

中药作为中医治疗的主要手段，其给药途径是由口服进入消化道，这实际上介入了微生态系统，是通过微生态系统的一定作用而发生疗效的。目前研究中遇到的一些难题，如中药的多种类型的双向调节作用，临床药效与药理实验的不一致性，用西药药理难以解释的疗效作用等，看来都在一定程度上关系到药物与微生态系统的相互作用及由这种相互作用所产生的二次、三次效应。

对中药的实验研究发现，大多数中药都不同程度地具有抑菌作用，而在临床治疗中表现出的抗菌消炎作用往往与其实验结果并不一致，有一些中间环节尚未阐明。例如，对清热解毒药物的研究已证实，多数药物体外虽能抑菌，但有效浓度要很高才能发挥作用，而在体内很难达到这样的高浓度；有的药物体外抑菌作用不明显，在体内可转化成抑菌物质（如板蓝根、大青叶中的靛棕、吲哚甙转化为尿蓝母）；同一种药物对不同病原体或同一病原体的不同时期，治疗效果有很大的差别。[2]这些情况都提示，中药疗效的发挥还有更深刻、更复杂的机制，其中就包括与微生物的相互作用。

中药给药用口服的方式，首先经过了口腔。人的口腔是一个亚微生态系统，生存着数量庞大、种类复杂的微生物，从口腔各个生态区和生态位脱落的微生物汇集于唾液中，未经刺激的唾液每毫升含有细菌 $10^8 \sim 10^9$ 个（接近于牛肉汤培养基中的细菌浓度）。中药经过口腔，渗入了一定量的唾液，中药对这些微生物有抑制作用，而这些微生物不可避免地也对药物发生作用，在一定程度上改变了药物的理化特性，产生出二次产物，影响中药药效。

口服中药经胃进入肠道，肠道微生物对药物发挥着更加深刻的作用。例如，微生物寄生需要糖类营养物质，但饮食中的葡萄糖到达肠道下部时已被吸收光，肠道下部的微生物依靠自己的分解酶来分解甙类等物质产生糖为己所用，同时把甙类物质所含的活性物质分解出来发挥药效。各类中药中含有大量的甙类物质，不能被人体的酶分解，不能为人体直接吸收利用，只有经过肠道微生物的分解，这些甙类物质的药效作用才能发挥。实验研究证实，大黄、番泻叶所含番泻甙，芦荟所含芦荟甙，口服后几乎不被吸收，也不被胃酸和消化酶所分解，而是在消化道下部经肠道细菌分解酶的作用产生出真正的泻下活性成分。而且，不同的菌种有不同的分解酶和不同的分解对象，有的菌种有选择地分解番泻苷，有的菌种有选择地分解芦荟苷。动物实验发现，由于大鼠肠道菌群与人不同，芦荟苷通常对大鼠或无菌大鼠无效；若使无菌大鼠单一感染人的代谢菌，则芦荟苷会引起其剧烈腹泻。其他如甘草苷、黄芩苷、芍药苷等的研究也都有类似结果。[3] 这些情况说明，肠道微生态系统的作用是中药取效的重要环节，中药生效过程介入并运用了肠道微生态系统的功能，中药药理的研究必须突破这一关。

研究已经证明，针灸具有抑菌作用，可以治疗多种由细菌引起的疾病，而其具体机制至今不明。微生态学向我们提示，针灸的这种效应与对微生态系统的调节有关。已知针灸对人体的生理、生化、内分泌、免疫等有多种调节作用，而这种作用必然影响人体与微生物的关系，其正向作用可以改善机体的定植条件，保护和促进原籍菌的定植和繁殖，增强定植抗力，抑制和排斥外籍菌和环境菌的侵入和定植，克服微生态的失调，最终结果表现为抗菌、抗感染的临床治疗效应。

微生态学为克服抗生素的副反应开辟了道路。以磺胺类和抗生素类为代表的化学药物，都具有直接的抗菌、杀菌作用，这既是其优势，也是其缺陷。感染本来已经是微生态失调的结果，抗感染的药物使用不当，会进一步破坏微生态平衡，抑制原籍菌群，削弱定植抗力，使外籍菌或环境菌定植和繁殖，或使对药物敏感的菌群被抑制而耐药性菌群得以定植和发展，成为内源性感染的原因，导致更严重的感染。运用微生态学的知识和方法，可以克服对微生态机制的盲目性，认识和掌握药物与微生态系统相互作用的规律，更加科学合理地用药。目前已经提出，由于微生态系统的客观存在，抗生素的使用必须贯彻中医学"扶正祛邪"的原则，以保护和恢复微生态平衡为前提，把药物的抗菌作用与微生态系统固有的自净作用统一起来，通过纠正微生态失调达到治疗目的。已经提出的具体方法有：保护定植抗力，尽量选用对定植抗力不干扰或干扰小的药物；选择性地脱定植抗力，用窄谱抗生素有选择地破坏需氧或兼性厌氧的菌群的定植条件，防止其定植发展成为内源性感染源；保护厌氧菌，厌氧菌是形成定植抗力的一个基本条件，避免使用损害厌氧菌的药物；肠道外给药，保护肠道微生态系统等。

新兴的微生态制剂是微生态学原理在治疗学和药理学上的应用。它首先是一种新型的药剂，是利用正常微生物或促进物质制成的活的微生物制剂；同时它又体现着一种新的治疗原理，即遵循微生态系统的运动规律，有目的地利用微生物的生物拮抗、代谢、免疫等作用来调节微生态系统，恢复和保持微生态平衡。微生态制剂的成分目前主要有两种：一是优势种群制剂，常用的是双歧杆菌和乳酸杆菌以及以它们为主体的复合菌类制剂，用以增强正常微生物的定植和繁殖，恢复和保持正常菌群的优势，抑制外籍菌和环境菌；二是促优势种群生长制剂，常用的是耗氧量大且有较强定植力的微生物（如需氧芽孢杆菌），以大量耗氧来抑制需氧菌的定植而促进专性厌氧菌的定植，还有优势种群生长促进物质（如乳果糖），对双歧杆菌等优势种群生长有较强促进作用。微生态制剂已在 20 多个国家进行研制和生产，达到 100 多个品种，我国也已研制出系列产品，如促菌生、回春生、抑菌生、乳康生等。

总之，微生学的研究已经证明，微生态系统是人体健康与疾病的重要基础，在生理、病理、预防、治疗中都有重要的地位和作用。中医学应当移植和运用微生态学的理论和方法，开辟人体微生态领域的研究，弄清人体微生态系统的基本情况，认识微生态系统在养生、治未病、阴阳、脏腑、气血津液等方面的生理作用，阐明微生态系统在正邪交争、阴阳失调、气机失常等病机和具体发病过程中的病理作用，揭示微生态系统对中药的各种作用，特别是对于中药、针灸、气功等治疗取效的中介转化作用，系统地总结其规律，建立起中医微生态学理论体系。

## 参考文献

[1] 范志明. 老年微生态学 [M]. 北京：国际文化出版公司，1993：9.

[2] 孙孝洪. 中医治疗学原理 [M]. 成都：四川科学技术出版社，1990：154.

[3] 小桥恭一. 中药有效成分与肠道细菌的关系 [J]. 医学与哲学，1995，16（11）：598.

【原载于山东中医药大学学报，1997，21（4）：242 –246】

# 经络的结构是"超解剖"的功能性结构

经络的客观存在，经络学的科学价值，已在世界范围内得到普遍肯定，引起广泛重视。在我国对中医学术的各种现代研究中，经络学可谓受重视程度最高，投入力量最大，研究展开最广，取得成果最多。然而，目前面临的矛盾和困难也最为深刻，既有研究思路、研究方法问题，也有对理论观点、对经络和人体的理解问题。关于经络本质的假说已提出 20 多种，形成所谓"三派两流"之争。无论是"正常生命现象论流派"追求的"经络系统客观存在"，还是"临床经络现象流派"追求的"重绘经脉循行图"，实际上都要回答经络的结构问题，其分歧的焦点不在于经络有没有结构，而在于把经络的结构设想成什么样子。这，也正是整个经络研究困难的症结所在。

困难的实质，其实并不在于对经络结构的研究思路和具体回答不同，而在于对"结构"这一概念的基本理解有问题，对人体结构的认识受解剖学的严重限制。经络研究的事实已经证明，经络的结构是超解剖学的，那种"未知结构"是什么性质、什么形态，却无从做出回答。根源在于迄今的医学理论把"结构"局限为解剖学概念，把"结构"仅仅理解为解剖结构或解剖形态，看不到也无法理解在解剖视野之外还有更复杂、更深刻的结构形态，而经络的结构恰巧在那里。研究要突破，必须冲破解剖学的局限，接受现代科学关于"结构"的最新观点，加深对人体结构特别是其超解剖结构的理解，建立关于功能性结构的新认识。

**1. 经络的结构不是已知的解剖结构**

为弄清经络的物质基础和形态结构，人们采用解剖学、组织学等多种方法，在尸体和动物身上进行层次解剖、断面解剖，寻找穴位、经络线路的物质基础和形态结构；同时，采用生理、生化、病理、生物物理等学科的知识和方法，对穴位感受、循经感传、针刺效应、针刺麻醉等经络作用的机制进行研究，取得了大量可靠的、可重复的事实。结果是，没有找到经络的独特的物质基础，经络与多个已知解剖结构相关，但既不是这些解剖结构的总和，也不与其中任一解剖结构单独重合。显然，在已知的解剖形态中找不到经络的独特结构。

第一，对穴位的物质基础的研究证实，在已知解剖形态中没有发现作为经络穴位的特殊结构。大体解剖及穴位组织学研究发现，多数穴位位于神经干或神经束通过的部位，穴位与神经节段性支配关系密切，同时与植物性神经、血管、淋巴管有关，与肌肉、肌腱的关系主要体现在十二经筋上。"用现代解剖学，组织学及化学示综等先进方法，均未在穴区、穴间、经络循行部位以及经间地区找到任何作为经络穴位的特殊结构。"[1]

第二，经络与神经系统关系最为密切，但确非就是神经系统。在形态学上，经络的循行路线与外周神经一致，尤其是肘、膝关节以下的部分，几乎是沿着神经的主干及其主要分支的径路走行的；十四经，除少数例外，不论四肢与躯干，大都与神经节段支配相吻合；经络与中枢神经的关系已开始被揭示出来，发现脊髓是针刺传入的初级中枢，丘脑是感觉上升到意识之前的一个调整中枢，大脑皮层是多种感觉信号进入意识领域的关键部位，循经感传是由于在中枢神经系统特别是大脑皮质体表感觉代表区所产生的兴奋，沿某种特定空间构形进行定向扩散的结果。据此，有人提出循经感传的本质是中枢兴奋扩散观点（"感在中枢，传也在中枢"）和外周动因激发观点（"传在体表，感在中枢"），以及关于经络本质的躯体内脏植物性联系系统假说、大脑皮质－内脏－经络相关假说、二重反射假说、轴索反射接力联动假说等。但是，研究也同时证实，经络无论在形态上还是在功能上，都只与神经系统的某些部分吻合，经络并不包括神经系统的全部结构与功能，从神经系统也不能对经络的结构与功能作出全部解释，经络还与神经系统之外的结构相联系，经络是系于又超出神经系统的范围。

第三，经络与多种已知解剖系统相关，又不与任何一种解剖系统单独重合。在神经系统之外，已证实经络与血管、淋巴、内分泌及肌肉、皮肤等结构都有密切关系，由此提出了神经－体液综合调节机制相关假说、经络－皮层－内脏相关假说、第三平衡系统假说、分肉间隙假说、经络电通路假说、经络波导假说等。这些研究说明，经络与已知的多个解剖系统相关，又不与任何一个解剖系统单独重合，任何一个已知解剖系统，或这些相关解剖系统的相加和，都不能充分地说明经络的结构与功能。

总之，经络与任何已知解剖结构都不同，其功能虽然与已知解剖结构有关，但并不能直接归结为"已知结构的已知功能"或"已知结构的未知功能"。

**2. 经络的结构也不是未知的解剖结构**

已知的解剖形态中没有经络的独特结构，那么，它是不是一种未知的解剖结构？迄今为止，在已知解剖结构之外寻找经络的独特解剖结构的各种探索，都取得了零结果，事实已经显示，经络的结构也不可能是未知的解剖结构。

第一，经络的物质基础在已知的解剖结构中已得到基本的说明，经络的结构不可能与这些解剖结构无关而纯属此外的另一种解剖结构。目前对经络物质基础的研究已从器官、组织深入到细胞乃至亚细胞水平，发现了承担经络功能的一系列基本的物质基础。如，针感的形态学基础并非某一特定的结构，而是各类感受器、神经干或神经丛、游离神经末梢、血管壁上的神经装置等，穴位针感的物质基础可能主要系穴位下部的各种神经成分；针灸作用的外周传入途径可能系支配相关穴位的躯体感觉神经，肯定了Ⅱ、Ⅲ类神经纤维在传导信息中起重要作用；各级中枢都不同程度地参与了针刺信息的整合调制过程，而相应的神经节段大概是最基本的整合调制中枢；针灸作用的传出途径主要为自主神经或神经－体液，可能还包括 APUD 系统。[2]这些物质内容都属于已知的解剖结构，设想经络的结构既要包括这些物质内容，又是存在于这些已知解剖结构之外的另一种解剖结构，显然是不合逻辑的。

第二，经络的根本功能与神经、血管系统直接相关，它不可能属于这两大系统之外的另一解剖结构。经典理论讲得明白，"夫十二经脉者，内属于府藏，外络于肢节"，"决死生，处百病，调虚实"（《灵枢·海论》），"经脉者，行气血，通阴阳，以荣于身者也"（《难经·二十三难》）。现有研究已经证实，在人的解剖结构中，能够联络脏腑与肢节、行气血、通阴阳、决死生、处百病的，主要是神经、血管系统；在这两个系统之外再有对生命起这种根本决定作用的另一种解剖结构，显然是不可能的；如果真是有的话，医学发展到今天仍不能发现，同样也是不可能的。

第三，经络活动的许多机制分别属于或联系于多种已知解剖结构的已知功能，不可能找到具有这些已知功能而又不属于这些已知解剖结构的另外一种解剖结构。经络活动除与神经、血管系统有密切关系外，还与淋巴、内分泌、体液、肌肉、皮肤等解剖系统密切相关，反应直至大脑皮层。如关于低阻抗、隐性感传、高声特性的研究证实，经络与四种已知的解剖结构相关，"即经脉线上角质层的厚度、神经结构和肥大细胞的相对集中以及肌层中结缔组织结构的存在"[3]。经络的许多功能、活动机制，分别是多种已知解剖结构的部分机能或与其相关。既然经络包括那么多已知解剖结构的那么多已知机能，却又设想它是这些已知解剖结构之外的另一种解剖结构，显然是不现实的。

第四，经络的许多重要特性，超出了一般解剖结构的特征。经络的客观存在具有普遍性，但经络现象在人群中表现的个体差异性却十分明显，远远地超出各种已知解剖结构的个体差异性。我国20多个省市对6万人的普查结果显示，循经感传的阳性率仅约20%[4]，其他不同的样本用相同的方法调查的结果基本一致，敏感型占1.3%，较敏感型占1.8%，稍敏感型占15.2%，合并为18.3%，不敏感型占81.7%[5]。经络的特性和功能，有明显的基态与激态之分，循经感传有隐性感传和显性感传之分，针灸效应的个体差异甚大，通过主观意念调整或他人心理调节产生的效应差异更大。循经感传有单经走行与泛经走行两种形式，具有感觉性反射的性质，有基本循行又机动循行及"趋病循行""趋头循行""引徕循行"等特性[6]。一个稳定的解剖结构的特性和功能的存在和表现，竟有如此悬殊的差异，显然也是不可能的。

第五，国内外为寻找经络的独特解剖结构进行了各种努力，没有取得任何结果。整个医学对人体的解剖学、组织学研究已经相当发达，以此为基础对经络的解剖形态研究，迄今为止，均未得到任何成果。虽然不能说关于人体的解剖形态研究已到尽头，但是，经络系统这样庞大，功能如此基本，既有宏观内容又有微观内容，如果有其独立的解剖结构的话，是不可能不被发现的。"长期以来，一些学者一直寄希望于在神经血管之外，能找到经络独特的形态学基础，结果是一无所获。"[7] "要想发现特殊的经络形态结构，迄今均告失败。"[8]

事实使我们不得不承认，经络既不是已知的解剖结构，也不是未知的解剖结构，经络是超解剖学的。经络结构之鱼，尚游于解剖之网以外。经络如果有结构的话，一定不是解剖形态那样的结构。关于"未知结构的未知功能"的设想，必须到解剖视野之外去寻找经络的结构。

### 3. 人体有"超解剖"的功能性结构

在解剖视野之外还有没有结构？存在不存在"非解剖"或"超解剖"的结构？答案是肯定的，关键在于对"结构"的理解。

什么是"结构"？现代科学特别是系统科学指出，结构是系统内要素与要素、要素与系统之间的相互关系所形成的组织形式。由于相互关系的内容不同，组织形式的性质也各不相同，呈现出不同性质的结构形态。有空间结构，是以空间关系形成的，如积木、房屋的结构；有时间结构，是以时间关系形成的，如音乐、化学钟、生物钟的结构；有功能结构，是以功能关系形成的，如夫妻、社团的结构；更有以功能为基础同时包含着功能、时间、空间关系的"功能 - 时间 - 空间"结构，如树木的年轮、赛场上的球队、激光等耗散结构的结构，人体则最为典型。

在现实条件下，一切"活"的、"有生命"的系统，其结构都是以功能为基础的"功能 - 时间 - 空间"结构。其特点是，整个结构有建立和维持的功能过程，功能是全部结构的基础；功能活动的不同环节之间和不同功能项之间的相互作用，形成功能性结构；功能活动在时间进程中的连续、节奏、周期，形成时间性结构；功能活动在长、宽、高三维方向的展开，形成空间性结构。这种"活"系统的结构是功能结构、时间结构、空间结构的统一体，是"三位一体"

的；虽然从一个侧面可以观察到结构的一个方面或一种结构形态，但功能是全部结构的基础，没有离开功能过程的独立的时间结构、空间结构，功能过程一旦停止，功能性结构消失，其时间、空间结构也不复存在。正如系统论的创始人贝塔朗菲指出："归根结底，结构（即部分的秩序）和功能（过程的秩序）完全是一回事：在物理世界中物质分解为能量的活动，而在生物世界里结构就是过程流的表现。"[9]生命和人体的结构是一种最为典型的"过程流"。

在人体中，还有更复杂的情况，即功能子系统的存在。功能子系统的结构的功能性更强，甚至可称为"纯功能性结构"，它是由机体的实体要素（解剖形态）的某些功能项相互作用而形成。如由下丘脑的多项功能中的一项、垂体的多项功能中的一项、性腺的多项功能中的一项相互作用，形成"下丘脑－垂体－性腺"轴，被称为"功能轴"或"机能环"，是人体较为简单的功能子系统，目前已发现多种，是一种相当广泛的客观存在。这种结构在本质上是功能性的，同时也表现出特有的时间形态和空间形态，但不能用解剖的方法从人体上把它割裂下来或抽取出来，只能从概念上把它作为一个相对独立的单元来看待，功能过程一旦停止，结构即消散，其时间、空间形态也随之消失，不可"剖而视之"，故也称为"概念性单元"。正如黑格尔所说："形态作为活着的东西，实质上就是过程。"[10]在中医现代研究中发现，中医理论反映了人体多种功能子系统，"五藏"是较为典型的功能系统。[11]

解剖学所认识的解剖形态，不过是人体多种结构形态中的一种，只是从空间角度认识的人的"功能－时间－空间"结构的一个侧面，即以空间特性为主的结构形态。其特点是，生命活动的物质能量稳定地积聚在有限的空间范围，形成实体性结构，具有独立的占位性，在空间上不能相互重叠，可用防腐手段保存下来，因而可在解剖台上看到。这是一种真实的客观存在，但解剖学只注意了这一种结构，丢掉了人体结构的功能形态、时间形态，也忽略了解剖结构的发生学机制。解剖形态也是由生命功能建立和维持的，生命功能一结束，人的解剖形态也随之瓦解，只有用特定的防腐手段才能把它保存下来。因而，从解剖学的角度所认识的不过是人体结构的一个特定侧面，许多更重要的结构内容遗漏在了解剖视野之外。

人体存在"超解剖"的功能性结构，对经络结构的理解和研究，需要从解剖学的桎梏中解放出来。从经络研究已经取得的可靠事实来看，从中医现代研究其他课题的经验教训来看，应当正视经络结构的"非解剖"或"超解剖"性质，打开思路去探寻经络的功能性结构。

**4. 经络是人体自我调节功能子系统**

把经络的结构仅仅理解为解剖结构，不过是人们给自己的头脑套上的一种枷锁，其实中医理论从未把经络解释为一种解剖结构。中医对经络的认识不是从人体解剖中发现的，而是以临床实践为基础，对经络的临床表现的无数次重复的事实进行反复的认识和总结的结果。中医虽然把十四经脉在体表的行走路线具体地描绘了出来，但从未对经络的全部结构作解剖学说明。对经络的认识是在没有弄清神经、血管等解剖系统的情况下形成的，关于"脉""经脉""经络"的概括，实际上并未把经络与神经、血管系统从解剖形态上明确地区分开来。因此，把经络设想为一种独特的解剖结构，不但与人体实际不符，而且与中医经典理论不符。

对经络结构的理解和研究，在思路上需要进行根本性的调整。

第一，对人体结构的理解，从单纯的解剖观点调整为"结构就是过程流"的观点，人的结构是以功能为基础的"功能 – 时间 – 空间"结构及存在功能性结构的观点。

第二，对经络结构的研究，从以解剖为基础，以寻找经络的解剖形态为核心，从解剖形态说明经络功能的思路，调整为以临床为基础，以寻找经络的功能机制为核心，从功能机制说明经络结构的思路。

只要对于"结构"的理解拓展开了，把研究思路调整过来，根据目前已经掌握的事实资料，实际上可以总结出关于经络结构的基本认识。例如，已经提出的一些表面上似乎相互矛盾的观点称"经络是以神经系统为主要基础，包括血管、淋巴系统等已知结构的人体功能调节系统""经络是独立于神经血管和淋巴系统等已知结构之外（但又与之密切相关）的另一个机能调节系统""经络可能是既包括已知结构，也包括未知结构的综合功能调节系统"。[12] 其实这三种观点有着深刻的内在统一性，把它抽出来即：

"经络是人体的综合性功能调节系统。经络的结构以神经、血管、淋巴等已知解剖结构为基础（或与其密切相关），但又不就是这些解剖结构。经络的结构是独立于已知的解剖结构之外的另一种未知结构，这另一种未知结构已肯定不是解剖结构。"

在这里，经络结构的基本特征实际上已经被描绘出来，似乎话到了嘴边却说不出来，像一层纸没有捅破。如果补充一句"这种结构是功能性的"或"经络是功能性结构"，纸就捅破了。这真有点"真理碰到鼻子尖上而捉不住"的味道，使人想起 1774 年普利斯特列实际上发现了氧，但因为坚信燃素说而始终没有认识氧那段故事。

从新的研究思路考虑，完全可以认定，经络的结构是功能性的，是人体的一种功能性结构；经络是以功能为基础，系于、高于、统于已知解剖结构的相关功能之上的人体功能调节系统；是人体自我调节功能子系统。其特点是：

第一，经络的结构是功能性的，由相关解剖系统的相关功能项相互作用组织而成，结构的内容和形式都是功能性的，是一种"过程流"，功能一旦停止，结构即消失，在解剖台上不可见。

第二，经络结构在整体水平上具有作为经络系统特有的属性、功能、行为，即经络的系统质，它虽系于若干相关解剖结构的众多相关功能项，但既不同于各相关功能项，也不等于各相关功能项的相加和，具有"整体不等于部分之和"的性质。

第三，经络在功能上与已知解剖结构的功能相交叉，但它只涉及相关解剖结构的部分相关功能项，并不包括其全部功能。经络系统的一些特有功能，特别是其整体水平上的整体性功能，并不由已知解剖结构直接负载，无法从已知解剖结构直接说明。

第四，经络的功能结构有其时间形态。一方面是结构形成的发生过程，它不是胚胎时期某种功能结构的简单遗留，而是由胚胎的自我调节功能分化、特化而发展成的功能子系统；另一方面是经络功能日常活动的时间形态，如速度、节奏、周期及不可逆性等。

第五，经络的功能结构有其空间形态。即经络功能活动的长、宽、高三维坐标，它在空间上与已知的解剖形态相交叉，但并不完全重合，更不能独立地在特定的空间范围稳定地积聚物质能量，不形成实体结构形态，因而不具有解剖特性。

第六，经络的功能结构具有网状形态。其结构包括若干层次和分支，最基础的是由少数功能项形成的一些简单的"功能轴"，由若干"功能轴"再形成较大的"系"，由此再向上形成"经""络"，最后形成整个经络系统。其中各个"轴""系""经""络"的功能内容、结构形态各具不同的特征。

第七，经络具有人的整体性，但它并不是人的全部整体功能，而只是人的整体功能的一个分支，即人体功能子系统，不过它比"五藏"那样的功能子系统更庞大、更复杂、更高级。

总之，经络的功能性结构的基本特性与解剖结构有着原则性的差别，需要从新的视角来研究和理解。上述讨论当然还是理论性的，经络的功能性结构的具体形态和具体特点，在未来的研究中会从各个方面具体阐明。

## 参考文献

［1］季钟朴. 现代中医生理学基础［M］. 北京：学苑出版社，1991：390.

［2］国家中医药管理局. 建国 40 年中医药科技成就［M］. 北京：中医古籍出版社，1989：524.

［3］祝总骧，等. 针灸经络生物物理学［M］. 北京：北京出版社，1989：453.

［4］孙国杰，等. 当代中外针灸［M］. 武汉：湖北科学技术出版社，1990：98.

［5］祝总骧，等. 针灸经络生物物理学［M］. 北京：北京出版社，1989：158.

［6］刘澄中. 中国经络现象研究的现状与前瞻［J］. 医学与哲学，1996，17（6）：292.

［7］季钟朴. 现代中医生理学基础［M］. 北京：学苑出版社，1991：434.

［8］胡翔龙，等. 中医经络现代研究［M］. 北京：人民卫生出版社，1990：256.

［9］贝塔朗菲. 一般系统论［M］. 北京：清华大学出版社，1987：25.

［10］黑格尔. 自然哲学［M］. 北京：商务印书馆，1980：525.

[11] 祝世讷. "五藏" 是人体功能子系统 [J]. 山东中医学院学报, 1996, 20 (6): 359.

[12] 胡翔龙, 等. 中医经络现代研究 [M]. 北京: 人民卫生出版社, 1990: 249.

【原载于山东中医药大学学报, 1997, 21 (1): 2 - 6】

# "五藏"是人身功能子系统

近 20 年来，我国关于"五藏"心、肝、脾、肺、肾的现代研究取得重要进展，虽然离真正揭示各"藏"的本质尚远，但提供了大量的科学事实，显示每一"藏"都不是解剖实体，而是综合性功能单元，不是同名的解剖器官而又与一定的解剖单元相联系。这种客观事实如何理解和解释？"五藏"究竟是功能性单元，还是解剖学器官？中医经典理论对此没有严格统一的界定，西医的解剖学、生理学也难作出恰当的说明，现代研究的指导理论存在着局限和混乱。如果不首先解决理论上的困难，新一轮研究的指导思想就不明确，关于心、肝、脾、肺、肾究竟是什么的理解和设想就可能与客观实际不符，研究的理论设计与实际就可能南辕北辙，以理论昏昏使研究昭昭是不可能的。

## 一、经典"五藏"概念的超解剖内涵

中医学论"五藏"的内容十分丰富，但在理论上包含着一些矛盾，较突出的是，对于心、肝、脾、肺、肾这五藏的界定和解释具有多义性，不同观点之间的相互结合、穿插也很复杂，不同文献之间，甚至同一文献的不同篇章之间，存在着不同的见解，迄今仍带有"各家学说"的特征，一直没有形成严格统一的定义。现代研究以经典理论为立足点和出发点，经典理论的这种矛盾是造成现代研究面临困难的一个重要原因。应当在总结现代研究的成果和困难的基础上，回头对经典五藏理论进行一次更深入地再剖析、再整理，明确地界定经典

"五藏"概念的内涵。

**1. 经典"五藏"概念实际有三种不同观点**

关于"五藏"的经典论述虽然多义，但原则上可以概括为三种基本观点。

第一，功能性单元观点。其代表是藏象理论，是以临床见证为依据，以"以象测藏"的方法，把人的生命运动分为"藏""象"两个方面，发现了"藏藏于内，象现于外"、"藏"变支配"象"变的规律，认为"藏"是决定"象"的内在功能，有心、肝、脾、肺、肾五"藏"，每一"藏"为一相对独立的单元，各有所主、所藏，其正常和异常的变化都外现为"象"，"证"是各藏功能异常的临床表现，可辨证施治，"证"与解剖器官病变的功能异常有联系但本质不同。

第二，解剖学脏器观点。其代表如《难经》《医林改错》所论五脏，是以尸检为主要依据，以解剖学的方法，把五个具有可见解剖形态的实体性器官定义为心、肝、脾、肺、肾五"脏（藏）"，认识了每一"脏"的解剖形态、结构及其具体的尺寸、重量等，每一"脏"都有其特定的生理、病理变化内容，但与"藏"变的临床见证并不相同。

第三，功能解剖综合观点。在古代没有条件弄清作为功能性单元的"藏"与作为解剖学器官的"脏"的区别与联系，关于"藏"的临床见证是事实，关于"脏"的解剖所见也是事实，许多医家力图把两者统一起来，做了大量的论证和诠释，但并不成功。

**2. 把"五藏"与"五脏"明确地区分开来**

"藏"与"脏"这两个术语在中医经典理论中有所区别，但并不严格。西医东渐时，翻译家们把西医解剖学的 heart、liver、spleen、lung、kidney 这五个解剖器官分别翻译为心脏、肝脏、脾脏、肺脏、肾脏，促使人们把本有多义的五藏（脏）概念趋于理解为单一的解剖学概念。至 20 世纪 70 年代，学术界又主张把"藏""脏"两个术语统一为"脏"，把"藏象学说"改称为"脏象学说"，进一步强化了这一趋势。

现在看，这样做对藏象学说的继承和发展造成了消极甚至十分有害的后果。它扭曲了经典五藏理论，其功能性内容被削弱甚至被抹杀，对五藏的理解被纳入解剖学轨道，甚至把"五藏"直接解释为解剖学的"五脏"，在实验研究和临床诊治上用那五个解剖学器官的生理、病理来解释"五藏"病变及"五藏"之间的相互关系。把"五藏"混同为"五脏"的这种理论混乱，悖于经典理论，也悖于人身实际，必然使研究陷入困难。

根据经典理论的论述和现代研究的验证，解剖学"五脏"的结构和功能已经比较清楚，"五藏"的未知问题远远超出于那"五脏"，应当正视功能性"五藏"和解剖学"五脏"是人身的两种不同单元。功能性单元和解剖学单元都是客观的、真实的存在，"五藏"和"五脏"分别有着不同的生理、病理内容和临床见证，从理论上把"五藏"和"五脏"明确地区分开来。

第一，把作为功能性单元的心藏、肝藏、脾藏、肺藏、肾藏界定为"五藏"，每一藏都是一个独立的功能性单元或功能子系统，加上"藏象相关"，其理论称为"藏象学"，是人体功能学的一部分。

第二，把作为解剖学器官的心脏（heart）、肝脏（liver）、脾脏（spleen）、肺脏（lung）、肾脏（kidney）界定为"五脏"，每一脏都是一个独立的解剖器官，其理论可称为"脏器学"，是人体解剖学的一部分。

这样做可能涉及经典藏象学说、脏腑学说和脏腑辨证等一系列理论和实践的调整，但关键是这样做是否符合人身实际。如果客观事实如此，那么只有这样做才能克服理论上的混乱，推动藏象学说和脏腑学说发展到一个新水平，促进现代研究取得突破。

### 3. "五藏"是超解剖的功能性单元

在关于"五藏"的上述三种不同观点中，真正有价值的是第一种观点，它提示五藏是人身的一种功能性单元，具有"超解剖"的特性，这是中医学发现的人的生理、病理更加深刻、复杂的一个层面，有藏象相应，有临床见证，有辨证论治的可操作内容，并以两千多年的临床实践证明了其客观真实性，现代实验研究又作了新的更可靠的验证。它是中医学术特有的重要内容之一，循此前进可能会打开人身更深层的奥秘，是中医学对医学乃至整个现代科学的一项重大贡献。

"五藏"研究的理论思想应当进一步解放，要从中医经典理论的众说纷纭中解放出来，从现有医学理论的局限中解放出来，超越单纯的解剖观点、从解剖论功能的观点，抓住新事实与旧理论的矛盾，坚持以临床见证为基础，集中力量攻"功能性单元"这一突破口，大胆地研究和发展新概念、新理论。

## 二、"五藏"的功能性结构

已有的多种实验研究和临床研究显示，"五藏"确实不是解剖学的"五脏"，其功能不是同名解剖器官的功能，差不多每一"藏"都是一个涉及多器官、多系统的相对独立的"功能性单元"。

肾藏的研究显示，肾的虚实变化主要不是肾器官的病变，而是与下丘脑 – 垂体 – 靶腺（肾上腺、甲状腺、性腺）"功能轴"的功能紊乱密切相关；脾藏的研究显示，其功能与解剖学上的脾器官相去甚远，而是包括了消化系统的主要功能，并涉及自主神经、内分泌、免疫、血液、代谢、肌肉等多方面的功能[1]；关于肝藏的研究，有的认为其主要功能是对消化系统肝脏的功能的宏观概括[2]，有的则认为它在功能上是全身各系统平滑肌的总功能。总之，"中医脏象学说的各个脏腑，实际上都是以'综合功能'为基础，辅以某些解剖结构而组合成的'系统层次'"[2]。

这种功能性单元有别于解剖器官及其功能，以解剖学为基础的生理学也难以解释。为了解决这一矛盾，不少人寄希望于解剖器官的新功能的再认识，发现有些内脏（包括神经细胞）具有内分泌功能，如心脏就能分泌十多种生物活性肽，现已肯定了脑 – 肠肽、APUD 系统、肾素、心钠素等肽类激素的存在和作用。这些新发现可更深入地了解各器官之间的功能联系，但靠这条道路恐怕无法把"五藏"与"五脏"统一起来。今后的研究可能会进一步发现心脏的功能怎样影响着大脑的思维，但最终不可能将作为"血泵"的"心脏"与主神明的"心藏"等同。

"五藏"这种"超解剖"特性及其与解剖器官的复杂联系往往难于理解，问题在于现有的医学理论太倚重于解剖学，也太局限于解剖学。事实上，人体的结构是复杂的，解剖形态只不过是其多种结构形式之一，功能性单元也是其多种结构形式之一。现代系统科学关于系统的结构与功能关系的研究，揭示了复杂系统内多种多样的结构形式，为医学认识人的功能性单元提供了极其重要的新知识。

系统科学认为，结构是系统内部诸要素之间相互联系的组织形式。因为要素之间相互联系的内容不同，所以结构的性质是多样的，大体来说，有三种基本类型：一是以空间联系形成的结构，称为空间结构，如积木、房屋；二是以时间联系形成的结构，称为时间结构，如音乐、化学钟；三是以功能联系形成的结构，称为功能性结构，如夫妻、社团。这些基本形式的相互联系又形成一些更为复杂的结构形式，有"时间－空间"结构，如年轮、声波；有"功能－时间－空间"结构，如攻防中的球队、耗散结构等。功能性结构及以功能为基础的"功能－时间－空间"结构，是事物的复杂性的深层内涵，在生命和人身尤为典型。

系统论认为："归根结底，结构（即部分的秩序）和功能（过程的秩序）完全是一回事：在物理世界中物质分解为能量活动，而在生物世界里结构就是过程流的表现。"[3]

生命的本质是自我更新、自我复制、自我调节，生命的结构是这三种过程流的表现。这三种过程流之间以及每一过程流的各项活动内容、各个活动环节之间，其相互作用的功能联系、前后相继的时间联系、同时并存的空间联系，形成或表现为生命的结构，即以功能为主体的"功能－时间－空间"结构。生命功能一旦停止，过程流结束，结构也随之瓦解。人体的结构也是这样一种过程流，不过更复杂、更高级而已，解剖台上的尸体已经终止其过程流，活的"功能－时间－空间"结构早已荡然无存，所见到的只是用防腐技术能够保存下来的部分空间结构。

从"五藏"研究所认识的各种"功能性单元"来看，它本质上是一种功能性结构，又具有一定的时间形式和空间形式，具有鲜明的"功能－时间－空间"结构的特征，是人的生命活动的一些"过程流的表现"。它无法用防腐技术保存到解剖台上，用解剖方法不可见。"五藏"结构的功能性和超解剖性是一致的，应下决心承认这一事实，建立关于功能性结构、功能性单元的新概念、新理论。

### 三、"五藏"是功能子系统

人的细胞、组织、器官等都是"功能－时间－空间"结构，在自然条件下，它们都会随着生命功能的停止而瓦解。不过它们有一个共同的特点，即其生命活动的物质、能量稳定地聚集在有限半径的空间范围内，形成有静止质量的实体单元，因而可用防腐手段来保存，可用解剖方法来认识。

但是，五藏这种"功能－时间－空间"结构要"活"得多，是更典型的"过程流"，其功能过程的物质能量并不在特定的空间范围内稳定地聚集，不形成实体性结构单元，功能活动一旦停止，物质能量随之消散，结构也就瓦解，无法用防腐技术保存，无法用解剖方法寻其踪迹。这种结构单元带有"纯功能性"的特征，它或者由人的整体功能分化出来，或者由相关的实体结构单元的某些功能项交互作用而形成，往往与实体结构单元存在着复杂的交叉关系，系统论把它称为功能子系统，或概念性单元。

解剖器官、系统是人的子系统，功能子系统也是人的子系统，功能子系统不同于解剖子系统的特点主要有以下几点。

第一，它的本质是功能联系，在功能上是一个独立的单元，有着特定的性能和作用，但不是一个独立的实体单元，不能用解剖的方法把它从母系统中割裂或抽取出来。

第二，它往往与几个相关解剖单元的多项功能中的一项或几项联系。如各有多项功能的 A、B、C 三个解剖单元，一个功能子系统可能包含 A 的一项、B 的两项、C 的三项功能。

第三，它有自己特定的独立功能，既不同于相关的任一解剖单元的功能，也不包括相关的各解剖单元的所有功能，更不等于相关解剖单元的相关功能项的代数和，具有"整体大于部分之和"的整体性，是该功能子系统的一种系统质。

第四，它的空间形态复杂多样，具有模糊、折叠、分数维及相互交叉、重叠等特性，不同于解剖单元具有确定的边界和独立的占位，相互之间不可交叉、重叠。

功能子系统的结构形态具有多样性，人身包含着多种功能子系统，简示如图 5 – 11 – 1。

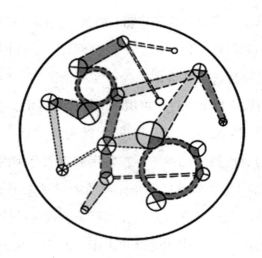

图 5 – 11 – 1 　功能子系统示意

"五藏"研究已经提出的"功能轴""机能环""过程单元"等，都是较典型的功能子系统。它们有的是由几个相关解剖单元的相关功能项的交互作用形成，有的则是一系列解剖单元的一系列功能项的总功能，与实体性解剖单元有着复杂的相关、交叉关系，但它们本身确实不是实体性解剖器官。

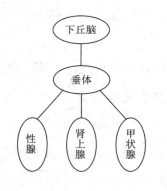

图 5 – 11 – 2 　下丘脑 – 垂体 – 靶腺
"功能轴"

在肾藏的研究中有人已提出："肾脏是具有功能性结构的功能性子系统。"[4] 讨论较集中的下丘脑 – 垂体 – 靶腺（肾上腺、性腺、甲状腺）轴，分别是由下丘脑、垂体以及肾上腺、性腺、甲状腺这些解剖单元的特定功能项交互作用而形成，在功能上是一个独立的单元，但不是独立的解剖实体，就是一种典型的功能子系统。如图 5 – 11 – 2。

脾藏也是比较典型的功能子系统，有的学者明确指出："中医脾是人体内将食物潜在能量转化为人体可利用能量并将其提供给人体各部分的一个包括多器官系统的综合功能单位，像现代药代动力学中的'房室'（compartment）一样，是一种现代系统论中的'概念单元'，又不能从系统整体中分割开来研究，而只能在研究者的概念中把它当作一个'单元'或'统一体'来研究。"[5]

　　这种功能子系统在人身上相当普遍，中医学对它有着深刻的认识。除了五藏之外，经络、六经、三焦、命门、营、卫等，都带有人体功能子系统的性质。因此，功能子系统的概念和理论可更加广泛地运用于中医研究的其他领域。

## 参考文献

[1] 国家中医药管理局编. 建国 40 年中医药科技成就 [M]. 北京：中医古籍出版社，1989：39，40.

[2] 季钟朴. 现代中医生理学基础 [M]. 北京：学苑出版社，1991：233.

[3] 贝塔朗菲. 一般系统论 [M]. 北京：清华大学出版社，1987：25.

[4] 马淑然. 肾脏是人体功能子系统 [J]. 山东中医学院学报，1992，16（1）：11.

[5] 侯灿. 对中医基础理论科研的几点意见 [J]. 临床荟萃（中西医结合专辑），1994：77.

【原载于山东中医学院学报，1996，20（6）：360 - 364】

# 经络、五藏——揭开人的非解剖结构

经络和五藏是中医的两项重大发现，几千年临床实践的经验，近几十年的现代研究，已经充分证明经络和五藏客观存在。揭示经络和五藏的结构，是阐明其本质的基础，多年来国内外的大量研究力图找到其解剖结构，但结果"均告失败"，研究陷入困境。

现在的问题是：经络和五藏是没有结构，还是有结构但不是解剖结构？人只有解剖结构吗？经络和五藏的结构难道不可以是非解剖形态的吗？

问题的症结在于，这些不成功的研究遵循了一种流行观念，认为"人的结构只有解剖形态"，这是一个理论误区。这个观念之"误"在于，对于什么是"结构"的理解不准确，对于人的结构的复杂性认识不足，误以为只有解剖形态，不承认其他结构存在。事实上，人不仅有解剖结构，而且有多种非解剖结构，那是比解剖结构更为复杂和深刻的结构，许多大病、难病及各种复杂的生理、病理机制，都与非解剖结构有联系。但是到目前为止，医学对于非解剖结构的研究还是一个盲区，或者认识非常有限，是一个有待开辟的新领域。

研究和揭示经络和五藏的非解剖结构，是中医自主创新的两个战略性突破口。实现突破和创新的关键，是要冲破"人只有解剖结构"的理论误区，以经络和五藏的客观事实为依据，从寻找经络和五藏的解剖形态，转变为研究和揭示其结构的非解剖特性和内容，按照经络和五藏的本来面貌将其结构揭示清楚。

揭示和阐明经络和五藏的非解剖结构，将是中医的一项重大原始创新。由此进行开拓，可以揭开人的结构的非解剖一面，把医学对人的结构的认识，从只注意解剖形态，拓展到认识非解剖结构，进而全面认识人的解剖与非解剖等多种结构的复杂情况，推动医学从"解剖学时代"进入"非解剖学时代"，为攻克各种复杂性疾病开辟道路。

**1. 经络没有解剖结构**

经络的客观存在已在世界范围内得到公认，对十四经脉循行路线的现代实验研究结果与经典描述基本一致，其特定的功能从生理、病理、治疗等角度得到可靠证实。但是，负载经络的这些特定功能的特定结构是什么？

几十年来国内外关于经络结构的研究发现，经络活动的许多机制分别属于或联系于多种已知的解剖结构，与神经系统关系最为密切，同时与血管、淋巴、内分泌、肌肉、皮肤等解剖系统都有密切关系。这说明，经络与上述已知解剖系统是密不可分的，但又不与其中的任何一个解剖系统单独重合，也不是上述这些解剖系统的相加和。有些研究力图在已知的解剖形态之外，找到经络自己的特定的解剖形态，但没有成功。事实证明，经络的结构既不是已知的解剖结构，也不是未知的解剖结构，权威学者们得出结论：

"长期以来，一些学者一直寄希望于在神经血管之外，能找到经络独特的形态学基础，结果是一无所获。"[1]

"经络是独立于神经血管和淋巴系统等已知解剖结构之外（但又与之密切相关）的另一个功能调节系统。""经络可能是既包括已知结构，也包括未知结构的综合功能调节系统。""要想发现特殊的经络形态结构，迄今均告失败。"[2]

现有的事实和专家们的结论指明，经络有结构，但不是解剖结构。因此，应当放弃按照解剖学的观点寻找经络结构的努力，把思路指向解剖学视野之外，研究和揭示经络结构的非解剖内容和特征。

**2. 五藏没有解剖结构**

中医的脏腑学说认识了解剖形态的"五脏"。早在《难经》就对心（heart）、肝（liver）、脾（spleen）、肺（lung）、肾（kidney）这"五脏"的解剖形态有了相当准确的认识。但是，中医的藏象学说所认识的"五藏"，却并非解剖学的那"五脏",在生理、病理及结构、功能上都另有其内容。历代有不少医家希望把"五藏"与"五脏"统一起来,始终没有成功。西医东渐以来进一步把"五藏"与"五脏"相混淆,使理论和研究思路更加混乱。

近几十年来的现代研究证明,藏象学说的"五藏"有自己特定的结构与功能,与解剖器官"五脏"虽有一定相关性,但两者存在着原则性差异,"五藏"不就是"五脏",也找不到"五藏"的特定解剖形态。

关于肾本质的研究发现,肾藏的虚实变化主要不是肾器官的病变,而是与下丘脑–垂体–靶腺(肾上腺、甲状腺、性腺)"功能轴"的功能紊乱密切相关。"肾阴虚以下丘脑–自主神经功能失调为主,同时也有体液改变;肾阳虚以下丘脑–内分泌功能减退为主,同时也有自主神经功能的改变……肾虚时免疫功能的改变是随着自主神经和内分泌功能的变化而变化的。"[3]

关于脾藏的研究显示,其功能与解剖学器官脾脏的功能相去甚远,而是与自主神经系统、消化系统密切相关,并涉及免疫、血液、内分泌、代谢、肌肉等多方面功能,是包括多方面功能的综合功能单位。[4]"有人提出把胃、肠、胰内分泌系统(简称 G–E–P 系统)加上迷走神经,来代表中医的脾的功能……G–E–P 系统与下丘脑–垂体–内分泌的功能关系,可能是中医脾肾关系的物质基础,两者共同参与调节和控制机体的动态平衡。"[5]

关于肝藏的研究显示,"中医的肝确是一个难以理解的脏器,与西医的肝脏功能差异很大"[6]。

关于心藏的研究显示,作为主神明的"心藏"与作为血泵的"心脏"相去甚远,难以确定"主神明"的心藏的解剖形态。

总之,"中医藏象学说的各个脏腑,实际上都是以'综合功能'为基础,辅以某些解剖结构而组合成的'系统层次'"[7]。

现有的事实证明,"五藏"存在于"五脏"之外,但找不到其特定的解剖形态。因此,必须开辟道路去研究和揭示五藏结构的非解剖内容和特征。

**3. 正确理解什么是"结构"**

要走出"人的结构只有解剖形态"这一理论误区,如实地认识和研究人的非解剖结构,就必须掌握现代科学关于"结构"的最新观点。

现代科学和哲学对"结构"的定义基本一致，有代表性的解释是"系统的诸要素所固有的相对稳定的组织方式或联结方式"[8]，"保证客体自身完整性和同一性的各种稳定联系的总和"[9]，"指物质系统内部诸要素的秩序，是诸要素相互联系和相互作用的方式"[10]。这些定义所揭示的"结构"，是指系统的"组织方式""联系的总和""诸要素的秩序""相互联系和相互作用的方式"。

无论自然、社会还是在人身上，这种相互联系和相互作用的组织方式复杂多样。因为，参与相互作用的要素是多样的，有实体性的（如器官、细胞、分子），也有非实体性的（如能量、信息、概念）；相互作用的内容和性质更是多样的，有空间的、时间的、功能的、数量的等。这样，结构就有多种形式和多种性质，常见的结构类型有空间型结构（如三角形、立方体、楼房结构、人体解剖形态等），时间型结构（如节律、周期、化学钟、生物钟等），功能型结构（如中药方剂的君臣佐使结构、语法结构、逻辑结构、股市行情等），以功能为基础的"功能－时间－空间"结构（如球队的攻防阵势、树木的年轮、水波、皱纹等），数学结构（如公式、方程、数学模型等）。

人是世界上最复杂的系统，其结构更具有多样性。解剖形态是人的重要结构，但不过是人的多种结构中的一种。除了解剖形态之外，人还有多种非解剖形态的结构，包括时间结构、功能结构、以功能为基础的"功能－时间－空间"结构等。各种非解剖结构的共同特点在于，它不具有解剖形态，无法用解剖学的观点和方法对它进行研究和解释。

### 4. 开辟非解剖结构研究

人的解剖结构与非解剖结构同时客观存在，但医学迄今主要研究了解剖结构，对于非解剖结构还缺乏认识，中医学接触到并在一定程度上掌握了众多非解剖结构，但没有能够揭示清楚。开辟非解剖结构研究是医学的下一个目标，许多重大疾病和复杂性疾病都与非解剖结构有联系。从研究和揭示经络和五藏的非解剖结构入手，可以开辟人的非解剖结构研究新领域，以全面地认识人的结构的多样性和复杂性，这将带来生理研究和病理研究的一场变革，带来整个医学的重大突破。

西医学的现代研究也开始涉及一些非解剖结构，新事实与旧理论之间的矛盾日益突出，预示着关于人的结构研究的新突破正在到来。例如，神经生理学发现的大脑"边缘系统"在结构和功能上都是一个整体，但却不是一个独立的解剖实体；大脑皮质运动区有许多"功能－运动柱"，它们是大脑皮质的基本功能单位，但并不相当于一个特定的解剖单位；"APUD 系统"是神经系统与内分泌系统之间的一个更为复杂的调节系统，它在功能上是一个相对独立的系统，但却难以把它确定为一个独立的解剖系统；"神经－内分泌－免疫网络"等网络在功能上是相对独立的，但却不是一个独立的解剖系统等。这些在功能上相对独立但不是独立的解剖单元的存在物，"像是在解剖学这样一个宏伟堂皇、条块分明的神圣殿堂里，闯进了一个面目模糊的'怪物'。难怪它要受到传统解剖学家的排斥和攻击"[11]。

自主创新的关键是自主知识产权。人的非解剖结构客观存在是不争的事实，不久将会大白于天下，关于人的非解剖结构的知识产权将归谁手？中医学在这个领域已经占有优先权，能不能高扬先鞭，通过研究和突破自主地去掌握这一知识产权？

指导思想要解放。要敢为人先，敢于到科学的无人区进行开拓。只有跨到别人的视野之外，才可能有真正的自主创新、原始创新。要下决心从战略上突破，不能拿自己的创新优势"为他人做嫁衣裳"。

研究思路要更新。不但要从研究解剖结构转向研究非解剖结构，而且要弄清非解剖结构的"非解剖"特征，弄清怎样研究非解剖结构。要理解非解剖结构的非实体性，其本质是相互作用"关系""关系网"，要在研究和阐明"关系""关系网"上下工夫。要理解"关系"的多样性（时间的、空间的、物理的、化学的、生理的、病理的等），不同的"关系"形成不同的"网"。要理解参与相互作用的"关系者"是多样的，有实体性的，更有非实体性的（如时间的、空间的、功能的、心理的、信息的等），不同的"关系者"相互作用形成不同的"关系网"。要正确理解"关系"与"关系者"的关系，"关系"比"关系者"更基本，"关系者"是"关系"的产物，没有"关系"相联系，就只有"者"而没有"关系者"，形不成"关系网"，没有结构可言，研究非解剖结构的重点是"关系"而不是"关系者"。经络和五藏的非解剖结构研究，重点不在"实体"，而在"关系"和"关系网"。这种研究思路与解剖研究的思路非常不同甚至相反。

　　开辟非解剖结构研究的思路和方法还有一系列具体的操作性问题需要解决，这要在开展这种研究的实践中提出来，并进行开拓和创新。

## 参考文献

[1] 季钟朴. 现代中医生理学基础 [M]. 北京：学苑出版社，1990：434.

[2] 胡翔龙，包景珍，马廷芳. 中医经络现代研究 [M]. 北京：人民卫生出版社，1990：249，256.

[3] 沈自尹. 中医理论现代研究 [M]. 南京：江苏科学技术出版社，1988：20-21.

[4] 国家中医药管理局. 建国40年中医药科技成就 [M]. 北京：中医古籍出版社，1988：39-40.

[5] 沈自尹. 中医理论现代研究 [M]. 南京：江苏科学技术出版社，1988：22.

[6] 沈自尹. 中医理论现代研究 [M]. 南京：江苏科学技术出版社，1988：24.

[7] 季钟朴. 现代中医生理学基础 [M]. 北京：学苑出版社，1990：233.

[8] 中国大百科全书·哲学（I）[M]. 北京：中国大百科全书出版社，1987：358.

[9] 苏联百科词典 [M]. 北京：中国大百科全书出版社，1986：612.

[10] 自然辩证法百科全书 [M]. 北京：中国大百科全书出版社，1994：249.

[11] 刘武顺. 当代医学发展启示录 [M]. 北京：中国医药科技出版社，1994：5.

【原载于山东中医药大学学报，2007，31（2）：91-93】

# 论 "超解剖" 结构的研究

前时发表的几篇论文中提到，经络和五藏的结构是 "超解剖" 的，中医理论的现代研究要突破，需要 "冲破解剖学的局限，走向解剖学之后"[1]，因篇幅所限没有展开作更深入的探讨。读者对这些问题给予相当集中的关注，也提出了一些需要进一步讨论的问题，主要之点是：为什么提出 "超解剖" 结构问题？有没有 "超解剖" 结构？怎样研究 "超解剖" 结构？有必要就这些问题再作一次专门的讨论。

所谓 "超解剖" 结构或 "非解剖" 结构，是指超越解剖学视野的结构，即人的非解剖形态的结构。提出这样的问题不是空穴来风，在中医理论现代研究中，没有找到经络、五藏等的解剖结构，许多人对此感到困惑，但在结构问题上越不出解剖学的雷池，而西医学包括解剖学的现代发展也提出了一些 "超解剖" 的结构问题，大量的新事实与单纯按解剖学来理解人的结构的观点形成日益深刻的矛盾，事实本身把我们的思路引向了解剖学的视野之外。

实践与理论的矛盾是推动科学发展的内在动力，当实践提供的新事实与现有理论发生矛盾时，人们习惯于努力把新事实纳入现有理论的范式来解释，但迟早有一天，新事实会积累到完全不能用已有理论来解释的程度，于是不得不提出新的概念、观点、理论，形成理论突破，甚至引发科学革命，库恩的《科学革命的结构》一书对这种突破的机制、规律做了系统的讨论。目前中医和西医都发现了 "超解剖" 结构的存在，新事实正在冲击着把人的结构仅仅理解为解剖形态的旧观念，应当以郑重的科学态度和追求真理的精神，从事实出发去研究和认识这种"超解剖"的结构。

## 一、中医理论现代研究提出的"超解剖"结构问题

经络的结构、五藏的结构、证的本质等研究提供的大量事实显示，这些结构或本质落在解剖学视野之外，难于从解剖形态和以解剖形态为基础解释功能的理论范式作出恰当说明，这些问题的研究要突破，需要把思路拓展到解剖学的视野之外去寻找答案。

**1. 经络结构的超解剖性**

经络的客观存在已在世界范围内得到公认，对十四经脉循行路线的现代实验研究结果与经典描述基本一致，其特定的功能从生理、病理、治疗等角度得到可靠证实。但是，负载经络的这些特定功能的特定结构是什么？

近几十年来国内外关于经络结构的研究发现，经络活动的许多机制分别属于或联系于多种已知的解剖结构，与神经系统关系最为密切，同时与血管、淋巴、内分泌、肌肉、皮肤等解剖系统都有密切关系，这说明，经络与上述已知解剖系统是密不可分的，但又不与其中的任何一个解剖系统单独重合，也不是上述这些解剖系统的相加和。有些研究力图在已知解剖形态之外找到经络自己的特定的解剖形态，也没有成功。

事实证明，经络的结构不是已知的解剖结构，也不是未知的解剖结构。近十多年来，权威学者们已多次得出结论：

"长期以来，一些学者一直寄希望于在神经血管之外，能找到经络独特的形态学基础，结果是一无所获。"[2]

"经络是独立于神经血管和淋巴系统等已知解剖结构之外（但又与之密切相关）的另一个功能调节系统。""经络可能是既包括已知结构，也包括未知结构的综合功能调节系统。""要想发现特殊的经络形态结构，迄今均告失败。"[3]

**2. 五藏结构的超解剖性**

关于"五藏"本质的研究已证明，藏象学说的"五藏"（心、肝、脾、肺、肾）有自己的结构与功能，它与解剖学器官 heart、liver、spleen、lung、kidney

这"五脏"虽有一定相关性，但"五藏"的确不就是"五脏"，也找不到"五藏"的特定解剖形态，"五藏"的结构怎样理解成为一个难题。

关于肾本质的研究发现，肾藏的虚实变化主要不是肾器官的病变，而是与下丘脑－垂体－靶腺（肾上腺、甲状腺、性腺）"功能轴"的功能紊乱密切相关。"肾阴虚以下丘脑－自主神经功能失调为主，同时也有体液改变；肾阳虚以下丘脑－内分泌功能减退为主，同时也有自主神经功能的改变……肾虚时免疫功能的改变是随着自主神经和内分泌功能的变化而变化的。"[4]

关于脾藏的研究显示，其功能与解剖学器官脾脏相去甚远，而是与自主神经系统、消化系统密切相关，并涉及免疫、血液、内分泌、代谢、肌肉等多方面功能，是包括多方面功能的综合功能单位。[5]"有人提出把胃、肠、胰内分泌系统（简称 G－E－P 系统）加上迷走神经，来代表中医的脾的功能，并认为 G－E－P 系统是 APUD 系统外周分布的重要组成部分，而下丘脑－垂体的神经内分泌细胞是 APUD 系统在中枢神经系统的重要组成部分。正因为如此，G－E－P 系统与下丘脑－垂体－内分泌的功能关系，可能是中医脾肾关系的物质基础，两者共同参与调节和控制机体的动态平衡。"[6]

关于肝藏的研究显示，"中医的肝确是一个难以理解的脏器，与西医的肝脏功能差异很大"[6]。有的研究提出："肝藏是人体内调节物质流动和分布的功能系统，其生理解剖基础是人体平滑肌系统。以平滑肌为结构主体的动静脉血管是肝藏贮藏血液和疏泄血液的物质基础，疏泄所具有的疏通、发泄全身气、血、津液使其畅达宣泄的作用就具体体现在人体各种平滑肌的收缩与舒张过程中。"[7]

对于心藏的研究显示，作为主神明的"心藏"与作为血泵的"心脏"相去甚远，难以确定"主神明"的心藏的解剖形态。

总之，"中医藏象学说的各个脏腑，实际上都是以'综合功能'为基础，辅以某些解剖结构而组合成的'系统层次'"[8]。

**3. "证"的超解剖性**

几十年来关于"证"本质的研究以及辨证与辨病相结合研究的实践显示，"证"的病变也具有"超解剖"的特点。

西医学对疾病的认识以解剖学为基础，强调病变的局部定位，注重器质性病变，并根据"特定解剖形态负载特定功能"的原理认为功能性病变根基于器质性病变。

中医学的辨证论治不是以解剖学为基础发展起来的，对疾病的认识与西医学有着原则性差别。有些"证"虽然也属于或联系于某些解剖部位的器质性病变，但大多数"证"不能归结为在特定的解剖单元或系统呈现的器质性病变。辨证虽然包括辨病位的内容并有自己的定位系统（如阴阳、表里、六经、经络、脏腑、营卫等），但这与以解剖形态为基础的局部定位是两回事。"证"在本质上是功能性病变，这种功能性病变的部分内容属于或联系于因器质性病变引起的功能异常，因而与西医的有些病有着对应或交叉关系，但在大多数情况下并不具有这种特定关系。有些"证"是发生在器质性病变之前的前驱性病变，甚至包括前驱早期的"亚病态"内容；有些"证"是经络、五藏那样的超解剖结构的结构性或功能性异常；有些"证"是两个以上功能单元之间的相互关系（功能轴、功能环、"网"）的状态异常；有些"证"是人与环境关系失调而发生的功能异常等。这些"证"都难找到明确的病理解剖根据，也不服从"功能性病变根基于器质性病变"这种观点，表现出其"超解剖"的性质。

近些年来许多学者对此已做了总结：

"证是人体异常功能态的反映。""证是多系统的功能变化。""应首先重视能反映机体功能状态方面的变化的指标，而不应该将着眼点首先放在寻找结构变化上。"[9]

"认识到证是功能态，不企望肾阳虚证找到一个和西医直觉的、解剖的、形态的相对应的脏器或组织，而在于找到调节失衡的发病部位与治疗的调节点。"[10]

总之，"证"的病变规律并不受限于"特定的解剖形态负载特定的功能"这一原理，实际情况要比这宽广得多、深刻得多，"证"本质的研究最终必将冲破这种原理所带来的局限和误解。

## 二、西医学现代发展提出的"超解剖"结构问题

半个多世纪来，西医学的现代发展，包括解剖学的现代研究，也在向解剖

学视野之外开拓，认识到一些带有"超解剖"性质的新结构。

**1. 大脑"边缘系统"的研究**

神经生理学近 40 年来对大脑"边缘系统"的研究发现，它是一个在结构和功能上具有密切联系的整体，但不是一个独立的解剖实体，它包括大脑边缘叶和与之相关的皮质下结构，与脑内其他结构之间存在着大量复杂而又密切的形态与功能上的联系，其主要功能在于维持个体生存（如避免损伤、获得食物）和维持种族的繁衍（如生殖行为），目前人们把它理解为一个多功能的集合体、多结构的复杂环路。

"边缘系统作为一个解剖学概念，人们至今仍然难以确切地划出它的具体分野；作为一个神经功能单位，它所具有的功能又是如此复杂和难以确切划定。这好像是在解剖学这样一个宏伟堂皇、条块分明的神圣殿堂里，闯进了一个面目模糊的'怪物'。难怪它要受到传统解剖学家的排斥和攻击。"[11]

**2. 大脑皮质"柱状构筑"的研究**

1949 年发现的"柱状构筑"是大脑皮质内具有垂直联系的细胞群。此后"柱状构筑"不断被证实、丰富，发现大脑皮质运动区也有许多"功能柱"——"运动柱"，"运动柱"所代表的是某类运动，而不是某块肌肉。这种"柱状构筑"内的神经元并非简单的几何排列，而是多个神经元和神经回路的复合体，各层细胞之间相互联系，是传入－传出信息处理回路的基本单位，是大脑皮质的基本功能单位，但它并不相当于一个特定的解剖单位。正如萧渥和霍曼所描述的："同一个皮质成分，在某一时期担当了一个功能柱的成分；而在另一时间，又可充当另一机能柱的成分。在不同的时间内，机能柱可以形成，也可以解离。"[12]

这种"柱状构筑"对解剖学提出了挑战，"目前用大脑皮质的解剖学知识，还难以解释这种结构与功能究竟有什么样的确切关系。换言之，把一个功能柱与一个解剖单位相提并论的推测，还不能立即被证实，也许将来也得不到证实"[13]。

**3. APUD 系统的研究**

神经系统和内分泌系统是两个调节系统，各有自己的解剖形态和基础，但研究发现，消化道上有许多细胞具有内分泌功能，这种内分泌细胞在数量上超过了其他内分泌细胞的总和，但它在组织学上不像其他内分泌细胞那样聚集在一起形成一个腺体，而是个别地散处于胃肠道黏膜上皮之间，不具有其他内分泌器官那样的解剖特征。它们分泌的激素至少有 28 种，但这些激素的浓度比其他激素低。后来又发现，过去认为只存在于胃肠道的肽也存在于脑组织中，而原先认为只存在于脑中的肽也在胃肠道发现，被称为脑肠肽。

事实证明，在神经系统与内分泌系统之间存在一个更复杂的调节系统，1968 年英国伦敦大学的彼尔斯教授把它命名为 APUD（amine precursor uptake and decarboxylation）系统，认为产生肽类的神经细胞和产生肽类激素的内分泌细胞虽然分布于体内的不同部位，但都有一个共同的生化特性和超微结构特点，即都能摄取胺的前体物质，并使其脱羧转变为具有活性的胺类产物。该系统的细胞已由最初认识的 6 种发展到现在的 40 多种，今天已把 APUD 系统理解为分泌肽类和胺类物质的内分泌细胞的总称，它在功能上是一个相对独立的系统，但却难以把它确定为一个相对独立的解剖器官或系统。

近些年关于功能性网络的研究显示，这些网络在功能上是整体性的、相对独立的，并与一定的解剖系统密切联系，但它本身不是一个独立的解剖单位或解剖系统。例如，20 世纪 70 年代由詹尼提出的抗体形成及调节的免疫网络学说，后来发现的"神经 – 内分泌 – 免疫网络"（NEI 网络），以及正在研究的更为复杂的网络系统都是如此。

## 三、认识"超解剖"结构的客观性和多样性

在解剖形态之外还有别的结构吗？这个问题在医学界令许多人感到困惑，但在现代科学的理论和观点中，本来是不成什么问题的。这里的关键是对"结构"的理解，医学界许多人往往把"结构"与"解剖形态"画等号，从现代科学来看，这个等号是不成立的，人的结构是多样的，解剖形态只是人体结构的一种。

要准确地理解"结构"这一概念。现代科学和哲学对"结构"的定义有着基本一致的解释，是指："系统的诸要素所固有的相对稳定的组织方式或联结方

式。"[14] "保证客体自身完整性和同一性的各种稳定联系的总和。"[15] "指物质系统内部诸要素的秩序，是诸要素相互联系和相互作用的方式。"[16] 这些定义的共同之点指明了结构是系统内诸要素之间相互联系和相互作用的组织方式，它使分散的要素统一起来成为一个整体。

人的结构具有多样性。无论在自然界、社会上，还是在人身上，结构是复杂多样的，因为参与相互作用的要素是多样的，有实体性的（如器官、细胞、分子），也有非实体性的（如能量、信息、概念）；相互作用的内容和性质更是多样的，有空间的、时间的、功能的、数量的等。这样，结构就可以有多种形式和多种性质，常见的结构类型如空间型结构（如三角形、正方形、楼房结构、人体解剖形态等），时间型结构（如节律、周期、化学钟、生物钟等），功能型结构（如中药方剂的君臣佐使结构、政府机关的结构等），实体性的时间－空间结构（如树木的年轮、水波、皱纹等），非实体性的时间－空间结构（如形象思维、股市行情等），逻辑结构（如语法、三段式、文章结构、计算机程序等），数学结构（如公式、方程、数学模型等），以功能为基础的"功能－时间－空间"结构（如球队的攻防阵势、经络结构、五藏结构、边缘系统、APUD 系统等）。

解剖形态只是人的多种结构中的一种。解剖形态是人体的一种非常重要的结构形式，它的突出特点是实体性和空间性，其要素和形成的结构都具有实体性，要素之间及结构整体都具有特定的空间特性，在有限的空间范围内稳定地聚积着物质和能量，有相对独立的静止质量和可测半径，它所占据的空间不能被其他的实体结构占据。解剖形态的重要性早已举世公认，但它毕竟不是人体的唯一结构形式，要认识和理解在解剖形态之外还有多种结构，特别要注意研究非实体型的、时间型的、功能型的、以功能为基础的"功能－时间－空间"型的结构，要正视上述中医和西医所提出的多种"超解剖"结构是一种客观存在。

不同的"超解剖"结构有不同的特点。"超解剖"结构有多种，其共同特点在于不具有解剖形态的特性，难用解剖的方法对它进行解剖式的研究。对于不同形式的"超解剖"结构，要研究和理解其各自的不同特点。如生物钟是一种时间型结构，需要研究和阐明其结构的时间内容和时间特征；APUD 系统是以内分泌功能为基础形成的功能性结构，需要从内分泌功能上来研究和阐明其结构的内容和特征；肾藏的本质与下丘脑－垂体－靶腺（肾上腺、性腺、甲状腺）之间的"功能轴"密切相关，需要研究和阐明这个"功能轴"与相关的解剖单元之间在形态和功能上的联系与差别及形成"功能轴"的功能性要素和这些要素之间的功能性关系；经络的结构不是特定的解剖形态，是一种功能性结构，是以功能为基础形成的"功能－时间－空间"型结构，要研究和阐明形成这种结构的是哪些功能项，功能项之间通过什么性质的相互作用联系为一个整体，这些功能项的来源、变化及其与之相关的解剖单元之间的关系等。

## 四、中医需要解剖研究，更需要超解剖研究

提出研究"超解剖"结构并不意味着削弱或放弃解剖研究，而是认识和冲破解剖学研究的局限。任何学科都有自己特定的研究对象和领域，这就决定了其研究视野的特定性和局限性。解剖学是生物学的形态学的一个分支，其研究对象是生物的形态结构，人体解剖学作为解剖学的一个分支，研究人体的形态结构，同样有其研究视野的特定性和局限性。人的结构是复杂多样的，解剖学主要是研究人的形态结构，形态结构之外的多种结构形式难以用解剖学的观点和方法进行研究。人体解剖研究的重大意义早已公认，这里的问题不是要不要解剖研究，而是只有这一种研究够不够？明明发现有些结构不是解剖形态，为什么不能冲破解剖研究的框架，按照事实本身去弄清这些结构究竟是些什么结构？既然认识到经络的结构找不到解剖形态，就应当到解剖学的视野之外去寻找和证实其"超解剖"的结构；既然认识到藏象学说的"五藏"与解剖学的"五脏"不是一回事，就不应当继续把头脑束缚在解剖学的框架之内，要以更广阔的视野去弄清"另一回事"的真相。

主张中医加强"超解剖"结构的研究并不意味着要中医削弱或放弃解剖研究。需要注意两个方面的事实，发展两个方面的研究。一方面，中医学有自己的解剖研究，但后期发展薄弱，是使许多问题"知其然不知其所以然"的原因之一，凡是需要从解剖学上进行研究和说明的问题，都应当大力加强相应的解

剖研究。中医的现代研究大量运用了解剖研究，绝不能因为遇到了不能从解剖形态解释的结构问题而放松或否定解剖研究。另一方面，中医学的理论不是以解剖学为基础建立和发展起来的，这有其局限，但又有其特点，即这些理论所反映的规律没有受解剖研究的约束，既能反映解剖研究视野之内的结构，又能反映解剖研究视野之外的结构，如经络、藏象、证等。中医学不是从解剖学的角度认识经络、藏象，也从来没有把它们理解或解释为解剖系统，今天硬把它塞进解剖学的框架内进行研究和解释，难免有"削足适履"之苦。因此，要像如实地承认解剖结构客观存在一样去发展解剖研究，也要如实地承认"超解剖"结构的客观存在去发展"超解剖"结构的研究。

有些人对于经络、五藏等结构不是解剖形态感到困惑不解，根源不在解剖学，而在研究者的知识准备不足，研究的思路、方法不合实际，对于人的"结构"的理解，除了解剖学研究的形态结构，不了解还有别的结构。其实这种困难不只是中医学的，而是整个医学的，到目前为止医学所认识的人的结构基本上限于解剖形态的范围，虽然实际上遇到了不少非解剖形态的结构问题，但至今并未给出明确答案，尚未提出关于非解剖结构的专门观点、理论。中医理论的现代研究没有必要受这种局限，可以直接学习和运用现代科学关于结构与功能的最新理论和方法，开拓"超解剖"结构的研究。经络、五藏等结构之谜的破解，不仅会推进中医理论研究的突破，而且会揭示人体结构除解剖形态之外的另一面，对整个医学和人体科学的发展作出重要贡献。科学家们预言经络可能包含着若干个诺贝尔奖级的课题，这些问题的答案的求索看来"风物长宜放眼量"。

## 参考文献

[1] 本刊编辑部. 开拓中医自主发展的道路——祝世讷教授访谈录 [J]. 山东中医药大学学报，1999，23（5）：322.

[2] 季钟朴. 现代中医生理学基础 [M]. 北京：学苑出版社，1990：434.

[3] 胡翔龙. 中医经络现代研究 [M]. 北京：人民卫生出版社，1990：249，256.

[4] 沈自尹. 中医理论现代研究 [M]. 南京：江苏科学技术出版社，1988：

20 – 21.

［5］国家中医药管理局编.建国40年中医药科技成就［M］.北京：中医古籍出版社，1988：39 – 40.

［6］沈自尹.中医理论现代研究［M］.南京：江苏科学技术出版社，1988：22.

［7］田进文.论肝藏的生理解剖基础是人体平滑肌系统［J］.山东中医药大学学报，1997，21（1）：7.

［8］季钟朴.现代中医生理学基础［M］.北京：学苑出版社，1990：233.

［9］张枢明，等.证的研究专家谈［J］.中医杂志，1996，37（7）：430.

［10］沈自尹.对中医基本理论研究的思考［J］.中国中西医结合杂志，1997，17（11）：643.

［11］刘武顺.当代医学发展启示录［M］.北京：中国医药科技出版社，1994：5.

［12］刘武顺.当代医学发展启示录［M］.北京：中国医药科技出版社，1994：10.

［13］刘武顺.当代医学发展启示录［M］.北京：中国医药科技出版社，1994：11.

［14］中国大百科全书·哲学·I［M］.北京：中国大百科全书出版社，1987：358.

［15］苏联百科词典［M］.北京：中国大百科全书出版社，1986：612.

［16］自然辩证法百科全书［M］.北京：中国大百科全书出版社，1994：249.

**【原载于山东中医药大学学报，2000，24（6）：402 – 406】**

# 气化学说——开辟解剖结构的发生学研究

中医对人体结构的研究，不但认识了非解剖结构，而且对结构的认识是发生学的，特别是对解剖结构的发生学认识。气化学说在这个方面的贡献特别突出，既有系统的理论，又有可靠的临床实践，探索到并驾驭解剖结构及其病变的发生学规律以及从内在机制的调理来防治器质性疾病的原理，只是由于历史条件的限制没有能够揭示清楚。然而，从整个医学来看，这个领域的研究还十分薄弱，存在许多空白。气化学说从这里进行突破和创新，可以开辟发生解剖学和发生病理解剖学研究，全面地揭示和阐明解剖结构及其病变的内在发生机制和规律，开拓从内在机制的调理来防治器质性疾病的道路，填补医学在这方面的不足和空白。这将带来解剖学、病理学、防治学的深刻变革，具有重大的战略意义。

**1. 开辟发生解剖学研究**

发生学是研究事物的起源和发展的机制和过程的学说，其基本问题是怎样从无到有地起源和形成，形成之后怎样维持和调节，其内在动力和机制是什么。人的个体和群体都是从无到有地起源和发展，在动态中维持和调节，有其特定的内在动力和机制。人的机体不仅在胚胎阶段是发生和发展的，而且在出生之后仍然继续发育、代谢、调节，是这些内在的发生学机制和过程维持解剖结构的动态变化和正常状态，也是这些机制和过程的异常化或被外因所乘才导致解剖结构的病变。

医学需要发生学研究，胚胎学原来就称为发生学，就是专门研究人的胚胎怎样发生和发育的。遗憾的是，胚胎学的发生学观点和方法没有贯彻到解剖学，没有贯彻到对于出生后的解剖结构的研究，没有发展为对人的终生的解剖结构的发生学研究。现有的解剖研究把解剖结构当作既定的东西，着重于研究已经成形的或模式化的形态结构，而将其发育、代谢、调节的机制和过程遗漏在视野之外。

需要把胚胎学的发生学研究延续到解剖学，开辟发生解剖学研究。发生解剖学所要研究的，是人的个体从出生到死亡全过程的形态结构的发育、代谢、调节的机制和规律。许多大病、难病、复杂性疾病都与形态结构的发育、代谢、调节机制相联系，这些疾病的攻克需要从这里进行研究和调控，是一个迟早要开辟并要热起来的研究领域。

发生解剖学研究必须克服认为形态结构"生来如此"的机械论观点，如实地把形态结构理解为"生成着并消逝着"的"活"的东西。黑格尔当年曾说："形态作为活着的东西，实质上就是过程。"[1]现代科学特别是系统科学对于人的结构的这种"活"的性质，特别是其发生学机制和规律，有了深刻的阐明。一般系统论指出："归根结底，结构（即部分的秩序）和功能（过程的秩序）完全是一回事：在物理世界中物质分解为能量的活动，而在生物世界里结构就是过程流的表现。"[2]人的机体"在其组分连续不断的更替中维持自己"，是"一部由燃料组成的机器，不断消耗它自身，然而又维持它自身"，"要在有序的过程流中才能维持"。[3]耗散结构理论则阐明了机体的结构是一种耗散结构，是依靠物质和能量的耗散建立和维持。

中医的气化学说对人的形态结构的认识从来都是发生学的，其系统的理论和临床实践可以说是发生解剖学的一种雏形，是超越其他医学的一种独立的发明和创造。从这里出发进行创新研究，可以先人一步地开辟发生解剖学研究，这是中医自主创新的一种战略优势，可望从以下几个方面进行突破。

第一，从"气"与"形"的关系来研究形态结构的发育、代谢、调节的机制和规律。"气始而生化，气散而有形，气布而蕃育，气终而象变，其致一也。"（《素问·五常政大论》）气化学说的这一论断十分明确地把"形"的"生、结、育、变"理解为"气"的"始、散、布、终"的表现或产物，认为人的形态结构是由气化过程建立、维持、调节的"活"的结构，可以称为"气化结构"。应从这一基本认识出发，在胚胎学已有认识的基础上，开辟对于人出生之后的形态结构的发育、代谢、调节的机制和规律的研究。

第二，从机体与环境的物质、能量、信息交换来研究形态结构的发育、代谢、调节的机制和规律。人是开放系统，其形态结构也是开放系统，"气化"不是在孤立或封闭的机体内进行的，建立和维持形态结构所需的物质、能量、信息是从环境获取的，没有这种交换，没有这种交换的调节和有序，就不能建立起形态结构，建立了也不能维持。气化学说从气的"出入升降"来说明形态结构的"气化"的开放性，从"根于中者"和"根于外者"两个方面及其相互作用来认识"气化"机制，"根于中者，命曰神机，神去则机息；根于外者，命曰气立，气止则化绝"（《素问·五常政大论》）。这样从形态结构的开放性来认识其发生学机制，是深刻而合乎实际的，应当从这种开放的发生学观点出发，来研究形态结构是怎样通过与环境交换物质、能量、信息，来实现发育、代谢和调节的。

第三，从"气化"机制和过程的"常守"与"失常"，来研究形态结构发育和变化的调节机制和规律。气化学说认识了"气化"的调节机制，关键在于"出入升降"的协调有序。"四者之有，而贵常守，反常则灾害至矣。""出入废，则神机化灭；升降息，则气立孤危。"（《素问·六微旨大论》）可以从这一基本认识出发，具体地探讨形态结构在发育、变化中的调节机制，得出新的具有现代水平的规律性认识。

**2. 开拓发生病理解剖学研究**

把发生解剖学的研究成果应用于病理学，可以开辟对于形态结构发生病变的发生学研究，发展为发生病理解剖学。发生病理解剖学是病理解剖学研究向发生学方向的深化，是在研究疾病所呈现的解剖学异常的基础上，进一步去研究这些解剖学异常是怎样发生的，其内在动力和机制是什么。

血管是怎样硬化的？骨质是怎样疏松的？细胞是怎样癌变的？形态结构发生病变的内在机制和过程是什么？除了单纯性外伤，器质性病变不是单纯外因作用的结果，内在机制和过程的失调是更基本的方面。现有的病理解剖学只是研究已经发生的病变所呈现的解剖学异常，没有回答这些异常的内在发生动力和机制。现有的病因学着重研究了引起病变的特异性或外源性的病因，对于内在病因也只是追溯到遗传、代谢、免疫、内分泌以及神经和循环等方面的异常，而这些异常是怎样发生和为什么发生，则还没有更深入的探讨。虽然提出了"发病学"概念，但对于发病的内在动力和机制的研究还十分薄弱。因此，迫切需要开拓发生病理解剖学研究。

发生病理解剖学研究可以从器质性疾病的前驱性病变入手，研究这些前驱性病变及其向器质性疾病演变的发生学机制，以阐明器质性病变发生的内在机制和过程。需要注意的是，器质性疾病的前驱性病变一般是功能性的，而这些病变的内在机制和过程更是功能性的，也就是说，是功能性异常引起功能性的前驱性病变，进而发展为器质性疾病。因此，器质性疾病的发生学机制，关键在于引起器质性疾病的功能异常。但是，目前流行的观点却与这种实际情况格格不入。目前的观点认为，疾病在本质上是器质性的，功能性病变由器质性疾病引起，并最终要归结为器质性疾病，忽视甚至否定器质性疾病是由前驱性的功能异常引起的，这就否定了器质性疾病的内在发生机制和过程，堵塞了研究器质性疾病的内在发生机制和过程的道路。发生病理解剖学研究必须从冲破这种僵化观点开始。

从前驱性病变入手来研究器质性疾病的内在发生机制，关键是要把人的功能区分为"功能A"和"功能B"。"功能A"是指建立和维持形态结构的功能，其正常与否决定形态结构的正常与否，其失常或被外因所乘是发生器质性病变的内在机制；"功能B"是指由形态结构产生和负载的功能，其正常与否由形态结构所决定。这种关系在病变机制上可用图5-15-1表示[4]。

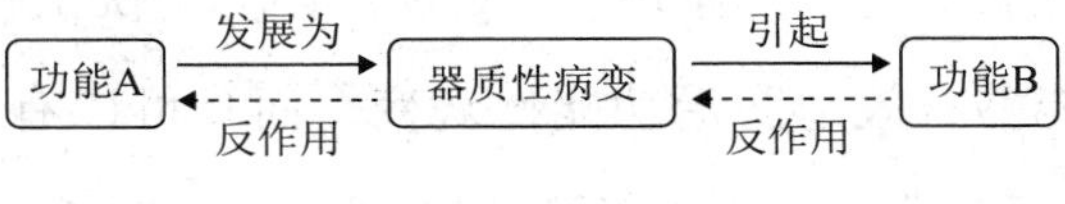

**图5-15-1 功能A与功能B的作用关系**

中医是从"功能A"开始研究和防治器质性疾病的。中医病机学说的重大贡献，在于着重认识和把握了包括器质性疾病在内的各种疾病发生和演变的内在动力和机制，如实地认识到是"功能A"的异常引起前驱性病变，再进一步恶化而发展为器质性病变。气化学说提出"百病生于气"的基本观点，认为"气机失常"是发生各种疾病的基本病机。特别是明确地提出："大凡形质之失宜，莫不由气行之失序。"[5]指出器质性病变的内在发生机制是"气行失序"，这是对于器质性疾病内在发生动力和机制的深刻揭示，是对于"功能A"异常引起器质性病变的规律性说明，是关于发生病理解剖学的基本原理的先行总结。

应当从气化学说开拓发生病理解剖学研究。要把形态结构如实地理解为"活"的气化结构，从"气机失常""气行失序"来研究和揭示器质性疾病的内在发生动力和机制。这里的关键不是按照机械论和还原论的观点去追溯"气"的本质是什么物质成分，而是要从现代科学所认识的人的生命所包含的物质、能量、信息运动，来探索在人身上"气机失常""气行失序"所"失"的究竟是什么，它怎样引起前驱性病变，又怎样发展为器质性病变。可以从较为简单的器质性疾病的前驱性病变入手，逐步地深入。

**3. 倡导从内在机制的调理来防治器质性病变**

器质性病变怎样防治？目前流行的主要方法是手术、移植等外源性技术手段及对病变有控制和修复作用的特异性治疗。至于如何通过内在机制的调理进行防治，思路和技术路线都还不太清楚，这种空白也迫切需要填补。

发生解剖学和发生病理解剖学研究的目的，就是为通过内在机制的调理来防治器质性病变开辟道路。只要揭示出形态结构发育、代谢、调节的内在机制及因其异常而引起器质性病变的规律，就可以发展为从内在机制的调理来防治器质性病变的防治原理。

中医临床防治的一项重大创造和贡献，就是独到地提出并遵循从内在机制的调理来防治器质性病变的防治原理。"燮理阴阳""扶正祛邪""调理气机"等基本治则，不但能够有效地防治功能性病变，而且可以有效地防治器质性病变。其中，"调理气机"具有更基本更深刻的性质。这些治则都是功能性调理，之所以能够有效地防治器质性病变，就在于抓住了对"功能A"的调理，抓住了对器质性病变发生和演变的内在机制和过程的调理。遗憾的是，这种防治的具体机制还没有充分地揭示清楚，其作用原理没有充分地阐明，这条防治道路还没有被广泛认可，其防治作用没有充分地发挥出来。因此，迫切需要从这里进行创新研究，大力倡导从调理内在机制防治器质性病变的科学原理，把它发展为防治器质性病变的首选途径。

应当以"调理气机"为突破口，研究并逐步阐明所调理的究竟是什么。可以从一些较为简单或有代表性的器质性病变入手，弄清其病变的内在机制，研究"调理气机"怎样对这些内在机制发挥调理作用。可以从一些有代表性的方剂或针灸等疗法入手，研究其对病变的内在机制发挥调理作用的具体内容和机制。可以研究并阐明，哪些内在机制的调理可以有效地治疗前驱性病变或防止其向器质性疾病发展；哪些内在机制的调理可以有效地防治什么性质、什么阶段的器质性病变，或具有多大程度的防治作用。可以在这些研究的基础上，对于其防治机制和规律进行总结，发展为调理内在机制防治器质性病变的基本原理，在临床防治中推广。

## 参考文献

[1] 黑格尔. 自然哲学 [M]. 北京：商务印书馆，1980：525.

[2] 贝塔朗菲. 一般系统论 [M]. 北京：清华大学出版社，1987：25.

[3] 贝塔朗菲. 一般系统论 [M]. 北京：清华大学出版社，1987：132.

[4] 祝世讷. 中西医学差异与交融 [M]. 北京：人民卫生出版社，2000：426-432.

[5] 石寿棠. 医原 [M]. 南京：江苏科学技术出版社，1983：16.

【原载于山东中医药大学学报，2007（3）：179-181】

# 失调——揭示"关系失调为病"的机制

病机学说是中医的一项重大发明和贡献，着重认识了疾病发生和发展的内在机制，特别是"阴阳失调""正邪交争""气机失常"等，反映"关系失调为病"的规律，这与还原论所注重的"实体异常"截然不同并为其难以理解。现代科学证明，"实体"是"关系"的产物，"关系失调"是比"实体异常"更加深刻和基本的病变机制，更是各种复杂性疾病的主要机制。但是，目前流行的病因学和病理学遵循着"实体中心论"，对于"关系失调"缺乏必要认识，更没有放到应有地位，对于病变的内在机制的研究存在巨大盲区。中医的病机理论正是通向和开拓这一盲区的道路，这是中医进行自主创新的一项重要优势，一个战略性突破口，运用现代科学的最新理论，研究和阐明"关系失调为病"的具体机制，将带来病因学和病理学的重大突破。

## 1. "关系"比"实体"更深刻

病变的原因和机制有"实体"的，也有"关系"的，它们各自处于什么地位？两者之间是什么关系？对此，医学有两种不同的研究思路和回答。

一种是"实体中心论"。认为病变的基本原因和机制是实体性的，注重细菌、病毒、寄生虫、基因、特异性致病因子等"实体"，"关系"是从属的或可忽略的。这种思路源于原子论、还原论、机械唯物论的观点，这种观点认为世界的本原是不可再分的最小物质实体"原子"，它是万物的基础、原因、本质，因而只要把事物还原、归结到这种"实体"，就找到了最终的根源。在这种思想影响下的医学，很自然地把病变原因和机制的研究重点，集中到"实体"，特别是微观物质颗粒，西方医学是其代表。

另一种是"关系中心论"。认为病变的基本原因和机制是相互作用关系失调，如阴阳失调、正不胜邪、气机失常等。这种思路源于元气论、系统论、辩证唯物论的观点，这种观点认为物质有多种存在形态，"实体"不过是其中之一，它不具有本原性，是由相互作用转化和产生出来的，相互作用是事物的基础、原因、本质。中国的元气论讲"气聚成形""阴阳交而生物"，黑格尔说"相互作用是因果关系的最切近的真理"[1]，恩格斯指出："交互作用是事物的真正的终极原因。我们不能追溯到比对这个交互作用的认识更远的地方，因为正是在它的背后没有什么要认识的东西了。"[2]在这种思想影响下的医学，很自然地把病变原因和机制的研究重点集中到"相互作用""关系"上，中国医学是其代表。

对于东西方医学研究思路的这种差异，科学界早有明确认识："西方科学向来是强调实体（如原子、分子、基本粒子、生物分子等），而中国的自然观则以'关系'为基础，因而是关于物理世界的更为'有组织的'观点为基础。"[3]"在所有的中国思想中，关系（'连'）或许比实体更为基本。"[4]"中医学的不和的形式在为理解中国人的'没有织工织就的网'的话提供一种方法的意义上是真实的和正确的。"[5]

现代科学证明，"实体"不具有本原性，是"关系"的产物，是"关系网的网上钮结"，"关系"比"实体"更深刻、更基本。19世纪末物理学的三大发现，20世纪的相对论、量子场论、现代宇宙学等，已经证明世界的本原是不是什么"原子"，而是"原始火球"，宇宙从"原始火球"开始爆炸膨胀，逐步地产生出质子、电子等实体粒子，膨胀到第100万年左右，才由质子与电子相互作用产生出最早的"原子"氢原子，现知的所有原子都是由原子核和电子相互作用构成的，原子并不"本原"。现知的最小实体粒子"基本粒子"也不"基本"，是由能量聚集而成的，"微观粒子是场的能量凝聚态"[6]。量子场的能量激发聚集而成基本粒子，基本粒子相互作用形成原子核、原子，原子与原子相互作用形成分子以及生物大分子、基因，再往上通过相互作用形成细胞、组织、器官、人体等。事实证明，没有相互作用就没有物质实体，相互作用"关系"比"实体"更深刻、更基本。

系统科学对世界复杂性的研究发现，决定系统复杂性的并不是构成系统的实体要素及其数量多少，而是相互作用。一个系统所包含的要素众多可能只是巨大系统，未必就是复杂系统（如海边的沙滩），造成系统的复杂性的是相互作用，是相互作用多而强，尤其是非线性相互作用，相互作用是复杂性之源。系统的复杂度可表示为系统内要素之间实有的关系数目与可能的最少关系数目之比：$C = m/(n-1)$（C 为系统的复杂度，m 为实有关系数，n 为要素数，$n-1$ 为可能的最少关系数）。当 $C = 1$ 时，该系统为简单系统；当 $C > 1$ 时，该系统为复杂系统。[7]一个系统的 C 值越大，其复杂度就越高。因此，要研究和调控复杂系统，关键是要研究和调控相互作用。

现代科学对世界认识的深化，已经从"实体中心论"转向"关系中心论"，从注重"物质实体"转向注重"关系实在"[8]。科学家们指出："机械论世界观把物质粒子活动当作最高实在，它在崇尚物质技术的文明中表现出来，终于给我们的时代带来巨大的灾难。"[9]"今天我们终于可以说，我们的兴趣正从'实体'转变到'关系'，转变到'信息'，转变到'时间'上。"[10]

现代科学的这些新进展，揭示了"关系"比"实体"更深刻、更基本的规律性，为病因学和病理学的新突破指明了方向，提供了新的理论观点和研究思路，应当透过"实体"去研究其背后的"关系"。由此也显示，中医的病机学说本来就属于"关系中心论"，占有先人一步的优势，应从这里进行突破和创新。

**2. 从注重"实体"转向注重"关系"**

"关系"比"实体"更深刻、更基本的规律，在病变的原因和机制中必然存在，不管人们愿意与否，它总要发挥作用并显示出来。中医学已经如实地认识和驾驭这一规律两千多年，今天又在以事实来教训和唤醒另外一些人，逼迫和引导着整个医学从注重"实体"转向注重"关系"。

首先被迫承认的事实是，在现代疾病谱、病因谱、死因谱中，在长期被注目的各种"实体异常"背后，都显现出更加深刻和复杂的原因和机制，如生活方式、精神活动、环境因素等。位于疾病谱前列的心脑血管疾病和癌症以及各种"现代文明病"，越来越多的以"紊乱""综合征"命名的疾病等的病因和病机的基本问题，越来越集中到人的生命活动中各种过程及相关因素之间的相互关系"失常""失调"。

生理和病理的研究视线正被疾病的复杂性引到"实体"之外，发现系统、器官、组织、细胞等水平上的一些相互关系具有更深刻的作用，逐步认识了一些"功能轴""功能环""网络"及其失调为病的现象。对于自主神经功能紊乱、免疫功能失调、内分泌失调、代谢功能失调等"失调病"的认识，对于"下丘脑－垂体－靶腺"等"功能轴"的研究，对于"神经－内分泌－免疫网络"的发现等，开始显示出从注重"实体"向注重"关系"的转化趋势。

病原微生物曾被视为实体性病因的代表，细菌感染曾被当作"实体异常"的典型，但人体微生态学的研究证实，细菌感染是微生态失调的结果，应当放到微生态背景中对待。机体所寄生的微生物是人体细胞总数的 10 倍，种类繁多，形成一个微生态系统。机体与微生物之间、各种微生物之间以及微生态系统与环境之间存在相互作用，正常情况下形成微生态平衡，机体与微生物之间是共生状态。上述这三种相互作用发生失调，会引起菌群失调、菌群易位或外籍菌入侵，结果就是感染。感染的本质是相互作用关系失调。

基因曾被"基因决定论"者吹捧为决定一切疾病的"实体"，但基因研究的新进展却证实，基因是相互作用关系（生物大分子的化学结构等）的产物，并生存于相互作用关系中，其功能的发挥依赖于各种相互作用关系的支持，包括等位基因的相互作用、非等位基因的相互作用、基因与环境因素（染色体、细胞核、细胞、机体等）的相互作用等，同一个基因在不同的关系中表现不同。生物的表型是蛋白质活性的表现，生物的各种性状是基因相互作用的结果，只考虑个别基因的孤立行为的"豆袋遗传学"理论不合实际。人类的疾病与基因有直接或间接的关系，但单个基因并不能独立地决定疾病，疾病的发生是相关基因与内外环境相互作用的结果，复杂性疾病更是多种因素协同作用的结果，并非由单个主效基因独立决定的，必须如实地把基因理解为"关系网的网上钮结"。

不管自觉与不自觉，医学的病因和病机研究正在向"关系中心论"逼近。

"只要我们深入到各种生命过程，我们就会碰到各种细胞及其内含物的内部和外部相互联系的问题，也即它的结构－组织问题。只有认识这个机制的所有最隐秘的细节，才能够理解各种生命过程的实质。"[11]医学家们越来越明确地强调，分子与分子、基因与基因、细胞与细胞、组织与组织、器官与器官、系统与系统之间的相互关系，及由此形成的各种"功能轴"和"网络"的正常与否，是疾病发生和发展更深刻的机制。

### 3. 研究和阐明"关系失调为病"

现代科学和医学的最新发展显示，"关系失调"是比"实体异常"更深刻、更基本的病变机制，是病因学、病理学正在趋向并迟早要达到的研究目标，中医以"失调"为核心的病机学说本来就是这样认识和实践的。应当抓住"关系""失调"进行突破，把"关系失调为病"的机制具体地揭示出来，为这个领域的研究和开拓发挥先导和突破作用。

研究思路要坚持"关系中心论"，批判"实体中心论"，克服还原论的消极影响。曾经有人搬用还原论和"实体中心论"来研究中医的"失调"病机，试图把"阴阳失调"等"关系失调"提纯、归结为"阴物质""阳物质"等特异性物质成分的增减，理所当然地没有成功。"关系"就是"关系"，不可能把它提纯、归结为"实体"；"关系失调"就是"关系失调"，不可能把它提纯、归结为物质成分的改变。

要抓住中医已经认识的基本关系进行突破。与疾病有关的相互作用关系多样而复杂，可以抓住已经认识的阴与阳、正与邪、气的出入升降、五藏之间的生克乘侮等关系作为基本线索进行突破。可以从其中一种基本关系的一个或几个具体方面入手，也可以从某一证候的特定病机入手，把临床证治、实验验证、治疗结果的反证结合起来，逐步阐明是什么"关系"，怎样"失调"，何以"失调为病"等，这将是重大的突破，可为研究其他更广泛的"关系失调"奠定基础。

要研究和阐明"关系失调为病"的具体机制。不能把"关系"归结为"实体"，但必须解决现有认识"知其然不知其所以然"的问题。这里的突破不能依赖西医的现有知识和方法，必须充分运用现代科学的知识和方法，大力开拓适合这项研究的创新性实验，把阴阳、正邪、气的出入升降等"关系"的具体内容揭示出来，将其"失调为病"的具体机制及对其进行调理的收效机制揭示出来，从现代科学与中医学的统一上，总结出"关系失调为病"的现代病机理论，实现病因学、病机学、病理学研究的战略性突破。

## 参考文献

[1] 列宁. 哲学笔记 [M]. 北京：人民出版社，1956：146.

[2] 恩格斯. 自然辩证法 [M]. 北京：人民出版社，1984：95.

[3] 普利高津. 从存在到演化 [M]]. 上海：上海科学技术出版社，1986：3.

[4] 李约瑟. 中国科学技术史 [M]. 第2卷. 北京：科学出版社，1990：221.

[5] 凯普特查克. 中国医学的奇迹 [J]. 医学与哲学，1984（3）：49.

[6] 李继宗. 现代科学技术概论 [M]. 上海：复旦大学出版社，1994：233 – 234.

[7] 邹珊刚. 系统科学 [M]. 上海：上海人民出版社，1987：69.

[8] 罗嘉昌. 从物质实体到关系实在 [M]. 北京：中国社会科学出版社，1996：314 – 339.

[9] 贝塔朗菲. 一般系统论 [M]. 北京：清华大学出版社，1987：45.

[10] 湛垦华. 普利高津与耗散结构理论 [M]. 西安：陕西科学技术出版社，1982：204.

[11] 海因曼. 科学技术革命的今天和明天 [M]. 北京：北京出版社，1979：99.

【原载于山东中医学院学报，2007（4）：267 – 269】

# 关于证候定义的三点商榷

"证候"是辨证论治的核心概念，为"证候"下定义是证候学研究的逻辑起点。辨证论治已有 2000 年历史，迄今尚未就"证候"的定义形成一个严格统一的意见。近几十年来，许多研究分别为"证候"给出了一些大同小异的定义，仔细推敲，这些定义中实际上存在着一些理论混乱，甚至还有一些错误，迫切需要进行更深入的探讨，澄清理论是非，推动证候学研究的发展。兹就几个突出问题谈三点商榷意见。

## 一、"证"是病理学概念，不是诊断学概念

"证候"究竟是病理学概念，需要下病理学定义，还是诊断学概念，应当下诊断学定义？

目前大多研究把"证候"理解为诊断学概念，从诊断学为其下定义。如："证候，是一个独立的诊断学概念。"[1] "证候不仅是中医的疾病模型，也是中医学特有的诊断概念。"[2] "证候概念属于中医诊断学的范畴。"[3] 这样把"证候"界定为独立的诊断学概念，恐怕欠妥。应当说，"证候"是病理学概念，是在诊断学中使用的病理学概念。

诊断学的性质和任务是医生根据对病情的了解和各种医学检查的结果进行综合分析，从而判断患者所患为何病以及所患疾病的原因、部位、性质和功能损害程度，简言之，是判定患者患有何病及病情程度。而病理学的性质和任务

是研究疾病发生的原因、发病机理、疾病过程中所发生的结构性和功能性改变及其规律。也就是说，病理学着重于揭示发病的原因、机理、病变内容、病变规律，为临床诊断提供理论根据；而诊断学着重于诊察患者的临床表现，据以判定患者所患为（病理学所揭示的）何病及病变程度。

"证候"与"病""症"等概念一样，都是病理学概念。为"证候"下定义，就是要揭示它是在人身上发生的什么病理改变，阐明其病因、病机、病变内容及临床表现，这是中医病理学研究的任务和内容。对各种"证候"进行分类，为各种证型下定义，同样是病理学研究的任务和内容。

"辨证论治"是一个综合性体系，集病理学、诊断学、治疗学于一体。揭示"证候"的病变本质和特征是病理学内容，临床"辨证"是诊断学内容，"论治"是治疗学内容。在"辨证论治"的发展中，这三方面内容在理论上还没有充分地分化开来，相互之间存在着一定的交叉，但绝不能因为有交叉而混淆其界限，更不能抽掉"辨证论治"关于"证候"的病理学内容，把"证候"扭曲为单纯的诊断学概念。

"辨证"是诊断学体系，"证候"在"辨证"中处于核心地位，但这并不能改变"证候"概念的病理学性质。在诊断中使用病理学概念是诊断学的普遍现象，是由诊断学的任务决定的。"病"是病理学的一个更基本的概念，在诊断学中更加广泛地使用着，不能因此而把"病"说成是诊断学概念。

总之，"证候"是中医学的一个病理学概念，应当从病理学为其下病理学定义。"证候"是人身上发生的特定病理改变，从中医病机学所揭示的各种"证候"的病机，是各种"证候"的病理本质。不能因为"证候"概念用于诊断学，并处于核心地位，就把它当成独立的诊断学概念，并从诊断学为其下定义。

## 二、"证"发生在病人身上，并非由诊断"概括"出来

"证候"究竟是客观地发生在病人身上的病理改变，还是由医生们在诊断中"抽象""概括"出来的？

许多研究不是把"证候"理解为客观地发生在病人身上的病理改变，而是由医生们对于患者临床表现进行"辨证"的"产物"，即"抽象"和"概

括"。如：

"'证'是'证候'，它是机体在疾病发展过程的某一阶段出现的各种症状的概括。"[4]

"证候……它是疾病所处一定阶段的病因、病位、病性、病势等的病理概括。"[5]

"证，是机体在疾病发展过程中的某一阶段的病理概括。"[6]

"证是对证候所进行的本质的病理抽象与概括的产物。"[7]

"证候"是"医者根据患者就诊时所表现于外的一组症状、体征组成的症候群，在'治病求本'的思想指导下，探求致病因素、病变部位、病情属性、邪正消长，并以之指导立法选方等全部思维过程的概括（结论），是医者用以说明患者当时疾病情况的一种术语"[8]。

这里所称"症状的概括""病理概括""思维过程的概括""本质的病理抽象与概括的产物"等，都是把"证候"理解为通过诊断所形成的认识结论（或产物），而不是病人身上客观存在的病变本身。

有的研究认为，"证候"就是医生们对患者临床表现的诊断结论，是通过"抽象""概括"得出的一种认识结果，并不是说患者身上就发生了那样的病理改变。所称"气虚""阴虚"或"肾阳虚""肾阴虚"等证候，是对相关的临床表现的一种"抽象""概括"，是一种解释或说理工具，用以说明患者所患的疾病，并不等于患者身上发生了"气虚""阴虚"或"肾阳虚""肾阴虚"那样的病理改变。

那么，"证候"究竟是实实在在地发生在患者身上的病理改变，还是只存在于医生们的诊断认识中，只是对患者临床表现进行"辨证"的认识结果？这是必须弄清的一个基本事实，一种理论是非。

发生在病人身上的"证候"病变，与医生们临床"辨证"所得的认识"概括"，是完全不同的两回事，前者是诊断的对象，后者是诊断的结果。质言之，"证候"是在患者身上生出来的，绝不是被医生们的"辨证"所"概括"出来的。

所谓"证候"，是指客观地发生在患者身上的病理改变，是寒是热，是虚是实，是肾阳虚还是肾阴虚等，都发生在患者身上，不管医生们是否来诊断，怎样诊断，它都客观地存在，临床诊断就是要来认识它。当说患者患有"肾阳虚证"时，是说患者身上发生了"肾脏阳气虚衰"这样的病理改变，"辨证"所作的"概括"不过是根据这种"证候"的临床表现，判断患者所患是"肾阳虚证"而不是别的"证候"。为"证候"下定义，就是要揭示患者身上所发生"证候"的病理改变是什么。这是病理学研究的任务，中医病机学研究和回答了这方面的问题。

所谓"概括"，作为一种认识方法是"把事物的共同特点归结在一起"，作为一种认识结果归结了事物的共同特点。作为"辨证"结论的"概括"，是归结疾病的临床表现的共同特点，反映"证候"的病因、病性、病位、病势，把握病变的本质。但是，它只是诊断认识的产物，是对于发生在患者身上的"证候"的"复写、摄影、反映"，并不是患者身上的"证候"本身。"概括"得是否正确，要看它与患者身上的"证候"是否相符，因而就有"确诊""误诊""错诊"的差异。

如果把"辨证"的结果定义为"症状的概括""病理概括""思维过程的概括""本质的病理抽象与概括的产物"，是比较恰当的。但是，这是诊断结论的定义，不是发生于患者身上的"证候"的定义。

把"辨证"的结论与发生在患者身上的"证候"本身混为一谈，把为"辨证"结论下的定义错当作"证候"的定义，是一种理论混乱，这是离开病理学孤立地从诊断学为"证候"下定义的必然结果。

## 三、把内在病理改变与外在疾病征象区别开来

"证候"究竟是"藏于内"的病理改变，还是"现于外"的疾病征象？目前的各种定义在观点上颇不一致，有的同一个定义自身就前后矛盾，也是理论上的一种混乱。

目前有代表性的观点大体有三种。

第一，把"证候"解释为"疾病征象"。

做这种解释的依据有：①语源学上对"证""候"的字义解释。如《说文

解字》《中华大字典》《辞海》《辞源》等文献称"证，候也""证，从言，告也""候，伺望也""症，证俗字""证，病证也，俗作症字""证候，谓病状也，亦作症候""证，病况""证候，症状""证，通'症'"等。②中医经典文献中所论"声色证候""诸病证候""所述证候""外证""外候""病证""病候"等。③明清以来，随着"症"字的出现和使用，多数医家倾向于"证"与"症"通用，甚至以"症"代"证"；有的研究认为，"症"是多义字"证"的医学化的替代字，"症"即"证"。

据此，"证候"即"告也、伺望"的"症状""病况""外证""外候"，是病变的外在征象。因而有些研究认为"证候是体现在患者机体上的异常征象"。"中医学在历史上使用的证、候、症和由它们派生而来的证候、症候、病候、病证、病症、病征、病状等，以及现今使用的证候和症状，都是在一定历史时期内可以替换使用的同义词，它们之间没有本质差异。"[9]"证候一词大体上可以说是经过医生全面仔细的诊察和思考之后，用以说明疾病情状的一种凭据或术语。"[10]

有的观点甚至把"证候"归结为"症状组合"。如："证候指患病时出现的互有联系的一组症状。"[11]"证候……是由若干个具有内在联系的、可以揭示疾病本质的症状所组成。"[12]在关于证本质和证候规范化的研究中，出现了把证候"规范"为"症状组合"的倾向。

第二，认为既是"症状组合"，又是"病理概括"。

丢掉内在的疾病本质，把"证候"解释为单纯的外在"疾病征象"或"症状组合"显然欠妥，因而有的研究把"证候"解释成既是"症状组合"，又是"病理概括"。如"证候，是疾病发展过程中，某一具体阶段的本质反应……它是由若干个具有内在联系的、可以揭示疾病本质的症状所组成……是疾病所处一定阶段的病因、病位、病性、病势等的病理概括……"这种定义自身包含着理论矛盾——只要是"症状组成"就不可能是"病理概括"，只要是"病理概括"就不可能是"症状组成"，从"症状组成"得出的"病理概括"反映着病理本质，已是对病理本质的认识和抽象，而不再是"症状"或"症状组成"。

"证候"究竟是"藏于内"病理改变或病理本质，还是"现于外"的"疾病征象"或"症状组合"？两者是现象与本质的关系，是病理改变的两个层次，上述这种定义试图包括这两个层次，但混淆了两个层次的界限，出现了既是"症状组合"又是"病理概括"的理论混乱。

第三，认为"证"是"病理概括"，"证候"是"疾病征象"。

有的主张把"证"与"证候"区别开来，以"证候"来表征"现于外"的疾病征象，用"证"来表征"藏于内"的病理改变。如称"证候是体现在患者机体上的异常征象"，"证是对证候所进行的本质的病理抽象与概括的产物"[7]。

这种观点注意到了"藏于内"的病理改变与"现于外"的疾病征象之间的层次差别，主张分别用"证"和"证候"两个概念来表征，有很强的合理性。但可惜，把"证"仍然界定为"本质的病理抽象与概括的产物"是不妥的。"证"应当是病人身上"藏于内"的病理改变本身，而不是"病理抽象与概括的产物"。

我们认为，为"证候"下定义，应当从患者身上的病理改变出发，分清内在的病理改变与外在的疾病征象两个层次，分别用"证"和"证候"两个概念来界定。具体意见如下：

**1. 把"藏于内"的病理改变与"现于外"临床表现区分开来**

前者是发生于患者体内的病理改变，是病变的本质，包括阴阳、寒热、虚实、表里等病变内容，难用人的感觉器官直接感知，但可以用实验方法和检测手段来查验，应该用"证"概念来表征。后者是外在的疾病征象，是"告也""伺望"的具体现象，包括症状、脉象、舌象、主诉等，可由人的感觉器官通过望、闻、问、切四诊直接感知，应该用"证候"概念来表征。

**2. "证"是从中医病机学所揭示的"藏于内"的特定病理改变**

"证"是人的病变过程的一种特定病理改变，它由中医病机学所揭示，以阴阳失调、正不胜邪、气机失常、寒热、虚实、表里等为主要性质，包括病因、病位、病性、病势等主要内容，是人的疾病功能态。它是发生在患者身上的客观实在的病理改变，存在于诊断之前和诊断之外，是诊断的对象，不是医生们诊断、概括的产物。与此相同，西医学的"病"同样是人的病变过程的一种特定病理改变，不过是由西医病理学所揭示，侧重于病理解剖和病理生理的内容。

中医之"证"与西医之"病"都是人的疾病过程的特定病理改变，不过是由两种不同的病理学分别研究和揭示出来。关于"证本质"的研究，应当从人身上揭示和阐明"证"是一种什么性质、什么内容的病理改变，其规律是什么，不应当把它归结为与西医学现有的某些理化指标的特异对应。

**3. "证候"是"证"的临床表现，即"证之候"**

"证候"是"证"的外在征象，是"藏于内"的"证""现于外"而出现的疾病征象，表现为临床症状、脉象、舌象和患者主观感受等，具有"告也""伺望"的性质和特征，可通过望、闻、问、切来诊察，是"四诊"的考察对象、"辨证"的依据（不是对象）。"证候"是"证之候"，特定的"证"表现出特定的"证候"，"证"与"证候"之间具有规律性对应关系，因而根据患者表现的一组特定"证候"，就可以判断患者患的是何种"证"，这就是"辨证"的过程。例如"肾阳虚证"，"藏于内"的"证"是肾脏阳气虚衰，"现于外"的"证候"是腰膝酸软而痛、畏寒肢冷、头目眩晕、舌质淡白胖嫩、舌苔白润、脉沉迟而弱等，如果患者出现这些"证候"，可以据此判断患者所患为肾阳虚证。所谓"证候规范化"研究，应当是找出"证"与"证候"之间的规律性对应关系，特别是一种特定"证"与一组特定"证候"之间的特异性对应关系，按这种特定对应关系来规范临床"辨证"模式和过程，这是对"辨证"模式的规范。发生在人身上的"证"和"证候"，是不可能人为地去规范的，需要规范的只是医生们如何"辨证"的方法和模式，因此，"证候规范化"研究应当正名，订正为"辨证规范化"研究。至于因为"证"的名称多样、错杂而需要统一和规范，应当称为"证候名称规范化"研究，更不应当误称为"证候规范化"。

## 参考文献

[1] 冷方南. 中医证候辨治轨范 [M]. 北京：人民卫生出版社，1989：3.

[2] 邓铁涛. 中医证候规范 [M]. 广州：广东科技出版社，1990：1.

[3] 姚乃礼. 中医证候鉴别诊断学 [M]. 北京：人民卫生出版社，2002：3.

[4] 北京中医学院. 中医学基础 [M]. 上海，上海科学技术出版社，1978：5.

[5] 冷方南. 中医证候辨治轨范 [M]. 北京：人民卫生出版社，1989：5.

［6］印会河.中医基础理论［M］.上海：上海科学技术出版社，1992：8.

［7］梁茂新，刘进，洪治平，等.中医证研究的困惑与对策［M］.北京：人民卫生出版社，1998：126.

［8］邓铁涛.中医证候规范［M］.广州：广东科技出版社，1990：11.

［9］梁茂新，刘进，洪治平，等.中医证研究的困惑与对策［M］.北京：人民卫生出版社，1998：126，129.

［10］姚乃礼.中医证候鉴别诊断学［M］.北京：人民卫生出版社，2002：3.

［11］辞海（上）［M］.上海：上海辞书出版社，1989：1020.

［12］冷方南.中医证候辨治轨范［M］.北京：人民卫生出版社，1989：4.

【原载于医学与哲学，2005（1）】

# 深化"证"的研究，发展功能病理学

"辨证与辨病相结合"的研究已有几十年的努力，但至今仍难以说清中医之"证"与西医之"病"究竟是什么关系。已经提出的"宏观与微观""整体与部分""一般与个别"等解释，都难一箭中的。从更深层的内涵来看，"证"在本质上是功能性病理改变，"病"在本质上是器质性病理改变；"证"与"病"的差异，是功能性病变与器质性病变的差异；"辨证"与"辨病"相结合，是功能病理与器质病理的统一问题。目前所面临的困难，是中西医对功能性病变与器质性病变的关系在认识上有分歧，由于整个医学对功能性疾病及功能性病变与器质性病变的关系缺乏透彻全面的研究，而局限于从器质性病变与功能异常的关系来理解"证"与"病"的关系。要克服这种困难，必须在病理研究上冲破解剖学的局限，冲破以器质性病变为核心的观点，着力发展功能性病理研究，从更深的层次上阐明功能性疾病与器质性疾病的关系。

## 1. 两种截然相反的病理观点

人的疾病既有器质性的，又有功能性的，其关系怎样？哪一种更基本？中医与西医从不同的角度和层次思考，形成两种不同甚至截然相反的观点。

西医病理以解剖为基础，从解剖形态来说明其功能，认为解剖形态是功能的基础，功能的异常是器质性病变的结果。有代表性的病理观点如下。

"器质性疾病"定义："指组织结构上有病理变化的疾病，与功能性疾病相对而言。多数已知的疾病均属器质性疾病。"[1]

"功能性疾病"定义："亦称'官能性疾病'，与器质性疾病相对而言。一般指在临床上表现出某一疾病所特有的症状，但运用目前的检查技术还查不出任何器官组织结构上的变化。这类疾病大多与精神因素有关。医学科学进一步发展，可能找到这类疾病在组织结构上的变化。"[2]

尽管已经发现在许多功能性疾病中找不到器质性改变的依据，暴露出这种观点的困难，尽管在生理学上已经提出与此不同的免疫学说、内分泌学说、内稳态学说、应激学说等，但是并没有导致这种病理观点的改变。有的学者甚至提出："目前所谓的功能性疾病，在医学科学发展的明天，都会查找到真正的器质性变化之处。'功能性'疾病的名称，总有一天会从我们的医学科学中完全消失。"[3]

这些观点集中起来，可概括为三：疾病在本质上是器质性的，功能性疾病根于器质性病变，最终会从器质性异常揭示所有功能性疾病的本质，"功能性疾病"这一概念也将消失。

中医学的病理观点与此截然相反。

中医对疾病的认识不局限于器质性病变，是从人的基本生命活动考虑，以发生功能异常作为疾病的本质特征，把器质性病变理解为功能异常发展到一定阶段的产物或表现，认为功能异常比器质性病变更基本。最具代表性的观点有：

一曰"百病生于气"。《素问·举痛论》言："余知百病生于气也。"气是物质能量的生命运动，人的健康与疾病皆以此为基础，气之为用，无所不至，气有不调之处，即病本所生之处。

二曰"气机失常为病"。气的运化功能正常与否，决定脏腑、经络、阴阳、气血的状态。《素问·六微旨大论》言："出入废，则神机化灭；升降息，则气立孤危。"认为气化功能的异常，是"气之失调""病本所生"的根基。

三曰"形质失宜概因气行失序"。气的运化失常可有不同程度，初可为虚、为乱，继可为郁、为滞、为陷、为逆，甚可为瘀、为阻、为痹、为结，发展为器质性病变。正如石寿棠所说："大凡形质之失宜，莫不由气行之失序。"[4]

这些观点集中起来，是强调疾病在本质上是功能性的，气化功能的失常是基本病理，器质性病变是由气行失序造成的。

上述这两种截然不同的观点，集中反映了中西两医对疾病的不同理解，特别是对于器质性病变与功能性病变的关系的不同理解，反映了中医之"证"与西医之"病"的差异的内在本质。"辨证与辨病相结合"的困难，实际上就是这两种病理观点之间的"格拒"。它向我们提出了一些急需探讨和回答的问题：

第一，疾病究竟发生在哪里？只有发生了器质性改变才算疾病吗？在器质性改变之前、之外有没有功能异常？那是不是疾病？

第二，器质性改变可引起其功能的异常，但功能的异常完全是由器质性改变引起的吗？

第三，除了解剖形态所负载的功能异常之外，有没有与解剖形态正常与否无关的"纯功能性"疾病？

第四，器质性改变是怎样发生的？除了单纯的外来伤害，有没有内在功能异常的基础？

中西医对这些问题的认识非常不同，这也是整个病理学尚未解决好的一些重大问题。人类疾病谱的改变，当代大病、难病所面临的病理难题，使这些问题空前地突显出来。这些问题的答案是"超解剖学""超器质病理"的，需要吸收现代科学关于结构和功能的新理论，从更深层次上对人的结构与功能的关系进行新的研究。

### 2. 生命功能比解剖形态更基本

在16—19世纪的近代科学中，以机器为模型，发现了"结构决定功能，功能反作用于结构"的基本关系。这种关系同样存在于人身上，西医学的解剖学、功能学对此有了深入的认识，证实了特定的解剖形态（细胞、组织、器官或系统）具有特定的功能，解剖形态正常与否，决定其功能正常与否；而其功能正常与否又反作用于解剖形态。"一个器官的形态结构对其所执行的功能起着决定性的作用。"[5]

但是，解剖形态与其功能的关系，并不是人的结构、功能及其相互关系的全部，实际情况比这要复杂得多，还有更为深刻、更为本质的东西，都遗落在了上述观点的视野之外。

第一，生命的本质在于生命运动，不在于解剖形态。现代科学已经证明，生命的物质基础是蛋白质和核酸，但蛋白质和核酸本身并不是生命；只有蛋白质与核酸相互作用形成统一体，在其整体水平上呈现出自我更新、自我复制、自我调节的功能，才是生命。自我更新、自我复制、自我调节是生命运动，是生命的本质。没有这种运动，任何解剖形态都不具有生命。人作为最高级的生命，无论其功能和结构多么复杂，都不能改变生命的这种根本性质。生命运动是人的生命的本质，人的健康与否，在本质上首先由这种生命运动的正常与否决定；失去生命运动，解剖形态变成尸体，很快就瓦解。

第二，人的结构有多种形态，解剖形态不过是其中之一。医学对人体结构的认识，长期局限于解剖形态，似乎此外再没有什么结构问题，这是医学理论的一个误区。现代科学特别是系统科学指出，所谓结构，是系统内各要素间相互作用所形成的组织形式。由于相互作用的内容不同，形成不同性质的结构。有时间型结构、空间型结构、功能型结构，更有以功能为基础的"功能－时间－空间"结构。人体是人的生命运动的组织形式，上述几种类型的结构同时存在。解剖形态不过是人体空间结构的一种形态，其特点是在特定的空间范围稳定地积聚物质和能量，形成实体性单元；还有其他一些结构的空间形态并不具有这种特性，因而用解剖的方法不能认识。更重要的是，还有大量的非解剖形态的结构，如时间医学正在研究的"生物钟"等时间型结构，现已发现的各种"功能轴""机能环""功能单元"及中医学的"五藏""经络""六经"等较典型的"功能－时间－空间"结构，比解剖形态更深刻、更复杂。（前两篇文章对此已有较详论述[6,7]）

第三，人体的结构与功能关系有多种，不只是解剖形态与其功能的关系。人体的任何一种结构，如时间型结构、空间型结构、功能型结构及"功能－时间－空间"型结构，都各自负载其特定的功能，各有着该结构与该功能之间的关系。如"下丘脑－垂体－肾上腺轴"和这个"轴"的整体功能的关系，就不是解剖形态与其功能的关系。解剖形态与其功能的关系，是人体多种多样的结构与功能关系中的一种，它不是唯一的，甚至可能不是主要的。西医学对器质性病变与功能性病变的关系的解释，只适用于解剖形态与其功能关系的范围，超出这个范围，力图用这一种关系来说明所有结构与功能的病理关系，当然不合实际，必然遇到困难。

第四，任何结构都有其发生过程，结构在本质上都是"过程流"。只要把发生学的观点带进对结构的理解，就必须承认，任何结构都是通过一个过程建立起来的；已经建立起来的结构，在机器的情况下机体是不能代谢的，而在生命的情况下，结构是要靠自我更新、自我复制、自我调节来维持的，结构的内容和形式都是"活"的，作为一种"过程"而存在。正如系统论所总结的："归根结底，结构（即部分的秩序）和功能（过程的秩序）完全是一回事：在物理世界中物质分解为能量的活动，而在生物世界里结构就是过程流的表现。"[8] 就人的解剖形态来说，其胚胎发育、个体成长有一个发生过程，解剖形态形成之后，要不断地进行自我更新，这要靠同化、异化的功能过程来实现，这种过程的机制、水平又要靠自我调节的功能来控制。无论从形成过程还是维持过程来看，解剖形态同样是一种"过程流"，其正常与否，首先取决于自我更新、自我调节等功能的正常与否。

第五，建立和维持解剖形态的功能，不能与解剖形态所负载的功能相混淆。如果我们把建立和维持解剖形态的生命运动称为"功能A"，把解剖形态所负载的功能称为"功能B"，那么人的解剖形态与功能的基本关系是：功能A建立并维持解剖形态，解剖形态反作用于功能A；解剖形态产生并维持功能B，功能B又反作用于解剖形态。其关系可表示如下（图5-18-1）：

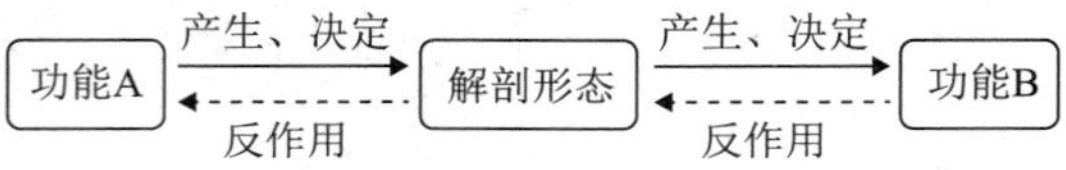

**图 5 - 18 - 1　解剖形态上功能 A 与功能 B 的关系**

不同的结构层次存在着各自的结构与功能的关系。但不论在什么层次上，都不能把功能A与功能B相混淆。功能B的疾病可根于解剖形态的异常，但功能A的疾病绝不能由它所建立的解剖形态的异常来说明。

**3. 疾病在本质上首先是功能性的**

只要对人体的结构、功能及结构与功能的关系有了更深入的理解，再考察影响结构和功能的因素和机制，就不能不得出结论：疾病在本质上首先是功能性的。

第一，就结构性病变而言，除了器质性病变，还有非解剖形态的结构性疾病。器质性疾病不过是结构性病变的一种特定情况，人体的结构多种多样，各种非解剖形态的结构都可发生疾病。可有时间型结构异常（如生物节律失调）、功能型结构异常（如各种功能轴失调）等，这些结构性病变并不会表现为解剖形态的异常，在本质上是"过程流"的异常，具有功能性疾病的性质。

第二，器质性病变不过是"功能 A"的异常发展到一定阶段的表现或结果。只要考虑发生学机制，就不能不承认，尽管外来致病因素的作用不可忽视，但"功能 A"的异常是器质性病变的内在依据，内因与外因关系在这里不能颠倒。除了硬性外伤以外，一般情况下，外来因素如果不干扰或破坏"功能 A"的能力和状态，就不可能造成解剖形态的器质性病变；外来因素在哪里引起病变，哪里必定有"功能 A"的虚弱部位和环节；可以认为，哪里有器质性病变，哪里就先有"功能 A"的异常。有一些器质性改变并不与特异性的外来因素有关，而是一种生理性的变化所致，这纯是由"功能 A"的变化引起的。因此，器质性病变不过是"功能 A"的异常得不到有效的控制，或进一步恶化，或被外因所承的一种结果。它可以作为"二次原因"，再产生出"二次结果"，造成其负载的功能（功能 B）异常。

第三，解剖形态所负载的功能异常并非都是由器质性病变引起的。因为影响某一解剖单元的功能的，不仅是其解剖形态是否正常，还有与其他解剖单元之间在功能上的相互作用及所受上一级系统（或环境）在功能上的调节控制。因而不发生器质性改变，其功能照样可以异常。在目前已知的各种官能症、综合征中，有许多属于这种情况。

第四，存在着大量与器质性改变无关的"纯功能性"疾病。人体实际发生的功能性疾病，除了解剖形态的功能异常之外，还有与器质性改变不联系的。一是人的基本生命功能（自我更新、自我复制、自我调节）的异常，不同结构层次上"功能 A"的病理改变可发展到不引起器质性改变的程度，表现为各种形式的"熵病"。二是功能子系统的功能异常，包括其功能性结构异常或不同功能子系统之间相互关系异常。三是在同一层次上或不同层次之间、在不同结构之间或同一结构的不同功能活动之间的相互作用的关系异常，往往表现为各种形式的功能"紊乱"和"失调"。四是人的整体功能即"系统质"的异常，如中医讲的阴阳失调、寒热、虚实等，它不同于任何一个解剖系统的功能异常，也不等于几个解剖系统功能异常的相加和。五是"亚病态"或"未病态"时的功能异常，它虽然尚未进入正式病理过程，但却是发展为功能性疾病或器质性疾病的前驱。

第五，人的生命活动从生理状态向病理状态的转化，在本质上是一种功能过程。无论是在时间上，还是在逻辑上，功能的异常比器质性改变处于"首先"的地位。在日常情况下，功能的异常是经常的、广泛的、基本的、深刻的，它大量表现为"纯功能性"病变，在一定条件下可以恶化为器质性病变，继而表现出其功能的异常。其关系可简单地用图5-18-2表示：

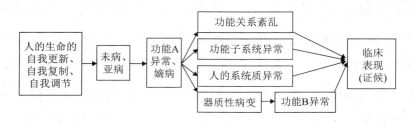

**图5-18-2 功能的异常变化**

在这里，亚病过程、"功能A"异常、熵病、功能关系紊乱、功能子系统异常、人的系统质异常，都是发生在器质性病变之前、之外的，无法从器质性病变及其功能异常做解释。这些功能性病变远远"大于"也"深于"解剖形态的"功能异常"，在理论上应当把这两种"功能性疾病"明确地区别开来。

### 4. 从"证"入手深化功能病理研究

器质性病变是一种真实的客观存在，但人体发病绝不是从此才开始的，更不能论定一切疾病都是或都起源于器质性病变，病理研究不能受此局限，病理学需要一场转变，把认识的重点从器质性病变转移到功能性病变，把认识的视野推进到解剖形态之前，建立和发展功能病理学。

中医注重的正是功能病理，从功能异常来认识和解释病因、病机。辨证论治所诊治的在根本上是功能性病变。中医已经认识和驾驭了许多基本的功能性病理内容，为医学贡献了第一部功能病理学。

中医的功能病理学在《黄帝内经》时代就已成形。其理论以气化学说为基础，从气的运化机制来说明人体功能的正常与否，从气形转化来说明形态结构的发生和维持。所谓"气始而生化，气散而有形，气布而蕃育，气终而象变"，"始动而生化，流散而有形，布化而成结，终极而万象皆变"，明确地把形态的生、结、育、变过程，理解为气的始、流、布、终的表现或结果，把结构理解为气化的"过程流"。把认识疾病的基点放在气化过程的正常与否上，提出的阴阳失调、气机失常、正邪交争三大病机，构成认识功能病理的基本框架。

《伤寒论》及其以后，功能病理学进一步发展，"证"的概念走向成熟，中医建立起辨证论治体系，对功能病理的认识更加深入。如六经证都是典型的功能性病变，太阳病的脉浮、头项强痛而恶寒，阳明病的胃家实、身热、汗自出、不恶寒、反恶热，太阴病的腹满而吐、食不下、自利益甚、时腹自痛，少阴病的脉微细、但欲寐等，从辨证的纲领，到每经病变的各种具体见证，所注意的病变内容都是"纯功能性"的。

中医的辨证论治体系构成了功能病理学的基本内容，八纲、六经、脏腑、经络、气血津液、三焦等不同辨证方法，所辨的都是功能性病变。由于人的功能异常可发生在多个层次，每个层次又可发生在多个方面，每个方面又可有多种不同性质的异常，每种性质的异常又可有不同的程度，因此临床诊治必须进行具体的分析、鉴别。这些不同的辨证方法，就是从功能异常的不同层次、方面，来判明发生了什么性质、什么程度的病变。

"证"是辨证论治的核心，也是中医功能病理学的核心。每一证都具体地集中地反映病人的功能异常的病因、病机、病位、病性、病势，是人的功能异常的特定疾病态。"证"的病理内容并非必然地排除器质性病变，但在本质上是功能性的，几乎包括了亚病、"功能 A"异常、熵病、功能关系紊乱、功能子系统异常、人的系统质异常以及器质性病变及由此引起的功能异常，比较全面深刻地反映了功能性病变的内容及其与器质性病变的关系。

中医学的这种功能病理学在本质上是符合人身实际的、正确的，但研究的深度和准确性却是不足的。例如，人体功能异常的不同层次（如六经）、不同方面（如阴阳）、不同性质（如寒热）、不同程度（如标本）在体内的实际内容是什么，各种功能异常在物质、能量、信息方面的具体表现是什么，临床各种证候的内在变化内容和本质是什么，在多种功能异常中哪些是器质性病变引起的功能异常、哪些是器质性病变之前和之外的，等等，都还没有做出具体的研究和说明，因而临床诊治还比较笼统、模糊，限制了疗效的提高。

中医的功能病理学代表了病理学未来发展的方向。辨证论治已经驾驭的各种功能性病变内容，为发展功能病理研究奠定了坚实的基础；"证"的研究存在的各种不足和困难，为功能病理研究提出了一大批科学问题；而两千多年的临床实践和经验，又为解决这些问题准备了宝贵的资料。因此，以"证"为纲，以"证"的未知其所以然的问题为突破口，运用现代科学的知识和方法，加深对人的功能、功能与结构的关系、功能异常为病的研究，是发展功能病理研究的一条捷径。

## 参考文献

[1] 辞海 [M]. 上海：上海辞书出版社，1989：1975.

[2] 辞海 [M]. 上海：上海辞书出版社，1989：1346.

[3] 杨振华. 谈"功能性"疾病 [J]. 医学与哲学，1985：2.

[4] 石寿棠. 医原 [M]. 南京：江苏科学技术出版社，1983：16.

[5] 吴德昌，孙殿久，金保纯，等. 人体机能解剖学 [M]. 北京：科学出版社，1983：1.

[6] 祝世讷. "五藏"是人身功能子系统 [J]. 山东中医学院学报，1996，20（6）：360.

[7] 祝世讷. 经络的结构是"超解剖"的功能性结构 [J]. 山东中医药大学学报，1997，21（1）：2.

[8] 贝塔朗菲. 一般系统论 [M]. 北京：清华大学出版社，1987：25.

【原载于山东中医药大学学报，1997，21（2）：88 - 92】

# "证"——开辟功能性病理研究的新领域

随着疾病谱的改变,功能性病变的地位日益突出,显示出比器质性疾病更加深刻和复杂的性质,但整个医学对功能性病变的研究还十分薄弱和肤浅,在众多大病、复杂性疾病的防治上面临困难,迫切需要从功能性病变上进行突破。

辨证论治是中医特色的核心,是中医的一项重大发明,其突出贡献是对功能性病变的深刻认识,达到了其他医学至今难以企及的深度和广度。研究和阐明"证"的病变本质,进而揭开功能性病变的复杂性面纱,不仅会促进辨证论治的现代化,更重要的是将实现功能性病变研究的重大突破,开辟功能性病理研究的新领域。

半个多世纪来,关于"证""证候"的研究众多,在认识上有了量的积累,还没有达到质的飞跃或突破的阶段,原因在于没有找到突破口。已有的研究往往局限于诊断层次而不能向病理层次深入,局限于病变的临床征象而不能向内在病变深入,局限于医学的现有视野而不能以新视野向新的领域开拓。"证"的病变本质研究要突破,应当从冲破这些局限开始。

## 1. 从诊断学向病理学深入

"证""证候"研究存在的一种局限或误区,是没有如实地将其作为病理学概念,而仅当作诊断学概念,使研究停留在诊断学层次,没有向病理学层次深入。目前主流的观点认为:"证候,是一个独立的诊断学概念。"[1] "证候不仅是中医的疾病模型,也是中医学特有的诊断概念。"[2] "证候概念属于中医诊断学的范畴。"[3] 而关于"证""证候"的定义和解释，也认为是由诊断所形成的"病理概括"："'证'是'证候'，它是机体在疾病发展过程的某一阶段出现的各种症状的概括。"[4] "证，是机体在疾病发展过程中的某一阶段的病理概括。"[5]

要研究和揭示"证"的病变本质，就必须首先从研究思路上澄清："证""证候"究竟是病理学概念，还是诊断学概念？究竟应从患者身上的病理改变来阐明，还是应从医生的诊断"概括"来阐明？答案只能是前者，不是后者。

中医对"证"的研究是以临床"辨证"为基础，从诊断学层次着眼、入手的，还没有发展到从病理学层次去揭示其病变本质。但是，对"证"的认识又与病机学说联系在一起，与病机密不可分，其内涵是反映在特定病机作用下所形成的特定病理改变。因此，"证"本来或首先是一个病理学概念，不过在临床诊断中大量使用，是临床"辨证"运用的一个核心性概念。需要明确，并非在诊断中运用的概念都是诊断学概念，不只中医学，整个医学的诊断学都在大量运用病理学概念，没有病理学概念就无法形成诊断。

把"证"误作诊断学概念的一个重要原因，是把患者身上发生的作为特定病变过程的"证"，与医生对其进行"辨证"所形成的"概括"混为一谈。"证"是发生在患者身上的病变，存在于医生诊断之前、之外，没有就诊的患者患病有"证"但没有医生的"概括"。"概括"只是医生对患者所患病证进行诊断的认识产物，是"把事物的共同特点归结在一起"，是对于发生在患者身上的"证"的"复写、摄影、反映"，并不是患者身上的"证"本身。医生"概括"得是否正确，要看它与患者身上的"证"是否相符，因而就有"确诊""漏诊""误诊"的差异。总之，"证"是在患者身上发生的，不是由医生的"辨证"所"概括"出来的；需要揭示的是患者身上究竟发生了什么，而不是它被医生"概括"成什么。

要研究和阐明"证"的病变本质，必须划清病理学概念与诊断学概念之间的界限，还其病理学的本来面貌，深入到病理层次进行研究；必须划清发生在患者身上的"证"与由医生"辨证"所得的诊断结论之间的界限，把研究集中到患者身上，去探讨"证"在人身上究竟发生了什么样的病理改变。

**2. 透过外在征象揭示内在病变**

"证"作为一种病变过程，既有"藏于内"的病机、病理，又有"现于外"的临床征象，要研究和揭示"证"的病变本质，关键在于研究和阐明"藏于内"的病变机理、病变内容、病变规律。但是，已有的研究在这里也存在着混乱甚至误区。

有的把"证"与"证候"等同，认为二者就是"疾病征象"。有些考证认为，中医学在历史上使用的证、候、症和由它们派生而来的证候、症候、病候、病证、病症、病征、病状等，以及现今使用的证候和症状，都是在一定历史时期内可以替换使用的同义词，它们之间没有本质差异。有文献认为："证候一词大体上可以说是经过医生全面仔细的诊察和思考之后，用以说明疾病情状的一种凭据或术语。"[6]"证候指患病时出现的互有联系的一组症状。"[7]有人甚至把"证候"规范为"症状组合"。

有的主张把"证"与"证候"区别开来，认为"证候"是"疾病征象"，"证"是对"疾病征象"进行的"病理概括"。如称"证候是体现在患者机体上的异常征象"，"证是对证候所进行的本质的病理抽象与概括的产物"[8]。这种观点虽然开始把"证"与"证候"区分开来，但只是把作为"四诊"对象的"疾病征象"，与作为诊断结论的"病理概括"区分开来；在这里，"证候"是存在于病人身上的，而"证"却存在于医生的认识中，是医生通过诊断认识所形成的"概括"，仍然不是发生在病人身上的病变本身。

要研究和阐明"藏于内"的病变过程及其本质，需要把内在的病变过程与外在的临床征象区别开来，着力去研究和揭示内在的病变过程。与此相应，应当把"证"与"证候"两个概念更加深刻地区别开来。

第一，可以把"证"定义为"藏于内"的病变过程，是从中医病机学所认识的特定病理改变。它发生在人的机体内，是由特定病机引起的特定病变过程，以阴阳失调、正不胜邪、气机失常、寒热、虚实、表里等为主要性质，包括病因、病位、病性、病势等主要内容。它是"藏于内"的，难用人的感觉器官直接感知，但可以用实验方法和检测手段来查验。

第二，可以把"证候"定义为"证"的临床征象，即"证之候"。"证"是

"藏于内"的，"证候"是"现于外"的，即"候，伺望也"，"证候，谓病状也"。包括症状、体征、脉象、舌象、主诉等，可通过望、闻、问、切而察知。一种特定的"证"规律性地外现为一组特定的"证候"，只要掌握了这种规律，就可依据一组特定的"证候"来判断其对应的是什么"证"。

区分"证"与"征候"的目的，是要透过外现的"证候"深入到内在的"证"，去研究和阐明其内在的病变过程和机制。如"肾阳虚证"，"藏于内"的"证"是肾藏阳气虚衰，"现于外"的"证候"是腰膝酸软而痛、畏寒肢冷、头目眩晕、舌质淡白胖嫩、舌苔白润、脉沉迟而弱等。要阐明"肾阳虚证"的病变本质，只在腰膝酸软而痛、畏寒肢冷、头目眩晕、舌质淡白胖嫩、舌苔白润、脉沉迟而弱等"证候"上下工夫解决不了问题。必须深入到机体内部，去研究"肾藏"是什么、"肾阳"是什么，"肾阳虚"是在什么地方发生了什么内容、什么性质的异常，其发生和发展的机制和规律是什么，只有从"藏于内"的这些具体病理内容，才可能揭示其病变本质。总之，研究和阐明"证"的病变本质，就是要从这样的思路，来揭示"藏于内"的病变内容和机制。

**3. 向器质性疾病之前、之外开拓**

西医认为疾病在本质上首先是器质性的，功能性疾病是由器质性疾病引起的，最终都可找到器质性疾病的根据。而中医是以"证"为核心认识疾病，在本质上首先是功能性的或是以功能性病变为主轴，虽然也包含众多器质性疾病，却是把它放到功能性病变的背景中来看待。这与西医之"病"有着原则性差异，这种差异既是中医的特色所在，也是中医的优势所在，更是"证"的研究实现创新的突破口所在。

已有的临床实践和现代研究证明，中医之"证"与西医之"病"虽然有众多交叉，但"证"与"病"之间没有一个能够完全对应，"证"的许多内容是西医至今没有企及的。中医之"证"落在西医视野之外的，主要是发生在器质性疾病之前、之外的功能性病变，把它们揭示出来，阐明其病变的内容、性质、机制，在病理学研究上将是重大的突破和创新。

第一，不可分解的整体性功能异常。目前较普遍地认为，"证"是机体对致病因素的整体反应状态，既是功能性的，又具有不可分解为部分或其相加和的整体性，这种认识是正确的，重要的。现代人体科学的研究认为，中医之"证"是人体功能的异常状态——疾病功能态；系统科学认为人的系统质（即不能分解为各部分或其相加和的整体性能）异常，是典型的整体功能性病变；这些新研究与中医的观点完全一致。"证"的这种性质和内容远在西医之"病"以外，应当以此为突破口，大力开拓"整体反应""疾病功能态"的病理研究。

第二，器质性疾病的前驱性功能异常。西医注重器质性疾病及由其引起的"功能 B"异常，忽视引起器质性疾病的内在功能异常；中医认为"大凡形质之失宜，莫不由气行之失序"，认识到是"功能 A"建立和维持着形态结构，其异常变化是引起器质性疾病的前驱性功能异常，同时还有"熵病"[9]。"证"的病变内容有许多属于"功能 A"异常和"熵病"，从这个方向进行开拓，将实现功能性病理研究的重大突破。

第三，非解剖结构的病变。器质性疾病主要是解剖结构的异常，而人的机体还存在大量非解剖结构（各种关系网络、功能子系统等），其结构性异常或功能性异常都是疾病，但不是器质性疾病，而是功能性病变[10]。"证"的大量内容正是这种性质的病变，却是西医迄今没有企及的，因而与西医之"病"具有"不可通约"性，从这里进行开拓自然具有自主创新的性质。

第四，全方位地揭示机体病变的谱系。"疾病在本质上是器质性的，由其引起功能异常"的观点，只反映了机体病变谱系的局部情况，是片面的、狭隘的。通过"证"的病变本质研究，把发生在器质性疾病之上、之前、之外的多种功能性病变全面地揭示出来，可从新的视野全方位地认清机体的病变谱系。该谱系可简要地用图 5 - 19 - 1 表示：

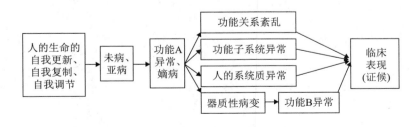

图 5 - 19 - 1　"证"角度病变谱系

在这个谱系中，西医之"病"的视野主要集中在器质性疾病及由其引起的

"功能 B"异常；而中医之"证"的视野则宽得多、深得多，包括未病、亚病、熵病、人的系统质病、关系网失调、"功能 A"异常，以及器质性疾病和"功能 B"异常，这是人的功能性病变的深刻性、复杂性所在。这是医学迟早必将攻克的领域，中医在这里已先人一步，从这里进行突破，将为功能性病理研究做出开创性贡献。

## 参考文献

［1］冷方南．中医证候辨治规范［M］．北京：人民卫生出版社，1989：3.

［2］邓铁涛．中医证候规范［M］．广州：广东科学技术出版社，1990：1.

［3］姚乃礼．中医证候鉴别诊断学［M］．北京：人民卫生出版社，2002：3.

［4］北京中医学院．中医学基础［M］．上海：上海科学技术出版社，1978：5.

［5］印会河．中医基础理论［M］．上海：上海科学技术出版社，1992：8.

［6］辞海（上册）［M］．上海：上海辞书出版社，1989：1020.

［7］梁茂新，刘进，洪治平，等．中医证研究的困惑与对策［M］．北京：人民卫生出版社，1998：126.

［8］祝世讷．中西医学差异与交融［M］．北京：人民卫生出版社，2000：326，411，430，491.

【原载于山东中医药大学学报，2007（5）：355－357】

# 论治疗深度

有必要提出和研究"治疗深度"问题。

所谓治疗深度，就是治疗的层次性和加强深度治疗的问题。人的疾病有层次性，治疗的作用究竟发挥在什么层次上，或通过什么层次的机制发挥作用，才符合疾病的实际，才更科学？治疗学对这个问题的研究和回答至今并不十分明确，临床诊治对治疗深度特别是深度治疗重视不够，治疗往往达不到必要的深度，影响和限制疗效的提高，在较复杂的疾病特别是大病、难病的治疗中，这个问题显得尤为突出。

注重疾病的层次性，强调深度调理，是中医治疗学的一大特色，有相当丰富的理论和实践，但迄今没有从治疗深度的角度进行专门的挖掘和整理。提出和研究治疗深度问题，既是整个治疗学发展的需要，也是发扬中医特色的需要。

## 1. 病变和治疗的层次和深度

治疗的深度，首先是病变的深度问题。除少数较简单的疾病外，大多数疾病的发生、发展都具有不同程度的层次性。这种层次性可以表现在形态结构上，也可以表现在功能活动上，更可以表现在时间过程和逻辑上。病变的层次与层次之间，有着质的差别，又存在着相互联系和相互作用，形成一次因果、二次因果、三次因果及更深层次的因果链；在现象与本质的关系上，有着一级本质、二级本质、三级本质及更深层次本质的不同。一般来说，只要存在层次性，深层的病因、深层的本质，对于病变和治疗，都更具决定意义。

疾病的层次性决定治疗必须有层次性。按病变层次治疗直达最深病本，应是治疗学的一项基本原理，可称为"治疗深度原理"。其基本要求是治疗的层次和深度要与病变的层次和深度一致，重在深度治疗。其具体要求可分为以下两个方面。

第一，层次原则。即治疗要分层次，发生在不同层次上的病变或病变在不同层次上的内容，要按相应的层次进行诊治。

第二，深度原则。即重在深度治疗，只要病变存在两个以上的层次，就要按层次之间的内在关系，在分层次治疗的前提下，着重于深层次治疗，直达最深层次。

治疗深度是目前临床治疗实际上已以遇到但没有解决好的一个问题。一方面，有些治疗乐于从简从便，存在着表面化、简单化倾向，治疗效果不佳甚或造成误治和医源性疾病。另一方面，许多研究正在开拓治疗的深度，如应激疗法、免疫疗法、基因疗法、细胞膜调节、自稳调节以及对内分泌功能轴、调节功能环节反应能力[1]的研究和调节等，都在把治疗作用推向深层次。

从癌症的治疗来看，目前占主流的虽然仍是手术加放疗、化疗的方法，原则上不问癌变发生的机制和过程，注意力集中于已经发生的癌肿，治疗的深度不够，治疗效果不太理想，更深刻的治疗原则和方法正在研究和发展中。如关于控制癌变原因和机制的方法，包括对外源性致癌因子的研究和控制，对内源性致癌基因的研究和控制，对细胞癌变机制的研究和控制等。更深的研究则把细胞癌变理解为人的生命运动在内外环境条件的扰动下发生的异常环节或过程，力图通过对人的生命运动的调理，调动和发挥机体的自我调节能力来纠正这种异常，各种扶正祛邪疗法、气功疗法、自然疗法及致癌机理的"双区理论"[2]等，都从这方面做了有益的探索。

中医和西医现有的治疗理论和临床实践，实际上已经存在着不同的治疗层次，达到了不同的治疗深度。大体来说，可就其主要特点概括为三种基本模式。

第一，修理模式。把疾病理解为机体的局部异常，治疗的中心在于消除或修复已有的病灶，在病理和治疗上都不注意机体的自愈力。其代表性观点是："身体是机器，疾病是机器故障的结果，医生的任务是修理机器。"[3]可用图 5 –

20 - 1 表示。

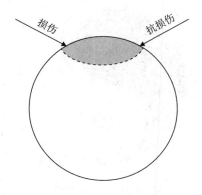

**图 5 - 20 - 1　修理模式**

第二，特异模式。把疾病理解为由特异性原因引起的特异性病理改变，损伤与抗损伤分别是疾病和治疗的本质，特异性地消除病因、纠正病理是治疗的主旨，注意到了机体的自愈力，但未有机地纳入病理和治疗的体系之内。可用图 5 - 20 - 2 表示。

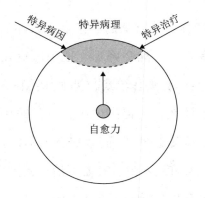

**图 5 - 20 - 2　特异模式**

第三，治本模式。把疾病理解为机体生命过程本身的异常，疾病的本质是"正气虚"，是正不胜邪、邪乘正虚为病，扶正是治疗的主导方面，故治病必求本，一推其本，诸证悉除，依靠和调动机体本身的自我调节能力是疗愈的枢机。可用图 5 - 20 - 3 表示。

这三种治疗模式对疾病的本质理解不同，治疗的层次和深度不同，取效的机制也不同。从这三种模式的差别我们可以看到，在治疗深度的研究上，特别

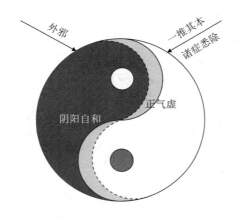

图 5 - 20 - 3　治本模式

突出的问题有两个，一是如何分层次治疗、重在深层次、直达最深层次，二是如何推动和发挥机体固有的自愈机制和能力进行自主调理。

**2. 分标本重治本的治疗深度**

中医治疗学的内容丰富多彩，但迄今的研究往往流于在同一平面上的归纳总结，没有注意和强调其重在深度治疗的特色和优势。有相当多的研究表现出严重的舍本逐末倾向，打着各种时髦的幌子，人云亦云，亦步亦趋，匆匆于见菌杀菌，见炎消炎，脂高降脂，糖高降糖，把中医重在深度治疗的特色丢在脑后。昔有王应震经验之论："见痰休治痰，见血休治血，无汗不发汗，有热莫攻热，喘生休耗气，精遗不涩泄，明得个中趣，方是医中杰。行医不识气，治法从何据，堪笑道中人，未到知音处。"而今却有大不以为然者，称："怎么能见痰休治痰、见血休治血呢？有痰不治、有血不治，还治什么？"

中医有对症治疗，也有特异治疗，更有深度治疗。问题在于，这些不同的治则、治法在整个治疗体系中的地位、作用十分不同。其中，"治本"是一项基本原则，有一整套分层次、重在深层次、直达最深层次的治则和治法，是中医治疗学最突出的特色。

第一，区分标本，重在治本。

关于治疗深度，中医有两项重要理论：

一是标本论。这是层次原则，认为病有标本，治亦应区分标本，正确地认识和处理"根、本"与"枝、叶"的关系。明确指出："病有标本……知标本者，万举万当，不知标本，是谓妄行。""夫阴阳逆从标本之为道也，小而大，言一而知百病之害。"

二是治本论。这是深度原则，区分标本的目的，在于分清主次，抓住本质，把注意力集中于"治本"上，重在深度治疗。强调"善为医者，必责根本""病变万端，各有其本，一推其本，诸证悉除"。

第二，贯穿于御病、诊病、祛病、愈病的全过程。

中医重"本"治"本"，并不单纯是临床上一病一证的具体诊治方法，而是贯穿于预防、治疗、保健的各个领域，贯彻于诊断、治疗、痊愈的全部过程，形成一套完整的"治本"原理，可概括为"御病知本，诊病求本，祛病治本，愈病固本"。

"御病知本"指养生和治未病就要灌根养本。养生者，就是要养"根、本"以茂"枝、叶"，强调"澄其源而流自清，灌其根而枝乃茂"是"自然之经"，主张"故凡养生，莫若知本，知本则疾无由至矣"（《吕氏春秋·尽数》）。

"诊病求本"是诊察疾病要分清标本把握病本。对每一位患者的具体病证，都要考察和分清其具体的标本关系，务究其本，强调"治病必求于本""圣人不察存亡，而察其所以然"。

"祛病治本"是把治疗措施的作用点放在对"本"的调理上。"求本""治本"就是要把治疗推进到病的"所以然"处，执其枢要，可"众妙俱呈"。正如景岳所说："病变虽多，其本则一。知病所从生，知乱所由起，而直取之，是为得一之道。譬之伐木而引其柢，则千枝万叶，莫得弗从矣。"

"愈病固本"是疾病的痊愈要以"固本"为基。"固本"是保证疗效、实现良好预后的基础。正足邪自去，养正积自消，未有正气复而邪不退者，亦未有正气竭而命不倾者。

第三，重在最深病本的调理。

"治本"原则不限于一般地重本、治本，其实质是强调要治到最深层次的病本。《黄帝内经》有一众所熟悉的治法："壮水之主，以制阳光；益火之源，以消阴翳。"当时是就"诸寒之而热者取之阴，热之而寒者取之阳"的情况所论，因为以苦寒治热而热反增，非火之有余，乃真阴不足，阴不足则阳有余而为热，故当取之于阴，阴气复则热可自退，而不宜治火；以辛热治寒而寒反甚，非寒之有余，乃真阳不足，阳不足则阴有余而为寒，故当取之于阳，阳气复则寒可自消，而不宜攻寒。

这里实际上涉及病机的三个层次，明确地把治疗的作用点放在了最深的第三个层次。第一层次是"阳光""阴翳"，这是"存亡"所在，是标不是本，不宜直取。第二层次是"水""火"，"阳光"的病本不在"火"而在"水"，"阴翳"的病本不在"水"而在"火"，故须阳病治阴，阴中求阳，阴病治阳，阳中求阴。第三层次是"水"的真阴不足和"火"的真阳不足如何治，其工之精在于"澄其源""灌其根"，就阴阳自然运化之机，助其生生之气，"壮水之主"以治阴，阴气复而阳光制；"益火之源"以治阳，阳气复而阴翳消。如果不分标本，不治最深之本，而用治火的方法直治"阳光"，用攻寒的方法直治"阴翳"或简单地"壮水以制阳光""益火以消阴翳"，就不合病机实际，工与病就标本不符，治疗必然隔靴搔痒，难有满意疗效。

中医的这种直达最深病本的深度治疗在临床上具有相当的普遍性。如关于"见痰休治痰"，就是不直治痰而治痰之病本。痰由津液在病理变化中转化而来，外感内伤均可在一定条件下引起津液停聚而成，可有痰流经络、痰伏筋骨、痰着筋膜、痰浊壅肺、痰迷心窍、痰郁气结、痰瘀互结、痰热风动等多种病机。不论何种病机，都存在着痰因病生、因痰生新病的层次性。因痰而病者，病为标，痰为本，治痰为治本；但痰由病生，痰为标，生痰之病为本，治痰必先治生痰之病，是为治病本之本。故见痰休治痰，应先治生痰之病。这里同样存在着病变的三个层次，应从最深层次着手调理。

**3. 推动机体自主调理的艺术**

如何推动和发挥机体的自愈机制和能力进行自主调理，是最深层次治疗的核心问题，也是治疗深度的最深本质问题。不能怀疑和否定治疗手段对于祛除疾病的重要作用和在一定条件下的决定性意义。但是，同样不能怀疑和否定，机体与疾病的矛盾是贯穿于一切疾病和疾病的一切阶段的基本矛盾，从根本上决定疾病的发生、发展、转归、痊愈，疾病的好转必须以机体与疾病的矛盾的良性转化为基础，归根到底，疾病主要是靠机体自身的力量痊愈的。

西方古代医学对机体的"自愈力"早有认识，近代以来的"生物医学"中也没有给机体自愈力留下位置，所关注的是损伤与抗损伤之间、特异性病理与特异性治疗之间的"一对一"的矛盾关系，过分地甚至是孤立地强调了治疗的作用，忽略、轻视了机体自愈力的作用。现代发展的应激学说和应激疗法、免疫学说和免疫疗法等，虽然认识了机体防卫反应的部分机制并用于治疗，但仍然是孤立地、特异性地用于某些特定疾病的治疗，没有形成一种一般原理贯彻到治疗的各个领域。直到 20 世纪后半叶，才从理论上肯定："任何有效的治疗不过是为痊愈创造了有利条件或者缓解了病情，为机体自愈争得了时间。疾病的痊愈终归还得依靠人体本身的自愈能力，包括免疫、防御、代偿、修复、适应等机能。"[4] 而这样的理论观点要转化为治疗原则和方法贯彻到临床上，还需要时间。

中医学则非常不同，虽然不乏"修理""特异"式的治疗，但历来十分重视机体本身抗病、祛病的机制和能力，强调其在治疗中的决定性意义，并把它作为一般原理贯彻到病因病机学和整个治疗体系中。在其"治本"原则中，一种最深层次的调理，是依靠、推动、发挥机体自身的抗病、祛病、愈病的机制和能力进行自主调理。

第一，病因病机以"正气"为核心。

中医的病因病机学说把机体的"正气"与致病的"邪气"的矛盾作为基本矛盾，贯彻在对一切疾病的诊治当中。没有离开"邪气"的病，更没有离开"正气"的"邪气"，内外环境条件的变化能不能构成"邪"，取决于它与"正气"的关系，关键在于"正气"的状态。在"正"与"邪"的矛盾中，"正"是矛盾的主要方面，"正气存内，邪不可干；邪之所凑，其气必虚"。正不胜邪为病，本质是"正气虚"。

第二，治疗原则以"扶正"为纲要。

"正"与"邪"的矛盾贯穿于一切疾病当中，疾病的本质是"正气虚"，克服"正气虚"是扭转病机的关键，各种疾病的治疗必然以"扶正"为纲。尽管在不同条件下"扶正"的要求和方法不同，对"扶正"与"祛邪"的关系处理不同，但任何疾病的治疗都离不开"扶正"，"扶正"是指导一切治疗的一条基本原则。

第三，治疗方法以"自和"为枢。

在多种扶正、祛邪的治法中，包含着一种最深层次的治疗原理——推动和发挥机体本身的祛病、愈病的机制和能力，即调理和推动"阴阳自和"，使疾病自愈。阴阳自和是发病的枢机，也是治病、愈病的枢机。仲景明论："凡病……阴阳自和者，必自愈。"柯琴发挥曰："欲其阴阳自和，必先调其阴阳之所自。"把治疗手段基于阴阳自和，调于阴阳自和，效于阴阳自和，这是"治本"的最深之"本"，"扶正"的最深之"正"，治疗的最深之治。

第四，治疗手段以"自主"为中介。

方药、针灸等各种治疗手段，虽然有些情况下用于对症治疗、特异治疗，但从其基本的取效原理来看，是一种中介调理。所谓中介调理，是治疗手段不直接地特异性地攻除病邪，而是作用于不同层次上的自我调节机制和过程，推动其自主地进行自我调节，使阴阳、气血的失常态转化为正常态，由此而产生出二次效应甚至三次、四次效应，表现为临床疗效。这是以机体的自主调节为中介进行的一种深度调理。

现代研究发现方药多有"双向"调理作用，实际上方药的治疗效应不仅是"双向"的，而是"多向"或"任意向"的。因为方药的作用不在特异性地纠正某种症状或指标，而在推动机体的自主调节，只要"扶正"了，"正虚"表现在任何方面的异常都可调整过来。如桂枝汤的研究证实，对发热者有退热作用，对低温虚寒者有温经作用；下痢者服之可止痢，便秘者服之可通便；血压高者服之可降压，血压低者服之可升至正常；心率快者服之可减慢，心率慢者服之可提高至正常；取微汗解肌可发汗而不伤正，对自汗出者可止汗而不留邪，等等。这是"一推其本，诸证悉除"。"推其本"是方药的作用点，"本"是中介；"诸证除"是效应，是"本"被推动所产生的二次或三次、四次结果，是"本"被"扶正"后，所有方面异常证候的消除。

针灸治疗是通过经络的调节功能取效的，效与不效取决于经气的应与不应，这更是以"经气"为中介。"气至而有效"，气速效速，气迟效迟，气不至而不治。故张景岳曰："凡治病之道，攻邪在乎针药，行药在乎神气。故治施于外，则神应于中，使之升则升，使之降则降，是其神之可使也。若以药剂治其内而脏气不应，针艾治其外而经气不应，此其神气已去，而无可使矣。"

总之，疾病发生在人的生命活动当中，中医的治疗是驾驭人体的自我调节功能推动机体自主调理的一门艺术。尽管由于历史的局限，中医的治疗还有许多不尽人意之处，但从治疗深度的角度来看，它却达到了迄今为止我们能够认识到的最深层次，区分标本，重在治本，直达最深病本，强调依靠和推动机体的阴阳自和的机制和能力进行自主调理，这是中医治疗学最杰出的创造、贡献、特色。

运用治疗手段，依靠、推动、发挥机体固有的抗病、祛病、愈病的机制和能力进行自主调理，应当是治疗学的第一原理。

## 参考文献

[1] 杜明斗. "调节功能环节反应能力学说" 与中西医结合基础理论研究 [J]. 中国中医基础医学杂志，1996，2（6）：8.

[2] 新华社北京电. 我国癌症研究获重大突破 [N]. 北京：光明日报，1993 - 08 - 15.

[3] 恩格尔. 需要新的医学模型：对生物医学的挑战 [J]. 医学与哲学，1980，1（3）：88 - 90.

[4] 彭瑞聪主编. 医学辩证法试用教材 [M]. 大连：医学与哲学杂志社，1983：96.

【原载于山东中医药大学学报，1997，21（3）：162 - 166】

# 调理——大力开拓非特异治疗之路

在西方医学传统中，特异性病因、特异性病理、特异性药物、特异性治疗是一条基本原理，凡是符合这些特征的病变，都可遵循这一原理来防治。但是，有两大领域远在这一原理之外：一是复杂性疾病，其非特异性成为临床防治的一大难点；二是中医的理论和实践，从病因、病机到治疗法则和方药功效，非特异性占着主导地位。事实上，在人的健康与疾病中，非特异性比特异性更加普遍和基本，过分甚至孤立地强调特异性，无视或自外于非特异性，是当代医学面临困难的一个重要原因。

中医不乏对特异性的认识，但从总体来看，对非特异性的驾驭是主导方面。非特异性病因、非特异性病机、非特异性治疗法则、非特异性方药功效构成了中医的非特异性原理，这是超越西医的一大发明和创造。许多"现代研究"试图按特异性原理对其进行验证，但大都失败，显示出中医驾驭的非特异性规律所具有的独创性和巨大发展潜力。

以非特异性防治思路和方法来攻克非特异性疾病是医学发展的一条必由之路，中医在这里占有战略先机。应当把对非特异性的研究作为自主创新的一个突破方向，研究和阐明病因学、病机学、方药学的非特异性机制和规律；在治疗学上，"调理"是一个更容易入手的突破口，由此可以大力开拓非特异治疗的道路。

## 1. 特异性原理对复杂性疾病无能为力

一百年前，微生物学家科赫（1843—1910）提出的"科赫定律"，为医学的特异性法则树立了一个榜样，即要确定一种微生物是某种传染病的病原体，有三条原则：①要能从相应的病例里分离出这种微生物。②要能在宿主体外培养出这种微生物。③分离出来的微生物要能在另一健康宿主中引起典型的病变和症状，并能把这种微生物从这个宿主中再分离出来。这三条原则的本质是"专一性"，它成为特异性原理的核心。

特异性法则以其简明性、确定性、严格性为人们所热爱，在病因学、病理学、诊断学和治疗学中已经成为一种规范甚至教条。但是，微生物并不总是按科赫定律行事，患者也不总是按科赫定律生病，远在科赫定律之前、之外，有更多的非特异性机制和规律在起作用，而热衷于特异性原理的人们往往把它们排除在视野之外，只愿意处理那些符合特异性原理的事情，甚至有人力图把非特异性的东西改造成特异性的东西来处理。

随着疾病谱的改变，各种非特异性现象犹如潮水般涌来，在生理学、病理学、病因学、治疗学、药理学等领域，都遇到大量的非特异性问题。有些病变虽然能够分离到病原微生物，但同一种细菌可以引起不同的病变，而不同的细菌可引起同一种病变；病原微生物处于复杂的关系和变化中，许多在理论上具有特异性杀菌作用的药物在临床治疗中失去其特异性；有些病变并非由病原微生物引起，但却难以分离到另外的特异性病原体；在已经认识到的各种"失调"病变中，更难找到特异性因素，有些连具有特异性意义的理化指标改变都难以确定；特异性法则对于这类疾病的治疗更感无效；一批又一批以"非特异性"为前缀的病名出现在临床报告中，非特异性病因、非特异性病理、非特异性药效等成为医生们越来越多的解释和总结。

对于这些非特异性现象，人们往往用"复杂"来概括，复杂性落在特异性原理的视野之外，特异性原理无法应对复杂性疾病。

**2. 需要驾驭非特异性的机制和规律**

何谓非特异性？其机制和规律是什么？现代科学的理论和方法对此已经有了深刻的揭示。特异性的本质是线性关系，非特异性的本质是非线性关系，需要从线性关系与非线性关系来认识特异性与非特异性的本质和规律。

特异性的本质特征是"专一性"，这是一种典型的线性关系。所谓线性关系，是指可用线性方程来表达的关系，它在数学上有确定的解，因而具有简明、确定、严格的特点。这种关系的主要特征是：①叠加性，即几个因素作用的相加和就是这些作用的总作用（整体等于部分之和）。②均匀性，即作用因素在作用过程中不发生变化，在输入和输出之间保持不变的比例因子。③对称性，即作用的方向可以逆转而其属性不变，同一因素的正向作用与反向作用性质相同。

例如，在天平上，一个2g的砝码再加上一个3g的砝码，总重量是$2g+3g=5g$；在称量过程中砝码本身的重量不发生改变，两个砝码放置的先后顺序与总重量无关；同一个砝码先放在左侧、后置换到右侧，不会改变本身的重量和称量的效果。

非特异性是典型的非线性关系。所谓非线性关系，是指用非线性方程才能表达的关系，它在数学上没有确定的解，因而具有不简明、不确定、不严格的特点。这种关系的主要特征是：

（1）非叠加性　即作用于同一对象的几个因素之间存在着相互作用，其作用的总结果不等于各因素单独作用的累加和，也不能用各因素单独作用的累加和来解释，具有整体不等于部分之和的特性。例如，中药方剂的整体功效不是方内各药功效的累加和；服用方剂的治疗功效也不是单独服用方内各药的治疗功效的累加和。

（2）不均匀性　即作用因素在作用过程中自身发生变化，在作用的初始状态与终末状态之间不存在保持不变的比例因子，发生着催化、分叉、交叉、振荡、突变等不同变化。例如，外来因素引起某脏变化进而引起五脏之间的生、克、乘、侮变化，中药进入体内生成二次代谢产物再产生治疗效应等。

（3）不对称性　即作用一去不回，正向作用与反向作用不等价。例如，生命的代谢、繁殖过程不可逆，人的生、长、壮、老、已过程不可逆，进入机体的药物、针灸等作用不可逆等。

非线性关系往往同时具有上述三种特征，一个现象或事物往往由多种非线性关系交叉在一起，呈现为"复杂"。例如，"吃进的是草，挤出的是奶"；精子与卵子受精发育为胚胎和人体，初始作用与终末结果之间充满极复杂的变化；雪崩、地震、股市崩盘、"蝴蝶效应"等，都是由很小的因素通过非线性变化达到一定程度突然爆发。

对于人的健康与疾病中的非线性关系已经有了一定研究。如关于大脑的神经动力学研究发现，人脑的复杂性并不在于脑细胞有 $10^{12}$ 之多，而在于脑细胞之间神经突触的非线性相互作用，不仅可以表现为 S 形曲线的静态非线性，而且能表现为形形色色的动态非线性，形成脑功能的极大复杂性，已经提出的"脑机制非线性动力学理论"正从若干个子课题进行更具体的研究。[1]

线性关系与非线性关系同时存在，但两者的地位并不平等，现象越是复杂，所包含的非线性关系就越是普遍和基本。非线性关系是复杂现象的内在特质，哪里有复杂性，哪里必定有非线性关系；哪里有非线性关系，哪里必定有复杂性。人作为世界上最复杂的系统，在其健康与疾病中，非线性关系、非特异性比线性关系、特异性更基本、更深刻，学会驾驭和调理非线性关系、非特异性，是攻克复杂性疾病的一个关口。医学需要从浅显、简单的特异性向深刻、复杂的非特异性开拓。

### 3. 从"调理"开拓非特异治疗的道路

对非特异性的认识和驾驭是中医的一大特色和优势，但还不够发达，还处于自发水平。由于历史条件的限制，中医是在没有分清线性关系与非线性关系的情况下发展的，没有提出特异性原理，没有走偏爱特异性的道路，而是不管什么特异性与非特异性，只要有病就要诊治，其结果必然是由于人的病变中非特异性更加普遍和基本，中医能更多地面对和处理非特异性问题，而中国的传统思想也为理解和处理非特异性问题提供了有力支持。因此，在中医的视野中，既有特异性，又有非特异性，而非特异性占着主导地位，在理论和实践中包含着深刻的非特异性原理。问题在于，对于非特异性的认识还处于"知其然不知其所以然"的状态，需要从这里进行突破，把非特异性的机制和规律揭示清楚，从自发上升为自觉。

要研究和阐明"失调"的非特异性。"调理者，调其不调之谓也"，作为调理对象的"失调"，是"病机""证"的本质内容，它与西医所认识的"病因""病理"的一个重大差别在于其非特异性。"阴阳失调""正不胜邪""气机失常""病机十九条"，辨证论治所辨的各种"证"，在本质上都具有非特异性。

千年实践和现代研究都证实，不可能按特异性原理把它们特异化，不可能为其确定特异性指标，应当研究和阐明其非特异性的特质和具体内容。

要研究和阐明治则、治法的非特异性，大力开拓非特异治疗。治病求本、扶正祛邪、调整阴阳等，在本质上都是非特异治疗；"药治八法"（汗、和、下、消、吐、清、温、补）以及针灸、推拿、按摩等，其治疗作用在本质上是非特异性的；《黄帝内经》所论"壮水之主，以制阳光；益火之源，以消阴翳"，王应震所论"见痰休治痰，见血休治血，无汗不发汗，有热莫攻热，喘生休耗气，精遗休涩泄"等，是典型的非特异治疗。应当把治则、治法的非特异治疗原理总结出来，发展为现代非特异治疗。

要研究和阐明方药功效的非特异性，充分发挥其非特异治疗作用。中药的功效有特异性，但就其主体和本质而言，特别是就辨证施治而言，主要是非特异性的。中药的四气、五味、归经，都难确定出特异性的物质成分、理化指标、构效关系；"方有合群之妙用""施治于外，神应于中"等作用机制更是非线性的；方药在体内的生效过程存在复杂的非线性机制，绝不是"靶点"多和少的问题。例如：①通过助人"生生之气"而收效。"气虚者宜参，则人之气易生，而人参非即气也；阴虚者宜地，服地则人之阴易生，而熟地非即阴也。善调理者，不过用药得宜，能助人生生之气。"[2]②通过调动或调理组织、器官的功能而发挥作用。如补肾方，方内各药均不含类皮质激素样物质（或其前体），但具有肾上腺皮质激素样作用，已发现是因作用于肾上腺而由肾上腺表现出来的。再如桂枝汤，对发热者有退热作用，对低温虚寒者有温经作用；对下利者可止利，便秘者可通便；对高血压者可降压，对低血压者可升至正常；对心率快者可使之减慢，对心率慢者可提高至正常等。桂枝汤的这些复杂作用，已发现是通过对丘脑、神经、消化道、机体整体功能等中介环节的调理而转化出来的。[3]③无抗菌作用的中药，在体内可转化出抗菌作用。如穿心莲、金荞麦、白花蛇舌草等，无论在体外或体内均无明显抑菌活性，却可治疗感染性疾病；穿心莲中的水溶性黄酮成分体外抑制痢疾杆菌力较强，但对痢疾患者却无效，抑菌力很弱的内酯成分的疗效反而明显。[4]④通过体内微生物的转化而发挥作用。中药所含多种苷类成分进入消化道下部被肠道细菌分解，产生出具有生理活性的二次代谢产物，然后被吸收发挥药效。如对芦荟苷的泻下作用的实验研究发现，芦荟苷通常对大鼠完全无效，对无菌大鼠也无效，但使无菌大鼠单一地感染人的代谢菌，则可引起大鼠剧烈腹泻。[5]非特异功效是中药的主要特色，由这里可以开拓广阔的非特异药治之路。

不能用特异性来抹杀和阉割非特异性。非特异性不可回避，也不可能简化、还原为特异性。有些人不懂这种规律，力图用特异性原理来"验证"中医的治疗原理和功效，得不到肯定的结果就怀疑和否定，这是一种色盲或无知。对于复杂性疾病的研究和突破，必将迎来非特异治疗的新时代，中医应当在研究、驾驭非特异性上发挥战略优势，不能为迁就眼前的时髦而牺牲战略机遇。

## 参考文献

[1] 顾凡及．神经系统中的非线性动力学问题［J］．国外医学·生物医学工程学分册，1995，18（4）：187.

[2] 李冠仙．知医必辨［M］．南京：江苏科学技术出版社，1984：43.

[3] 严有斌，赵敏霞．桂枝汤的临证应用［M］．西安：陕西科学技术出版社，1990：39－44.

[4] 孙孝洪．中医治疗学原理［M］．成都：四川科学技术出版社，1990：154.

[5] 小桥恭一．中药有效成分与肠细菌的关系［J］．医学与哲学，1995（11）：598.

【原载于山东中医药大学学报，2007（6）：443－445】

# 治本——开发机体的自主调理功能

在治疗学上，中医有许多超出西医的发明和创造，其中最有创新价值的，是"治本"的深层内涵——依靠、调动、发挥机体的自主调理功能来防治疾病。

"自愈"是指机体通过自主调理而愈疾病。现代科学证明，人是典型的自组织系统，自主调理是其固有属性和功能，是机体防病祛病的内在动力和机制。掌握和发挥机体的自主调理功能，比任何药物或器械的创新更具全局性、革命性，将是医学的一项战略性突破，对治疗学的意义不亚于"基因组"。中医历来注重发挥机体的自主调理功能，这个方面的许多理论、实践以及治则、治法、方药，极具突破和创新价值，应当认清战略优势，抓住战略先机，将其作为自主创新的战略性课题，组织力量进行深入挖掘和现代研究，开发机体的自主调理功能，发展依靠、调动、发挥机体的自主调理功能来防治疾病的治疗模式。

## 1. "自愈"被漠视太久了

机体的"自愈"机制和能力客观存在，医学对其早有认识，但在后来的发展中出现波折。西方医学在希波克拉底时代十分重视机体自愈，而在公元5世纪以后却走上了漠视机体自愈的道路，全然否定机体自愈能力的医生不多，可在他们所读的教科书和制定的治疗方案中，并不包括机体自愈功能的调动和发挥。

欧洲"中世纪"（476—1640）形成"宗教医学"模式，医学转入僧侣手中，所有医生都是牧师，疾病被理解为上帝的惩罚，治疗变成对上帝的赎罪，

"自愈"被彻底否定。从 16 世纪开始的近代医学革命冲破了"宗教医学"的桎梏，运用近代科技革命的骄子"机器"来解释人的健康与疾病，建立了"机器医学"模式。拉美特利在《人是机器》中说："让我们勇敢地做出结论：人是一架机器。"[1]由此形成的治疗原理是："身体是机器，疾病是机器故障的结果，医生的任务是修理机器。"[2]"机器"当然没有什么"自愈"可言。19 世纪以来形成的"生物医学"模式，虽然把人从"机器"上升到了"生物"，却又把疾病还原为物理、化学的异常，以此为基础发展的"特异治疗"，仍然没有"自愈"的位置。

1500 多年了，漠视和否定人的自愈功能如此之久，是疾病防治面临诸多困难的一种深层根源，这种狭隘和偏执已经成为新一轮医学革命的变革目标。终于在 20 世纪末叶出现了向人的自愈回归的浪潮，自然医学、顺势疗法等相继兴起，有人提出"治疗学的第一原则是自然痊愈力的利用"，有研究认为人体自有"药铺"，60% ~70% 疾病可自愈。依靠和发挥机体的自愈力来防治疾病正成为治疗学发展的新方向。

**2. "有病不治，常得中医"**

中医一以贯之地尊重和发挥机体的自主调理功能，形成了一套系统的理论和方法，"治本"是其集中体现。"治病求本"的要旨不仅是区分标本，更重要的是对机体自主调理功能的驾驭和发挥，要求顾护、调动"正气""元气"，助机体"自和""自愈"之力，驭"施治于外，神应于中"之机，收"一推其本，诸证悉除"之效。

汉代总结的"八字金丹"——"有病不治，常得中医"，是对机体自主调理的深刻认识和掌握。此"中医"指"内部""体中"之"医"，是说有病常可不用医药，得于机体的自我调理而愈，这已为古今中外的临床实践所证明。历代医家对此有丰富的实践经验和理论总结，徐大椿的《医学源流论》有"病有不必服药论"等篇专论此道："外感内伤，皆有现症。约略治之，自能向愈。况病情轻者，虽不服药，亦能渐痊；即病势危迫，医者苟无大误，邪气渐退，亦自能向安。""病之在人，有不治自愈者，有不治难愈者，有不治竟不愈而死者。其自愈之疾，诚不必服药；若难愈及不愈之疾，固当服药。"客观规律是，"中医"寓于每个人的机体，病与不病或病重与病轻它都发挥作用，只是其力强弱有别。病情轻者可不治而得"中医"自愈，病稍重者可承"中医"之势约略治之而愈，重症非医不可也要依靠和发挥机体的"中医"之势才有理想效果。

自愈的动力和机制何在？张仲景从阴阳学说作了回答，是"阴阳自和"。《伤寒论》有两条论述"凡病……阴阳自和者必自愈"；有多条分析了"自和而自愈"的机制，讨论了"小便利，必自愈""自汗出，愈""胃气和则愈""损谷则愈""脓尽自愈"等情况；认识了"正气来复""经尽""欲解时"以及"六日愈""七日愈""十二日愈""十三日愈"等规律。后世医家就此作了多种探讨和实践，《医宗金鉴》把"凡病"发挥为"不论中风、伤寒一切病也"；柯琴的《伤寒来苏集》系统地总结了"阴阳自和而愈"的临床经验，提出了"欲其阴阳自和，必先调其阴阳之所自"的观点，实际上倡导了"调阴阳自和"的治法。中医的实践证明，"阴阳自和"是"阴平阳秘"的内在动力和机制，健亦在斯，病亦在斯，愈亦在斯。滋阴壮阳、阴中求阳、阳中求阴等，能"以平为期"者，无不根于"阴阳自和"之势。

中医的许多治则、治法就是为调动和发挥机体的自主调理功能而制定，或包含着这种调理机制在内。运用五藏之间的"生克乘侮"进行调理甚有代表性，五藏之间的"生克乘侮"是一种自主调理机制，一藏的变化会"生"出其他藏的变化，他藏的变化又从反馈路径返回来"克"该藏的变化，通过负反馈调节使五藏在动态变化中保持整体稳定。运用五藏之间的这种自主调理机制来防治疾病是中医的一大发明，"虚则补其母，实则泻其子""见肝之病，知肝传脾，当先实脾""培土生金""滋水涵木""壮水制火"等，临床应用普遍有效。其他的法则如药治要"助人生生之气"，针灸要"得气"，练功要"入静"等，都是对机体自主调理功能的调动和发挥。

### 3. 握住那只"看不见的手"

自我更新、自我复制、自我调节是生命的三大基本特征，人作为生命的最高形态，自我调节是一种固有属性。20世纪以来，系统科学的系统自组织理论（耗散结构理论、协同学、超循环理论等）通过研究系统的自组织机制，深刻地揭示了生命的自我调节的本质和规律，为掌握和发挥机体的自主调理功能开辟了科学道路。

系统自组织理论研究发现，系统分为自组织系统与他组织系统，前者的组织动力、指令、调节都来自系统内部，后者则是来自系统外部。自组织系统的主要特点是：①自动性——自我发生、自我发展、自我消亡。②方向性——发生和发展过程不可逆地沿着时间箭头一去不复返。③目的性——在给定的条件下，不受初始条件的限制，自我组织到某种"预设"的目标值并在目标值上保持稳定。④自稳性——在内外条件变动的冲击下，只要系统状态偏离目标值，就会引起自我调节作用，重新把状态调节回目标值。⑤自主性——系统对于外来的各种作用（致病的或治病的）都自主性地做出反应，通过自组织机制的处理，决定对系统产生或不产生某种效应。外来作用对系统的作用效应是系统自组织的结果。

哈肯在《协同学导论》中提出："能否找到某种能够支配存在于各类系统中的自组织现象的一般原理，这种一般原理与系统组成部分的性质无关？"[3] 现已知，系统的自组织机制和能力是一只"看不见的手"，与系统的物质成分无关，涉及相互作用、有序、信息、熵等，不能把它提纯、归结为什么物质成分，不能用增加或减少物质成分的办法来调控它。

人是最典型的自组织系统，具备自组织系统的上述 5 个基本特点，那只"看不见的手"与生俱来，不管有没有医学、有没有医生来干预，它都存在着、作用着。这种自组织机制可以排斥外来作用（如"排斥反应"），可以吸收外部条件组织转化为自身的物质（如"同化反应"），可以对外来作用进行转化、耗散、缩小、放大，可以对外来作用做出适应、缓冲、应激、抗御、变性、触发、衰减等不同反应，可以利用外来作用保持目标值；可以把外部条件在体内滞留、积累、记忆，若干时间后再做出某种反应（如疾病潜伏、慢性中毒）等。

自组织机制对于一切外来作用都自主地进行处理和反应。致病因素要经过自组织机制的处理，才能产生出病、不病、何病的结果；治疗因素要经过自组织机制的处理，才产生出效、不效、何效的结果。对于发病和愈病来说，机体的自组织机制和过程是不可逾越的枢机。因此，要防治疾病，抓住和调控这一枢机是关键。

机体的自组织机制的作用方向，是建立和保持机体的有序稳定，即健康。一旦机体偏离健康态趋向或发生疾病，它就会内在地、自发地进行调理，把偏离的状态再调回健康态。这种自主调理"常得中医"之所在，因而有些病可不治而愈，而在需要医药治疗时也是治疗收效的内在枢机。治疗学迫切需要握住这只"看不见的手"，走上调动和发挥机体自主调理的道路。

### 4. 如何开发机体的自主调理功能

认识和掌握机体的自主调理功能，并在疾病防治中依靠、调动、发挥其作用，是防治疾病的一种高级艺术，应当作为中医自主创新的重大课题来攻关。

要研究和建立关于机体的自主调理功能的专门理论。可在已有的"正气""元气""生生之气""阴阳自和"等理论的基础上，开拓现代实验研究和临床研究，解决已有的认识"不知其所以然"的问题，研究和揭示机体自主调理的具体内容、具体机制，作出新的解释和概括，建立起关于机体的自主调理功能的现代理论。

要创立和发展治疗学的第一原理——依靠、调动、发挥机体的自主调理功能来防治疾病。该原理的基本点应包括：自主调理是机体与生俱来的固有属性和功能，自始至终维系着人的生命；健康是自主调理的功能所向，疾病是自主调理的功能失常或调理失利的结果；防治疾病要把机体的自主调理放到枢机地位；自主调理是愈病的内在动力和治疗收效的内在基础，各种治疗都应包括机体自主调理功能的调动和发挥。

要研究和提出正确处理机体自主调理与临床治疗之关系的基本原则。可以"治本"为核心，提出自主调理的"基础性原则"（要把自主调理作为防治疾病的内在基础）、"自愈性原则"（自主调理是机体自愈疾病的内在力量）、"枢机性原则"（自主调理是外来治疗作用生效的枢机）、"主动性原则"（临床治疗要主动地调动和发挥机体的自主调理功能）、"普遍性原则"（要把自主调理功能的调动和发挥纳入各种治疗方案中）、"适度原则"（在不同病情和不同治疗中，自主调理功能的发挥和治疗措施的运用都要适度，两方面要有机协调）。应区别三种不同情况：一是"有病不治，常得中医"，二是有些病"可约略治之"而愈，三是有些病非医治不可但仍需自愈之机。防止"过度治疗"的一项重要内容，是要纠正对自主调理功能的干扰、压制、伤害。

要开发和运用旨在调动、发挥机体的自主调理功能的治则、治法、方药。大体可有四个层次：一是"扶正固本"，发展培护、增强自主调理功能的方法和手段；二是"自和自愈"，发展主要依靠机体的自主调理功能（或约略治之）而愈病的方法和手段；三是"促阴阳自和而愈"，发展在阴阳自和之机有而不力的情况下，通过"调其阴阳之所自"，促阴阳自和而愈病的方法和手段；四是"推其本而愈"，即把治疗措施作用于自主调理这一枢机，通过机体自主调理的转化而生效。在这几个层次上，中医现有的治则、治法中有许多十分深刻、科学的内容，有许多十分有效的方药，可以在梳理、挖掘的基础上，创新成为具有现代水平的新治则、新治法、新方药。

## 参考文献

［1］拉美特利. 人是机器 ［M］. 北京：商务印书馆，1959：73.

［2］恩格尔. 需要新的医学模型：对生物医学的挑战 ［J］. 医学与哲学，1980（3）：88.

［3］邹珊刚. 系统科学 ［M］. 上海：上海人民出版社，1987：418.

【原载于山东中医药大学学报，2008（1）：3－5】

# 应遵循和发展中药的功效原理

在中药的现代研究中出现了是不是"中药西药化"、是不是"背离中医学"的争论。回答这些问题要有判断的标准，根据什么来判断是否"西药化"或"背离中医学"？这也就是中药与西药的根本差异是什么的问题。症结不在于药物的外在形态，而在于其内在的功效原理，中药与西药的差异关键在于功效原理的不同。在中药的现代研究中，遵循中药固有的功效原理，就是中药的现代研究；废弃中药的功效原理，就把中药非中药化，变成天然药物；改按西药的功效原理来研究，就把中药开发成西药，也就背离了中医学。要高度重视、认真解决遵循功效原理的问题，中药的现代研究必须遵循和发展中药固有的功效原理。

## 一、两种不同的功效原理

药为医所用，药与医相表里，有什么样的医，就有什么样的药。将医学原理贯彻到药学中，药学化为药物的功效原理。药物的功效原理是对于药物之"何效""效何""怎效"等规律的认识和驾驭。一种药物往往有多种药用的性能、功用、疗效，根据不同的医学原理，可以从中选择和开发不同的功效，通过不同的方式，作用于不同的目标，发挥不同的疗效，由此形成不同的功效原理，发展为不同的药物体系和功效模式。

中药是在中医理论指导下防治疾病的药物，即"中医之药"。把中医学的朴素系统论思维以及气、阴阳、脏腑、经络、病因病机、辨证论治、治病求本等基本理论贯彻到药学中，以其为根据和标准来选择、开发、评价、使用药物，注重药物的四气、五味、升降浮沉、归经和组方配伍，形成中药的功效原理，发展为中药、方剂体系及其功效模式，其突出特点是以"证"论效、整体功效、中介调理。

西药是在西医理论指导下防治疾病的药物，即"西医之药"。西医学的还原论思维以及生理学、病理学、病因学、防治学、化学治疗等基本理论贯彻到药学中，以其为根据和标准来选择、开发、评价、使用药物，注重药物的化学成分、构效关系、作用靶点、特异功效，形成西药的功效原理，发展为西药体系和功效模式，其突出特点是以"病"论效、成分功效、特异作用。

药物的功效原理是"药"系于"医"的纽带，中药与西药的根本差异在于"系"于不同的医学，表现为功效原理的不同。中药"西药化"必然"背离中医学"，"背离中医学"也必然"西药化"。究竟是不是"西药化"和"背离中医学"，关键在于是不是废弃中药固有的功效原理，转换为西药的功效原理。

中国医药学在药学领域的创造和贡献绝不仅仅是几千种中药和几万首方剂，更为重要的是贯穿于其中的功效原理。它反映中医使用中药所驾驭的"何效""效何""怎效"的机制和规律，是中药作为"中医之药"的精髓和灵魂，是中药之特色的实质和核心，是中医药之理、法、方、药高度统一的深刻体现。如果抽掉中药的功效原理，就割断了中药与中医的血肉联系，把中药变成"非中医之药"，为中药西药化开辟了道路。

中药的现代研究需要分清中药与西药两种不同的功效原理，坚持和遵循中药固有的功效原理。目前迫切需要就三个基本的原理问题划清界限：以证论效与以病论效、整体功效与成分功效、中介调理与特异作用。

## 二、以证论效与以病论效

在药效学上，中药与西药有不同的判定根据和标准。西药是把西医之"病"作为药的效应对象，根据对"病"的治疗作用来判断，注重"抗菌、消炎"等药理作用，可称为"以病论效"；中药则是把中医之"证"作为药的效应对象，根据对"证"的治疗效应来判断，注重"滋阴、壮阳、补虚、泻实"等药理作用，形成明确的"药证对应""方证对应"关系，是一种"以证论效"原理。

"以证论效"是中药的药效学标准，是中药服务于辨证论治的必然结果，它区别于"以病论效"的特点主要有二：第一，方药的效应对象不是西医之"病"，而是中医辨证论治之"证"，根据方药对"证"的疗愈效应来认识和论定其功效，所开发的方药功效与"证"的性质相对应，是"药证对应""方证对应""方因证立"。第二，方药的功效判定，不是在实验室中根据其物质成分、理化性质、构效关系来论定，而是在辨证论治的实践中，以其对"证"的临床治疗效应来论定，是"因证识药""以证论效"。

中药的四气、五味、升降浮沉、归经等，是"以证论效"。证有阴、阳、寒、热、虚、实，药也有阴、阳、寒、热、补、泻，以药之寒纠证之热，以药之热纠证之寒，或以药补虚，以药泻实等，是"药证对应"。辛、甘、酸、苦、咸五味也是"药证对应"，辛味的发散、行气、行血作用，甘味的补益、和中、缓急作用，酸味的收敛、固涩作用，苦味的泄和燥的作用，咸味的软坚散结、泻下作用等，都以特定的"证"为效应对象。中药的分类是以"药证对应"为根据或标准，体现中药功效与辨证论治相表里的严密关系。解表药、清热药、泻下药、温里药、理气药、止血药、补气药、补血药、补阴药、补阳药等，严格地遵循"药证对应"关系。

方剂的"以证论效"更加典型，"方因证立"是使用方剂的根本原则。《景岳全书·新方八略引》讲得明白："补方之制，补其虚也。""和方之制，和其不和者也。""攻方之制，攻其实也。""用散者，散表证也。""寒方之制，为清火也，为除热也。""热方之制，为除寒也。""固方之制，固其泄也。""方证对应"是方剂学的基本原理，在临床上具体化为"方从法出，法随证立""有是证，用是方""随证加减"等法则。

方剂的分类是以"方证对应"为根据或标准的，形成方剂分类与辨证论治相统一的严密体系。八纲辨证有阴阳、寒热、虚实、表里，方有滋阴壮阳、散寒清热、补虚泻实、解表攻里等剂相应；脏腑辨证有五脏、六腑之证，方有疏肝、泻心、归脾、清肺、补肾、和胃等剂相应；六经辨证有太阳、阳明、少阳、太阴、少阴、厥阴之证，方有桂枝汤、白虎汤、柴胡汤、四逆汤、真武汤、乌梅丸等剂相应，等等。"方证对应"的典型形式是特定方与特定证之间的定型性对应关系，甚至直接把某证称之为某"汤证"，如桂枝汤证、麻黄汤证、白虎汤证、承气汤证、小柴胡汤证等。

以证论效原理是辨证论治的药学化。不懂辨证论治，就不懂"以证论效"；丢掉"以证论效"，就必然背离辨证论治；改"以证论效"为"以病论效"，必然导致中药西药化。中药现代研究提出的"有效成分""有效部位""疗效可靠"等，其"效"的评价遵循什么标准？关于一类药、二类药、三类药之"效"的评价遵循什么标准？究竟是"以证论效"还是"以病论效"？如果弃"以证论效"而"以病论效"，废"四气、五味"而用"抗菌、消炎"，变"方因证立"为"方因抗菌消炎而立"，必然会把中药"化"为西药。

## 三、整体功效与成分功效

药物的整体功效与成分功效在结构上和性能上属于不同的层次，遵循着不同的规律，有着原则性差别。现行的西药一般是化学纯品，成分单一，以其化学性质为基础开发其药用功效，可称为"成分功效"。中药和方剂既有整体功效，也有成分功效，有些中药的成分比较单一，但就总体而言，中医开发和使用的不是中药和方剂的成分功效，而是其整体功效，是一种"整体功效"原理。

中药的四气、五味、升降浮沉、归经等，这都是从中药的整体水平认定和使用的，是中药的整体功效。复方在单方的基础上发展而来，通过组方配伍产生出方内各药所不具有的新的整体功效。"方有合群之妙用"，用复方就是用的这种整体功效，以复杂多变的方剂整体功效来适应证候的复杂多变，大大地提高和保证了临床疗效。

整体功效与成分功效有着原则性差别，其基本关系是"整体大于部分之和"。整体功效既不等于成分功效，也不等于成分功效的相加和，是"大于"这两者的。中药的性味、归经等整体功效不能分解、归结为药内成分的性能或其相加和，方剂的整体功效不能分解、归结为方内各药（或其有效成分）的功效或其相加和。

"整体大于部分之和"是一条普遍规律，已由系统论所揭示，现实事物概莫如此。水分子的性能只存在于分子水平，不存在于构成水分子的氢原子和氧原子那里。王水能溶化黄金，但把它分解为浓硝酸和浓盐酸，就没有这种性能。蒙娜丽莎那永恒的微笑只存在于油画的整体水平，不可能把它分解、归结为画布的微笑、颜料的微笑、肌肉的微笑、皮肤的微笑或其相加和。中药和方剂同样如此，中医使用中药和方剂的整体功效是对方药领域"整体大于部分之和"规律的驾驭。

方剂的拆方研究和中药的有效成分研究都是必要的，问题在于遵循什么思路。遵循系统论思路，就会强调"整体大于部分之和"，分清整体功效与成分功效，弄清两者的关系，更好地开发整体功效。遵循还原论思路，就会强调功效的本质在微观、成分，抹杀整体功效与成分功效的原则区别，将整体功效分解、还原为成分功效。如果遵循西医药的还原论思路，无视或废弃中药和方剂的整体功效，把中药和方剂的整体分解、还原为化学成分或单体，再按"以病论效"开发其成分或单体的功效，必然会把中药"化"为西药。

## 四、中介调理与特异作用

药物作用于机体产生疗效有多种机制。西药的"特异作用"是一种，中药在有些情况下也有这种作用，但从根本上来说，中药的取效机制主要不是特异作用，而是通过若干中介环节的转化才发挥出调理效应，是一种"中介调理"原理。

"中介调理"是中医学以"治本"为核心的防治原理的药学化，包含一系列深刻而复杂的作用机制，是对于人的自组织特性的认识和驾驭，是一种非常高级的调理艺术。张景岳说："凡治病之道，攻邪在乎针药，行药在乎神气。故治施于外，则神应于中，使之升则升，使之降则降，是其神之可使也。若以药剂治其内而脏气不应，针艾治其外而经气不应，此其神气已去，而无可使矣。"这里讲的"脏气""经气""神气"等是中药作用的靶点，它在中药的作用下自主变化，产生出二次、三次或多次效应，呈现为治疗效果。

体内对中药起中介转化作用的环节或通道多样而复杂，长期以来没有揭示清楚，中药现代研究提供的一些事实开始让我们看到冰山的一角。

第一，体内微生物的转化作用。中药进入体内经过消化道，其过程不只是西药药动学所讲的运转、吸收、分布、排泄，还有许多复杂的转化过程，消化道微生物的转化作用是一个重要环节。

例如，中药所含的大量苷类物质不能被人体的酶分解，不能为人体直接吸收。但是，肠道下部的微生物的分解酶却能分解苷类物质，产生糖为己所用，同时把苷类物质所含的活性物质分解出来，发挥药效作用。实验发现，大黄、番泻叶所含番泻苷、芦荟所含芦荟苷，口服后不被胃酸和消化酶所分解，不能被吸收，经过肠道微生物分解酶的作用，才产生出真正的泻下活性成分。实验也发现，大鼠肠道菌群与人不同，芦荟苷通常对大鼠或无菌大鼠无泻下作用，若使无菌大鼠单一感染人的代谢菌后服用芦荟苷，则会引起其剧烈腹泻。

第二，组织器官的转化作用。中药作用的靶点并不限于细胞的受体，有些靶点是在组织、器官或更高层次，作用机制更复杂，通过对某些组织、器官的功能调理转化为特定的治疗效应。

例如，实验发现补肾方的 9 味中药均不含类皮质激素样物质（或其前体），却表现出肾上腺皮质激素样作用，对于肾上腺皮质激素不足的病症有治疗作用。实验中如果切除肾上腺，该方则不再表现肾上腺皮质激素样作用，提示药物对肾上腺发挥了调理作用，才转化出肾上腺皮质激素样功效。有些助阳药有增强性功能的作用，但在切除性腺的动物身上试验，则无这种激素样作用，提示药物对性腺发挥了调理作用，才转化出增强性功能的功效。

第三，生理功能的转化作用。"药治八法"的"汗、和、下、消、吐、清、温、补"之功，中药对阴阳、寒热、虚实、表里、脏腑等的调理功效，多是通过对机体的生理、生化功能的调理转化而来的。

例如，桂枝汤具有多种双向调节功效，对发热者有退热作用，对低温虚寒者有温经作用；对下利者可止利，便秘者可通便；对高血压者可降压，对低血压者可升至正常；对心率快者可减慢之，对心率慢者可提高至正常；取微汗解肌可发汗而不伤正，对自汗出者可止汗而不留邪等。研究发现，桂枝汤的这些多样而复杂的功效，是通过对丘脑、神经、循环系统、消化道等功能的良性调理而呈现的。

再如，对于中药的抗菌、消炎功效的研究发现，多数清热解毒药物在体外实验虽能抑菌，但有效浓度要很高才能发挥作用，而在体内很难达到这样高的浓度；穿心莲、金荞麦、白花蛇舌草无论在体外或体内均无明显抑菌活性，却可以治疗感染性疾病；穿心莲水溶性黄酮成分体外抑制痢疾杆菌力较强，但对痢疾患者却无效，抑菌力很弱的内酯成分的疗效反而明显；同一种药物对不同病原体或同一病原体的不同时期，治疗效果有很大的差别。实验结果提示，这些药物是对机体的生理、生化的某些过程具有调理作用，改善了体内微生物的定植条件，形成对体内微生物系统的良性调理，纠正了体内微生物系统的失调状态，最终表现为抗菌效应。

第四，机体自我调节功能的转化作用。依靠和调动机体的自我调节功能进行自主调理，是中介调理的一种更深刻的机制，调理气机、调理阴阳自和、调理五藏生克等，都包含着这样的自主调理。

清代李冠仙说："气虚者宜参，则人之气易生，而人参非即气也；阴虚者宜地，服地则人之阴易生，而熟地非即阴也。善调理者，不过用药得宜，能助人生生之气。"现代研究证明，的的确确"人参非即气也""熟地非即阴也"，人参补气、熟地黄滋阴不是从物质和能量上"填平补齐"的结果，而是"助人生生之气"的效应。"生生之气"是中医对人的生命运动的自我更新、自我复制、自我调节功能的早期认识，正是对这种功能发挥了良性调理，才产生出"人参非即气"而补气、"熟地非即阴"而滋阴的功效。

《黄帝内经》所论"壮水之主，以制阳光；益火之源，以消阴翳"，是依靠阴阳的自生、自化和相互作用进行的中介调理。这种治疗不是直接地"制阳光""消阴翳"，而是"壮"水之"主"、"益"火之"源"，由水之"主"、火之"源"引起"水""火"的良性变化，再由其产生"制阳光""消阴翳"的效应。中药的许多功效是通过这样的纵深调理实现的，在阴中求阳、阳中求阴、阴病治阳、阳病治阴等多种治法中有着更丰富的体现。

"一推其本，诸证悉除"是这种自主调理的生动体现。药物作用于"本"上，把"本"扶"正"了，由于"本不正"而表现出的各种不同证候都可得到纠正，这是药物的"双向"或"多向"调理效应的内在本质。

"中介调理"是中医学对于人的自主调理功能的驾驭和运用，其功效的广度、深度、复杂度都远远超出"特异作用"，防治非典的实践再次显示了中药的这种功效原理的威力。不懂得人的自组织特性和自主调理，不懂得中医学以"治本"为核心的防治原理，就不懂得中药的"中介调理"；丢掉"中介调理"，就丢掉了中药最深刻的功效机制和调理作用，背离了中医学的"治本"原理。按西药的"特异作用"不可能理解和解释中药的"中介调理"，无法从"人参补气"提纯出"气素"和"补气特异作用"，或从"熟地滋阴"提纯出"阴素"和"滋阴特异作用"。如果废弃中药的"中介调理"功效而取其"特异作用"功效，必然会把中药"化"为西药。

## 五、尊重和发展中药的功效原理

中药正在现代化和国际化，究竟"怎样化""化什么""化成什么"关键在于遵循还是废弃中药固有的功效原理。遵循和发展中药的功效原理，就是"中医之药"的现代化和国际化；背离或废弃中药的功效原理，就把中药"化"成为"非中医之药"；改"以证论效"为"以病论效"，弃"整体功效"取"成分功效"，废"中介调理"用"特异作用"，就把中药"化"成为西药。

要不要遵循西药的以病论效、成分功效、特异作用等原理来研究和开发中药？当然要。中药是一个伟大的宝库，其药用功效尚未完全开发出来，中医药遵循以证论效、整体功效、中介调理等原理开发了其中的一大批功效，但尚未按西药的以病论效、成分功效、特异作用等原理来开发，现在按照西药的功效原理进行新的研究，可以从中开发出一些西药式功效和药物，缓解西药的一些困难，补中药传统之不足，并贡献给世界，是中国对人类健康的一大贡献。这种开发有着巨大的发展潜力，已经引起世界的关注甚至竞争，应当高度重视，加大研究力度，赢得国际竞争，发挥我国作为中药故乡的战略优势。

问题在于，这种研究是西医药式的，或称之为"从中药开发西药的研究"，不是本来意义的中药现代研究。它废弃了中药固有的功效原理，背离了中医学，其成果不能为辨证论治服务，不是"中医之药"的现代化和国际化。但是近些年来，却误将这种研究当作就是"中药的现代研究"，误将这种研究所开发的非中药化的或西药化的新药当作就是"现代中药",误将这种研究的一些指标当作中药现代化的"标准",甚至错误地强调,只有这种研究及其"标准"才是科学的,除此之外中药没有别的现代化之路,否定中药的功效原理,排斥和取消遵循中药的功效原理进行的现代研究,在中药现代研究领域形成一种原理性、导向性的失误。

20世纪90年代日本发生的"小柴胡汤事件"是一个反面典型。小柴胡汤是中医最常用的重要方剂之一,日本发现它对于改善肝病患者的肝功能障碍有显著功效,厚生省于1994年认可它作为肝病用药收入国家药典,出现了百万肝病患者同服小柴胡汤的异常情况,有的患者连续3年服用小柴胡汤制剂7.5kg。但是,两年内有88例慢性肝炎患者因服用小柴胡汤制剂而致间质性肺炎,有10例死亡。这种"事件"的根源不在于小柴胡汤本身,也不在于研究手段和指标不先进,而在于其指导思想和研究思路发生严重失误。它背离了中医理论和《伤寒论》,背离了辨证论治,背离了中药固有的功效原理,背离了小柴胡汤"和解少阳"的功效本质,而是按照西医学的观点和西药的功效原理来研究和应用,不问患者是否属于伤寒少阳证,只顾其改善患者肝功能障碍的表面效应,是典型的中药西用,是背离中药功效原理的必然结果。我国虽然还没有发生日本这样的"事件",但类似的思路和类似的现象并不少见,在教学、科研、管理的某些方面甚至占着主导地位。不懂或背离中医学,不懂或否定辨证论治,不懂或废弃中药固有的功效原理,盲目地或片面地按照西药的功效原理来开发中药,是在研究中发生失误的内在根源。

要分清两种性质不同的研究,一种是中医药式的,一种是西医药式的。这两种研究的根本差别在于是遵循还是废弃中药固有的功效原理。中药的中医药式研究是中药现代化和国际化的根本方向,这种研究要遵循和发展中药的以证论效、整体功效、中介调理等原理,并在其指导下进一步地开发中药的功效,使之成为现代化和国际化的"中医之药",为现代化和国际化的中医医疗服务。中药的西医药式研究的方向是从中药开发西式药效和药物,它也可以现代化和国际化,但与"中医之药"的现代化和国际化是完全不同的两回事,不应该也不可能用以代替"中医之药"的现代化和国际化。

分清两种性质不同的研究，也就理顺了"接轨"与"铺轨"的关系。现行的"国际规范"是遵循西医药的原理制定的，中药的西医药式研究可以与这样的规范"接轨"。问题在于，这样的"国际规范"本不兼容"中医之药"，因此，"中医之药"的国际化就面临着两种选择：要么改造中药，使之符合这种规范；要么提出"中医之药"的规范，让世界接受这种规范，按这种规范接受"中医之药"，即"铺轨"。作为"中医之药"的国际化，只能走"铺轨"之路。当年针灸走出国门的时候，因不符合当时的某些国际规范而被许多国家视为非法，现在针灸已传播到100多个国家和地区，由中国主持制定的关于针灸的国际规范已为世界所接受，针灸在越来越多的国家合法化，这是针灸国际化的"铺轨"之路，"中医之药"也只有通过这样的"铺轨"之路才能真正走向世界。

中药是中医药体系不可分割的组成部分，中药的现代化和国际化同样是整个中医药体系的现代化和国际化不可分割的组成部分，设想脱离中医的中药现代化和国际化是不现实的。无论在国内还是国外，哪里有中医，哪里就懂得按中药的功效原理使用中药；哪里没有中医，哪里就不懂得按中药的功效原理使用中药；谁懂中医，谁就懂得按照中药的功效原理研究和使用中药；谁不懂中医，谁就不懂得中药的功效原理，就不懂得"中医之药"怎样现代化和国际化。因此，学懂中医理论，学懂辨证论治，是正确地进行中药现代研究的必要前提，中医学的现代化和国际化是中药现代化和国际化的基础。

中药的现代研究已经有几十年实践，工作相当艰苦，进展来之不易，应当认真地总结经验和教训，加强理论研究，深化战略思考，从指导思想、理论观点、研究思路、政策导向上进行必要的调整。要认清中药与中医的内在联系，划清中药与西药两种不同功效原理的界限，划清中医药式和西医药式两种不同研究方式的界限，克服背离中医学孤立地搞中药研究的倾向，克服废弃中药功效原理改按西药功效原理进行研究的倾向，克服误把中药的西医药式研究当作是中药现代研究的倾向，端正"中医之药"的现代化和国际化的发展方向，在中医理论的指导下，遵循和发展中药固有的功效原理，把中药的现代研究提高到新的水平，推进到新的阶段。

【原载于中国中医药报，2004 – 05 – 31】

# 药证对应——中药的药性、药效规律

中医在药学上的贡献有两大方面，一是庞大的方药体系，二是方药的功效原理。后者比前者更深刻、更根本，是中药的灵魂，是中药作为"中医之药"的内在规律，是中药区别于西药的本质所在。中药的功效原理是中医的医学原理的药学化，为中医所独创、原创，它超出西医药学，西医药至今无法理解和研究它，是中医在药学上进行自主创新的巨大优势。

"药证对应"是中药的药性、药效规律，是中医的药性学、药效学的一条重要原理，贯彻在中药学、方剂学和临床辨证论治中，深刻地体现着中药与中医的内在统一性。中医药的药性、药效的自主创新研究，应当紧紧抓住药与"证"的对应关系，以辨证论治为纲，来研究和发展中药的药性、药效，不应背离辨证论治，走向"中药非中医化"。

## 1. 以"证"鉴性，以"证"验效

这里所论"药证对应"，不是指一药对应一"证"的"药证"或一方对应一"证"的"方证"那种特定对应关系，而是强调，"药证对应"是中医的药性学、药效学基本原理，所揭示的是"用其何性、应于何物、收于何效"的机制和规律。"药证对应"是讲中医对中药的药性、药效的选择、鉴别、效验，是以辨证论治之"证"作为效应对象和评价标准，以对"证"的作用效应取其性、用其效。

现已知，中药的化学成分和药性、药效复杂多样，其中，有些可为中医辨证论治所用，有些可为西医特异治疗所用，其差别在于两种不同的医学原理进行的不同选择和应用。

中医对于药性、药效的研究和选择，不是在实验室中根据其物质成分、理化性质、构效关系来论定，而是"愈疾之功，非疾不能以知之"，是在辨证论治的实践中，以"证"作为效应对象和评价标准，根据药对"证"的作用性质和结果来鉴别和认定，是"以证鉴性""以证验效"，形成"药"与"证"的规律性对应关系，可简称为"药证对应"。

首先，药性与"证"相对应。中医是为了调理和纠正"证"的偏性，才选择、认定、使用药的四气、五味、升降浮沉等偏性。因为"证"有阴、阳、寒、热、虚、实，才选择和运用了药的阴、阳、寒、热、补、泻，以药之寒纠证之热，以药之热纠证之寒，或以药补虚，以药泻实等。辛味的发散、行气、行血作用，甘味的补益、和中、缓急作用，酸味的收敛、固涩作用，苦味的泄和燥的作用，咸味的软坚散结、泻下作用等，都是以"证"为效应对象和评价标准。药性与"证"的这种对应性关系，可概括为"因证选性，以证鉴性，治证用性"。

中医对中药的分类，对药的性味、功用、主治的说明，是以"证"的分类为根据，系统地体现"药证对应"关系。解表药、清热药、泻下药、温里药、理气药、补气药、止血药、补血药、滋阴药、补阳药等，药的分类体系与证的分类体系是"药证对应"的。

其次，药效与"证"相对应。中医对药效的研究和评价，是以"证"为效应对象，以"证"选效、以"证"用效、以"证"验效的。因为"证"有阴、阳、虚、实，才选择和应用药的滋阴、壮阳、补虚、泻实等功效。这种"药证对应"在方剂学上体现为"方因证立"原则，"补方之制，补其虚也""和方之制，和其不和者也""攻方之制，攻其实也""寒方之制，为清火也""热方之制，为除寒也""固方之制，固其泄也"（《景岳全书·新方八略引》）。在临床防治中，"方从法出，法随证立""有是证，用是方""随证加减"等，更是普遍遵守的基本法则。

中医对方剂的分类，是以"证"的分类为根据，系统地体现着"方证对应"

关系，有的一个方对应一种证，有的一类方对应一类证，以证的分类为基础形成方剂的分类体系。八纲辨证有阴阳、寒热、虚实、表里，方有滋阴壮阳、祛寒清热、补虚泻实、解表攻里等剂相应；脏腑辨证有五脏、六腑之证，方有疏肝、泻心、归脾、清肺、补肾、和胃等剂相应；六经辨证有太阳、阳明、少阳、太阴、少阴、厥阴之证，方有桂枝汤、白虎汤、柴胡汤、四逆汤、真武汤、乌梅丸等剂相应等。"方证对应"的典型形式是特定方与特定证之间的定型性对应关系，甚至直接把某证称之为某"汤证"，如桂枝汤证、麻黄汤证、白虎汤证、承气汤证、小柴胡汤证等。

总之，辨证论治是中医与中药之间的纽带，"药证对应"是中药作为"中医之药"的内在本质，不讲"药证对应"，对药性、药效的研究就会背离中医，发生混乱，或走向他途，可谓"离证叛道"。

**2. "中药非中医化"批判**

药为医之使，医为药之本，药性为医所选，药效为医所用，药与医相表里，有什么样的医，就有什么样的药，不同的医学原理是选择和使用不同药性、药效的内在根据。中药是在中医理论指导下防治疾病的药物，西药是在西医理论指导下防治疾病的药物，无论中药还是西药，其药性学和药效学的基本原理，不过是医学的治疗学乃至病理学和生理学在药学上的具体贯彻和体现，是医学原理的药学化，药与医的统一性是临床防治用药有效的内在规律。

所谓"中药非中医化"，是指割裂中药与中医的联系，脱离中医理论，背离辨证论治，丢弃中医早已掌握的药性、药效，抽掉溶于其中的中医学原理，把中药仅仅当作"自然药物""天然药物"，将其研发成为不用中医理论指导、不能按辨证论治使用的"新药"。这种研究把中药当作与中医没有关系的药用资源，不讲或不懂辨证论治，无视或否定"药证对应"规律，否定中医所讲究和运用的四气、五味、升降浮沉、归经，另起炉灶，以药物化学研究为基础，按照西药药理来寻找和验证药物的抗菌、消炎、调节理化指标等特异性作用，弃"药证对应"改用"药病对应"，弃"方因证立"改用"方因抗菌消炎而立"，所得的结果不能为辨证论治服务。这种研究误将西医、西药的技术标准当作"现代标准"或"国际规范"，要求科研立项、成果鉴定、药效评价都遵循这样的标准和规范，甚至将其研究思路和研究成果写进教材，成为一种时髦。

"中药非中医化"的研究目前呈现出两种不同类型。一种是完全脱离中医理论，把中药作为药用资源，按照西药药理和技术规范，从中药提纯有效成分，制成新型的药剂，按照西医治疗原理用药，实际是从中药资源开发出的新型西药，其品种日益增多，不少品种的临床疗效较为肯定。这种研究的结果虽然不能为中医的辨证论治服务，但从"大医药"观来看，这是对中药的另一种开发，对整个医学的发展和人类健康有益，应当肯定和支持。另一种是在保持中药、方剂原貌的情况下，不顾其"药证对应""方证对应"的固有规律，无视中医对各药、各方的适应证和禁忌的明确要求，片面地研究和强调其某些西药式的药理作用或治疗效应，盲目地将其运用于临床治疗，追求西药式的治疗效果。这种研究非中非西、不伦不类，阉割、背离了中药的药性、药效原理，不可能有可靠的临床疗效，是一条死胡同，应当批判和抵制。

20世纪90年代日本发生的"小柴胡汤事件"是一个典型。小柴胡汤本为"和解少阳"而设，其适应证与禁忌在《伤寒论》《金匮要略》中有明确说明。日本研究发现小柴胡汤有改善肝病患者的肝功能障碍的功效，厚生省于1994年正式认可并将它收入国家药典，津村顺天堂制成了小柴胡汤颗粒制剂大批上市，一时成为肝病患者的首选药物，出现了百万肝病患者同服小柴胡汤的盛况，有的患者连续三年累积服用7.5kg小柴胡汤制剂。但不久，这样服用小柴胡汤的副作用日益显现。据报道，1994年1月至1999年12月因小柴胡汤颗粒的副作用而导致的间质性肺炎188例，其中22例死亡，厚生省不得不紧急叫停，津村顺天堂在大发其财后破产，社长津村昭被判刑3年。

这一"事件"的根源不在于小柴胡汤，也不在于其研究手段和指标不先进，而在于背离了中医理论，背离了辨证论治，背离了"药证对应"规律，是"中药非中医化"的必然结果。

### 3. 开拓"药证对应"的自主创新研究

中药的药性、药效可以从不同的医学原理进行不同的开发，中医药的药性、药效自主创新研究，必须以辨证论治为纲，遵循"药证对应"规律。"药证对应"是中医在药学上的特有创造和贡献，它超出西医药，具有独立的知识产权，从这个方向进行自主创新，潜在巨大的优势，占有战略先机，目前还看不到其他医学在这里有替代或竞争的能力，应当充分地认识和发挥这种优势。

（1）从"药证对应"大力开发非西药的药性、药效

现已知，"证"是全人类普遍存在的病变过程，但迄今只有中医认识了它，创造了辨证论治体系和方药体系有效地调理它，其他医药学尚无法企及。中医所认识和掌握的药性、药效之对"证"的可靠疗效，至今独一无二，国内、国外都需要它、依赖它，因此，在这个方向上的任何突破，都具有自主创新的性质。

发展"药证对应"的自主创新研究，关键是以"证"作为药的效应对象，不可与西药药理相混淆，更不能背离"证"去开发另外的药性、药效。"药证对应"是中药与西药的一项重大差别，中医认识的中药药性和药效，是西药所没有的，应当坚持从西药功效之外进行研究和开拓，越是西药原理所不能研究和解释的，越有创新的价值。研究思路应当从寻找中西药的共同点、结合点，转移到中西药的差异点，大力开发非西药的药性、药效。

选题立项、课题设计、假说论证、实验指标等，都应遵循"药证对应"，研究成果要为辨证论治服务。有些研究喜欢按西药模式来研究中药，有些研究者不懂中医，更不懂辨证论治和"药证对应"，局限于或习惯于用西医药的标准来评价和界定中药的药性、药效易于走向"中药非中医化"。现在迫切需要提高研究队伍的中医素养，真正理解和遵循"药证对应"规律。

（2）从"药证对应"揭示药性、药效的机制和规律

中药作用于"证"所呈现的药性、药效，是中医独立地专门研究和掌握的，迄今尚未发现其他药物具有这样的药性、药效。无论国内、国外，哪里有"证"需要调理，哪里就需要中医所掌握的中药的药性、药效，因此，中医在中药的药性、药效上的新突破，都具有其他医药不可替代的自主创新的性质。

中医已经掌握的中药的药性、药效，是进行自主创新的重要线索，其突破口应是那些研究不透、认识不清的问题，诸多"未知其所以然"之谜需要揭开，用现代科学的知识和方法揭示和阐明药性、药效的具体机制和规律。四气、五味、升降浮沉、归经等，都应遵循"药证对应"规律，将其物质基础、作用机

制等揭示清楚。这是对中医药已有认识的突破，但绝不是抛弃中医药的已有认识，另按西医药的知识和标准，把它们解释或改造成为非中医的东西。

（3）按"药证对应"制定药性、药效的现代标准

中药应当现代化、国际化，问题在于按什么规范来"化"？"化"成什么？目前在药学领域所流行的"现代标准""国际标准"，大都是由西方或西医药制定的，如果把中药"创新"到那样的规范中，必然是"中药非中医化"，不能盲目地简单套用。应当研究和制定中医药的药性、药效标准，关键是要遵循和体现"药证对应"，无论是药性和药效的鉴定，还是临床疗效的评价，都应把"证"作为效应对象和评价依据，以"证"鉴性，以"证"验效。目前国内外尚没有这样的标准，传统中药学也没有这样的现代标准，这种空白迫切需要中药的自主创新来填补，是中药的药性、药效研究进行突破和创新的一个重要课题。我们不但要把方药体系贡献给世界，同时要把我们自主创立的药性、药效标准贡献给世界。目前在这个领域的国际竞争很激烈，争夺知识产权的形势相当严峻，应当清醒地认识和发挥我们的战略优势，不能因认识上的迟钝错失先机。

【原载于山东中医药大学学报，2008，32（2）：91】

# 转化生效——中药的复杂功效机制

中药有特异功效，更有非特异功效，非特异性是中药功效的突出特色，在其复杂的作用机制中，最重要的是通过体内多种不同中介环节的转化而产生功效，可称为"转化生效"。"转化生效"是中药特有的功效机制和规律，是中药在药动学和药效学上的重大发现和创造。它与中医的治疗原理相表里，是中医的治则、治法在药物功效学上的贯彻和体现，是中医特有的治疗方式之所以能在临床收效的药学支柱，两千多年的临床实践证明了其有效性和普适性，在药学上具有重大科学价值和应用价值，是中药在功效学上自主创新的战略性突破方向。

中药的"转化生效"是不同于西药药理的另一种功效原理，从西药的"受体""靶点""构效关系""特异功效"等难以理解和研究，近些年来按西药药理进行的中药研究中，凡涉及"转化生效"问题都在基本原理、基本思路上遇到障碍。要在"转化生效"的研究上突破和创新，必须冲破按西药药理研究和开发中药的思路，回到以中医治疗原理为指导，从中医的治则、治法入手，从临床用药方法和药治效果出发，来阐明"转化生效"的机制，开发"转化生效"作用。

中药的"转化生效"虽然已有极丰富的实践，但其具体机制和规律尚未揭示清楚，当代研究有所触及但还十分薄弱，是一块有望获得一系列重大突破的科学处女地。

**1. 经体内微生态系统的转化而生效**

人体内寄生着一个庞大的微生态系统，几百种微生物定植于机体的不同部位（生态区、生态位），在正常情况下与机体共生，参与人的生理、病理过程，特别在代谢中起重要作用，是内服中药在体内转化生效的重要环节。

消化道微生物可对口服中药进行转化，由其二次代谢产物发挥功效。例如中药所含的多种苷类成分，因其分子量大，亲水性高，不易被肠道直接吸收，只有在肠道内被益生菌水解成苷元，才能被肠道吸收发挥药效作用。关于肠道细菌对苦杏仁苷类、香豆素类、黄酮类、蒽醌类、萜类等的代谢作用和代谢产物已有不少研究。有学者认为中药真正的有效成分是经肠内菌代谢的产物。

有些中药的作用是以肠道微生物为中介而发挥的。例如，对芦荟苷的泻下作用的大鼠实验发现，芦荟苷对普通大鼠完全无泻下作用，对无菌大鼠也无泻下作用，但使无菌大鼠单一地感染人的代谢菌，则可引起大鼠剧烈腹泻，显示芦荟苷的泻下作用是由人的代谢菌转化出来的。[1]

有些中药的抗细菌感染功效，是由微生态系统转化而来的。例如，细菌易位是肠道细菌感染的重要原因，其机制是肠道黏膜的异常改变使定植于此的原籍菌不能生存，而由外籍菌移位来定植。研究发现在大黄的多种作用中，有几种重要作用是促进肠蠕动、清除肠道内细菌和内毒素、改善和保护胃肠黏膜屏障、纠正细菌易位，由此可治疗由细菌易位而发生的肠道感染性疾病。[2]

有些中药在实验中并无抗菌作用却能够治疗细菌感染性疾病，显示其抗菌作用是转化出来的。一些有清热解毒、抗细菌感染作用的中药在体外实验虽可抑菌，但药物浓度要很高才能发挥作用，在体内难以达到这样的高浓度，表明药物的抗细菌感染作用并非直接来自药物本身；穿心莲、金荞麦、白花蛇舌草无论在体外还是体内均无明显抑菌活性，却可治疗感染性疾病；穿心莲水溶性黄酮成分体外抑制痢疾杆菌力较强，但对痢疾患者却无效，抑菌力很弱的内酯成分的疗效反而明显。[3]有些中药被微生物转化出的代谢产物对另外的微生物有抑制作用，能够调节微生物之间的相互作用或调理微生态位的定植条件，具有恢复微生态平衡、消除感染的效应。总之，体内微生态系统对中药进行转化而生效的面纱需要揭开。

## 2. 由药物在体内的二次产物发挥疗效

研究发现，有些中药的治疗功效是由其在体内吸收、代谢的过程中，产生的二次产物所发挥的。有人做的"六味地黄丸的体内直接作用物质及药代动力学研究"，分析、鉴定出口服六味地黄丸后血中 11 种成分及其生药来源，其中有 4 种成分为代谢产物，这些代谢产物可维持长时间的血药浓度平台期，与口服单体化合物的体内行为明显不同。发现 1 号成分 5 - 羟甲基 - 2 - 糠酸（5 - HMFA）是由地黄、泽泻、山茱萸三味中药共同作用而产生的新的代谢产物，可明显地改善实验动物的血液流变学、血小板聚集率、细胞黏附因子等，有很好的补肾功能，显示 5 - HMFA 为六味地黄丸治疗衰老和血瘀的主要药效物质基础。[4] 这一机制如被确认将证明，方药在进入体内的代谢过程后，会由两味以上中药产生新成分；中药不仅由肠道微生物代谢产生新成分，而且由生理、生化过程产生新成分，并由其发挥特有治疗功效。这是一种更加深刻的转化机制，应当予以揭示和阐明。

## 3. 通过对器官或系统的特定调理而呈疗效

早有研究发现，补肾方内的各药均不含类皮质激素样物质（或其前体），但呈现出肾上腺皮质激素样作用，对于肾上腺皮质激素不足的病症有治疗作用，如果在动物实验中切除肾上腺，该方则不再发生肾上腺皮质激素样作用，显示肾上腺在药与效之间起了转化作用[5]。而有些助阳药，临床上有明显增强性功能的作用，但在切除性腺的动物身上则无这种激素样作用，显示性腺在药与效之间起了中介转化作用。近年有研究[6]发现，二地鳖甲煎能抑制睾丸间质细胞凋亡，可能是中药补肾治疗男性勃起功能障碍（ED）的机制之一；左归丸、右归丸能不同程度地改善下丘脑 - 垂体 - 肾上腺皮质的组织结构，延缓其老年性变化[7]，但其效应很难从左归丸、右归丸的药理成分直接说明。

关于中药的抗肿瘤研究发现，中药不仅可干预癌细胞的正常代谢、破坏癌细胞的结构、抑制癌细胞的生长，还可通过改善血液理化特性、调节人体免疫功能，来增强抗癌能力，抑制致癌化学物质的致癌作用，防止癌细胞转移；有些中药通过对免疫细胞及因子进行良性调节，干预肿瘤免疫逃逸，发挥扶正抑癌的作用。[8]

运用中药的特定作用，对器官或系统、网络的结构或功能进行某种特定调理，由其转化出预期的治疗效应，这种超出西药药理的作用机制特别值得阐明。

**4. 作用于"本"，由"本"转化出疗效**

许多中药具有双向、多向调节作用，有人用"多靶点"来解释，难符其实，应当回到中医的治疗原理来理解和研究。"治病必求于本"，"一推其本，诸证悉除"，将药物作用于"病之本"，"本"被推动、扶正了，原来任何方向上的异常都可调整过来，故"诸证悉除"。在这里，"本"是药物作用的"靶点"，是药与效之间的转化中枢，"诸证悉除"是"本"被"推"所产生的效应。

中药的非特异作用、多向性作用，许多是通过"推其本"而产生的。当归既能抑制子宫平滑肌，使子宫弛缓，也能兴奋子宫平滑肌，使其收缩加强；鹿茸的中等剂量能增强心脏的收缩，有强心作用，而大剂量使用则抑制心脏的收缩，使心率减慢，血压降低；肾气丸中之熟地黄，原本补阴，无助阳之效，作用于人体，则表现出升阳作用；左金丸之黄连，原本泻心，无清肝之效，作用于人体，则表现出泻肝火作用。桂枝汤对体温、汗腺分泌、心率、胃肠蠕动、免疫功能等有复杂的调节功效：发热者用之有退热作用，低温虚寒者用之有温经作用；下利者用之可止利，便秘者用之可通便；高血压者用之可降压，低血压者用之可升至正常；心率快者用之可减慢，心率慢者用之可提高至正常；取微汗解肌者可发汗而不伤正，对自汗出者可止汗而不留邪等。已发现桂枝汤的这些复杂作用，是通过对丘脑、神经、消化道、机体整体功能等与病变有关的机制的调理，然后产生的治疗效应。[9]

《黄帝内经》讲"壮水之主，以制阳光；益火之源，以消阴翳"，是典型的"推其本"治法。它不是直接"制阳光"和"消阴翳"，也不是"壮水""益火"，而是深及"阳光"之病本——"水之主"，"阴翳"之病本——"火之源"，通过"壮水之主"而"生水"以"制阳光"，通过"益火之源"而"升火"以"消阴翳"。在这里找不到药与"阳光""阴翳"之间有特异关系，更提纯不出对"阳光""阴翳"有特异作用的物质成分。中医的许多治疗都在用这种方法，是一种高级治疗艺术，中药功效也在这种治疗中艺术地发挥，这是更有创新价值的功效机制。

### 5. "助人生生之气"转化为功效

中药与西药的一项重要区别在于，它不是消灭敌人的"魔弹"，而是推动和调理人的生命活动的"生生之具"（前"生"是动词，后"生"为生命）。清代李冠仙总结："气虚者宜参，则人之气易生，而人参非即气也；阴虚者宜地，服地则人之阴易生，而熟地非即阴也。善调理者，不过用药得宜，能助人生生之气。"[10] 不能从人参中提纯出"气"的有效成分，也不能从熟地黄中提纯出"阴"的有效成分，其功效是"助人生生之气"的结果。

已有研究发现，人参是通过对中枢神经系统、内分泌系统、心血管系统、代谢系统、免疫系统等的良性调节，才转化和表现出多种重要功效。苏联学者拉扎雷夫曾把这类药物及其作用称为"适应原"（adaptogen），它能调理和改进机体的适应功能，"增强非特异性防御能力状态"。已知人参、红景天、刺五加、冬虫夏草等属于这类药物，黄芪、党参、五味子等有"适应原"样作用。这类中药的作用功效应当从"生生之具""助人生生之气"来理解和研究。

### 6. 调动和发挥机体的自主调理机制而呈现为疗效

机体具有自主调理机制，依靠、调动、发挥机体的自主调理来防治疾病是中医治疗学的一大特色。张景岳总结道："凡治病之道，攻邪在乎针药，行药在乎神气。故治施于外，则神应于中，使之升则升，使之降则降，是其神之可使也。若以药剂治其内而脏气不应，针艾治其外而经气不应，此其神气已去，而无可使矣。"[11] 这里的"神气""脏气""经气"，实际是指机体的自主调理机制。从"八字金丹"所讲"有病不治，常得中医"、张仲景所论"凡病……阴阳自和者必自愈"，到柯琴的"欲其阴阳自和，必先调其阴阳之所自"、徐大椿的"病有不必服药论""约略治之，自能向愈"等，所讲的都是药物要由机体的自主调理机制应而效之。

中药的升、降、浮、沉和归经，需要考虑中药"应"于"脏气"和"经气"的作用机制。升、降、浮、沉不是药动学的转运、分布现象，不是药达病所，而是效现病所，是药效学的药效现象，是在病所呈现的药物作用效应。这种效应不是药物的直接特异作用，而是由"脏气"所"应"而"使"之的结果。

　　中药的归经同样不是药物沿经络转运、分布的药动学现象。有人采用标记法测定中药有效成分循经的分布、贮积部位或按西药的受体学说沿经络寻找中药的受体，都不成功。中药的归经应是药效学现象，是药物对机体的作用呈现的循经效应，是中药作用由"经气"所"应"而"使"之的结果。针灸的"气至病所"是针刺与经络相互作用的"得气"效应，中药的归经效应需要考虑中药与经络的相互作用机制。

　　中药"转化生效"的途径和环节还有多种，如推动五脏之间的"生克"、正治与反治、"提壶揭盖"、"四两拨千斤"及一些触发、催化作用等，其机制都有待研究和阐明。

## 参考文献

　　[1] 小桥恭一. 中药有效成分与肠细菌的关系 [J]. 医学与哲学，1995，16（11）：598.

　　[2] 陈德昌. 大黄对肠黏膜的保护作用 [J]. 中国危重病急救医学，1994，6（6）：329-331.

　　[3] 孙孝洪. 中医治疗学原理 [M]. 成都：四川科学技术出版社，1990：154.

　　[4] 姜春华，沈自尹. 肾的研究 [M]. 上海：上海科学技术出版社，1981：166.

　　[5] 应荐. 补肾滋阴法对肾上腺皮质激素型肾阴虚大鼠睾丸组织超微结构的影响 [J]. 中西医结合学报，2006，4（6）：620.

　　[6] 龚张斌. 补肾方药对老年大鼠下丘脑-垂体-肾上腺皮质所属组织结构形态变化的影响 [J]. 辽宁中医杂志，2006，33（1）：103.

　　[7] 陈明明. 扶正抑癌中药免疫调节作用的研究进展 [J]. 中华医药杂志，2007，7（1）：61.

　　[8] 衣晓峰. 中药作用机理新发现 [N]. 中国中医药报，2007-07-19.

　　[9] 严有斌. 桂枝汤的临证应用 [M]. 西安：陕西科学技术出版社，1990：39-44.

　　[10] 李冠仙. 知医必辨 [M]. 南京：江苏科学技术出版社，1984：43.

　　[11] 张景岳. 类经 [M]. 北京：人民卫生出版社，1965：349.

【原载于山东中医药大学学报，2008（3）：179-181】

# 药效物质基础的复杂性探究

中药的"药效物质基础研究"冲破了"有效成分研究"的局限，视野更加宽阔和深入。为了揭示特定药效与特定物质载体之间的规律性关系，研究开始触及一些较复杂的因素。但从已经发表的一些构想、实验研究来看，对于"药效"的复杂性、"物质基础"的复杂性、两者之间关系的复杂性，在基本估计和实际处理上都显不足，对于如何在复杂性中准确定位的认识还不够深入和明确，还缺乏高屋建瓴地统揽各种复杂情况的总体观点和思路，有必要对药效物质基础的复杂性做专门的探究。

中药的药效不像西药那样单一、特异，具有多向性、过程性、非特异性；而药效的物质基础也不是单一成分对应单一药效，存在着相互作用、层次、变动等特性；药效与物质基础之间的关系也不是"一对一"地特异对应，具有间接、转化、突现、交叉等特点。对于这些复杂情况的理解和研究，需要运用系统论的观点和方法。

## 1. "药效"的复杂性与定位

中药作用于不同的效应对象，以不同的标准来评价，会看到不同的药效，由此可找不同的物质基础。中药的"药效物质基础研究"要揭示的是什么"效"的物质基础？这是研究的立足点和出发点，需要首先从复杂性中准确定位。

第一，以"证"论效，不是以"病"论效。中药对中医之"证"和西医之"病"都有药效，但两种药效的内容、性质存在原则性差别，不可混淆。作为中医药的中药药效物质基础研究，立足点和出发点应当是对中医之"证"的药效，这是"中医之药"的本义药效，要研究和揭示的是这种药效的物质基础。中药对西医之"病"的药效，中药的西药药理作用，其物质基础需要研究，并可为中药本义药效的物质基础研究提供帮助，但那是另一种研究，不能代替中药本义药效的物质基础研究。

第二，以"人"验效，不能以"鼠"验效。在实验室里以"鼠"为效应对象的"实验药效"（体外药效），与临床证治中以"人"为效应对象的"临床疗效"（体内药效）不能等同。这两种药效在有些情况下一致，但在更多情况下不一致或很不一致。由于人的证候的复杂性，由于动物模型的内在缺陷和现有实验水平的局限，目前能够以动物模型准确模拟的证候极少。因此，在现有条件下，中药对中医之"证"的药效不能以"鼠"效为准，必须以"人"验效，以临床证治之效为准。否则，只能称为中药的动物实验药效，不能概称为中药药效。

第三，统揽"近期疗效"与"远期疗效"。中药的药效具有"慢""远"特点，其作用不是一次事件，而是一个过程。有的药效可分为近、中、远三个阶段，割断其过程，将其中任何一个阶段孤立出来作为标准，都有违实际。可以从两个层次来定位：首先把药效的近、中、远三个阶段作为统一体，作为同一种药效，查其统一的物质基础是什么；其次把药效的近、中、远三个阶段区别开来，甚至作为相互联系的三种药效看待，分别地考察其各自的物质基础；如果三个阶段客观上确有主次之分，应如实地遵循其主次地位。

### 2. "药效载体"的复杂性与定位

有必要把"药效物质基础"概念发展为"药效物质载体""药效物质系统"概念。"物质基础"强调的是成分、成分组、有效部位等物质实体，而"物质载体"既包含成分、成分组、有效部位等物质实体，也包含这些实体的相互作用及由其形成的秩序、结构；"物质系统"则是多个层次的物质载体所形成的统一体。药效的"物质载体""物质系统"概念能更好地表征药效物质基础的复杂性。

第一，从两个方向来看药效载体的复杂性。所谓药效载体，是指承载和发挥药效的主体。①从横向来看，中药的药效载体既有"硬件"，也有"软件"。"硬件"是指以物质实体形态存在的饮片、有效部位、化学成分等。"软件"是指非实体形态的关系、秩序、结构等。还原论和机械论观点孤立地注重物质实体形态的载体，无视非实体的"软件"，不符合实际，药效载体的复杂性关键在于其"软件"。"成分组"不是化学成分"堆"，是以特定关系形成具有特定秩序和结构的系统；饮片不是"有效部位""堆"，是以特定关系形成具有特定秩序和结构的系统。要揭示这里的复杂性，必须研究关系、秩序、结构。②从纵向来看，中药和方剂的"硬件"和"软件"都分若干层次，每个层次有不同的秩序、结构、实体形态，负载着不同的药效。上下层次之间是"非加和"关系，既不能把上层次的药效还原，归结为下层次的药效，也不能把下层次的药效载体当作上层次的药效载体，需要逐层次地分别研究。

第二，方剂的整体功效以方剂的秩序和结构为载体。"整体不等于部分之和"，其根源在于相互作用及由此形成的秩序和结构。王水能溶化黄金，但作为王水的物质基础的浓硝酸和浓盐酸没有这种功效，"突现"溶化黄金之效的载体是浓硝酸和浓盐酸"一比三混合"这一秩序和结构。中药方剂同样如此，其整体药效的形成机制在于方剂的秩序和结构，即"君臣佐使"和"七情合和"，由其对方内各药的药性和药效进行调节和转化，形成方剂的整体功效。因此，"君臣佐使"和"七情合和"是方剂整体药效的直接载体或一级基础，"拆方"拆掉了这一载体，无法从方内各药直接说明方剂的整体功效。

第三，中药的药效载体具有层次性。饮片、有效部位、成分组、成分等是中药的不同结构层次，分别承载着不同的药效，需要运用"层次"观点和方法逐层次地研究。①立足于中药的整体药效。中医是从中药的整体水平运用其药性、药效，如四气、五味、升降浮沉、归经等。"中药的药效载体"首先是中药整体药效的载体，不应将其简化、还原为成分或有效部位的药效的载体，有人认为中药的药效载体是"一锅汤"，不无道理。②分别研究药内各层次的药效及其载体。成分、成分组、有效部位等分别负载着不同的药效，应据实分别予以阐明，不应将其中某个层次人为地规定为"基础"，忽略或抹杀其他层次。有人主张把"物质基础"定位于"广义的化学成分"，有人主张定位于"有直接药理作用的成分""有效化学部位"等，显然把复杂情况简化了。③要遵循上下层次之间的"非加和"关系。下层次的药效并不等于上层次的药效，上层次的药效并不等于下层次的药效之和；下层次对于上层次来说处于基础地位，但未必就是上层次药效的载体；上层次对于下层次具有调节控制作用，未必不是下层次药效的载体。

第四，中药在煎煮过程中的变化和产物。汤剂在煎煮过程中会发生物理效应，影响中药的溶解度、沉淀、吸附作用，使分子的极性、磁性甚至分子结构发生改变，对化学反应起诱导作用，对药内物质起协同增效或减毒作用，改变药代动力学参数，调整药物的吸收、分布和生物利用度。在煎煮中会发生化学反应，引起化学组成的变化，形成新物质。如生脉散通过煎煮，人参皂苷水解转化，使 $Rg_3$、$Rh_1$ 由微量成分变成主要成分，并产生新成分 5 – HMF。这些变化和产物对于药效具有更直接的作用，是药效载体的重要内容，思路不能局限于煎煮前的原药。

第五，中药在代谢过程中的转化和产物。汤剂口服经过消化液、微生物等作用，会产生代谢产物或转化成新成分，是药效的更直接载体。如发现口服六味地黄丸后血中 11 种成分中有 4 种是代谢产物，这些代谢产物的药效更加直接。有人认为"进入血液的成分才是真正有效的成分"，不无道理。因此，药效物质载体的研究起点不应限于"煎前"和"服前"，而应扩至"煎后""服后"的"生效时"。

### 3. "药效载体"与"药效"之间的非特异关系

药效载体与药效之间"一对一"地相互对应谓之特异关系，西药的药效与其物质基础之间具有典型的特异关系。中药却不然，虽然不乏特异药效，但就主要的或基本的情况而言，是非特异性的，其原因在于中药在生效过程中的变化、相互作用、中介转化、非药物因素的参与等。不能简单地套用西药的特异性原理，把中药的药效与其载体之间的非特异关系删除掉或将其简化成为特异关系，那将面目全非。应当严格地按照实际情况，属于特异性的，就阐明其特异性；属于非特异性的，就如实地研究和阐明其非特异性。而非特异性是更基本的方面，是研究的重点和难点，应当把思路的焦点集中到非特异性上来。

第一，有效与无效的非特异性。有效与无效首先取决于判断标准，药理实验中无效的，在临床治疗中可能有效；西药药理实验无效的，在中医证治中可能有效。有些无抗菌作用的中药（成分）可治疗细菌感染性病，有些无泻下作用的中药（成分）可引起泻下，许多中药的成分、成分组、有效部位在实验中的药理作用与中医临床证治的药效不一致；有些无药理作用的成分可对其他成分有增效、减效、转化、辅助等作用或对机体的生理功能有某种调理作用。因此，有效与无效的判断，不能简单地以西药药理实验为标准，它只能作为评价的环节或阶段，所依据的应当是终点评估标准——中医临床疗效。

第二，双向或多向作用的非特异性。许多中药具有双向或多向药效作用，有人按特异性观点从多成分、多靶点、多途径来解释，难符其实，需要从中医的治则、治法来理解和研究。辨证论治讲究"求本""治本""一推其本，诸证悉除"，作用于"本"的药效不仅是"双向"的，而且是"诸证悉除"的。中药作用的双向性和多向性关键在"推其本"，不应孤立地从药物本身，而应从药物的生效机制，来研究和阐明药与效之间的非特异关系。

第三，相互作用产生非特异性。"非加和"是非特异性的突出特征，其根源在于相互作用。方剂的"合群之妙"在于"君臣佐使""七情合和"，使方内各药"全其性"或"失其性"，使方剂的整体药效与方内各药及其有效成分的药理作用之间不具直接加和关系。单味中药的整体药效也不等于其成分药效的相加和，根源在于各成分之间、各成分组之间、各有效部位之间存在着协同、激发、辅助、克制等相互作用。"相互作用"是非特异性的重要机制，研究药效与载体的关系必须包括这种机制。

第四，机体对药效的转化是更深刻的非特异性。人是自组织系统，具有自主调节机制和能力，中药的许多功效不是直接作用于病变，而是用于依靠、推动、发挥机体的自主调节能力，由其转化为愈病效应。"转化生效"[1]是中药所特有的深层非特异性药效机制，需要深入理解，作为重点和难点来突破。①通过对器官或系统的调理而呈疗效。如补肾方的九味药都不含肾上腺皮质激素样物质或其前体，但临床治疗有肾上腺皮质激素样作用，研究发现是药物作用于肾上腺而转化出来的效应；有许多中药通过对神经、循环、消化、内分泌、免疫等系统或网络的调节，呈现出药理实验所没有的临床疗效。②通过"助人生生之气"转化为疗效。如人参"补气"，但"人参非即气也"；熟地黄"滋阴"，但"熟地非即阴也"；"壮水之主，以制阳光；益火之源，以消阴翳"等，这些是对人的生理功能进行调理，由此产生的效果转化为疗愈效应。③调动和发挥机体的自主调理而呈现为疗效。如推动机体"阴阳自和""五藏生克""约略治之，自能向愈"等，还有"提壶揭盖""四两拨千斤"等，使中药的临床疗效与其实验药理作用之间存在巨大差异。总之，"转化生效"机制是"药"与"效"之间的一架桥梁，要揭示药效与其载体之间的关系，必须认清这架桥梁；进而，只有把"生效机制"纳入研究视野之内，才能真实地揭示和阐明药效与其载体之间的规律性关系。

## 参考文献

[1] 祝世讷. 转化生效——中药的复杂功效机制 [J]. 山东中医药大学学报，2008，32 (3)：179.

【原载于山东中医药大学学报，2008，32 (4)：267 - 269】

# 中药方剂原理的现代认识

目前，国内外对中药和方剂的深入研究，大都遇到了现行研究思路是否合理、是否需要调整的问题，迫切需要探讨和解决。

自古以来，特别是近代以来，医学和药学研究形成了两种不同思路，这就是还原论和系统论。不但西医学和中医学在发展中分别遵循这两种不同思路，而且西药学和中药学在发展中也遵循这两种不同思路。医和药是统一的，医为本，药为用，医药相为里表。一般来说，药学受医学理论的指导和影响，有什么样的医学原理，就有什么样的药学原理。西药学与西医学相统一，遵循还原论思路，中药学与中医学相统一，遵循系统路思路，这是一个基本存在。如果忽视这种原则性差别，像简单地用西医学直接套释中医学遇到的困难一样，简单地用西药学直接套释中药学同样会遇到困难。

西医学的思想渊源是古希腊的"原子论"，认为能被分割出来单独加以研究的最小结构单元是基本存在。近代四百年，自然科学沿此思路有了长足发展，推动西医学也大步走上这条发展道路。以解剖学为基础，发展了器官病理学、组织病理学、细胞病理学、分子病理学，对疾病的认识一步步分解到越来越小的"粒子"，还原到基本的物理、化学过程；注意的重点放在能够定位的、具有特异理化性质的病理改变以及导致这种病理改变的特异性生物的、化学的、物理的原因；因而，对药物及其疗效的要求，就是寻找能有特异治疗作用的实物"粒子"，以针对性地消除病因，纠正病理。从早期的磺胺类药物，到后来的抗生素、生物制剂等，都是沿着这条还原论思路产生发展的，尽管药物的内容和形式在变化，但寻找具有特异作用的"实物粒子"的思路却没有改变。众所周知，这条思路在西药学的现代发展中已经遇到了困难。

中医学的思想渊源是古中国的"易"和后来的"道""气"学说，认为事物的整体是基本存在，分割开来的各部分不足以说明整体，因为各部分之间还存在着相互作用。两千多年，中医学一直沿着这条思路发展，它有解剖学但没有发展，把注意的重点放在了人的整体、人的功能、影响人的整体功能的各种相互作用。对疾病的认识重点不在越来越细小的结构单元，而在整体功能态的异常——"证"；对病因的认识重点不在那些特异因素，而在影响人体功能态的各种相互作用，诸如天人关系、五运六气关系、正邪关系、阴阳关系、五脏之间的生克关系、气机的升降出入关系等；对药物及其疗效的要求，当然不是特异性消除致病因子、纠正病理，而是寻找能够调节上述各种关系的物质、能量、信息，通过对这些相互作用的调节以恢复整体功能的正常。中药和方剂始终是在辨证论治指导下发展、为辨证论治服务的，其临床疗效举世公认。

鸦片战争以来，我国医学发展走着曲折的道路，以西医学、西药学作为唯一的科学标准来评判中医学、中药学，导致"废止旧医""废医存药"的结论，这是一种历史性误解。20 世纪系统论和系统科学的产生，才给了我们强大的武器，发现与西药学的还原论思路不同，中医学、中药学是一种系统论思路，现代系统论的整体性、联系性、有序性、动态性等原理，在中医药学中早有其原始思想，堪称系统论的雏形。这样，系统论与还原论之间、中医学与西医学之间、中药学与西药学之间的原则性差别，就昭然若揭了。

中药和方剂的研究、应用、发展，从药性、药效、药理各方面都深刻贯穿着系统论的科学原理，是中药方剂与中医理论相表里的枢机所在，是中药方剂的特色和优势所在，这是用还原论思路无法理解也无法说明的。中药和方剂的研究，应当沿着系统论思路，深入发掘和阐发其固有的科学原理。大体来说，最重要的有以下三条。

## 一、整体取性原理

"药有个性之特长，方有合群之妙用。"中药和方剂的药性，是分别在药和方的整体水平取定的。各单味药的药性，只存在于药的整体水平，不能归结为其有效成分的属性或各有效成分属性的累加和；方的功效，也只存在于方的整体水平，不能归结为方内各药的功效或方内各药的功效的累加和。

"整体大于部分之和"是系统论的首要观点，它强调系统质（存在于系统整体水平的属性、功能、行为）与要素质（存在于系统内各要素水平的属性、功能、行为）之间的原则性差别，不能把系统质归结为要素质或其相加和，因而不可能用要素质直接说明系统质。因为，凡是构成系统，其要素之间存在着相互作用和组织现象，它造成了由要素到系统的质的飞跃和层次突变，分析还原研究恰把这种相互作用和组织现象分解掉了，抹杀了系统质与要素质之间的区别，系统论的整体性原则着重强调了这一点。中药方剂的取性原理，恰恰生动地体现了系统论的这一原则。

每一味中药，实际都是一个"微方"，由若干有效成分组成。各有效成分都有其特定属性，一味中药在整体水平又有其特定属性。中医治病运用的是哪里的属性？四气、五味、升降浮沉、归经等，都是药的整体属性。这些属性当然与它的有效成分有关，但不唯如此，还与各有效成分之间的相互作用和组织现象有关。中药学没有陷入这些复杂纷繁的细节（在中医药发展的历史条件下也还没有必要的手段和条件来认识这些细节），直接从各味药的整体水平来认识和论定其药性，用的是药的系统质。

方剂是更典型的系统，方剂的整体功效原则上区别于方内各药功效的相加和，中医治病多用复方的原因，就在于追求方剂的整体功效。方的整体功效的形成，当然与方内各药有关，但更重要的是组方配伍法度，即君、臣、佐、使关系和"七情"（须、使、反、畏、恶、杀、行）合和，正是这些相互作用和组织现象，造成了方剂的整体效应。在药味不变的情况下，只要配伍关系稍一变化，便会导致方剂整体功效的重要变化。中药方剂学对方剂功效的认识，是从方剂整体水平论定的，用的是方剂的系统质。

中药研究中的提纯有效成分的方法，方剂研究中的拆方比较方法，实际上都是还原论思路。还原方法在满足以下两个条件的情况下比较行得通：第一，诸部分之间不存在相互作用，存在的话也弱到可以忽略不计；第二，诸部分之间的相互关系是线性的（具有叠加性、均匀性、对称性），整体等于部分之和。但是，中药和方剂的情况与这两个条件恰恰相反：第一，诸部分之间有很强的相互作用；第二，诸部分之间的相互关系是非线性的（具有非叠加性、非均匀性、非对称性）整体大于部分之和。因而，这是不可还原的，在这里运用还原方法，就永远发现不了"整体大于部分之和"的效应，把握不了中药和方剂的系统质。

## 二、相关奏效原理

"愈疾之功，非疾不能以知之。"中药方剂的药性和药效，不是根据中药方剂本身的物理、化学、生物等属性论定的，而是根据中药方剂作用于人体异常功能态——"证"的效应而论定的，把对不同的"证"表现出的不同作用性质规定为药性，把对不同的"证"产生的不同调节效应规定为功效。

系统论指出，系统质是一种客观存在，但不能用还原的方法寻找它的实物粒子，因为，它只是在整体水平表现出来的属性、功能、行为。当然它不是凭空产生的，以要素为基础通过相互作用形成的组织结构是其物质载体，对系统内环境和外环境的相互作用是它存在和表达的形式。这就是说，要考察系统质的存在，须从要素间的相互作用寻找根据；要考察系统质的性质，须从它对内外环境所发挥的作用来判断。

中药，作为其系统质的药性和功效，是依据各味中药作用于人体所产生的作用的性质论定的。寒、热、温、凉四气，是根据对人体功能态的偏性所产生的疗愈作用性质而定的，愈寒者热，愈热者寒；辛、甘、酸、苦、咸（淡）五味，是依人的舌感辨别的；升、降、浮、沉反映了药物在人体中发挥作用的动态趋向；归经、引经反映了特定药物在人体内特定的作用范围。至于解表、清热、祛暑、散寒、泻下、利水、安神、开窍、止咳、理气、理血、补益、收涩、消导等功效，更是以对人体所发生作用的性质论定的。这些药性和药效，不可能通过提纯"热素""寒素""安神素""理气素"等实物粒子（有效成分）来认识，只能依据中药作用于人体、人体所作反应的性质来判定。

方剂，作为其系统质的功效，同样是在对人体的作用中表现出来，依据人体所作反应的性质论定。与中药相比，它有两个特点：第一，方剂的整体功效不等于方内各药功效的相加和，也不等于方内各药分别单独作用于人体所生功效的相加和；方剂的整体功效是方内各药的配伍产生的"大于部分之和"的性能，它作为一个独立的功能单元与人体发生相互作用。第二，方剂的整体功效是人工设计的，在本质上是针对"证"而设计的，并形成了一系列固定的方证对应关系。就是说，方与证之间的取效关系，是方的系统质与人的系统质之间的对应关系，是一种更加复杂、更加高级的相关功效。对于这种功效的考察，如果不注意系统质的这种特性，不直接从系统质着眼入手，而用还原的方法去寻求有效物质要素及其相互作用的细节，必然易于陷入一些极其复杂而难于解决的具体矛盾中。

### 三、中介调节原理

"调其阴阳之所自，阴阳自和必自愈。"中药方剂愈病的药理机制，在本质上不是以"箭"射"靶"的特异性治疗，而是以人体固有的阴阳自和能力为中介，通过培护、推动、激发人体的阴阳自和，依靠阴阳自和而达到"以平为期"。

系统论认为，自然条件下的现实系统都是自生自灭的，其"生命力"在于，系统有自组织机制，能够把环境条件组织为自己的"生命"活动。耗散结构论、协同学、超循环理论等系统自组织理论，具体地揭示了系统的自组织机制。它指出，自组织系统对外环境来的一切作用，也自主地做出反应。就是说，把外来的一切作用都纳入系统的自组织过程，自组织过程的结果并非对外来作用的直接反应，作用和反应之间无论在质上还是在量上，往往存在巨大差距。例如，外来作用被吸收、耗散、转换、放大、缩小等。外来因素要对自组织系统发生作用，绕不开系统的自组织机制。

生命和人体是最典型的自组织系统，自我更新、自我复制、自我调节是其本质特征。在它面前，外来的致病因素和治病因素处于同等地位，机体的自组织机制都要作自主性反应。差别仅在于，治病因素是由人设计的，带有明确的针对性和目的性。不过，人的设计是否注意到并有意识地运用和调动机体的这种自组织机制，却是一个至关重要的问题。

中医学的生理、病理思想强调"养生知本""治病求本""生之本，本于阴阳"，由"阴阳自和"而达"阴平阳秘"是人体正气的本质，这极其深刻地把握了人体的自组织机制。与此相应，在治疗学和中药学上，反对单纯攻伐，强调"灌其根，固其本"，治疗的一个根本性原则是"壮水之主，以制阳光；益火之源，以消阴翳"，去掉"主""源"二字，就变成了特异治疗。而中医治疗学的特色，恰恰突出地表现在这两个字上。"主"和"源"是愈病的中枢环节，中医治疗因素作用的"靶"在这里，是推动"主"和"源"发挥愈病作用的。

中药和方剂是为这种中介调节服务的，因而其药理机制也是通过机体的自组织机制这个中介环节发挥作用的。故曰："病变万端，各有其本，一推其本，诸证悉除。""夫药者，所以治病也，其所以使药之治病者，元气也。"这样，由于中介环节的存在，在药和效之间，多数情况下难以找到直接的对应关系，许多对细菌性、病毒性疾病有较好疗效的方药（和针灸），在离体实验中都找不到对细菌、病毒的特异性抑制作用。对于这种中介调节，运用还原方法寻找药和效之间直接的、特异的关系，当然是更加困难的。

上述三条原理是一个统一的整体，体现中医使用方药是取用其整体水平的系统质，对这种整体功效的论定，是以人体对方药的作用所作反应的性质为依据，而人体反应又是方药所推动的机体自组织活动的表现。这种药性、药效、药理规律，原则上是不可还原的，是属于系统论的，只有以系统科学为指导，运用系统辨识的方法，才能理解，才能研究，才能把握。因此，中药方剂研究中的一个迫切课题，是要建立和发展系统论思路。

要建立和发展系统论思路，需遵循继承、移植、创新相结合的原则。要继承中药研究的传统思路，它明确地体现在上述三条原理中，实际上把握了药性、药效、药理的更深层规律，在性质上属于系统论，尽管它的形式是朴素的，没有充分表达出深刻的科学原理，但两千多年临床实践的亿万次重复充分证明了这些规律的客观实在性。我们的任务，不应是用还原论来否定它、改造它，而应当用现代系统论来发扬它、提高它。移植系统科学的知识和方法，是发展中药方剂研究的一个关键性环节。把现代系统科学与中药学传统的系统论思路结合起来，创立现代水平的系统研究方式，是发展中药方剂研究的根本途径。

发展系统论思路，并不否定现行的还原研究。科学已从"分析时代"进入"系统时代"，科学研究的思路已从以分析还原为主导，转变为以系统方式为主导；医学，随着从"生物医学"向"生物－心理－社会医学"的转变，其方法论亦正从还原论走向系统论。从历史角度看，还原论的主导地位被系统论取代，这是一种否定；从方法论角度看，系统论包含了还原论一切合理的内容，这是一种肯定。发展中药方剂的系统论研究，绝不意味着否定已经进行和正在进行的各种还原研究，对于系统方式来讲，这种研究是必要的，不这样做，对中药和方剂的研究就不能深入。问题在于，这远不是全部的，更不是唯一的；更重要的还在于，药和方的整体功效是怎样产生、怎样与人体功能相互作用、怎样通过机体的自组织过程实现愈病目的等，这是只有用系统方式才能证实的。目前流行一种观点："一个生药的作用是其所含多种成分作用的总和，而且从某种意义上讲，毕竟有一天终究可以用纯成分或多种成分人为的混合物的形式作为中药的用药形式。"把注意的焦点放在有效成分及其"总和"和"混合物"，很难与中药方剂的固有原理吻合。如果成分之"有效"是按西药药理的特异作用论定，提取的这些有效成分自然会按西药药理为特异治疗服务，难于按中药方剂原理为辨证论治服务，有人批评提纯的某些"素"是中药西药化，恐怕不无道理。

中药方剂原理及其研究思路是一个重大的课题，随着国内外对中医学科学原理和研究思路的认识的改变，中药方剂研究中的这个课题也必将迎刃而解。尽管历史的惯性作用还强，但这个课题已被实践提上了日程。

【原载于山东中医学院学报，1989，13（2）：23－26】

# 中药方剂现代研究的两条道路

中药方剂现代研究是中医药现代研究的重要组成部分，几十年来取得一系列重要进展，但也面临着深刻的矛盾，存在着一些尖锐的争论，涉及中药方剂现代研究的发展方向和道路问题。为迎接跨世纪的发展，这些问题显得尤其突出起来，需要从理论上做出必要的探讨。

**1. 中药方剂现代研究方向的异化**

中药方剂现代研究受到高度重视，特别近 20 年来，人力、财力的投入逐年增加，立项的课题每年都以百计，取得的成果显示出重要的临床应用价值，有的产生一定的国际影响。但是从中医药现代研究的全局来看，却出现了两个十分值得注意的倾向。

第一，兴药荒医。在中医药现代研究的发展速度和研究水平上，医、药之间出现了明显甚至严重的失衡现象，中药方剂研究发展速度快，成果数量大，中医理论问题的研究明显滞后。据统计，1978—1995 年全国中医药科研成果获部（局）级以上奖励的 724 项，其中，中药方剂研究 383 项，占 52.9%，中医理论问题研究只有 60 项，占 8.3%；而在获得国家级奖励的 104 项中，中药方剂研究有 78 项，占 75%，中医理论问题研究只有 5 项，占 4.8%。国家对于中医基础理论的研究并非不重视，一些重大问题，如阴阳的本质，心、肝、脾、肺、肾五藏的本质，经络的本质，"证"的本质等，都先后被列为部级或国家级的重点或攻关课题，但大都久攻不下，处于胶着不前的状态。中医药现代研究的形势从表面上来看十分兴旺，但内在的不平衡却孕育着兴药荒医的危险。

第二，中药西化。在中药方剂现代研究中，虽然有一定数量的项目坚持以中医理论为指导，在保持和发扬中药方剂的特色上积极地探索，取得了一些有价值的成果。但是，从整体来看，占支配地位的却是按西医西药理论指导的研究，出现了背离中医学、走上中药西药化道路的倾向，突出地表现在三个方面：一是离开中药和方剂的整体功效，运用还原方法，进行拆方、提纯，降解到有效成分，乃至分子和亚分子水平，力图把中药方剂的功效归结到某些特异性的物质成分上。二是离开中药的四气、五味、升降浮沉、归经，和方剂的君臣佐使、七情合和，按西药药理学来寻找和解释中药方剂的抗菌、消炎、对某些指标的特异性药理作用，并按这种药理作用开发新药。三是离开辨证论治，按西医的治疗学来指导新药的研制和应用，突出其对西医之病的治疗作用，从"方证对应"变为"方病对应"，能较有效地服务于西医的临床治疗，却再也不能为辨证论治服务。

这些情况表明，中药方剂现代研究的方向已经发生了异化，分化为两条不同的研究道路，一条是中医理论指导下的中药方剂现代研究，另一条是西医理论指导下的中药西药化研究。在未来的发展中，这两条道路会进一步分化和强化，如何正确地认识和对待，是中医药跨世纪发展必须回答和解决的一个重要问题。

### 2. 中药西药化研究的必然性和局限性

中药与西药的区别是什么？恐怕不在其是自然形态还是化学制剂，也不在其有效成分提炼得纯不纯，而在其功效的性质不同，发挥作用的机制不同，遵循的治疗原理不同，指导治疗的基本理论不同。中药不同于西药的本质特征，是在中医基本理论的指导下，为辨证论治服务，通过功能性调理产生对"证"的治疗效应。

所谓中药西药化，是从中药研究出西药或把中药研究成西药。这种研究的特点主要是：

第一，以西医理论为指导。即把西医的生理学、病理学、治疗学、药理学贯彻到研究中，如按西医病理观点和治疗学原理来看待中药的临床应用价值，按西医的药理观点来认识和解释中药的药理作用，往往集中于抗菌、消炎、对某些理化指标的特异性改变作用等。

第二，以还原论为研究思路。还原论是西医学的基本思路，其特点是，把整体分解为部分，把高层次降解到低层次，把高级运动降解为低级运动，把生命活动内容降解为物理、化学的内容，力图用"最终的"物质粒子及其理化特性来说明一切。这表现在中药方剂的研究中，就是拆方、提纯，力图把方药的功效归结为某些特定的物质成分及其特定的理化性质。

第三，以成果服务于西医临床。无论是对方药功效的认定，还是新药的研制，其结果都是背离中医的辨证论治，为西医的临床治疗服务，从中医的"方证对应"变成治西医之病的"方病对应"。

这种研究一直受到中医界的尖锐批评，成为中药方剂现代研究中争论激烈的一个焦点问题。这种研究方向究竟对不对？要不要发展？要不要支持？

如果作为中医药学术和中医药队伍内部的问题，答案当然是否定的。这是西医学或中西医结合的药学研究方向，不是中医药学的中药方剂研究方向，不能走这条道路。

如果按"大医药"的观点，从整个医药学的发展全局来看，从对中药方剂的全方位开发利用来看，答案又是肯定的。中药西药化研究是一种客观的必然趋势，是迟早要完成的一个过程。

首先，这是克服西药局限性的一条出路。西药的局限性已为世人公认，冲破化学药物的局限，开发利用自然（或天然）药物，已成为20世纪后半叶的时代性课题。这种新的开发和研究理所当然地要瞄准中药，从中药中开发研制新式西药，已成为不可阻挡的历史潮流。中医药学不开发，西医药学也会开发；中国不开发，国外也会开发。

其次，中药确有可按西医理论解释、用于西医临床的一面。中药作为一种客观存在的药用物质体系，中医学按照自己的理论内容和临床需要，认识并掌握了可为中医所用的那些属性和功效。但是，它还有另一面，即按照西医的理论内容和临床可以认识和利用的那些属性和功效，中药西药化正是对中药的药用价值的后一方面的开发利用。

再次，临床治疗的需要和推动。一方面，按西药药理研制出的一批新药，按西医治疗原理应用于临床，确实收到了良好的治疗效果，对西药的局限发挥了一定的弥补作用，受到医生和患者的广泛欢迎。另一方面，中西医结合研究的发展，当代中医临床的新发展，在 20 世纪后半叶出现一种新的形势，即中医的临床诊治按西医病种分科，按西医病种诊断，按西医病种治疗，经典式的方药与"证"的矛盾对应，让位给方药与西医之"病"的矛盾对应，这种治疗日益深入地渗透进西医治疗原理，需要按西药药理研制的新药为其服务。这既对中药西药化提出了要求，也为中药西药化提供了应用场所，在促进着这种研究的发展。

中药西药化这条道路是客观的、必然的，但是，它本身却存在着明显的局限性。

一方面，它不可能从根本上弥补西药的缺陷。因为，西药的不足虽然有化学药物的局限性问题，可以从自然药得到一定程度的修正和补充，但其局限的本质，不在药物本身，而在其治疗原理；而治疗原理的局限，又在其生理学、病理学的局限，最终是其关于健康和疾病的基本观点和方法论的局限。如果其基本理论和治疗原理没有根本性调整，只靠把药物的资源从化学性改变为天然性，是不可能从根本上解决问题的。

另一方面，对中药方剂的开发利用是"治标不治本"。中药方剂的疗愈功效是多层次、多方面的，在西医理论指导下的中药西药化研究所能开发和利用的，只是其较为表浅、简单的一些层面；中药不过几千种，从中可开发的西药当然不是无限的，像对化学药物资源的开发殆尽一样，对中药的这种开发要不了多久也会很快走到尽头。中医几千年临床实际应用着的那些功效是更深刻、更基本的，中药西药化研究根本无法理解和掌握中药方剂的基本原理，不可能真正地驾驭中药方剂这种药物体系。

值得注意的是，中药西药化研究尽管有其局限性，但在未来的发展中，在一定条件下，它有可能上升到主导甚至统治的地位。造成这种局面的条件目前已经存在苗头，例如，研究队伍不能清醒地认识和把握自己应走的道路，头脑昏昏、亦步亦趋地走上中药西药化研究道路；或者主观上希望进行中医药学的中药方剂现代研究，但苦于没有掌握新的知识和手段，所能借来的他山之石只有西医的知识和方法，循此不自觉地走向西化研究；或者明确地反复地强调不能西化，必须走独立的中药方剂现代研究之路，但没有能力开拓这条道路并取得实质性进展，独立的中药方剂现代研究只成为一面迎风的旗帜，不能与中药西药化的潮流相抗衡等。如果这些不利条件不被克服而让其继续存在或发展的话，那么中医药学的中药方剂现代研究必将进一步滞缓、萎缩，可能造成中药西药化研究一统天下的局面，其结果将会从"兴药荒医"走向"荒医废药"。

**3. 把中药方剂现代研究推向新高度**

中药方剂现代研究分化为两条不同的道路已是客观事实，中医药学术和中医药队伍面临着走什么道路的抉择。当然不能走中药西药化之路，关键是要认清自己应该走的道路，采取有效的行动进行开拓，把研究推向一个新的高度。

什么是中医药学的中药方剂现代研究之路？它与中药西药化的根本区别在哪里？

首先，要以中医基本理论为指导。药与医相表里，医为药之本，药为医之用，有什么样的医，就有什么样的药。西药与西医理论相表里，中药方剂与中医理论相表里，如果脱离中医基本理论，中药方剂研究就会迷失方向。中药有自己的药理，方剂有自己的方理，它们是中医基本理论在中药方剂中的贯彻和体现，只有在中医基本理论的指导下，才能正确地理解和阐明中药方剂的药理和方理。

其次，要坚持和发扬系统论思路。中医学的理论和实践反映着人的健康和疾病的系统特性和系统规律，也驾驭着中药方剂的系统特性和系统规律，这是中药方剂的深层次的功效本质和作用规律，它落在了还原论的视野之外。中药方剂的现代研究不能走还原论的路子，应当掌握和运用现代系统科学的理论和方法，坚持和发扬中医药学固有的系统论思路。

再次，要为临床辨证论治服务。辨证论治是中医治疗学的基本原理，它支配着中药方剂的作用方向、性质、目的，明确地把"证"规定为中药方剂的作用目标。因证施治，方因证立，中药方剂的现代研究应当以辨证论治为纲，研究的出发点应从对"证"的作用效应入手，研究的结果应当落脚于辨证论治的临床应用。

中医基本理论、系统论思路、辨证论治相统一，贯彻到中药方剂的研究和应用中，形成了中药方剂的基本原理，中药方剂现代研究应当遵循这些基本原理，最为重要的是以下三条。

第一，整体取性。"药有个性之特长，方有合群之妙用。"中药方剂的功效性质，是从药和方的整体水平取定的。

从整体取性与从部分取性有着本质的不同。"整体不等于部分之和"是系统特性和系统规律的首要内容。每味中药都包含着许多有效成分，但是中药的性味只存在于整体水平，是药的系统质，不能把它分解、归结为药内各成分的性能；反过来，把药内各成分的性能加起来也不是药的整体性味。同样，方剂的整体功效只存在于方的整体水平，是方剂的系统质，它不能分解、归结为方内诸药的功效；反过来，把方内诸药的功效加起来，也不是方剂的整体功效。在这里，用还原的方法，把方拆开，再用方内诸药的功效来解释方的整体功效，或把药分解、提纯，再用各成分的性能来解释药的整体性味，是行不通的。迄今在方和药的研究中，已有大量的事实充分地证明了这一点。

"非加和性"是系统的整体性的深刻表现，中药和方剂都是典型的系统，这种"非加和性"同样典型地表现出来。"非加和性"的根源，在于药内诸成分之间存在着多种相互作用，方内诸药之间存在着君臣佐使、七情合和等复杂关系；这些相互关系和相互作用发生在多层次上和多层次之间，多种相互作用和多次相互作用产生多种因果关系和多次因果关系，由此又产生多种交叉或综合因果关系；在许多情况下这些关系是非线性的，线性关系具有叠加性、均匀性、对称性，一般可用还原方法来处理，而非线性关系则具有非叠加性、不均匀性、不对称性，是产生"非加和"性的重要根源，在数学上往往没有确定的解，无法用还原方法来处理。还原研究无视这些相互关系，或者把它们过于简化，在还原过程中把这些关系割断，因而，在拆方、提纯的研究结果中，找不到也复合不出方和药的整体功效。

拆方、提纯研究要不要停止或取消？不要，应当继续发展，直到把能拆的都拆开，能提纯的都提纯，彻底弄清还原的结果到底能找到什么，能解释什么。

问题在于，这种研究只是手段，不是目的，只是一项基础性工作，是第一个台阶，后边还要上第二个、第三个台阶。下一个台阶的研究要从这里"回过头来"，回到整体水平，研究和阐明整体水平的功效。

第二，因证论效。"愈疾之功，非疾不能以知之。"中药和方剂的功效，是根据其对"证"的调理效应论定的。

中医对中药和方剂的功效的认识和确定，是根据其对特定病证的调理作用性质，而不是其特定的物理或化学性质。例如，能治"阴虚"证者谓其有"滋阴"功效，能治"阳虚"证者谓其有"壮阳"功效，能治"气虚"证者谓其有"补气"功效，能治"血虚"证者谓其有补血功效；解表、清热、祛湿、祛寒、泻下、利水、安神、开窍、理气、理血、补益、收涩等，方药的功效认定和分类，都是根据对"证"的调理效应而来的。

方药功效与"证"之间的对应关系，是中医治疗原理中的一个基本矛盾。对方药整体功效的研究，应当从对"证"的作用入手、展开。"证"是人身整体性功能异常的特定表现，它与多种理化指标的改变有着复杂的因果关系，很难在特定的理化指标与特定的"证"之间找到特异性对应关系，也就难于把方药对"证"的调理效应归结为对某项理化指标的特异性作用，反过来，也无法把方药对某项理化指标的调理作用解释为对某"证"的特异性功效。

中医对方药功效的认定不是直接根据其理化性质，这并不等于说，方药对"证"的调理过程没有理化内容和机制。问题在于，这些内容和机制比起西药来要复杂得多，往往存在着多次因果、一因多果、一果多因、多因多果的交叉、非线性因果、混沌效应等多种情况，如果按"一对一"的特异性作用关系来认识和解释，显然很难符合实际。

第三，中介调理。"一推其本，诸证悉除。"中药方剂是通过一定中介环节的转化作用呈现为对"证"的治疗效果的。

把对方药功效研究的方向调整到对"证"的作用上来，这有赖于关于"证"实质研究的进展，但更重要的是研究思路要摆脱"特异作用""特异指标"一类的束缚，按中医治疗原理来一步步地弄清中药对"证"产生疗效的非特异性途径、中间环节、作用转化机制。

中药方剂在某些情况下具有一定的特异性治疗作用，但从根本上来讲，中药方剂的治疗作用是非特异性的，无法用特异治疗原理来研究和解释。这种非特异性的根源，在于其作用过程经过了多种不同的中介环节。

求本、治本是中医治疗学的一条基本原理，抓住病本所在，以药推之，其在任何方向上的异常均可消除。"本"是一个最基本的中介环节，是治疗取效的中枢，许多治则治法都反映着其中的规律。例如，"凡病，阴阳自和者，必自愈"，是通过"阴阳自和"的机制和过程发挥治疗功效；"壮水之主，以制阳光；益火之源，以消阴翳"，壮的是"水之主"，而不是水，更不是阳光；益的是"火之源"，而不是火，更不是阴翳。这都说明中药方剂的作用发挥在特定的中介环节上，通过中介环节的转化，最终表现为对"证"的治疗效应。

清代李冠仙说："气虚者宜参，则人之气易生，而人参非即气也；阴虚者宜地，服地则人之阴易生，而熟地非即阴也。善调理者，不过用药得宜，能助人生生之气。"[1]

现代研究发现，补肾方药具有肾上腺皮质激素样作用，对于皮质激素不足之证有效，但实验证明，这些中药并不含皮质激素样物质或其前体，切除肾上腺后，这些中药的激素样作用基本消失。[2]而有些助阳药，临床上有明显增强性功能的作用，但在切除性腺的动物身上试验，则无这种激素样作用。

研究发现，桂枝汤具有多种双向调节功效，发热者有退热作用，低温虚寒者有温经作用；下利者可止利，便秘者可通便；高血压者可降压，低血压者可升至正常；心率快者可减慢，心率慢者可提高至正常；取微汗解肌可发汗而不伤正，对自汗出者可止汗而不留邪等。研究发现，桂枝汤的这些复杂作用，是通过对丘脑、神经、消化道、机体整体功能等中介环节的调理，然后产生的治疗效应。[3]

药物进入体内，往往要经过多个环节的转化，其药性、药效与体外实验结果大不一样。例如，许多中药具有清热解毒抗感染功效，其体外实验虽可抑菌，但浓度要很高，在体内要达到这样的高浓度不可能，其在体内的作用机制还有更复杂的环节；有的药物在体外抑菌不明显，但在体内可转化成抑菌物质；穿心莲、金荞麦、白花蛇舌草无论在体外还是在体内均无明显抑菌活性，却可治疗感染性疾病；穿心莲水溶性黄酮成分体外抑制痢疾杆菌力较强，但对痢疾患者却无效，抑菌力很弱的内酯成分对患者的疗效反而明显。[4]

　　体内特别是消化道微生物的作用，是中药药性和功效发生转化的重大环节。例如，中药含有多种甙类成分，但胃酸和消化酶都不能分解它们，不能被直接吸收，只有当它们进入消化道下部时，才能被肠道细菌分解，产生出具有生理活性的二次代谢产物，然后被吸收发挥药效。具有泻下作用的芦荟苷对大鼠的实验证明，其通常对大鼠完全无效，对无菌大鼠也无效，但使无菌大鼠单一地感染人的代谢菌，则可引起剧烈腹泻。[5]

　　总之，要把中药方剂现代研究推向一个新阶段，防止走向中药西药化，关键是要以中医基本理论为指导，坚持和发展系统论思路，紧扣辨证论治之纲，深刻准确地理解并在研究中贯彻中药方剂的基本原理。

## 参考文献

［1］李冠仙．知医必辨［M］．南京：江苏科学技术出版社，1984：43.

［2］姜春华，沈自尹．肾的研究［M］．上海：上海科学技术出版社，1981：166.

［3］严有斌，赵敏霞．桂枝汤的临证应用［M］．西安：陕西科学技术出版社，1990：39－44.

［4］孙孝洪．中医治疗学原理［M］．成都：四川科学技术出版社，1990：154.

［5］小桥恭一．中药有效成分与肠细菌的关系［J］．医学与哲学，1995，16（11）：598.

【原载于山东中医药大学学报，1997，21（5）：322－326】

# 中药方剂的三个原理问题

在中药、方剂现代研究中流行的拆方研究和有效成分研究，在取得重要进展的同时也遇到一些难题，特别是不能从有效成分的理化特性和药理作用来说明中药和方剂的整体功效。跨世纪的发展和国际化的进程使解决这个矛盾显得更加迫切，不仅需要进一步强调中药和方剂有不同于西药的特色，更需要对这种特色进行深入而具体地分析，阐明中药和方剂在药性、药理、药效等方面与西药所不同的内容、机制、原理，为新的研究和开拓提供思路。

近年不少学者提出，对中药和方剂的研究只遵循还原论思路和药物化学、西药药理的原理不行，"要有成分论，不唯成分论"，要研究"多靶点"等。这很重要，但恐怕还需要再问：中药方剂的哪些内容、机制和规律是不可还原的、不能"唯成分"的？中药的作用机制仅仅是"靶点"的多和少问题吗？

药与医相表里，有什么样的医就有什么样的药。中药是在中医理论指导下防治疾病的药物，西药是在西医理论指导下防治疾病的药物。中药和西药的不同特点，来自于中医学和西医学把不同理论特别是病理学、病因学和治疗学，分别贯彻于自己的药学中，形成两种不同的药学原理。中药和方剂区别于西药的本质特征，并不在于药物的自然特征，而是按照中医学的基本理论来认药、用药、组方的，药性、药味、药效和配伍都以辨证论治为纲，为辨证论治服务，形成中药的药理和方剂的方理。

遵照中医药经典理论，根据现有研究提供的资料，参照现代科学的有关理论，中药和方剂的基本原理主要可以概括为整体取性、因证论效、中介调理三条，它与西药药理的不同特点，可从以下三个方面来认识。

## 一、整体功效与成分功效

中药、方剂的整体功效与其有效成分的功效之间有着原则性差别，中医辨证论治所用的是中药和方剂的整体功效，这是一种整体取性原理。所谓整体取性，是指无论是中药还是方剂，都有整体功效与成分功效之别，中医辨证论治所取用的是其整体功效。

整体功效与成分功效之间具有"整体不等于部分之和"的关系。药的整体功效不等于药内各成分的功效或其相加和，中医用的是药的整体功效；方剂的整体功效不等于方内各药的功效或其相加和，中医用的是方剂的整体功效。

需要提出和回答的问题是，整体功效能否分解、还原、归结为成分的功效或其相加和？现代科学研究证明，这在本质上是不可能的。因为，整体与部分（成分）在结构上是两个层次，在整体与部分之间存在着层次差别和跃迁，发生了质变，在属性、功能、行为上，整体与其部分是有原则性差别的。例如，王水有溶化黄金的功效，但把它分解为浓盐酸、浓硝酸，或再分离提纯到原子水平，都没有这种功效，溶化黄金的功效只存在于王水的整体水平。"整体大于部分之和"这种规律是普遍的，系统论把它总结为整体性原理。

方剂的现代研究已经证明，方剂的整体功效"大于"方内诸药的功效或其相加和。例如，交泰丸由黄连、肉桂组成，实验证明该两味药对大脑皮层和中枢神经均无兴奋或抑制作用，但相伍为方却能"交通心肾于顷刻"，主治心肾不交之失眠。茵陈蒿汤由茵陈、栀子、大黄组成，实验证明只有栀子略有收缩胆囊的作用，但该方却有强烈收缩胆囊的作用。拆方研究的大量事实证明，方剂与方内诸药之间的这种"整体大于部分之和"的关系是普遍的，因而原则上不能把方剂的整体功效分解、归结为方内诸药之功效或其相加和。

中药同样如此，中医注重的四气、五味、升降沉浮、归经等，是每一味中药的整体属性、功能、行为，对中药进行分离、提纯的研究也已证实，中药的这些性能都难归结为一种或几种有效成分的理化属性或药理作用。

整体功效不是凭空产生的，有其物质基础，应当也能够找到它。认清物质基础对于阐明整体功效及其本质有重要作用，但是，物质基础仅仅是物质基础，它不是整体功效本身，更不是整体功效的本质，也不能直接解释整体功效。

为便于理解，不妨借用更简明的例子：浓盐酸、浓硝酸是王水的物质基础，但这两种酸本身并不具有溶化黄金的功效。原子是构成分子的物质基础，但原子本身并不具有也不能解释分子的性能。同素异性体由同一种元素构成不同的单质分子，物质基础相同但性质不同，如石墨和金刚石，前者硬度为1、导电、传热，后者硬度为10、不导电、不易传热，它们都由碳原子构成，但提纯到碳原子并不能说明这种差别。同分异构体更是如此，如甲醚和乙醇的性质完全不同，但其分子式都是 $C_2H_6O$，构成分子的原子完全相同，提纯到原子水平不能说明分子水平的差别。生命的物质基础是蛋白质和核酸，但这两类大分子本身并不是生命，只有这两类大分子相互作用形成一种特定的统一体时，才产生出自我更新、自我复制、自我调节的生命现象。燃烧现象的物质基础是可燃物质和氧气，但提纯到可燃元素和氧元素并不能解释燃烧现象及其本质，燃烧的本质是氧化反应。热现象的物质基础是分子等微观粒子，但提纯到这些微观粒子并不能解释热现象及其本质，热的本质是这类微观粒子的混乱运动。

在一定的物质基础上之所以产生出物质基础本身所不具有和不能解释的新现象，在于物质基础参与了相互作用，其性能通过相互作用发生了转化（量变、质变）；通过相互作用形成了特定结构，以结构为载体产生出新的属性、功能、行为。例如，浓盐酸与浓硝酸之间的混合作用、由原子化合而成的分子结构、蛋白质与核酸的耦合关系、可燃物与氧气的氧化反应等。

相互作用、结构是在物质基础之上形成上一个层次没有的新的性能的决定性环节，是新的整体性能的载体和根据。对于中药和方剂来说，相互作用和结构是其整体功效的载体和根据。方剂的物质基础是方内各药，方剂的整体功效之所以不同于方内各药的功效或其相加和，在于其"君臣佐使"结构和"七情合和"相互作用，这是方剂整体功效的载体，但拆方研究恰恰把它拆掉了。中药同样如此，四气、五味、升降浮沉、归经等是中药的整体性能，它当然都有其物质基础，迟早会被认识清楚。但寒热温凉、辛甘酸苦咸等不能归结为作为中药某些成分的理化性质和药理作用，中药的这些整体性能的载体是由这些物质基础参与的相互作用和形成的结构。

中药和方剂研究不但要弄清其整体功效的物质基础，更要弄清这些物质基础参与了什么相互作用，形成了什么结构，这些相互作用和结构怎样产生和负载了整体功效。相互作用和结构是沟通整体功效与成分功效的桥梁，是"不唯成分论"所应认识和把握的主要环节，在对物质基础和成分功效有了一定研究之后，应当"回过头来"研究和破解中药和方剂整体功效的载体和根据。

## 二、因证论效与以病论效

在药效学上，中药与西药有不同的判定根据和标准。西药是根据对西医之"病"的治疗作用来判断，可称为"以病论效"；中药和方剂则是根据对中医之"证"的治疗效应来判断，是一种"因证论效"原理。

"因证论效"区别于"以病论效"的特点主要有二：第一，方药的作用对象是"证"而不是"病"，根据方药对"证"所起的疗愈效应来认识和论定其功效，方药的特定功效与"证"的特定性质相对应，是"药证对应""方证对应""方因证立"。第二，对于方药的功效判定，不是在实验室中根据其物质成分、理化性质、药理作用来论定，而是在辨证论治使用方药的实践中，以对"证"的临床治疗效应来论定，即"愈疾之功，非疾不能以知之"，是"因证识药""因证论效"。

中药与证的"药证对应"是中药的药效学原理，这与西药药效学的构效原理有着原则性差别。中药学对药性、药理的研究和认识，以"药证对应"为选择和评价标准。寒、热、温、凉"四气"是"气证对应"的，证有阴、阳、寒、热、虚、实，药也有阴、阳、寒、热、补、泻，以药之寒纠证之热，以药之热纠证之寒，或以药补虚，以药泻实等。辛、甘、酸、苦、咸"五味"是"味证对应"的，辛味的发散、行气、行血作用，甘味的补益、和中、缓急作用，酸味的收敛、固涩作用，苦味的泄和燥的作用，咸味的软坚散结、泻下作用等，都与特定的"证"相对应。

中药学对中药的性味、功效的说明、分类，是以药证对应关系为根据或标准的，现行的分类如解表药、清热药、理气药、止血药、补气药、补血药、补阴药、补阳药等，是药证对应关系的体现。

方剂与证的"方证对应"是方剂的药效学原理。《景岳全书·新方八略引》有言："补方之制，补其虚也。""和方之制，和其不和者也。""攻方之制，攻其实也。""用散者，散表证也。""寒方之制，为清火也，为除热也。""热方之制，为除寒也。""固方之制，固其泄也。"在临床上，这一原理具体化为"方从法出，法随证立""方因证立""有是证，用是方""随证加减"，是每个医家都遵循的普遍法则。

方剂学的分类遵循并体现着方证对应原理，形成方剂分类体系与辨证论治体系相表里的严密关系。八纲辨证有阴阳、寒热、虚实、表里，方有滋阴壮阳、祛寒清热、补虚泻实、解表攻里等剂相应；脏腑辨证有五脏、六腑之证，方有疏肝、泻心、归脾、清肺、补肾、和胃、利胆等剂相应；六经辨证有太阳、阳明、少阳、太阴、少阴、厥阴之证，方有桂枝汤、白虎汤、柴胡汤、四逆汤、真武汤、乌梅丸等对应。

方证对应的典型形式是特定方与特定证之间的定型性对应关系，以方剂命证名，把某证称之为某"汤证"。如桂枝汤证、麻黄汤证、白虎汤证、承气汤证、小柴胡汤证等。

"因证论效"与"以病论效"是两种不同的药效学原理，有些研究往往舍中医之"证"从西医之"病"，舍"药证对应"从"药病对应"，舍"因证论效"从"以病论效"，临床治疗甚至把"方因证立"变成"方因抗菌消炎而立"，其结果当然有违中医药本旨。

需要指出，按照"以病论效"原理来研究中药和方剂，可以开发中药和方剂的新的治疗领域，发挥更广泛的作用，有利于走向世界，几十年来的实践已经证明了其积极意义，从"大医药"的观点来看，是可取甚至是势在必行的。但是，这毕竟只是中药和方剂发挥作用的一个方面，中医药几千年形成的与辨证论治相统一的"因证论效"是更基本的方面，包含着更深刻的机制和规律，具有更高的临床价值和科学价值，作为中医药学的中药和方剂研究，首先需要注意和强调这方面的研究，集中力量在这个方向上进行开拓和突破。这就要求中药和方剂研究要同时研究辨证论治，要把中药和方剂的现代研究与辨证论治表里统一起来。

## 三、中介调理与特异治疗

中药和方剂对"证"的调理作用与西药的特异治疗作用有着重大差别，一般是非特异性的，在方药与其疗效之间，经过了若干起转化作用的中介环节，是一种"中介调理"原理。

需要肯定，不仅中药的许多有效成分，而且许多中药，往往具有一定或明确的特异性药理作用，中医临床证治有时也用这种作用。但是，从整体和主流来看，辨证论治所运用的主要不是方药的这种特异作用，不像西药那样对病因、病理直接地起特异性治疗作用，而是通过若干中介环节，特别是调动和发挥机体内在的自主调节作用，对服入的药物进行转化，或对药物的作用效应进行转化，由此再产生出新的效应，才呈现为治疗功效，这种药效是非特异性的。

张景岳曾对这种中介调理机制进行过精彩概括："凡治病之道，攻邪在乎针药，行药在乎神气。故治施于外，则神应于中，使之升则升，使之降则降，是其神之可使也。若以药剂治其内而脏气不应，针艾治其外而经气不应，此其神气已去，而无可使矣。"[1]

中介调理是中药和方剂区别于西药的更深刻的特色，以下几点特别值得研究和开发。

**1. 对药物本身的转化**

中药进入体内经过消化道，其过程不只是西药药理学已注意到的运转、吸收、分布、排泄，还有许多重要的转化过程，不少环节现在还认识不清，已发现消化道微生物是进行转化的一个重大环节。

研究发现，各类中药含有大量的苷类物质，人体的酶不能分解它们，不能为人体直接吸收利用，而肠道下部的微生物依靠自己的分解酶来分解苷类物质产生糖为己所用，同时把苷类物质所含的活性物质分解出来发挥药效作用。如大黄、番泻叶所含番泻苷，芦荟所含芦荟苷，口服后不被吸收，也不被胃酸和消化酶所分解，而是经肠道微生物分解酶的作用，才产生出真正的泻下活性成分。而且，不同的菌种有不同的分解酶和不同的分解对象，有的菌种有选择地分解番泻苷，有的菌种有选择地分解芦荟苷。动物实验发现，由于大鼠肠道菌群与人不同，芦荟苷通常对大鼠或无菌大鼠无效；若使无菌大鼠单一感染人的代谢菌，则芦荟苷会引起其剧烈腹泻。其他如甘草苷、黄芩苷、芍药苷等的研究也都有类似结果。[2]

研究发现，多数清热解毒药物的体外实验虽能表现抑菌作用，但有效浓度要很高，而在体内很难达到这样的高浓度；有的药物体外抑菌作用不明显，在体内可转化成抑菌物质（如板蓝根、大青叶的靛棕、吲哚苷转化为尿蓝母）；穿心莲、金荞麦、白花蛇舌草无论在体外或在体内均无明显抑菌活性，却可治疗感染性疾病；穿心莲的水溶性黄酮成分体外抑制痢疾杆菌力较强，但对痢疾患者却无效，抑菌力很弱的内酯成分对患者的疗效反而明显；同一种药物对不同病原体或同一病原体的不同时期，治疗效果有很大的差别。[3]

这些情况提示，中药的许多临床疗效是通过肠道微生物的转化才发挥的，认识和掌握肠道微生物对中药的转化作用，应当作为方药功效学研究的一个突破口。

### 2. 对药物作用的转化

有些中介环节不是对中药本身进行转化，而是对中药的作用效应进行转化，即由中药引起的作用又在体内引起了二次、三次或多次连环作用，由最后一次作用表现为临床疗效。发挥这种转化作用的，有人身之气、脏腑功能等。

例如，补肾方由生地黄、熟地黄、附子、肉桂、山茱萸、山药、巴戟天、淫羊藿、补骨脂9味药组成，方内各药均不含类皮质激素样物质（或其前体），但具有肾上腺皮质激素样作用，对于肾上腺皮质激素不足的病症有治疗作用，在实验中如果切除肾上腺，该方则不再发生肾上腺皮质激素样作用，[4]说明肾上腺在药与效之间起了关键性的转化作用。而有些助阳药临床上有明显增强性功能作用，但在切除性腺的动物身上试验，则无这种激素样作用，说明性腺在药与效之间起了关键性转化作用。

再如，桂枝汤具有多种双向调节功效，对发热者有退热作用，对低温虚寒者有温经作用；对下利者可止利，便秘者可通便；对高血压者可降压，对低血压者可升至正常；对心率快者可减慢之，对心率慢者可升高至正常；取微汗解肌可发汗而不伤正，对自汗出者可止汗而不留邪等。研究结果显示，桂枝汤的这些复杂作用，是通过对丘脑、神经、消化道、机体整体功能等环节的调理，从整体上呈现的治疗效应。[5]

清代李冠仙曾对这种中介转化机制进行过绝妙说明："气虚者宜参，则人之气易生，而人参非即气也；阴虚者宜地，服地则人之阴易生，而熟地非即阴也。善调理者，不过用药得宜，能助人生生之气。"[6]认识和掌握机体的脏腑等对药物作用的转化机制，应当成为方药功效学研究的又一个突破口。

### 3. 对机体功能的调动

中介调理的一种更深刻的机制和规律，是运用药物作用来调动、发挥机体的自主调理机制进行自我调理，产生出对病证的治疗效应。

《黄帝内经》所论"壮水之主，以制阳光；益火之源，以消阴翳"正是讲的这种转化机制。"壮"和"益"的作用"靶点"是"水之主""火之源"，而不是"水""火"，更不是"阳光""阴翳"，是通过对"水之主""火之源"的调节，推动它发挥对"水""火"的调节作用，进而发挥为对"阳光""阴翳"的治疗效应。药物对自主调理机制的这种调节作用往往带有"触发""催化"的性质，可由较小的药物引起较大的调理效应，常被称为"四两拨千斤"。

已有研究证明，有些方药对机体的自主调理机制有调动或激发作用。例如，白花蛇舌草无抗菌作用，但对多种细菌感染性疾病有很好的疗效，对于防止肿瘤扩散也有一定作用。研究发现，它能刺激网状内皮系统增生，使淋巴组织中的网状细胞显著增生，增强白细胞及网状细胞的吞噬能力，促进嗜银物质呈致密化改变，使免疫过程中机体防御能力增强。再如药中之王人参，为大补元气之品，具有补气救脱、补益脾肺、生津止渴、宁神益智等功效，对大病，久病，因元气虚衰而出现的虚极欲脱、脉微欲绝之症，为要品，对多种疾病有明显疗效。研究发现其作用机制是对中枢神经系统、内分泌系统、心血管系统、代谢系统、免疫系统等具有良性调节作用。

中药的升降浮沉和归经难用西药的药动学原理来解释，实际上也涉及药物对机体自主调理机制的调节作用。中药的升降浮沉和归经究竟是药物的分布现象，还是药物的效应现象？是药达病所，还是效现病所？从中医的临床实践和现有研究资料来看，是后者而不是前者。

对机体的自主调理机制进行调节是中药和方剂的功效原理更深刻的精华所在，它符合甚至代表整个药学未来发展的根本方向。当代治疗学的发展越来越强调，调动和发挥机体的自愈机制是治疗学的第一原理，中药和方剂在这里有着强大的优势，在这里的开拓和突破将对药学和治疗学做出重大贡献。

## 参考文献

［1］张景岳. 类经［M］. 北京：人民卫生出版社，1965：349.

［2］小桥恭一. 中药有效成分与肠道细菌的关系［J］. 医学与哲学，1995（11）：598.

［3］孙孝洪. 中医治疗学原理［M］. 成都：四川科学技术出版社，1990：154.

［4］姜春华，沈自尹. 肾的研究［M］. 上海：上海科学技术出版社，1981：166.

［5］严有斌，赵敏霞. 桂枝汤的临证应用［M］. 西安：陕西科学技术出版社，1990：39－44.

［6］李冠仙. 知医必辨［M］. 南京：江苏科学技术出版社，1984：43.

【原载于中国中医基础医学杂志，2000，6（11）：13－16】

# 中医的原创性医学发现

中医是中国的第一大科学发现与发明，科学发现是其主体和核心，是中医几千年实践和理论的精髓。但学术界长期以来对其认识不清，不理解其科学发现的性质和内容，有的人颠倒黑白批其为不科学、伪科学，有些人甚至从根本上否定中医有什么科学发现。为促进中医的复兴，这个重大的是非问题必须提出来，摆到桌面上郑重地进行探究和论证，还原事实本来的面貌。

所谓科学发现，是对未知事物或规律的认识和揭示。一部科学史就是一部科学发现史，是由系列科学发现前后相继形成的发展链。医学的历史同样如此，中医的历史也同样如此。只是医学的科学发现限于医学专业领域，严格地讲应称医学发现。

本文所论中医的科学发现，不是指新近才完成的，而是从中医起源以来已经逐步实现的。中医的科学发现众多，需要着重讨论的，不在于那些细小的操作性项目，而是形成中医基本原理的那些基本的重大的发现。正是这些发现，才形成了中医的基本理论，构成了理法方药体系，铸成了中医的特色和优势，具有与西医不可通约的性质，饱含超越其他医学甚至现代科学的巨大发展潜力。

在中医的众多科学发现中，重大而有原理意义的主要有以下几项。

## 1. 生气——中医发现的生命运动

中医的科学发现是从医学原点开始的。疾病究竟发生在哪里？医学的立足点是人，还是人体？正是从这里开始，中医发现了西医迄今未能认识的事实和规律。西医立足于人体，以解剖研究为基础，着重研究和发现了人体的形态结构所发生的器质性病变。中医则立足于人，不但研究了人体的形态结构，更着重地研究和发现了更深刻和本质的人的生命运动及其失常为病。

认识到人的生命运动是健康与疾病之本，是中医的首要科学发现，所发现的事实和规律主要有以下三点。

发现生命运动是健康与疾病之本。人的健康与疾病究竟是本于人体，还是本于人的生命运动？与西方医学把健康与疾病之本定位于人体完全不同，中医发现人的健康与疾病之本是生命运动，从起源开始认识就紧紧地围绕人的生命运动，一部《黄帝内经》就是一套关于如何认识和调理人的生命运动及其健康与疾病的理论。中医虽然进行了关于人体的解剖研究，但没有发展，从张仲景创立辨证论治开始，更加明确地把注意的焦点集中于人的生命运动失常为病。人体与人的生命运动有何区别？事实很清楚——在太平间里，人的生命结束了，人体还在，"死"的是生命运动，生命运动一结束，人体也随之瓦解。人体之病不过是人的生命运动之病的恶化产物，人的生命运动是人体之源，是真正的健康与疾病之本。

建立中医的生命运动概念——"生气"。"生气"是中医特有的概念，是以中国理论对"生命运动"的抽象和概括，也是在现代科学和哲学提出"生命运动"概念之前，最早建立的关于生命运动的概念。"气"概念有多种含义，但作为中国的哲学概念，是在辩证唯物论总结出"物质运动"概念之前，对客观存在的物质运动的抽象概括。物质和运动是不可分的统一体，气是从运动层面认识的物质运动，气即物质运动。现代科学和哲学把物质运动分为机械运动、物理运动、化学运动、生命运动等类，生命运动的本质在"生"，"生气"概念的内涵是"有生之气"，是有生命的物质运动，即"生命运动"。《黄帝内经》是医学史上第一部关于人的生命运动的论著，第一次以"生气"概念论述人的生命运动及其健康与疾病。

健康与疾病是生气的正常与失常。中医不仅不片面地强调人体之病，也不孤立地强调病变，而是把健康与疾病统一起来，作为一个整体的两种过程和状态来对待，这个整体就是人的生气。生气正常就是健康，生气失调就是病变。

认为"气者人之根本也，根绝则茎叶枯矣"（《难经》）。研究和发现了人的元气、经气、脏气、气化、气机等及生气失常为病的病机，发现和发明了以生气为枢机来养生、御病、祛病的规律和法则。

**2. 生气通天——人的生命运动与天地相通**

中医不但发现了人的生气，而且进一步发现"生气通天"，人的生命运动与天地相通相应，其健康与疾病的变化是人与天的这种关系的一种效应。《黄帝内经》的"生气通天论"等篇，系统地论述人与天（自然界）的关系及其影响人的健康与疾病的规律，这在医学中是最早和最明确的。所发现的事实和规律主要有以下几方面：

人的生气源于天地。人的生命运动从哪里来？与各种神创论不同，中医发现并如实地认清，"人生于地，悬命于天"，"人以天地之气生，四时之法成"，人与天是子母关系。提出"天地人'三才'"概念，把人与天地统一起来作为一个子系统来对待，要求医者上知天文、下知地理、中知人事。这一认识已被现代科学关于生命和人类的起源与演化的研究结果所证实。

生气变化与天地相参。认识到人与天地相参、与日月相应、与四时相符，发现并掌握了其相应的基本机制，包括"天人相应""从其气则和，违其气则病""人能应四时者，天地为之父母""必先岁气，无伐天和"等。

五运六气与生气的关系。发现了五运（木、火、土、金、水）、六气（风、寒、暑、湿、燥、火）的医学意义，认识了运气变化影响人的健康与疾病的规律，总结了遵循运气规律养生、御病、祛病的法则。

养生、发病、愈病的时间规律。认识到年、季、月、日、时等时间变化和周期节律与人的生气的内在规律性关系，以及其对养生、发病、愈病的影响，总结了气血、脏腑、经络、阴阳、证候等的变化时间节律，以及子午流注、灵龟八法等理论。

**3. 精气神——生气的"态"及其病变**

解剖学研究的是人的解剖形态，但是，人不仅有形体之态，更有生命运动之"态"。中医研究了但没有强调人的形态，更加注意研究的是人的生命运动之态，即"生气态"或"生态"。这是比形态更深刻和本质的态，是活的、永不进太平间的态。

钱学森在 20 世纪 80 年代倡导的人体科学，避开解剖研究开辟了"功能态"研究，提出人的功能态学说，证明人的功能态比解剖形态更深刻，其正常与失常是人的健康与疾病的更深本质，认为中医的辨证论治就是对失常功能态的调理。实际上，所谓"功能态"就是中医早已发现的"生气态"。中医就此发现的事实和规律主要有以下几方面：

生气态的整体内容——"精、气、神"。它是个统一体，旺盛就健康，失旺就不健康，是人的健康与疾病的整体表现。这比 1946 年以来西方医学对健康的两种西餐式拼盘定义要深刻和准确得多，而且早了两千年。

生气态的正常与失常规律——"正气存内，邪不可干。邪之所凑，其气必虚。""正""正气"是生气态的正态，偏离正常态就是虚、邪之态，就是病态。中医所研究和认识的病变，主要集中于生气态的失常，关键是正气失正，许多情况下是正气失正又为邪之所凑。辨证论治之"证"，是最典型的生气态失常为病。

生气态的藏象关系。发现了生气态有内在过程和外在表现，将内在过程称为藏，外在表现称为象，概括为"藏象"关系，揭示了其"藏藏于内，象现于外"的规律及察其外象可知内藏的机制，总结为藏象学说，应用于临床诊治。

考察生气态变化的途径——"四诊"。生气态的变化有多种特征性表现，中医发现有四种外象具有特异性意义，发展为"四诊"（望、闻、问、切）。四诊的每一方面都是生气态变化的外现特征，四诊合参可综合地判断生气态发生变化的性质和程度。这与形态结构的器质性病变的病理解剖和病理生理诊察完全不同。

生气态的亚整体层次及其变化。认识了生气的多个层次和分支及其态的变化，例如气血津液、经气、脏气、营气、卫气等，其态的不同变化是各该层次或分支的健康与疾病的变化。

### 4. 经络——生气态的结构

人体的形态有结构，即解剖结构；人的生气态同样有结构，是活的，不具有解剖形态。中医研究了人体的形态结构，但没有停步于此，更深入地研究了人的生气态结构，它比形态结构要深刻得多，复杂得多。中医所发现的事实和规律主要有以下几方面：

非解剖的活结构。中医在人体形态结构之外，发现了生气态的结构，即生命运动的结构，其特点是"活"，是系统论讲的"结构就是过程流"。形成这种结构的内容是生气，不是物质实体（粒子），有空间和时间特性，但没有解剖形态，不进太平间，不上解剖台，是一种非解剖结构。

经络——典型的生气态结构。"经脉者，所以决死生，处百病，调虚实，不可不通。"（《灵枢·经脉》）经络的发现不是源于解剖，而是基于针灸、脉诊、气功等，在《黄帝内经》和《难经》时代就有了系统的总结。经络是最典型的生气态结构，所有研究已证实，经络没有解剖形态，在尸体上不存在，有基态与激态之变，是活的"过程流"。

五藏等多种功能子系统。在经络之外还发现了多种生气态结构，大都属于现代科学所说的"功能子系统"。功能子系统是由整体分化而生的子系统，它在功能上相对独立，但没有解剖形态，是以功能为基础形成的结构，功能一结束结构就瓦解，较为典型的是五藏。中医是以生气的研究为基础，在认识心、肝、脾、肺、肾五个解剖器官之外，又发现了生气态的五个功能子系统心藏、肝藏、脾藏、肺藏、肾藏。迄今的研究已证实，五藏的生理病理等内容与解剖器官五脏迥异，也没有单独的解剖形态，在解剖台上不可见，是典型的功能子系统。

生气态的不同层次和分支结构。人的生气有多种层次和分支，各有自己的生气态及其结构，各有其生理和病理内容和特性，中医对此已有多项发现，如"六经""三焦""命门"等。

**5. 气化、气机——生气的运化机制**

气化、气机是中医特有的发现，即生气的运化及其机制。所发现的事实和规律主要有以下几方面：

出入升降——生气的运化机制。认识到人的生命运动是生生化化的运动过程，其机制有两个基本方面：一是根于外者，与环境进行物质、能量、信息交换，从环境汲取负熵（生命以负熵为食），称为"出入"；二是根于中者，即内部的物质、能量、信息运化，"阴藏精、阳化气"，称为"升降"。其规律是，人

"与万物沉浮于生长之门","根于中者,命曰神机,神去则机息;根于外者,命曰气立,气止则化绝"(《素问·五常政大论》)。"出入废则神机化灭,升降息则气立孤危。故非出入,则无以生长壮老已;非升降,则无以生长化收藏。"(《素问·六微旨大论》)由此总结为气机理论。

常守与失常——健康与疾病的转化规律。认识到气机的出入升降是个动态过程,波动不超出正常范围为"守常",为健;超出正常范围为"失常",会病。发现其规律为"四者之有,而贵常守,反常则灾害至矣","出入废,则神机化灭;升降息,则气立孤危"(《素问·六微旨大论》)。

气聚成形——形态结构由气化生成。认识到人的形态结构不是本原的,而是由气的运化生成的"气化结构"。"气始而生化,气散而有形,气布而蕃育,气终而象变","始动而生化,流散而有形,布化而成结,终极而万象皆变"(《素问·五常政大论》),即形态结构的生、结、育、变,是气的始、流、布、终的表现或产物。因此,形态结构的器质性病变,是气化失常的结果,"大凡形质之失宜,莫不由气行之失序"[1]。这些发现总结为气化学说,已被耗散结构理论的现代研究所证实,而量子场论从更深层次揭示了"粒子是能量的聚集"。

百病生于气——气化失常是发病基础。认识到引起病变的机制有多种,但气化机制失常是疾病发生的内在基础。"气有往复,用有迟速,四者之有,而化而变,风之来也。"(《素问·六微旨大论》)"气之在人,和则为正气,不和则为邪气。凡表里虚实,逆顺缓急,无不因气而至,故曰百病皆生于气。"[2]

### 6. 病机——病变的内在枢机

病机是中医的独创发现,它不同于西医研究的病因和病理,是病变发生的内在机制。《黄帝内经》首论病机十九条,后发展为系统的病机学说。所发现的事实和规律主要有以下几方面:

病机是发病的内在枢机。病机不是外来特异致病作用,而是在内外环境变化态势的压力和激扰下,生气本身发生的内在性失调,它本身不是病变,而是"病变所由出"之机。其作用像弓弩之机,引而发之为病。"万物皆出于机,皆入于机。"(《庄子·至乐》)"机者,要也,变也,病变之所由出也。"[3]

病机的本质是矛盾关系失调。病机还不是生气之态的失常,而是生气所含的矛盾关系的失调，其代表是"阴阳失调""气机失常""正不胜邪"这三大病机。生气的运化包含多种因素、条件、机制、过程及其多种相互作用关系，这些相互作用关系的正常与否是影响生气运化及其态的内在枢机。这些相互作用关系的失调达到一定程度，会引起生气态失常为病。中医发现的病机多样，其共同本质是相互作用关系失调，失调所"失"的是关系之"调"，不是形态结构的损伤，不是物质成分的增减，不能量化为特异性理化指标。

辨证审机，治病求本。发现了病机是病变所由出，因此辨证必须审明病机，治疗必须治至病机，认识和掌握了这一规律并贯彻到临床防治中。强调"审察病机，无失气宜"，"谨守病机，各司其属"（《素问·至真要大论》）。针对病机进行调理，可"一推其本，诸证悉除"。

### 7. 证——生气的疾病态

中医辨证与西医辨病之不可通约，在于中医之"证"是人的生气态失常，西医之"病"是人体形态结构的器质性改变。中医在此的重大贡献是，发现并有效地调理着人的生命运动的病变，它是比形态结构的病变更加深刻和本质的领域。所发现的事实和规律主要有以下几方面：

正气是人的生命运动的基态。认识到人的生气之态不是恒定的，但在自然条件下其自发的最佳状态是正态，即"正气"，它是生气的基态；病变不过是在其基础上发生的不同性质和程度的部分性或阶段性失常，像不倒翁一样并不失去基础。医学的任务首先是维护这一基础，在发病的情况下依靠和发挥这一基础的作用来调理，因此把养生作为首务。《黄帝内经》从"上古天真论"开始，就系统地研究生气规律，强调养生以防止失调为病。

生气的未病、欲病、已病。认识到生气的病变不是突发事件，而是从0的突破开始的渐变过程，其发生和发展有不同的性质、程度、阶段，原则上可分为未病、欲病、已病阶段。根据这一规律，明确总结出："上医医未病，中医医欲病，下医医已病。"

"证"是生气的疾病态。辨证论治之"证"，不是可解剖定位的器质性病变，而是人的生命运动的失常，是人的生气失常的疾病态。在病机作用下，生气偏离正态，其偏离有不同性质和程度，中医认识的有寒热、虚实、阴阳、表里等

（国家标准《中医临床诊疗术语》〔1997〕定义证候800条），现代人体科学称之为疾病功能态。不同的病机发为不同的证，有不同的性质、内容、特征，现代人体科学称其为各具特征的疾病功能态。

"候"是"证"的外象。候者伺望也，是生气的疾病态呈现于临床的症状，可诊而察之。证与候是藏象关系，证藏于内，不可直接诊察；候现于外，是证的外象，可诊察而见。候与证内在统一而相表里，故常统称为"证候"。循其藏象关系，可通过诊察候而辨识证。

"病机－病证－病候"系统。完全不同于西医认识的"病因－病灶－病理"系统，中医所发现和认识的，是人的生命运动的"病机－病证－病候"系统，这是一种更加深刻和复杂的病变系统。中医虽然也研究了形态结构的器质性病变，有自己的辨病论治，但主导方向是深入到人的生命运动领域，着重研究和发现了以"证"为核心的生气态病变系统，发展了辨证论治。辨证论治是中医发现和驾驭生气态病变系统的学术体系，形成了包括六经辨证、八纲辨证、脏腑辨证、气血津液辨证、卫气营血辨证、三焦辨证等的一整套辨证论治体系，迄今在医学和科学领域都是唯一的。

生气疾病态的复杂性。人是世界上最复杂的系统，其复杂性表现在生气及其病变过程中，也必然地被中医所接触、发现、认识。现代科学的复杂性研究所发现的各种复杂特性和机制，大都被中医认识到，反映到其理论和实践中。较常见的如随机、模糊、突变、触发、不确定、非线性、非特异以及失序、失稳、信息、熵变等。中医对这些复杂性的认识大都知其然不知其所以然，但中医知其然已千年以上，现代科学才刚刚来"知"，其所以然同样是未知数。因此中医是复杂性研究的先驱，科学界认为"中医是复杂性科学"[4]。

**8. 生生之气——人的自组织特性和机制**

中医不但发现了人的生气，而且发现了生气的自组织特性和机制是自我发生、自我发展、自我调节的，称为"生生之气"。中医于此所发现的事实和规律主要有以下几方面：

生气的自生自化。所谓生生之气，是"生"生气的物质运动。即人的生气的发生、发展、变化的动力和机制，不靠外来控制和干预，而是生气本身所固有的，是自我发生、自我发展、自我调节的。这一发现与现代科学和哲学的最新认识完全一致，现代研究认为生命运动的本质是自我更新、自我复制、自我调节的统一。"自组织"是生命运动的核心特性和机制，它把非生命物质组织为生命现象，把外来条件组织为生命运动，把无序和不稳定组织为有序和稳定，对内外条件的变动进行组织化调节，变为抗御、适应、进化等，自组织的正常与否是健康与疾病的内在本质。中医认识的"生生之气"正是生命运动的自组织特性和机制，"生生之气"可视为中医的自组织概念。

阴阳自和病自愈。是从阴阳矛盾运动发现的自组织特性和机制，张仲景在《伤寒论》中总结为"凡病……阴阳自和必自愈"。后世医家进一步研究，发现了"欲其阴阳自和，必先调其阴阳之所自"的规律。阴阳自和论可视为中医的自组织理论。

五藏的"生克乘侮"自稳。中医发现了五藏之间的"生克乘侮"相互作用关系及通过该相互作用保持五藏整体有序稳定的机制，是不同于阴阳自和的另一种自组织机制，据以发展了培土生金、滋水涵木等通过五藏生克作用防治疾病的调理方法。

"有病不治，常得中医。"汉代总结的这"八字金丹"是对自愈机制的最早揭示。此之"中医"，谓内在自我之医，是人所固有的自我调理和愈病的机制和能力，无人不有，无时不在，只是相较于病变的势力有强弱不同。有"中医"的作用，在许多情况下，有病可不药或轻药而愈。

"施治于外，神应于中。"中医发现了生生之气在治疗中的基础和中枢地位，认识到外来的针灸、药物等治疗作用，都要由生生之气接应和转化，才发挥相应的作用。所谓"神应于中"就是外施的治疗作用通过内在的生生之气的激发、接应、转化而产生疗效。李冠仙对此总结得最为精辟："善调理者，不过用药得宜，能助人生生之气。"[4]

遵"生生之气"为医学之道。"生生之气"是中医的最深医学发现，以此为基础形成中医科学原理的基本内核——遵生生之道，养生生之气；驭生生之具，调生生之机；助生生之气，收生生之效。这一原理是中医理论和实践的精髓。

总体来说，中医的科学发现不只上述几条，还有人的整体性的本原性、非加和性、病变的标与本，以及诸多超还原的复杂特性和机制等。

中医的这些科学发现，与已知的一些其他科学发现相比，有几个突出特点。①体系性。中医的发现不是单项，而是多项，是由多项发现形成的庞大体系。各项发现都不是由一人一次完成，而是由多人或多世代经过几百甚至上千年的反复探索和研究而实现，发现的艰难性与发现的深厚性高度一致。②原创性。所有发现都远在其他医学之外、之前，具有高度原创性和独创性，西方医学至今难以理解和研究，甚至无法企及。③先驱性。中医以生气为核心的系列发现，特别是其包含的深层复杂机制和规律，不但超出了其他医学，而且超出了整个科学的现有视野，现代科学的最新发展——复杂性研究正在向这个方向开拓，中医的发现在此已等候了上千年。

## 参考文献

[1] 石寿棠. 医原 [M]. 南京：江苏科学技术出版社，1983：16.

[2] 张景岳. 类经 [M]. 北京：人民卫生出版社，1965：463.

[3] 中国中医药报社. 哲眼看中医 [M]. 北京：北京科学技术出版社，2005：4.

[4] 李冠仙. 知医必辨 [M]. 南京：江苏科学技术出版社，1984：43.

【原载于山东中医药大学学报，2016，40（4）：299－303】

# 中医技术的独创原理

技术是自然规律的物化或操作化，技术发明把客观规律作为技术原理，人工地创造出用于实践的工具、工艺、方法、手艺。技术发明的发明性主要有两个方面：一是技术形态，是表现于外的物化方式；二是技术原理，是包含于技术中通过技术发挥作用的客观规律。技术发明的关键在技术原理，评价中医技术发明的独创性的关键也在技术原理。

中医的技术发明是一个庞大系列，它是以中医发现的客观规律为原理，转化发展为医疗技术，主要集中于临床防治领域。中国科学院自然科学史研究所于 2015 年公布了 85 项"中国古代重要科技发明创造"[1]，其中属于中医的有 8 项，即经脉学说、四诊法、本草学、方剂学、法医学体系、《本草纲目》分类体系、针灸、人痘接种术。中医的技术发明当然远不只这些，更重要的是，面临中医的复兴，更需要探究和阐明的是，中医的技术发明的独创性技术原理何在？何处异于或悖于西医技术？在未来有何发展价值？

本文就是要在系统总结中医技术发明的基础上，阐明中医的技术发明包括技术形态和技术原理两个层次，揭示技术发明的关键在于技术原理，探究中医的技术发明怎样把中医的基本原理技术化，形成中医独创的中医式技术，进而剖析其科学价值和重大发展价值。

## 一、"四诊"——以象诊藏技术

诊断是医者对病变的临床认识过程，其技术原理是认识规律。诊断的技术原理包括 4 个方面，即诊断视野、诊断内容、诊断方法、诊断工艺。"四诊"是中医发明的诊断技术，是中医学原理在诊断认识过程中的贯彻，其核心是"以象诊藏"原理。

**1. 诊断视野——涵盖证与病，重点在辨证**

诊断视野是病理视野的临床翻版，病理学研究什么病变，临床就诊断什么病变。西医诊断视野的焦点是器质性病变，主要涵盖形态结构异常及由其引起的功能异常。中医诊断视野包含这些，但其焦点却是中医所独到发现的"病机–病证–病候"病变系统，这一病变系统比器质性病变系统更大、更深、更复杂，但迄今只有中医的诊断视野涵盖了它，西医的诊断视野不包含它，因而不可诊断。

**2. 望闻问切——藏象学说技术化**

四诊的技术原理不同于西医那种基于物理、化学技术的直接和直观的剖视和探查，而是在保持病人的自然本态的情况下，遵循中医发现的藏象学说，将其技术化为"四诊"法，其技术原理要点有五：①以象测藏。中医发现了"藏藏于内，象现于外""观其外象以知其内藏"的规律，病候与病证相表里，病证藏于内，病候现于外，四诊就是诊察外现的病候，以供辨识内在的病证。②四组特征性病候。"望闻问切"所察的气色、声息、症状、脉象，是中医发现的四组特征性病候，分别反映内在的特征性病证，可以从特定病候察知特定病证，将这种规律模式化，发明为"四诊"技术。③保持人的自然本态。与西医改变人的自然本态的诊察不同，四诊是保持人的自然整体本态，获取的是自然性、整体性、系统性、复杂性的病候信息。特别是发明了脉诊、舌诊，从小小窗口可系统考察人的生命运动变化，所驾驭的脉象和舌象特点是诺贝尔奖级的课题。④如实反映复杂性。病机和病证是复杂的，外现的病候是复杂的（具有不可分解性、不可还原性、非特异性、模糊性、交叉性等），四诊是原原本本地对病候进行诊察，不简化，不扭曲，能够如实地察知其复杂性，据以辨识病证和病机的复杂性。

**3. 四诊合参——据病候辨识病证**

四诊合参是对病候的分别诊察，上升到对病证的综合辨识，其技术原理要点有三：①综合辨识。虽然在特定情况下"但见一证便是"，但就整体而言，不是"一对一"地特异性判断，而是将气色、声息、症状、脉象等病候"四诊合参"地综合判断。②模式判断。根据中医原理和充分的临床经验，总结了辨证的理论和模式，有八纲、脏腑、六经、气血津液、卫气营血等辨证体系，可根据所察病候的性质和特点，按所吻合的辨证模式进行判断，辨识出病候所反映的病证。③审证求机。辨证并不止于辨明病证，还要进一步审察引起病证的病机，至此才真正认清了病变，才找到了纠正病机、祛除病证的枢机，为治疗指明方向和道路。

**4. 黑箱考察——万岁性技术原理**

"黑箱"是 20 世纪现代控制论提出的概念，指没有（不能）打开的整体，不了解其内部结构和机制。但中医从两千年前开始，就把人作为黑箱来诊察和调节，而西医的诊断是白箱或灰箱式的。因为中医所诊察的，是人的生命运动态及其失常，它是活的、整体的，只能以"不打开"的黑箱方式进行诊察，四诊就是黑箱诊察方法。临床诊治则是黑箱调节，根据输入与输出的规律性关系，从其输出（病候）来判断内在变化，以治疗手段（输入）对黑箱进行调节，据其新的输出判断治疗效应，通过不断地优化输入，将黑箱的输出调节到最佳。临床患者是永远不能轻易打开的整体，因此四诊的黑箱原理具有"万岁"的性质。

## 二、治本——斡旋人的生命运动

中医发明的防治技术众多，其注意的焦点不在人体的器质性病变，而是人的生命运动的健康与疾病。人的病变多种多样，但其病本是生命运动失常，因此从防到治，根本原理是"治本"。

**1. 治病求本**

中医发现了病变的标本规律，总结有系统的标本理论，从不同角度和层次区分标本，在治疗学上，治病求本是首要原理，其要点有三：①区分标本。认识到病变的标本规律，病有标本，治亦分标本。《黄帝内经》提出"病有标本……知标本者，万举万当，不知标本，是谓妄行"。②治病求本。病变各有其本，诊断要查明病本，治疗要效达其本。其原理是"善为医者，必责根本"，"病变万端，各有其本，一推其本，诸证悉除"。③治达最深病本。病本也有层次性，治疗要达最深病本，关键是调动和调理人的自我调理功能，即"善调理者，助人生生之气"。

### 2. 养生之道

养生是中医的特有医术，专以鞠养、涵养、保养人的生命和性命。其发明点主要有四：①医学本道。"上医医国，中医医人，下医医病"，医人者，医人之生命和性命也，中医立为本道，《黄帝内经》总结了真人、至人、圣人、贤人四个层次。②养生为重。医学的首义不是病，而是养生不病，延年益寿，其本质不是消极地预防疾病，而是积极地调养和优化人的生命运动。③调养生气。所"养"的不限于"人体"，更重要的是人的生命和性命，通过良性调理和优化，提高生存质量，增益自然寿命。④法多理一。养生方法众多，包括起居、饮食、情志、房事、气功、药物等，但基本原理统一，即遵循人的生命运动规律进行优化调养。

### 3. 上医治未病

"治未病"是中医独创，其原理是"圣人不治已病治未病，不治已乱治未乱"。未病是指人的生命运动未发生病变，即"0病态"，治未病是中医之道的上医之策。其发明点主要有三：①区分未病、欲病、已病。疾病不是一次事件，而是从"0的突破"开始的发展过程，分为未病、欲病、已病三个阶段，中医之道是"上医医未病，中医医欲病，下医医已病"。②"圣人不治已病治未病。"认清了调理未病态是防治欲病和已病的基础和前提，因此把防治的重点放在治未病上，治未病为圣医之策。③广义治未病。包括了对已病的潜在和前驱病变的防治，形成了调理"0病态"、调治欲病态、已病防传变、病愈防反复的治未病体系，其科学性远远超出对已病的"早检查、早发现、早治疗"方略。

### 4. 病机调理

治本的技术关键是调理病机，病机是发病的枢机，也是治疗的枢机，中医的防治原理和防治技术都是以调理病机为枢机，可从整体上称为病机调理。其发明点主要有三：①以病机为调理对象。从养生、治未病，到治欲病和治已病，各种防治方法和手段的作用对象是病机，通过对病机的调理而奏效。这迥异于西医那种"填平补齐"或以化学药物作用于靶点而收到特异功效的原理。②以病机为纲的防治体系。从扶正祛邪、燮理阴阳、调理气机等基本法则，到清热、温中、理气、理血、祛湿、祛痰等具体治法，都是通过调理病机而生效。中医的防治学以调理病机为纲，建立起一整套原则和方法。③药治八法最典型。中药作为主要的防治手段，所创"药治八法"（汗、和、下、消、吐、清、温、补）是最典型的病机调理，每一法都是对一种（类）病机的调理方法。

### 5. 生态调理

中医防治技术的功效原理、防治手段、作用对象、作用方式、防治效应，都迥异于西医的对抗式化学治疗，而是典型的生态调理，遵循人的生态特性和规律，对人的病变过程进行生态调理。其发明点主要有三：①病变是生态失常。"辨证"所认识的病变是生态性的，"论治"是按病变的生态失常特征进行调理，本质上是对失常的人的生命运动进行调理，同时又将其放到所属的生态系统中进行系统调理。②防治是生态性调理。对于生态性失常的纠正，不是征服式的外来强硬干预，而是以生态性的方法和手段进行生态性的调理，故称防治为"调理"。③在生态系统内调理。防治手段（药物的与非药物的）来自人的生态系统，把人的病变与人的生态系统统一起来进行调理，是在人所从属的生态系统内部进行的生态调理。

### 6. 整体调理

把发现的人及其病变的整体特性和规律转化为技术，形成中医防治技术的整体性原理，其发明点主要有三：①局部性病变的整体调理。认清了局部性病变有整体背景，是整体异常的局部表现，局部性病变的治疗要以整体性调理为基础。②整体性病变必须整体调理。发现了人的整体性病变，辨证论治的病证大都是人的系统质异常，不是局部性病变的相加和，创制了一整套整体性调理的法则和方药。③大整体调理。发现了人病与环境（自然、社会、思维）密不可分，具有"大整体性"，发明了把人与环境统一起来进行大整体调理的法则和技术手段。

### 7. 自主调理

发现了人的自组织特性，有自主调理功能，据以发明了依靠、调动、发挥人的自主调理功能以御病、祛病、愈病的高级防治医术，其发明点主要有三：①防治以"扶正"为核心。认清了"正气存内，邪不可干；邪之所凑，其气必虚"的规律，提出"扶正祛邪"原则，把"扶正"作为治本的关键技术。②推动生命运动进行自主调理。发现了人的生命运动有阴阳自和、五脏生克、病自愈等自组织机制和自主调理功能，发明了调阴阳自和、理五脏生克等驾驭自主调理的医术。③非特异防治功效。从防治法则到方药和针灸等具体手段，其基本作用机制不是西药式的特异作用，而是通过各种中介环节进行转化，才产生特定调理效应，防治功效是非特异的。

## 三、中药——自然药物中医化

中药是中医的重大发明，其发明有两大层次。一是发现和使用了一万多种自然药物；二是对自然药物进行了中医式开发，发明了迄今只有中医使用的药性、药法、药效，把自然药物变成"中医之药"，建立了中医的中药原理。第二层次才是中医之于中药的根本的或真正的技术发明所在。

### 1. 把自然药物中医化

"制毒药以供医事"，药为医之用，医为药之本。自然药物是各国医学开发的共同资源，怎样开发，开发什么，开发成什么，不同医学有不同的发明。西方医学按其对抗式化学治疗原理，进行分解还原，提纯有效成分，开发出有特异功效的化学药品，是自然药物的西医化。中医则迥异，是按辨证论治和生态调理的原理，选择开发了其符合证治需要、对病机有生态调理效应、能按中医治法发挥作用的药性和药效，形成中医的中药原理。按中医原理来开发、规范、使用所选药物的药性、药效、用法，是把自然药物中医化，这才是中医之于中药的真正的技术发明或是中医之发明中药的根本所在。"白马非马"，中医发明的不是"马"，而是在马中发现了"白"。

### 2. 药证对应

按"药证对应"开发和使用药性，是中医之于中药的首要发明。自然药物作为药用资源，有多种药性，可进行不同的开发。中医以辨证论治为主轴，选择和开发了四气（寒热温凉）、五味（酸咸甘苦辛）、升降浮沉、归经等药性。其发明点在"药证对应"，即按病证选择和开发相应的药性，病证是坐标，因证识性、对证用性、应证生效。因为病证有寒热、虚实、阴阳、表里等，才选用对这些病证有调理作用的四气、五味、升降浮沉、归经。这是中医从自然药物中发明的适合中医需要的药性，是中医化的中药药性，是中医的药性学原理，也是研究和判断中药药性的技术标准。

**3. 生态药性**

开发使用自然药物的生态药性，是中医之于中药的又一发明。与西医把自然药物的药性和作用化学化迥异，中医是按生态病理和生态治疗原理，开发使用了自然药物固有的生态药性，其发明点主要有五：①自然药性。所选用的四气、五味、升降浮沉、归经等，是药物的自然本态属性，不是人为加工制造的。中药与人的生命运动属于同一生态系统，是在同一生态系统内，以自然生态药性来调理人的自然生态失常，这是中药药性的自然生态规律。②效应药性。"愈疾之功，非疾不能以知之"，中药药性的认定和使用的主要依据不是其物质成分或实验结果，而是对病证的治疗效应，滋阴、补阳、化痰、行气、活血、温里等均如此，是在生态系统内的生态性调理效应。③生态作用。中药发挥作用的性质是生态的，虽然有化学的，但比化学作用要复杂得多。解表、清热、祛湿、泻下、安神、开窍、理气、理血、补益、消导等，是更高层次的生态作用和效应。④整体药性。中药的药性是其隶属于生态系统的那种生态属性，是从生态系统中开发的整体药性，药性的认定和使用，既不能离开其生态系统（包括天地、四时、阴阳、五运六气等），也不能离开其整体水平（不可分离提纯为物质成分或"寒素""热素""温素""凉素"等）。⑤加工炮制。发明了对中药进行加工炮制的技术，有修制（净化、粉碎、切制等）、水制（润、漂、水飞等）、火制（炒、炙、煅、煨等）、水火共制（煮、蒸、淬、潬等）以及发酵、发芽、制霜、制曲等，这是对中药的生态整体药性进行调节和控制，使其更加精准和优化。

#### 4. 非特异功效

开发使用中药的非特异功效，是中医之于中药的进一步发明。西医强调特异功效，中医迥异，中药功效主要或本质上是非特异的，其发明点主要有四：①辨证施药。"寒者热之，热者寒之，温者清之，清者温之，散者收之，抑者散之，燥者润之，急者缓之……"（《素问·至真要大论》）这是临床用药的基本原则。这里的矛盾关系是药证对应，药对证的作用性质不是西药那种特异性化学对抗，而是生态性调理。②生态调理方法。药性对病证的治疗功效，是通过调理病机而发生的，基本法则有调理气机、燮理阴阳、扶正祛邪等；具体治法多样，典型者为药治八法，即汗、和、下、消、吐、清、温、补。这些都是通过调理病机而发生作用的，由此而把药性转化为治疗效果，这是以生态药性作用于生态病机，通过生态转化过程而奏生态调理效应。③中介转化奏效。中药主要不是药性的直接特异作用发挥疗效，而是通过中介环节的转化奏效。例如，经体内微生态系统的转化而生效；由药物在体内代谢的二次产物发挥疗效；作用于"本"，"一推其本，诸证悉除"等。④推动人的自主调理。"气虚者宜参，则人之气易生，而人参非即气也；阴虚者宜地，服地则人之阴易生，而熟地非即阴也。善调理者，不过用药得宜，能助人生生之气。"[2] 已总结的机制有"有病不治，常得中医""治施于外，神应于中""阴阳自和"等，是中药的非特异性生态调理的最深原理。

需要强调，把自然药物中医化，是中医之于中药的技术发明的根本。但近百年来，有些人不懂或装作不懂，粗野地将中医的这一重大发明一笔抹杀，抽掉贯彻于中药的中医原理，泯灭中医开发使用的药性、药效和用药法则，把中药去中医化，还原为与中医无关的自（天）然药物，改按被他们视为唯一真理的西药原理进行重新开发。这是一种低劣的原理性错误，将在科技史上留下一个败例。

### 四、方剂——药性药效的复杂化

方剂是中医独创的用药方式，把中药的中医化提高到更高水平——按中医原理把中药的药性和药效复杂化。其发明包含两个方面：一是技术形式，以一万多种中药，创制出十多万首方剂；二是技术原理，发明了合群用药，用其合群之妙，其妙在于形成和发挥各单味药所没有的整体功效，以药性和药效的复杂化与病证的复杂性相匹配。后者是中医的方剂原理，它是中医原理的方剂化，更是中医的独创，早已公之于世，但其他医学无法采用、借用。

**1. 整体功效**

"药有个性之特长，方有合群之妙用。"方剂原理的本质，是发现和掌握了"整体大于部分之和"的规律，把各有个性的中药组成方剂。中医使用的是方剂特有的整体功效。方剂的整体功效不是方内各药的药性和药效的相加和，而是在方剂整体水平"涌现"出来的。

**2. 组方配伍**

方剂之所以"涌现"出大于部分之和的整体功效，在于"阴阳交而生物"规律，中医认识到这一规律，发现了药物间相互作用的机制，发明了运用这种机制来设计和组成方剂的技术——组方配伍，其技术关键有二：一是构建方剂的君臣佐使结构，形成方剂整体；二是协调和发挥方内各药间的"七情合和"，转化生成方剂的整体功效，由此而成"合群之妙"。

**3. 方证对应**

方剂的整体功效不是天然的，而是人工设计的，是根据所治病证来选药组方的。中医在此发明了两项技术原理：一是方因证立，有是证用是方，根据所治病证的来设计和组成方剂；二是通常达变，圆机活法，证变方变，方随证更，以方剂功效的灵活多变来应对病证的随机变化。这样，使方剂的整体功效既针对病证，又随着病证的变化而变化，动态地与病证的复杂变化丝丝入扣、严密匹配，这是比药证对应更加复杂和严密的匹配关系。

**4. 方从法出**

方剂的整体功效怎样产生和发挥？既不是方内各药各自单独作用，也不是在服药进入药物代谢过程之前就产生，而是在服药后的药物代谢过程中产生和发挥的，其机制更不是像西药那样通过靶点发挥化学性特异作用，而是通过中医所发现和发明的生态性作用途径和机制发挥疗效，其中最典型的是"药治八法"（汗、和、下、消、吐、清、温、补）。方剂的生效原理是"以法为用，由法生效"，即在辨明病证的基础上，先定治法，然后按治法遣方用药，由治法产生和发挥治疗效应。病证是治疗目标，治法是达到目标的途径，方剂通过治法这一途径转化，发挥治疗病证的功效，因此遣方用药不但要"方因证立"，还要"方从法出，法寓方中"。这种生效机制和方式完全不同于西药药理，为中医所独创，是真正非特异和复杂性的。

**5. 生气内应**

方剂的作用功效之复杂，还有更深的一层技术原理，即作用于人的"生气"发挥内应的机制。现已证实的机制和过程有，作用于病机过程而产生的内应，作用于细胞、器官等生理系统而产生的调理效应，作用于病本、元气而产生的双向和多向调理效应，对人的自组织机制和能力的调节和激动所产生的自主调理效应等。这类功效机制无法从实验药性和线性因果关系来解释。

方剂是中医在药学和药治学领域最重大的发明，代表了药学发展的战略方向。但近百年来，许多研究不懂方剂的技术原理及其深刻的科学性，愚蠢地按西药原理进行拆方研究和物质基础研究，试图将方剂整体功效的本质还原为有效成分或单味药效之和，背离了方剂的技术原理，背离了作为方剂灵魂的中医原理，是一种原理性错误。

## 五、针灸——非药防治的中式技术

非药防治技术在各国医学都有研究和应用，但针灸为中医所独创。其发明也包括两个方面：一是以针、艾为代表的技术"硬件"；二是其"软件"，即针刺和艾灸发挥作用的技术原理。这后一方面是针灸技术发明的根本所在，是中医的基本原理在针灸的贯彻和技术化。

**1. 发现穴位**

人体穴位为中医独到的发现和应用，其发明点主要有四。①穴位。认识到穴位是"神气出入之门户"，掌握了经穴、奇穴、阿是穴及穴位系统，秦汉时期就建立起腧穴理论。②刺激穴位治病。发现了腧穴与经络、脏腑等的生理、病理关系及针灸穴位可调理健康与疾病的机制和规律，据以发明了针灸穴位防治疾病的技术。③取穴方法。即穴位准确定位的方法，有骨度法、同身寸法等。

④穴位配伍。多个穴位配伍成方及辨证穴位配伍法则等。

**2. 发明针具**

针具是中医独创，其发明点主要有三。①"针"。以特有的几何形态和力学特性，作用于穴位而发挥调理效应。②针材。从最早的砭石逐步改进为骨针、竹针、陶针、铜针、金针、银针、不锈钢针，针的作用效应不断优化。③针型。从单一针形发展为多种针形，以适应不同防治的需要，至《黄帝内经》定型为"九针"。

**3. 发明针法**

针刺是一种高级手艺，中医发明了一整套针刺技术，其发明点主要有四。①基础技术。包括刺手与押手、治神与守神、持针、进针、留针、出针、得气与行气等。②行针技法。以提插法、捻转法为主，包括循摩法、刮柄法、弹柄法、摇柄法、飞针法、震颤法等。③行气方法。包括经络之气的得气、候气、催气，调动和调理经气的针芒法、按法、倒法、努法、敲法、搓法、添法、盘法等。④补泻方法。包括单式补泻、复式补泻、热凉补泻以及提插补泻、捻转补泻、徐疾补泻、迎随补泻、呼吸补泻、开阖补泻、烧山火（补法）、透天凉（泻法）、阳中隐阴（补中寓泻）、阴中隐阳（泻中寓补）、龙虎交战、子午捣臼等法。这些技术是遵循针灸的技术原理经过严格训练才能掌握的高级手工技艺，迄今为止还没有任何仪器能够代替。

**4. 发明灸疗**

灸疗更是中医的独创技术，"针所不为，灸之所宜"（《灵枢·官能》）。其发明点主要有四。①灸材。主要是艾绒，包括艾绒的生产、制备、艾条与艾炷等。同时还有火热类、非火热类和辅助类等灸材。②灸具。包括艾灸盒、艾灸棒、温灸器等。③灸法。一是艾灸法，包括艾炷灸、艾条灸、温针灸、温灸器灸等。二是非艾灸，包括灯火灸、桑枝灸、黄蜡灸、药锭灸、阳燧灸、药捻灸、发泡灸等。④灸技。即施灸的技术规范、操作方法、技艺手法。技术规范包括辨证施灸、选穴配方、适配器具等。操作方法包括施灸体位、施灸顺序、补法泻法、灸程和灸量控制、灸后护理等。技艺手法包括不同灸法的操作手法、悬灸和实按灸的专用操作手法、掌握灸感等。

### 5. 针灸的技术原理

针与灸的技术形态不同，但其技术原理基本一致，其发明点主要有四。①非药作用。以非药手段发挥非药防治效应。②中式技术。其他医学大都也有非药防治方法，但针灸为中医所独有，它贯彻着中医原理，主导方向是为中医辨证论治服务，作用方式和作用效应都迥异于西式声、光、电、磁、热疗。③穴位为枢。以穴位为基本作用点，通过穴位发挥治疗功效，此为针灸技术所独有。④经络为道。针灸是通过对经络的调理而发挥治疗效应，其基本机制是调动经络之气，以疏通经络、调和气血、补虚泻实、扶正祛邪、调整阴阳、补偏救弊，关键在得气、循经感传、气至病所而效，此为针灸技术之"中式"的本质所在。

上述五组技术是中医技术发明的主体，此外还有一些其他类型的技术发明，例如推拿、按摩、拔罐、刮痧、气功及法医、人痘接种等，其发明点和技术原理的中医特性，都需要做具体的揭示和阐明，因篇幅所限，此不赘述。

## 六、技术原理的战略价值

中医要复兴，关键是从战略上突破，中医技术的复兴要抓基本原理。但长期以来，较多地关注中医技术的形态，对于其技术原理重视不够，甚至忽视或否定，不讲甚至反对讲其中医特性。本文的探究，正是要揭示和阐明中医各项技术发明的技术原理及其中医特性。这些技术原理才是中医的技术发明的本质所在，才是中医技术有别于西医技术的本质所在，才是中医技术的未来发展价值所在。

中医的技术原理与中医的科学原理相表里。这一基本关系必须指明和强调，中医的技术发明是中医发现的医学事实和规律的技术化，中医的技术原理是中医学原理的技术化，这是中医技术原理的本质所在。离开中医理论就不能正确地理解其技术原理，也就不能正确地进行创新和发展，就难有战略性突破。

中医技术的根本原理在于如何调理人的生命运动。生命运动及其健康与疾病是中医研究的焦点，也是中医技术的焦点，这正是与西医技术的迥异之点，西医及其技术的焦点是人体及其病变。从人体深入到人的生命运动，是医学也是医疗技术发展的战略方向，中医技术的复兴，应从已占据的这一战略高地出发，从战略上进行创新，要找战略性发明点、战略性突破口。

中医技术是处理复杂对象的技术。中医的理论是第一门复杂性学科，中医的技术是第一门复杂性技术。复杂性是中西医学术的分水岭，也是中西医技术的分水岭。中医发明的技术长于甚至专于调理复杂对象。界限不清的模糊、难以严格定量、因果关系非特异、不可简单重复、重关系而非实体、重功能而非结构、随机性和大数规律、驾驭人的自组织机制等，这些复杂性内容是中医技术处理的对象，它与西医技术规范相悖，却真正代表了复杂性技术的方向。

中医的技术原理引领医疗技术的未来发展方向。从人体转向人的生命运动，从简单性转向复杂性，是医学及其技术未来发展的战略方向，而中医技术早就在这个方向探索了几千年，各项基本技术将为这个方向的新发展做出重大贡献。养生、治未病、脉诊、舌诊、辨证施治、治病求本、中药的生态性效、方剂的药性复杂化、针灸等的技术原理的科学价值已为世界公认，其复兴和发展不仅会带来医疗技术的变革，而且会带来防治模式和防治战略的根本转变。

## 参考文献

［1］朱江，齐芳. 85 项中国古代重要科技发明创造［N］. 光明日报，2015 - 01 - 28（6）.

［2］李冠仙. 知医必辨［M］. 南京：江苏科学技术出版社，1984：43.

【原载于山东中医药大学学报，2016，40（5）：395 - 399】

# 中医药自主创新的战略优势——复杂性

中医药的理论和实践反映了人的健康与疾病的众多复杂现象和规律，受历史条件的限制没有能够揭示清楚，往往"知其然不知其所以然"，几千年的临床实践和现代实验研究证明了其客观真实性，但西医迄今也还没有企及，按西医的观点和方法难以理解和研究。因此，把这些复杂现象和规律揭示清楚，对于中医药来说是继承创新，对于整个医药学来说是战略性原始创新，会导致整个医药学的重大变革，应当在发挥中医药自主创新的这种战略优势上做出决定性努力。

## 一、现代科学对复杂性的研究

复杂现象和规律客观存在，但科学的发展长期对它无能为力，因而医学也找不到打开人的复杂性之锁的钥匙。20 世纪以来的现代科学革命，主要成就之一就是对世界复杂性的研究和突破，建立和发展了系统科学（有人称为复杂性科学），其主要学科有系统论、信息论、控制论、耗散结构理论、协同学、超循环理论、混沌学、系统工程学、模糊数学、突变论等。1984 年美国成立的圣菲研究所（SFI）、1990 年我国钱学森院士倡导的开放复杂巨系统研究等，把对复杂性的研究推进到一个新阶段。这些学科从不同的角度揭示了复杂性的机制和规律，提出了非加和性、开放性、有序性、非线性、随机性、自适应、自组织等原理，为研究和调控复杂现象提供了观点和方法。研究和破解复杂性难题是现代科学日益突出的目标，科学家们把系统科学称为"是 21 世纪的科学"。

系统科学揭示了，决定系统复杂性的，不是构成系统的要素数量，而是相互作用。一个包含众多要素的系统可能只是巨大系统，未必就是复杂系统（如海边的沙滩），造成复杂性的关键是相互作用，尤其是非线性相互作用。相互作用是复杂性之源。

有研究提出，系统的复杂度可表示为系统内要素之间实有的关系数目与可能的最少关系数目之比，其基本公式：$C = m / (n - 1)$（C 为系统的复杂度，m 为实有关系数，n 为要素数，n - 1 为可能的最少关系数）。当 C = 1 时，该系统为简单系统；当 C > 1 时，该系统为复杂系统。[1]一个系统的 C 值越大，其复杂度就越高。实际上，系统的复杂性不仅在于相互作用的数量多，更在于相互作用的种类多、变化多、作用强，形成突现性、非线性、有序性、动态性、随机性、自适应、自组织等复杂机制和规律。

目前一般认为，复杂系统的特点主要是：①包含数量众多的要素，形成复杂的层次。②要素之间相互作用，使整体不等于部分之和，从要素无法解释整体。③相互作用呈非线性，形成复杂的网络，网络决定系统的整体性状。④系统是开放的，与环境有物质、能量、信息交换，在交换中能够自适应。⑤系统是自组织的，能够自我走向并保持在特定目标状态，进行自我调节。⑥系统是动态的，随条件的变化从一种状态变为另一种状态，在波动、不平衡中维持稳定。⑦系统的变化是随机的，微小的初始条件经过随机作用的放大，可导致重大后果，即"蝴蝶效应"，系统的行为特别是远期后果难以预测。

人是世界上最复杂的系统，复杂系统的上述特性在人的健康与疾病中都存在。中医药在阴阳、藏象、脏腑、经络、证候、针灸、中药、方剂等基本理论和实践中，都深刻地反映着上述复杂性机制和规律，系统科学为中医药破解这些复杂性难题开辟了道路。

## 二、中医药复杂性难题的突破口

移植和应用系统科学的理论和方法，抓住中医药所反映的健康与疾病的复杂现象的具体内容，去探索和揭示其复杂性机制和规律，应当是中医药自主创新的战略方向，以下几个方面可望成为突破口。

### 1. 非加和性

"非加和性"是整体与部分关系的复杂性。"整体等于部分之和"是简单系统，"整体不等于部分之和"（包括"整体大于部分之和""整体小于部分之和""整体近似地等于部分"等）是复杂系统，"非加和性"使系统在部分性能的基础上"突现"出整体性能，整体的性能不等于部分的性能或其相加和。如"NO""ON"与"N""O"的关系，王水与浓硝酸、浓盐酸的关系等。人的整体、器官、组织、细胞、基因等层次之间，都具有"非加和性"，中医药认识的许多生理、病理、药理内容，都反映"非加和性"，需要遵循"非加和"规律来研究。例如，方剂的整体功效与方内各药功效的关系是"非加和"的，中药与药内各成分的关系是"非加和"的等。

### 2. 相互作用

整体之所以不等于部分之和，就在于相互作用。"阴阳交而生物"，相互作用产生新东西，"交互作用是事物的真正的终极原因"，研究和阐明"非加和性"必须研究和阐明相互作用。方剂的整体功效之所以不等于方内各药功效之和，就在于各药物间的"七情合和"，拆方研究拆掉了"七情合和"，必然无法阐明方剂的整体功效。人的生理、病理的各个层次都存在着复杂的相互作用关系（关系网），中医认识的阴与阳、正与邪、气的出入升降等，是一些基本的相互作用，不能把它提纯、归结为什么物质成分的增减。

### 3. 非线性关系

相互作用有简单的线性关系，可以用线性方程来表达，在数学上有确定的解，医学称之为"特异性关系"，其主要特点是叠加性、均匀性、对称性。而复杂的相互作用形成非线性关系，非线性关系要用非线性方程才能表达，在数学上没有确定的解，医学称之为"非特异性关系"，其主要特点：①非叠加性，即几个因素作用的总结果不等于各因素单独作用的累加和。②不均匀性，即作用因素在作用过程中自身发生变化，或者作用因素之间相互作用，发生分叉、交叉、催化、转化、突变等变化。③不对称性，即作用不可逆，一去不回。非线性关系是复杂性的特征之一，在人的生理、病理中，线性关系是简单的、特殊的，非线性关系是复杂的、普遍的，越是大病、难病越表现出非线性关系。中医认识的阴与阳之间、藏与象之间、五脏之间、六经之间等关系，都具有非线性特征，不能把它们"还原"为线性关系，必须如实地从非线性机制来研究和阐明。

### 4. 有序、无序、混沌

有序、无序、混沌是系统的复杂性的更深内涵。有序是相互关系的规则和确定，无序是相互关系的不规则和不确定。同样多的麻纤维，"一尺麻布"是有序的，"一团乱麻"是无序的。混沌是系统宏观无序而微观有序的，反混沌是系统宏观有序而微观无序的。决定系统有序与无序的不是物质和能量，而是信息或负熵。有序是人的健康的深层本质，失序是一种深层病变机制；人的许多健康态是混沌的，去混沌则是病态。中医所论的"和"、阴平阳秘、气机畅达等，反映的是健康的有序性内容和机制；而"失和""失调"等则是对失序为病的深刻认识。这些问题的研究和破解，必须从有序与无序入手，其本质是信息或负熵，不能提纯或归结为什么物质成分。

### 5. 自组织

系统的有序化是怎样形成的？有两种机制和过程。一种是"他组织"，其组织的指令、动力、调节来自外部，如人工搭积木、组装机器等；另一种是"自组织"，其组织的指令、动力、调节来自内部，如生命的起源和进化、个体的发育等。自组织机制与系统的物质成分无关，是"一只看不见的手"，是隐藏更深、复杂度更高的复杂性机制。人是最典型的自组织系统，自组织机制和能力是健康的本质所在，外来的致病或治病作用都要经过它的作用，才能产生致病或治病的效应，病变在本质上是自组织机制和能力的失佳。中医认识的"阴阳自和""正气存内""治病求本""施治于外，神应于中"等，是对于人的自组织机制的深刻认识和把握。要研究和破解这些课题，必须从机体的自组织机制入手，不能归结为什么物质成分或能量变化。

关于复杂性难题的突破口还有很多，如开放、动态、模糊、突变、分岔、随机、非平衡、自适应、不可预测以及变化中的"鞍点""敏感点""序参量""蝴蝶效应"等，在中医药所反映的复杂现象中都不同程度地存在着，应当按其复杂性的本来面貌进行破解。

## 三、到西医视野之外去开拓

中医药所认识的复杂现象和规律的科学价值早已引起学术界的重视。近几十年来，一些有代表性的课题（如阴阳本质、五藏本质、经络本质、证本质、方剂功效等）先后列入部级甚至国家级科研计划，但是，研究思路主要是用西医的观点和方法进行验证和解释，因此没有一项课题取得成功。问题在于，这些复杂性难题的答案本来就不在西医的视野之内，再用西医的观点和方法来求解，必然陷入"于网内求网外之鱼"的悖逆中。中医药要在复杂性难题上进行自主创新，必须摆脱"以西解中"研究方式，到西医视野之外去开拓自主创新之路。

西医之所以没有触及也无法研究那些复杂现象和规律，关键在于其还原论方法模式。还原论要求把整体分解为部分，用部分来解释整体；把高层次还原到低层次，用低层次来解释高层次；最终要分解、还原到微观粒子，用以解释研究对象的本质。而复杂现象和规律是不可还原或反还原的，把整体分解开，把相互作用分解掉，也就把复杂性破坏掉了；而非线性、有序性、自组织等是还原论无法涉足的。因此，还原论是研究复杂性的障碍。

系统论是在克服还原论的局限的过程中建立和发展的，着重研究和揭示了落在还原论视野之外的复杂性机制和规律，因此，要研究和突破中医药面临的各种复杂性难题，只能采用系统科学的理论和方法。钱学森院士讲："中医现代化要抓什么？你要问我的话，那我就很清楚地说是系统论，系统的观点。"[2]

自主创新的"自主性"，关键在于选题和研究成果要有独立的自主知识产权，"不存在受他人知识产权制约的情况和因素"。中医药各项复杂性课题的研究，不但要在选题上掌握自主知识产权，更要在成果上掌握自主知识产权，不能用西医的观点和方法来"简化"，不能扭曲、异化成受西医的知识产权制约的东西。

### 参考文献

[1] 邹珊刚，黄麟雏，李继宗，等．系统科学 ［M］．上海：上海人民出版社，

1987：69.

[2] 钱学森. 人体科学与当代科学技术发展纵横观 [R]. 中国人体科学学会,
1994：299.

【应张伯礼院士约稿，原载于天津中医药，2007，24（1）：5 - 7】

# 中医是第一门复杂性科学

上文讨论了中西医的学术分野，那么，中医在西医的视野之外研究和认识了什么？可用两个字概括——"复杂"。

复杂是世界的固有属性，但科学研究长期未能进入这个领域，直到 20 世纪后半叶，复杂性才成为现代科学的一个突破方向，兴起被称为"21 世纪的科学"的复杂性科学。然而，当科学家们千辛万苦地攀登上科学的复杂性高峰时，却遇到了来自中国的医学家，他们已经在此等候了上千年。

人是世界上最复杂的系统，其复杂性特别是在健康与疾病的表现，早就被中医接触、研究、认识，成为中医在西医视野之外独到的研究方向和领域。中医对复杂性的认识，不但超出了西医视野，也超出了科学研究目前所及的广度和深度，堪称第一门复杂性科学。

## 一、中医是复杂性研究的先驱

什么是"复杂"？按汉语语义，"复"有往来、回返、还原、不单、再、重、叠、繁等义，指多样反复的性态。"杂"有次小、零碎、不纯、不规、交混、繁琐、纷乱等义，指不规则、不确定、无序化的性态。事物可复而不杂，也可杂而不复，但复杂是既复且杂，有杂的复、复的杂，以及其相互交织反复迭代与缠绕，形成难以还原为"复"和"杂"的"复杂"性态。

科学研究的复杂性（complexity），是现实世界的高级特性、机制、规律。现有复杂性研究所给出的定义有几十种，已经揭示的复杂性有涌现（整体大于部分之和）、开放、相互作用、非线性、非平衡、非对称、随机性、不确定性、自组织、自主性、自适应、目的性、有序、无序、混沌、信息、熵、模糊、突变、创造等。研究发现，各种复杂性的共同特性是"超还原"，即不可还原或反还原，完全在还原论视野之外，是还原研究不可及的。

世界的复杂性是宇宙演化从简单到复杂发展的产物，但科学研究长期未能到达这一领域。20 世纪以来，相对论和量子力学才开始触动世界的复杂性，贝塔朗菲的系统论才批判还原论开辟复杂性研究，钱学森倡导的系统科学（系统论、信息论、控制论、协同学、耗散结构理论、超循环理论、突变论、混沌学、系统工程等）才展开了对复杂性的研究，美国圣菲研究所创立的复杂性科学把复杂性研究推进到新阶段。复杂性成为新世纪科学研究的主攻方向，正如英国物理学家霍金所说，"21 世纪是复杂性科学的世纪"。

人是世界上最复杂的系统，其复杂特性和规律呈现于人的健康与疾病中。中医以人为本，按"人""人病""病人"的自然本态，原原本本地进行考察和研究，不抹杀、不扭曲、不还原，有什么就认识什么，因而就如实地接触、研究、掌握了健康与疾病的各种复杂特性和规律，如实地反映到理论和实践中。

问题在于，在现代复杂性研究兴起之前，由于对复杂性缺乏认识，对中医的复杂性研究难以理解，因而对中医产生种种误判。随着复杂性科学的诞生，人们才豁然发现，原来中医所研究的是人及其健康与疾病的复杂性，中医是最早研究复杂性的科学。

首先是钱学森从系统科学对中医的发现："中医理论包含了许多系统论的思想，而这是西医的严重缺点。"[1] "人体科学一定要有系统观，而这就是中医的观点。"[2] 此后出现的中医系统论研究，总结和阐发了中医对健康与疾病的复杂性研究的基本成就。[3]

进入 21 世纪，科学家们明确地认定中医是一门复杂性科学。时任中国科技大学校长的朱清时指出："中医是复杂性科学。""科学发展到 21 世纪，在复杂性科学出现后，人们已经开始知道，中医并不是迷信而是复杂性科学的一部分。"[4]2007年北京大学举办两次"中医复兴与复杂性科学研讨会",论证"从复杂性科学看中医——发现中医的科学性"。数学专家李立希讲:"中医学是数千年针对活着的整体的人及病人而形成的复杂性科学,也可称之为'医学复杂性科学'。"[5]资深西医专家候灿讲:"中西医差异的焦点在于如何对待人的复杂性,中医是关于人的健康与疾病的复杂性的科学,可称为'医学复杂性科学'。"[6]

总之,中医是第一门系统地研究人的健康与疾病的复杂性的科学,只是受历史条件的限制,研究没有达到现代水平,许多认识还知其然不知其所以然,但其理论和实践为医学和整个科学的复杂性研究奠定了基础,启迪了方向,提供了突破口。

## 二、复杂性是中西医学术的分水岭

中医与西医研究的是同一对象——人的健康与疾病,但在是否研究其复杂性上却发生方向性分野。

中医所研究的,始终是"人""人病""病人",人作为世界上最复杂的系统,其复杂性必然地反映在健康与疾病中。中医不回避、扭曲,按其自然本态,原原本本地接触和研究,就如实地认识了健康与疾病的各种复杂性,体现于其理论和实践中。

西医则不然,在中世纪沦为"宗教的婢女",用上帝创世来解释一切,不但背离复杂,也背离科学。16世纪开始,西医走上分解还原的研究道路,将人简化为人体,再将人体分解为器官、组织、细胞、分子,进而将疾病还原为物理、化学的异常,把人的健康与疾病的复杂性一层一层地破解,剩下的只是去复杂化的切片,各种"超还原"的复杂性完全被排斥于视野之外。

复杂性是人及其健康与疾病的天生本性,医学研究可一时不懂或背离它,但不可永久地从根本上背弃它,目前医学的诸多难题,正是忽略和背离复杂性的结果。现代复杂性研究的兴起,正在推动医学扭转这种方向性悖逆,回到研究复杂性的正道上来。

钱学森指出:"说透了,医学的前途在于中医现代化,而不在什么其他途径……人体科学的方向是中医，不是西医，西医也要走到中医的道路上来。"[2]

美国圣菲研究所的《复杂》一书指出："在花了三百年的时间把所有的东西拆解成分子、原子、核子和夸克后，他们最终像是在开始把这个程序重新颠倒过来。他们开始研究这些东西是如何融合在一起，形成一个复杂的整体，而不再去把它们拆解为尽可能简单的东西来分析。""只有当医学研究者开始注意到人体真实的复杂情况之后，医生们才有可能使医疗和用药发挥真正的治疗作用。"[7]

## 三、中医认识的健康与疾病之复杂性

中医究竟研究了哪些复杂性？从整体上来讲，人的健康与疾病的复杂性的主要方面基本都涉及了，只是未能充分揭示清楚，各种认识分别达到了"接触""研究""掌握"的不同程度。从现代复杂性研究的新认识来看，以下几项特别典型。

生气通天的开放性。"开放"是系统的复杂特性之一，钱学森将人定义为"开放的复杂巨系统"。其复杂在于，人的生命是宇宙（天）演化的产物，天的演化条件复杂，产生和养育生命的机制和过程复杂，生命与天的物质、能量、信息交换复杂，由此造成人及其健康与疾病的复杂。中医认识到这种规律性，总结为"生气通天"，提出天人相应论，认为"人生于地，悬命于天"，人的健康与疾病应于天的变化；提出"五运六气"学说，认为五运（木、火、土、金、水）、六气（风、寒、暑、湿、燥、火）是影响人的健康与疾病的宏观规律，"人能应四时者，天地为之父母"；认识到人的生理、病理变化与日月相应、与四时相符，疾病的防治"必先岁气，无伐天和"，总结了子午流注、灵龟八法等。

"涌现"出来的整体性。"涌现"是复杂性产生的首要机制，是在整体水平突然出现各部分所不具有的新东西，即"整体大于部分之和"。系统论把整体水平"涌现"的新东西称为系统质，其本质是整体与部分这两个层次之间的质变跃迁。而这种跃迁，不仅发生在由部分组成整体的过程，也发生在由整体分化出内部各部分的过程。人是由天分化而生的子系统，人的形体和生命运动又分化出内部各层次和部分。中医对人的这种整体复杂性的认识突出者有三：一是提出"天地人三才"论，把人理解为天地系统分化出的一个子系统，把人放到天地人系统中对待。二是认识了人的系统质——精、气、神等，它不可分解还原为人体各部分的性能，将其正常与否视为判断人的健康与疾病的首要内容。三是认识了人的系统质病变——证候，辨证论治是对系统质不同疾病态的辨识和防治。

比人体更复杂的生命运动结构。结构复杂是系统的复杂特性之一，中医不但认识了人"体"的结构（解剖形态），而且认识了比人体更复杂的生命运动结构，它没有解剖形态，是由参与生命运动的要素（物质的、能量的、信息的、时间的、空间的、数量的等）形成的组织形式，"结构就是过程流"。最典型的是经络和五藏，各有其特定生理和病理机制和规律，得到临床防治的充分验证，但从还原研究却找不到它，显示出其"超还原"性。中医还认识了多种功能子系统，同样是比形态结构更复杂的"过程流"，如"卫气""营气""六经""三焦""命门"等。

人体的结构由生命运动赋型。结构与功能的复杂关系是系统的又一复杂特性。人体结构不同于机器，它由人的生命运动产生和维持，这是人的结构与功能关系的特有复杂性。西医认识了结构及其功能，而中医则认识到，首先是生命运动建立和维持结构，然后才是结构及其功能，总结为气化学说。中医认为人的结构由生生之气建立和维持，"气始而生化，气散而有形，气布而蕃育，气终而象变"，"始动而生化，流散而有形，布化而成结，终极而万象皆变"，人体形态的生、结、育、变是气的始、流、布、终的表现或产物。因此把人的生命运动的正常与否放在首位，认为"大凡形质之失宜，莫不由气行之失序"。

生命运动态的失常为"证"。在太平间里，人死了，人体还在。人不仅有形态，更有生命运动态，人的生命运动及其"态"的变化是健康与疾病的深层复杂内容。生命运动是自我更新、自我复制、自我调节的统一，包含物质、能量、信息的变化并有时空特性，在不同条件下呈现为不同的"态"，正常态为健康，失常态为疾病。与西医着重认识形态异常为病不同，中医着重认识了人的生命运动态的失常为病，将其称为"证"。影响人的生命运动的内外条件多样复杂，所造成的生命运动态的失常也多样复杂，"证"的内容、性质、层次、程度也多样复杂，各种"证"是各具特征的生命运动失常态，中医发现其规律并发明了八纲辨证、六经辨证等辨证系统进行辨识和防治。人的生命运动及其态的变化具有随机、模糊、不确定、非线性等复杂特性，并涉及失序、失稳、熵变等深层复杂机制，证候及辨证系统充分地显现出这种复杂特性。

不可"提纯"的病机。人的生命运动态失常的机制是什么？中医研究和发现了，将其称为病机。病机是中医特有的认识，是人的生命运动中基本矛盾关系的失调，三大病机（阴阳失调、气机失常、正不胜邪）是其核心。不同的证候由不同的病机所致，辨证要深入到辨病机，治疗要针对病机进行调理。西医强调特异性病因，特别是可提纯的细菌、病毒、理化因子等"粒子"；中医所认识的病机则不同，不是什么特异性物质成分，而是矛盾关系的失调，阴阳失调、气机失常、正不胜邪等所"失"的，都是关系的"调"，失调具有随机、模糊、非线性、不确定、交叉、迭代等复杂特性。如"正不胜邪"之外邪六淫（风、寒、暑、湿、燥、火），既不能提纯为风素、寒素等物质成分，也不可定"邪"的特异性指标，而是以矛盾关系的"当"与"不当"论其正与邪，"非其位则邪，当其位则正"；其是否为邪致病，关键在于人的内气之矛盾关系，"正气存内，邪不可干。邪之所凑，其气必虚"。

人的自组织与自主性。自组织是复杂的深层特性，像"一只看不见的手"，主导着系统的有序与无序、进化与退化，在与环境相互作用中具有自主性、自适应、自调节等特性。生命是最高级的自组织系统，自组织机制决定生命运动态，生命运动态的异常，内源于自组织机制的失常，调理、优化、发挥人的自组织机制是防病祛病的关键环节。中医深刻地认识到这一规律，提出养生理论，发明了系列养生方法，通过调养人的生生之气来增强自适应和自调节能力；发现了阴阳、藏象等层次的自组织机制，总结为"阴阳自和""五藏生克"等理论；认识了自组织机制在疾病防治中的枢机地位，总结了"有病不治，常得中医"的规律；掌握了通过调理人的自组织机制来防治疾病的机制，提出"治病求本"原则，总结了"一推其本，诸证悉除"，"欲其阴阳自和，必先调其阴阳之所自"等治法。

方剂把药性和药效复杂化。方剂是中医独创的用药方式，它比单味中药多了什么？一句话——多了复杂性。方剂的"合群之妙"就妙在把中药的药性和药效复杂化，以应对病变的复杂性。其复杂化的机制和规律有多项，最重要的有三：①组方配伍，形成不等于部分之和的整体功效。这是复杂化的"涌现"规律的典型，其机制是以"君臣佐使"和"七情合和"来组成方剂结构，调节和控制药间关系，形成方剂的整体功效。②方证对应，以方剂功效的复杂来应对病证的复杂。一方面，方因证立，有是证用是方，根据所治病证的需要来设计和组成方剂，使方剂功效以适当的复杂度来匹配病证的复杂度。另一方面，通常达变，圆机活法，证变方变，方随证更，以方剂功效的灵活而复杂变化来应对病证的随机而复杂的变化。③方从法出，通过生态调理产生非特异功效。方剂功效不是西药那样的特异作用，而是通过"治法"（如汗、吐、下、和、温、清、补、消），对人的生命运动进行生态调理，将其失常的"态"调理回正常态，其中包括众多转化过程，最终呈现为对病证的治疗效应，这是一种高级非特异治疗艺术。

总之，上述几项只是中医所认识的复杂性中目前较易理解和说明的，由于现代的复杂性研究刚刚开始，人又是世界上最复杂的系统，中医所接触和认识的复杂性还有更多更深的内容，有待新的研究来进一步揭示和阐明。

## 参考文献

[1] 祝世讷. 系统中医学导论 [M]. 武汉：湖北科学技术出版社，1989：5.

[2] 钱学森，等. 论人体科学 [M]. 北京：人民军医出版社，1988：277.

[3] 祝世讷. 中医系统论与系统工程学 [M]. 北京：中国医药科技出版社，2002.

[4] 中国中医药报社. 哲眼看中医 [M]. 北京：北京科学技术出版社，2005：4-14.

[5] 李立希，李粤，管悦，等. 中医医学科学理论研究 [M]. 北京：中医古籍出版社，2008：5.

[6] 侯灿. 后基因组时代的统一医药学——展望21世纪复杂性科学的一个新前沿 [J]. 中国中西医结合杂志，2002，22（2）：84-87.

［7］米歇尔·沃尔德罗普. 复杂——诞生于秩序与混沌边缘的科学［M］. 北京：三联书店，1997：3，39.

【原载于山东中医药大学学报，2016，40（2）：99－101】

# 中医药创造三大奇迹

中医是中国的第一大科学发现和发明，其发现度、发明度、贡献度远远地超过已知的四大发明，在医学史、科学技术史、人类文明史上，五千年创造了三项伟大奇迹。

## 一、世界多元医学中唯一不中断地发展至今

人类文明有五个主要发源地，即古中国、古印度、古巴比伦、古埃及、古希腊，这五个文明发源地都孕育产生了自己的医学。但是，诞生于不同文明母体的多元医学，后来的发展非常不同。

古埃及早在前525年就被波斯帝国吞并，后又为希腊人所统治，其早期文明连同其医学过早地衰落了。古巴比伦也于前6世纪被波斯帝国吞并，其古代文明连同其医学也过早地中落。古印度于前6—前4世纪先后被波斯帝国、马其顿一度占领，其后虽然继续发展了自己的文明和医学，但是到12—14世纪以后也相对落伍了。

古希腊的医学是欧洲的一个高峰，并延续到罗马时期，但后来发生了一次断裂、一次转折。断裂发生在"中世纪"（476—1640）那"黑暗的一千年"，"医学真正成了神学的婢女"，形成"宗教医学"，医学神学化，学术凋敝。转折从1543年维萨里的《人体的构造》开始，欧洲发生医学革命，医学挣脱宗教的桎梏，用科学技术革命的新成果和还原论方法来研究和解决医学问题，重新建

立崭新的"机器医学""生物医学"，经过 400 多年，发展成为今天所见的西方医学体系。现行的西方医学体系，不但清除了宗教神学的影响，而且也不包含古希腊医学的一个字，是 16 世纪以后重新建立和发展起来的。

只有中国医学是个例外，从起源到今天，5000 多年的发展从未中断。发展过程有起伏性和阶段性，但从未发生断裂；学术研究有突破有创新，但从无基本模式的转换；学术思想、理论观点、临床防治一脉相承地发展至今，形成一个历史与逻辑高度统一的学术体系，这在世界医学史上是个奇迹。

## 二、中国多门自然科学中唯一不与西学融合

医学属于自然科学，自然科学的理论是对客观规律的正确反映，具有客观真理性。源于不同地域或民族的科学，对于同一规律的认识只要达到真理水平，必然会走向统一，真理是一元的。中国和欧洲是自然科学的两大主要发源地，在历史上创造了各自的辉煌，在公元后的十多个世纪，中国的科学技术在世界上长期遥遥领先。但在 16 世纪以后，欧洲发生科学技术革命，逐步赶上和超过中国，开始了中西科学相融合的过程。到 19 世纪末，中国的数学、天文学、地学、物理学、化学、生物学成就，已经与西方相关学科的成就全部融合，只剩下一个例外——医学。中医学的基本原理与西方医学至今不能融合，这是中医创造的又一奇迹。

李约瑟博士专门研究了中西科学相融合的历史进程，分别找到了各个学科欧洲赶上和超过中国的时间点（"超越点"），以及每个学科实现中西融合的时间点（"融合点"），计算出了从"超越点"到"融合点"之间的时间间隔。考证的结果如表 5 – 35 – 1 所示。

表 5 – 35 – 1　中西科学相融合的时间进程

| 学科 | 超越点/年 | 融合点/年 | 时间间隔/年 |
|---|---|---|---|
| 数学、天文学、物理学 | 1610 | 1640 | 30 |
| 化学 | 1780 | 1880 | 100 |
| 植物学 | 1700 或 1780 | 1880 | 180 或 100 |
| 医学 | 1870、1900 | 未至 | |

李约瑟于 1967 年总结称："东西方物理学，早在耶稣会士活动时期终结时融为一体了。中国人和西方人在数学、天文学和物理学方面，很容易有共同语言。在植物学和化学方面，过程就要长一些，一直要到 19 世纪才达到融合。而医学方面却至今还没有达到。中国医学上有很多事情，西方医学解释不了。""我们发现，东西方的医学理论和医学实践至今还未融合。"[1]

值得注意的是，李约瑟所考察的，是 17—19 世纪中西科学的自然融合过程，而 20 世纪以来的新实践，把这种矛盾更加深刻地显现出来。一方面，有领导有组织地开展的中西医结合研究，目的是把中医与西医结合起来，但半个多世纪的实践却证明，中医的基本原理与西医"不可通约"。另一方面，中医开始了走向现代世界的进程，几十年的实践也证明，"中医西进"在基本原理上"无轨可接"。

从中国和西方分别起源的自然科学的各个学科的成就，大都融合了，只剩下中医一个例外，至今不能与西方医学相融合，这在医学史和科学史上都是一个奇迹。

## 三、两千年前确立的理法方药体系至今主导临床

中医连续发展五千年没有中断的是什么？中医与西医不可融合的基本原理是什么？是理法方药体系。它确立于秦汉时期，两千年一脉相承地发展，至今主导临床，可靠有效，并已传至世界上 183 个国家和地区，这是中医创造的又一奇迹。

中医的理法方药体系渊源久远，以秦汉时期的《黄帝内经》《难经》《神农本草经》《伤寒杂病论》为标志而确立。它不是单项理论或单项技术，而是包括基础理论、防治法则、中药方剂、针灸推拿等相当完整的学术体系，是现有中医经典学术的主干和核心。

实践是检验真理的唯一标准。两千年前确立的理法方药体系之所以一直有效地主导临床防治至今，在于它如实地认识和掌握了健康与疾病的客观规律，如实地认识和掌握了有效调理病变的机制和规律。在世界各种医学中，多数学说是"短命"的，有的早夭，有的晚成，"长命"达千年以上者鲜，更无成体系者。像中医的理法方药这样，作为主导临床的基本原理的成套学术体系"两千年一贯"，真正独一无二。

## 参考文献

［1］潘吉兴. 李约瑟文集［M］. 沈阳：辽宁科学技术出版社，1986：21，200.

【原载于中国中医药报，2015 – 05 – 14】

# 跨世纪中医提出三大科学难题

20世纪过去了，它在中医发展史上极不平凡。虽然史无前例地遭遇多种非难和羁绊，但更前无古人地开创了三项新的伟大实践——中西医结合研究、中医现代化研究、中医走向现代世界。这三项实践不仅是中医的，而且是医学的、科学和思想文化的；不仅是中国的，而且是世界的。所做的探索艰苦而卓绝，有识有志者为之付出了两三代人的努力，取得了一系列重要的进展和有价值的成果，也遇到了始料未及的重重困难，其历史意义和科学价值极其重大。

世纪之交，这三项伟大实践也发展到一个历史的节点，有必要进行系统的总结，特别是有深度的理论思考。当我们沉下心来向深处探究时，发现这三大实践的价值和意义，似乎主要地还不是已经取得的进展和成果，而是研究所遇到的巨大困难及这些困难所暴露的深刻矛盾。事实清楚地显示，这三大实践从不同的角度遇到了三种困难，是中医在这个世纪之交提出的三大科学难题——中医基本原理与西医"不可通约"，现代科学解释不了中医的理论和实践，中医走向西方世界"无轨可接"。这三大难题是分别提给医学、科学、人类思想文化的。

中医五千年创造的三大奇迹，从历史的长河纵向地展现出中医的伟大成就；跨世纪提出的这三大科学难题，从千年之交的时代横断面上，凸显出中医所创三大奇迹的内在本质——中医掌握着超出西医、超出当代科学、超出西方文化的科学真理，这是中医创造的又一奇迹。

## 一、中医基本原理与西医不可通约

中西医结合研究是中国医学界在 20 世纪开展的一项大规模的科学实践，其目标是把中医和西医统一起。如果从 19 世纪末的中西汇通研究算起，前后持续努力一个多世纪。特别是，这项实践与一般的自发式科学研究不同，是由毛泽东主席亲自倡导和推动，作为国家决策和政府行为，以国家的卫生工作方针来实施的，其规模之大，用力之深，在科学领域几无先例。曾经期望，经过几个五年的努力，到 20 世纪末实现中西医的基本统一。但是，到 20 世纪结束，跨入 21 世纪的时候，这样的预期远远没有达到。

事实证明，中医的基本原理与西医"不可通约"。有人提问："中西医结合的旗帜还能打多久？"有人认为，中西医结合是"一厢情愿"，是"医学乌托邦"。目前中西医结合的基础研究已趋停滞，临床流行的中西医结合治疗不过是在两种原理并行指导下的"AA 制"，即"两种诊断互参，两种治法兼用，两种药物并投，两种理论双解"。

中医与西医真的不可通约吗？有什么不可通约？为什么不可通约？不可通约怎么办？这些成为跨世纪的科学难题。

中西医之不可通约，并非没有任何可通约的东西，其不可通约者主要有三：一是基本理论，二是医学模式，三是学术思想。

### 1. 基本理论不可通约

毛泽东主席提出中西医结合时，讲："'学'是指基本理论，这是中外一致的，不应该分中西。"[1] 因此，中西医结合的本义或本质，是指中医和西医的"学"即基本理论结合起来，形成统一的新"学"，即统一的新的基本理论。但正是基本理论，显现出中西医的不可通约性。

中西医的所有理论都不可通约吗？否，应具体分析。中医与西医研究的是同一对象——人的健康与疾病，其认识（理论）发生的差异有两种情况。

一种是分别研究了同一规律，形成不同的认识（理论）。只要认识成熟到真理水平，就自然和必然地走向统一，因为科学理论具有客观真理性，真理只有一条。也就是说，对于同一规律的不同认识迟早必定统一。例如物理学中关于光本质的波动说与粒子说之争，统一于光的波粒二象性理论。中西医的不同理论有的属于这种类型，正在或已经走向统一，例如对于解剖形态、器质性病变、外科手术等的研究和认识。

另一种是分别研究了不同的规律，形成不同的理论，这些理论不可通约，因为它们反映不同的规律。中医与西医不可通约的那些基本理论大都属于这种类型，它在西医的视野之外，独立地研究和认识了西医至今还没有研究的规律。在中西医结合研究中，这些理论及其反映的规律都毫无保留地公开化，但西医既没有与之对应的理论，也无法进行切合实际的研究。阴阳本质、经络本质等都研究过了，其本质都在西医的视野之外；脏腑本质研究过了，虽然对其解剖形态的认识能够相通，但中医所认识的生理和病理内容，却远在西医的视野之外；证候本质研究过了，虽然与西医之"病"有交叉，但证候的病机和病变过程远在西医的视野之外；对于脉象、舌象、中药、方剂、针灸等，中医所认识和掌握的机制和规律同样远在西医的视野之外。因此，与西医不可通约的是中医的基本理论。

需要指出，中西医的基本理论不可通约，并不等于中西医不能统一。有些人面临不可通约而感到困惑和失望并不奇怪，因为，迄今为止对中西医的比较研究还不透彻，对中西医差异的上述两种情况认识不清，没有意识到第二种情况是更基本的客观存在，误把所有差异都当作第一种情况，片面地追求和强调"结合点"，力图"一对一"地实现统一。事实上，中医与西医的两种差异，需要从两个层次通过两种途径走向两种统一。一是上述的第一种情况，对于同一规律的不同认识服从真理，统一于同一理论。二是上述的第二种情况，反映不同规律的不同理论不可通约，但可各自独立地发展和成熟，统一于同一理论体系，即由不可通约的各种理论形成的统一的学科理论体系。自然科学的各个学科都是由多项不可通约的理论形成的"和而不同"的理论体系。例如，欧氏几何与非欧几何不可通约，但统一于几何学的理论体系；达尔文主义与非达尔文主义不可通约，但统一于生物学的理论体系。

发现和证实中医的基本理论与西医不可通约，是中西医结合研究的一项重大贡献。从这些基本理论之不可通约来研究和突破，是中西医结合研究的新课题，是中医和整个医学在 21 世纪研究和发展的一个突破方向。

## 2. 医学模式不可通约

中医和西医研究的是同一对象，之所以分别认识不同的规律，根于学术研究的视野不同，而不同的学术视野形成不同的医学模式。

在客观上，人的健康与疾病是世界上最复杂的对象，可从多角度和多层次进行研究，有巨大的自由空间。在主观上，可以从不同的立场、观点、方法进行不同的研究，形成不同的学术视野，以不同的视野分别认识和研究不同的现象和规律。中医和西医各据自己的条件形成各自的学术视野，虽然有交叉，但更存在巨大的方向性错位。因此，西医的视野超出中医，在中医视野之外认识了中医未能认识的规律；中医的视野超出西医，在西医视野之外认识了西医未能认识的规律。中医那些与西医不可通约的理论，正是在西医视野之外的研究所得。也就是说，基本理论之不可通约，不过是学术视野的错位效应。

中医与西医之学术视野的错位，造成医学模式的差异，这种差异是全局性、战略性的。中医与西医的医学模式之不同，突出地表现在中医是人医学不是人体医学，是生命医学不是生物医学，是生态医学不是理化医学，是发生生理不是构成生理，是关系病理不是实体病理，是调理医疗不是对抗医疗等。这些模式不仅有差异，而且有相悖。因此，比基本理论的不可通约更深一层，是中西医的医学模式不可通约。

## 3. 学术思想不可通约

造成中西医不同医学模式的原因有多种，但从根本上起决定作用的，是东西方两种不同的思想文化，医学化为中西医的不同学术思想。中医凝聚着中国思想文化，西医凝聚着西方思想文化，不但造成"仁者见仁，智者见智"，而且造成"仁者见仁不见智，智者见智不见仁"。所谓"仁者""智者"，是立场、观点、方法之统一体的拟人化。是东西方思想文化的差异，影响和形成了中西医学术思想的差异，究其根源，具有核心和焦点意义的，在中国是元气论，在西方是原子论，以此为基础形成中医的系统论思想和西医的还原论思想，由此而形成不同的学术视野和医学模式。可以说，学术思想不可通约是中西医不可通约的最深层次。

### 4. 从不可通约进行突破将引发医学变革

从基本理论到医学模式再到学术思想，是中医的整个基本原理与西医不可通约。

不可通约怎么办？中西医结合研究提出的这一难题，不只是一种结果，更是一个新的起点，即 21 世纪的研究要突破不可通约，突破的方向和结果已由"不可通约"指明。

首先，中医那些与西医不可通约的基本理论，所反映的规律都在西医视野之外，从这里进行突破，就是向西医视野之外开拓，其展开和深化无疑是医学研究的方向性变革。

其次，要向西医视野之外突破，就要改造西医模式，接受中医模式并按其进行新的研究，同时将中医模式发展到新的时代水平，这将是整个医学模式的全新变革。

最后，要正确地理解和研究中医那些与西医不可通约的理论，就必须认同和遵循中医的学术思想，不可避免地要批判西方的原子论和还原论思想的局限和谬误，弘扬中医的元气论和系统论思想，并将其发展到现代水平，这将是一场医学学术思想的深刻变革。

上述三个层次的突破和变革，将酿成一场深刻的医学革命。这场革命的导火索是"不可通约"，革命的内容和方向由中医孕育和引导，而革命的性质和水平则由新世纪的时代条件来决定。这场革命将是真正意义的中医现代发展，是西方 16 世纪开始的医学革命之后，于 21 世纪始于东方的新一轮医学革命。此事重大，现在还难完全看透，恐怕不是一个世纪能够完成，但其端倪现已初露。

钱学森院士在 30 年前就提出："真正中医现代化的问题，恐怕 21 世纪再说吧！现在不行，办不到。假如 21 世纪办到了，那是天翻地覆的事儿，是科学要整个改变面貌，整个世界也会大大的有所发展。"[2] "说透了，医学的前途在于中医现代化，而不在什么其他途径……西医也要走到中医的道路上来。"[3] 钱老预见的"天翻地覆"真的到来了，它从突破"不可通约"开始。

1996 年世界卫生组织发表《迎接 21 世纪的挑战》，指出 21 世纪医学发展的定位，是从疾病医学向健康医学发展，从重治疗向重预防发展，从针对病源的对抗治疗向整体治疗发展，从重视对病灶的改善向重视人的生态环境的改善发展，从群体治疗向个体治疗发展，从生物治疗向心身综合治疗发展，从强调医生的作用向重视病人的自我保健作用发展，从以疾病为中心向以病人为中心发展。WHO 的《迎接挑战》，毫无疑问是权威西医的，是全局性的，虽然没有提"革命"，此后可能会有更深刻的宣言，但所提这 8 个"发展"已明白无误地指出，21 世纪医学发展的新方向，正是从"不可通约"实现突破的去向，正是中医坚持了几千年的医学之道，正是钱老所讲"西医也要走到中医的道路上来"。

## 二、中医的理论和实践现代科学解释不了

1980 年国家确定了"中医要逐步实行现代化"的政策，把中医现代化纳入国家科技发展的整体战略，先后制定和实施了中医研究和发展的《规划纲要》和几个五年计划，从基础理论、临床防治、中药方剂等方面系统地展开，各级各类研究蜂起，许多重大研究列为部级和国家级课题，有的课题成为世界性热点，甚至提到诺贝尔奖级的高度。

中医现代化研究与中西医结合研究不同，关键是运用现代科学技术，重点是基础理论研究，突破的方向是解决"知其然不知其所以然"的问题，揭示其本质和规律。但是，经过 30 多年的艰辛努力，研究并未取得实质性突破，立项研究的基本理论问题一个也没能解决。

在基本理论领域，各项基本理论都立项研究了，本希望从现代科学揭示其"不知其所以然"的本质，但迄今一个也没能解决。人的元气是什么，气化、气机是什么，阴阳的本质是什么，经络是什么结构，没有解剖形态的五藏是什么，证候是发生在哪里的病变，证候的本质是什么，中药的四气、五味、升降浮沉、归经怎样用现代科学解释，方剂的复杂功效怎样用现代科学解释等，这些问题都没能回答，有的甚至难以进行研究。

在临床防治领域，中医探索和总结的防治疾病的规律，被临床实践证明可靠有效，本希望以现代科学将"不知其所以然"揭示出来和解释清楚，但没能办到。四诊研究了，但舌质、舌苔以什么机制反映相关病变？脉诊的 28 种脉象以什么机制反映相关病变？研制的各种舌诊仪、脉诊仪都不成功，对于舌象本

质、脉象本质的研究举步维艰。病机的本质是什么，病机怎样转为病证，寒热、虚实、阴阳、表里的具体内容是什么还研究不了，回答不了。临床实用的"寒者热之，热者寒之"等类治疗法则，其具体的作用机制是什么？"气虚者宜参……人参非即气也，阴虚者宜地……熟地非即阴也"，中药的药性怎样转化和发挥为治疗功效？针灸的循经感传、得气、气至病所等，在人身上的具体机制和过程是什么？一些大病、难病按中医原理通过中药、针灸、练功等调理，可以好转甚至痊愈，其机制和原理是什么？这些起码和基本的机制和规律问题都还无从解释，甚至难以进行研究。

总之，中医那些"不知其所以然"的问题一个也没能解决。四川大学一位物理学教授总结称："从根本上看，与其说中医落后于现代科学的发展，不如说现代科学落后于中医的实践。"[4]

究竟是中医落后于现代科学，还是现代科学落后于中医？

事实给出的答案有两条：第一，就发展水平而言，中医落后于现代科学；第二，就研究视野而言，中医超出现代科学。

过去人们着重注意了中医的发展水平落后于现代科学，而中医现代化的实践却揭示出，中医的研究视野超出了现代科学，即中医所认识和掌握的人的健康与疾病的现象和规律，大部或主要的内容都超出了现代科学的研究范围和能力。

这是中医向现代科学提出的一个难题。其难在于，中医的研究视野超出了现代科学，故其基本的理论和实践现代科学解释不了。

第一，中医研究的中心是"人"，而现代科学正缺少"人"的研究。所谓现代科学，严格讲是指 1900 年后新建立的学科，在一般意义上可指发展到这个世纪之交的科学，无论从哪个意义上讲，到这个世纪之交都还没有进步到对"人"进行专门研究。特别是西方，长期信奉"上帝造人"，虽然医学从 16 世纪开始进行"人体的构造""人是机器"等人体研究，但自然科学直到 1838 年建立细胞学说，才诞生了生物学，直到 1859 年达尔文的进化论，才把对人的认识从上帝手上转到科学研究中。此后虽然有了分子生物学、心理学、脑科学等，都与人有关，但研究的都不是"人"，没有发展出关于人的专门研究。直到 1980 年钱学森倡导建立人体科学，才把人作为开放的复杂巨系统，开始了关于人的专门研究，但进展困难而滞缓。与此不同，中医不受"上帝造人"之扰，从几千年前开始就直面现实的"人"，临床病人有什么就研究什么，不加任何选择和取舍地接触、认识了人的健康与疾病的各个方面和层次。这种研究和认识虽然不够精细，但却是全面和系统的、关于人的，其中大量或主要的内容属于人这一开放复杂巨系统的深层复杂机制和规律。这样，中医关于人的研究视野远远地超出现代科学，因而现代科学研究和解释不了其理论和实践。

第二，中医研究的是复杂性，而现代科学遵循着反复杂的还原论。现代科学的研究模式是 16 世纪以来形成的还原论，所研究的内容，无论是生命还是非生命，都是可还原的，那些不可还原和反还原的复杂现象被排斥在外。直到 20 世纪中叶以来的系统科学和复杂性科学，才开始研究复杂现象，但尚未成为主导模式。复杂的本质特性是"超还原"，而中医所研究和认识的那些现象和规律，恰恰主要是复杂的、不可还原的和反还原的，用现代科学的还原模式当然研究不了，解释不了。

现代科学解释不了中医的理论和实践，是中医提给现代科学的难题，暴露出现代科学在科学视野和研究模式上的局限。破解这一难题的方向，一要突破科学现有视野的局限，发展对"人"的专门研究。二要超越还原论，发展非还原的复杂性研究。

实际上，这种突破和转变正在开始。1996 年，美国的约翰·霍根的《科学的终结》，论证从 16 世纪开始发展至今的科学研究已经走到极限，断言："科学（尤其是纯科学）已经终结，伟大而又激动人心的科学发现时代已一去不复返了。""将来的研究已不会产生多少重大的或革命性的新发现了，而只有渐增的收益递减。" "五彩的灯光已经熄去，晚会已曲终人散，回家去吧！"[5]但更多的科学家不同意这种判断，认为霍根错把转折当成了终结，终结的不是科学，而是还原论，是还原研究在"曲终人散"。历史的逻辑是终结还原研究转向非还原研究，去揭开世界的复杂性面纱，21 世纪是复杂性科学的世纪。

从新兴的复杂性科学来看，现代科学解释不了的那些中医理论和实践，反映的正是人的健康与疾病的复杂性，21世纪的科学正在转向这个方向。因此，从中医这些理论和实践进行研究和突破，不仅会引起医学的重大变革，而且会推动整个科学的新突破。正如钱学森当年所预言："中医的理论和实践，我们真正理解了、总结了以后，要改造现在的科学技术，要引起科学革命。"

## 三、中医走向西方世界无轨可接

从1972年美国总统尼克松访华带动的"针麻热"，中医开始了走向现代世界的征程，先后出现了世界性的"针灸热""中药热""中医热"，短短40年时间，就传至160多个国家和地区。2003年成立世界中医药学会联合会，至2012年团体会员已发展到61个国家和地区的228个学术组织。据世界卫生组织统计，全世界使用中草药治病的已达40亿人。

中医是一种传承了五千年传统的中国古老学术，中医走向现代世界，向西方医学一统天下的各国传播。学术界和决策者们曾提出"接轨"战略，即按西方的规范向西方传播和推广。为此，努力地去适应西方的法规，冲破法律壁垒；努力地去适应西方的技术规范，冲破技术壁垒。这种努力取得了一定进展，中医开始进入西方的医药市场，西方开展了中医医疗和中医教育，并开始制定和推广针灸等中医规范。但是，要从根本上立足和发展，要让西方社会真正地理解和接受中医，却遇到极大困难。

"接轨"的困难在于，接轨就必须纳入西方规范。在药物质量、疗效评价、法律认可等技术和管理层面有可接之轨，但中医的基本原理，即基本理论、医学模式、学术思想相统一形成的体系，却无轨可接。要中医的基本原理与西方接轨，就必须彻底改造，全面系统地西化，这样一来，接轨的就不再是中医，而是被异化和西化了的"非中医"。因此，中医的基本原理与西方没有现成的可接之轨，要真正走向西方世界，只能另行"铺轨"。专家们总结提出："中、西医系两个不同的学术体系，二者的基本原理不同轨，既不能互相通约，也不能互相取代。因此在中国以外其他国家里，没有中医可接之轨。"[6]

中医走向西方世界之无轨可接，是中西医不可通约的世界版。它从更广的领域和更深的层次暴露出，与中医不可通约的，不仅是西方的医学，更深的是西方思想文化。中医药治疗的自然、无伤害、价格低廉等优势受西方欢迎，但中医的基本原理与西方的世界观和方法论差异太大甚至相悖，很难被西方理解和接受。其核心是世界观上中医的元气论与西方的原子论相悖，方法论上中医的系统论与西方的还原论相悖。

中医走向西方世界无轨可接的难题，不仅是提给医学的，更重要的是提给西方文化和人类文明的。它证实，中国文化与西方文化是两种不同的文化体系，对世界和人的理解、对健康与疾病的理解，非常不同甚至截然相反，由中国文化所孕育的中医学的基本原理，从西方文化角度难以理解和接受。因此，要理解和接受中医学，就必须首先理解和接受中国文化，没有中国文化的世界化，就不可能有真正的中医世界化，中医走向西方世界之轨，需要中国文化来铺就。这个难题的破解之路，是中华文明的复兴和世界化，以及由此推动的新千年人类新文明的兴起。中医作为中华文明的骄子，与整个中华文明一起复兴，一起融入新千年的人类新文明中，被全人类所理解和接受，做出对全人类的贡献。

总体来说，中医跨世纪提出的这三大难题所包含的矛盾早已存在上千年，只是到这个世纪之交才集中地暴露出来。它使我们看清了百多年来中医发展遇到种种困难的内在本质，看清了中医沉于河底的黄金真理，看清了中医面临的巨大发展课题，看清了中医未来突破的根本方向。这些难题是提给医学、提给科学、提给人类文化的，更是提给中医的，提给 21 世纪的。由此切入，从突破西医、突破现代科学、突破西方文化进行创新，可实现对人的健康与疾病研究的根本性突破，可实现中医从 21 世纪开始的真正意义的现代发展，将引起一场需要几个世纪才能展开和实现的医学革命。

## 参考文献

[1] 毛泽东. 同音乐工作者的谈话 [J]. 光明日报，1979 – 09 – 09.

[2] 钱学森，等. 创建人体科学 [M]. 成都：四川教育出版社，1989：73.

[3] 钱学森，等. 论人体科学 [M]. 北京：人民军医出版社，1988：277.

[4] 吴邦惠. 中医应得到现代科学的有效支持 [J]. 光明日报，1987 – 02 – 17.

［5］约翰·霍根. 科学的终结［M］. 呼和浩特：远方出版社，1997：4，9.

［6］崔月犁. 中医沉思录（一）［M］. 北京：中医古籍出版社，1997：331.

【原载于山东中医药大学学报，2015，39（6）：491－494】

# 关于中医学发展规律的几点思考

中医学从几千年岁月中走来，历史的脚步辙刻出其发展规律，研究和总结这些规律需要纵观全局的哲学思考和理论概括。

## 一、思考视野

在空间上，要总结的主要是中医学术的发展规律，中医事业（教育、队伍、设施等）的发展规律可另作别论。

在时间上，以 1840 年为界，前后是两个完全不同的历史阶段。前者是经典中医学的形成和发展阶段，所谓中医学发展规律，主要是指这个发展过程的规律；后者是一个徘徊、混乱、探索的历史阶段，许多地方偏离或背离了经典中医学的发展规律，可做另外的总结。不能把前后两者相混淆，试图找到前后完全一致的发展规律。

## 二、研究方法

要坚持实践的原则。要从中医学发展的实践中找出规律，并以这些实践来论证和阐明，不能从实践之外创造出规律然后注入和强加给实践。

要坚持历史的原则。要把中医学放到其发展的历史背景下，从影响其发展的社会历史条件及由其决定的发展过程和发展特点找出规律，达到历史的与逻辑的统一。不能将中医学与其历史背景相剥离，用"现代尺度"来扭曲。

要做必要的比较研究。可对照西医学的发展规律，从中能更深刻地看清中医学发展规律的特点。

### 三、主要规律

中医学的发展规律客观存在，但从理论上进行总结是一种新努力，究竟有哪些规律，需要系统全面地考察和挖掘。以下几条首先值得注意。

**1. 中医学发展规律的两个基本点**

中医学的发展遵循着科学技术发展的一般规律，并由特定的社会历史条件造成其发展的特殊性，应从两个基本点来认识。第一，影响和决定中医学发展速度和水平的，主要是中国社会的历史时代、经济政治、科学技术等条件。第二，影响和决定中医的学术思想、研究方向、思路方法、学术内容的，主要是中国的哲学思想和文化传统。

**2. 以人为本的医学模式**

医学的研究对象是人的健康与疾病，是关于如何理解人及其健康与疾病的人体观、健康观、疾病观，从总体上支配医学的研究方向和道路。中医学关注的中心是人的生命，生命是宇宙物质演化到高级阶段出现的运动方式，其基本特征是自我更新、自我复制、自我调节。人的生命的这三个"自我"正常就是健康，不正常（失调）就是疾病，治疗是对人的生命过程异常态的良性调理。中医学这样的理解形成了"人医学"模式，没有把"人"扭曲为"神创物""机器"，没有把"生命"降解为"生物"再降解为物理、化学过程，从根本上区别于西医的"宗教医学""机器医学""生物医学""生物－心理－社会医学"模式。

**3. 系统论思维方式**

人是世界上最复杂的系统，其健康与疾病都是复杂性的过程和变化，中医学客观地遵从和认识这种复杂性，自觉不自觉地驾驭了其复杂性机制和规律，从中悟出并形成了符合这种复杂性的思维方式，现代科学将其称为系统论思维。

中医学的系统论思维主要之点有：①元整体性。人是分化系统，人类是宇宙分化的产物，个体由一个受精卵分化发育而成，整体是本原的，部分是整体内的分化产物，部分从属于整体，因此人的病变要放到其母系统中对待，局部性病变要放到整体中对待。②非加和性。整体大于部分之和，在整体水平存在着只属于整体的属性、功能、行为，其异常态是整体性病变，只能从整体上进行考察和调理，不可分解还原为部分的病变来对待。③有机性。人的"体"是生命的外在形态，功能过程及各过程的相互作用关系才是内在本质，物质实体不过是关系网的网上纽结，病变的本质不是物质实体之异常，而是产生和调理这些物质实体的相互作用关系失常，调理失调的关系是治疗的枢机。④功能性。人的形态结构是由功能过程建立和维持的，形态结构异常是功能过程异常的结果；生命的"过程流"及由功能过程相互作用形成的"功能网"，是更深刻和基本的结构，其正常与否是健康与疾病的更深内涵；疾病在本质上首先是功能性的，辨证论治所驾驭的正是这种深层次的病变。⑤有序性。功能过程和相互作用关系的有序化是健康的深层本质，有序为健，失序为病，有序稳定是健康态，是比"平衡""稳定"更加深刻的机制，中医所讲的"和""阴平阳秘"正是这种健康态。⑥自主性。生命是自组织系统，自组织机制是健康的内在根据，对于致病和治病的作用都自主地进行处理，发病或愈病都是其自主调节的效应，依靠、调动、发挥人的自组织机制进行自主性调理，是防治疾病的根本途径。中医的"治病求本""阴阳自和"等理论正是对这种机制和规律的驾驭。

中医学的系统论思维与西医的还原论思维相悖，所认识和强调的上述复杂性机制和规律，是不可还原、反还原的，完全落在西医学的还原论视野之外，至今也不能企及。

**4. 以临床防治为实践基础**

医学认识源于实践。医学有三项基本实践——临床防治、群体调查、医学实验。临床防治是第一位的，贯彻于医学发展的全过程；群体调查主要用于研究和揭示统计学规律；医学实验是在人工控制的条件下，来揭示现象的内在机制和规律，能够解决临床防治和群体调查所不能解决的认识问题，但它不能代替临床防治和群体调查。

科学实验从生产实践中分化出来成为一项独立的科学实践并走到生产的前面，是18世纪在欧洲第二次技术革命中实现的，真正的医学实验及实验医学的兴起是 19 世纪的事情，这时经典中医学已经成熟。中医学的发展没有得到实验研究的支持，因而不如实验医学精确和严格，但同时，也没有受医学实验的初级水平限制及其对人的研究的极大困难的束缚。中医始终以临床研究为基础，临床上有什么就研究和认识什么，因此，现有的医学实验无法研究的众多复杂性内容，也能够从临床上进行研究和认识。特别是，中国人口众多，有世界上最大的临床样本，而中国社会长期稳定，使中医学有机会对世界上最大的临床样本进行了长达数千年的连续观察和研究，获得了世界上独一无二的巨丰临床资料，不但有力地促进了中医学的长足发展，而且使中医学认识和掌握了靠实验方法无法认识的大量深层复杂机制和规律。

中医学需要发展实验研究，但现有的医学实验还太年经，特别是它贯彻着还原原理，对于中医学所认识和掌握的那些深层复杂机制和规律，还无能为力，已经进行的一些实验常常是削足适履甚至南辕北辙。因此，中医学应坚持临床实践第一，努力开辟适合研究复杂性内容的实验研究。

### 5. 黑箱式唯象研究

没有实验支持，靠临床实践怎样认识那样的复杂性内容？中医发明和应用了一套简便的方法——黑箱式唯象研究。

黑箱研究是医学自古以来就应用的方法，近代以来西医走上还原研究的道路，以 18 世纪兴起的病理解剖研究为基础（解剖学只有发展到病理解剖才能真正地支持医学特别是临床防治），发展了白箱研究，把人体打开，一层层地分解还原。中医学则不同：一是没有还原论思维；二是有解剖研究，但在发展到病理解剖之前无法直接依靠解剖研究，只能主要依靠临床研究；三是中医所关注和强调的，主要是健康与疾病的复杂性内容，它在本质上不可分解还原，难以白箱化。因此，中医学所依靠的主要是黑箱研究。

黑箱研究的特点是把不可分解还原的"人"作为黑箱，以必要的验前知识为基础，从其"输出"（四诊所察、证候）来判断其内在变化，把方药等治疗措施作为"输入"作用于人，再观察其二次"输出"（证候变化、疗效），从"输入"与"输出"的变化关系，来判断黑箱内的变化及其机制，经过多次反复尝试从中得出规律性认识。

对于医学来讲，黑箱方法是"万岁"的，无论过去、现在、将来，都不能把每一个就诊的患者"打开"变成白箱。基础研究应发展白箱研究，临床防治离不开黑箱方法，发展的方向不是用白箱方法代替黑箱方法，而是要把白箱研究与黑箱研究统一起来，发展为"水晶箱"——整体而透明。

中医在黑箱研究中发现并总结了"藏藏于内，象现于外"的规律，可观其象以知其藏，由此形成了对黑箱的唯象研究。唯象研究就是把对象作为黑箱，通过观察和研究其外现的"象"，来认识其变化过程和状态，掌握其变化的特点和规律，找出进行调节的途径和方法，这种认知规律和调控机制具体生动地表现为辨证论治。

"黑箱"与"唯象"是个统一体，黑箱研究只能是唯象的，唯象研究是认识和调节黑箱的基本方法。中医的临床研究所依靠的主要是这种方法，其功能和特点有三：第一，象思维。象思维的要素是"象"，即人体黑箱的"输出"，如证象（寒热、虚实、阴阳、表里等）、脉象、舌象、面象等，通过对这些"象"及其变化的观察、辨别、归纳，来判断其反映的病变及治疗的效果。第二，以象测藏。根据"象变"事实，及以往积累的验前知识和普遍规律，来推断、解释"象变"所反映的"藏变"，从临床证候来判断机体的病变。第三，调理黑箱。"象"是黑箱的特征性表现，根据事先掌握的特定"输入"（治疗作用）会引起或改变特定"输出"（证候）的机制和规律，有计划有目的地给予（或调整）特定的"输入"，使黑箱的"输出"走向或达到所需要的状态（健康），即唯象地调理和掌握黑箱的"态"，可将其调理到理想的健康态。

**6. 中华文明的医学化**

中医与西医的研究对象是同一的，中西医之所以形成不同的思维方式和思路方法，分别研究和认识了不同的内容，形成不同的学术体系，而且不可通约，就在于分别由不同的文明母体孕育，分别吸收和贯彻了不同的思想文化。

西医学是西方文明孕育的产儿，在古代把原子论和元素论医学化为四体液学说，在中世纪用上帝创世论来解释一切，16世纪以后以机器为模型来理解人和疾病，18世纪后又吸收物理学、化学、生物学的新成果走上还原论道路，建立起生物医学模式，西医学的精髓是西方文明。

中医学是中华文明孕育的产儿，中医学吸收了中华文明的各种精华，核心和主导的是周易、道家、儒家，形成了迥异于西医的生命观、人体观、健康观、疾病观、防治观，从不同于西医学的方向，认识了西医学迄今也无法认识的深层复杂机制和规律，形成了与西医不可通约的学术内容和体系，这是中医学的"中国式"之内在本质。

## 四、发展问题

恩格斯总结科学发展规律指出："我们只能在我们时代的条件下进行认识，而且这些条件达到什么程度，我们便认识到什么程度。"[1]经典中医学是特定社会历史条件的产物，在未来发展中，它要不要坚持已有规律？要不要认识和遵循新的发展规律？答案是一要坚持，二要发展。

要清醒地认识经典中医学的局限。一方面，它是 1840 年前的中国的产物，那个时代的条件决定那个时代的发展，尽管它达到了那个时代世界医学的顶峰，但它毕竟没有吸收近代和现代主要发生在西方的资本主义社会、工业文明、科学技术的积极成果，没有走上近代和现代医学的发展轨道，没有达到现代科学的发展水平，在发展水平上与西医学形成差异。另一方面，经典中医学虽然在西医学视野之外认识了健康与疾病的深层复杂机制和规律，具有重大的科学价值和发展潜力，甚至可以说是医学未来开拓的方向，但限于当时的历史条件，这些认识大都处于"知其然不知其所以然"的状态。知其然是认识到了，不知其所以然是没有揭示清楚，要弄清"所以然"，需要驾驭新的时代条件进行新的开拓。

要在新的时代条件下进行新的创新发展。只有站到 21 世纪的起跑线，掌握21 世纪的时代条件，才能提高到 21 世纪的新水平，这是一条客观规律。在这里需要强调两点：第一，驾驭新的时代条件为的是解决经典中医学的局限，进行突破和创新，发展为现代中医学，绝不是改弦更张，脱离、背离、抛弃本已遵循的发展规律。不然，中医就会不再是中医，中医在西医视野之外认识到的那些更富科学价值的深层复杂机制和规律，将被抹杀、掩埋，等到多少个世纪之后再被重新发现。第二，新的时代条件有多种，需要驾驭的是确属 21 世纪新水平的、能够解决中医难题的、符合医学最新发展方向的那些新条件，绝不是西医模式，不是中西医结合，更不是中医西医化。目前最重要的，一是要吸收和运用现代科学技术在 21 世纪的最新成果，特别是关于世界复杂性研究的最新理论和方法；二是要积极地吸收 21 世纪的最新思想文明，把医学化的中华文明复兴到全新水平，发展为更加符合"人"的本性的医学思想文化和医学模式。

### 参考文献

［1］恩格斯. 自然辩证法.［M］. 北京：人民出版社，1984：118.

【2013 年 6 月对中国中医科学院中医基础理论研究所关于"中医学发展规律"课题的咨询意见】

# 中医的研究对象是人的生命及其健康与疾病

## （根据录音整理）

在这里我提出三点认识。

第一，这个研究非常不容易，为什么说不容易？①把基础理论研究和临床统一起来不容易。现在搞基础理论的研究有很多，我看到更多的是两张皮，理论就是理论，挖得很深，深到与中医的关系不太密切的程度，但解决不了中医的临床实际问题。这个不一样，理论研究与临床相连。②理论研究创制出临床新方不容易。历史上有很多医家都是通过理论研究创制出新方。但是现代的中医研究主要是向深处探究中医理论，对于创立新方的研究很少。③在最近几十年像这样的研究非常少。至于建议，首先是一定要坚持。可能会有困难，或者在座的也会提出问题来。研究过程中会有很多需要解决的矛盾和难点，希望你能够坚持，再坚持30～40年一定能够有所成就。其次，不要孤军作战，最好带学生，培养出一批具有你这样的研究思路和研究方向的研究者，对于中医将是一个历史意义的东西。你一定要坚持。

第二，创新的两个方子（归一饮、观复汤）有重要的理论和临床价值。关于理论研究的几个地方，不知道你是怎么研究和设想的。这两首新方，是从原方改造来的，它们的关系是什么？四逆汤原来的功效原理，原来针对的病机是什么？你创立的新方在方义上、功效上和治疗原理上有什么调整？经过调整之后，方剂的临床应用、实际效应会不会只是简单重复了原方的功效？如果有改变，改变的机制在哪里或者说病机有什么不一样？这个要说清楚。如果真的是对元气的调理，那么这个是有创新和突破的。我觉得这个问题非常值得研究，因为临床确实有效，但是有好多问题需要解释。一个是是否适用于治疗所有的疾病，应用时是否需要区分病情的轻重。一个是关于正邪观的问题，就是关于扶正祛邪的问题，你这个方有没有祛邪的问题？如果不祛邪，有些病能不能只靠扶正，只靠调理元气就能够解决问题吗？现在不光涉及这两首方剂，后面还会涉及这两方的治则治法有没有改变？这两方的基本的原则有没有突破，有没有新的机制？据我学习到的，《黄帝内经》讲"壮水之主，以制阳光，益火之源，以消阴翳"，已经治疗到第三个层次，是深度治疗，你这个治疗方法比这三个层次深度治疗还要深，深到最深层次，是对元气的治疗。在治疗原则、治疗方法上，有没有什么创新，或者是突破性的问题？"方从法出，法寓方中"，法与制方的关系是什么？从制方上有没有什么新意？我觉得无论是在治则治法上还是在方剂学上都有新的创造性的东西。

第三，从《黄帝内经》到《易经》到《道德经》，溯本求源的方向是对的。作为理论探索来讲，这个关系是对的，多年来有好多研究。据我了解，在20世纪80年代，北京中医药大学有一个老师，专门研究《黄帝内经》中哪些话是出于《道德经》，哪些是出于《易经》，就是《黄帝内经》跟《易经》《道德经》的关系。从文字上哪些是原话，不带引号的搬过来的，哪些学术思想、理论思想是一致的，甚至是完全一致的。但是如何理解在理论上、在思想上的一致性，有很多观点。我的理解是《周易》、道家、《黄帝内经》是一脉相承，有继承、有创新、有发展，三者是在不同阶段以不同的理论形式出现的。研究的对象是完全一致的。但是《易经》和《道德经》倾向于一般性方向，而《黄帝内经》更倾向于与人的生命有关的问题。这些问题在古代都是以自然哲学的形态存在的。那时候科学与哲学没有分化开来，直到18世纪之后才分化开来。《黄帝内经》更集中于对人的生命的哲学思考，但是又不全是哲学思考，有好多具体的临床的东西，确实是以哲学思考为纲，探讨人的生命健康问题。我觉得三者存在内在的一致性，从《周易》《道德经》到《黄帝内经》都包括关于人的生命的，特别是健康与疾病的基本规律性的认识。这是内在一致性在不同的阶段达到了不同的水平。关于《黄帝内经》中的问题，许多研究明确它是以秦汉道家的思想为依据。现行的《黄帝内经》尚不能完整地展现秦汉道家思想，还有很多其他医学著作，如《黄帝外经》等，《黄帝内经》只是其中的一部分。但从《周易》到《道德经》到《黄帝内经》到后世的道家，都是一家的。中医学的大家大部分是依从道学的。在思想上、理论上是一致的，源流非常清楚。问题在于这些思想反映的中医特质究竟是什么？这是个值得探讨的问题。把它归结为思维方法或者思维方式可能在方向上不是很准确。我的体会是，以《黄帝内经》为代表的中医基本理论专著，基本是研究人的生命及其健康问题，特别是对生命的研究。

在这里我想谈一下，理解中医的特长，必须建立在从原则上、根源上、本质上与西医区别的基础上。我最近十多年一直在思考中医的科学原理，中西医的原则性差异，从这里切入是认识的一个重要的立足点或者是打开视野的一个窗口。中西医的差异，现在看是从张仲景《伤寒论》正式开始的，这是个里程碑式的标志。中国的医学历来是辨病和辨证都有，从张仲景的《伤寒论》开始强调辨证。就是说，中西医的差异，证和病的区别在哪里？中医无法阐明，但是跟西医一比就明朗了。西医的研究从盖仑开始就强调解剖学，从解剖结构上寻找病变，就是实体上的形态结构。人体和人不是一种东西，人死了，人体还在。死了的是什么？是生命。中医研究的是人的生命和它的健康与疾病，重点没有放在人体上。中医的解剖学也是有的，但是没有发展。从张仲景开始，中医不依靠病理解剖。西医的病理解剖从 18 世纪才建立起来，在这之前临床上也没有依靠解剖学，这是基础知识。我的体会就是，中医研究的是永远不进太平间的问题，如人的生命、生命的健康与疾病、生命的运动。《黄帝内经》里讲生气、生气通天、生生之气，生气是什么东西？《黄帝内经》讲的生气是中国古代从医学角度对人的生命运动的发现和认识。气是什么？有很多解释，大多是错误的。气是哲学的，但是许多人把它当作物理学的来用，总是按照西医的方法来下定义。哲学都是抽象的，我的体会是中医讲的气的概念很多，哲学的气的概念就是物质运动，是中国哲学对物质运动的抽象，概括为气，不能作别的具体解释。生气就是有生命的物质运动。物质运动又分为几种形态：机械运动、物理运动、化学运动、生命运动。生命运动是最高等的一种运动形态，那么中医研究的人的健康与疾病，就是人的生命运动的健康与疾病，从《黄帝内经》开始，就是这类内容。也涉及人体形态结构，但是重点不在这里，重点在生命运动，在人的气、生气。我觉得这个问题需要研究解决。

张东博士重点讨论了元气。元气是什么，也是几十年来许多人在讨论争论的问题。有的人就主张要把元气提纯成物质颗粒，这个思路到现在还有人在做，但是一定不会成功，因为找不到那些东西。元气就是本原的物质运动，生命的元气，就是生命本原的运动，就是产生生命的运动或者叫生生之气。如果要想寻找元气的物质成分，把它提纯出来，针对体虚的患者元气不足了，给患者注射进去就可以了，这个设想是达不到的，不符合中国和中医思想，不符合实际。现在科学和哲学对生命的定义是什么？有三个自我：自我更新、自我复制、自我调节。这三个自我的统一，就是生命。不是什么物质成分，这三个自我都是变化运动。以元气为方向，探讨生命、健康与疾病，有正本清源的意义。元气、气化、气机，我听着特别有意义，但是现在对它的认识和研究不足。病机，病机是病证的内在根基。许多人认为病机和病因、病证等同，造成许多混乱，这个需要探讨。目前讨论的许多病机和治疗原理实际上也涉及这些问题。

需要看清楚现实。我的体会是中医的研究具有超前性，这个超前性不解释，用现代的话说叫先驱，或者叫前驱。现在科学和其他的医学都没有研究到的好多东西，中医已经研究到了。一个是接触了，一个是认识了，一个是掌握了。接触了认识不一定清楚；认识到是看到了，但是内在机制没有解释清楚，许多内容知其然不知其所以然，中医的许多内容都面临这种情况。人是世界上最复杂的对象，复杂性不是今天才产生的，是从人一产生就存在了。中医开始接触人，但它没有像西医那样以解剖研究为基础，没有受解剖实验的局限，是用解剖实验之外的东西来认识人的。西医进行还原研究，将研究对象分解还原到最小的物质颗粒。中医没有实验的基础，没进行还原研究。那些超出实验范围而还原不了的内容，只有在临床上才能接触和认识。中医有很多不能解剖、不能实验、不能还原的内容，只要人身上有就要来认识。今天不能解释或者解释不清楚的内容，我也会前赴后继去调查，迟早我能够考察到、掌握到一些机制和规律，能够摸索到、探索到某些非线性的内在的机制规律。人是世界上最复杂的对象，中医与人打交道，接触了、认识了、掌握了，但有些东西仍然没有说清楚。在现代科学体系当中，没有关于人的专门学科。后来有了人体科学，但人体科学强调的不是人体形态结构，而是人体功能态，提出了人体功能态学说。人体科学到现在才研究到的，中医早已经接触了、认识了、掌握了，可以对有些变化进行有效地调节。这些东西确实需要回过头去探究探索，不要受现有科学不能解释的局限。

【2016年5月5日，应邀参加中国中医科学院中医基础理论研究所歆厅论坛第三期，就主题"元气、神机——先秦中医之道"（张东）的发言。发表于《世界科学技术－中医药现代化·中医研究》，2016，18（6）：5－7】

# 论中医的核心竞争力

中医要自主创新，需要提出、研究、掌握、发挥中医的核心竞争力。

**1. "核心竞争力"概念**

由美国学者普拉哈拉德于1990年针对企业的竞争规律提出，指"在一个组织内部经过整合了的知识和技能，尤其是关于怎样协调多种生产技能和整合不同技术的知识和技能"。实际上，不仅企业，任何有竞争的领域，都存在着竞争力的较量，核心竞争力是竞争取胜的关键。核心竞争力是内在的、基础的、核心的竞争能力，具有独占性、战略性，既为竞争对手所不具备，又不可被他人复制，能够掌握未来发展的主动权，持续占据竞争优势。因而在竞争中不仅只限于眼前制胜，更要长期占优。

**2. 自主创新是核心竞争力的较量**

科学技术的自主创新，医学的自主创新，都存在竞争。竞争的焦点是"自主性"，自主性的直接表现是研究课题及其成果的独立知识产权，即"不存在受他人知识产权制约的情况和因素"[1]，而其内在本质是核心竞争力。只有具备核心竞争力，才能提出他人提不出、又无法被他人克隆的课题，才能获得他人无法获得、也无法抄袭的研究成果，才能占有独立的知识产权。在医学的自主创新中，核心竞争力的要素不只是技能和管理，更重要的是独有的学术思想、独占的理论原理、不可被他人克隆的研究视野。

**3. 中医有强大的核心竞争力**

中医自主创新的竞争对手目前主要是西医，应当从中医的"特色""优势"

中认清和发挥核心竞争力，即中医内在的、基础的、核心的、独占的，西医所不具备、不可复制的理论，也就是与西医"不可通约"的那些内容。这些理论作为核心竞争力，其强大的竞争力在于：第一，经两千多年实践证明有效，今天仍然有效，具有不可动摇的真理性和科学价值。第二，迄今其他医学特别是西医学还没有认识到，无法理解和研究，专门进行的中西医结合研究和"以西解中"研究也无法复制，具有不可动摇的独占性。第三，由此进行的创新和突破可超越西医，对于解决当代和未来医学难题作出重大贡献，符合未来医学的发展趋势，具有长远发展潜力和持久竞争优势，占有战略先机。因此，在自主创新研究中，一般地讲中医的特色和优势是肤浅的，把中医的创新套进西医的模式是错误的，应当透过"特色"和"优势"向深处看，向"西医模式"之外和"反西医模式"的方向看，认清中医在自主创新中的核心竞争力。

### 4. 中医是中国古代第五大发明

中医的这种强大核心竞争力，是中华民族积累几千年的大发明、大创造，是比常说的"四大发明"更伟大、更辉煌的大发明，是为其他任何医学都望尘莫及的大发明[2]。造纸术、火药、指南针、活字印刷术四大发明都是单项技术，而中医不仅有技术发明，更重要的是科学发现，即在人的健康与疾病的研究中，认识了一系列深层复杂机制和规律，中医在临床运用了几千年，而在其他医学甚至现代科学面前尚是一些"谜"，一旦把这些"谜"揭开，不但会带来医学的革命，而且会对生命科学和人体科学做出重大贡献。中医的这些大发明源于其特有的条件：①几千年没有间断地持续发展。世界文明的四大发源地都孕育了自己的医学，但其他三支早期医学都先后衰落或中断了，只有中医学持续不断地发展至今，集几千年之大成。②长期掌握着世界上最大的临床样本。中国人口长期占世界人口的1/4，中医在世界上最大的临床样本进行了连续几千年的研究，必然发现了其他医学所认识不到的东西。③中华民族传统文化的孕育。中国传统的思想文化注重整体性、功能性、有机性等，这正与人及其健康与疾病的根本特性相符，为中医系统深入地研究、理解、说明人的健康与疾病的规律提供了有效的观点和方法，使中医成为中华传统文明的骄子。

**5. 中医的核心竞争力集中于"发明点"**

中医的"大发明"不是一项、两项，而是一个庞大的体系，所有的"发明点"都远在西医的视野之外，既无法为西医所理解，也不能与西医结合，从这里进行创新研究，一定有突破，一定超出西医学，一定有独立知识产权，一定有战略价值。仅从近几十年研究所提供的新线索来看，以下几项突破有重大意义：①经络和五藏——将揭开人体结构的另一面，即人的非解剖结构，建立起关于人的解剖结构与非解剖结构相统一的图景，认清人的结构与功能及其病变的复杂性。[3]②气化学说——开辟解剖结构的发生学研究，认清器质性病变的发生机制和前驱病变，发展发生解剖学、发生生理学、发生病理学、发生病理解剖学。[4]③失调——揭示"关系失调为病""失序为病"的机制，这是比实体粒子更深刻、更复杂的病因、病机，可开辟病因学、病机学、病理学的全新研究领域。[5]④"证"——开辟功能性病理研究的新领域，特别是掌握机体的整体性功能异常、器质性疾病的前驱性功能异常、器质性疾病之外的功能性病变等规律，可把对功能性病变及其与器质性病变关系的认识推进到一个全新的深度。[6]⑤调理——是深于特异治疗的高级防治艺术，可彻底克服特异治疗的局限，开拓和发展非特异治疗，为攻克复杂性疾病开辟道路。[7]⑥治本——是遵循人的自组织特性，依靠、调动、发挥机体的自主调理功能来防治疾病的原理，由此可开辟"以人为本"的防治道路，发展成为治疗学的第一原理。[8]⑦中药方剂——中医的贡献不仅是中药和方剂，更重要的是其功效原理，即药证对应、整体用效、转化生效，以其功效机制的复杂性应对病变的复杂性，将导致药物治疗学的革命。[9-11]⑧针灸——以机体的自我调节为枢机，运用非药物手段调动机体的自主调理功能防治疾病，已经带来并将实现非药物疗法的变革。当然，中医的"发明点"不只这些，还有元气论、天人相应论、朴素的"人医学"模式、系统论思维方式等，都是中医的核心竞争力的占有点和发挥点。

**6. 从中西医的"差异点"进行突破**

中医要在自主创新中发挥核心竞争力，指导思想和研究思路必须作根本的战略性调整和转变。①从"结合点"转向"差异点"。近几十年来主导性的研究方式是寻找中医与西医的"结合点"，以西医的知识和方法来验证和解释，即

"以西解中"。实践已经证明，中医所有基本的东西，特别是那些"大发明"，与西医"不可通约"，没有"结合点"，无法验证，无可说明；从"结合点"进行的研究抹杀了中医的"发明点"，不可能有真正的中医创新。中医的"发明点""创新点"是与西医的"差异点"，从"差异点"抓住中医的"发明点"进行突破，才能发挥中医的核心竞争力，才会有真正的中医创新。众多的"差异点"是一个广阔的未知领域，从这里进行的开拓可望带来医学的划时代革命[12]。②超越"以西解中"，开辟自主创新之路。[13]"以西解中"局限于那些能够用西医验证和解释的内容，或研究成西医的内容，只能在"结合点"上进行"同质竞争"，避开了"差异点"，抛弃了中医的"大发明"，否定或扼杀了中医的核心竞争力，对于中医自主创新来说是一条死胡同。因此，必须走到西医视野之外，专门提出和研究那些用西医的知识和方法无法验证和解释的问题，直接掌握和运用现代科学，开辟与"以西解中"完全不同甚至相反的独立的自主创新之路。

## 参考文献

［1］祝世讷. 中医药自主创新应从战略上突破［J］. 山东中医药大学学报，2007，31（1）：3.

［2］祝世讷. 中医，中国古代第5大发明［J］. 中国中医药报，2003-10-13.

［3］祝世讷. 经络、五藏——揭开人的非解剖结构［J］. 山东中医药大学学报，2007，31（2）：92.

［4］祝世讷. 气化学说——开辟解剖结构的发生学研究［J］. 山东中医药大学学报，2007，31（3）：179.

［5］祝世讷. 失调——揭示"关系失调为病"的机制［J］. 山东中医药大学学报，2007，31（4）：267.

［6］祝世讷. "证"——开辟功能性病理研究的新领域［J］. 山东中医药大学学报，2007，31（5）：355.

［7］祝世讷. 调理——大力开拓非特异治疗之路［J］. 山东中医药大学学报，2007，31（6）：443.

［8］祝世讷. 治本——开发机体的自主调理功能［J］. 山东中医药大学学报，

2008，32（1）：3.

[9] 祝世讷. 药证对应——中药的药性、药效规律［J］. 山东中医药大学学报，2008，32（2）：92.

[10] 祝世讷. 转化生效——中药的复杂功效机制［J］. 山东中医药大学学报，2008，32（3）：179.

[11] 祝世讷. 药效物质基础的复杂性探究［J］. 山东中医药大学学报，2008，32（4）：267.

[12] 祝世讷. 中西医学差异与交融［M］. 北京：人民卫生出版社，2000：128－179.

[13] 祝世讷. 再论中医是中国古代第5大发明［J］. 山东中医药大学学报，2008，32（5）：355.

【2008 年 11 月 9 日，应邀出席中医学方法论学术讨论会（东莞）大会发言，原载于中国中医基础医学杂志，2008（增刊）：175－176】

# 开拓中医自主发展的道路

## ——祝世讷教授访谈录

## 本刊编辑部

　　**编者按**　本刊就祝世讷教授"中医学重大理论问题系列研究"12篇论文所组织的专题讨论，1年多来得到全国各地专家学者的积极参与，已经发表较有分量的文章近20篇，讨论的主旨是如何在新世纪推动和实现中医理论研究的突破，这是中医药跨世纪发展的一个重大战略性问题。为了推动该讨论进一步深入，本刊编辑部皋永利副主任最近就专题讨论所关注和提出的一些问题专门访问了祝世讷教授，特别就如何冲破"以西解中"的局限，开拓中医自主发展的道路进行了较深入的探讨，现就访谈的主要内容整理发表，权作对前一阶段讨论的一个小结。

　　**1. 跨世纪的首要问题是如何推进中医自主发展**

　　皋：祝教授，我刊关于中医学重大理论问题研究的专题讨论已进行了1年，有些问题的讨论有所深化，有不少问题还需要继续探讨，想就如何进一步深化讨论再听听您的意见。

　　祝：非常感谢学报组织这次专题讨论，这不是出于对我那几篇论文所提问题的重视，而是面临新世纪，对中医理论研究如何实现突破这一十分迫切的战略性问题的重视。学报组织的讨论如果能对此起到推动作用，对中医学术的发展是有重大意义的。已经发表的十几篇大作我都拜读过了，那些赞誉之辞不敢当，提出的商榷性意见不多，有些问题我本人认识和研究也还不够，许多问题需要作更深入的探讨，建议学报抓住更具有主导性和开拓性的问题把讨论推向新的高度。

皋：中医理论研究如何在 21 世纪取得突破是大家关注的一个主导性问题，您认为突破口在哪里？

祝：中医学的跨世纪发展，要在理论研究上实现突破，恐怕关键环节是如何冲破"以西解中"的局限，坚持和开拓中医学自主研究和发展的道路。这也是我那 12 篇文章要阐明的一个核心思想。

皋：近年有不少对"以西解中"的议论，"以西解中"的含义可以简明地界定一下吗？

祝："以西解中"是近几十年来在中医现代研究中形成的一种研究方式，主要是用西医的知识和方法对中医的学术问题进行验证、解释、应用。这种研究方式成为 20 世纪末叶的一种时髦，使中医在克服自身局限的同时，陷入了另一种局限。有些研究实际上把中医的内容解释成了西医的内容，有人把这称为"用西医改造中医"或"中医西医化""中医的现代异化"。几十年的实践证明，靠这种研究方式不可能实现中医理论的突破，它不是中医自主发展的道路，21 世纪的中医理论研究不应该继续被局限在这种方式中，应该开拓自主研究和发展的道路。

皋："中医学自主发展的道路"的具体含义是什么？为什么必须明确地提出中医学的自主发展问题？

祝：所谓中医学自主发展的道路，是指有别于西医，也有别于中西医结合，中医自己的独立的研究和发展道路。具体地讲，是指在几千年自主发展的基础上，独立自主地实现在现代条件下的新发展，即中医现代化。中医在几千年历史上从来是独立自主地发展的，问题在于 1840 年鸦片战争以来，如何在新的时代条件下独立自主地研究和发展，这样的道路问题没有解决好。到目前为止，在中医的各种研究中，特别是在理论研究中，占主导地位的研究方式是"以西解中"。在这种研究中，不是把中医的学术内容作为研究和解决新的医学问题的武器，而只是被当作研究、验证的对象。这种研究把西医的知识和方法作为验证和解释的标准，符合这种标准的内容可以解释，不符合的，要么被否定，要么被搁置。中医理论现代研究和中西医结合研究所面临的困难，大都是由研究方式的局限造成的，因此，中医理论研究要突破，必须冲破这种研究方式。需要明确地回答：离开用西医的知识和方法来研究和解释，中医的理论研究是不是没有别的道路可走？当然不是，应当坚持和开拓中医独立自主地研究和发展道路。

### 2. 百年未决的自主发展道路问题

皋：您说从 1840 年鸦片战争一直到今天，中医学自主发展的道路问题没有解决好，这是一个很重大的结论，您的根据和基本看法是什么？

祝：要根据历史事实来说话。1840 年的鸦片战争使中国从古代社会转向近代和现代社会，中医的发展也结束了其古代阶段转向近代和现代阶段。按照人类历史的一般规律，中国社会应当从封建主义转向资本主义，但是没有，而是走向了半封建半殖民地社会；处于这种特定社会母体中的中医学，也没有像欧洲那样发生医学革命，而是走上了在半封建半殖民地社会制约下的特有道路，可以概括为两句话：一句是"一个矛盾，三次转折"，另一句是"一个百年未决的问题"。

所谓一个矛盾，就是中医与西医的关系。西医东渐，在中国形成中西两医并存的局限，如何处理中医与西医的关系，成为这一个半世纪决定中医发展乃至命运的一个基本矛盾。所谓"三次转折"，是指围绕着这一矛盾的运动转化，中医的发展发生了三次转折。第一次是从中医两千多年的独立自主发展，转向中西汇通；第二次是从中西汇通转向废止旧医；第三次是从废止旧医到新中国的团结中医、振兴中医、中医现代化。

所谓"一个百年未决的问题"是指中医在现代条件下独立自主的发展道路没有解决好。中医在几千年历史上从来是独立自主发展的，但 1840 年鸦片战争以后，中医还要不要、能不能独立自主地发展却成了问题。问题的焦点是，在中西医并存的情况下，除了与西医汇通、结合，除了用西医的知识和方法来研究和解释，中医就没有独立自主地研究和发展的道路了吗？实际上这样的道路不是没有，而是迷失了，没有坚持和开拓。

皋：您说的"迷失"应该怎么理解？

祝：用"迷失"这个提法是否确切可以再讨论，需要注意的一个基本情况是，从 1840 年到 1980 年的 140 年时间，没有人提起中医独立自主的发展道路问题。我查过关于这 140 年历史的许多文献，想找到曾提出中医独立自主发展问题的代表观点或人物，但至今未果，医史专家如果有这方面的材料最好能讲一讲。就目前了解的历史情况来看，从 1840 年之后到中华人民共和国成立前，关于中医的发展乃至存亡的争论和斗争相当激烈，但没有一种主张是强调中医要独立自主发展的，有代表性的是另外两种主张：一种是"中西汇通"，张锡纯的"衷中参西"有主体精神，但与中医的独立自主发展毕竟是两回事；另一种是"废止旧医"，"存在"都不被允许，"发展"就被彻底取消了。

中华人民共和国建立后，情况有了根本好转，但中医自主发展的道路问题至今仍没有解决好。这要根据客观事实，历史地、发展地来看待。应当分成几个阶段来认识，有几个情况值得注意和研究。

新中国的建立并没有使"废止旧医"的思想自动消失。余云岫在 1929 年提出用 50 年时间消灭中医，1950 年又提出用 30 年时间消灭中医。中华人民共和国成立初期排斥中医的宗派主义思想仍很严重，卫生部门曾颁布了限制和排斥中医的法令。问题的严重性引起了毛主席和国家领导人的重视，1950 年中央提出"团结中西医"，随后制定了中医政策，撤了卫生部负责人的职，废除了限制和排斥中医的法令，采取果断措施保护和发展中医。中医医院、中医学院、中医研究院等都破天荒地建立起来，到 1958 年毛主席作了"中国医药学是一个伟大宝库，应当努力发掘，加以提高"的指示，扭转了近百年来对中医的否定性认识，中医的学术地位和社会地位被重新肯定。然而，这个时期的主要矛盾是批判和纠正否定中医的社会倾向，肯定和保护中医，中医独立自主的发展道路问题还没有被提上历史的日程。

1956 年提出"中西医结合"方针，从"团结中西医"发展到了"中西医结合"。这对于研究和发展中医是有利的，但它不是中医独立自主发展的方针。十年动乱期间"中西医结合"被提到了"唯一方针"的高度，中医院和一批西医院更名为中西医结合医院，中医学院合并到西医学院，50 年代以来为中医创造的研究和发展的初级条件又被削弱和破坏，自主发展道路问题仍无从谈起。

1978 年以后，情况有了历史性转折。1978 年中共中央 56 号文件批转了卫生部关于解决中医队伍后继乏人问题的报告，对于再一次扭转中医的困难局面发挥了决定性作用。1979 年底在广州召开的全国医学辩证法讲习会，贯彻党的十一届三中全会精神，到会的中医界、西医界、中西医结合界的代表一致主张，要冲破"中西医结合是唯一方针"的束缚，实现中医、西医、中西医结合"三驾马车一齐跑"。1980 年 3 月召开的全国中医和中西医结合工作会议，确定了"中医、西医、中西医结合三支力量都要大力发展，长期并存"的方针，重申了党的中医政策，作为其五个基本点之一，明确提出"中医要逐步实行现代化"。这次会议在 1840 年以来第一次明确提出了中医独立自主地发展的问题，确定了两个重大原则：第一，提出了"三支力量"的概念，明确指出中医、西医、中西医结合是三支各自相对独立的力量，各自都要大力发展、长期并存；中医作为三支力量之一，要与西医和中西医结合长期并存，就要坚持和开拓自己相对独立的研究和发展道路，实现"大力发展"，否则就不能与西医、中西医结合长期并存。第二，明确地指出了中医独立自主发展的方向和道路，即"中医要逐步实行现代化"，中医现代化是中医在现代条件下独立自主发展的道路。

1980 年之后的 20 年，国家确定了支持中医独立自主地研究和发展的方针政策，中西医并存、并重、并举，采取了振兴中医、促进中医现代化的措施。但是，方针政策的贯彻有个过程，许多具体问题需要逐步解决，这 20 年的实践情况并不理想，存在两个方面的不足。第一是在认识上，对于中医还要不要、能不能独立自主地研究和发展存在怀疑甚至否定态度，对于"三支力量"的提法乃至中医要不要、怎么样现代化存在争论。第二是在实践上，中医实现现代化的关键是用现代科学技术进行研究和发展，这就要求学术队伍掌握和运用以现代科学技术为核心的现代发展条件，但学术队伍的现状与这种任务不相适应。中华人民共和国成立以来中医学术的首要任务是继承，这是教育、科研的主要方向。现有的学术骨干是 20 世纪 50 年代以来新培养起来的，基本上是继承型的，缺乏掌握现代科学技术并用来研究和解决中医理论的现代发展问题的能力，所能办到的主要是用西医的知识和方法来研究，或者移植中西医结合研究的思路、方法、成果、经验，往往分不清中医现代研究与中西医结合研究的界限，不自觉地走上了"以西解中"的道路。可以说，1980 年从方针政策上已经明确了中医学自主发展的道路，即中医现代化，但目前还处于起步阶段，中医的独立自主性还没有真正发挥和体现出来，如何独立自主地研究和发展还需要进行探索和开拓。

### 3. 冲破"以西解中"的局限

皋："以西解中"和"冲破'以西解中'的局限"这样的提法分量很重，学术界可能会有争论，您认为在这一点上应如何统一认识？

祝：这个方面的争论从一开始就存在，但争论的不是这样的提法，而是这种研究方式在中医界一直受到反对，许多专家早在 20 世纪 80 年代初就提出不能"以西解中"。1986 年 1 月国务院讨论决定成立国家中医药管理局的那次会议提出：中西医结合是正确的，但不能用西医改造中医，不能把中医只当成西医的从属，不能简单地以西医的理论来解释中医。但是，这些年来对于这个问题没有足够的重视，很少进行专门的讨论，没有有效地防止和克服这种倾向。这个问题迟早要解决，只是时间问题，能说服人、统一人们思想的是实践，走不通的路，实践会告诉我们怎样选择和开拓新的道路。但又不能等，现在已经有了几十年的实践，事实已经非常尖锐地把问题提出来，需要正视它，看到问题的严重性，以科学的态度来对待，具体地分析"以西解中"的局限及其根源，有针对性地采取措施来克服这种局限。

皋：目前对"以西解中"的看法并不一致，有的认为舍此没有他途，有的认为这是失误、是歧途，您认为应该怎样评价？

祝：对于中医的现代研究来说，当代社会已经提供了多种新的知识和方法，其中，西医的知识和方法是最为贴切和方便的。把西医的知识和方法用于中医现代研究，作为一种研究手段，是非常必要的、可行的。但是，只靠西医的知识和方法，远不能解决中医现代研究中的问题，因而是"有用"但"不够"。这种局面的形成不是哪一个人的过错，而是一种历史现象和时代性局限，是在中国的具体条件下，中医发展到这一步不可避免地产生的。换个角度说，中医本来应当独立自主地研究和发展，但那条道路至今还没有开拓好，作为前进中的一种探索过程或过渡阶段（有人说是弯路）形成了这样的研究方式。把这说成是"失误""歧途"可能有点过分，但把这说成就是中医现代化是错误的，说舍此没有他途是没有道理的，中医发展的"正道"是中医政策明确指出的"逐步实行现代化"。

皋："中医现代化"与"以西解中"的区别是什么？

祝：所谓中医现代化，就是中医的现代发展，或在现代条件下的新发展。是指延续发展了两千多年的中医学，在新的时代条件下运用这些条件实现新的突破和发展，达到新的时代水平。这不只是对经典理论的现代解释，更重要的是新时代面临许多新的医学课题，中医要运用新条件来研究和解决这些新的医学问题。目前迫切的问题有两类：一是中医传统理论和实践中没有解决好的医学科学问题，例如那些"知其然不知其所以然"的问题；二是当代医疗实践提出的新的医学科学问题，例如现代高发病、大病、难病、新病的防治问题。通过对这些医学科学问题的研究和突破，发现新规律，总结和建立新理论、新方法，形成中医学的新理论体系，即现代中医学，这就把中医学从经典阶段发展到了现代阶段。实现这种发展就要运用各种现代条件，关键是要运用现代科学技术。运用西医的知识和方法是研究的手段之一。而"以西解中"已如前述，它片面地把运用西医的知识和方法作为研究的关键或根本途径，只是把中医的学术内容做出西医的解释。这是中医现代化与"以西解中"之间在指导思想、研究目的、研究手段、研究结果上所存在的原则性差别。

有人认为用西医的知识和方法来研究中医就是用现代科学技术研究中医，这种说法显然是不正确的。现代科学是指 20 世纪以来建立和发展的科学理论，主要是相对论、宇宙学及对宇观认识的开拓，量子力学、粒子物理学及对微观认识的深化，分子生物学、人体科学及对生命认识的发展，系统科学、非线性科学及对世界复杂性认识的发展。现代技术是 20 世纪以来发展的新技术，主要是信息技术、生物技术、能源技术、空间技术、海洋技术、新材料技术等。所谓用现代科学技术研究中医，就是要把这些科学技术应用于中医研究。只要了解了现代科学技术的基本内容，就会发现，西医的知识和方法与这有着巨大的差别，20 世纪以来发展的现代医学，也只是整个现代科学中的一小部分，远不能满足中医现代研究的需要。

皋：您在系列研究中从不同的角度分析了"以西解中"的一些局限和困难，能不能把这种局限和困难简明地概括出来？

祝：中医的基本理论反映着相当深的规律，它存在于人身上，先辈们认识到并在临床上遵循和运用了它，但由于历史条件的限制没有能够充分地揭示出来，许多东西不知其所以然。但是，对于人身上的这些客观规律，西医学至今也没有触及和研究它，落在了其知识和方法的视野之外。今天要靠西医的这些知识和方法来回答中医那些"不知其所以然"的问题，必然会陷入"于网内求网外之鱼"的困境，这可以说是按"以西解中"的方式研究中医理论遇到困难的共同本质。

**4. 实现自主发展的理论突破口**

皋：要冲破"以西解中"的局限，开拓中医自主发展的道路，应当从什么方向或途径进行突破？

祝：思考这个问题，抓住如何冲破"以西解中"的"于网内求网外之鱼"的局限来分析，线索可能更明确一些，大体有两个方面。第一，有哪些中医理论之"鱼"是落在西医知识的"网外"的？这是理论领域的问题。第二，中医的这些理论内容为什么落在西医的视野之外？这是方法论问题。

先谈谈理论方面。医学理论是对人的健康与疾病的客观规律的理性认识，每一条理论都反映了一种规律，中医与西医在理论上存在差异的实质是认识和掌握的客观规律不同。中医所认识和掌握的一些客观规律，几千年指导临床诊治确实有效，只是没有被充分地揭示清楚；但它落在西医的理论视野之外，因此靠现有的西医理论知识不能揭示和说明它，必须采用西医知识之外的更宽广、更深刻的理论才能有效。这种矛盾在目前的中医现代研究和中西医结合研究中暴露得相当明显。

例如，经络的客观存在已被全世界公认，其结构是什么？目前的各种研究都力图按西医的观点去寻找其解剖结构，但在解剖学视野内没有找到，究竟是经络没有什么结构，还是经络的结构本来就不是解剖形态的？对心、肝、脾、肺、肾五藏的研究试图从同名的解剖学器官得到说明，但结果相去甚远，得到的是"功能轴""功能性单元"一类的认识，这种不具有解剖形态的"结构"或"单元"与西医理论不吻，能不能成立并发展为新理论？关于"证"实质的研究，也试图把以功能性病变为主的"证"从以器质性病变为主的西医之"病"得到说明，结果相去甚远，功能性病变都是由器质性病变引起的吗？有没有器质性病变"之前"和"之外"的功能性病变？关于阴阳的本质，试图按西医的观点归结为"阴物质""阳物质"一类的物质成分，也走进了死胡同；至于气化、病机等理论问题的研究，遇到的矛盾更加深刻。对于这些矛盾，必须正视，更要觉醒，这些问题本来就是西医理论的"网外之鱼"，只有到"网外"才能解决。

皋：理论研究所面临的矛盾确实很深刻，目前最有希望或具有决定意义的突破口在哪里？

祝：选择突破口需要有个认识和实践的过程，就目前已经暴露的矛盾来看，冲破解剖学的局限，走向"解剖学之后""解剖学之外"是个迫切的、带有焦点性的问题。这可从以下几个方面来看。

第一，中医理论现代研究所遇到的困难大都与这个问题相联系。例如，经络的结构有"超解剖"的问题，五藏的本质有"超解剖器官"的问题，阴阳的本质有"非物质成分"的问题，"证"的本质有"超器质性病变"的问题，等等。

第二，这些矛盾的根源在于解剖学的局限。中医的经络、五藏、阴阳、"证"等的真实性早已为临床实践所验证，各种现代研究也进一步证实，问题只在于从解剖学的角度难以阐明。难道在解剖学的视野之外没有其他的更加多样化的现象和规律吗？现代科学对这个问题已经作了充分的肯定的说明，首先是人的结构具有多样性，解剖结构不过是一种较为简单、肤浅的结构形态，此外还有多种类型，如"空间结构""时间结构""功能结构"和以功能为基础的"功能–时间–空间结构"，只懂得解剖形态及其病变，不懂得其他结构形态及其病变是解剖学的一种局限。其次是结构与功能的关系证明了结构有发生学过程，"功能A"是结构的基础，忽视"功能A"异常对器质性病变的基础性作用而只把功能性病变理解为由器质性病变引起的机能异常，是解剖学的另一局限。

第三，中医与西医在解剖学问题上存在着重大的原则性差别，不能削足适履。西医有发达的解剖学，以解剖结构为基础认识了人的生理、病理等内容。中医没有发达的解剖学，对人的解剖结构认识不足，但也没有陷入"唯解剖"的局限。没有解剖学的框框，在病证的临床诊治中，有什么现象和规律就认识和总结什么现象和规律，中医掌握了人的许多"非解剖"或"超解剖"的结构及与其有关的生理、病理内容，经络、五藏、"证"等都是如此。今天的研究要把这些内容纳入解剖学的框架中，显然是办不到的。

总之，中医的理论本来就不是以解剖学为基础建立和发展的，现代研究和未来发展不能把它纳入解剖学的轨道，必须冲破解剖学的局限，走向"解剖学之后"。一是向"解剖结构之外"开拓，即对非解剖、超解剖结构的研究和认识；二是向"解剖结构之前"开拓，即对解剖结构及非解剖结构的发生过程的研究和认识。这种开拓是迟早要迈出的一步，今天已经到了非迈不可的程度了。

皋：实现这种开拓单靠中医的或西医的现有知识看来是办不到的，需要现代科学技术的支持，目前切实有效的新理论有哪些？

祝：冲破解剖学的局限，实际上是要更加全面深入地研究和认识人的结构与功能，这正是现代科学研究日益深入的一个领域，提供了许多新理论，有些与解剖学的观点非常不同甚至截然相反。目前迫切需要掌握的新理论、新观点主要有：

第一，关于"结构"的概念，要冲破解剖学把结构仅仅理解为解剖形态的观点，掌握现代科学把结构定义为"系统中各种关系的总和"的观点。

第二，要认识和掌握"非解剖结构"，特别是以功能为基础的"功能－时间－空间结构"的客观存在，并正确地理解其性质和特点。

第三，要研究和认识解剖的与非解剖的各种结构的发生机制，正确地阐明中医所强调的"大凡形质之失宜，莫不由气行之失序"的客观规律性，从发生过程来理解器质性病变。

第四，要认识和掌握结构与功能的两种关系。首先是功能过程建立和维持结构的发生学关系，其次才是结构产生和负载其功能的机能学关系。

第五，把疾病的发生和发展从三个阶段的统一上来理解。三个阶段是尚未导致器质性病变的功能性改变，"功能 A"异常（或加上外因所乘）恶化为器质性病变，由器质性病变引起功能（"功能 B"）异常。中医辨证论治的视野是包含这三个阶段的，包含着大量的第一阶段和第二阶段前期的过程和内容；而西医注重的是第二阶段后期和第三阶段，即器质性病变及由其引起的功能异常。

第六，要研究和掌握"纯功能性疾病"，这也可称为"单纯性功能异常"，它包括还没有发展到器质性病变阶段的功能性病变，或并非直接由器质性病变引起的功能性病变。中医辨证论治的不少病证属于这类"纯功能性疾病"，当代医学研究也正在认识"纯功能性疾病"，如目前已知的一些"官能症"、以"紊乱"命名的一些病、从"亚病态"向器质性病变转化所出现的许多病变过程、熵病等。

### 5. 实现自主发展的方法论基础

皋：从方法论上冲破"以西解中"的局限，是不是就是要冲破还原论的局限，发展系统论思维？

祝：是的。中医的理论内容之所以落在西医的视野之外，就在于两种医学的研究视野不同，也就是两种不同的思维方式。中医是朴素系统论的，西医是还原论的，这造成了"仁者见仁不见智，智者见智不见仁"的矛盾。中医按系统论思维所认识的那些内容，按西医的还原论思维无法理解、研究、阐明。也就是说，中医按系统论思维所认识并反映到其理论中的是人的健康与疾病的系统特性和系统规律，这些特性和规律的突出特点是不具有还原性，无法用还原论的方法来研究和解释，正是这些东西是"以西解中"所"解"不了的。

皋：这就是说，中医理论所反映的人身上的那些特性和规律，无论如何是不能按还原论进行研究和解释的。

祝：是的。有些人在这一点上理解有些困难，需要注意几个问题。一是人身上存在多种现象，有的可以还原，西医在这个方面做了大量研究，但更多的是不可进行还原，而中医反映了这方面的大量内容。要把这两种情况区别开来，不是任何现象都可进行还原的，现代系统论正是对世界的不可还原性进行研究的产物。二是中医理论所反映的那些基本内容的确是不可还原的，但"以西解中"按还原论的观点来研究，所以遇到困难。例如，阴阳的本质是什么？按照还原论，就是要把阴阳的本质归结为阴物质、阳物质两种物质成分，并用这种物质成分的量的变化来说明阴阳的虚实变化；再如中药方剂研究，按照还原论，就是要把方拆成单味药，再把药分离提纯为有效成分，按要求应从药内有效成分的理化特性来阐明中药的性味和功效，最理想的是把"四气"提纯为"寒素""热素"等"四气素"，把"五味"提纯为"辛素""甘素"等"五味素"，把"升降浮沉"提纯为"升素""降素"等；如果把还原论运用于病因学研究，就要提纯"七情"的"喜素""怒素"等"七情素"，提纯"六淫"的"风素""燥素"等"六淫素"；如果运用于病机如"气机失常"的研究，就首先要揭示"气"的本质，把"气"还原为特定的物质成分，然后再从这种物质成分的理化性质来说明其"升、降、出、入"，进一步从这种物质成分的变化来说明气机失常的本质等。只要真正懂得中医学，就会明白无误地发现，这样的研究违背了中医理论，不符合人的实际，不可能成功。

皋：要开拓中医自主发展的道路，看来方法论的研究是十分重要的。

祝：是的，理论的突破要以方法论的发展为先导。中医要坚持和开拓自主发展道路，必须批判和清理还原论思维的消极影响，掌握和运用现代系统科学的理论和方法，把中医朴素的系统思维提高到现代水平。一些年来许多人也注意到了思路和方法问题，但对于什么是还原论、什么是系统论及两者之间的差异缺乏必要的认识，这不是批判还原论、坚持和发展系统论，而是自觉不自觉地跟"以西解中"的时髦思潮走向了还原论。学习、掌握、运用现代系统科学的理论和方法，坚持和发展中医的系统论思维，是开拓中医自主发展道路的方法论基础。

【原载于山东中医药大学学报，1999，23（5）：322】

# 中医学应走自主发展之路

1980 年 3 月，全国中医和中西医结合工作会议正式确定了"中医、西医和中西医结合三支力量都要大力发展、长期并存"的原则。这个原则第一次明确指出，中医作为一种独立的医学体系要大力发展，与西医和中西医结构两种体系要长期并存；第一次明确指出，中医独立发展的方向和道路是"要逐步实行现代化"，并把这作为党的中医政策的五个要点之一规定下来。此后，国家一再强调中西医要并存、并重、并举。

所谓中医现代化，就是中医在现代条件下的独立发展，即吸收和运用现代条件实现的新发展。充分吸收和运用新的时代条件，是实现现代化的杠杆；解决中医学古代阶段没能解决的医学问题，给当代新的医学问题作出中医的解，是现代化的基本课题；研究新现象，揭示新规律，创立新理论，发展现代中医学，达到与现代科学一致的水平，是现代化的发展方向。中医学的独立发展，关键是独立地掌握和运用新的时代条件。

新中国为中医发展提供了良好的政治和经济条件。中华人民共和国成立以来，国家给中医的政治关怀和经济支持是历代所没有的条件，医院、学校、科研机构等基础建设有了破天荒的开创和发展，中医事业出现了百多年来乃至有史以来从未有过的兴旺局面，然而却出现了事业迅速发展、学术滞缓落后的不平衡倾向。学术问题不是只要有政策和经费就能够解决的。学术相对滞后的原因在于没有选择好独立发展的方向和道路没有解决好。几十年来中医科研的各级各类课题以万计，仅获得部级以上奖励的成果就近千项，但真正有突破的很少，低水平重复现象严重。中医学的基本理论问题多数已列为部级甚至国家级科研项目，十多年来大都处于胶着不前的状态。其主要原因是局限于用西医的知识和方法来研究和解答中医的问题，如按照解剖学的观点来寻找经络结构、探究五藏本质，按照还原论和实体中心论的观点把阴阳的本质设想为阴物质、阳物质，用理化指标把"证"规范化为症状组合等，造成一些不中不西、不伦不类的概念混乱，这使中医学在努力冲破传统的局限时，又不自觉地陷入了另一种局限。

吸收和运用最新的科学技术，是解决医学学术问题的钥匙和杠杆，西方医学近四百年来迅速发展的关键也在这一环。毛泽东主席在 20 世纪 50 年代就强调要用现代科学技术研究中医，但目前不要说整个中医队伍，就连科研队伍也还没有达到掌握和运用现代科学技术的水平，能够办到的仅限于用西医的知识和方法进行研究，甚至误以为这就是用现代科学技术研究中医，这就是中医现代化。

现代科学是指 20 世纪以来建立的新理论，主要是相对论、宇宙学及对宇观认识的发展，量子力学、粒子物理学及对微观认识的发展，分子生物学、人体科学及对生命认识的发展，系统科学、非线性科学及对世界复杂性认识的发展；现代技术是指 20 世纪以来发展的新技术，主要是信息技术、生物技术、空间技术、新能源技术、新材料技术、海洋开发技术等。现代科学技术的已有成就虽然仍不能完全解决中医现代化所面临的所有学术问题，但现有的成就已经能够解决一部分问题，或为解决某些问题开辟了道路。掌握和运用现代科学技术，指的是这些成就，不要说对于一般中医师，就是毕业的研究生，这些内容也远在其知识结构之外，把现代科学技术纳入中医教育体系和教学内容具有战略意义。如果只是依靠西医的折光，不能独立地掌握和运用现代科学技术，中医的独立发展和现代化就没有指望。

用西医的知识和方法来研究中医之所以困难，在于思维方式上的差异。中医是朴素系统论的，西医是还原论的，运用西医学按照还原论思路研究所得的认识，来研究和解释中医学按照系统论思路研究所得的内容，必然发生悖逆。

系统思维是中医学术特色的内在根据，其特点和科学价值没有得到必要的重视和研究，反而受到还原论和实证主义的消极影响，其学术思想出现一些模糊甚至混乱。要坚持和开拓中医自主发展的道路，必须进行思维方式的研究，积极吸收现代系统科学的成就，把系统思维发展到现代水平。

【原载于健康报，1999 - 04 - 16】

# 从系统科学才能正确地理解和研究中医

（在科技部"中医基础理论研究现状及对策建议"专题咨询会上的发言）

## 一、提高对中医学的科学价值的认识

毛主席所说的"中国医药学是一个伟大的宝库""中国对人类有所贡献的我看中医是一项"无比正确。这个宝库的"镇库之宝"是其基础理论，中医基础理论之宝贵，在于其反映了人（世界上最典型的开放复杂巨系统）的健康与疾病的深层次和复杂性的现象和规律，这些内容超出西医学（和其他医学）的现有视野。中医学认识到了这些重大的内容，但限于历史条件没有能够揭示清楚，在今天，却因为"知其然不知其所以然"而被斥为"不科学"；西医学对这些内容连"知其然"都还没有，却称作是"科学的"，这是一种颠倒是非的逻辑。

对中医学的评价要从"科学水平"转向"科学价值"。许多人因中医学没有发展到现代科学的水准而否定其科学价值，这种观点是错误的。中医学的宝贵性关键在于其科学价值，主要体现在：①是世界上独树一帜的医学体系。人类文明的五大发源地都孕育出了自己医学。但是，古埃及和古巴比伦的医学早在纪元前就衰落了；古印度医学也在公元 13 世纪左右相对落伍；古希腊、罗马医学在中世纪（476—1640）"黑暗的一千年"也凋敝了。从 16 世纪开始的医学革命才重新建立基础，逐步发展成为今天的西医学。在几千年历史上没有间断地连续发展至今的，只有中医学。②经过了世界 1/5 人口连续两千多年的临床验证。中医学掌握着世界上最大的临床样本——人数占世界人口的 1/5，经过了连续两千多年的临床检验，以促进中华民族的繁衍昌盛证明了其有效性、可靠性、科学性，这是世界上任何医学、任何民族都无法比拟的。③掌握了西医学和其他医学都还没有认识的复杂性现象和规律。这是中医学的科学价值的关键性内容。人的健康与疾病的这些复杂性现象和规律客观存在，西医学至今还没有认识到，中医学早已在疾病防治中驾驭它几千年（如气化、经络、藏象、阴阳、辨证等），是对人类医学作出的重大的理论和实践的贡献。这是中医学的"超西医"特性，超出西医学的视野是其突出特征，是人们所说的中医学具有"超前性"的本质。④提出一系列重大科学问题，将对人体科学和生命科学作出重要贡献。现代科学正在向世界的复杂性进军，人是复杂性的最典型代表，中医学那些"不知其所以然"的问题，正是人的复杂性问题，它为现代科学研究人的复杂性提供了最有价值的科学问题、研究线索，可引导现代科学在这些问题的研究上实现突破。其成果不仅是对医学的贡献，更是对人体科学和生命科学的贡献。

## 二、冲破"以西解中"研究方式的局限

近几十年来中医基础理论的现代研究中存在着一个严重的悖论——中医学基础理论的大部分问题明明超出西医学的视野，但是却用西医学的现有理论和方法力图在西医学的视野之内来求解这些问题。这是一个深刻的、尖锐的矛盾，是中西医学"不可通约"的本质所在，却一直被忽视和抹杀，一些研究者根本不理解、不相信有这种矛盾，也没有耐心听人解释这种矛盾。这是目前中医基础理论研究面临困难的一个根本的内在性原因。

"以西解中"研究方式的局限，主要不在技术路线和操作方法，而在理论观点和总体思路，所研究的中医问题的答案远在研究者的视野之外。几十年来，许多课题都是按西医学的理论观点和还原论思路来理解问题、提出问题、设计课题、求解答案，往往从一开始就把问题提错，把假说提错，把寻找答案的"应答域"设错，把课题研究的理论原理设计错，尽管具体的研究工作十分地认

真、刻苦，实验没有出差错，指标没有出差错，统计学处理没有出差错，但总是得不出预想的答案。其问题在于技术路线没错而是理论路线错了，操作程序没错而是总体思路错了，最终使研究发生导向性错误，去"正确地求解错误的问题"。

例如，中医学从未说经络是解剖形态，但关于经络结构的研究却提出寻找经络的解剖形态的目标，结果几十年努力"均告失败"；中医讲"气分阴阳"，但关于阴阳本质的研究却提出把阴阳的本质归结为实体性的阴物质、阳物质的目标，无果而滞；证本质研究和证的规范化研究力图按照西医学的疾病模型和指标体系来界定，但找不到指标的特异性，更无金指标，陷入新的困惑。

一个医学问题的本质如果是一个解剖学问题，那么，一个不懂解剖学的人解答不了，再请一百个不懂解剖学的人来同样解答不了。反过来，一个医学问题的本质如果不是个解剖学问题，一个只会用解剖学知识和方法解答问题的人解答不了，再请一百个同样只会用解剖学知识和方法解答问题的人去求解一千次，仍然解答不了。症结在于，问题的答案远在求解者的视野之外。

1986年1月，国务院在决定成立国家中医药管理局时明确指出："中西医结合是正确的，但不能用西医改造中医……不能把中医只当成西医的从属。"这个问题到现在没有解决，这不但是指导思想问题，也是学术思想问题，研究思路问题。中医基础理论研究如果不从根本上克服这种错误倾向，必将继续在"驴唇马口、南辕北辙"的误区中徘徊。

## 三、几个迫切的理论和思路问题

中医基础理论所反映的人的健康与疾病的那些复杂性现象和规律，大都属于人的系统特性和规律，是现代系统科学正在研究的内容，落在还原论的视野之外。中医学的思维方式是朴素系统论的，西医学是还原论的，这是造成中西医学术差异，特别是理论观点不同的内在根源。"仁者见仁（不见智），智者见智（不见仁）"，这一矛盾在现有研究中突出地暴露出来，必须做出根本性调整，放弃还原论思路，坚持和发展系统论思路。

"西不解中"的症结突出地表现在几个重大的理论和思路问题上，迫切需要解决。

## 1. 人的整体性

整体观是中医学的主要特色之一，但近些年许多人提出，西医学也有其整体观并正在发展，中医学将失去整体观这一特色。这种观点是肤浅和错误的。

问题不在于有没有整体观，而在于是什么样的整体观，与人的实际是否相符。有两个关键性的问题：

第一，人的整体为什么不可分解？

世界上有两种整体。一种是"合整体"（组合系统），如积木、机器等。这种整体由分散存在的要素组合而成，因而是可分解的；分解到作为其本原的要素，就找到了最终的说明。同时，由于要素（部分）是整体的前提和基础，部分产生和决定整体，部分的状态（健康与疾病）决定整体的状态（健康与疾病），因而，整体的变化要从部分寻找依据和原因。另一种是"元整体"（分化系统），如人、宇宙、太阳系等。其本原是一个混沌未分的整体，通过分化产生各部分形成多个系统，其整体是本原性的，具有不可分解性，一旦把它分解为各部分，不但整体不复为整体，而且各部分也不能存在。这种整体是其部分的前提和基础，整体产生和决定部分，整体的状态（健康与疾病）决定部分的状态（健康与疾病），因而，部分的变化要从整体寻找依据和原因。

中国和西方有两种不同的整体观。西方以古希腊的原子论为基础，形成"合整体观"，认为世界的本原是不可再分的物质颗粒"原子"，世界万物是由"原子"组合而成的，反映的是"合整体"的特性和规律，西方医学接受的正是西方这种传统的"合整体观"，按照这种观点来理解人，对人进行分解研究。中国以元气论为基础形成"元整体观"，认为世界的本原是混沌未分的元气，世界万物是由元气分化而成的。周易讲"易有太极，是生两仪"，道家讲"道生一，一生二"，儒家讲"礼必本于太一，分而为天地"，中医讲"气分阴阳"。中医接受的正是中国这种传统的"元整体观"，按照这种观点来理解和强调人的不可分解性。

问题在于，人是"合整体"还是"元整体"？中医学的与西医学的两种整体观哪一种更符合人的实际？事实非常清楚，人不是"合整体"，而是"元整体"，在人类发展的 300 万的历史上，还没有发现哪一个人是先生产好一个个细胞、器官，然后组合起来的。相反，器官、细胞等不过是人的元整体分化的产物，它们是整体的产物，离开整体就不能单独存在。这是人的整体性所在，人的不可分解性的本质所在，是中医学整体观的科学性所在。

第二，人的整体有什么东西不可分解？"整体大于部分之和"是事物的复杂性的首要表现，系统论的第一条原理就揭示了这一规律，即在系统整体水平存在着不能从各部分或其相加和来解释的属性、功能、行为。例如，王水溶化黄金，但分解为浓硝酸和浓盐酸，就不具有这种属性；把方剂拆成各单味药找不到方剂的整体功效，把中药提纯到成分找不到中药的四气、五味等。中医学的气、阴阳、经络、藏象、证等，大都属于人的这种只存在于整体水平的整体性内容，一旦分解到器官、细胞等部分，就不复存在。

中医现代研究遇到的突出困难之一，就是不懂得人的元整体性、整体性内容的"大于部分之和"性，按照"合整体观"和"加和观"，遵循还原论思路，力图把中医学所认识的人的不可分解性、"大于部分之和"性的内容分解为各部分进行研究和解释，违背了客观事实，违背了客观规律。

**2. 病因病机中的关系因素与实体因素**

中医学的病因、病机学注重的是相互作用关系因素，如阴阳失调、气机失常等三大病机。西医学的病因学注重的是实体粒子，如细菌、病毒等。辩证法（黑格尔、恩格斯观点）明确指出："交互作用是事物的真正的终极原因。"当代哲学研究提出，"关系"比"关系者"更基本，注意的重心正从"物质实体"转向"关系实在"。但中医现代研究却沿用西方机械唯物主义的观点，认为只要是物质性的现象，就有其物质基础，就一定能找到"作为其物质基础的实体粒子"。于是，对阴阳本质的研究提出寻找"阴物质""阳物质"的目标，这不可能成功。"阴阳失调"所"失"的是"调"，不是什么物质成分，"滋阴""壮阳"的药物所起的是"助人生生之气"的功能调理作用，而不是补进了什么"阴物质""阳物质"。不懂得"关系"比"实体"更深刻、更基本，力图把一切都归结为实体粒子，就无法理解人的复杂性，无法理解中医学的病因、病机，无法正确地进行这方面的研究。

### 3. 人的结构与功能

寻找经络的解剖形态的各种努力均告失败，五藏研究发现藏象学的心、肝、脾、肺、肾不是同名的五个解剖学器官，证也不能归结为西医学的"病"那种器质性病变或由其引起的功能异常，这又是一种复杂性。这些问题涉及人的结构与功能，反映人的结构与功能的复杂性。有两个迫切的基本问题：

第一，人的结构的复杂性，非解剖结构的客观存在。现代科学早已阐明，结构的本质是相互作用关系，是相互作用关系形成的组织方式。人的生命所包含的相互作用关系是复杂的，所形成的结构是多样的，有空间的（如解剖形态），也有时间的（如生物钟）、功能的（如神经－内分泌－免疫网络）等。解剖形态是人的基本结构形式之一，但不是唯一的，此外还有多种结构形式，中医学的经络、藏象等理论实际上反映人的非解剖结构，需要到解剖学视野之外去寻找。局限于解剖学视野是研究这些问题遇到困难的理论根源。

第二，"证"包含着器质性病变之前和器质性病变之外的功能性病变。西医的疾病模型注重器质性病变，西医认为大多数疾病是器质性疾病，功能性病变是由器质性病变引起的，但按这种观点无法理解和研究中医学的"证"。因为，"证"大大超出了西医学的这种疾病模型，主要有两点：一是"证"包含着器质性病变的内在发生学过程，即器质性病变的前驱性功能异常，中医认为"大凡形质之失宜，莫不由气行之失序"，把形态结构的变化或疾病（生、结、育、变）理解为气的始、流、布、终的变化过程的表现或结果。而西医学忽略器质性病变的内在发生过程，把器质性病变看作既定的东西或由外因直接造成的。二是"证"包含了大量的并非由器质性病变引起的功能性病变，特别是关系失调为病，它既不包含器质性病变，也找不到器质性病变的根据，完全落在西医学疾病模型的视野之外。因此，按照西医学的疾病模型来解释"证"的本质，来制定"证"的规范，必然遇到困难。疾病模型的这种原则性差异也是"辨证"与"辨病"相结合研究遇到困难的根源。

要正确地理解和研究中医学的这些理论内容，需要移植现代科学关于结构与功能的最新理论，特别是结构的本质是关系的观点、结构的多样性和存在非解剖结构的观点、结构的发生学观点、对结构的理解"从构成论转向生成论"

的观点，才能为深入地、正确地理解人的结构与功能、研究经络和五藏的结构、研究证的本质以开拓新的道路。

**4. 健康与疾病中的有序与无序（略）**

**5. 自主调理与特异治疗（略）**

**6. 中药和方剂的基本原理**

药与医相表里，中药与西药的差异不在药物本身，而在指导用药的医学理论及由此转化而成的药学原理。中医学有自己的药学原理，与西医学的药学原理有着原则性的差异，有三个基本的原理性问题需要注意。

一是整体功效与成分功效。中药既有整体功效，又有成分功效，各有其不同的功用，整体功效与成分功效之间具有"整体大于部分之和"的关系。问题在于，中医用的是中药的整体功效，即药的四气、五味，方剂的整体功效等。现有的研究往往无视整体功效与成分功效之间的"非加和"性，按照还原论的观点，错误地认为整体功效可以归结为成分功效或其相加和，因而进行拆方研究、提纯有效成分研究，找到了成分功效而丢掉了整体功效。

二是因证论效与以病论效。这是两种不同的判断标准，中医识药是以其对"证"的调理效应论定的，滋阴、壮阳、补虚、泻实等，都是以证为标准的。但现在的药理研究却完全抛开中医理论，不少中药研究者甚至完全不懂辨证论治，只按西医学的药理学（抗菌、消炎等）来评价中药的功效，走上背离中医理论的道路。临床用药也从"方因证立"变成"方以抗菌消炎而立"。这是从中药开发西药的研究，不是中医学的中药研究。

三是自主调理与特异治疗。中医不乏特异治疗，但从中药和方剂的基本作用原理来看，主要是依靠、调动、发挥机体的自我调节机制，进行自主调理。中药进入体内，要经过若干中介环节的自主性反应，然后产生出某种效应，现有研究所提供的一些事实已经证明了这一点。如补肾方通过肾上腺皮质产生出肾上腺上皮质激素样作用，泻下药通过肠道微生物产生出泻下作用，有些药物成分（如苷类）经过肠道微生物分解产生出具有生物活性的成分才被吸收发挥作用等。这种作用原理完全不同于西药原理，不是靶点多少的问题，不是特异药理作用问题，需要按照中医学的治疗原理来理解中药的药效原理。运用中药推动机体进行自主性调理，是中医药在治疗学上对医学的一个重大贡献，需要高度重视。要理解这一原理，需要按照系统自组织理论，深入认识人是典型的自组织系统，人的自组织机制在发病、愈病、药物作用中处于枢机地位，中医学的"阴阳自和""五行自稳""治病求本"等，正是驾驭和发挥了机体的这种自组织作用。抹杀这些，就抹杀了中药治病的最深刻的科学原理。

## 四、移植和运用现代科学特别是系统科学

要从理论观点和总体思路上冲破"以西解中"的局限，开拓新的研究道路，前提是要深入准确地理解中医学，杠杆是移植和运用现代科学特别是系统科学的理论和方法。

早在1962年卫生部就提出了运用现代科学的知识研究中医的意见，几十年来反复地强调过这一要求，但至今贯彻得很不理想。特别是，承担重大科研任务的科研队伍也还没有真正掌握现代科学，有的误把西医学当作现代科学，有的仅仅把现代科学理解为分子生物学或人体基因组计划，远远没有掌握回答中医基础理论的问题所需要的现代科学理论。因此，必须下决心、采取有效措施，用现代科学武装中医科研队伍，这是一座无可替代的桥梁。

在现代科学中，对于中医基础理论现代研究最为有效的，是系统论和系统科学。钱学森院士多次反复强调，中医现代研究必须遵循系统论思维，他明确地提出：

"我们那些正统派的西医不重视的东西，甚至不知道的东西，在现代科学里已上升到非常重要的位置，这就是系统科学。系统的理论是现代科学理论里的一个非常重要的组成部分，是现代科学的一个重要组成部分，而中医的理论又恰恰与系统科学完全融合在一起……中医的看法又跟现代科学中最先进的、最尖端的系统科学的看法是一致的。""中医现代化要抓什么？你要问我的话，那我就很清楚地说是系统论，系统的观点。"钱老的这些意见是战略性的，需要高度地重视。

还原论与系统论两种思维方式的差异，是中西医学术差异的内在根源。许多研究者往往不懂得什么是还原论、系统论，不懂得这两种思维方式的深刻差

异，不懂得思维方式的这种差异是造成中西医学术差异的内在根源，自觉不自觉地搬用西医学的还原论思路来研究中医学的问题。目前迫切需要解决两个问题：①在认识上要分清还原论与系统论的界限；②在科研中要恢复、坚持、发展中医学的系统论思维。

建议采取以下措施：①对几十年来的中医基础理论研究进行专门的方法论总结，明确地提出几条经验、教训，从理论观点和总体思路上找到实现突破的突破口。②举办中医基础理论研究的高级研修班，重点研究和解决实现科研突破的理论观点和总体思路问题。③申报和评审科研项目，提高关于理论观点和总体思路的要求，加强理论观点和总体思路的评审。

【2003 年 7 月 15 日，应邀参加科技部办公厅"中医基础理论研究现状及对策建议"专题咨询会的发言】

# 还原论思维不适于中医学术现代研究

半个多世纪来，在中西医结合研究和中医现代化研究中，不少研究采用还原论的思路和方法，来研究和解决中医的学术问题，虽然在一些细节的探讨上有所进展，积累了大量的科学事实，但就所提出的研究课题而言，结果却很不乐观。有的研究已宣告失败，有的则无果难终，有些中医学术内容至今无法企及。这些研究所提出的问题都十分明确，意义重大，所做的努力相当艰苦，但因采用还原论思路把求解的方向引偏，未能取得预期的成果，有些研究似乎走进死胡同。

几十年的实践提出一个重大的方法论问题——还原论思维是否适合于中医学术的现代研究？从中医学术的研究和发展看，从半个多世纪的实践看，答案都是否定的。

## 一、还原论思维与中医学术相悖

还原论思维起源和发展于西方，被医学移植运用发展为医学还原论，在近代科技革命和医学革命中发挥了重大开拓作用，迄今仍是西方医学的主导思维方式。还原论的思想基础是欧洲特有的原子论，认为世界的本原是不可再分的最小物质颗粒原子（莫破质点），世界万物都由原子组合而成。这种世界观的方法化发展为还原论，因为世界万物是组合而成，因而可以分解，只要"还"到其本原，就可揭示其本质和根源；因为世界万物的本原是不可再分的最小物质颗粒原子，因而还原的目标是寻找最小物质颗粒原子。"分解－还原－原子"是还原论的基本原理。

医学还原论按还原论的基本原理来研究和解释人的健康与疾病，认为人体由各部分构成，可以分解，并且分解到了器官、组织、细胞、分子等层次；认为疾病的本质是微观，将病变根源向微观方向还原，到了分子、基因层次；将还原目标指向医学认识的最小物质颗粒（原子的化身）——各种"成分""X子""X素"。近400多年来，西方医学就是遵循这样的思维方式发展而来。

然而，中医的学术研究和发展，遵循的不是这种还原论思维，而是与之相反的另一种思维，系统科学的研究将其定性为系统论思维，新兴的复杂性科学将其定性为复杂性思维。钱学森说："中医理论包含了许多系统论的思想，而这是西医的严重缺点。"[1] "人体科学一定要有系统观，而这就是中医的观点。"[2] 朱清时院士说："中医是复杂性科学。"[3] 西医学者候灿说："中西医差异的焦点在于如何对待人的复杂性，中医是关于人的健康与疾病的复杂性的科学，可称为'医学复杂性科学'。"[4] 系统科学和复杂性科学研究的都是世界的复杂特性和规律，中医所研究的是人及其健康与疾病的复杂特性与规律。什么是复杂性？最新的研究将其简明地定性为"超越还原"，即非还原、不可还原、反还原。对于复杂特性和规律的研究，还原论思维是无效或有害的。

中医之所以"超越还原"地研究人及其健康与疾病的复杂特性和规律，有两个基本原因。第一，在主观上，受中国思想文化的孕育。"系统思维乃是中国传统思维方式的主干"[5]，中医正是在中国特有的系统论思维的孕育下，形成朴素的系统论思维方式。第二，在客观上，医学面对的人及其健康与疾病，是世界上最复杂的系统，只要原原本本地如实研究，就必定会认识其复杂性，形成与之相应的复杂性思维。

还原论在医学领域是个怪物，它在某些细节上有用，但在整体上却有悖于人及其健康与疾病的根本特性和规律。人是分化系统不是组合系统，人类是宇宙演化至特定条件的产物，是太阳系和地球分化出的一个子系统，人的个体是通过分化发育而来，不是由先前存在的一个一个分子、细胞、器官组合而成；人在本质上不可分解，一旦把人分解为器官、细胞、分子，它们不能独立存在，人也消失了；可以还原到分子、基因或其他"原子的化身"，但它们只是微观细节，不是人及其健康与疾病的本原和本质。

中医对人的健康与疾病的认识，是以人为本，按"人""人病""病人"的自然本态进行的考察和研究，不分解、不还原，有什么就认识什么，因而就如实地接触、研究、掌握了那些"超越还原"的复杂特性和规律。例如，人作为开放系统的"生气通天"性及人天相应、五运六气、正邪交争等，比人体更本质的"生生之气"及其健康与疾病，比形态更深刻的"生命运动态"及其结构（经络、五藏、六经等）、病证（寒热、虚实、阴阳、表里等），生生之气失常为病的"病机"（阴阳失调、气机失常、正不胜邪等），生生之气的自主调理（自组织）本能和机制（阴阳自和、五藏生克等），依靠和推动自主调理机制进行自主调理的养生、治病求本、气功等。由此形成中医学术与西医学术的根本性区别，有人总结："中医是人医学不是人体医学，是生命医学不是生物医学，是生态医学不是理化医学，是发生生理不是构成生理，是关系病理不是实体病理，是调理医疗不是对抗医疗。"[6]。

中医对人及其健康与疾病的复杂性的认识，涉及当代复杂性科学所研究的各种复杂特性和规律，如涌现（整体大于部分之和）、相互作用、非线性、非平衡、非对称、不可逆、随机性、不确定性、自组织、自适应、自主性、目的性、序与混沌、信息与熵、模糊、突变等。这些复杂特性和规律包含在中医学术中，只是受时代条件的限制，认识分别达到了接触、发现、认识、掌握的不同程度，许多还知其然不知其所以然。中医现代研究就是要揭示"其所以然"。但要遵循复杂性研究的思路和方法，那些按还原论思维进行的研究，却没有认清这些学术问题"超越还原"的复杂本性，盲目地进行还原研究，不得成功是必然的。

## 二、中医学术的还原研究基本失败

从 20 世纪 70 年代开始，对中医的基本学术问题进行了大量的现代研究，许多列为部级甚至国家级课题，有些则有多国参与研究，突出特点是大都遵循还原论思维，分解、还原、微观、成分、指标等成为这些研究的关键词。但研究的结果是，所列课题一个也没有真正解决，分别遇到不可克服的困难，从总体上看，这些课题的还原研究基本失败。

经络不可还原。中医讲经络"内属于府藏，外络于肢节"，"决死生，处百病，调虚实"（《灵枢·海论》），未讲它是解剖形态，中医的各种解剖研究也不包括经络。但进行的"经络本质研究"却按还原论思维，设想经络的功能基于其形态结构，经络的本质在其形态结构，把经络本质的研究引向寻找经络的形态结构。国内国外经过几十年的努力，只是发现了经络与已知形态结构的一些重要关系，却找不到经络特有的形态结构，得出基本结论："长期以来，一些学者一直寄希望于在神经血管之外，能找到经络独特的形态学基础，结果是一无所获。"[7]"要想发现特殊的经络形态结构，迄今均告失败。"[8]

阴阳不可还原。阴阳是中医认识的重大生命现象，发现了气分阴阳、阴平阳秘、阴阳失调等规律。但进行的"阴阳本质研究"却按还原论思维，认为阴阳是物质现象，一定有其"物质基础"——可提纯的物质成分，将阴阳的本质设想为"阴物质""阳物质"（阴素、阳素），阴阳虚实变化的本质就是这两类物质成分的增减变化。1973年美国生物学家 Goldberg 提出环磷酸腺苷（cAMP）、环磷酸鸟苷（cGMP）是阴阳的物质基础，我国学者也跟着进行"阴阳学说与环核苷酸""阴阳学说与核酸""阴阳学说与阴阳离子"等研究，目标集中于寻找能特异性地决定阴阳变化的物质成分。有学者总结称："要探讨中医的阴阳本质和阴阳的物质基础，必须满足以下两个条件：①这种物质的生理作用应能解释阴、阳的主要表现，包括主要的临床证候及实验室指标，该种物质的代谢变化应与临床阴证阳证（或阳虚、阴虚）的外观表现相对应，甚至这种物质的变化出现在前，虚证的症状表现在后，与中医关于阴阳对立统一的规律基本相符；②临床上出现阴证、阳证（或阳虚、阴虚）的动态变化时，这种物质也要有相应的动态变化。"[9]40多年了，这种物质成分一直没有找到，近十多年来也再无这种研究的报道，以事实证明不了而了。

五藏不可还原。中医认识了解剖形态的心脏、肝脏、脾脏、肺脏、肾脏，与西医的解剖认识十分一致；但又从藏象学说认识了另外的心藏、肝藏、脾藏、肺藏、肾藏，其生理和病理原则区别于解剖形态的五脏。关于五藏的现代研究，本应阐明五藏之不同于五脏的本质，但按还原论思维却无法理解不同于五脏的五藏，直接将五藏归并于五脏，从五脏来阐明五藏，结果大相径庭，无论在结构上还是功能上，没有一个相吻合。研究证明，肾藏的虚实变化与下丘脑－垂体－靶腺（肾上腺、甲状腺、性腺）功能轴的功能变化密切相关。"肾阴虚是以下丘脑－自主神经功能失调为主，同时也有体液改变；肾阳虚是以下丘脑－内分泌功能减退为主，同时也有自主神经功能的改变。"[10]脾藏的功能与脾器官相去甚远，而是与自主神经系统、消化系统密切相关，并与免疫、蛋白质代谢、内分泌等有一定关系，是包括了消化系统的主要功能、并涉及自主神经、内分泌、免疫、血液、代谢、肌肉等多方面功能的综合功能单位。[11]"中医脾是人体内将食物潜在能量转化为人体可利用能量并将其提供给人体各部分的一个包括多器官系统的综合功能单位。"[12]而肝藏是人体内调节物质流动和分布的功能系统，其生理解剖基础是人体平滑肌系统。"以平滑肌为结构主体的动静脉血管是肝藏贮藏血液和疏泄血液的物质基础；疏泄所具有的疏通、发泄全身气、血、津液使其畅达宣泄的作用就具体体现在人体各种平滑肌的收缩与舒张过程中。"[13]总之，中医藏象学说的各个藏府，"实际上都是以'综合功能'为基础、辅以某些解剖结构而组合成的'系统层次'"[14]。

证不可还原。中医研究了病，又研究了证，证的本质是什么？就此进行的探究有多种，有些研究是按还原论思维进行的，典型的有两个方向。一是根据"结构产生和负载机能"的观点，认为证既然是功能性病变，必然由形态结构的异常引起，因而可以从器质性病变（西医之"病"）找到根据，阐明其本质，结果一无所成。研究证明，证与病有相关性，有的一证与多病相关，有的一病与多证相关，但找不到证与病之间"一对一"的吻合对应；而许多证与任何病都没有相关性，即"有证无病，有病无证"。总之不能从病来验证和阐明证的本质。二是辨证客观化、微观化，力图找到证候的特异性微观指标，但遇到了非特异性难题，找不到证候的特异性指标，结果是"各证的特异指标大体上均未筛选出来""各证相互关联的指标系统普遍未能遴选出来"，"一个基本的现实是，一个证可以见于十几个或数十个病，在如此众多的疾病中找出证的某一特异指标是不实际的，而找出证的一组指标更是难上加难"[15]。曾于1988年制定了瘀证的 12 项指标，后来却遇到了"无证不血瘀""无病不血瘀""无药不活血化瘀"的困难，不但没有金指标，就是筛选出的 12 项指标也不能实用。事实证明，证比病要深刻得多，复杂得多，是人的生命运动之态的失常，是人的各具特征的疾病功能态。"证是功能态，不企望肾阳虚证找到一个和西医直觉的、解剖的、形态的相对应的脏器或组织，而在于找到调节失衡的发病部位与治疗的调节点。"[16]总之，力图把证归结为器质性病变引起的机能异常和特异性理解指标异常的还原研究，同样失败。

中药药性不可还原。中药是中医之药，是中医化的自然药物，其中医化有三：一是药证对应，根据辨证论治需要，开发了四气、五味、升降浮沉、归经等药性，其他药性未予开发。二是整体取性，所需上述药性是取自自然药物的整体水平，并通过炮制进行优化和调控，不是其成分药性。三是以法为用，是通过"药治八法"（汗、和、下、消、吐、清、温、补）等治疗法则，发挥生态调理效应，其机制是非特异的。此三项原理内在统一，密不可分。但在有些中药现代研究中，却强行搬用还原论思维，对中药进行还原研究。一是把中药去中医化，还原为"天然药物"——与中医无关的药材；二是认定药性根于特定物质成分，进行分离、提纯，从整体药性还原为成分药性；三是按西药药理判定药性和药效，寻找特异性的有效成分，沿此道路开发出一些有特异疗效的新药，如黄连素、靛玉红、青蒿素等。但是，这种研究把中医开发使用的四气、五味、升降浮沉、归经等药性还原掉了，把其整体取性、药证对应、以法为用的原理取消了，还原出的是西药，这是以中药为药源进行的西药开发。这里需要看清两点：第一，这种研究对于西医药来说不是失败，是把他们二百年来对自然药物进行的还原性开发延伸到中药的新进展。第二，对于中医药的中药研究而言，还原研究是失败的，证明了中药不可还原，中药的药性不可还原，中药中医化的三条原理不可还原。

方剂功效反还原。方剂（复方）是中医的特有发明，开辟了与还原论完全相反的药物开发道路，即不是分离、提纯，把药性简单化、特异化，而是用复方把中药药性和药效进一步整体化、复杂化、非特异化。方剂原理是反还原的，主要有三：①通过组方配伍，形成和发挥方剂的整体功效。功效是在方剂整体水平"涌现"出来的,"整体大于部分之和"。其"合群之妙"的妙机有二,既以"君臣佐使"形成方剂结构,产生和负载方剂整体功效,又调节入方各药的"七情合和"关系,有计划地形成所需整体功效。②方因证立,根据所治之证来设计方剂功效,使方剂功效的复杂度与病证的复杂性丝丝入扣,并知常达变、随证加减。③方从法出,法寓方中,方剂的功效不是特异的,而是以治法(汗、和、下、消、吐、清、温、补等)进行生态调理,通过中介转化而产生治疗效应。已知的中介转化有对机体自主调理机制的调动、对器官或细胞及其环境的调理、对体内微生物转化产生二次产物及其效应的调理等。总之,方剂的药性、药效、生效机制都是非特异、高度复杂的。但是,在方剂的现代研究中,有些人不懂中医的方剂原理,盲目地搬用还原论思维,对方剂进行还原研究就走进死胡同,其典型表现有二。一是拆方研究,把方剂拆成单味药,再把单味药提纯有效成分,试图由此找到方剂功效的本原和本质。这样做,不但把"涌现"出来的整体功效拆掉,更把产生整体功效的"君臣佐使"结构和"七情合和"关系拆掉,当然不会成功。二是寻找方剂功效的"物质基础",就是要把方剂的整体功效归结为由特异性的物质成分所产生,这是一种还原论幻想。方剂的整体功效确有其物质基础,就是入方的各药,或药锅里那"一锅汤",想将其还原为特异性物质成分是完全不可能的。而产生和决定方剂整体功效的,不只是物质基础,还有组方各药间的"君臣佐使"与"七情合和"相互作用及煎煮过程发生的物理、化学变化,特别是通过"汗、和、下、消"等治法所发生的中介转化效应,这才是方剂不同于单味中药的本质所在,这种原理是反还原的,是与还原论思维相悖的,为还原研究永不可及。

总之,对中医学术的已有还原研究,虽然不排除在一些学术细节上有可行之处,但关于基本理论的研究,从总体上看没有一项成功。这种失败不是技术性和操作性的,而是原理性的,是还原论思维与中医学术的基本原理相悖的规律使然。

## 三、中医的更深学术远超还原论视野

对于中医学术的上述还原研究虽不成功,但毕竟还是进行了还原的尝试,而中医的其他学术内容，因更加不可还原或反还原，至今未能被还原研究涉足，成为还原论研究的盲区。实际上，中医的这些学术内容涉及人的健康与疾病的更复杂内容，与还原论思维相悖。"超越还原"是复杂性的特征，较有代表性的是以下几项。

生气通天与天人相应。中医认识到，人以天地之气生，四时之法成，"生气通天""人与万物沉浮于生长之门""人与天地相应"，这是从大尺度的生态环境方面认识和掌握了健康与疾病的宏观规律。特别是认识了五运（木、火、土、金、水）、六气（风、寒、暑、湿、燥、火）影响人的健康与疾病的规律，用于疾病的预测、预防、治疗，提出"必先岁气，无伐天和"原则，总结了子午流注、灵龟八法等。这是健康与疾病的大尺度宏观机制和规律，不可分解，无处还原，更不能归结为什么物质成分。

元气论与气化学说。中国的元气论是与西方的原子论迥异甚至相反的理论。中医将其医学化来理解和研究人的健康与疾病，把人的生命运动理解为生生之气，生生之气的正常与否是健康与疾病的内在本质，称"正气存内，邪不可干，邪之所凑，其气必虚"，生生之气不可分解，不能还原为什么"物质成分"或"气素""气子"。由元气论发展来的气化学说，认识到人的形态由生生之气赋型。《黄帝内经》讲，"气始而生化，气散而有形，气布而蕃育，气终而象变""始动而生化，流散而有形，布化而成结，终极而万象皆变"，人体形态的生、结、育、变，是气的始、流、布、终的表现或产物，气化机制产生和决定形态，因而"大凡形质之失宜，莫不由气行之失序"[17]。这种理论深刻地符合人的实际，却与还原论"形态结构决定机能"的观点完全相反，还原论思维在此遇到的是针锋相对的抵抗。

病机。病机是中医的独有认识，指机体本身将致病因素和条件转变为病变的枢机。《黄帝内经》首提病机十九条，后世发展为病机学说，核心是三大病机（阴阳失调、气机失常、正不胜邪）。各种病机的共同本质是"失调"，而失调所"失"的，是人的生命运动的基本矛盾关系之和调，是失序、失序而失稳。矛盾关系的失调不可分解还原为微观的物质成分或粒子。作为病机的失调，既有外环境的影响，也有人的生命运动的影响，更有二者相互关系的影响，具有随机、模糊、非线性、不确定、交叉、迭代等复杂特性，不能分解还原为单一因素的特异作用，也不能确定特异性指标。如"正不胜邪"之外邪六淫（风、寒、暑、湿、燥、火），是六气的日常变化，其是否为邪致病，取决于两个矛盾关系的胜与不胜。一是六气运行的"当"与"不当"，"非其位则邪，当其位则正"，至而不至、不至而至、至而太过、至而不及都为邪；二是与人的内气的应与不应，应则正，不应则邪，即"正气存内，邪不可干。邪之所凑，其气必虚"。因此，根本不可能提纯为"风素""寒素"等物质成分，也不能确定"邪"的特异性客观指标，如风以每秒多少米为邪，寒、暑以多少摄氏度为邪等。

人的自主调理机制。人是最高级的自组织系统，自组织机制像"一只看不见的手"，自主地建立和维持生命运动的有序和稳定，对于各种扰动和冲击能够自主地调节和适应，呈现不倒翁特性。中医认识并驾驭了这种规律，总结为"阴阳自和""五藏生克"等理论，及"有病不治，常得中医"等经验，提出"治病求本"原则及阴病治阳、阳病治阴、"壮水之主，以制阳光；益火之源，以消阴翳"等深度治疗法则，形成依靠、调动、发挥人的自组织机制进行自主调理的防治原理。其本质是人的自组织特性和机制，它更不能分解还原为什么特异性物质成分。

非特异治疗功效。"治法"是中医理法方药体系的基本内容之一，是将治疗因素转化为治疗功效的方法和途径。例如药治八法，都是通过对人的生命运动进行生态调理转化成为治疗效应。汗法是通过开泄腠理、调畅营卫、宣发肺气等作用，使在表的外感六淫之邪随汗出而解；下法是通过泻下、荡涤、攻逐等作用，将以宿食、燥屎、瘀血、结痰等方式滞于胃肠之邪从下窍排出而除病；清法是通过清热、泻火、解毒、凉血等作用，解除在里之热邪。这种治法与西医药的构效关系、靶点、受体完全不同，高度非特异，无法还原出特异作用和特异成分。至于"见痰休治痰，见血休治血，无汗不发汗，有热莫攻热，喘生休耗气，精遗不涩泄"[18]等深度治疗方法，从还原论思维根本不可理解。这种不可还原的治疗功效包含众多的复杂转化环节和过程，例如，无抗菌作用的中药在体内可转化出抗菌作用，如穿心莲、金荞麦、白花蛇舌草等在体外或体内均无明显抑菌活性，却可治疗感染性疾病[19]；由体内微生物转化出二次产物发挥作用，如多种苷类成分由肠道细菌分解产生具有生理活性的代谢产物被吸收而发挥药效[20]；通过调理组织、器官的功能而发挥作用，如补肾方内各药均不含类皮质激素样物质（或其前体），但具有肾上腺皮质激素样作用，现已发现是方药作用于肾上腺而由其表现出来的；通过助人"生生之气"而收效，如"气虚者宜参，则人之气易生，而人参非即气也；阴虚者宜地，服地则人之阴易生，而熟地非即阴也。善调理者，不过用药得宜，能助人生生之气"[21]。这种功效是完全不可还原的。至于针灸治疗的得气、气至病所、气至而有效等，更不可还原。

总之，从已经进行的还原研究的失败，到还原研究迄今不可企及的学术领域，一系列事实证明，还原论思维对于中医学术的现代研究不适用。原因在于，人及其健康与疾病是世界上最复杂的系统，中医学术是对其复杂性的如实认识和总结，而复杂性的特质是"超越还原"。因此，中医学术的现代研究应摒弃还原论思维，坚持和发展系统论思维，特别是要吸收和运用正在发展的复杂性科学的最新理论和方法。

## 参考文献

［1］祝世讷. 系统中医学导论 ［M］. 武汉：湖北科学技术出版社，1989：5.

［2］钱学森，等. 论人体科学 ［M］. 北京：人民军医出版社，1988：277.

［3］中国中医药报社. 哲眼看中医 ［M］. 北京：北京科学技术出版社，2005：4.

［4］侯灿. 后基因组时代的统一医药学——展望 21 世纪复杂性科学的一个新前沿 ［J］. 中国中西医结合杂志，2002，22（2）：84 – 87.

［5］刘长林. 中国系统思维 ［M］. 北京：中国社会科学出版社，1990：14.

［6］祝世讷. 跨世纪中医提出三大科学难题 ［J］. 山东中医药大学学报，2015，39（6）：492.

［7］季钟朴. 现代中医生理学基础 ［M］. 北京：学苑出版社，1991：434.

［8］胡翔龙，包景珍，马廷芳. 中医经络现代研究 ［M］. 北京：人民卫生出版社，1990：256.

［9］沈自尹. 中医理论现代研究 ［M］. 南京：江苏科学技术出版社，1988：43.

［10］沈自尹．中医理论现代研究［M］．南京：江苏科学技术出版社，1988：20－21．

［11］国家中医药管理局编．建国40年中医药科技成就［M］．北京：中医古籍出版社，1989：39－40．

［12］侯灿．对中医基础理论科研的几点意见［J］．临床荟萃（中西医结合专辑），1994：77．

［13］田进文．论肝藏的生理解剖基础是人体平滑肌系统［J］．山东中医药大学学报，1997，21（1）：7．

［14］季钟朴．现代中医生理学基础［M］．北京：学苑出版社，1991：233．

［15］梁茂新，刘进，洪治平，等．中医证研究的困惑与对策［M］．北京：人民卫生出版社，1998：53－55．

［16］沈自尹．对中医基础理论研究的思路［J］．中国中西医结合杂志，1997（11）：643．

［17］石寿棠．医原［M］．南京：江苏科学技术出版社，1983：16．

［18］张景岳．类经［M］．北京：人民卫生出版社，1982：323．

［19］孙孝洪．中医治疗学原理［M］．成都：四川科学技术出版社，1990：154．

［20］小桥恭一．中药有效成分与肠细菌的关系［J］．医学与哲学，1995（11）：598．

［21］李冠仙．知医必辨［M］．南京：江苏科学技术出版社，1984：43．

【2015年8月1日，在山东中医药大学成教学院西医学习中医班"中西医比较研究"课的学术报告】

# 中医药自主创新应从战略上突破

《国家中长期科学和技术发展规划纲要（2006—2020年）》确定了"自主创新，重点跨越，支撑发展，引领未来"的指导方针，在规划的国民经济和社会发展的11个"重点领域"中，把"加强中医药继承和创新，推进中医药现代化和国际化"列为重要内容之一；在规划的68项"优先主题"中，第50项是"中医药传承与创新发展"，要求"重点开展中医基础理论创新及中医经验传承与挖掘，研究中医药诊疗、评价技术与标准，发展现代中药研究开发和生产制造技术，有效保护和合理利用中药资源，加强中医药知识产权保护研究和国际合作平台建设"。国家的科技发展规划已经把中医药列入重点领域和优先主题，为中医药自主创新提出了明确的要求，这是中医药千载难逢的创新发展机遇。

中医药如何自主创新？从哪里实现突破？需要作新的战略思考，认清创新的战略优势，认清创新的"自主性"和"创新点"所在，从"跟进"转变为"跨越"，抓住具有战略性和前瞻性的重大课题，大踏步地向前人未知的和西医药未知的新领域进行开拓和突破。

**1. 自主创新的关键是自主知识产权**

自主创新包括原始创新、集成创新和引进消化吸收再创新。原始创新是做出前所未有的原始性发现或发明，是最根本的、真正意义上的自主性创新。自主创新的核心是"自主"，是否"自主"的关键在于知识产权，"自主"的本质是创新的成果具有独立的自主知识产权，即创新的成果是自己的、独立的、不依赖别人的，不存在受他人知识产权制约的情况和因素。

中医药可以搞集成创新，引进消化吸收再创新，但是，更重要、贡献更大的则是原始创新，即具有独立的自主知识产权的创新。在中医药的理论和实践中，包含着大量未解的科学问题，这些科学问题本来就为别的医学所不能理解、不能研究，中医药只要抓住这些科学问题进行创新研究，其成果必然具有独立的自主知识产权。

中医药的自主创新怎样保证和体现"自主性"？一是研究课题要独立自主；二是研究思路要独立自主；三是创新的成果要具有独立的自主知识产权，不存在受他人知识产权制约的情况和因素。在这里，一个具体的现实问题是要处理好与西医药的关系，中医药自主创新不能完全不用西医药的有关知识和方法，问题在于，课题、思路、成果、知识产权必须是独立自主的，是西医药所没有的，完全自立于西医药之外，不存在受西医药知识产权制约的情况和因素，更不能被异化成为非中医药的东西。

### 2. 发挥中医药自主创新的战略优势

中医药从哪些课题进行突破能够具有自主知识产权？所取得的成果不存在受他人知识产权制约的情况和因素？从战略全局来看，有一类问题不但可以掌握自主知识产权，而且可以从两个方面实现战略性突破。

"一类问题"就是在中医药基本理论和实践中"知其然不知其所以然"的问题。中医药是中国古代第五大发明，其主要的发现和发明集中在人的健康与疾病的复杂现象和深层规律，几千年实践和现代研究充分证明了其客观真实性。问题在于，中医药对这些复杂现象和深层规律的认识大都处于"知其然不知其所以然"的状态。"知其然"是发现了，提出了；"不知其所以然"是受历史条件的限制没有把机制和规律揭示清楚，成为中医药和整个医药学的重大科学问题，也成为中医药自主创新的首选课题。

"从两个方面实现战略性突破"就是要突破两种"未知"，实现两种超越。第一，突破前人的"未知"，超越经典中医药学。从"不知其所以然"的问题进行突破，只要把有关的机制和规律揭示清楚，就可以创立新的理论和学说，突破和超越经典中医药学，建立和发展现代中医药学。这是一种继承性的自主创新。第二，突破西医药的"未知"，超越西医药学。中医药那些"不知其所以然"的问题，对于西医药来说是更加"未知"的，远在其视野之外，西医药至今无法理解和研究。这些科学问题一旦破解，必然会超越西医药，填补医药学的重要空白，是真正意义的原始创新。

必须清醒地认识到，从中医药那些"不知其所以然"的科学问题进行突破，是中医药自主创新的战略优势。一方面，这些科学问题如实地反映着健康与疾病中的一系列复杂现象和规律，不是局部的、枝节性的，而是关系到一些基本规律、基本原理，一旦突破，将引起整个医药学的重大变革，并对人体科学做出重大贡献。另一方面，这些科学问题迄今只有中医药"知其然"了，并早已公开地摆在全世界面前，但西医药至今对其不能企及、不能理解、不能研究，只有中医药能够提出、研究、解决这样的课题。因此，这些问题一旦突破，就是真正意义的原始创新，是从战略上的"超越"和"引领"。中医药的这种创新优势是战略性的，应当充分认识，充分发挥。

**3. 要抓基础性、战略性、前瞻性重大课题**

发挥中医药自主创新的战略优势，从战略上进行突破，就要选择具有这种战略突破意义的课题进行攻关。胡锦涛同志在全国科学大会上提出："要抓住具有基础性、战略性、前瞻性的重大课题集中攻关。"选择和突破具有基础性、战略性、前瞻性的重大课题，应当是中医药自主创新的战略主攻方向。

中医药"不知其所以然"的科学问题主要集中于基础理论领域，大都涉及基本规律、重大原理，当代的许多重大疾病问题和医学难题，包括现代科学关于人的复杂性研究，都需要或正在向这里开拓。这些课题大都具有基础性、战略性、前瞻性，具有创新研究的战略优势，抓住这类课题集中攻关，就可以从战略上实现突破。

例如，医学已经认识了人的解剖结构，但人还有非解剖结构。经络、五藏等实际上反映人的非解剖结构，把经络、五藏的非解剖结构揭示出来，可开辟人体非解剖结构研究，推动医学认清人体结构的另一面。医学已认识了病理解剖和器质性病变，但对于其内在发生机制和规律认识不足；关于气化学说的创新研究可开辟"发生解剖学"研究，揭示"形"的正常与否的内在发生机制和规律，带来生理学和病理学的重大突破。医学已认识了众多实体性和特异性病因，但对于相互作用关系失调为病及其非特异性的认识十分薄弱；对于以"三大病机"为核心的病机学说的创新研究，可揭开"关系失调为病"的机制和规律，认识和掌握其非实体性、非特异性的特征和规律，带来病因学、病理学的巨大变革。医学认识了器质性病变引起的功能异常，但对于并非由器质性病变引起的功能异常以及引起器质性病变的功能异常，还缺乏必要的认识；关于辨证论治的创新研究可全方位地揭示不同层次和领域的功能性病变及其与器质性病变的复杂关系，带来病理学和防治学的重大变革。医学掌握了多种特异治疗方法和药物，但对于非特异性治疗方法和药物重视不够；中药和方剂所贡献的不仅仅是药和方，更重要的是其作用机制和功效原理，特别是非特异性作用机制和原理，把中药和方剂的功效原理揭示清楚，将贡献更加完备的药治原理，带来药物学、防治学的重大变革。

类似这样的课题还有许多，应当分类、梳理，进行必要的规划，根据条件具备的程度，有计划、分阶段地逐步展开。本系列研究拟选择有代表性的若干课题从研究思路进行具体的探讨。

**4. 调整指导思想，更新研究思路**

中医药这些"不知其所以然"的科学问题早已引起人们的关注，近几十年来国内外已经对其中的不少问题进行了研究，有的课题用功甚大。但是，由于客观上时代条件的限制，主观上指导思想和研究思路有误，几乎没有课题取得突破。多年实践的经验和教训很深，应当认真地总结，更新研究思路，开辟能够从战略上实现突破的自主创新之路。

在指导思想上，要从根本上提高对中医药的创新优势的基本认识。要克服对中医药的科学价值认识不足、对中医药的创新潜力认识不足，特别是对中医药自主创新的战略优势认识不足的思想倾向。看不到中医药的创新优势，就谈不上发挥这种优势；看不到中医药自主创新的战略优势，就谈不上从战略上进行突破。只有认识到位，思想到位，才能有到位的安排和行动。要充分认识中医药是中国古代第五大发明，把中医药作为"大发明"来开发。要充分认识中医药的创新潜力，中医药的一系列重大发现和发明是超出西医药的，所包含的各种"不知其所以然"的问题正是自主创新的"创新点"和"突破口"。要充分认识中医药自主创新的战略优势，坚决抓住"不知其所以然"的问题向西医药视野之外开拓，解决这些西医药至今不能企及、不能理解、不能研究的复杂性课题，绝不能坐失这种战略优势，不要发生战略性失误。

在研究思路上，要从根本上摆脱"以西解中"的研究方式，开辟中医药自己独立的自主创新研究思路。"以西解中"是用西医药的观点和方法来研究和解释中医药的问题，但是，中医药自主创新所要解决的那些"不知其所以然"的问题，恰恰远处于西医药的视野之外，用西医药的观点和方法无法理解和研究。几十年来许多研究之所以不成功，重要的原因是陷入"以西解中"这种误区。实践已经证明，对于中医药自主创新来说，"以西解中"是一条死胡同。中医药自主创新需要运用必要的西医药知识，但从根本上来说，必须要到西医药的观点和方法之外，从更加深广的智慧圈去寻找开锁的钥匙，特别是要更多地移植和运用现代科学的观点和方法。

中医药那些"不知其所以然"的问题之所以落在西医药的视野之外，在于这些问题大都属于复杂现象和深层规律，中医药的朴素系统论思维适合于反映这些现象和规律，而西医药的思维方式是还原论的，只能研究可以分解和还原的对象，中医药那些"不知其所以然"的问题大都是不可分解和还原的，因而被排斥于其视野之外。从方法论来讲，要从那些"不知其所以然"的科学问题进行突破，还原论思路是行不通的，必须坚持和发展系统论思路。

恩格斯说："我们只能在我们时代的条件下进行认识，而且这些条件达到什么程度，我们便认识到什么程度。"[1]爱因斯坦说："真理必须一次又一次地为强有力的性格的人重新刻勒，而且总是使之适应于雕塑家为之工作的那个时刻表的需要；如果这种真理不总是不断地重新创造出来，它就会完全被我们遗忘掉。"[2]

中医药已经迎来新的"时刻表"，应当在新的时代条件下把中医药认识到新的程度，把中医药的创新优势认识到新的程度，运用新的时代条件对中医药进行"重新刻勒"，让其科学真理放射出复兴的光芒。特别是要拿出"自主""创新""跨越""引领"的胆识和魄力，抓住机遇，做出决定性开拓，发挥战略优势，着重从战略上突破。

## 参考文献

[1] 恩格斯. 自然辩证法 [M]. 北京：人民出版社，1984：118.

[2] 爱因斯坦. 爱因斯坦文集 [M]. 第一卷. 北京：商务印书馆，1978：84.

【原载于山东中医药大学学报，2007，31（1）：1 - 3】

# 关于中医药自主创新的几点思考

根据国家"十一五"发展规划纲要和科学发展观、建设创新型国家的要求，中医药在新的历史时期必须走自主创新之路。

中医药要走自主创新之路，需要从指导思想上、发展战略上进行一系列带有根本性的调整——对中医药的基本估价要从传统医学提高到是中国古代的第五大发明，对中医药的研究要从验证和解释提高到继承基础上的自主创新，研究的突破口要从中西医之间的"结合点"转移到中西医之间的"差异点"，研究方式要从主要依靠运用西医的知识和方法转变为主要直接采用现代科学的知识和方法，研究的思路和方法要摆脱还原论的消极影响，坚持和发展系统论。

一百多年来，关于中西医比较的争论从未停止。中医现代研究和中西医结合研究的实践、现代科学对中医药的介入和研究，已经提供了大量的科学事实，提出了大量的科学问题，积累了大量的经验，足以支持我们站到一个新的高度，进行新一轮的战略思考，为中医药在新的历史时期开辟一条新的发展道路。这条道路应当从根本上摆脱一百多年来的那种徘徊格局，坚定不移地进行自主创新。

## 一、要把中医药作为"大发明"来开发

应当从根本上扭转对中医药的一些误解和错解，把被颠倒的是非重新颠倒过来，把被淹没的真理重新揭示出来，从战略的高度解决对中医药的根本认识——中医药是中国古代的第五大发明。

**1. 中医药是中国古代的第五大发明**

中国古代的"大发明"不只是造纸术、火药、指南针、活字印刷术，还有中医药（从远古至 1840 年形成的经典中医药体系）。中医药不是一般意义上的传统医学，而是包含着一系列重大发明和创造的医学体系，是中国古代的第五大发明，是在西医学之外，对人类健康、医学科学乃至生命科学有世界性、历史性的创造性贡献，其价值和意义比已有的四大发明深远得多。

**2. 中医药作为"第五大发明"的主要表现**

（1）由中国独创、原创，是中国古代科学技术的杰出代表。

（2）中医药认识和掌握着健康与疾病的复杂现象和规律，已证明其理论和疗效远远超出西医药，代表着人类医学的另一面，西医药迄今不能企及。以中医药的这些理论和实践为线索进行探索，将会带来医学的重大突破和革命，为人类健康作出特有的贡献。

（3）中医药的贡献不仅是医学的，其作用充分地发挥出来，会带来对人体、生命研究的突破和革命，对人类文明和社会进步产生划时代的革命性推动作用。

（4）中医药的贡献是世界性的，正在被全世界广泛地接受和应用，迟早会对改善人类的健康和生活方式发挥变革作用。

（5）我国著名科学家钱学森院士一再指出，中医现代化将推动人体科学的突破，形成一场科学革命，引起一次东方式的文艺复兴。"中医的理论和实践，我们真正理解了、总结了以后，要改造现在的科学技术，要引起科学革命。""这不是简单的问题，这是人类历史上再一次出现的跟文艺复兴一样的大事。"

**3. 中医药作为"大发明"的基本特点**

中医药作为"大发明"，其发明和创造的程度大大地超出了已有的四大发明，具有博大精深的性质。

（1）中医药不仅有技术的发明，更有科学的发现

造纸术、火药、指南针、活字印刷术这四大发明都是单项技术，而中医药不仅有一系列技术性发明，更重要的是科学发明，即对人的健康与疾病的众多深层次规律的认识和驾驭，及以此为基础形成的特有的思维方式、理论体系、防治原理、方法原则。中医药在科学上的发现和贡献是超出那四大发明的。

（2）中医药对世界的贡献，既有医学的，更有中国传统文明的

造纸术、火药、指南针、活字印刷术是在一个朝代或由一个代表人物发明的，而中医药则是在几千年历史上，由世世代代医药学家们共同创造的综合体，是中国传统文明长期孕育的产物，贯穿着中国传统文明的精髓，是中国传统文明的结晶。因此，中医药贡献给世界的，不仅是一种独创的医学体系，更是中国传统文明的精华。

（3）中医药实现其世界性贡献的过程要长一些

造纸术、火药、指南针、活字印刷术从定型到传至世界范围实现其价值，大都经过了几百年时间。中医药走向世界的步伐已经启动，由于东西方传统文明的差异，饱含着中国传统文明的中医药被世界广泛接受并发挥其作用的历史过程会比那四大发明更长，从现在开始恐怕要几个世纪的时间。但是，这个不可逆转的历史过程已经开始并迟早会完成。

**4. 中医药有哪些"大发明"**

从基础理论、临床防治到治疗手段，各个方面的精华部分都是独到的发明和创造。其中最为重要的，是超出西医药视野的那些内容。与西医药相通的、能够用西医药来解释的内容，不能称为中医药的发明，只有那些超出西医药视野的内容，才是中医药的首创或独创的发明。然而，正是因为这些内容超出了西医药的视野，甚至超出了近代科学的视野，不能用西医药学和近代科学来理解和解释，一段时间以来被有些人斥为不科学，因此是非被颠倒，真理被淹没。

具体来说，最有代表性的、需要强调的发现和发明至少以下十个方面。

经络——将揭开人体的非解剖结构。

五藏——将揭开人体功能子系统的生理、病理。

气化学说——向解剖形态之前和器质性病变的前驱性病变开拓。

"失调"——揭开病因、病机之复杂性的面纱。

辨证论治——打开防治功能性病变的大门。

"治本"——提供治疗学的第一原理。

中药、方剂——提供更科学的药治功效原理。

针灸——非药物疗法的革命。

朴素的"人医学"模式——医学模式发展的根本方向。

系统论思维——医学思维方式正在发展的方向。

当然，中医药的重大发明和创造不只以上这十个方面，可能还有一些更重要的发明未列其内。中医药作为"大发明"的认定，最终要由实践和历史作出结论。

### 5. 毛主席的预言已经和正在变为现实

毛泽东主席当年讲："针灸不是土东西。针灸是科学的，将来全世界各国劳动人民都会要用它。"这一预言早已变为现实。

毛主席还讲："中国对世界有大贡献的，我看中医是一项。""对中医加以研究，并发扬光大，这将是我们祖国对全人类贡献中的伟大事业之一。"这一预言也正在变成现实。

1972年尼克松访华表以来的30多年，中医药已经传播到160多个国家和地区，日益被全世界所接受。中医药所发现的那些复杂现象和规律一旦揭示清楚，将比那四大发明更深刻地改变世界的面貌。

## 二、自主创新的几个突破口

中医药有一系列"大发明"，远远超出了西医药的研究视野，主要涉及人的健康与疾病的复杂现象和深层规律。由于受历史条件的限制，中医药没能把这些现象和规律揭示清楚，大都处于"知其然不知其所以然"的状态，成为医学领域没有解决的一些重大科学问题。

只要抓住这些问题，移植和运用现代科学的知识和方法进行攻关研究，将破解没有认识清楚的复杂现象，揭示没有认识清楚的深层规律，总结和发展为全新的学说和理论，将是一系列的突破和创新。这些创新对于中医药来说，属于继承创新；而对于整个医学来说，是其他任何医学从未涉足过的，属于原始创新。这些创新将推动医学发生革命性的突破和变革，其意义不只是医学知识在量上的增加，而是对人的健康与疾病的规律性认识的质的飞跃，就像物理学从经典力学到量子力学的突破，几何学从欧氏几何到非欧几何的突破，生物学从达尔文主义到现代达尔文主义、非达尔文主义的突破。

从现有的研究基础和现代科学可提供的支持来看，可能取得突破的突破口很多，特别重要和最有希望的，需要注意以下几个方面。

**1. 经络、五藏——将揭开人体结构的另一面，即非解剖结构，推动医学走向"解剖学之外"**

医学对于人的结构历来只注意了解剖形态，但这只是人的结构的一面，还有另一面，即非解剖结构。现代科学特别是系统科学证明，结构的本质是关系，"结构就是过程流"，人除了解剖形态的结构，还有非解剖形态的结构，包括时间结构、功能结构、以功能为基础的"功能－时间－空间"结构等。这类非解剖形态的结构在人身上客观存在，西医由于受还原论思维的局限至今认识不到，但中医认识了并在临床上驾驭了，经络、五藏等都是这种非解剖结构。

现有的经络研究已经证明，经络客观存在，循经感传线路与经典描述基本一致，找到了许多感传的具体机制及其与已知解剖系统（神经、循环等）的交叉关系，但各课题组早已宣告找不到经络的独立解剖形态，寻找经络的解剖结构的各种努力"均告失败"。从现代科学和现有研究提供的事实来看，经络肯定有结构，但不是解剖结构，而是一种以功能为基础的"功能－时间－空间"结构。这种非解剖结构是"软"的，其本质是相互作用关系，是"过程流"。

关于经络本质的研究是中医药自主创新最有希望突破的一个突破口。关键在于，必须坚决地摒弃寻找经络的解剖形态的思路以及遵循还原论思路把经络的本质归结为亚分子甚至亚原子的微观粒子及其组合的努力，转变为以已有研究提供的基本事实为基础，以现代科学特别是系统科学关于结构与功能的最新理论为武器，走到解剖学视野之外，研究经络作为非解剖结构的特征和内容，去揭开"经络是未知结构的未知功能"之谜。在那里，终将揭示出中医称之为经络的这种非解剖结构，揭开人体结构的另一面。

关于五藏的现有研究证明，中医既认识了解剖形态的"五脏"，这与西医学相通；又认识了非解剖形态的"五藏"，它超出了西医学的视野。关于五藏研究的几个课题组的工作非常艰苦，事实证明五藏的生理、病理客观存在，但与同名的五个解剖器官的生理、病理相去甚远，只有部分交叉。例如发现肾藏的虚实变化是下丘脑－垂体－肾上腺（甲状腺、性腺）这种"功能轴"的变化，而心藏、肝藏、脾藏、肺藏也是些"综合功能单元"，它们在结构和功能上都原则性地区别于同名的五个解剖器官，是另外的独立的功能单元，但又不是独立的解剖单元。临床辨证和现代实验研究都证明，五藏的确不就是同名的五个解剖器官，与经络一样属于非解剖结构，被系统科学称为功能子系统。

五藏研究也是中医药自主创新最有希望突破的一个突破口。关键在于，要坚决地摒弃把藏象学的"五藏"混同于解剖学的"五脏"、力图用"五脏"的结构与功能来解释"五藏"的思路，以及要求以解剖学为基础来研究和解释"五藏"的努力；转变到从非解剖的角度来研究"五藏"，揭示其作为机体的功能子系统的本质，阐明其非解剖结构的特征，以此为突破口，将开辟生理、病理研究的一个新领域。

总之，关于经络和五藏研究的突破，将揭开人体非解剖结构的面纱。认识比解剖结构更深刻、更复杂的非解剖结构，把医学推到"解剖学之外"，这是比16世纪维萨里的《人体的结构》更深刻的革命。人的非解剖结构的揭示和驾驭，将带来医学的重大变革，当代面临的一些大病、难病、复杂性疾病可望在那里找到破解之路。

值得注意的是，西医学实际上也遇到了人的非解剖结构现象，如大脑边缘系统、APUD系统、神经－内分泌－免疫网络系统等，但是目前还难以冲破还原论和机械论的束缚和影响，认为它们是在神圣的解剖学殿堂里闯进了一群面目模糊的怪物，不能越出解剖学的雷池。

应当从战略高度看到，人的非解剖结构客观存在，揭示和掌握它是迟早的事，中医学在这里占着先机和优势，只要把指导思想和研究思路调整到这个方向，坚决果断地进行创新研究，就一定能够先人一步，一定能够实现首创性、原创性的创新。

**2. 气化学说——从发生学向解剖形态之前开拓，开辟发生病理解剖研究，把对疾病的防治推进到器质性疾病的前驱性病变**

西医以解剖学为基础认识器质性病变与功能性病变的关系，遵循"结构产生功能，功能反作用于结构"的原理，认为器质性病变引起功能性病变，不考虑器质性病变的内在发生过程，缺乏关于结构及其病变的内在发生学理解。但是，现代科学（特别是耗散结构理论）证明，人的结构是"过程流"，是由特定的功能（可称之为功能 A）建立和维持的，除了单纯性外伤，人的结构的器质性病变，是由建立和维持结构的功能 A 的异常（及被外因所乘）的结果，然后才造成这一结构所负载的功能（可称为功能 B）的异常。因此，要防治器质性病变，需要从调理功能 A 开始。这种发生学观点是对于人的结构与功能的发生机制和过程的如实反映。

中医的气化学说、气机理论正是从这样的发生机制和过程来理解人的结构与功能的，从气的始、散、布、终来说明人体的生、结、育、变，把人的结构理解为"气化结构"；从气的出、入、升、降的常与变来说明人的生理、病理变化，掌握了气、气化、气机在健康与疾病相互转化过程中的机制和规律，如实地把人的结构及其异常（器质性病变）理解为气化、气机之正常与否的产物。有医家总结道："大凡形质之失宜，莫不由气行之失序。"（李冠仙）如实而正确地认识了"功能 A 异常——器质性病变——功能 B 异常"的基本关系和规律。

目前临床面临的大量功能性病变，特别是一些并非由器质性病变引起的功能性病变，以及大量的亚健康状态，按照西医学"器质性病变引起功能异常"的原理难以解释、难以防治。"功能 A 异常——器质性病变"这一领域对于西医来说还是一个盲区，但这正是中医的优势。中医不但能够有效地调理各种功能性病变，而且能够通过功能调理有效地防治一些器质性病变。实践证明中医学掌握了"功能 A 异常——器质性病变"这一领域的基本规律，找到了对这种疾病发生机制和过程进行有效调理的可行通道。

关于气化学说的研究是中医药自主创新的一个突破口。其创新性在于推进对人的结构的发生学认识，开辟对于器质性病变的前驱性功能异常的研究，开拓通过对"功能 A"的调理来防治功能性病变及某些器质性病变的道路。这将把医学推进到"后解剖学"，即"发生解剖学"或"解剖形态发生学"阶段，并从"病理解剖学"开拓到"发生病理解剖学"，把对疾病的防治前移到对器质性疾病的前驱性病变的防治。在西医的发生学观点不足的情况下，中医的这一优势十分突出，应当掌握先机开辟这一研究课题。

**3. "失调"——可揭开病因、病机之复杂性的面纱，开辟非特异性病因、非特异性病理、非特异性治疗的新时代**

西医在还原论的影响下，注重特异性病因、特异性病理、特异性治疗，特别是注重对特异性地起致病作用的实体粒子（细菌、病毒、理化因子等）的治疗，把"关系"及其失调遗漏在视野之外。目前虽然发现了一些"紊乱"性疾病，以及"神经－内分泌－免疫网络"及其功能紊乱等现象，但仍然没有把"关系"及其"失调"纳入研究视野。

哲学和现代科学明确地强调，"交互作用是事物的真正的终极原因"，关系比实体更基本，实体粒子不过是关系网上的钮结，事物的复杂性不在于所包含粒子的多少，而在于关系的复杂，关系失调或失序是复杂事物失常的首要原因。

中医对人的生理、病理的研究所注重的不是实体粒子，而是关系，把人放到所从属的复杂关系网中，掌握和强调了与人的健康与疾病关系最为密切的三大关系，即阴阳、气机、正邪，把这种关系的正常与否视为健康与疾病相互转化的枢机，把"阴阳失调""气机失常""正不胜邪"作为三大病机。这种病因、病机理论是中医临床防治的重要支柱，它不具有还原论和机械论所强调的那种特异性，与西医所注重的特异病因、特异病理有着原则性区别，是西医视野之外的另一领域。中医的"调"是对于非特异性病因、非特异性病理、复杂性病变机制和规律的驾驭，是医学迟早要认识和掌握的，中医在这里占有先机和优势。

关于"失调"的研究是中医药自主创新的一个突破口。从这里可以突破特异性病因、特异性病理的框架，着重于揭示"关系失调为病"，阐明"关系失调"的非实体性、非粒子性、非特异性，开辟非特异性病因和非特异性病理研究，开辟以调理"关系失调"为特征的非特异防治，这将把医学推进到"非特异性病因""非特异性病理""非特异性治疗"的新时代。

**4. 辨证论治——打开防治功能性病变的大门，开辟功能病理研究的新纪元**

功能性病变的防治是当代医学的一大难题，困难的症结在于僵化地遵循一条狭隘原理——"功能性病变是由器质性病变引起的"，对于找不到器质性病变根据的功能性病变无能为力。但中医远远超出这一低级原理范围，中医研究了器质性病变，但更注重功能性病变，辨证论治体系所认识的"证"，是人体功能疾病态，所认识的功能性病变包括三个方面或层次：①引起器质性病变的"功能 A"异常，是器质性病变的前驱性病变；②由器质性病变引起的"功能 B"异常；③非解剖结构（如经络、五藏）的结构性或功能性异常，都发生在器质性病变之外。从基本情况来看，有些"证"可能是上述三个方面中一个方面的功能异常；有的可能是以某一方面的功能异常为主，兼有其他方面的异常；有的也可能包含着器质性病变。

现代科学证明，人是典型的功能系统，结构是由"功能 A"建立和维持的，结构异常是功能异常的产物或表现，功能异常是结构异常的前提和基础，疾病在本质上首先是功能性的，器质性病变是功能异常发展一定阶段的产物。

关于"证"的本质及辨证论治的研究是中医自主创新的一个突破口。应当坚决地摒弃以病理解剖为基础、以特异性病理改变为线索来探讨"证"本质的研究思路，冲破"功能性病变是由器质性疾病引起的"这一狭隘原理的局限，认清"疾病在本质上首先是功能性的"这一规律，以临床实践为基础，以现代科学的理论为武器，去研究器质性疾病的前驱性病变（"功能 A 异常"），研究解剖形态之外的非解剖结构的结构性病变和功能异常。在此基础上，把上述两方面的研究与"解剖形态异常引起其负载的功能异常"统一起来，全面地揭示解剖结构的病变与非解剖结构的病变、结构性病变与功能性病变的各自地位和相互关系，建立起全方位的疾病谱系，揭示出辨证论治的客观规律和科学原理。这将把病理研究和临床防治推进"后解剖学"时代，开辟功能病理研究的新纪元，推动病理学研究从以病理解剖为基础发展到以功能病理为基础，全面地揭示功能性病变的基础地位及其与器质性病变的关系，为全面地防治功能性病变与器质性病变开辟道路，从根本上攻克防治功能性病变的难题。

**5. 中药、方剂——不只是开发大批新药，根本性创新在于中药方剂的功效原理**

中医在药上的贡献，首先是几千种中药和几万首方剂，但是更为重要的是中药和方剂的功效原理。

中药和方剂的自主创新有两个方向、两条道路。

　　一是把中药作为有待开发的自然药物或天然药物资源，按照还原论进行拆方研究和提纯有效成分，按照药物化学、西药药理从中开发新药。这种研究目前在国内外成为一股"热潮"，但它脱离了中医的辨证论治，为西医式特异治疗服务，因而被认为是中药西药化。从大医药的观点来讲，把中药作为一种药物资源从中开发新药，是必然的、必要的，不应当否定和排斥，应当积极地参与，它将是中医药的一项重大贡献。但是，必须明确和强调，这不是中医药自主创新的基本方向。

　　二是中药方剂研究的自主创新，根本方向是阐明和发展中药方剂的功效原理，即贯穿于方药中的中医原理、为辨证论治服务的功效机制和规律。要研究和揭示中药的四气五味、升降浮沉和归经的本质、机制、规律，方剂组方配合形成整体功效的机制，以及中药和方剂在体内作用生效的机制和规律。

　　药与医相表里，医为药之本，药为医之用，有什么样的医，就有什么样的药。西药是在西医理论指导下防治疾病的药物，中药是在中医理论指导下防治疾病的药物，中药与西药的差别主要不在药物本身，而在于贯穿于药物功效原理中的医学原理。中药有自己的药理，方剂有自己的方理，它们是中医基本理论在中药方剂中的贯彻和体现。中药与西药的差别、中医在药学上的贡献，最重要、最根本的不是药物体系，而是贯穿于其中的功效原理。

　　研究、阐明、发展中药和方剂的功效原理，是方药研究自主创新的根本突破口。中药方剂的功效原理是中医基本原理的方药化，是贯穿在方药中的中医原理，是西药药理从未涉足，至今也无法理解、无法研究的，是由中医药学所原创和首创的。但是，近代以来，由于其落在西医药研究的视野之外，不能用西药原理来研究和解释，而被搁置甚至怀疑和否定，舍此而走上按照西药原理开发新药的道路。中药领域的自主创新必须与这种研究方向划清界限，必须从根本上调整方向，把研究重心转移到阐明和发展方药的功效原理上来。中药方剂的功效原理最为重要的有以下三条：

　　一是整体取性。"药有个性之特长，方有合群之妙用。"中药方剂的功效性质，是从药和方的整体水平取定的。从整体取性与从部分取性有着本质的不同，"整体不等于部分之和"，中药的整体性能只存在于整体水平，不能把它分解、归结为药内各成分的性能，把药内各成分的性能加起来并不就是药的整体性能。方剂的整体功效只存在于方的整体水平，不能分解、归结为方内诸药的功效，把方内诸药的功效加起来也不就是方剂的整体功效。按照还原论来拆方和提纯有效成分，不可能阐明中药和方剂的整体功效，必须坚决地摒弃这种还原论思路，回到研究和阐明中药方剂的整体功效。

二是因证论效。"愈疾之功，非疾不能以知之。"中医对中药和方剂的功效的认定、分类、使用，都是根据其对特定证候的调理作用性质而来，不是其实验室的物理或化学性质，遵循"药证对应""方证对应"原理。方药功效与"证"之间的对应关系，是中医治疗原理中的一个基本矛盾，这是中药方剂服务于辨证论治的内在根据和本质。"证"是人体功能的疾病态，中药和方剂对"证"的对应性调理作用，就体现为对功能性病变的有效防治，这正是西医对特异性病理的特异性治疗所望尘莫及的。应当坚决地抵制和纠正把中药和方剂改造成为特异治疗服务的错误倾向，坚持以辨证论治研究为基础，以"药证对应""方证对应"为基本规律，阐明和发展中药方剂因证论效、为辨证论治服务的科学原理。

三是中介调理。"一推其本，诸证悉除。"中药方剂的作用机制与西药的特异治疗作用有本质性区别，虽然也有一些特异作用现象，但从整体来看，不像西药那样按照构效原理通过靶点特异性地发挥作用，而是通过一些中介环节的转化作用呈现为对"证"的治疗效果。"求本治本""一推其本，诸证悉除"都是通过中介环节的内在作用而呈现的。现代研究已经证实，有些方药是作用于特定器官而产生二次效应发挥疗效。如发现补肾方是作用于肾上腺皮质，产生出肾上腺皮质激素样作用；桂枝汤是通过对丘脑、神经、消化道等功能的调理，产生出多种双向调节功效；有些方药本身不具有抗菌作用，但通过对机体功能或微生态系统的调理，能够产生出抗菌、消炎类的治疗效应，关于穿心莲、金荞麦、白花蛇舌草等的实验研究证明了这种机制；有些中药的苷类等成分不能被肠道吸收，是通过肠道微生物的转化产生二次代谢产物，才被吸收产生出治疗效应，等等。

中药和方剂的这些功效原理，是中药方剂的精髓和灵魂，是高于和超出西药的最科学的东西，是西药迄今根本无法企及的。正确地理解、研究、发展它，不仅是真正意义上的中药方剂的现代化，而且会克服特异治疗的局限，提供更为科学的药治功效原理，带来药物功效原理的根本性变革，进而推进治疗学的革命性突破。

总体来说，中医药自主创新的突破口非常多，上述这几个方面都还可以细化，分为若干个更小、更具操作性的突破点。除了上述这几个突破口之外，作为"大发明"的那十个方面，以及没有列出的一些重要方面，都可望成为自主创新的突破口。

## 三、自主创新的思路和方法

近50年来，特别是近20年来，国家对于中医药的现代研究是重视的，先后有多项课题列为部级和国家级科研项目，经费支持达到从未有过的力度。取得一些重要进展，不应否定。但是必须看到，这些研究的自主创新成果很少，经络本质、阴阳本质、五藏本质、证候本质等重点课题没有达到预期目标，许多研究往往是"以正确的操作来解答错误的问题"，观察和实验等研究方法和操作过程可能没有差错，但从一开始就把问题理解错、提问错了，研究方向被导错甚至南辕北辙，难结其果。中医需要铁面地反思，入木地总结经验和教训，从指导思想到研究思路上做出有决定意义的调整，以真正符合中医药实际的学术思想和研究思路，来指导和开拓自主创新研究。

**1. 坚决冲破"以西解中"的局限，直接采用现代科学的理论和方法**

在中医药研究中采用相关的西医知识和方法是必要的，但是，几十年来形成的主要甚至单纯地依靠西医药的知识和方法来验证和解释中医药的"以西解中"研究方式，存在着严重的局限。中医药的各项"大发明"都超出西医药的视野，却依靠西医药的知识和方法来求解这些问题，这是一种悖论，是"于网内求网外之鱼"。"以西解中"是中医药现代研究在指导思想和研究思路上陷入的一种误区，是中医药现代研究遇到困难的内在性根本原因。

中医药的自主创新必须冲破这种局限，走出这一误区，办法是直接地移植和应用现代科学的理论和方法。现代科学是指20世纪以来新出现的最新科学理论，例如宇宙学、相对论和量子力学、生命科学和人体科学、系统科学和复杂性科学等，其中关于生命、人体、复杂性等方面的最新理论，为解答中医药未知其所以然的"大发明"问题提供了最为有效的理论和方法。1962 年卫生部就提出"要用现代科学来研究"，1985 年党中央强调"中医不能丢，要用现代科学来研究"，指明了这条道路，但至今没有落实。

实现中医药自主创新的首要前提，就是要冲破"以西解中"的研究方式，坚决地走直接移植和应用现代科学的道路。

**2. 抵制和克服还原论思路的消极影响，坚持和发展系统论思路**

习惯于纵切苹果的人，很难看到苹果横切面上的五角形花纹；在显微镜下无论把水分子的结构和运动研究得多么清楚，也永远不能理解和解释大海的潮汐和波涛。对于中医药的自主创新来说，目前的关键不是建立动物模型实验和观察指标等操作性方法（小方法），而是研究思路（大方法），即抵制和克服还原论思路，坚持和发展中医的系统论思路。

中医药的传统思维方式是朴素系统论的，是人的健康与疾病的复杂现象和规律在中医思维中的如实反映，与现代系统论十分一致。但是，由于"以西解中"研究方式的盛行，把西医的还原论思维带进或强加给了中医药研究，寻找经络和五藏的解剖形态，力图把阴阳的本质归结为特异性物质成分，把证候本质归结为症状组合，拆方、分离提纯中药的有效成分等，都是还原论思路的典型表现。这种思路把中医药的"问题"提错，研究操作得再准确也找不到答案。

还原论思维以西方的原子论为基础，认为事物的本原是最小的不可再分的物质粒子（原子），事物都是由它组合而成的，因而可以分解，只要分解到最小的物质颗粒，就找到了其本质和最终的说明。还原论思维从 16 世纪以来在西方科学界占主导地位，在其影响下西医学一直遵循着这样的思维方式。到 20 世纪40 年代系统论和系统科学创立以来，现代科学的思维已经从"分析时代"转向"系统时代"，西医提出的医学模式转变就包括思维方式从还原论向系统论的转变，但迄今这一转变尚未实现。

中医的朴素系统论思维以元气论为基础，认为事物的本原是混沌未分的原始整体，事物（系统）是由这样的整体分化出内部各部分而形成的，即"气分阴阳""太极生两仪""道生一，一生二"等，因而事物的整体是不可分解的，"还"到其本原是一个整体，整体的东西不可能分解为部分来说明。造成事物之复杂性的，不是整体内部各部分的多少，而是相互作用关系及关系的秩序（有序、无序、混沌、负熵、信息等）。人的本性正是这样的整体或系统，中医是遵循人的这种本性来研究和理解的。

中医过去并不知道自己的思维是系统论性质的，直到 20 世纪 80 年代系统论传入中国，科学界才发现，原来中医的思维与现代系统论完全一致，只是没有达到现代水平，还处于朴素阶段。正是由于中医思维的系统论性质，才如实地发现和掌握了落在还原论视野之外的众多复杂现象和规律，造成中西医之间的"不可通约"性，这种"不可通约"的本质是系统论思维与还原论思维的差异。

中医药要自主创新，必须有自主的创新思路，必须坚决地抵制和克服还原论思路的消极影响，坚持和发展中医固有的系统论思路。这是冲破"以西解中"的局限的首要一步。

**3. 积极吸收现代科学的最新理论，克服理论视野的局限，为自主创新开辟道路**

中医药的一系列"大发明"反映着健康与疾病的一系列复杂现象和深层规律，在中医发展的历史背景下没有条件把它揭示清楚，但它又落在还原论思维的视野之外，西医从未涉足也无法对其做出研究和解释。这些内容涉及大量的理论问题，如果研究者没有与之相适应的理论知识，就不可能正确地理解它，更不可能正确地研究和解决它。有些研究之所以会把问题提错，使研究如隔靴搔痒，甚至南辕北辙，是因为用来理解和解答问题的理论观点与所求解的问题"驴唇不对马口"。

50 年来的研究积累了大量的科学事实，许多事实已经显露出新现象、新规律，从中可以得出新认识、新理论。但是，研究者们却习惯于按旧有的理论来套用，"非礼勿视，非礼勿听"，对于旧理论不能解释的事实感到茫然，更不敢据此提出新的观点和理论，在临近突破的地方停下来或退下来。

例如，关于经络结构的现代研究提供了极其丰富的事实，证明经络有结构但没有解剖结构，显示经络的结构是"非解剖结构"，但是在理论上就不敢向前迈出这一步，因为中医和西医的传统理论都没有"非解剖结构"的概念和观点。关于五藏的现代研究证明，藏象学说的五藏在生理、病理上与同名的五个解剖器官相去甚远，也不是另外的解剖结构，但研究者们僵化地认为人的结构就是解剖形态，不敢想也不相信解剖形态之外还有另外的什么结构，因而关于五藏本质的研究也停留在解剖学的大门之内。关于阴阳本质的研究总想提纯出特异性的物质成分，研究无果走进了死胡同，却舍此不知何去何从。关于证候本质的研究总想从器质性病变及其引起的功能异常和理化指标改变来解释，事实证明证候包括器质性病变之外、之前的功能性病变，因为超出了"器质性疾病引起功能异常"这个框架而不知所以。

可以明确地说，要想正确地理解、研究、解答中医药的这些"大发明"，推动中医药实现自主创新的理论武器，只有靠20世纪以来的现代科学的最新理论。现代科学关于结构的本质是关系、结构就是过程流、结构的多样性、结构与功能关系的多样性、关系比实体粒子更基本、相互作用是终极原因、非线性关系与非特异性、系统的自组织、有序与无序、负熵与信息等众多新理论，是正确地理解和研究中医药的"大发明"的钥匙，只有移植和运用这样的理论，才能推进和实现中医药的自主创新。

需要警惕和克服两种不良倾向：①追求高新技术忽视科学理论。理论的问题只能靠理论的武器来解决，技术代替不了理论，理论观点不正确，技术再高也不过是盲人摸象，冲不出"正确地解答错误问题"的困境。②误以为西医就是现代科学。有些人不了解什么是现代科学，不懂得现代科学有哪些最新理论，误把西医的知识和方法当成就是现代科学，或者把西医学最感兴趣的分子生物学等指向微观领域、符合还原论思维的科学知识当作就是现代科学。理论知识上的这种狭隘和片面，是中医药研究面临困难的根本原因之一，只有直接吸收现代科学的最新理论，才能为自主创新开辟道路。

**4. 正确地处理临床研究与实验研究的关系，坚持以临床为基础，积极发展符合中医药特点的实验研究**

真正的科学实验是从伽利略时代开始的，医学正式走上实验研究道路不过两百年，现在的医学实验还处于初级发展阶段，医学上的许多内容还不能纳入实验，实验研究的这种历史性局限束缚着西医学，更束缚着中医药。

中医药之所以能够在没有实验支持的情况下，实现那么多的发明和发现，所依靠的主要是临床实践。需要注意两个重大事实：①中医药掌握着世界上最大的临床样本。中国人口在历史上长期占世界总人口的 $1/5 \sim 1/4$，中医所掌握的临床样本之大是任何其他医学所望尘莫及的。②从世界五大文明发源地起源的五种医学（中国、印度、巴比伦、埃及、希腊），有的早期衰落，有的中期间断，只有中国医学在几千年历史上没有中断地连续发展至今，掌握着世界上最大的临床样本连续研究了几千年。这是中医药之所以有重大发现和发明的实践基础，在世界上是唯一的。

临床研究比实验研究有巨大的优势，那就是不受实验条件、实验水平的限制，临床上有什么就研究什么。于是，人身上大量的至今无法用实验研究的复杂现象，只要表现在临床上，就被中医所发现、认识、掌握、总结。结果就是，中医所认识的许多东西客观地存在于人身上，今天的医学实验却无法对它进行实验。这不是中医落后，而是医学实验落后，是中医研究和掌握的内容远远超出现有医学实验的能力。

实验研究具有临床研究所不可替代的作用，能够解决临床研究所不能解决的认识问题，那就是在人工控制的条件下，通过变革研究对象来揭示其内在机制和规律，使认识精确而严格。中医必须发展实验研究，这是克服单纯依靠临床研究的局限，攻克"不知其所以然"难题的根本出路。但是，事情不能简单化，实验不是什么问题都能解决。我们不能把实验研究与临床研究对立起来，认为只有实验研究才是科学的，临床研究是不科学的。必须认识现有实验研究在能力和水平上的局限。中医药的许多基本学术内容至今因不能纳入实验之内而找不到出路，不能因此批判中医不科学或不实验。几十年来已经做过的大量实验研究，有些是低水平重复，有些把中医药的内容简化甚至扭曲和改造，实验的结果不能如实地阐明中医药的有关内容。应当总结经验，积极地提高实验研究的水平，把中医药的实验研究推进到一个新阶段。

中医药的自主创新应当正确处理临床研究与实验研究的关系。第一，要坚持和发展临床研究，这是不受实验条件限制的。要抵制和批判只有实验研究才是现代研究、只有分子和基因水平才是高水平的错误观点，在实验研究水平不高的情况下，坚持把临床研究作为自主创新研究的首要基础。第二，要坚决地积极地发展中医药的实验研究，要借鉴和移植西医的实验，更要借鉴和移植现代科学的实验，切实使实验方法与中医药的内容相吻合，建设和发展符合中医药需要的实验。中医药的实验研究还处于起步阶段，既要迎头赶上，又要从实际出发，循序渐进，要求中医药立即走上完全的实验研究道路不符合实际。第三，在指导思想上要统筹处理好临床研究与实验研究的关系，应当找到一个平衡点，把两种研究恰当地放到应有的位置。中医药迫切需要高水平和强大的实验研究，但这样的实验研究需要一个发展过程，应当随着实验研究水平的提高，逐步地提高依靠实验研究的程度。

**5. 正确地认识和处理整体与部分的关系，坚持和贯彻中医固有的整体观**

中医药的"大发明"大部分涉及整体与部分的关系，中医药的整体观是正确地理解和处理人的整体性及整体与部分关系的基本原理。但是，近些年来还原论思维对中医的影响，却直接或间接地否定中医的整体观，否定人的整体性，要求把阴阳分解成物质成分，把证候分解为细胞、分子的变化和理化指标的异常，把方剂分解为单味药，把药分解为有效成分等，实践已经证明，对于中医药的研究来说，这种还原论思路不符合实际，是行不通的。

在整体与部分的关系问题上，必须遵循系统论的整体性原理，其要点有二。

第一，人作为分化系统，其本原是一个整体。整体分化出部分，整体是先天的、原生的，部分是后天的、次生的，整体产生和决定部分，整体对部分的下向性作用是基础的、基本的，部分对整体的上向性作用是反作用性质的。因此，人的整体具有不可分解性，把整体分解为各部分不能说明整体，相反，部分的任何正常与异常的变化，都是整体变化的表现或产物，各部分必须放到整体中才能说明。把整体分解为各部分说明不了整体，离开整体孤立地研究部分也说明不了部分。

第二，"整体不等于部分之和"，人的整体水平的性能是各部分所没有的，把各部分的性能加起来不等于也不能说明整体的性能。例如浓盐酸和浓硝酸不能溶化黄金，但混合成为王水却能溶化黄金；几味中药组成方剂会在整体水平产生出各单味药所没有的新功效。中医药所掌握的大量复杂性现象都具有这种"整体不等于部分之和"的特性，如果按还原论思路进行的各种分解研究把它们分解掉，它们就从研究视野中被取消了。

强调要坚持和发展中医的整体观不是一句空话，其本质是要如实地遵循人的整体性，不然就不能正确地理解和处理整体与部分的关系，甚至把其关系弄颠倒。

**6. 大力提高研究队伍的理论和方法素养，切实增强自主创新能力**

承担过中医药现代研究特别是重大课题研究的研究队伍，工作态度十分认真，研究条件十分艰苦，所做的工作是历史性的。但实践证明，其思维方式、理论水平、创新能力与所承担课题的客观需要不相适应，课题的答案远在其视野之外，其素养水平决定了找不到答案。要实现自主创新，必须建设一支在基本素养上能够与自主创新任务相适应的研究队伍，迫切需要从以下三个方面做出决定性努力。

一是提高经典中医药学术的理论水平。过去有些研究不成功的原因之一是对中医药的理论本身理解不深、不准，甚至把有的理论加以扭曲或阉割再来研究，从根上就把研究方向指错。因此，必须组织承担自主创新任务的研究者，深入、准确地研究和掌握中医药的经典理论，使其对于中医药理论的理解深度和准确性都达到有史以来的最高水平，这是实现自主创新的一项最基本的条件。

二是系统地学习和掌握相关的现代科学理论。现代科学的理论体系非常庞大，应当从中选择与中医药自主创新关系密切的相关内容，组织研究队伍进行培训，有计划地、系统地学习和掌握这些相关的内容。应当号召大家自学，但目前阶段更迫切的是选择一批年轻的研究工作者，进行系统地培训，培养一支能够真正运用现代科学研究中医药的攻坚队伍。同时，应当在高等中医药教育特别是研究生教育中，开设专门的现代科学理论课程，以逐步提高中医药队伍特别是高层次队伍的现代科学理论素养，这是实现中医药自主创新远期目标必须走的一步，早走早主动，晚走会被动。

三是掌握符合中医药自主创新需要的思路和方法。中医药研究队伍虽然越来越多地注重方法更新，但还缺乏清醒的方法论思想，存在明显的片面性甚至趋时、赶潮的浮躁，不懂得什么是还原论和系统论，片面地强调微观和部分而轻视宏观和整体，片面地强调动物实验而轻视临床研究，片面地强调定量研究而轻视定性研究，片面地强调特异指标而轻视非特异性内容等，把某种时髦奉若神明。研究队伍的方法论素养必须进一步提高，切实达到能够与所承担的课题相适应的水平，不然仍会遇到用四则运算的法则求解非线性方程的困难。应当有计划地组织培训班进行培训，首先要解决好中医药自主创新的根本思路，弄清什么是系统论，什么是还原论，如何坚持和发展系统论。其次是如何在系统论思路的引导下，正确地选题、设计课题，及运用观察和实验等方法进行操作。应当正确地接受和总结已有研究的经验和教训，认清中医药自主创新在方法论上需要坚持什么、反对什么，把研究队伍的自主创新能力切实提高到一个新水平。

总体来说，中医药的"大发明"大而深，自主创新的创新度更是大而深，研究、突破、创新的过程恐怕要以世纪为单位来计算。应当解放思想，高屋建瓴，组织力量进行战略分析，明确指导思想和整体布置，作出长期规划和中、短期安排，从较易突破和较有基础的问题开始，抓住已有研究提供的线索进行新的开拓。

【2006 年 4 月 4 日，对欧阳兵校长转达的国家中医药管理局杨龙会处长所询的回复】

# 中医药自主创新的整体思路需要做战略性调整

## ——中国科协第 36 期学术沙龙 "中医的新观点
## 新理论" 大会发言

### （据速录电子稿整理）

祝世讷：我不是学中医的，我的底子是哲学，1978 年开始到山东中医药大学做中医多学科研究和教学。"中医的新观点、新理论" 话题很多，今天别的不说，就中医药自主创新的整体思路问题谈一点认识，题目可概括为 "中医药自主创新的整体思路需要做战略性调整"。提这个问题的目的是，国家在强调自主创新，科学技术在强调自主创新，中医也在强调自主创新，那么，什么才是中医的自主创新？有人说，只要是创新就行，不要分中医的、西医的、中西医结合的，我不同意这样的观点。中医的自主创新就是中医的，从选题到研究成果，要有中医的自主权。问题在于中医有没有自主的创新资源，有没有自主的创新点，创新成果有没有自主的知识产权？几十年来中医的科研花了不少冤枉钱，研究的成果不是真正中医的，这个问题必须解决。

今天着重谈 "一个观点" 和 "两个转变"。

首先谈 "一个观点"，即对中医自主创新的潜力和资源怎样估价。对于中医的基本评价已经争论了一百多年，我学习研究中医 30 多年，得出的一个基本认识是："中医是中国古代第五大发明。" 这个估价要郑重地、正式地提出来，不光在中医界讲，在中国国内讲，更要向全世界讲。中医作为中国的大发明，它的发明度、贡献度、影响力要比已有的四大发明强得多、深远得多，只是现在还没有真正显示出来，还没有被人们广泛地认识到，有些重大发现和发明还被误解、被否定，需要从根本上解决认识问题。那"四大发明"多数是由外国人提出然后被广泛认定，对于中医这一大发明不能再等外国人提，我们自己可以提，应该提。我想特别强调的是，中医的发明和发现，重大的有十多项，重要的可列数几十项，而凡是可称为"发明"或"发现"的，都超出西医的视野，这些内容早已公之于世，但西医至今无法理解它，无法研究它，仍然为中医所独占，其本质是在西医的还原论视野之外发现和驾驭了人的健康与疾病的许多深层规律和复杂现象，其中有些内容在现代科学也还难以研究和说明，这是一批宝贵的"科学问题"，对这些"问题"的破解，不但会引起医学的突破性变革，而且将对现代科学特别是人体科学的发展作出重要贡献。可以说，中医大大小小的"发明点"都是中医的"创新点"，它是中医独占的，从这里进行的创新，对于中医来说是继承创新，而对于整个医学来说则是自主创新，这是中医自主创新的战略资源，也是中医自主创新的战略方向，中医自主创新的整体思路应当提到这个高度，转移到这个方向上来。因时间关系无法展开讲，我曾写了8000字的论证，于2003年10月13日发表在《中国中医药报》上，题目就是"中医是中国第五大发明"。

其次谈"两个转变"，即中医自主创新的研究思路，需要从整体上进行两种根本性的战略性的转变。第一是"选题方向"的转变，要从中医与西医的"交叉点"，转移到中医与西医的"差异点"。中医与西医的"差异点"才是中医的"发明点""创新点"，要专门选择中医理论和实践中，那些西医无法研究、无法理解的问题来研究，从这里才有突破性的创新，才是真正意义的自主创新。第二是"研究方式"（或"研究模式"）要转变，即从"以西解中"转变为"非以西解中"，摆脱"用西医的知识和方法来研究和解释中医"的模式。"以西解中"可用于"交叉点"上的研究，无法研究和解决"差异点"上的问题，更无法在中医的"发明点"上进行突破和创新。需要寻找和运用西医之外的知识和方法，主要是现代科学的最新知识和方法，特别是其中与西医的现有知识和方法不同甚至相反的知识和方法。

所以要提出这"两个转变",主要根据有二:第一是"知识产权"问题,即自主创新的"自主性",关键在于创新成果要有独立自主的知识产权,即创新成果不包含他人知识产权,不受他人知识产权的制约。对于中医来讲,创新的自主权,目前首要的是不能包含西医的知识产权的成分,不受西医知识产权的制约,不然就不是真正中医的自主创新。第二是"不可通约"问题,几十年中西医结合研究的基本事实证明,中医与西医之间,在基本理论特别是核心理论上"不可通约",即两种理论分别从不同的角度和层次反映人的健康与疾病的不同现象和规律,中医的各项发明和发现都超出西医的视野,是中西医之间的"差异点""不可通约点",但正是中医的"发明点"和"创新点",既然已经发现在这里中西医不能"结合""通约",再用西医的知识和方法来研究,那就是一条死胡同。因此,要在"差异点"上进行创新研究,就必须摆脱"以西解中"的模式,开辟新的研究方式。

这"两个转变"是目前中医自主创新在思路和方法上的"瓶颈",要转变首先要解决认识问题,而实现转变需要一个过程。中华人民共和国成立 60 年,毛主席提出中西结合 50 年,改革开放 30 年,从三个时间坐标可以总结出许多经验和教训。半个多世纪来,中医的现代发展经历了三项重大的有历史意义的实践:一是中医现代化研究,二是中西医结合研究,三是中医国际化研究。这三项实践都有成功的经验,有不成功甚至失败的教训,也有许多争论,应当作有理论高度、思想深度的郑重的总结,从中找出规律性东西。我最看重的是事实,这几十年来提供了一系列重大的科学事实,谁也否定不了,要以这些科学事实为依据来认识。我之所以提出"两个转变",是因为半个多世纪以来形成了两种"新传统",即从"结合点"上选题,用"以西解中"的模式研究问题,这是中西医结合的研究思路,不是中医自主创新的思路。不冲破这个"瓶颈",中医的自主创新就难有突破,更难有战略性突破,因此必须从这种模式中走出来,从"内线作战"转向"外线作战"。

(讨论插话……)

祝世讷:中医与西医的"通约"和不可"通约"不能一概而论,在不同层次上，"通约"性不同。我讲的是学术内容，特别是基本理论和核心理论，即从不同角度和层次所认识的人的健康与疾病的机制和规律不同、不可"通约"，掌握的生理、病理内容不同、不可"通约"，不是指临床上诊断和治疗的相互配合、相互参照。对于有些学术内容，中西医认识的是同一种机制和规律，认识上是交叉的，例如中医对人的解剖形态的认识，与西医对人的解剖形态的认识，是"通约"的。但是有些深层次的内容，如经络、气化、证候、针灸作用原理、中药方剂作用原理等，确实超出西医的视野，与西医的现有理论内容不可"通约"。这里说的"不可通约"是指，中医的理论和实践所反映的那些机制和规律，在西医那里没有，与西医所认识的机制和规律没有相通之处，因而"不可通约"。

（讨论插话……）

祝世讷：15 年前我坚决拥护用西医的知识和方法来研究中医，但 1995 年以来，我对近 50 年来的中医结合研究和中医现代化研究进行了反思性总结研究，发现好多问题。作为中西医结合研究，可以"以西解中"；但作为中医自主创新，要保持自主性，就不能"以西解中"，必须避开，不然，其研究结果很自然是中西医结合的。现在有一种现象或倾向，把中医自主创新与中西医结合研究混淆，需要把这个界限划分清楚，中医的自主创新不是中西结合研究。

（讨论插话……）

祝世讷：我补充一个事例。1995 年在山东省广饶县大汶口文化遗址第 392 号墓进行发掘时，出土了一具男性骨骼，根据史前考古学文化谱系和碳 14 年代数据分析，其年代距今 5000～5200 年。发现这具人骨的颅骨右后侧有一直径为 31mm×25mm 的近圆形颅骨缺损，这个洞是死后所开？是因颅骨洞伤而死？还是生前所开？为弄清真相，国内考古学、人类学、医学界的多位权威专家进行了长达 10 年的多科学考证，用 X 线照相、CT 扫描以及三维成像等手段研究发现，该孔洞的颅骨内板和外板已经很好地融合，是在开洞后至少存活了两个月时间。经与 1000 多份颅骨手术后修复愈合的病例和 X 线片对照，证明该头骨的圆形缺损状态与现代颅骨手术的修复愈合状态一致。到 2004 年 8 月召开鉴定会，专家们最后确认，该颅骨的近圆形缺损应系人工开颅手术所致，此缺损边缘的断面呈光滑均匀的圆弧状，应是手术后长期存活、骨组织修复的结果，这位男子在手术后至少存活了两个月，甚至几十年，认为这是 5000 年前的一次成功的开颅手术，比世界上已知的开颅手术早 1000 年。

（讨论插话……）

祝世讷：我提一个问题、一个建议。目前世界范围内甲型 H1N1 流行，中国因为有中医药参与，预治效果较好，在世界上是一流的。联系到前几年的严重急性呼吸综合征（SARS）事件，因为有中医药参与，防治效果在世界上也是一流的。再联系到 20 世纪 50 年代蒲辅周带领团队防治流行性乙型脑炎所创造的成果，这些事实证明，中医药在防治病毒性疾病上确实有效。需要提出的问题是，中医药防治这类病毒性疾病所用的中药和方剂都是很普通的，其作用机制是什么？从现在能够找到的各种材料来看，这些方药没有直接的抗病毒作用，那么它是怎样起到防治病毒性疾病作用的？这是一个非常现实、非常重大的课题，需要从这里进行研究、突破、创新。

因此我建议，请中国科学技术协会、中华中医药学会，包括在座的陈院长通过适当的途径提请有关方面，就中医药防治病毒性疾病，专门立项进行研究。可在现有病例的基础，进一步认定事实，通过必要的实验研究和临床研究，把这些方剂防治病毒性疾病的机制一步一步地揭示出来。从理论上讲，病毒不能单独生存，要生活在细胞里，按照现在流行的微生态学提供的理论，细胞是一个微生态环境；细胞又生活在它的环境当中，如果细胞内环境不适合病毒生存，病毒就不能在那里生存和繁殖，也就不会发挥致病作用。两个人接触同样的致病源，一个发病一个不发病，不仅仅是免疫系统的事，需要从病毒生存的细胞环境来考虑。中药的好多作用是对细胞的外环境和内环境进行调理，使细胞的内外环境保持在一种良性状态，如果这种良性状态不适合致病病毒的生存，使病毒不能发挥致病作用，就可以防治病毒性疾病，从理论上考虑，应该是这个路子。这样，就要找到这些普通方药如何调理细胞的内外环境的机制，这个路子需要打通，要通过实验研究找到这个路子。如果能够找到这个路子，把机制和规律揭示出来，这是中医药一个重要的创新性贡献，它不只是贡献给中医、给中国的，更是给世界性的。这恐怕比研究疫苗和抗病毒药物重要得多，它的作用的安全性要高得多，而且普及的可能性也更大，这是中医药的一大优势，可以作为中医药自主创新的一个突破口。

【2009 年 9 月 26 日，应邀参加中国科协第 36 期新观点新学说学术沙龙（北京香山）的大会发言。原载于中国科协学会学术部《中医药发展的若干关键问题与思考——新观点新学说学术沙龙文集（36 期)》】

# 迎接东方式文艺复兴

中医文化的复兴不只是"复",不是"复活",更不是"复古",而是要"兴",关键在"兴"。兴者,旺也,盛也,创也,建也。只有"兴",以兴为复,复在兴中,用创新发展来兴,复兴才有生命,才能进步到新的阶段和新的水平。中医文化复兴之"兴",是中医文化的精华被人类文明现代发展的潮流所激活,在新的时代条件下实现新发展,达到新水平,为建设和发展新的医学文化,推动人类文明的进步和变革做出新贡献。

中医文化复兴到哪里去?为什么复兴?人类文明的最新发展趋势,中华文明全面复兴的潮流,给了我们明确的回答——人类文明的发展正面临着新的划时代转折,中华文明正是应这一转折的需要而复兴,是这一转折的一个重要组成部分,并且成为推动这一转折的强大杠杆。这一转折正在孕育一次新的"文艺复兴",是比上次欧洲文艺复兴更加深刻的"东方式文艺复兴",中医文化的复兴是这一东方式文艺复兴的一部分,正在这一新的历史潮流中发挥先导作用,作出特有的贡献。

## 一、东方式文艺复兴的曙光

文艺复兴是从 15 世纪开始发生在欧洲的一次思想文化运动,它打着复兴希腊罗马古典文化的旗帜,弘扬新兴的资产阶级思想文化,并在此基础上,进行宗教改革,推动科学技术革命,推翻封建制度,建立资本主义制度,发展资本主义生产，把人类社会从"农业文明"推进到"工业文明"，把西方式的精神文明和物质文明复兴和发展到一个全新的高度。

物极必反。西方文明的这种革命和发展，经过500年已经走到发展的极限，面临一个新的历史转折点，正在孕育和发生新的划时代转折。这一新转折的性质，是背离西方文明的方向而去，向中国传统文明的方向而来，正在孕育一次新的东方式的文艺复兴。

**1. 西方文明之阳极而阴**

人类文明有五大发源地，即古中国、古印度、古巴比伦、古埃及、古希腊，在历史上各有其繁荣和辉煌。这五大文明后来的发展很不平衡，有的中断了，有的衰落了，不间断地持续发展并影响了世界的，只有两大文明，一个是源于古希腊发展于欧洲的西方文明，一个是源于古中国发展于亚洲的东方文明。

中国的物质文明和精神文明有5000多年的持续发展，在公元后的十多个世纪长期遥遥领先于世界，直到18世纪以后，其领先地位才逐步被新兴的西方文明所代替。西方文明之所以能够赶上和超过中国，是因为其从15世纪开始的文艺复兴及由其引发的一系列革命。

欧洲文艺复兴的本义是"古希腊、古罗马文化的再生""古典文化的复活"，但其发展的结果和最终显示的本质，是"资产阶级文化的新生""近代新文化的开端"，是一次资产阶级的思想解放运动、资产阶级的文化创新运动，并由其引发了一系列革命，完成了一次伟大的历史转折和进步，创造了西方文明的一个新时代。

欧洲的中世纪是政教合一的封建社会，教会高于一切，教义是指导政治、思想、文化、生活的最高原则，哲学、科学、文化都成为教会的"恭顺婢女"，人性、思想、文化、科学都被扼杀了，在欧洲历史上被称为"黑暗的一千年"。不塞不流，不止不行，文艺复兴及由其引发的一系列革命正是由于中世纪的黑暗长期压抑导致的各种矛盾的大爆发、大解决。

欧洲文艺复兴及由其引发的一系列革命，是西方古典精神文明的再生和创新发展。首先是人的再发现，强调人本主义，提倡人性和个性解放，反对神性和愚昧迷信。其次是打破经院哲学僵化的神学思想，复兴古希腊的原子论，提倡科学研究和科学理念，推动科学技术革命，以经典力学和蒸汽机的成就为基础，发展了近代西方特有的机械唯物论。在自然科学领域，则形成还原论思维和"牛顿模式"。

欧洲文艺复兴及由其引发的一系列革命，推动西方的物质文明走向资本主义的发展道路，创造了有史以来发展最快的生产力，建立起资本主义社会制度，通过征服自然来开发赚取利润的各种资源，通过向全球扩张来占有更多的发展资源，以机械化、工业化为目标建立起一整套西方式的物质文明。人类社会从"第一次浪潮"（农业文明）转向"第二次浪潮"（工业文明）。

欧洲文艺复兴及由其引发的一系列革命不仅从根本上改变了欧洲，也从根本上改变了整个世界，物质文明和精神文明的发展达到了历史上从未有过的水平。用恩格斯的话来说："这是一次人类从来没有经历过的最伟大的、进步的变革。"[1]

20 世纪以来，人类在科学技术、思想文化、物质生产等方面又有了重大的突破和发展，西方文明发挥到了极致，面临的许多新矛盾难以继续在西方文明的模式中解决，有些矛盾完全超出了西方文明模式的能力范畴，有些矛盾则是由西方文明固有的本性所引起的。例如，资本的自私和竞争推动的"征服自然"，对资源的无度开发，引发了很多问题，如环境破坏和能源危机，两次世界大战及此后的国际霸权和恐怖主义、邪教和宗教极端主义，此起彼伏的经济冲突、政治冲突、文化冲突，科学技术被片面应用而展现的"双刃"性、新研究和新发现面临新的困难等。

这些矛盾和难题的解法和答案，与西方文明的本性和要求相悖，已经积累出一种势能，在酿成人类文明的又一次划时代转折，创造一种新的文明。著名美国社会学家托夫勒在《第三次浪潮》等论著中，曾就此作了甚有深度的分析，指出人类社会经过"第一次浪潮"（农业文明）、"第二次浪潮"（工业文明）之后，正在转向"第三次浪潮"（信息文明）。他说：

"假如时代能尖叫的话（我们的时代当然像是能尖叫的），那么机器时代正尖叫着要停下来。工业时代的衰老迫使我们面对着现实世界机器模型的讨厌的局限性。"[2]

"世界上许多严重问题，都不再能在工业制度结构中解决了。"

"它意味着工业化文明的末日，展示着一个新的文明正在兴起。"

"这个新的文明是多么深刻的革命呵！它向我们固有的一切观念挑战：陈旧的思想方法，老一套的公式定律，过时的教条和观念形态。"[3]

美国著名物理学家弗里乔夫·卡普拉的《转折点》一书，专门分析和论证了这种划时代转折的性质和方向，指出：

"在本世纪最后 20 年伊始之时，我们发现我们自己处于一场深刻的、世界范围的危机状态之中。"

"我们所面临的转折点标志着阴阳之间波动的逆转。正如中国人所讲'阳极而阴'。"[4]

"我们的社会一直崇尚阳而贬低阴，认为理性知识高于直觉智慧，科学高于宗教，竞争高于合作，开拓自然资源高于保护自然资源……它已引起深刻的文化不平衡，这正是我们当前文化危机的根源，我们的思想与感情、价值与态度、社会与政治结构，无一不陷入深刻的不平衡。"[5]

一阴一阳之谓道，阴极而阳，阳极而阴。东方和西方两种文明在历史上交替出现发展高峰，就像一阴一阳之变。东方文明的发展和繁荣在古代达到了极限，近代由西方文明的复兴和发展来替代，目前这种发展又达到了其极限——阳极而阴，正在必然地转向反面，由东方文明的复兴和发展开辟新的时代，我们将迎来一次东方式的文艺复兴。

**2. 科学文化的危机和转向**

文化包括物质文化和精神文化，而在精神文化中，科学文化和人文文化是两大支柱。在历史上，人文文化一直是精神文化的主要支柱，但自近代以来，由于科学技术革命的迅速发展，科学技术从一般生产力上升为第一生产力，科学文化成为文化中最具开拓性、创新性、革命性的文化，在文化发展中日益具有"生产力"的地位和作用。科学文化不但在物质文化中占有越来越突出的地位，而且已经直接地影响和改变着人类的世界观和生活方式，直接地渗入人们的思想、行为、生活，影响和决定人类文化发展的走向和速度。

目前西方文明面临的阳极而阴的形势，更突出地表现在当代科学文化所面临的危机和转向。科学发展的历史不只是科学成果的量的积累，量的积累达到一定时刻会发生质变性的划时代的飞跃，即库恩所说的新范式代替旧范式的"科学革命"。欧洲的文艺复兴及其引发的近代科学技术革命，实现了从古代科学向近代科学的划时代转变，科学范式从"整体论"和"神创论"转向"还原论"。这种转变是一场革命，转变带有根本性、划时代性，不但新旧在核心观点上对立，而且新范式与旧范式在性质上带有相反的特点。

科学范式的这种转变始于新事实与旧理论的矛盾。新的科学事实出现，人们习惯于用已有的理论来解释，千方百计地将其纳入旧理论的框架，当不能纳入时，总是怀疑事实的真伪，而不是怀疑理论框架有什么问题。当越来越多的新事实不能纳入旧的理论框架时，新事实就会冲破旧范式的框架，在旧范式之外形成新的范式，实现范式更替的科学革命。

19 世纪末叶，经典物理学和近代科学的发展达到高峰，建立起一整套科学范式，即"还原论范式"或"牛顿模式"。前无古人的成就使科学家们为之陶醉，认为物理学已接近最后完成，剩下的只是小数点之后的问题。1900 年元旦，当人类迈入 20 世纪时，著名物理学家开尔文（1824—1907）勋爵发表了著名的新年献词，说在已经基本建成的科学大厦中，后辈物理学家只要做一些零碎的修补工作就行——物理学的太空中只剩下两朵"小小的乌云"：一朵与黑体辐射有关，另一朵和迈克尔逊实验有关。

然而，没过几年，正是这两朵"小小的乌云"酿成一场暴风骤雨，导致相对论和量子力学的产生，并由此开始了现代科学革命。现代科学建立起一整套完全不同于近代经典科学的理论体系，实现了一次新的划时代转折，以"系统论"范式代替了"还原论"范式，科学发展史从"近代"转向"现代"。

从古代的"整体论"和中世纪的"神创论"向"还原论"的转变是一次科学革命，建立起近代科学；从近代的"还原论"向现代的"系统论"转变是又一次科学革命，建立起现代科学。这是历史上最典型的两次范式转变和科学革命。现代科学的发生和发展已经 100 多年了，目前又面临着众多新的"新事实与旧理论"的矛盾，其中有两种情况：一种是旧矛盾的新暴露，即旧的还原论范式被批判得不彻底，其残余和影响在有些领域还在发挥作用，它与新事实的矛盾在新的时间段上更深刻地反映出来，其本质仍然是新事实与旧范式的矛盾，解决的出路是彻底批判和摆脱还原论范式。另一种是新矛盾，即新兴的系统论范式虽然开始建立，但还不完善，更不成熟，是新事实与不成熟的新范式之间的矛盾，它是由新范式的不成熟造成的，解决的出路在于促进系统论新范式的成熟。上述这两种矛盾都反映了现代科学革命正在深化，都在推动科学范式进行彻底的变革。

1996 年美国的约翰·霍根编写《科学的终结》一书，他认为"伟大而又激动人心的科学发现时代已一去不复返了"，"将来的研究已不会产生多少重大的、或革命性的新发现了，而只有渐增的收益递减"，科学"已进入一个报偿递减的时代"。更多科学家的研究发现，霍根看到了危机，但这种危机仍然是近代"还原论"危机的延续和深化；他所说的"终结"，是"还原论"范式的终结，不是科学的终结。"实际上，科学远没有终结，人类认识客观世纪的过程也不会停止。当代科学面临的一些理论难题，正孕育着 21 世纪科学飞跃的生机。"[6] 从科学发展的全部历史来看，科学的现代发展所面临的矛盾，在本质上仍然是新事实与旧的"还原论"范式的矛盾，是固有的深层次的旧矛盾的晚期显现，它所导致的，既不是一次新的科学范式的转变，更不是科学的终结，而是 20 世纪开始的现代科学革命的进一步深化，把现代科学革命推进到一个新的发展阶段。

霍根的《科学的终结》反映了一个基本事实，即目前在科学领域占主导地位的思想文化，仍然是"第二次浪潮"的西方文明，其主要内容是原子论、还原论、牛顿模式、机械唯物论，它在相当长的时间和相当广泛的领域被人们推崇到教条的高度，它需要终结也正在终结。20 世纪开始的现代科学革命及今后要继续深化的现代科学革命，正在从终结走向转变。

西方文明的发展阳极而阴，旧范式的衰老显现出来，迄今为止已被科学的新发展批判过 4 次。

第一次是 19 世纪末 20 世纪初，以物理学的三大发现（X 射线、放射线、电子）、相对论和量子力学的建立为标志，从物理学的角度批判了原子论、还原论、绝对时空观、决定论、主客体二元论，建立了物质结构、相对时空、统计性、波粒二象性、测不准关系等新理论新观念。

第二次也是 19 世纪末 20 世纪初，以恩格斯、列宁为代表，从哲学思想上批判了欧洲传统的原子论、还原论、机械唯物论，总结了新的科学成就，提出"自然界不是存在着，而是生成着并消逝着"的自然观，阐明了对立统一、从量变到质变、否定之否定的辩证法思想。

第三次是 20 世纪 40 年代以来，系统论和系统科学的建立和发展，从思维方式上对"还原论范式""牛顿模式"进行了批判，指出其简单相加的观点、机械的观点、被动反应的观点等的错误，提出系统、组织、有机、整体性、动态性、联系性、目的性等崭新概念和原理，把对世界认识的焦点从"分解、还原、部分、实体"上升和转移到"整体、系统、相互作用、关系"，从简单性转向复杂性，形成一种全新的系统论思维方式。

第四次是 20 世纪 60 年代以来，由于系统自组织理论和混沌学的发展，复杂性的研究又深入一层，进一步批判了"还原论范式"和"牛顿模式"的机械论，证明自然界是自组织的，揭示了自组织的机制和规律，认识世界的核心观念从"力"转向"信息"，提出了自组织、有序与无序、混沌与反混沌、信息与熵、内部时间、不可逆性、随机性、非平衡态等崭新的概念和理论，开始建立起关于世界复杂性的最新观念和文化。

对于这种深刻的科学文化转向，科学界和哲学界的头脑们都在冷静地思考和缜密地解答，用不同的语言说出几乎一致的声音。

美国著名物理学家弗里乔夫·卡普拉说：

"这种还原论的态度根深蒂固地渗透到我们的文化之中，以至于经常被看作是科学的方法。其他的科学也接受了这种古典物理学的力学观和还原论，把它们看作是对实在的正确描述，并以此来构造自己的理论。"

"现代物理学揭示了宇宙的一种基本性质——整体性。它表明我们不能把世界分裂为独立存在的最小单元。当我们深入到物质内部时，自然显示给我们的不是任何孤立的基本建筑材料，而是一个统一整体的各个部分的关系所组成的一个复杂的网。"

"我们需要的是一种'新规范'——一种对实在的新看法，一次对我们的思想、概念和价值观的根本的改变。从对实在的力学观转向整体观，这一变化已在各个领域初见端倪，并有可能支配今后的 10 年。"

"这一现代物理学的世界观就是系统观。"[7]

被誉为现代科学"革命号手"的物理学家普里戈金说：

"我们对自然的看法正经历着一个根本性的转变，即转向多重性、暂时性和复杂性。长期以来，西方科学被一种机械论的世界观统治着，按照这种观点，世界就像是一个庞大的自动机。而今天，我们认识到我们是生活在一个多元论的世界之中。"

"在仅仅 150 年间，科学已经从鼓舞西方文化的源泉降为一种威胁。它不仅威胁人的物质存在，而且更狡猾地威胁着要破坏最深地扎根于我们的文化生活中的传统和经验。受到控告的不是某种科学突破在技术上的附带成果，而是'科学精神'自身。"[8]

著名科学技术史专家李约瑟指出：

"直到 17 世纪中叶，中国的和欧洲的科学理论大致是并驾齐驱的，只是在那时以后，欧洲的思想才开始迅速地向前冲去，可是虽然它是在笛卡尔－牛顿的机械主义的旗帜下阔步前进，这种观点却不能永久地满足科学的需要——必须把物理学看作是研究小有机体和把生物学看作是研究大有机体的时代已经到来。到了那个时候，欧洲（或无毋宁说是那时候的全世界）就能够借助于一种很古老的、很明智的但全然不是欧洲所特有的思维方式。"[9]

现代科学革命开始虽然已经一百多年了，但它远没有完成，更没有终结，还要深化和发展几个世纪的时间。目前面临的矛盾，是对还原论范式批判和否定得不彻底，系统论范式建设和发展得还不完善，现代科学革命需要进一步深化，向世界的复杂性进军，在那里，将会有更多的"重大的、或革命性的新发现"，一个新的"伟大而又激动人心的科学发现时代"必将到来。从还原论范式向系统论范式的转变将彻底完成，系统论范式将走向完善和成熟。

**3. 中华文明之一阳来复**

周易用六十四卦从阴阳对立统一的运动来表述世界万物的变化发展。第二十三卦"剥"是五阴爻在下，一阳爻在上，为"阳将消尽"；第二十四卦"复"是一阳爻在下，五阴爻在上，为"一阳来复"。剥为一阳将尽，复为一阳复生，故《序卦传》曰："物不可以终尽剥，穷上反下，故受之以复。"从剥卦到复卦的变易，正是物极必反、推陈出新、否定之否定的发展过程。

20世纪下半叶以来，特别是近30年来，中国的崛起，中华文明的崛起，不仅仅是中华民族自身的发展，更是人类文明发展全局的一种世界性变化。西方文明近代以来的辉煌发展走向极致，必然地由"剥"而"复"，东方文明"一阳复生"，开始一个新的发展阶段，达到一个新的发展高峰。

中华文明的复兴、中医文化的复兴对于世界、对于人类文明意味着什么？能带来什么？早在20世纪80年代，著名科学家钱学森院士就提出并反复阐述一种振聋发聩的思想：

"第一次文艺复兴是在15世纪的下半叶，1450年以后，到现在已有500年了，它那一套已经不行了，应该再来一套新的，就是第二次文艺复兴。"[10]

"我们干的这些事情一定会招来一个第二次文艺复兴，是人类历史的再一次飞跃。"[11]

钱学森院士所说的"我们干的这些事情"，是指从20世纪80年代开始在中国兴起的人体科学研究。该研究批判和抛弃了西医和西方传统的、从解剖研究入手的还原论研究方式，直接采用系统科学的理论和方法，以中医和气功的实践和理论为主要线索，从人的功能入手，开辟了全新的研究道路。该研究抓住中医的"气""证"及气功训练对人体功能的调理等，探讨人体功能的本质及其运动变化的机制和规律，提出的第一项理论是"人体功能态学说"。该研究发现，人体功能是可变、可调的，可呈现为不同的"功能态"，不同的功能态之间可以转换。通过适当的调理，可以达到和保持健康功能态；也可以通过气功等有计划的训练，把人体功能调整和锻炼成为一种特定的功能态，它可超过一般的健康态，在体能或智能上具有超强或特殊的功能。如果从这一方向对人体进行研究和开发，将可以把人体功能的潜力充分地发挥出来，使一批人或全人类都变成"超人"，人类社会将由此而发生巨大而深刻的变革。

上次文艺复兴是用机器、工业把自然力挖掘和发挥出来，改变了世界，创造了新文明。如果通过人体功能研究，把人的潜力挖掘出来加以发挥，其对世界的改变，对文明的创新，会比对自然力的驾驭深远得多。因此，钱学森院士将其视为像欧洲文艺复兴一样的大事，说：

"那是不是又一次的文艺复兴？这不是简单的问题，这是人类历史上的再一次的出现跟文艺复兴一样的大事。我们不要简单地看问题，情况是很复杂的。但是前景又那么诱人，现在的确有一个人体科学的幽灵在我们之中徘徊。"[12]

当我们从科学和文化发展的全部历史来思考今天面临的这种发展时发现，它正在深深地撬动全部科学和文化已经形成的坚硬地壳，成为推动新的科学革命和科学范式的转变的杠杆或杠杆的支点。

首先，人体功能的研究和人体功能态学说的建立是一种突破和革命。按西方传统对人的研究注重实体和形态结构，从形态结构来说明一切，忽略或否定解剖学视野之外的复杂性内容。人体功能研究冲破了这种局限，越过实体和形态结构，直接研究人的功能，发现人的功能比其实体和形态结构更深、更高、更复杂，人体功能态比人体形态结构更接近人的本质。对于生命、人体的研究，一直是整个科学发展中的滞后领域，人体功能态研究把对人的研究模式从"还原论范式"转变为"系统论范式"，打开了全新的视野，开辟了全新的研究道路，必将带来生命科学和人体科学的重大突破和革命。

其次，人体功能态的研究将导致医学及其文化的革命。西方医学的革命从1543 年维萨里《人体的构造》开始至今，对人的研究遵循着"还原论范式"，强调分解、部分、实体，而人体功能态研究从根本上扭转了这一方向。人体功能态是整体的，又是功能的，实体是功能的产物，结构是功能过程流的表现，从人体功能态入手，从整体、功能来揭示人的健康与疾病的深层复杂机制和规律。中医与西医差别的突出之处，正是西医注重部分和实体，中医注重整体和功能，人体功能态的研究既揭示了中西医差异的深层本质，又揭示了中医整体功能原理的科学本质，将在现代条件下把中医这种科学原理发扬到新高度，形成新的医学理论和医学文化。

再次，对人体潜能的研究和开发将导致一场科学技术革命。人类是世界上最高级的生命，其功能是生物中最高级最强大的，但从动物中分化出来的300 多万年，人类还没有真正充分地认清自己的功能，还没有学会如何开发和发挥自身的潜能。中医的理论和实践、气功的练功调理等，都启示了开发人体潜能的方向，提出了开发人体潜能的思路和方法。从这里入手，可以在研究人体功能态的基础上，进一步研究人的潜能，找到调节控制的规律和途径，将其开发出来，在医疗、科技、社会、军事等领域发挥作用，或有计划地将其调理和发挥到某种理想的水平，或对人的大脑功能的潜力进行深度开发，这在人类进化史和科学技术史上，都是巨大的进步和革命。因此，钱学森院士指出："人类从起源到今天已有一百万年，发展到目前，我们能够主动地、能动地提高我们自身的潜力，使人的本事可以大大提高一步，这当然是不得了的事，这将是一次科学革命，是一次技术革命，是一次改造人类的革命。"[13]

最后，人体功能态的研究将导致思想文化上的变革。注重人的形态结构，从形态结构来解释人的功能，这种思想文化是典型的西式理论，是原子论、还原论、机械唯物论的产物。人体功能态研究鲜明地提出了许多新的思想文化问题，例如：对于人的研究，思维方式、视野、焦点能不能从结构转向功能？能不能从微观局部转向宏观整体？能不能从机械论转向有机论？能不能从还原论转向系统论？特别是，人们期盼的"重大的或革命性的新发现"，科学界关于科学模式转变的判断，思想文化界关于人类文明转向的思考，是不是正在这里发生？这些问题存在争论，恐怕要争论多年。只有解放思想，从战略的高度才能看清这种发展所带来的新曙光。正如钱学森院士所讲：

"人体功能态的提出，正是打破了人们传统的'常规认识'，它的最后确立终将引起一场新的科学革命，而现在正是这场新的科学革命的孕育阶段。可以预料，这场革命是比相对论和量子场论更伟大的一场革命。"[14]

人体功能态的研究出现在中国不是偶然的，它是现代科学特别是系统科学在中国扎根所生的新苗，孕育这一新苗的土壤是中国传统文化，特别是中医的理论、实践和思想文化。人体功能态研究的兴起和发展，是中华文明和中医、中医文化复兴的前沿，它从科学领域显示，由中华文明复兴而起的东方式文艺复兴，已从地球的东方露出曙光。

## 二、献上中国第五大发明

举世公认的中国古代四大发明——造纸、火药、指南针、活字印刷，对于近代欧洲文艺复兴及其引起的一系列革命，曾经发挥了杠杆性的推动作用。当东方式文艺复兴来临的时候，我们看到，中国的另一大发明——中医，又开始显示和发挥出杠杆性的推动作用。钱学森院士所论东方式文艺复兴，是从中医及其文化引起的。目前在世界范围内，为解决科学和人类文明发展的难题，从中医寻找智慧已经成为一股潮流，中国正在把比四大发明更加伟大的第五大发明贡献给人类。

### 1. 中医，中国第五大发明

如何从整体上认识中医，百多年来有多种争论，真正具有深远的战略性认识的，是毛泽东主席的观点。早在20世纪50年代，毛泽东主席就曾提出："中国对世界有三大贡献，第一是中医……"[15]此后他多次讲："中国对世界有大贡献的，我看中医是一项；对中医加以研究，并发扬光大，这将是我们祖国对全人类贡献中的伟大事业之一。"

多年来，科学界和史学界在讨论中国对世界的科学贡献时，普遍地肯定中国不只有公认的那四大发明，还有中医、丝绸、瓷器等。2003年有学者第一次明确地提出并系统地论证了"中医是中国古代第五大发明"，指出其发明度和贡献度都远远超过造纸、火药、指南针、活字印刷四大发明，具有博大精深的特质。[16]

中医作为中国的重大发明和创造，虽然在排序上可以称为"第五大发明"，但它比常说的那四大发明更加杰出。因为，造纸、火药、指南针、活字印刷四大发明，以及丝绸、瓷器等，都是技术发明，属于技术层次，而中医则不同，是包含一系列发明和创造的庞大体系，最少包含三个层次。

第一是技术层次，不是单项技术，而是一个技术体系，包括临床诊断技术和治疗技术，特别是四诊、中药、方剂、针灸、推拿等。

第二是理论层次，是由基础理论和临床学科形成的理论体系，主要反映了健康与疾病的深层复杂机制和规律，如阴阳、脏腑、经络等各项基础理论及内科学、外科学、妇科学等学说。

第三是思想层次，是由哲学思想、人文思想、学术思想、医疗思想形成的医学专业思想体系，主要是朴素系统论思维、"人医学"模式、"和为贵"医疗思想等。中医是中国传统文明长期孕育的产物，是中华传统文明在医学领域的结晶，中医的思想体系中贯穿着中华传统文明的精髓。因此，中医贡献给世界的，不只是一种技术，也不只是一种独创的医学体系，而且是中华传统文明的精华。

中国已有的那四大发明对世界的重大贡献已经被全世界所公认，特别是火药、指南针、活字印刷于 13～14 世纪传至欧洲，成为推动欧洲文艺复兴和资本主义兴起的强大杠杆。世界著名的哲学家、史学家、政治家对此都有明确的认识和论断。

英国著名哲学家培根在 17 世纪指出："我们还该注意到发现的力量、效能和后果。这几点是再明显不过地表现在古人所不知、较近才发现、而起源却还暧昧不彰的三种发明上，那就是印刷、火药和磁石。这三种发明已经在世界范围内把事物的全部面貌和情况都改变了：第一种是在学术方面，第二种是在战事方面，第三种是在航行方面。并由此又引起难以计数的变化来，竟至任何帝国、任何教派、任何星辰对人类事务的力量和影响都仿佛无过于这些机械性的发展了。"[17]

德国的马克思在 19 世纪指出："火药、指南针、印刷术——这是预告资产阶级社会到来的三大发明。火药把骑士阶层炸得粉碎，指南针打开了世界市场并建立了殖民地，而印刷术则变成新教的工具，总的说来变成科学复兴的手段，变成对精神发展创造必要前提的最强大的杠杆。"[18]

英国著名科学技术史专家李约瑟在 20 世纪指出："赞扬'现代人'的那些学者常常争辩说，'现代人'之所以优秀，是因为他们发现了印刷术、黑火药和磁罗盘……所有这三项发现并不是在欧洲，而是在亚洲做出的——我们把它们归功于中国人。""要是没有这种贡献，就不可能有我们西方文明的整个发展历程。因为如果没有火药、纸、印刷术和磁针，欧洲封建主义的消失就是一件难以想象的事。"[19]

中国的火药、指南针、印刷术这三大发明，是推动欧洲近代文艺复兴、科学革命、资产阶级革命的杠杆，对于工业文明的兴起和发展发挥了强大的历史性的推动作用，已经得到世界的公认。中医，这一项比那三大发明更伟大的发明，将会对世界发挥什么样的作用？虽然目前还没有充分地展现出来，但其发展趋势已经显示，将会引起比那三大发明更加深刻和广泛的世界性变革，正在引起东方式文艺复兴。

**2. 中医向现代科学挑战**

中医之所以是中国的第五大发明，在于它认识、驾驭了人的健康与疾病的深层复杂机制和规律，将其发展为中医的理论和实践，这是迄今为止只有中医发现、发明并实践了的，不但西方医学至今无法理解甚至无法企及，就是整个现代科学也还难以解释和研究。对此，非医界的学者们看得更明白："从根本上看，与其说中医落后于现代科学的发展，不如说现代科学落后于中医的实践。"[20] 中医在临床实践中早已办到的事情，西方医学和现代科学却解释不了，研究不了，为什么？因为中医的理论和实践包含着一系列重大的发现和发明，它超出了西医和现代科学的视野。

中医的发现和发明首先是超越西方医学的，这是中西医"不可通约"的本质。非欧几何与欧氏几何不可通约，在于非欧几何在欧氏几何的视野之外认识了另外的空间特性和规律；分子生物学与细胞生物学不可通约，在于分子生物学在细胞生物学的视野之外认识了另外的生物特性和规律；中医与西医的不可通约之处，是中医在西医的视野之外发现和掌握了另外的机制和规律。

中医的发现和发明在许多方面也超出了现代科学的研究视野，对现代科学提出了挑战。多年来人们把中西医之间的差异理解为医学内部的学术之争，但后来发现事情并不那样简单。20世纪80年代以来，中医现代化和中西医结合研究越来越多地运用现代科学的知识和方法，发现中医的理论和实践中那些无法用西医研究和解释的东西，用现代科学的知识和方法也难以或无法研究和解释。事实证明，"与其说中医落后于现代科学的发展，不如说现代科学落后于中医的实践"，中医向现代科学的挑战是深刻的。

在20世纪末期，世界上一些著名的医学家和科学家，看到了中医向现代科学发起的挑战，认识到中医提出的科学问题的价值，认为中医的经络等问题可能包含若干诺贝尔奖级的课题，中国要获得诺贝尔奖，最有希望的是中医药。从中药青蒿中提炼的青蒿素治疗疟疾的巨大成功，表明中医开始向诺贝尔奖靠近，但这在中医药体系中是最为肤浅和简单的问题，是按照西药原理进行的中药开发，远远没有涉及中医药的基本内容，更远未涉及中西医不可通约的东西。中医那些首创的发现和发明，比这要深得多，复杂得多，是对现代科学提出的挑战。

经络难题——经络的客观存在已被全世界公认。国内外大量的实验和临床研究证实了循经感传路线与中医经典描述基本一致，证实了体表经穴与脏腑功能的相关联系，证实了针灸的"得气""气至病所"等效应，证实了中医关于经络的理论和实践的可靠性和有效性。但是，经络是什么？至今已经提出 30 多种假说，没有一种被证实。关键问题是，经络有特定功能，但找不到其特定结构，它涉及人的生命过程的物质、能量、信息转换和调节的更深层次的机制和规律，不但超出了西医的视野，也超出了现代科学的研究视野。早在 20 多年前，经络研究的专家们就开始意识到这个问题的严重性：

"经络学说对人体机能调节的许多重要描述与现代医学和生物学的概念有较大的分歧，涉及人体机能调节这一带有根本性的问题，因而多年来不仅争论迭起，而且始终受到国内外学者的深切关注，可以说是我国医学科学研究中争论最为激烈，又最受人们重视的一个课题。这种矛盾和争论正反映了经络研究的重大科学价值和发展的生命力……经络研究所要解决的，实际上都是当代生物学研究中的一些前沿问题。"[21]

五藏难题——中医的脏腑学说认识了解剖器官心、肝、脾、肺、肾这"五脏"，而藏象学说又认识了心藏、肝藏、脾藏、肺藏、肾藏这"五藏"。现有研究证实，前者有确定的解剖形态，后者没有确定的解剖形态，更不与前者在解剖形态上直接重合。前者的功能由其解剖形态形成和负载，后者的功能与前者有一定联系，但完全不重合，许多甚至主要功能远远超出前者的范围。后者没有独立的解剖形态却是相对独立的功能单元，有不同于前者的特定生理、病理内容，在病因、病机、病证中有其特定的表现，在辨证论治中可靠有效，"五藏"究竟是什么？事实证明，它是一种没有解剖形态的功能性结构，它与经络一起，显示人体存在非解剖结构，但在现有的医学和生物学中，"非解剖结构"是不容许的，新事实与旧理论的矛盾正在撞击解剖学的围墙，敲打医学家和生物学家们的头脑。

证候难题——辨证论治是中医的精髓，所有的临床和实验研究都证明，中医所辨之证是人的病变过程，但它既不是西医所辨之病，也不能从西医之病作解释，"辨证与辨病相结合"的研究发现，没有一个中医之"证"能够与一个西医之"病"相吻合。都是人身上发生的病变过程，为什么在医学家面前变得如此隔阂？"证"真实地发生在人身上，在每个人身上都可以发生，究竟是什么发生了异常？西医无从认识和说明，现代科学为什么也无从说明？

六经难题——汉代张仲景创立的六经辨证，至今2000多年，临床应用仍然可靠有效如初，这在医学史和科学史上都是个奇迹。太阳、阳明、少阳、太阴、少阴、厥阴这六经的病证，临床表现各具特征，各有特定方剂对应，只要辨证准确，以方应证，必有显效。但是，六经是什么？六经在哪里？六经的病证是机体发生了什么异常？医学和生物学的研究至今还没有迈入此门，答案几乎遥遥无期。

方药难题——对中药和方剂的现代研究已经热了半个多世纪，但至今仍是隔靴搔痒甚至南辕北辙。首先是中药药性难题，中医以中药之偏性来纠证候之偏，将中药的偏性称为药性，即四气、五味、升降浮沉、归经。但是，各种现代研究大都离开中医之"证"，孤立地探究中药的化学成分和西药药理作用，至今难解中药药性之谜。其次是整体功效难题，中医是从中药的整体水平识别和使用其药性，用的是其整体功效；组方配伍组成方剂，为的就是使用方剂的整体功效。但是，各种现代研究将方剂拆成各味药，再将各药提纯成有效成分，药的整体药性和方剂的整体功效都不见了，将中医的常识变成了医学的谜团。再次是非特异功效，中药和方剂的生效过程大都经过复杂的中介转化，特别是利用体内微生物和机体功能进行转化，其治疗效果与药理实验不一致，这种非特异疗效成为更深的谜团。

治本难题——中医强调正为本，病为标，治病必求于本，一推其本，诸证悉除。特别是提出"阴阳自和""施治于外，神应于中"等理论及"壮水之主，以制阳光；益火之源，以消阴翳"等法则，是依靠、调动、发挥机体的自主调理机制进行自主性调理。这完全超出西医的视野，生物学和现代科学也还没有研究这方面的理论和方法，中医的这种理论和实践不只是医学的一大发明，而且为现代科学研究人的自主调理开辟了道路。

中医对西医和现代科学提出的难题不止这些，上述各点只是其代表。国内外的专家们越来越清楚地看到，这些问题的解决，将从根本上改写生理、病理、治疗、保健的教科书，其成就绝不亚于已获诺贝尔奖的成果，在许多方面可能会导致更加重大的带有根本性的突破和创新。

**3. 撬动科学革命的杠杆**

中医是中华文明的杰出代表，中医文化的复兴在中华文明复兴中处于举足轻重的地位，在一定程度上具有关键和决定性作用。这是因为，第一，中医文化高度集中地凝聚了中华文明的精华，中医文化的复兴实际上就是中华文明精华部分的复兴。第二，中医是一门医学，属于科学范畴，其文化也属于科学文化范畴。近代以来，科学和科学文化在人类文明发展中越来越处于"生产力"的地位，在新的东方式文艺复兴中会更加突出地处于"生产力"的地位，因此，中医将从科学和科学文化的这种"生产力"地位发挥其推动作用。

中医与西医之不可通约，中医对现代科学的挑战，从本质上来看，是中医关于复杂性的"新事实"与旧的还原论范式的矛盾。就中西医不可通约而言，是中医关于复杂性的"新事实"与西医固守的还原论范式的矛盾；就中医对现代科学的挑战而言，是中医关于复杂性的"新事实"与残留在现代科学中的还原论范式的矛盾，或者说，是与还原论范式批判得不彻底、系统论范式建立得不完善的矛盾。中医对西医和现代科学的挑战，必将随着还原论范式被彻底批判、系统论范式的完善和成熟而解决。

中医与还原论范式的矛盾从一开始就存在，只是在两者直接交锋之前，没有显现出来，人所不知。一百多年前，随着套在还原论范式中的西医和西方文化的东渐，形成了东西两种医学和两种医学文化的交汇碰撞，中医与还原论范式的固有矛盾才显现出来。但是，人们一时还看不清这种矛盾的本质，许多人自觉不自觉地接受和迷信还原论范式，认为它是新的、"科学的"，力图将中医纳入西医还原论范式中，办不到时，这些人不去怀疑这种范式有没有问题，而是因为中医无法纳入这一范式而予批判和否定。20 世纪下半叶以来，各种研究证明，中医的各种"新事实"是真实的，不可怀疑的；同时，世界开始对还原论范式进行批判，建立和发展系统科学和系统论范式，思考和讨论系统论传入中国引起新的科学革命，重新发现和重新认识中医。研究发现，中医的思想、理论、方法与还原论范式格格不入，而是属于系统论范式，因而，中医及其文化必然受到还原论范式的排斥和否定，而在系统论范式中必然得到肯定和复兴，而且将为系统论范式的发展发挥特有的推动作用。

现在看得越来越清楚，医学的研究对象是人的健康与疾病，人是世界上最复杂的系统，是科学研究最困难因而滞后的领域。20世纪开始的现代科学革命，取得的突破和对复杂性的研究主要还是在非生命领域，在生命领域的进展主要还是微观方向，即分子、基因等层次，还没有完全冲破还原论范式，关于生命的复杂性、人的复杂性问题还没有正式提上日程。因此，中医所涉及的人的健康与疾病的深层复杂内容，仍然在现代科学的生命研究的视野之外。

中医之所以在西医之外和现代科学之前就研究和认识了人的健康与疾病的深层复杂机制和规律，有两个基本原因：第一是临床实践。中医没有走上西医那种以实验研究为基础的发展道路，因而也不受实验条件和实验能力的限制，而是以临床实践为基础，临床上有什么就研究什么，其中有大量的深层复杂内容，现在还没有任何实验能够对其进行实验研究，因而无法通过实验来认识和说明，但中医在临床实践中涉及、认识、总结。第二是思想文化。如何理解和解释人的健康与疾病？西医遵循还原论范式，把西方近代科学中的还原性知识和方法拿来，对人和疾病进行还原研究，形成还原论的思想、理论、方法，不能按此还原论范式进行研究和解释的，都被排斥于视野之外。中医则不同，所接受的是中国传统的朴素系统论思想，形成系统论的思想、理论、方法，所关注和研究的是健康与疾病的复杂性机制和规律，这些机制和规律是不可还原或反还原的，这些内容都远落在还原论范式的视野之外，却正是现代系统论范式的研究方向。

21世纪的科学正在孕育一场新的突破和变革。有人称之为新的科学革命，许多人讲"21世纪是复杂性科学的世纪""21世纪是东方文明复兴的世纪"。不管怎么说，摆在面前的事实和形势是，科学的新发展所积累的矛盾正在引发"伟大而又激动人心的科学发现"。这场新变革的方向是世界的复杂性，突破口有好多，但最引人注意的，还是生命和人的复杂性。这里有两种突破的途径：

一种是由医学和生命科学沿着传统的途径向前开拓，一步一步地冲破还原论范式的桎梏，向复杂性逼近；另一种是更快捷的方式——复兴中医，从中医的一系列发现和发明入手，超脱还原论范式，一步到位地直接向人的复杂性进军，这是一条更加便捷的道路。

我国著名科学家钱学森院士对于中医的科学问题及其会导致什么结果，做过多年的调查和研究，提出并反复强调一个重要思想——中医的现代化，将引起现代科学革命，导致东方式文艺复兴。其代表性论点有：

"传统医学是个珍宝，因为它是几千年实践经验的总结，分量很重。更重要的是：中医理论包含了许多系统论的思想。而这是西医的严重缺点。所以中医的现代化是医学发展的正道，而且最终会引起科学技术体系的改造——科学革命。"[22]

"中医的理论和实践，我们真正理解了、总结了以后，要改造现在的科学技术，要引起科学革命……这些认识，这几年我越来越深刻。"[23]

"把中医（包括气功、人体特异功能等）都纳入科学技术的体系里，创立新的关于人的科学，我称其为人体科学。这样的学科一旦创立起来，必然会提高、改造现在已经有的科学技术体系，当然这一步应该是彻底的，不仅是现象的概括，要知其然，而且要能讲出其所以然。这才是真正的中医现代化；不，不止于现代化，甚至可以说是中医的未来化！这是一个伟大的任务，是改造整个科学技术体系，创立新的科学技术体系，所以是一次科学革命。"[24]

今天，发生东方式文艺复兴的历史必然性已被人们明确地意识到，引发这一复兴的各种科学和文化问题积累得像冲动地壳的火山，这一复兴的潮头已经扑面而来，中医文化和中华文明在这一复兴中的中坚作用正在显现和发挥。东方式文艺复兴将在21世纪形成一个高潮，整个复兴过程需要经过几个阶段，其完成恐怕要几个世纪的时间。无论如何，它已鲜明地显示出与上次欧洲文艺复兴不同的本质特征——源于中国，兴于东方，中医文化和中华文明的复兴将是其主流。

## 三、走向全面复兴的道路

中医文化的复兴是个已经开始并迟早要完成的伟大事业，是一个以挖掘、继承为基础，由一系列突破、创新、变革形成的发展过程，其根本走向和迅猛之势已经显现出来，一个全面复兴的时代正在到来。需要站到新的时代高度来认识，付出几代人的努力来开拓和创新，把复兴的中医文化贡献给全人类，贡献给未来时代。

**1. 立于新的时代高度**

中医文化的复兴并非仅仅是传统的中医文化的"复活"和"现代化"，不仅仅是中医文化传统内容的再认同和再实践，而是要"兴"，要站在从 21 世纪开始的新的时代高度，充分运用新的时代条件，在继承的基础上进行开拓和创新，发展具有现代水平的新中医文化，创建新时代的新医学文化。

立于新的时代高度，就是要把我们关于中医文化复兴的立场、观点、方法，提高和确立在新的时代高度。这需要一次思想解放，需要在指导思想和学术思想上来一次转变，从 21 世纪以前的水平和状态，提高和转变到 21 世纪及其以后新时代的水平和状态。这就要冲破和克服各种狭隘的、封闭的、陈旧的理论观点和思想观念及各种不符合新的时代潮流的、错误的和相对落后的认识，把思想和认识提高到最新的时代高度上来。目前要特别注意从三个方面纠正思想和认识问题。一是存在低估或否认中医文化复兴价值的思想。有的对中医文化缺乏了解，有的以错误的立场和观点错误地看待中医文化，有的深陷还原论范式的桎梏，无法理解中医文化怎么会符合新的人类文明发展方向。二是在认识上虽然承认中医文化有特色，但怀疑中医文化复兴的价值，更不认同复兴中医文化是发展新医学文化的方向。这种思想往往是因为对西方医学文化的困难了解不深，对医学文化发展的新要求新方向认识不清，对于中医文化的复兴究竟能为医学文化的发展带来什么缺乏了解。三是把中医文化的复兴理解为"复活""复古"，不想或没有想到需要开拓、创新、发展，更没有想到是一场划时代性的变革。这几种需要解决的思想认识问题有中医界之外的，但更需要警惕和解决的是来自中医界自身的。有些人的思想患"软骨病"，肌肉可以丰满，但挺不起腰杆，不能远征，更不能攀登高峰。所谓解放思想，就是要昂起首挺起胸，批判和克服那些错误的立场和观点，解决思想上不清醒、不自觉的问题，把思想认识提高到新的时代高度。

立于新的时代高度，就是要从 21 世纪及其以后人类文明发展的趋势和方向，来理解中医文化复兴的必然性。中医文化之所以能复兴，首先是由其内在合理性决定的。但是，为什么在 19 世纪到 20 世纪上半叶没有复兴，而到了 20 世纪下半叶才开始复兴？这是由时代的转变、时代的需要、时代的条件决定的，这是一种客观必然性，没有这种客观必然性，有复兴的内因也实现不了复兴。因此，只有站到新的时代高度，才能认清中医文化复兴的时代需要和时代条件，才能看清中医文化复兴的客观必然，才能从内因与外因的统一上充分理解中医文化复兴的规律性。

立于新的时代高度，就是要从新时代的发展方向、新时代的发展需要，来判断医学文化的发展方向，来判断需要从中医文化中复兴什么。中医文化不是为复兴而复兴，不是任意地无方向地复兴，而是为新的时代、新的发展而复兴。复兴什么，不复兴什么，复兴的重点和主轴是什么，都要以新时代新发展的需要为标准来判断和取舍。也就是说，中医文化要复兴新时代所需要的东西，以满足新时代的发展需要为目标。

立于新的时代，按新的时代发展需要来复兴，就要有原则地对中医文化的精华与糟粕进行分析和鉴别，扬其精华，弃其糟粕。中医文化有几千年的发展史，精华是其主体和核心，但也难免泥沙俱下，需要把精华与糟粕区分开来，全盘肯定和全盘否定的观点都不符合实际。需要复兴的是精华，但精华与糟粕往往混杂相处，要把它们区别开来，需要进行鉴别和批判，这要一个过程。中医文化复兴的过程，实际上将是一个鉴别精华与糟粕、复兴精华批判糟粕的过程。强调立于新的时代高度，就是要以最新的时代标准来鉴别和判断精华与糟粕。20 世纪或以前不能鉴别或鉴别不清的东西，21 世纪及以后的新标准可能能够鉴别和判断清楚；20 世纪或以前被否定的东西，21 世纪及以后可能会重新肯定，甚至证明其非凡的价值。

实践是检验真理的唯一标准，也是鉴别精华与糟粕的唯一标准。中医文化是医学文化，医学的实践有三大主要形式，即临床防治、群体调查、实验研究。临床防治和群体调查是最古老的两项医学实践，5000 年的医学史中差不多有 4800 年是以这两项实践为基础而发展的，是成就人类医学的主要实践。医学实验不过只有 200 多年历史，它能够解决前两项实践所无法解决的问题——揭示现象的内在机制，但它毕竟还太年轻，而且从一开始就禁锢在还原论的桎梏中，至今没有从中解放出来。西医依赖的还原式实验研究存在着严重的局限，医学上许多问题还不能进行这种实验研究，所有的复杂现象都还不能进入这种实验研究，有些医学问题永远不可进行这种实验研究。医学真理的检验和精华与糟粕的鉴别要以上述三项实践为标准，但有些人错误地把现行的医学实验当作唯一标准，以不能实验验证为据来否定中医及其文化的真理和精华，演绎出一些"人证实不算数，大白鼠证实才算数"的闹剧和丑剧。

检验中医及其文化的实践标准，不只是医学的，还有现代科学的和整个社会的。因为，中医及其文化涉及的是完整的"人"，其中有许多内容西方医学没有研究，现有的医学实验更无法企及，但现代生命科学、人体科学已经开始涉及和研究。有些内容虽仍在医学和生命科学的现有研究视野之外，但非生命的其他学科，如系统科学、非线性科学、宇宙学、天文学、地学、现代物理学和化学、现代数学等，已从更宽领域和更深层次，揭示了其基本机制和规律，阐明了其基本原理，可以从这些学科的研究实践、科学事实及其得出的科学结论，进行直接或间接的验证和论证。

中医文化有别于中医学术，其文化属性决定着，其对于精华与糟粕的鉴别不但要从实践来检验其真理性，还要从理论来判断其价值性，需要真理检验与价值判断相统一。中医文化作为科学文化，不但有与其学术相一致的真理性，而且其文化属性还有文化价值，其精华与糟粕还要从价值来判断。对于中医文化的价值评判需要从哲学思想、科学文化、人文文化、政治经济文化及社会史、哲学史、科学史、文化史等角度，综合地进行考察和评价，孤立地从医学和医学文化的小范围来评价和判断是狭隘和片面的。同一种医学文化，在不同的文化背景和社会环境中，会有不同甚至截然相反的价值评判。要坚持真理观与价值观的统一，不能把真理评价唯一化和绝对化，不能以真理评价来排斥和否定价值评价。

提出中医文化立于新的时代高度，所要强调的还在于，要认识、掌握、运用新时代提供的新条件、新营养作为动力和支柱，推动中医文化"兴"出新内容，"兴"到新水平。没有新的时代条件和新的时代营养，就没有真正意义的复兴，只有吸收新条件、新营养，才能使复兴发展成为一个开拓和创新的过程。这种开拓和创新，不只是把中医文化的精华提高发展到新时代的水平，更重要的是，要吸收消化新时代的新条件和新营养于中医文化之中，促进中医文化中所包含的发展未来新医学文化的"胚芽"发育壮大，点燃中医文化中埋藏的导致医学文化变革的引信，去创建和发展新时代的新医学文化。

强调中医文化立于新的时代高度，关键是要从战略上认清中医文化复兴的方向。要从时代发展的最新高度，来认识科学文化和医学文化未来发展的全局和趋势，高瞻远瞩地回答中医文化复兴成什么、复兴到哪里的问题。这要深入地分析当代发展人类文明面临的矛盾和突破的方向，认清医学文化未来发展的方向，这些发展需要中医文化提供什么，中医文化能为这些发展贡献什么，从而认清中医文化将复兴为什么。只有立于新的时代高度才能洞察深远，有些前景在 21 世纪已经或大体能够看到，但有些更远的发展一时还难以看清或预见，需要随着时代的发展不断地将立足点和着眼点前移，立于新的时代坐标来调整视角和视野。

## 2. 付出几代人的努力

中医文化的复兴将是个跨越世纪的发展过程，东方式文化复兴更是需要几个世纪才能实现的历史进步。从欧洲文艺复兴来看，复兴古希腊罗马时代的古典文化，只是一个开端，由其引发的宗教改革、科学技术革命、资产阶级革命，才真正彻底改变了社会历史。这是一个相当完整的历史发展进程，从复兴古典文化开始，经济政治、思想文化、科学技术、宗教信仰等，人类社会的所有领域都发生了划时代的转折，超越古代的"农业文明"，创建了崭新的近代"工业文明"，把人类文明推进到的一个新的历史阶段。正在兴起的东方式文艺复兴，也正在从复兴中国文化和中医文化开端，它必然会引起一系列后续的发展和变革，如科学范式的转变、人类文明模式的转变、当代社会经济政治危机的解决等，将酿成撼动整个社会根基的巨变。可以预见，这将是比从欧洲文艺复兴开端的那种社会历史巨变更加深刻的一场巨变，只是我们现在还处于起潮期，至于这一历史潮流将有几层波浪，会冲得多高多远，现在还难以看清和预料。不过有一点可以知道，它不会一蹴而就，需要迈过几个世纪的脚步。这场巨变具有复杂性和深刻性，可能需要比从欧洲文艺复兴开始的那场历史巨变更长的时间。

正在兴起的东方式文艺复兴与上次欧洲文艺复兴有许多重要区别，最为突出的一点，是复兴的"引信"不同。欧洲文艺复兴的"引信"是古希腊罗马的古典文学艺术，在科学领域是复兴原子论，不是医学文化。西方医学及其文化发生的革命，是在文艺复兴的推动下，作为科学技术革命的一部分而发生和发展的，可以说是文艺复兴的后续发展或产物。但是，这次东方式文艺复兴则不同，起"引信"作用的虽然有人文文化的内容，但更为突出的是中医文化。中医文化复兴将成为东方式文艺复兴的潮头。

中医文化的复兴包含在东方式文艺复兴的过程之中，未来的发展恐怕要分为几个阶段，如起步阶段、深化阶段、全面复兴阶段等，目前还处于起步阶段的早期。中医文化的复兴是一个创造新历史的伟大过程，不仅需要付出多少代人的努力，而且需要巨人也会造就巨人。恩格斯在总结欧洲文艺复兴的经验时讲：

"这是一次人类从来没有经历过的、最伟大的、进步的变革，是一个需要巨人而且产生了巨人——在思维能力、热情和性格方面，在多才多艺和学识渊博方面的巨人的时代。给现代资产阶级统治打下基础的人物，绝不是受资产阶级的局限的人。相反地，成为时代特征的冒险精神，或多或少地感染了这些人物。那时，差不多没有一个著名人物不曾作过长途的旅行，不会说四五种语言，不在好几个专业上放射出光芒……那里的英雄们还没有成为分工的奴隶，分工所具有的限制人、使人片面化的影响，在他们的后继者那里我们是常常看到的。他们的特征是他们全部处在时代运动中，在实际斗争中生活着和活动着，站在这一方面或那一方面进行斗争，有的人用舌和笔，有的人用剑，一些人则两者并用。因此就有了使他们成为完人的那种性格上的完整和坚强。书斋里的学者是例外：他们不是第二流或第三流的人物，就是唯恐烧着自己手指的小心翼翼的庸人。"[25]

欧洲的文艺复兴及其后的一系列革命，不但出现了但丁、达·芬奇、莎士比亚等文学艺术大师，而且产生了哥白尼、伽利略、笛卡尔、牛顿等科学巨匠，造就了培根、黑格尔、马克思、恩格斯等伟大思想家。同时，在医学领域也出现了一大批为真理而奋斗的医学家，如维萨里、哈维、莫尔迦尼、微耳和等，都作出了里程碑式的贡献，有的为医学革命献出了生命，如塞尔维特因发现肺循环触犯宗教教义，被宗教法庭以火刑处死。无论欧洲已有的还是东方正在兴起的文艺复兴，都是直面矛盾和解决矛盾的过程，学术上、文化上、思想上甚至政治上的斗争和变革不可避免，需要勇士、斗士、烈士奉献出其勇敢、智慧甚至生命。正在兴起和深入的东方式文艺复兴需要也必将造就这样一批开拓者和革命者，以他们无畏的奋斗和牺牲冲破困难险阻，推动历史前进。

我们这一代人是幸运的，成为推动中医文化复兴的第一代人，成为东方式文艺复兴的首批弄潮儿。我们肩上的使命重大，不但要为推动中医文化的复兴而努力，而且要为新一代出开辟道路，创造产生巨人的条件和局面，一代接一代地去攀登中医文化复兴的历史台阶，把中华文明的复兴推向时代的高峰。

我们这一代人又是艰难的，我们亲眼看到了东升的太阳，沐浴着东方式文艺复兴的曙光，但我们的身上还笼罩着旧时代的阴影，头脑中的许多东西还被旧范式束缚着。我们要奋身去迎接和拥抱东方文艺复兴的光明，还需要争得自身的解放，争得思想的觉醒和升华，争得为新文明新时代贡献努力的自由。

30 年前托夫勒在《第三次浪潮》中讲：

"我们是旧工业文明的最后一代，又是未来新文明中的一员。因此，我们许多个人的烦恼、痛苦和转向，都能从第二次浪潮与第三次浪潮之间的巨大冲突、在我们个人和政治制度中所引起的矛盾里找到根源。"

"我们一旦认识到这一点，许多未曾感觉到的事情就不禁恍然大悟，广阔而变化多端的景象就豁然开朗。"[26]

今天我们更加深刻地体会到，时代的转折给我们带来的，既有挑战也有机遇，关键在于头脑。只要清醒、自觉，把握准方向，紧紧跟上时代的步伐，就能抓住机遇赢得发展，而那些头脑昏昏者可能被加速前进的时代列车甩到车外。

### 3. 贡献给人类文明

1964 年李约瑟在提出"李约瑟难题"时说:"大约在 1938 年,我开始酝酿写一部系统的、客观的、权威性的专著,以论述中国文化区的科学史、科学思想史、技术史及医学史。当时我注意到的重要问题是:为什么近代科学只在欧洲文明中发展,而未在中国(或印度)文明中成长?"并接着说:"不过,正如人们在阳光明媚的法国所说的:'注意!一列火车也许会遮挡另一列火车!'"[27]近代以来的几百年是人类历史的一站,西方文明的火车疾驰而来,遮挡住了从远古驶来的东方文明列车,但西方文明的列车驶进车站要停下来了,东方文明的列车开始从这里加速驶向新的一站。

在东方文明列车上,跑在最前端也最亮丽的是中医文化,它镌刻着中国标牌,装载着 5000 年中华文明的精华,正在驶向新时代,贡献给全人类。从 1972 年尼克松访华开始的世界性中医热,启动了当代中医文化世界化的潮流,将随着中医的国际化和中华文明的复兴,一波又一波地涌向地球的每个角落。

中医文化是民族的,又是世界的。越是民族的,才越是世界的。

中医文化之所以是民族的,是因为它是中华民族关于人的健康与疾病的智慧。中华民族人数长期占世界人口的 1/4,在中华民族的躯体上进行了几千年的临床实践所形成的中医文化被中华民族的民族性格、思维方式和文化传统渗透,呈现出鲜明的中华民族的民族性。中医文化又是世界的,是因为它是关于人的健康与疾病的智慧,而健康与疾病是人类所共有的,哪里有人的健康与疾病,哪里就需要中医文化。中医文化的本性是属于全人类的,只是由于认识的隔阂和时代的更迭,只有在合适的时代条件下才能被全人类所理解和接受。中医文化的复兴正是其全人类化的过程。

中医文化之所以是民族的,是因为它是在地球的东方由中华民族独立创造的,是中华民族智慧的集中体现,在内容、形式、思想、模式等方面都是标准的"中国式"的,与西方医学文化非常不同甚至截然相反,在世界上独树一帜。中医文化之所以是世界的,是因为它与西方医学文化相反相成,是阴阳对立统一的两个方面,由此形成人类医学文化的整体。特别是,中医文化是关于人的健康与疾病的复杂性的智慧,这是西方医学文化所欠缺的,所以中医文化既为弥补西方医学文化所缺而需，又为人类医学文化全面发展所需。只有把中医文化贡献给世界，才能形成东西方两种医学文化的阴阳统一，才能发展为完美的人类医学文化。

中医文化的复兴是民族的，又是世界的。它之所以是民族的，是因为复兴的是中国的医学文化，复兴的主阵地在中国，复兴的主力军是中华民族，是作为中华文明的精华而复兴，是中华民族伟大复兴的一部分。它之所以是世界的，是因为中医文化的复兴从一开始就没有严格的国界，几乎是从国内和国外同时发端的，国际的呼声和努力似乎比国内的还要迫切和强烈，现在已经成为全人类共同关注和参与的事情，最终会成为遍及全世界的一场文化变革。

中医文化的复兴并不限于中医文化已有内容的复兴，它是一个再创造和再发展的过程，要吸收现代科学和现代文明的一切积极成果，吸收世界各民族的一切优秀文化营养，在传统中医文化的基础上，发展为全新的医学文化。中医文化的复兴将是一个"世界文化融入中医文化，中医文化融入世界文化"的过程，复兴了的中医文化必将是源自中国的与来自世界各国的医学文化，在新的时代和新的水平上的全面融合和发展。

1946 年，著名英国哲学家伯兰特·罗素（1872—1970）在《西方哲学史》一书中，站在欧洲说：

"我认为，假如我们打算在世界上生活得更安适，那么我们就必须在思想中不仅承认亚洲在政治方面的平等，也要承认亚洲在文化方面的平等。我不知道这种事将要引起什么变化，但是我确信，这些变化将具有极其深刻和极其重要的意义。"

半个世纪过去了，罗素希望的"平等"正在成为现实，他不知道要引起的变化正在发生，他确信的那种极其深刻和极其重要的意义正在显示出来，需要新写的历史现在已经开始。

## 参考文献

[1] 恩格斯. 自然辩证法 [M]. 北京：人民出版社，1984：6.

[2] 普利高津. 从混沌到有序 [M]. 上海：上海译文出版社，1987：8.

［3］阿尔温·托夫勒．第三次浪潮［M］．北京：三联书店，1983：5，43．

［4］弗里乔夫·卡普拉．转折点［M］．卫飒英，等，译．成都：四川科学技术出版社，1988：3，34．

［5］弗里乔夫·卡普拉．转折点［M］．冯禹，等，译．北京：中国人民大学出版社，1989：28．

［6］路甬祥．科学技术百年的回顾和展望［N］．科学时报，1999-10-18．

［7］弗里乔夫·卡普拉．转折点［M］．成都：四川科学技术出版社，1988：41，64，34，81．

［8］普利高津．从混沌到有序［M］．上海：上海译文出版社，1987：26，65．

［9］李约瑟．中国科学技术史［M］．第二卷．北京：科学出版社，1990：329．

［10］钱学森，等．论人体科学［M］．北京：人民军医出版社，1988：117．

［11］钱学森，等．创建人体科学［M］．成都：四川教育出版社，1989：280．

［12］钱学森，等．论人体科学［M］．北京：人民军医出版社，1988：97．

［13］钱学森．气功可使人体达到最优功能态［J］．东方气功，1986（1）：1．

［14］钱学森，等．创建人体科学［M］．成都：四川教育出版社，1989：98．

［15］游和平．毛泽东的中医情结：称其为中国对世界贡献之首［EB/OL］．中国共产党新闻网，2008-01-24．http：//cpc.people.com.cn/GB/64162/64172/85037/85038/6814218.html？Kgr．

［16］祝世讷．中医，中国古代第5大发明［N］．中国中医药报，2003-10-13．

［17］培根．新工具［M］．北京：商务印书馆，1984：103．

［18］马克思．机器·自然力和科学的应用［M］．北京：人民出版社，1978：67．

［19］潘吉星．李约瑟文集［M］．沈阳：辽宁科学技术出版社，1986：110，123．

［20］吴邦惠．中医应得到现代科学的有效支持［N］．光明日报，1987-02-17．

［21］胡翔龙，包景珍，马廷芳，等．中医经络现代研究［M］．北京：人民卫生出版社，1990：270．

［22］祝世讷．系统中医学导论［M］．武汉：湖北科学技术出版社，1989：5．

［23］钱学森，等．创建人体科学［M］．成都：四川教育出版社，1989：68．

［24］钱学森，等．论人体科学［M］．北京：人民军医出版社，1988：301．

［25］恩格斯．自然辩证法［M］．北京：人民出版社，1984：6．

[26] 刘钝，王扬宗. 中国科学与科学革命：李约瑟难题及其相关问题研究论著选 [M]. 沈阳：辽宁教育出版社，2002：83.

[27] 阿尔温·托夫勒. 第三次浪潮 [M]. 北京：三联书店，1983：55.

【摘自祝世讷主编《中医文化的复兴》之祝世讷执笔"第十一章迎接东方式文艺复兴"，南京出版社，2013：303－324】

# 第六章

# 系统中医学专著摘要

本章汇集祝世讷系统中医学研究的 9 部学术专著的摘要。这 9 部学术专著，是祝世讷系统中医学研究的主要理论成果，比本书前五章所汇集的论文更有研究价值。因各专著均已正式出版，且每部都有几十万字，宜分别单独阅读。为如实反映祝世讷系统中医学研究的全貌，并为读者提供阅读专著的线索，本章特汇集9 部专著的内容摘要（含章节目录），同时附有系统中医学研究之外的"其他论著要目"，以供参考。

# 中医系统论导论

## （山东中医学院，1985 年版）

本书是 1983 年开始为山东中医学院硕士研究生开设"中医系统论"课的教材（图 6 – 1 –1）。中医系统论是中医学关于人的生命及其健康与疾病的复杂特性和规律的理论，祝世讷先生于 1980 年开始进行中医系统论研究，本书是对该研究进行的第一次理论总结，1985 年 5 月由学校教材科印行使用。

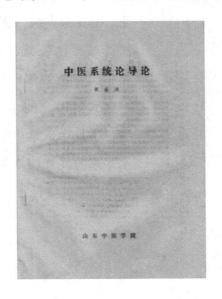

图 6 –1 –1　《中医系统论导论》书影

# 系统中医学导论

## （湖北科学技术出版社，1989 年版）

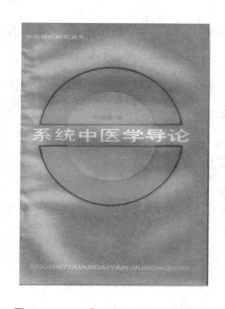

图 6 - 1 - 2 　《系统中医学导论》书影

本书是关于系统中医学的第一部专门著作，是系统科学与中医学的交叉研究（图 6 - 1 - 2）。它强调系统论是理解中医学的一把钥匙，指出中医学是一种系统论雏形，具体地发掘、总结、阐发了中医学的系统论思想和系统方法，论证了系统论思想是中医特色的核心和根本的优势，分析了中医和西医之间学术差别的实质和根源，探讨了把中医学的系统论雏形提高到现代水平来为发展医学系统论和医学系统工程做出贡献的途径。

# 中医系统论

## （重庆出版社，1990 年版）

本书是关于中医系统论的专门著作（图 6 - 1 - 3）。本书揭示了已有的科学习惯于把人和整个世界理解为"简单"的"自动机"，而中医学则坚持把人和整个世界理解为"复杂"的"有机体"。系统论思想是岐黄之道的精髓，是中医学特色的实质和核心，是中医学迎头赶上"系统时代"的"通灵宝玉"，是中医学在医学和科学的未来发展中独占的巨大优势，在现代科学和医学发展面临决定性阶段的时刻，将发挥大于人们所承认的作用。

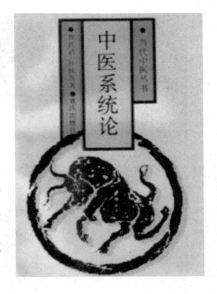

图 6 - 1 - 3　《中医系统论》书影

# 中西医学差异与交融

## （人民卫生出版社，2000 年版）

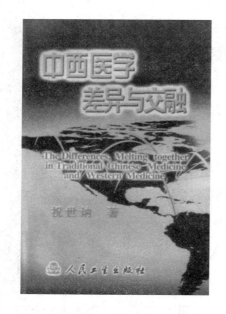

图 6 - 1 - 4 《中西医学差异与交融》
书影

本书是关于中西医比较研究的学术专著（图 6 - 1 - 4）。本书从系统科学的理论和方法，分析中西医差异的形成和发展、中西医统一的必然性和条件性、中西医统一的理论和方法论基础，总结了百多年来促进中西医统一的各种努力的成就和困难，探讨了消除中西医差异、促进中西医交融、实现医学重大突破的思路和方法。

# 中医系统论与系统工程学

## （中国医药科技出版社，2002 年版）

本书是关于中医系统论与系统工程学的学术专著（图6-1-5）。中医系统论与系统工程学是中医学与现代系统科学的交叉，是现代中医学的新兴学科。书中介绍了现代系统科学的基本理论和方法，阐述了中医系统论的研究、发展及其基本原理，以及中医系统工程学的理论和方法，讨论了其在临床、科研、管理等领域的应用，展望了其在新世纪、新千年的医学发展和突破中将做出的重大革命性贡献。

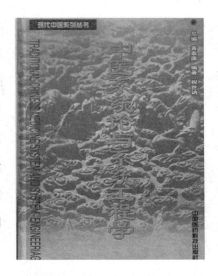

图6-1-5 《中医系统论与系统工程学》书影

# 中西医结合临床研究思路与方法学

## （科学出版社，2002 年版）

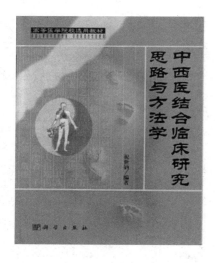

图 6 - 1 - 6 《中西医结合临床研究
思路与方法学》书影

本书是供高等医学院校中西医结合专业学习方法论的教材（图 6 - 1 - 6）。书中分析了中西医学术差异的方法学根源，阐明了消除中西医学术差异所必须解决的方法学问题；分析了中西医学术统一的方法学基础，阐明了实现中西医学术统一需要建设和发展系统论思路和方法；介绍了进行中西医结合研究的基本思路和方法，总结了百多年来中西医比较研究和中西医结合研究的经验和教训。讨论了在新世纪、新千年开拓中西医结合研究、促进中西医统一，需要坚持和发展系统论思维。

# 系统医学新视野

## （人民军医出版社，2010 年版）

本书是医学系统论的普及读本（图 6 - 1 -
7）。书中简明地介绍了如何运用系统论的观点
和方法来认识和对待人的健康与疾病，着重讨
论了局部病变与整体背景、整体不等于部分之
和、关系网与关系失调为病、机体的秩序与失序
为病、解剖视野之外的发现、如何推动机体进行
自主调理等六方面的内容。

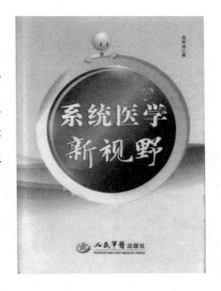

图 6 - 1 - 7 　《系统医学新视野》

书影

# 中国智慧的奇葩——中医方剂

## （海天出版社，2013 年版）

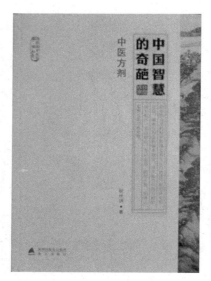

**图6-1-8** 《中国智慧的奇葩》
书影

本书总结和阐明了中医方剂的科学原理（图6-1-8）。方剂是中国医学的一大发明，不但创制了十多万首方剂，为保障中国和世界人民的健康做出了重大贡献，更重要的是发现和驾驭了方剂特有的功效规律，创造了中医专有的用药方式，是中国智慧的一种结晶。本书在继承历代"方论"和"方剂学"研究成就的基础上，根据方剂现代研究的新成果及现代科学特别是系统科学对方剂功效规律的新认识，就方剂的科学原理进行了新的研究和总结，提出了五条基本原理，即组方配伍、方证对应、方从法出、转化生效、知常达变。

# 中医学原理探究

## （中国中医药出版社，2019 年版）

本书从系统科学探究和阐明中医学的基本原理及其复兴（图 6 - 1 - 9）。全书论证了中医是中国第一大科学发现与发明，五千年创造了四大奇迹，20 世纪三大实践撬动中医复兴。着重从系统中医学角度研究和阐明了中医学的基本原理，主要有系统思维原理、以人为本原理、超解剖原理、辨证论治原理、生态调理原理、中药方剂原理、阴阳原理。论证了中医复兴的必然性，中医学的基本原理将复兴为人类新医学的主旋律。

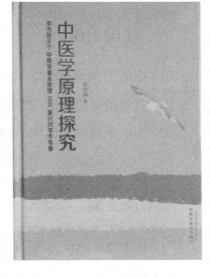

图 6 - 1 - 9　《中医学原理探究》
书影

# 其他论著要目

（除系统中医学研究之外，参加其他研究所发表的
重要论著目录）

## 一、主编著作

01. 中医学方法论研究/山东科学技术出版社，1985

02. 自然辩证法概论/上海医科大学出版社，1990

03. 中医新知识辞典/中国医药科技出版社，1992

04. 中医文化的复兴/南京出版社，2013

## 二、副主编、参编、参译著作

01. 科学方法论研究/科学普及出版社，1983

02. 自然辩证法原理/上海科学技术出版社，1985

03. 简明自然辩证法辞典/山东人民出版社，1986

04. 对医学的本质和价值的探索/知识出版社，1986

05. 中医现代化研究/黑龙江科学技术出版社，1989

06. 人体全息诊疗学/山东大学出版社，1989

07. 科学方法/知识出版社，1990

08. 简明应用哲学辞典/中国广播电视出版社，1991

09. 中医经典著作思路与方法研究/贵州科技出版社，1992

10. 中西医比较研究/湖南科学技术出版社，1993

11. 中华名著要籍精诠/中国广播电视出版社，1994

12. 中医沉思录/中医古籍出版社，1997

13. 医学伦理学辞典/河南大学出版社，2003

14. 临终关怀与安乐死曙光/中国工人出版社，2004

15. 中医哲学基础/中国中医药出版社，2004

16. 哲眼看中医/北京科学技术出版社，2005

17. 探索自然奥秘/山东科学技术出版社，2007

18. 中医药发展的若干关键问题与思考/中国科学技术出版社，2010

19. 名老中医之路/中国中医药出版社，2016

20. 儒学促进科学发展的可能性与现实性/山东人民出版社，2016

21. 自然国学评论/社会科学文献出版社，2018

22. 系统科学进展/科学出版社，2019

## 三、学术论文

01. 正确处理共性与个性的关系/全国自然辩证法教学工作会议，1982

02. 应划清安乐死的几个界限/医学与哲学，1982（8）

03. 造就一代新型中医学家/中医教育，1987（2）

04. 安乐死是人类自身生产文明化的必要环节/山东医科大学学报（社科版），1988（3）

05. 时时伴随你的模糊思维/知识与生活，1989（2）

06. 安乐死要有严格统一的定义/健康世界，1996（7）

07. 《周凤梧耕耘录》序/周凤梧耕耘录，1996

08. 痛悼周翁仙逝/山东中医杂志，1997（11）

09. 安乐死是人类自身生产的一项文明建设/湖北医科大学学报（社科版），1997（1）

10. 再谈划清安乐死的几个界限/医学与哲学，1997（3）

11. 安乐死论纲/医学与哲学，1998（7）

12. 科学认识史上的里程碑——科学技术是第一生产力论的历史地位/发展论坛，1998（9）

13. 安乐死暂行条例（草案·建议稿）/医学与哲学，1999（10）

14. 关于安乐死暂行条例（草案·建议稿）的若干说明/医学与哲学，1999（10）

15. 人怎样度过生命的最后时刻/知识与生活，2000（6）

16. 安乐死研究中几个问题的认识/健康报，2001 - 05 - 17

17. 安乐死/杜治政主编．医学伦理学辞典．郑州大学出版社，2003

18. 关怀人的临终健康/江苏社会科学（医学人文版），2004

19. 《临终关怀与安乐死的曙光》序言/中国工人出版社，2004

20. 发展中国式的安乐死/临终关怀与安乐死的曙光，2004

21. 正本清源释伤寒——《伤寒论通释》的方法论启示/山东中医杂志，2004（4）

22. 情志研究的可贵创新/中国中医药报，2009 - 07 - 13

# 附录一

# 祝世讷简明年谱

## 1940 年

12 月 1 日（农历庚辰年 11 月初 2）出生于山东省益都县（现青州市）东关小辛街 25 号（现属青州市昭德街道办事处）。

## 1949 年

2 月，于益都县东关北阁街小学报名入学。学制 5 年，校长陈绍孔，班主任徐作杞。

## 1957 年

7 月，加入中国共产主义青年团，介绍人王永生、高洪德。

## 1961—1964 年

7 月，于益都一中毕业，报考大学。因酷爱哲学，第一志愿报北京大学哲学系，最后被山东师范学院政治系录取。

不满足于所开课程和教学水平，祝世讷立志突破课程框架自学研究。他在床头挂"撼山易"三字，以铭"撼山易，撼我决心难"（学岳飞"撼山易，撼岳家军难"），利用周末和假期时间到图书馆制定计划，分专题查阅图书，重点是哲学理论和经典著作，撰写综述和论文，开始投稿和著书，理论和文字水平进步迅速。被系领导和来班级"蹲点"的校党委书记发现，安排为 1962 级新生介绍学习方法。1962 年 12 月，被推举参加山东师范学院第十一届学生代表大会，作大会发言，介绍学习经验。

1963 年 11 月—1964 年 2 月，遵省委要求，在学校组织下与全班同学到昌邑县峷山公社西下洼村参加农村社会主义教育运动试点，在活动中被安排在县委驻村工作组做材料工作。

## 1965 年

7 月，由山东师范学院政治系毕业，被分配到山东省第二教育厅教材编审室工作。

8 月，山东省第二教育厅筹备召开"山东省工读教育工作会议"，在秘书组参与会议文件准备。9 月，会议在济南珍珠泉宾馆召开。

1965 年底，山东省第一、第二教育厅合并为山东省教育厅，被安排在工读教育办公室工作。

## 1966 年

4 月 26 日，在中共惠民地委垦利民丰公社义和大队工作组党支部加入中国共产党。

## 1978 年

9 月，调至山东中医学院，被安排在马列主义教研室，专任硕士学位课"自然辩证法"的教学。教学对象还包括全国中医基础理论进修班、山东省西医离职学习中医班、全国和全省的《黄帝内经》或中医基础理论研修班等。

半路踏进两个生疏的领域，一个是自然科学和科学技术史，一个是中医学。祝世讷认为自己原有知识结构存在严重短板，于是开始"换毛"，恶补式地进行知识更新，以至于能够开设科学技术概论、科学技术史、中医学方法论等课。并以此为基础，开始了中医学多学科研究。

## 1979 年

晋升讲师。

5 月，参加上海自然辩证法研究会成立大会（上海）。首次亲聆全国性的中西医现代争论。

12月，参加首届全国医学辩证法讲习会（广州）。会议贯彻中共十一届三中全会精神，解放思想、拨乱反正，重点讨论如何冲破"中西医结合是唯一方针"的思想束缚。代表们主张"中医、西医、中西医结合三驾马车一齐跑"。此后，1980年3月召开的全国中医和中西医结合工作会议，确定了"中医、西医和中西医结合三支力量都要大力发展、长期并存"的原则，会议重申党的中医政策，首次提出"中医现代化"。

## 1980 年

4月，发表第一篇研究中医的论文《中医现代化刍议》。

开始学习和研究系统科学，将其引入中医现代研究。首先是系统论、控制论、信息论，特别是贝塔朗菲的《一般系统论》、萨多夫斯基的《系统论基本原理》等，开始从系统科学来研究和阐明中医理论和方法，重点是挖掘总结中医的系统论思想，开创了中医系统论研究。

11月，参加全国科学方法论第一次学术讨论会（北京）。提交论文《中医方法现代化问题》，会上发言题目为"中医学现代研究提出的几个方法问题"，重点提出要研究和发展中医的系统论思想和方法，引起重视，全文刊登于《会议简报》第11期（1980年11月23日）。

## 1981 年

参加山东自然辩证法研究会筹建工作。10月举行成立大会暨首届学术年会，当选为山东自然辩证法研究会第一届理事会常务理事。此后，第二届、第三届继任常务理事，1997年第四届理事会被选为副理事长。

11月，参加中国自然辩证法研究会成立大会暨首届年会（北京）。提交论文"医学的系统时代与中医"（发表于《医学与哲学》1982年第3期），提出医学正从"分析时代"转向"系统时代"，中医的系统论思想既是中医特色的本质，也在未来发展中占据战略优势。

## 1982 年

7月，参加全国自然辩证法教学研讨会（烟台）。会间与上海中医学院宋传玉、北京中医学院杨惠芝共商筹编适合医学院校使用的《自然辩证法原理》，会后负责起草编写提纲，全国有6个中医院校的教师参加编写。1983年7月编成初稿，全体编写者集中于承德避暑山庄进行统稿，逐章讨论修改，用时10天。商定由祝世讷和王全志负责全书的文字加工和定稿，1985年由上海科技出版社出版。

10月，参加全国首届医学伦理学讨论会（大连）。大会发言题目为"安乐死是人类自身生产文明化的必要环节"，核心观点被编入中国首部《医学伦理学》教材（1984年版），全文发表于《山东医科大学学报》（社科版）1988年第3期。成立中国医学伦理学学会，选为教育委员会委员。

## 1983 年

5月，参与筹备和召开全国首届医学方法论学术讨论会（青岛）。大会发言题目为"医学方法：从还原论走向系统论"。会后应青岛市医学会邀请，为青岛市卫生局及直属单位作"医学伦理学"学术报告。这是祝世讷外出作学术讲座之始。

9月，总结中医系统论的研究成果，为全校硕士研究生开设"中医系统论"讲座，每年20学时。

## 1984 年

4月，由学校进修部安排，为第一期山东省中医院院长学习班讲授"新技术革命与中医学的发展"，引起较强的讨论和争论。

7月，参加山东中医学会中医学方法论讲习会（威海）。会间山东科学技术出版社编辑邀请部分代表座谈，议定由祝世讷负责编写一部关于中医学方法论的著作，尽快出版。会后祝世讷整理编纂《中医学方法论研究》，于1985年出版。

11 月，参加第二届全国医学方法论学术讨论会（南昌）。

12 月，应邀参加中华全国中医学会"2000 年的中医"论证会（北京），大会发言"系统论在中医的应用研究"，发言全文载入中国科学技术协会《2000 年的中国》研究资料第 60 集《2000 年的中医药》。会间接受《健康报》记者采访，提出"创立中医系统论与系统工程"的主张，发表于《健康报》1985 – 01 – 06。会后撰写《中医 2000 年展望》，发表于《山东中医学院学报》1985 年第 2 期。

## 1985 年

3 月，准备正式为全校硕士研究生开设"中医系统论"课，编写教材《中医系统论导论》，由学校教材科印行（为学校史上第一部铅印教材）。首次从理论上阐述了什么是还原论和系统论、还原论转向系统论的逻辑必然，提出和论述了中医系统论的基本原理，主要是整体性原理、联系性原理、有序性原理、动态性原理。

5 月，委托湖南医科大学黄建平教授将教材《中医系统论导论》转呈著名科学家钱学森求教。钱老看后来信给予肯定和鼓励，由此开始就中医系统论研究与钱老通信请教，钱老先后 6 次亲笔来信提出指导意见。1985 年 9 月 23 日的来信，系统地讲了中医的科学水平和价值，征得他的同意后将全文发表于《山东中医学院学报》1986 年第 1 期；2000 年完成编写《中西医学差异与交融》时，又征得钱老同意将该信影印于书首。

6 月，应邀到卫生部中医司举办的全国中医科研方法学习班（南京），专题讲授中医系统论。

7 月，应邀到中华全国中医学会举办的中医学方法论学习班（北京），专题讲授中医系统论。

9 月，正式为全校各专业硕士研究生开设公共理论课"中医系统论"（40 学时/年）。教学对象先后还有全国（省）中医基础理论进修班、少年班、中西医结合学习班等。至 1997 年，扩展为全校中医、针灸等本科专业的选修课。该课教学一直发展至今，教师更替 3 代。

10 月，学校将马列主义教研室扩建为社会科学部，新建自然辩证法教研室，委任祝世讷担任教研室主任。

## 1986 年

承担并完成山东省教育委员会研究课题"五行学说的方法论意义"，着重从系统科学和拓扑学论述了"五行模型"的方法论特点和现代科学意义。发表论文《五行学说的方法论意义》（山东中医学院学报 1988 年第 1 期）。

承担并完成山东省教育委员会研究课题"中医系统论与中医系统工程"（1986—1987），先后就中医的系统论思想、系统方法、黑箱方法、系统工程等提出见解，并发表论文 10 多篇："谈中医的黑箱方法"（北京中医学院学报 1984 年第 1 期）、"再谈中医的黑箱方法"（北京中医学院学报 1986 年第 2 期）、"经典中医学与现代中医学"（中国中医药学报 1986 年第 3 期）、"系统论与中医学"（健康报 1986 - 07 - 05）、"科学界重新发现中医"（山东中医学院学报 1987 年第 1 期）、"生命中整体与部分的关系"（山东医科大学学报社科版 1987 年第 1 期）等。

9 月，应枣庄市中医学会邀请，到枣庄作"中医系统论"学术讲座。

12 月，应邀参加山东中医学会代表大会（济南），在闭幕式上作"中医研究与研究中医"学术报告，着重阐述以现代科学为主的多学科"研究中医"。

## 1987 年

晋升副教授。

5 月，参加筹备建立山东中医多学科研究会。在青岛举行成立大会暨首届学术年会，邀请国内 4 名专家到会做报告。会上，祝世讷当选为副主任委员。

6 月，应邀到张家口医学院中医系，讲授"中医系统论"1 周。

7 月，山东中医学院获得博士学位授予权，开始招收博士研究生。国家要求开设博士学位课"现代科学技术革命与马克思主义"，学校安排 60 学时/年，决定由祝世讷任教。这是一门新课，没有教学大纲和教材，经外出考察学习，以"博士课"的要求，自创了"自学（计划书目）、讨论（指定问题）、讲授（针对难点）相结合"的教学模式，决定自编适合这种教学模式需要的教材，从

1987 年首届博士研究生开始试行。1989 年申报了山东省教育委员会的科研项目"博士研究生'现代科学技术革命与马克思主义'课自学研究教材",经研究和编写,于 1993 年完成并刊印使用。该课独创的教学内容和方法受到中国自然辩证法研究会的肯定和重视。2000 年 8 月祝世讷被推荐到"全国高等院校博士研究生课'现代科学技术革命与马克思主义'教学研讨会"(北京)作大会报告介绍经验。

9 月,应山东省中医管理局邀请,为全省中医院院长学习班(德州)做"中医系统论"系列讲座。

## 1988 年

1 月,中共山东省委、山东省人民政府召开"山东省振兴中医大会"。受大会秘书处委托,撰写《国外兴起中医热,科学家主张发展中医》作为会议文件印发,编入《山东省振兴中医大会文件汇编》。

承担并完成山东省教育委员会的研究课题"中西医哲学思想比较研究",其成果编入与黄建平等合著的《中西医比较研究》(湖南科学技术出版社,1993)。

7 月,遵照国家中医药管理局《关于修改〈中医药学科、专业目录〉(征求意见稿)的通知》[(87)国医教高字第 2 号]的规定,学校决定在中医系中医基础理论专业开辟"中医学方法论"研究方向,列入《1988 年攻读硕士学位研究学生招生专业目录》,于 1988 年开始全国招生。计划招生 1 名,报名 11 名,统考上线 7 名,录取 2 名,后又有 1 名学生办理委托培养,共招收 3 名。开设的课程有"中医系统论"(学时 40/年)、"自然辩证法原著选读"(60 学时/年)、"中医学方法论"(学时 72/年)、"科学思想史"(学时 50/年)、"医学哲学"(学时 60/年)等。3 名学生 3 年完成学业,获硕士学位,其硕士论文分别是黄荣国《证是疾病功能态》、薛雨芳《论阴阳自和》、马淑然《肾藏是人体功能子系统》。后因故停止招生,祝世讷把更多精力集中于通过公共课教育和指导全校各专业的研究生,并从中择优而教之。至 2000 年退休前,一直教授 3 门公共课("自然辩证法""现代科学技术革命与马克思主义""中医系统论"),从 1987年首届研究生开始,共教过 24 届硕士研究生、15 届博士研究生。

## 1989 年

完成学术专著《系统中医学导论》（湖北科学技术出版社），是从中医系统论研究向系统中医学研究的深化。系统中医学是由系统科学主导的中医现代研究，以人的生命及其健康与疾病的复杂性为研究方向和主题。

10 月，祝世讷出席并参与主持"医易相关研究"贵阳国际学术讨论会。开始介入医易相关研究。

## 1990 年

学术专著《中医系统论》由重庆出版社出版。

参与筹备和主编的《自然辩证法概论》，由上海医科大学出版社出版。

6 月，山东中医学院首届博士研究生毕业，祝世讷应邀参加其毕业论文答辩委员会。缘于中医文献专业首届博士研究生奚正隆，据祝世讷讲课时提出的区分"伤寒病学与伤寒论学"为题撰写毕业论文；中医基础理论专业首届博士研究生陈利国的论文"气的研究"在选题和研究中，祝世讷在理论和方法上给予重要指导。此后，1991 年至 1994 年，祝世讷又 3 次应邀参加博士研究生毕业论文答辩委员会。

10 月，出席中国人体科学学会中医系统理论专业委员会成立大会暨首届年会（成都），作"论中医系统论"大会发言，并当选为该专业委员会五个委员之一。《论中医系统论》发表于《山东中医学院学报》1991 年第 1 期。

由老中医张志远推荐，被美国传记研究中心（ABI）载入《世界名人录》。

## 1991 年

2 月，"中医系统论课程建设"获山东省普通高等学校第二届优秀教学成果省级二等奖。

祝世讷承担全国高等中医药教育研究中心的科研课题"中医学术的发展与中医教育改革的思考"（1991—1993），撰写"中医学术发展与中医教育改革的思考"发表于《中医教育》1995 年第 1 期；另撰"中医学术发展要求培养新型人才"刊载于《光明日报情况反映汇编》（1995 – 06 – 15）。

5 月，应邀到山东省编辑学会青年编辑学习班（烟台），作"系统科学"讲座。

11 月，应南京中医学院邀请参加"中医文化研究"学术讨论会（南京），议定编纂"中医文化研究"丛书。上卷《中医文化溯源》（任殿雷主编），中卷《中西医文化的撞击》（张慰丰主编），下卷《中医文化的复兴》（祝世讷主编），由南京出版社出版。

12 月，专著《系统中医学导论》获第五次山东省社会科学优秀成果二等奖。

## 1992 年

晋升教授。

与丛林共同主编《中医新知识辞典》。从 1990 年开始组织全国 41 名学者合作，普查、筛选、审定、诠释中医在 1840 年以来形成、吸收、应用的新名词术语近 2000 条，于 1992 年完成，由中国医药科技出版社出版。撰"中医新名词术语的发展趋势"发表于《山东中医学院学报》1992 年第 3 期。

6 月，出席全国高等院校博士学位课"现代科学技术革命与马克思主义"教学研讨会（黄山）。

10 月，出席并参与主持"中医经典著作思路与方法"研讨会（贵阳）。

## 1993 年

4 月，应邀到聊城市中医院作"中医现代化"学术报告。

6 月，应邀到枣庄市中医院作"中医系统论"学术讲座。

7 月至 11 月，应山东省计划生育委员会邀请，到山东省计划生育学校，为全省县级计生委主任岗位培训班等，讲授"人类生育中的性科学""计划生育与性科学""中医生育学"等。

## 1994 年

为提高工作效率而"换笔"。购买一台 386 电脑配彩显（当时学校重要部门只配备有 286 电脑和黑白显示器），又托人从北京买回一台 24 针打印机，从此摆脱了"爬格子"加"剪刀、糨糊"之苦。不但文章和书稿采用电脑处理，讲稿也逐步采用电脑处理。《科学技术史》讲稿于 1997 年评选为全校"十大优秀讲稿"之一，即是全部用电脑处理的。

10 月，应邀到上海参加国际中医文化恳谈会（松山，上海中医学院主办）。

12 月，应邀到徐州市中医院，主持黄荣国完成的江苏省科研课题"证是人体异常功能态"的结题评审。

## 1995 年

3 月，为中医文献专业 1991 级开讲新课"科学技术史"。学校于 1991 年新增中医文献专业，决定开设"科学技术史"课，商定由祝世讷筹备讲课。因需讲"中外科技通史"，无现成教材，祝世讷遂决定自己编写。从 1995 年 3 月开课起，边讲课边编写教材，1996 年 1 月编成教材《科学技术史》，由学校教材科印行。

## 1996 年

1 月，在《山东中医药大学学报》开辟"中医学重大理论问题系列研究"专栏，从第 1 期开始，每期发表论文 1 篇。论文从中医学的理论和方法研究切入，针对中西医结合研究和中医现代研究中出现的违背中医原理的异化和西化倾向，抓住一些基本理论和方法问题进行拨乱反正、正本清源，从系统科学探究中医学对于人的生命及其健康与疾病的复杂性的认识和调理，阐明中医原理的原本正义和科学内涵。本年发表论文 6 篇："阴阳的本质究竟是什么""再论阴平阳秘不就是阴阳平衡""'阳阳自和'是人身阴阳的深层规律""中医学整体现的深层内涵""研究和发展现代天人相应论""'五藏'是人体功能子系统"。

6 月，山东中医学院更名为山东中医药大学。

## 1997 年

继续进行"中医学重大理论问题系列研究"专栏研讨。本年发表论文 6 篇："经络结构是超解剖的功能性结构""深化'证'的研究，发展功能病理学"

"论治疗深度""研究和建立中医微生态学""中药方剂现代研究的两条道路""中医现代研究中的几个理论难点"。

该专栏连续发表文章 12 篇，在中医界引起广泛关注和影响，《山东中医药大学学报》编辑部决定约请全国著名学者和专家，就专栏所涉问题进行一轮新的讨论。于 1998 年第 4 期至 1999 年第 5 期，《山东中医药大学学报》开辟了"关于'中医学重大理论问题研究'的专栏讨论"，8 期共发表讨论文章 18 篇。最后，以《开拓中医自主发展的道路——祝世讷教授访谈录》作为总结。

4 月，参加全国医学院校博士学位课"现代科学技术革命与马克思主义"教学研讨会（杭州）。

10 月，为纪念法国哲学家拉美特利《人是机器》发表 250 周年，阐明系统科学所揭示的人的非机器特性和规律，撰写《人不是机器——纪念拉美特利〈人是机器〉发表 250 周年》，发表于《医学与哲学》1997 年第 11 期。

## 1998 年

6 月，参加全国医学院校博士学位课"现代科学技术革命与马克思主义"教学研讨会（西安）。

9 月，应河北省中医管理局邀请，到河北省中医理论进修班（北戴河）讲授中医系统论 1 周。

11 月，应邀参加山西中医学院建院 10 周年庆典，作"坚持和开拓中医自主发展道路"学术报告。

12 月，完成山东省教育厅科研课题"安乐死的立法与伦理研究"（1996—1998）。该研究始于 1980 年，1996 年组成课题组，先后发表论文 18 篇，其中代表作是"安乐死论纲"（医学与哲学，1988.7），提出关于建设和发展中国式安乐死的 18 条纲领性意见。研究起草了《安乐死暂行条例（草案·建议稿）》及《关于安乐死暂行条例（草案·建议稿）的若干说明》，由学校科研处寄给国内有关专家征求意见。修改定稿后，由学校科研处呈报全国人民代表大会法制委员会、国务院法制办公室、司法部、卫生部政策法规司。

## 1999 年

10 月，带 1999 级博士研究生一行 15 人赴青岛，到海尔集团参观学习。

《医学与哲学》（1999.10）开辟专栏，加编者按，全文发表祝世讷等人起草的《安乐死暂行条例（草案·建议稿)》及《关于安乐死暂行条例（草案·建议稿）的若干说明》，组织进行讨论。

2000 年 3 月，山东的全国人民代表大会代表连方等联名向第九届全国人民代表大会第三次会议提出《关于加快安乐死立法的前期研究工作的建议》（第 1230 号），以《安乐死暂行条例（草案·建议稿)》《关于安乐死暂行条例（草案·建议稿）的若干说明》《安乐死论纲》为立案依据和附件。大会将该《建议》交卫生部办理，卫生部办公厅于 2000 年 6 月 19 日做出《对九届全国人大三次会议第 1230 号建议的答复》（卫办建发［2000］80 号）。

2001 年 3 月，连方等 11 位全国人大代表以上述安乐死的理论和立法研究成果为主要依据，以论文《关怀人生最后时刻》为附件，向第九届全国人民代表大会第四次会议提出《关于把安乐死与临终关怀统一起来立法的建议》（第 2662 号）。大会将该《建议》交卫生部办理，卫生部办公厅于 6 月 14 日做出《对九届全国人大四次会议第 2662 号建议的答复》（卫办建函〔2001〕173 号）。

## 2000 年

5 月，参加全国医学院校博士学位课"现代科学技术革命与马克思主义"教学研讨会（太原）。

8 月，参加"全国高等院校博士研究生课'现代科学技术革命与马克思主义'教学研讨会"（北京），提交会议论文"加强理论教学，深入联系实际——博士学位课'现代科学技术革命与马克思主义'的教学体会"，被安排作为大会报告之一，着重介绍"自学、讨论、讲授"相结合的教学模式和体会。

同年，祝世讷当选为中国自然辩证法研究会生命哲学专业委员会委员。

11 月，专著《中西医学差异与交融》由人民卫生出版社出版。该书是把中医系统论的研究深入到中西医比较和中西医结合研究领域，着重从系统科学研究和阐明中西医的差异的根源和本质，只有从系统科学认清人的复杂性才能走向统一。

11 月，山东省科学技术协会成立山东省反邪教协会，祝世讷当选为常务理事，至 2012 年换届退出。

12 月，祝世讷退休。当选为山东中医药大学老教育工作者协会、老教授协会理事。

## 2001 年

由社科部返聘 1 年，继续讲授博士学位课"现代科学技术革命与马克思主义"、硕士学位课"自然辩证法"。

5 月，参加编纂《医学伦理学辞典》（杜治政主编，河南大学出版社，2003），负责撰写"死亡""安乐死"类词条计 53 条。

11 月，专著《中西医学差异与交融》获山东省教育厅自然科学优秀成果二等奖。

12 月，被评为山东省优秀科技工作者，荣记二等功。

## 2002 年

2 月，完成专著《中医系统论与系统工程学》（中国医药科技出版社），是研究中医系统论和系统工程学的一次全面总结。全书包括三篇，第一篇系统科学与中医，第二篇中医系统论，第三篇中医系统工程。

6 月，应邀到山西中医学院，为硕士研究生讲授"中医系统论" 1 周。

9 月，完成专著《中西医结合临床研究思路与方法学》（科学出版社），着重讲述了系统论与还原论的区别，中西医结合研究需要遵循系统论思维。

10 月，应香港胡雪芳之邀，与丛林一起助其创办《中医月刊》，该刊于2003 年 1 月出版试刊号。

参与编写七年制规划教材《中医哲学基础》（张其成主编，中国中医药出版社 2004 年版），撰写第十一章《中西医学哲学比较》。

应《临终关怀与安乐死曙光》主编陈番所邀，为该书赋序。书中收载了

《安乐死论纲》等 3 篇论文，由中国工人出版社 2004 出版。

## 2003 年

7 月，应邀出席科技部"中医基础理论研究现状及对策建议"专题咨询会（北京），做题为"从系统科学才能正确地理解和研究中医"的发言。见到科技部贾谦以及国医大师邓铁涛、中国科学院院士戴汝为等专家。

10 月，发表论文《中医，中国古代第五大发明——纪念毛泽东"10.11 指示"45 周年》（中国中医药报，2003 – 10 – 13）。首提"中医是中国第五大发明"。

## 2004 年

4 月，应学校返聘，到校史志办公室工作。史志办包括主任李心机在内共有工作人员 7 名，主要任务有 3 项：开展续修《山东省卫生志（1986—2005）》"中医篇"的编纂；编纂《山东中医药大学志》；创刊和编纂《山东中医药大学年鉴》。2004 年开始《山东省卫生志》之"中医篇"的编写，祝世讷负责主笔，该书于 4 月开始组稿征集资料；2008 年编纂成稿，8 月通过省卫生厅史志办组织的专家评审，10 月修改定稿并报卫生厅史志办；《山东省卫生志》于 2010 年由山东人民出版社出版。2005 年开始筹编《山东中医药大学志》，祝世讷任副主编，该书于 2016 年完成，由济南出版社出版。2007 年《山东中医药大学年鉴》创刊，祝世讷任执行主编。

8 月，祝世讷代表学校史志办，到昆明参加全国史志编纂学术研讨会。

9 月，祝世讷接受《中国中医药报》记者常宇采访，发表《中医与科学的不解缘》（中国中医药报，2004 – 11 – 08），后被收入该报主编的《哲眼看中医——21 世纪中医药科学问题专家访谈录》（北京科学技术出版社，2005）。

## 2005 年

应山东省科学技术协会邀请，参与编写"自然科学向导丛书"之《探索自然奥秘》，由山东科技出版社 2007 年出版。

6 月，应学校史志办安排，到连云港参加山东省史志编写学术研讨会。

## 2006 年

为纪念毛泽东 1956 年提出"中西医结合"50 周年，总结中西医结合研究的理论和实践，祝世讷撰写发表系列研究论文："中西医学的早期差异"（中国中医药报，2005 – 08 – 03）、"从中西医比较看中医文化的特质"（山东中医药大学学报，2006.4）、"开创中西医结合研究的新阶段——纪念毛泽东主席提出'中西医结合'50 周年"（山东中医药大学学报，2006.4）、"应研究中西医统一的客观规律"（中国中医药报，2006 – 08 – 11）。祝世讷认为，中西医结合研究有重大的历史和学术意义，但现有研究的思想境界不高，中西医比较研究不足，对中西医的差异认识不深不透，对造成中西医差异的原因认识不清，现有中西医结合研究陷于低水平的"以西解中"；事实证明中医的基本原理与西医不可通约，中西医结合研究需要认真地总结经验和教训，开辟新的道路，提高到新水平，着重从中西医的差异进行突破，最后走向"不同而和"的医学大同。

6 月，应国家中医药管理局邀请，祝世讷参加国家中医药"973"项目基础理论课题专家评审组，到北京参加十几项课题的评审。

应中国工程院院士、天津中医药大学校长张伯礼之约，祝世讷为《天津中医药》撰写论文"中医药自主创新的战略优势——复杂性"，发表于该刊 2007 年第 1 期。

9 月，山东中医药大学长清新校区建设一期工程完成，拟整体迁入，学校组织专家就主要建筑进行命名，祝世讷应邀参加并先后 3 次提出命名方案。学校党委于 12 月 27 日决定命名 18 个，其中采用了本人提议的 9 个，即中兴广场（湖）、中兴路、中兴东路、中兴西路、远方阁、桃园、李园、桃园路、李园路。

## 2007 年

1 月，在《山东中医药大学学报》开辟"中医药自主创新思路研究"专栏，连续两年发表 12 篇论文："中医药自主创新应从战略上突破""经络、五藏——揭开人的非解剖结构""气化学说——开辟解剖结构的发生学研究""失调——揭示'关系失调为病'的机制""'证'——开辟功能病理研究的新领域""调理——大力开拓非特异治疗之路""治本——开发机体的自我调理功能""药证对应——中药的药性、药效规律""转化生效——中药的复杂功效机制""药效物质基础的复杂性探究""再论中医是中国古代第 5 大发明""课题设计——谨防正确地解答错误的问题"。

3 月，校史志办主持创刊《山东中医药大学年鉴》（简称《年鉴》），祝世讷被聘为执行主编，该刊创刊号于 10 月刊印。《年鉴》由学校党委书记和校长任主编，由编纂委员会领导，下设编辑部（含执行主编、副主编、编辑），在各部、处、院各设 1 名撰稿人负责供稿，每年 1 卷，连续编纂。祝世讷为《年鉴》编纂进行了奠基性建设，包括制定年鉴纲目、编写体例、文稿规范、组稿制度、编辑制度、审定制度、出刊制度、存档制度等。至 2016 年完成执行主编 10 卷，后交由李庆升接任执行主编继续编纂。

5 月，应广东名中医陈益石邀请，祝世讷到深圳"看看我如何按中医系统论诊治疾病"，在深圳、广州、潮州共 4 天。陈益石自幼随父学医，其父陈映山是誉满粤港及南洋的名中医，研发了多种常用方剂和陈映山药丸，其潮州故里设有"陈映山纪念馆"，藏有前广东省委书记吴南生题写的"陈映山医院"等真迹。

9 月，祝世讷参加山东省史志研究学术会议（青岛）。

## 2008 年

10 月，应北京广安门中医院邀请，祝世讷到该院为"路志正治学经验的方法论研究"课题组进行方法论咨询。

11 月，应邀出席首届全国中医学方法论研讨会（中国中医科学院主办，东莞），祝世讷作首席发言："论中医的核心竞争力"（刊于《中国中医基础医学杂志》2008 年增刊）。

同年，当选学校退离休工作处党总支第四支部书记。

## 2009 年

1 月，《山东中医药大学学报》开辟"中医问题访谈"专栏，由《学报》主编皋永利提出系列问题作答，先后 6 期，访谈的问题有"怎样科学地看待中医的科学性""怎样破解中医理论'不知其所以然'的难题""中医需要走出哲学的围墙吗""中医'形下'研究需要什么样的方法""'衷中参西'的普遍性说明了什么""什么样的实验方法更适合中医"。

9月，应邀出席"中国科协第36期学术沙龙——中医药发展若干关键问题与思考"（中华全国中医学会承办，北京，香山论坛），作"中医药自主创新的整体思路需要做战略性调整"发言，编入《中医药发展若干关键问题与思考》，由中国科学技术出版社2010年版。

10月31日，著名科学家钱学森先生逝世，不胜悲痛，为寄哀思，先后撰两文："钱学森对中医的科学洞察和战略远见"（山东中医药大学报，2009 - 11 - 06），"钱学森与中医系统论研究"（山东中医药大学学报，2010年第1期）。

## 2010 年

3月，应邀到山西中医学院为硕士研究生讲授"自然辩证法"课及"中医，中国古代第五大发明"等学术讲座2周。

6月，专著《系统医学新视野》由人民军医出版社出版。编写该书本意从"中医系统论"发展为"医学系统论"，向整个医学界推广中医的系统论思想，而出版社希望先"科普"，遂改为该书名。

12月，作为离退休党总支的代表，参加中共山东中医药大学第四次代表大会。

## 2011 年

10月，南京出版社决定对1991年由南京中医药大学主办的"中医文化研究"所编纂的书稿进行重修再版，责任编辑王国钦来电，与祝世讷就重修和再版事宜进行协商。

11月，应南京中医药大学邀请，到该校作"解放思想，开创中西医结合研究新阶段"学术报告，发表于《南京中医药大学学报》（社科版）2011年第3期。同时，就重修再版"中医文化研究"丛书，与南京中医药大学社会科学部主任金鑫及南京出版社王国钦主任进行具体筹划，祝世讷仍负责主编第3卷

《中医文化的复兴》，对内容做重要调整和增补。该书于 2012 年完成修订，由南京出版社出版。

## 2012 年

4 月，由山东中医药大学老教授协会推荐，荣获山东省老教授协会颁予的"老教授新贡献奖"。

5 月，应山东大学儒学高等研究院邀请，祝世讷对该院科技哲学专业硕士研究生毕业论文进行审阅；同时担任该专业的毕业论文答辩委员会主席，主持 2012 年的毕业论文答辩。

6 月，应北京中医药大学基础医学院邀请，到该院为其创新团队及研究生作"中医是中国第五大发明"学术报告。

## 2013 年

2 月，于 2010 年开始编写"自然国学丛书"的《中国智慧的奇葩——中医方剂》，由海天出版社出版。

5 月，总结中西医结合研究的经验和教训，祝世讷认为中西结合研究的最大成就是证明了"中西医不可通约"。撰写专论《中医西医为什么不可通约》，发表于大众日报 2013 年 5 月 18 日。

6 月，参加中国自然国学第一届学术讨论会（青岛），祝世讷作"中医是中国第五大发明"学术报告。会间讨论，有专家建议改"第五"为"第一"。

7 月，应天津脑调序疗法研究所所长彭宗禹邀请，祝世讷到该所参观交流。

## 2014 年

从 2012 年开始探究"中医科学原理"，提出和回答的基本问题有：中医与西医不可通约的东西究竟是什么？中医在西医视野之外独到地发现和发明了什么？其科学原理和发展价值是什么？2014 年开始进行理论总结，撰写书稿和论文。

6 月，山东中医药大学老教协第 5 次代表大会、老教授协会第 3 次代表大会联合召开换届大会，选举产生新一届理事会，祝世讷被选为理事会副秘书长。

6月，山东中医药大学决定筹办"校史馆"，祝世讷被聘为布展顾问。先后10多次就文案、框架、布展等参与咨询和讨论。11月，参加考察组，赴青岛科技大学、青岛理工大学、石油大学、潍坊医学院等，考察学习其校史馆的建设和管理经验。2015年，山东省卫生厅、省中医药管理局决定，用山东中医药大学已建成的博物馆馆舍，设立山东省中医药博物馆，原筹备的校史馆内容并入作为其中一部分，祝世讷继续参加筹备咨询和讨论。该馆于2017年建成开馆。此后，祝世讷继续参加校园文化建设的讨论和咨询，特别是扁鹊塑像的设计筹建等。

## 2015 年

1月，参加山东省文化厅与山东大学儒学高等研究院联合举办的"中国传统文化与科学"座谈会（济南），作"中国传统文化与中医"发言，会后该发言发表于《人文天下》2015年第2期。

2月，《名老中医之路》主编张奇文来电，约请祝世讷将本人治学经验总结编入《名老中医之路》（续编）第5辑。请辞不允，遂撰《探究中医的黄金真理》寄呈。该书由中国中医药出版社2016年出版。

5月，在《山东中医药大学学报》开辟"中医真理探究"专栏，从系统科学研究和阐明中医的科学原理。首篇"中医药创造三大奇迹"刊于中国中医药报2015 – 05 – 14，其后至2016年在专栏发表8篇："中医是中国第一大科学发现和发明""跨世纪中医提出三大科学难题""中西医学术分野的焦点和分野点""中医是第一门复杂性科学""开辟'后中西医结合研究'""中医的原创性医学发现""中医技术的独创技术原理""对阴阳学说的五点新认识"。在此基础上，祝世讷开始专著《中医学原理探究》的撰写。

6至8月，应本校成人教育学院邀请，祝世讷为山东省中医系统西医学习中医进修班录制《中西医比较概论》讲课录像，共讲14章，录制28课时。

11月，应邀到河南中医药大学做学术讲座："中国传统文化与中医"。

12月，出席山东省科协第9期"泰山学术沙龙"（2015 – 12 – 06，山东大学儒学高等研究院承办），作"挖掘发展阴阳学说的'深层内核'"报告。该报告被收入马来平主编的《儒学促进科学发展的可能性与现实性》（山东人民出版社，2015 年版）。

12 月，祝世讷出席第二届全国自然国学学术研讨会（北京），此次会议主题："中华传统文化与当代科技创新。"祝世讷作大会发言："中药方剂引领药物开发新方向。"

## 2016 年

5 月，应邀参加中国中医科学院基础理论研究所"歆厅讲坛"第三期学术讨论会（北京），祝世讷作"中医研究的对象是人的生命及其健康与疾病"发言，发言被刊登于《世界科学技术—中医药现代化·中医研究》2016 年第 6 期。

8 月，应邀参加中国中医科学院基础理论研究所理论周，祝世讷参与主持并作大会发言"复兴中医需要复兴系统论思维"。会上见到"老粉丝"——广州的李以坚，她就遵循中医系统论发明的 80 穴位经络检测仪做学术报告。

## 2017 年

1 月，应大众日报"自然国学"专版主编孙关龙约稿，撰"中医三大难题促进新世纪科学革命"，发表于 1 月 4 日《大众日报》。

2 月，应上海交通大学《钱学森研究》编辑部约稿，撰"钱学森与中医系统论研究"寄呈。

4 月，应中国自然国学研究会筹备委员会约稿，撰"中医学的系统论思维"，刊登于新创的《自然国学评论》第 1 号（社会科学文献出版社，2018 年版）。

## 2018 年

5 月，应第二届中国系统科学大会主席中国科学院院士郭雷邀请，祝世讷赴北京出席大会，作大会报告"中医系统论研究"。

7 月，完成《中医学原理探究》书稿，约 30 万字。

10 月，应广东省中医院邀请，到该院作"中医的系统论思维"学术讲座 1

周，讲题有：什么是中医系统论、中医系统论基本原理（上）、中医系统论基本原理（下）、中西医结合与中医复兴。其间，祝世讷到暨南大学医学院做学术报告"中西医结合与中西医不可通约"。

12 月，山东中医药大学成立系统中医学研究所，祝世讷被任命为名誉所长。

12 月，第一届系统中医学学术讨论会（济南）召开，祝世讷到会作"系统中医学的理论研究"报告。系统中医学研究所印发《祝世讷的系统中医学研究》，图文并茂地总结了系统中医学研究 40 年的进展和成果。

同年，应中国科学院系统科学研究所约稿，为郭雷院士主编的《系统科学进展》撰写《中医系统论研究》。

## 2019 年

1 月，"山东中医药大学系统中医学研究所临床基地"落户山东省中医院脑病二科，祝世讷出席揭牌庆典并谈认识和希望。

2 月，接收博士后陈云为"关门弟子"，祝世讷制定培养计划，开始授课。

3—5 月，为加强系统中医学临床基地的学术建设，祝世讷到脑病二科做"系统中医学系列讲座"，3 次分别讲：什么是系统中医学、中医系统论基本原理（上、下）、中西医结合与中医复兴。

3 月 24 日，中科院院士郭雷一行来访，校党委书记武继彪、校长高树中等会见并座谈，参观脑病二科，就合作事宜进行了商讨。

5 月，第三届中国系统科学大会在长沙召开，首次开辟"系统中医学专题"进行专场研讨，郭雷院士全程参加。因年事所碍祝世讷未能到会，专门写去贺信。会上成立中华中医学会系统中医学专业委员会筹备委员会。

6 月，《山东中医药大学学报》决定开辟"系统中医学研究"专栏，从本年第 4 期开始，专门并持续地发表系统中医学研究的文章。首期发表《系统中医学创始人》及祝世讷的《论系统中医学》。

7 月，应北京中医药大学邀请，祝世讷到该校良乡校区为其新开的"中医系统论与中医科学原理"课，专讲"中医学原理探究"。商讨和支持北京中医药大学开设"中医系统思维"课。

10月，应邀出席"首届中医药与系统科学培训班"（中国中医科学院主办，北京，6天），祝世讷作大会报告"系统中医学——中医现代化的必由之路"。

新专著《中医学原理探究》由中国中医药出版社出版。新书发布会上，中国中医科学院基础理论研究所主持举行了该书的首发式，祝世讷签名赠书。

11月7日，应山东中医药大学马列主义学院（退休前的工作单位）邀请，到该院为全体教师介绍马列主义课程如何联系和研究中医的实践和经验。祝世讷从一般联系、重点深入、专题研究3个层次，汇报了自己40年的研究进展和体会，特别是从中医理论和方法的现代研究深入到系统中医学研究的发展过程和主要成果。

11月，祝世讷对40年积累的科研档案进行系统的归纳整理，集为《祝世讷科研档案》，共16类、58种、258件（套），分为39卷（装34个档案盒、5个档案箱），全部捐赠给山东中医药大学档案馆。13日，在老干部活动中心会议室举行"祝世讷教授珍贵档案捐赠仪式"，学校党委副书记田立新主持并讲话，校档案馆馆长李元霞负责接收，祝世讷签署了"档案捐赠协议"，学校颁发了"捐赠证书"。参加捐赠仪式的还有学校系统中医学研究所代表黄海量、陈云，马列学院院长崔瑞兰，离退休工作处处长艾邸及亲属代表等。同时，非实物的电子档案也整理完成，集为"祝世讷科研电子档案"，含6883个文件，计20G，收为1个压缩包，由李元霞用优盘从祝世讷电脑复制到学校档案馆收藏。

11月30日，由山东中医药大学系统中医学研究所承办的泰山论坛"系统科学与中医现代化"在山东中医药大学举行。北京大学、南京大学、北京中医药大学等高校的一批著名教授携其博士研究生，以及本省和本校的专家学者参会。晚上，举行"庆贺祝世讷教授80寿辰"宴会，全体与会代表和学校离退休工作处领导参加。

12月21日，中华医学会医史学分会第十五届三次学术年会在济南召开。应大会邀请，到会作"系统中医学的研究历史和影响"报告（因祝世讷患带状疱疹，由陈云代发言）。系统中医学研究进入医学史的研究视野。

【2020年3月整理】

# 附录二

# 探究中医的黄金真理

## 一、从哲学思考者到研究中医者

我不是学中医出身，与那些中医专业学者从事的"中医研究"不同，我是带着哲学思考半路跨进中医殿堂，把中医作为一门学术来"研究中医"。因此，我思考的角度不同于传统中医，更不同于"以西解中"，而是站在哲学、科学、医学的交叉路口，从中医当代研究和发展提出的问题入手，探讨中医的科学原理。

我年少时兴趣广泛，喜欢语言文学、工程技术，曾希望能成为一名工程师。及至高中，酷爱哲学，曾在学生中组织哲学学习小组，成为学生中思想文化活动的骨干。报考大学的第一志愿是哲学，被录取到山东师范学院政治系，大学4年不满足于课程学习，课余特别是周日和假期的大部分时间都泡在图书馆里，尽己所能地在哲学领域冲浪，有计划地按专题进行研读，学会了做系统的考察和思考，撰写综述、论文直至书稿。

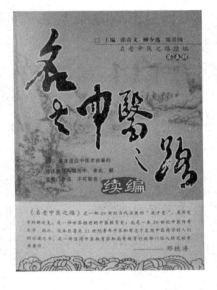

1965年大学毕业，遵守那个时代"祖国的需要就是我的志愿"，被分配到山东省教育厅工作，后来又被调至莱芜钢铁厂支援"三线建设"。这期间正逢"文革"，有困惑也有思考，也有机会读了几本二十四史和哲学名著。1978年被调回济南，山东省人事局拟安排我到省直机关做秘书，自觉不适应也不愿再做机关工作，想找个地方坐下来静心地做点学问，首次做了按自己的志愿寻求工作岗

位的努力，请求调到了山东中医学院。我所看中的是中医千年传承的理论与实践，中医是中华民族的智慧结晶，蕴含许多待解之谜。

英国哲学家培根说："在人类历史的长河中，真理因为像黄金一样重，总是沉于河底而很难被人发现，相反地，那些牛粪一样轻的谬误倒漂浮在上面到处泛滥。"当我度过人生的主程回首时，深感无悔无愧并且自足和自豪的是，我所致力研究的中医，是中华民族的伟大创造，它饱含着深厚的黄金真理，因为其重而沉于河底，被漂浮在水面泛滥的泡沫和垃圾遮蔽太久了。我大半生的努力都是参与拨开那些泡沫和垃圾，认清沉于河底的黄金真理，尽己所能地探究中医的科学真理和真理的黄金性。

教学研究是我跨入中医殿堂的第一步。就在我调入山东中医学院的 1978 年，中医破天荒地开始招收硕士研究生，国家规定的硕士学位课有"自然辩证法"，我到岗接受的就是这门课的教学任务。这是一门新设公共理论课，内容包括自然观、科学观、方法论，要求联系专业实际，面向全校所有研究生，每年 72 学时。到退休为止，我共为 24 届硕士研究生讲授该课。1987 年又破天荒地开始招收博士研究生，博士学位课有一门"现代科学技术革命与马克思主义"，面向全校所有博士生，每年 72 学时，学校决定由我负责教学任务，共教了 15 届。这门课的要求更高，要求学生了解和掌握现代科学技术革命的进展和成就及其提出的新的哲学和社会等理论问题，并从这样的前沿来研究和解决本专业的相关问题。

这两门课都不是一般的哲学性质，而属于自然哲学、科学哲学、医学哲学，要求联系专业实际，为研究生们研究和解决本专业的学术问题拓展思路，提供理论和方法支持。为教好这两门课，我不得不对自己的学术素养进行脱胎换骨的改造。第一，调整治学方向，定位于自然哲学、中医哲学、理论中医学。第二，更新知识结构，从两方面"恶补"。一是补自然科学，包括中国和世界的科学技术发展史及现代科学技术革命的进展和成就，后来为本科生开设了"科学技术史"课。二是补中医学，学习各门教材，研读《黄帝内经》《伤寒论》等经典著作，《周易》、道家、儒家的理论，广泛涉猎中国医学史、西方医学史等。这样改造的结果，让我形成一种特定的学术视野和思考坐标，即哲学、科学、中医学的交叉与综合，历史与现实的交叉与综合，可以从这样的视野和坐标来探讨所面临的中医问题。

通过教学研究，我逐步地深入到中医的学术领域。正是在这个时期，中西医结合、中医现代化、中医国际化的实践先后提出一系列问题，争论多，困惑多，有些认识存在混乱甚至谬误。这些问题大量属于中医哲学和理论中医学的性质，正是我的研究方向，它像一个巨大的"黑洞"吸引着我，我开始了对这类问题的探讨，包括如何认识和评价中医、中医与西医的关系、中医现代化的战略、中医国际化的道路、中医现代研究的思路和方法、中医未来发展的方向等，先后发表研究论文 50 余篇。

随着探讨的深入，我对研究方向做了两次浓缩。第一次是从中医哲学浓缩至中医学方法论。中医的哲学问题太多，其中方法论问题特别突出和迫切，研究生教育也特别需要，因此我把研究方向浓缩至中医学方法论。我先后发表 20 多篇论文，1985 年邀请全国相关专家编纂了《中医学方法论研究》。第二次是从中医学方法论浓缩为中医系统论。我在方法论研究中发现，中医面临的方法论问题仍然很多，更加迫切和有决定意义的，不是那些具体的操作方法，而是关于研究战略和基本思路的"大方法"，关键是中医的系统论思维与西医的还原论思维的原则性区别。这时刚好系统科学传入中国并开始在医学领域应用，于是把研究方向聚焦于移植和应用系统科学于中医，研究和创立中医系统论。先后发表论文 30 余篇，中医系统论专著 5 部，建立起中医系统论的理论框架，并从中医系统论拓展为医学系统论。通过上述这些研究，我逐步地从一个哲学思考者进化为一个研究中医者。

2000 年退休，我谢绝了多种"继续工作"的建议，从心所欲地开始做"学术自由人"，集中精力于自己最想聚焦的思考。这时恰好迎来新世纪新千年，时代的转折出现的新形势新动向引发新思考。东方文明复兴论、新的科学革命论、反思西医论、复兴中医论等新论层出，批"中医是伪科学"、网上签名"远离中医"的逆流再现，我深深地意识到，对中医的认识和理解问题远未解决，关键是那深藏于水底的黄金真理，远未被认识到，更远未被揭示出来阐释清楚，仍然在被泡沫和垃圾遮掩和玷污。特别是，它绝不只是医学问题，而是更深的科学问题、思想文化问题，需要从新世纪和新千年的划时代转折、从更高的视角和更深的层次再探究。为此，我下决心"坐穿这个牢底"，用有生之年来穷究中医那"沉于河底的黄金真理"。

新的探讨是尽可能地向深处挖掘，我重点突破了三个问题。①从人类文明和医学发展的五千年史，纵向剖析中医的地位和价值，证明中医创造了三大奇迹，即世界多元医学中唯一不中断地发展至今、中国多门自然科学中唯一不与西学融合、两千年前确立的理法方药体系至今仍主导临床。②对中医在 20 世纪的三大实践（中西医结合、中医现代化、中医走向世界）进行系统的理论总结，论证这三大实践到世纪之交提出了三大科学难题，即中医基本原理与西医不可通约、中医的理论和实践现代科学解释不了、中医走向西方世界无轨可接。由此进一步探讨中医究竟有什么东西超越了西医、现代科学、西方思想文化，为什么会有这种超越，发现和证明那正是中医独创和原创的科学发现和发明。③探究中医究竟有哪些科学发现和发明，而且是在西方医学和现有科学的视野之外的；认清了中医是一个包含系列科学发现和技术发明的科学体系，重大的发现和发明有十多项，其发明度和贡献度远远超过已知的四大发明，因而是中国的第一大发明。特别是发现和发明的方向和核心是健康与疾病的复杂性，复杂性是中医与西医的分水岭，而研究复杂性是现代科学和医学的最新发展方向。中医是世界上第一门复杂性科学和复杂性医学，健康与疾病的复杂性是中医的黄金真理所在。

## 二、正确认识中医的科学特性

如何认识和评价中医，是我遇到并探讨的首要问题。刚跨入中医殿堂就吃惊地听到一些分贝很高的噪声："七十年代骑老牛，今人反向古人求，今天是分子生物学时代，再研究古老的中医，是向负两千年倒退。""学了中医是误入歧途，考上研究生是走向深渊。"联系到1840 年以来对中医的多轮争议，我深感正确地认识和评价中医是个重大而迫切的问题，但它超出医学的专业学术范畴，是科学哲学和科学学的问题，需要从这个角度来思考和解答。

### 1. 关键在立场、观点、方法

经过对近代以来怀疑和否定中医的各种思潮的考察，我发现争议的焦点不在中医学术本身，而在立场、观点、方法。那些怀疑和否定论者，有的是民族虚无主义思想作祟，有的超越学术、乱贴政治标签，有的不懂中医而妄加评判，有的以西医为标准论是非，有的以 20 世纪的科学水平为标准论是非。那些说"中医是文化""中医是哲学""中医不是科学"的观点，虽不否定中医，但对中医的学科性质认识不准确，在科学观上存在混乱或差错。

### 2. 中医不是现代科学，但并非不科学或不是科学

我提出认识和评价中医要有三个观点，划清四个界限。

三个观点是：①全面的观点。要把中医放到人类文明发展史的坐标上，从纵向和横向进行全方位的比较和评价，不能孤立地从单一坐标或个别坐标点来判断。②历史的观点。科学的发展经历了古代、近代、现代三个阶段，古代科学、近代科学、现代科学都是科学，只是发展水平不同。现代科学是指 1900 年以来发展和形成的科学成果，不能把现代科学之外的科学都斥为不科学。③发展的观点。任何严格的科学理论都从不严格的理论发展而来，有些科学理论还没有达到成熟的程度，只能说它不严格或不成熟，不能说它不是科学。

四个界限是：①划清科学水平与是否科学的界限。中医属于古代科学，不是现代科学，这是科学发展水平的差异，不是科学与不科学的区别。②要划清九个指头与一个指头的界限。中医有精华也有糟粕，精华是主流，绝不能用糟粕来掩盖和抹杀精华。同时，精华也有发展水平和精粹程度问题，大部分还需要进一步发展和成熟，不能因为其成熟的程度不够而斥其为不科学。③划清实践与实验的界限。实践是检验真理的唯一标准，但医学的实践有多种，有临床防治、群体调查、医学实验等，不能把医学实验唯一化。特别是医学实验的现有水平十分有限，不只中医，整个医学的许多内容都还实验不了，因此把医学实验作为判断是非的唯一标准是错误的。④划清科学与哲学的界限。中医富含哲理，但其学科性质是医学不是哲学，经典著作中只有《黄帝内经》等少数带有自然哲学的性质，其余以《伤寒论》为代表的绝大多数都是纯正的医学著作。

中医理论的许多概念和理论源自哲学，如气、阴阳、五行等，但都已医学化，反映医学的专业内容，成为医学的专业概念和理论，不再是哲学性质。中医的更多概念和理论并非源自哲学，如经络、证候、正邪、寒热、虚实、表里、四气五味等，是纯医学专业的。

### 3. 中医五千年创造三大奇迹

为了全面系统地认识和评价中医，我把中医放到人类文明和科学发展的全部历史上来考察，认识到并明确提出，中医的五千年发展创造了三项伟大奇迹。

第一，世界多元医学中唯一不中断地发展至今的医学。人类文明的五个主要发源地（古中国、古印度、古巴比伦、古埃及、古希腊）都孕育产生了自己的医学，但其后来的发展非常不同。古埃及、古巴比伦、古印度的医学过早地衰落或落伍了，古希腊医学到"中世纪"那"黑暗的一千年"中断了，16世纪开始的医学革命走上迥异于古希腊医学的还原研究道路，形成以"生物医学"为代表的全新体系，其内容不包含古希腊医学的一个字。只有中国医学是个例外，从起源到今天，五千多年的发展从未中断，一脉相承地连续发展至今，这在世界医学史上是个奇迹。

第二，中国多门自然科学中唯一不与西学融合的学科。医学和其他自然科学一样，理论是对客观规律的正确反映，具有客观真理性，源于不同地域或民族的科学，对于同一规律的认识只要达到真理水平，必然会走向统一，真理是一元的。中国和欧洲是自然科学的两大主要发源地，17世纪以来中西科学开始相互融合，中国的数学、天文学、地学、物理学、化学、生物学成就到19世纪末已经与西方相关学科的成就相融合，只有一个例外——医学。尽管经过了专门的中西医结合研究，但中医至今仍然不能与西医融合。中医像喜马拉雅山那样昂然自立于科学之林，这是中医创造的又一奇迹。

第三，两千年前确立的理法方药体系至今仍主导临床。中医持续发展五千年没有中断的原因是什么？与西医不可融合的原因是什么？主要是理、法、方、药体系。它确立于秦汉时期，以《黄帝内经》《难经》《神农本草经》《伤寒杂病论》为标志，是包括基础理论、防治法则、中药方剂、针灸推拿等的完整学术体系，是经典中医学术的主干和核心。它两千年一贯，至今仍主导临床，可靠有效，并已传至世界上 160 多个国家和地区。这在世界医学中独一无二，是中医创造的又一奇迹。

### 4. 中医是中国第一大发明

对中医的系统考察和思考，我认识到并提出，世界已公认中国有四大发明（造纸、火药、指南针、活字印刷），但中医是比这四大发明更加重大的科学发现和发明。因为，那四大发明都是单项技术，而中医不但有多项技术发明，更有多项科学发现，是一个包括众多发现和众多发明的庞大体系。而且，中医所发现的医学现象和规律，远超西方医学的视野，许多甚至超越了现有科学的研究视野，属于新兴的复杂性科学的研究领域，符合甚至代表新世纪医学发展的新方向。2003 年发表文章，我按论定发明的时间顺序，提出"中医是中国第五大发明"，后进一步研究和提出，就发现度、发明度、贡献度而言，中医远远超过那四大发明，是中国的第一大发明。

### 5. 中医创造奇迹的三个条件

中医这样的奇迹为什么出现在中国而不是别的地方？我认识到主要基于三个条件。

第一，世界上最大的临床样本。临床防治是医学研究和发展的基础，中国历来人口众多，长期占世界人口的 1/4，人多病多，是世界上最大的临床样本，为中医的研究提供了独一无二的临床实践条件。

第二，社会长期统一稳定。社会政治经济的稳定和繁荣是医学发展的社会条件，在中医发展史上虽然有战乱和朝代更替，但社会的基调是统一和稳定，为中医的研究和发展提供了良好的社会环境，使中医掌握长期稳定的特大临床样本，并以其为基础连续不断地研究几千年，这在世界上也独一无二。

第三，中国思想文化的孕育。中医由中国思想文化母体孕育而生，《周易》、道家、儒家等的思想系统地融入中医，遵循其思想和方法对人的健康与疾病进行了中国式的研究，这是完全不同于西方医学遵循西方思想文化进行的研究，达到了西方医学至今无法企及的深度、广度、高度，把中医的发明创造铸成中国式的。

## 三、解析中医与西医之不可通约

如何认识和处理中医与西医的关系，是我遇到和思考的又一个重大问题。医学为何分中西？中西医能否统一？自西医东渐以来已争论了一百多年。我考察了中医和西医两个学术体系及其史发展，对中西医进行了系统的比较，考察了关于中西医关系的各种研究和认识，探讨了中西医关系问题的各个基本点，发表论文20余篇、专著《中西医学差异与交融》《中西医结合临床研究思路与方法学》，得出几项基本认识。

### 1. 中西医差异的起源和发展

整个医学"一流五源"，人类文明的五大发源地都孕育产生了自己的医学。医学起源的多元性和多元之间的差异性是各派医学差异的历史起点，也是中西医差异的历史起点，中西医差异不过是多元差异中的一元，没有必要也不可能追溯到比这更远的地方。中西医从起源时的原始差别发展为今天的巨大差异，主要经历了三个发展阶段。

第一，古代——差异的萌发。公元5世纪之前的1000多年，东西方哲学思想各执一端，核心是中国的元气论与欧洲的原子论相悖，影响了医学思想并直至今天。中医以《黄帝内经》为核心形成经典的理法方药体系，西方医学形成以希波克拉底为代表的早期学术体系，二者虽有许多观点相同或相近，但研究的具体内容却非常不同，形成中西医的早期差异。

第二，中世纪——差异的扩大。欧洲的"中世纪"是封建社会，政教合一，医学沦为教会的"婢女"，陷入凋敝的"黑暗一千年"。而这一千多年正是中国封建社会的鼎盛时期，中医全面系统地发展，形成了经典学术体系，成就远远地超过西方，中西医呈现"东高西低"的巨大反差，决定性地扩大了中西医之间的差异。中医现有的学术体系和基本特色，主要在这个时期确立和定型，对于中西医现有差异的形成，从中医方面起了定型作用。

第三，近代——差异的加深。1640年以后中国进入封建社会末期和半封建半殖民地社会，中医失去实现新的突破和发展的条件，保持着经典学术体系缓慢前行。而欧洲则发生了文艺复兴、资产阶级革命、科学技术革命，医学也发生革命，走上用新的科技知识和方法进行还原研究的道路，经过"机器医学""生物医学"的发展，建立和定型为今天所见的西方医学体系，中西医形成巨大的"西高东低"发展反差，决定性地加深了中西医的差异。这个时期对中西医差异起加深和定型作用的，主要是西方医学近400年的发展。

**2. 中西医差异的两个方面和两种原因**

经考察发现，中西医的具体差异表现在多个方面和层次，但在整体上，根本性的差异主要有二。①发展水平的时代性差异。现有的中医是从远古到1840年为止形成的经典学术体系，大体上属于古代科学的范畴。而现有的西医是从1543年至今所形成的学术体系，属于近代和现代科学的范畴。②研究视野的方向性差异。中医是以人为本的"人医学"，研究的是"人"的健康与疾病。而现有西医是"人体医学""生物医学"，把人简化为人体，对人体进行分解还原，研究其形态结构，用生物学和物理学、化学知识来解释的健康与疾病问题，不能做此研究和解释的内容就避而远之。

造成中西医这两种整体性差异的，是两种基本原因，即影响医学发展的基本条件在中国和西方出现的差异。

第一，社会的政治、经济、科技。它是影响医学发展速度和水平的决定性条件，是造成中西医之发展速度和水平差异的决定性条件。中国以1840年为界，1840年前后的社会条件截然不同，在此之前中医长期遥遥领先于世界，在此之后陷于滞缓。西医以16世纪为界，在此之前经历了古代的兴盛和中世纪的凋敝，在此之后随着欧洲的资产阶级革命和科学技术革命而发生医学革命，赶上并超过中医，达到近代和现代的发展水平。

第二，思想文化。它内化为医学的学术思想，支配着研究的方向和视野，是造成中西医之方向性和学术性差异的决定性条件。中医遵循中国的思想文化，注重的是人及人的整体性、生命运动、相互作用、生态调理。西医遵循着西方思想文化，注重的是人体及人的形态结构、分解还原、局部定位、实体粒子、对抗治疗。中国的元气论与西方的原子论的对立，是造成中西医差异的最深思想根源。

### 3. 中医的基本原理与西医不可通约

中西医结合研究是毛泽东主席倡导的一项伟大实践，中西医究竟能否统一？始终存在着争论，经过半个多世纪的努力，却没有达到预期的结果，发现和证明中西医的基本原理"不可通约"，怎么认识和解释？

基于中西医结合研究的实践，根据科学哲学所揭示的科学发展规律，我就中西医统一的必然性、条件性、可行性等反复地思考了 20 多年，得出了一些基本认识。认为中医和西医是医学内部的两个学派，对于同一规律的不同认识必会统一，而分别认识的不同规律形成的不同理论不可通约，但会融合到未来的医学理论的统一体系中。

关键是中医与西医是不是真的不可通约？是什么不可通约？为什么不可通约？寻找答案还得回到毛泽东主席当年怎样提出中西医结合，他讲的是："'学'是指基本理论，这是中外一致的，不应该分中西。"实践的结果所证明的，中西医正是在"学"上无法统一。而"学"的不可通约，是不同的"学"分别研究和认识了不同的规律，其本质是不同规律之间不可通约。

经系统的考察和思考，我认识到中西医之间并非所有的东西都不可通约，真正不可通约的是基本原理，主要包括以下三个层次。

第一，基本理论反映的基本规律不可通约。中西医的基本理论各自认识和掌握了健康与疾病的不同规律，中医的阴阳、脏腑、经络、病机、证候、治本、中药药性、方剂功效等，其规律都在西医的视野之外，没有一项能够与西医的现有理论相融合，用西医的理论来研究也很困难。

第二，医学模式不可通约。中西医之所以在同一研究对象分别认识不同的规律，在于研究视野有方向性差异而形成不同的医学模式。中医与西医在医学模式上的不可通约，主要是人医学与人体医学、生命医学与生物医学、生态医学与理化医学、关系医学与实体医学、调理医学与对抗医学、复杂性医学与分解还原医学的相悖。

第三，学术思想不可通约。造成中西医两种不同医学模式的内在根源，是中国与西方的两种不同思想文化。中医凝聚着中国思想文化，西医凝聚着西方思想文化，不但造成"仁者见仁，智者见智"的差异，而且造成"仁者见仁不见智，智者见智不见仁"的隔阂。

中西医基本原理的不可通约是整体性和本质性的。目前临床流行的所谓中西医结合治疗，实际上是在不可通约的两种不同原理指导下的"AA 制"，即"两种诊断互参，两种治法兼用，两种药物并投，两种理论双解"。

**4. 中西医统一的必然性和可能模式**

中西医基本原理不可通约，还能不能统一？我思考的结果是，中西医的基本原理不可通约，不能在现有水平上直接合并，但必将遵循两条规律，从两个层次走向统一。

第一，由科学理论的真理性决定，对于同一规律的认识走向一元化真理。医学和所有科学一样，研究的是客观规律，对客观规律的正确认识具有客观真理性，真理只有一条。因此，只要中医和西医所研究的是同一规律，只要认识达到真理水平，就一定会统一。

第二，由研究对象的同一性决定，不同的理论将纳入统一的理论体系。在科学体系中，医学只有一门，即研究人的健康与疾病的科学。中西医的研究对象是同一的，其不可通约的理论，不过是分别认识了同一对象的不同规律，只要认识具有真理性并发展成熟，将各自作为相对独立的理论并列地被纳入未来医学的统一理论体系中。

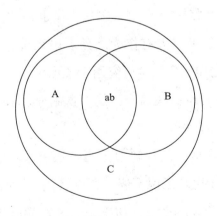

图 7 - 2 - 1　医学的"大一统"模式

中医和西医走向统一是客观规律，但统一的实现恐怕要几个世纪的时间，想把中西医在现有水平上直接"合并"起来办不到。未来的方向应是"大一统"，其可能模式是"A + B + ab + C"（图 7 - 2 - 1）。式中，A 是中医不能与西医相通约的理论及其发展，B 是西医不能与中医相通约的理论及其发展，ab 是中医与西医能够通约的部分理论及其发展，C 是由中医与西医之外的其他医学及整个医学未来发展所贡献的新理论。

## 四、研究和创立中医系统论

把现代系统科学移植应用于中医，挖掘和总结中医的系统论思想，研究和提高到现代水平，创立中医系统论，是我几十年努力的主攻方向。

### 1. 运用系统科学研究中医

系统科学兴起于 20 世纪中叶，是现代科学革命的四大主要成就之一，其研究方向是世界的复杂性，主要学科有系统论、控制论、信息论、耗散结构理论、协同学、超循环理论、系统工程学等，系统论是其基础理论。系统科学于 20 世纪 70 年代末开始传入中国的同时，也开始了在医学和中医的应用，成为新兴的中医多学科研究的一个重要方向。我于 1980 年开始致力于把系统科学应用于中医的研究，目标是研究和建立中医系统论。该努力得到系统科学倡导者钱学森院士的热情鼓励和支持，他曾六次亲笔写信来给予指导，并题字寄来他的专著《论人体科学》，鼓励我："据我所知，国内外研究中医的工作很多，工作大都是仪器测定，比较定量而严格……当然，这些工作也往往由于不知道系统论而未能解决问题，但这正是您可以大有作为之处。用系统论一点，'点石成金'！""您如能把中医固有理论和现代医学研究用系统论结合起来，那么，在马克思主义哲学指导下，一定能实现一次扬弃，搞一次科学革命。"把系统科学引入中医，首先解决了以下几个问题。

第一，认清系统科学是正确理解中医的一把钥匙。中医现代研究所面临的许多问题，特别是那些中医自己说不清"所以然"、从西医无法理解和研究的问题，从系统科学的理论和方法来看，却正是系统科学所研究和强调的深层复杂机制和规律，是更科学和深刻的。系统科学的整体性、联系性、动态性、有序性等原理，以及系统、开放、耗散、协同、非平衡、稳定、有序、熵、信息、反馈、黑箱等概念和理论，与中医的关系最为密切，从这些理论可以豁然开朗地理解和阐明中医理论的深层内涵，是在现代科学中真正能够理解和研究中医的理论和方法。

第二，划清系统论与还原论的界限。系统论是在批判还原论的基础上形成和发展的，所研究的是不可还原和反还原的现象和规律，即系统特性和规律。划清系统论与还原论的界限，是认清中西医差异的一个关键点。还原论是西方特有的思维方式，源于原子论，兴于近代的科学技术革命，主导西方医学至今。其基本原理有二：一是"原子－组合"，二是"分解－还原"。认为世界的本原是不可再分的最小物质颗粒"原子"，万物都由原子组合而成，因而可分解、还原到原子，就找到了其本原、根源。西医遵循这种思维方式，认为疾病的本质在微观粒子，对人体进行分解，力图还原到疾病的"原子"（或其化身）。系统科学研究发现，世界特别是人的本性与这种思维方式相反，不可分解和不可还原是其更加本质的特性。中医正是如实地认识和驾驭了人的不可分解和不可还原的特性和规律，形成系统论思维。中医的系统论思维与西医的还原论思维的差异和对立，是造成中西医学术差异的内在根源，由此可以看清中医和西医之各自特色的本质。

第三，确认和阐明中医的系统论思维。运用系统科学研究中医的重大收获，是认清了中医思维方式的系统论性质，总结和阐明了中医的系统论思维。从1981年开始，连续发表几十篇论文，提出和论证中医的系统论思维，认识的基本点有四。①中医思维方式的性质是系统论的，如实地反映人的健康与疾病的系统特性和规律，现代系统论的基本原理大都可在中医那里找到某种原型。②中医系统论思维的发展水平还是自发和朴素的，需要运用现代系统科学来研究和提高，发展为具有现代意义的中医系统论。③中医的现代研究需要坚持系统论思维，纠正那种抛弃和抹杀中医的系统论思维，而改用西医的还原论思维的错误做法。④根据科学思维方式发展规律提出，医学和整个科学一样，思维方式的发展逻辑是"古代整体论—近代还原论—现代系统论"，医学思维方式的未来发展方向是系统论，中医的系统论思维符合并代表着这一方向，西医要从还原论转向系统论，中医要从朴素系统论提高到现代系统论。

### 2. 研讨健康与疾病的系统规律

中医系统论研究并非只是认定中医思维方式的系统论性质，更加重要和基本的，是探讨中医究竟认识了健康与疾病的哪些系统特性和规律，抓住它进行现代系统科学的新研究，将认识提高到现代水平。而中医所认识的那些系统特性和规律，正是与西医不可通约的差异点，其差异和矛盾正从中西医结合研究和中医现代研究中暴露出来，成为热点性理论和方法问题。于是，我以这些重大的理论和方法问题作为突破口，逐步地深入进去。

中西医结合和中医现代化研究所提出的理论和方法问题众多，存在复杂争论和思想混乱。例如，阴阳的本质、经络的本质、五藏的本质、气和气化的本质、证候的本质、中药药性的物质基础、方剂整体功效的物质基础等，集全国之力几十年难以突破，许多重大课题无果而终。我抓住这些问题从系统论进行研讨，发现除了时代条件的限制，造成困难的共同原因是"以西解中"之误，是还原论引错了方向，像在养鱼网箱中寻捕大海深处之鲸。我从系统科学对这些重大问题进行新的探究，发表几十篇论文，比较集中的是在《山东中医药大学学报》开辟了 3 次专栏讨论：1996—1998 年在"中医学重大理论系列研究"专栏发表"阳阳的本质究竟是什么"等 13 篇；2007—2008 年在"中医药自主创新思路研究"专栏发表"中医药自主创新应从战略上突破"等 12 篇；2009 年在"中医问题访谈"专栏发表"怎样破解中医理论'不知其所以然'的难题"等 6 篇，阐述了关于这些理论和方法问题的系统论观点。

上述这些理论和方法问题的研究，关键是揭示中医认识的健康与疾病的系统特性和规律，即那些不可还原和反还原的东西，从现代系统科学进行新的探讨和阐明。例如，从现代系统科学来研究发现，中医的整体观有两层内涵：一是强调人产生和从属于天地之母，要把人的健康与疾病放到其母系统中对待；二是强调人的内部各部分产生和从属于人的整体，要把局部性病变放到整体背景中对待。这是标准的系统观，可从现代科学的最新知识进一步提高和阐明。阴阳是人的生命运动的非对称矛盾特性，阴阳失调是矛盾关系的失调，既不能提纯出物质成分，也不存在特异指标，更不可还原为微观粒子。人的结构是复杂的，有解剖结构更有非解剖结构，经络是人的非解剖结构，认为人只有解剖结构去寻找经络的解剖形态的研究是方向性错误。"人"比"人体"复杂得多，"生命"比"生物"复杂得多，证候是人的生命运动失常，是人的疾病功能态，它涉及但不主要是器质性病变引起的功能异常。人的结构是活的，由"功能A"建立和维持，然后才有结构所产生和负载的"功能B"，证候的病变首先是"功能A"失常。中药的药性是整体性的，不可还原，无法提纯和归结为物质成分的药理作用。方剂的整体功效是整体性的，不可还原，拆方研究找不到方剂整体功效的根据。

上述这样的问题探讨了大小几十项，得出的基本认识是，人是世界上最复杂的系统，其健康与疾病的系统规律客观存在，西医由于还原论的束缚无从认识，中医则按系统论思维接触了、认识了，只是由于时代条件的限制未能揭示清楚，运用现代系统科学进行新的研究，可以把这些规律揭示出来总结为新的理论。我所研究的规律问题主要有健康与环境、心神与机体、整体与部分、宏观与微观、关系与实体、结构与功能、解剖结构与非解剖结构、有序与无序、平衡与稳定、能与熵、自愈与治愈等。通过研究，提出了一系列新概念、新观点。例如，关于人的"整体性"，提出人的"元整体"性、"非加和"性、人的"系统质"、人的"功能子系统"等概念；关于人结构与功能，提出"结构"的本质是"关系"、人有非解剖结构、结构的发生和调节、疾病在本质上首先是功能性的；关于疾病的本质，提出人是典型的耗散结构、阴平阳秘是有序稳定、疾病不仅是失稳更是失序；关于人的自主性，提出人是典型的自组织系统、阴阳自和是生命运动的自组织；关于防治，提出五藏生克是机体自稳机制、治病求本是对人的自组织规律的驾驭、推动机体自主调理是治疗学的第一原理。

**3. 提出中医系统论基本原理**

把中医的系统论思维提高到现代水平，创立中医系统论，是中医系统论研究的理论追求。1984年我在"全国2000年的中医论证会"上，大会发言提出了"创立中医系统论与系统工程"的主张；1990年中国人体科学学会成立"中医系统理论专业委员会"，我作了"论中医系统论"大会发言，提出了中医系统论的理论框架，阐述了中医系统论的学科性质、研究对象、基本内容、主要特点、发展方向，指出中医系统论是关于人的健康与疾病的系统规律的学说。经过30

多年努力，建立起中医系统论的理论框架，先后有 5 部专著进行总结和阐述。前期有《中医系统论导论》《系统中医学导论》《中医系统论》，初步总结了中医系统论的理论和方法；后期有《中医系统论与系统工程学》，全面系统地阐述了中医系统论的理论和应用；最后的《系统医学新视野》面向整个医学，从中医系统论拓展为医学系统论。

中医系统论的理论核心，是研究提出的 6 项基本原理。

第一，元整体原理。即人是分化系统、元整体。要区分两种不同的系统和整体，即分化系统、元整体与组合系统、合整体。人是前者，不是后者，不能混淆。人的整体和部分都是分化发生的，都要放到产生它的整体背景中对待，遵循其分化发生机制和元整体特性。

第二，非加和原理。即人的整体不等于部分之和。整体的属性、功能、行为只存在于整体水平，即"系统质"，不能分解、归结为各部分的属性、功能、行为或其相加和。"系统质"的病只存在于系统的整体水平，不能分解、归结为各部分的疾病或其相加和。

第三，有机性原理。即相互作用是真正的终极原因。相互作用造成整体不等于部分之和，相互作用正常与否是健康与疾病的内在根据。实体是关系网的网上钮结，实体病是关系失调的表现或结果；关系有线性的和非线性的，非线性关系及其失调是病变的非特异性本质。

第四，有序性原理。即人的健康是有序稳定，疾病是失序失稳。人是典型的耗散结构，具有开放性、非平衡性，通过与环境交换物质和能量"吃进负熵"实现有序化。健康不仅是稳定，更是有序，是有序稳定。疾病不仅是失稳，更是失序，是失序而失稳。

第五，功能性原理。即人的病变在本质上首先是功能性的。病变的本质是人的生命运动失调，大都发生在器质性病变之前和之外，包括"系统质"病变、非解剖结构的结构性和功能性病变、"熵病"等，器质性病变是"功能 A"异常到一定程度或被外因所乘的结果。

第六，自主性原理。即人是自组织系统，发病和愈病都是机体的自主调理过程。自组织机制是"一只看不见的手"，自主地建立和维持有序稳定，健康是机体自组织的结果，病变是自组织的失常或失佳的结果，防治的关键是依靠、调动、发挥机体的自组织机制。

**4. 开辟中医系统论教学**

为将中医系统论研究成果向临床、科研转化，我从 1983 年开始为硕士研究生开设了公共课"中医系统论"，先后以《中医系统论导论》《系统中医学导论》《中西医学差异与交融》为教材，每年讲授 40 学时。1990 年以后又扩展为中医、针灸、中西医结合等本科专业的选修课，迄今已授课 30 多年，教师更替了 3 代。

研究生对该课学习特别认真，把中医系统论的理论和方法运用于学位论文研究。有的学生的研究就从中医系统论方向选题，有些学生的论文直接或大量地运用中医系统论的理论和方法，因此我多次应邀参加博士和硕士的毕业论文答辩委员会。学生们反映，这门课程是从学术思想、理论观点、思路方法上向现代的开拓和启迪，从中学到的不只是一种知识，更是一把钥匙，一条道路，影响了一代人。

1988 年，在国内首次招收培养了以中医系统论为主攻方向的硕士研究生，他们的研究课题有"'证'是人的疾病功能态""肾藏是人的功能子系统""论阴阳自和"等。

## 五、论证中医的科学发现和发明

在上述研究的基础上，2000 年之后的思考进入一个更深的层次——探究和论证中医的科学发现和技术发明，具体地揭示和阐明中医究竟发现了什么，发明了什么，有何科学价值，未来发展有何意义。

**1. 总结中医跨世纪提出的三大科学难题**

世纪之交引起我深度思考的，是一个特别重大的问题，即中医在 20 世纪有三项前无古人的伟大实践——中西医结合研究、中医现代化研究、中医走向现代世界，到世纪之交都暴露出深刻的困难和矛盾，这些困难和矛盾的实质是什么？

从历史的长河纵向看，中医五千年创造了三大奇迹，而从世纪之交的时代横断面来看，中医在 20 世纪的三大实践把三大奇迹的内在本质显露出来，成为中医向医学、科学、思想文化提出了三大难题，而这三大难题之"难"，正是中医的科学发现和发明所在。

第一难题，中医基本原理与西医不可通约。其具体内容如前述，它表明，中医在西医的视野之外，独到和独创地认识了另外的现象和规律。

第二难题，中医的理论和实践不能用现代科学解释。中医现代化研究不同于中西医结合研究，关键是运用现代科学技术来研究。但经几十年的努力，基本的学术问题一个也没能解决。在基本理论方面，关于元气是什么，阴阳的本质是什么，经络是什么结构，五藏为什么找不到解剖形态，正与邪的本质是什么，失调所失的是什么等，这些问题都回答不了。在临床防治方面，证候是发生在哪里的病变，其寒热、虚实、阴阳、表里在人身上的具体变化是什么，回答不了；研究了四诊，用现代技术研发的舌诊仪、脉诊仪都不成功，对于舌象、脉象变化的内在机制及与病变的关系研究不了；常用的"寒者热之，热者寒之"等治疗法则机制是什么，中药的药性怎样转化和发挥为治疗功效，复方比单味中药多了什么，针灸的"得气""气至病所"的机制是什么等，都无法解释，甚至无法研究。

事实上，目前所说的"现代科学"，只是发展到 21 世纪之交的科学，水平仍然相当有限。其主要局限之一是没有进步到研究"人"，虽然有了生物学、心理学、脑科学、人类学等，但只涉及与人有关的某个方面，缺乏对人全面系统的研究，直到 1980 年钱学森院士才倡导开展人体科学研究。然而，中医却不同，从几千年前就以人为本，不加任何选择和取舍地接触、研究、认识了"人"的健康与疾病的各个方面和层次，其中大量或主体的内容是现代科学还没有涉足的部分。它表明，中医在现代科学的视野之外，独到和独创地认识了另外的现象和规律。

第三难题，中医走向西方世界无轨可接。从 1972 年开始的"中医西进"，是保持了五千年传统的中国学术向西方医学一统天下的各国传播。开始曾期望与西方"接轨"，努力地去适应西方的法律规范和技术规范，但进展到一定深度却发现，"接轨"只能是表面的、技术性的，基本原理要"接轨"，就必须彻底改造中医，转换成西方医学理论，融入西方思想文化，也就是彻头彻尾地西医化、西方化，那样，就不再是什么"中医"国际化，而是非中医化、非中国化。因此，真正的中医走向西方世界，无轨可接，必须另行"铺轨"。

中医走向西方世界之无轨可接，是中西医不可通约的世界版。它表明，中医不只与西方医学不可通约，而且与西方思想文化不可通约。这一事实证明，中医独到的发现和发明不仅在西医的视野之外，而且在西方的思想文化视野之外。

这三大难题所显现的，是中医创造的三大奇迹之"奇"所在，是中医在西医、现代科学、西方思想文化的视野之外，是独立完成的发现和发明所在，是超西医、超现有科学、超西方思想文化的特质所在，是中医黄金真理的实质。

**2. 中医是世界上第一门复杂性科学**

中医发现和发明的究竟是什么？为何既超出西医，又超出现代科学和西方思想文化？这个问题从医学本身无法回答，是从系统科学和复杂性科学找到了答案——中医发现和发明的方向和焦点是复杂。

复杂性是世界的深层本质，科学发展到20世纪中叶，才出现了专门研究复杂性的系统科学和复杂性科学。复杂性的主要机制和规律有整体大于部分之和、相互作用、非线性、非平衡、非对称、自组织、自适应、随机性、有序、无序、混沌、模糊、突变等，其共同特征是不可还原或反还原，因此学术界把复杂性简明地定义为"超还原"。人是世界上最复杂的系统，科学的发展至今还没有进步到研究人的复杂性，但是，中医已经研究它几千年了。中医以人为本，道法自然，从临床防治来研究人的健康与疾病，临床有什么就研究和认识什么，不回避、不掩盖、不扭曲，按人的本来面貌接触、认识、掌握了健康与疾病的复杂现象和规律，形成如实反映复杂现象和规律的理论和方法。因此，中医是研究复杂性的先驱，中医学是世界上第一门复杂性科学，也是第一门复杂性医学。

复杂性的本质特征是不可还原或反还原，这是中医与西医的分水岭。中医如实地研究和认识复杂性，但西医走的是还原论道路，只承认和研究那些可还原的东西，抛弃或否定不可还原和反还原的东西，也就否定和背离了复杂性，这是中西医学术的分野所在。再深入一步，还原论源于原子论，原子论和还原论是融入科学和医学的西方思想文化的核心，它束缚着科学和医学长期不能研究复杂性，造成现有科学和西方思想文化难以理解和研究中医。

总之，中医的科学发现和发明集中于人的健康与疾病的复杂性机制和规律。科学界认为，向复杂性进军是 21 世纪科学突破的方向，也是新的医学革命的方向。因此，中医的科学发现和发明，可以说是面向和贡献给新世纪和新千年的发现和发明，它正符合并代表着新时代科学和医学的突破和变革的方向，将发挥不可替代的引领和推动作用。

### 3. 中医的主要科学发现和发明

科学发现是对客观规律的揭示和总结，技术发明是把客观规律转化为操作工具或工艺，用于实践。中医的发现和发明可列数很多，但哪些是真正超出西医、超出现有科学、超出西方思想文化的？这需要高视角深层次地探究。我的思考基于三个坐标轴的交叉，一是从中西医的不可通约处入手，来揭示中医的发现点和发明点；二是从现代科学的最新发展主要是系统科学和复杂性科学，来阐明中医发现和发明的究竟是什么；三是从新世纪新千年的新转折和新趋势，来论证中医的发现和发明的价值和贡献。

要认清和阐明这样的发现和发明，必须超出就中医论中医的老传统，冲破"以西解中"的新传统，回到医学的原点，从"人体"回到"人"，从"生物"回到"生命"，从"理化"回到"生态"，回到未被分解的整体，回到原本的复杂，那些被埋没和否定的发现和发明就豁然开朗。

经络有没有结构？国内外寻找经络形态结构的努力均告失败，不是经络没有结构，而是研究者错误地认为人的结构只有解剖形态，把研究引到错误方向。人的结构是复杂的，除了解剖形态，还有非解剖形态的结构，经络是，五藏、六经也是，中医独到地发现了人的非解剖结构，将引领和开辟人的非解剖结构研究。

证候究竟是什么病变？只要从"人体"回到"人的生命运动"，就可看清证候是人的生命运动的异常，是疾病功能态。辨证论治独到地发现了证候病变系统，它比西医以病灶为核心的病变系统更加深刻和复杂，将引领和开辟人的"生命运动病变"的研究。

中医发现的病机比病因和病理更深刻。病机是病因转化为病变的枢机，也是健康与疾病相互转化的枢机，因而是养生御病和治疗愈病的枢机；比西医认识的损伤与抗损伤内在得多，深刻得多，将引领和开辟发生病理学和疾病发生学研究。

治病求本是中医独到的治疗原理，是对人的自组织特性和机制的驾驭，是人的固有自组织机制把自己组织和保持在有序稳态，外来作用（致病的与治病的）都要经过其自组织才产生和表现为特定效应。"阴阳自和"是对人的自组织机制的认识，治病求本的原理是依靠、调动、发挥人的自组织机制进行自主调理，将引领和推动防治学向自主调理的变革。

中医之于中药的发明，关键不在于发现了一万多种自然药物，而在于将其中医化，按中医原理认识和使用以四气五味为核心的药性。这种药性自然发生于中药的整体水平，不可还原，是复杂药性。它代表并将引领自然药物之复杂药性的开发和应用。

中医之于方剂的发明，关键不在发明了十万多首方剂，而在"合群之妙"。复方比单味中药多了什么？复方不是药堆，而是典型地"整体大于部分之和"，是把中药的药性复杂化的用药方式。怎样复杂化？一是由君臣佐使结构和七情合和关系"妙"出整体功效，二是"方因证立"针对证候设计方剂功效，三是"方从法出"依据和通过治法发挥方剂作用，四是依靠"神应于中"的接应和转化发挥非特异功效，五是"知常达变"地根据病情变化而更方。这是中医发明方剂的真谛——方剂原理，是把中药的复杂药性进一步有序地复杂化，以适应人和病变的复杂性。它代表并将引领和开辟药物开发和使用的复杂性方向和道路。

中医的复杂性发现和发明还有很多，五运六气、天人相应、养生、治未病、阴阳、正邪、气机、脉象、舌象、针灸、推拿、穴位、气功等，都包含着对复杂性机制和规律的发现和驾驭，需要拨开那些漂浮在水面的泡沫和垃圾，逐一地将其科学真理揭示出来。专著《中医学原理探究》是对这个方向所做探讨的总结。

【原载于名老中医之路（续编）.5辑.中国中医药出版社，2016：261－285】